M. Hillebrand

Krankenpflege-Examen
Originalfragen und Kommentare

Sonderausgabe

Michael Hillebrand

Krankenpflege-Examen

Originalfragen und Kommentare

Band 1: Anatomie, Physiologie, Biologie

Band 2: Allgemeine und spezielle Krankenpflege

Band 3: Chirurgie, Gynäkologie, Pädiatrie, Urologie, Orthopädie

Band 4: Innere Medizin, Neurologie/Psychiatrie, HNO, Dermatologie, Augenheilkunde

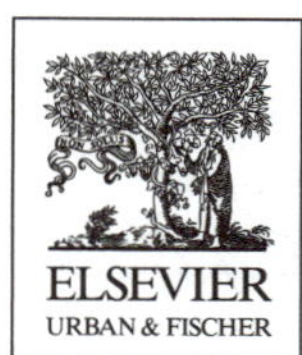

URBAN & FISCHER München

Zuschriften und Kritik an:
Elsevier GmbH, Urban & Fischer Verlag, Hackerbrücke 6, 80335 München

Wichtiger Hinweis für den Benutzer

Die Erkenntnisse in Pflege und Medizin unterliegen laufendem Wandel durch Forschung und klinische Erfahrungen. Herausgeber und Autoren dieses Werkes haben große Sorgfalt darauf verwendet, dass die in diesem Werk gemachten therapeutischen Angaben (insbesondere hinsichtlich Indikation, Dosierung und unerwünschten Wirkungen) dem derzeitigen Wissensstand entsprechen. Das entbindet den Nutzer dieses Werkes aber nicht von der Verpflichtung, anhand weiterer schriftlicher Informationsquellen zu überprüfen, ob die dort gemachten Angaben von denen in diesem Buch abweichen und seine Verordnung in eigener Verantwortung zu treffen.

Bibliografische Information der Deutschen Nationalbibliothek
Die Deutsche Nationalbibliothek verzeichnet diese Publikation in der Deutschen Nationalbibliografie; detaillierte bibliografische Daten sind im Internet über http://dnb.d-nb.de abrufbar.

Sonderausgabe Band 1–4, 2009
Grundlage sind Originalprüfungen der Examina bis 2001/2002.
Band 1: 5. Auflage 2002
Band 2: 4. Auflage 2003
Band 3: 3. Auflage 2002
Band 4: 3. Auflage 2002

Der Urban & Fischer Verlag ist ein Imprint der Elsevier GmbH.

Lektorat: Roland Itterheim
Herstellung: Wolfram Friedrich, Nicole Kopp
Satz: Laupp & Göbel, Nehren
Druck und Bindung: L.E.G.O. SPA, Vicenza/Italien
Umschlaggestaltung: SpieszDesign, Büro für Gestaltung, Neu-Ulm
Titelfotografie: Flip Chalfant/Getty Images

ISBN 978-3-437-26489-4

Aktuelle Informationen finden Sie im Internet unter www.elsevier.de

Benutzerhinweise und Prüfungstipps

Beim Bearbeiten der Originalfragen sind einige Faktoren aufgefallen, die Ihnen während einer Prüfung möglicherweise Schwierigkeiten bereiten können:

- Im Lösungskatalog der zuständigen Prüfungsbehörde gibt es immer nur eine richtige Antwort, auch wenn unter den möglichen Antworten noch andere richtig sind. Hier benötigen Sie teilweise etwas Glück, um die von der Prüfungsbehörde gewünschte Antwort zu treffen. Aber keine Angst, es kommt sehr selten vor. Die Fragen, bei denen dies zutrifft, sind im Buch entsprechend erläutert.
- Teilweise haben sich Fehler eingeschlichen. Es kann also sein, dass Sie in der Prüfung auf eine Frage stoßen, deren Sinn unverständlich ist. Grübeln Sie nicht lange, sondern fragen Sie die Aufsichtsperson, vielleicht liegt es an einem Tippfehler wie oben beschrieben. In dem vorliegenden Band wurden diese Fehler beseitigt.
- Lassen Sie sich auch von grammatikalisch falschen Wendungen oder nicht korrekt formulierten Sätzen nicht aus der Ruhe bringen. Leider kommen solche Fehler immer einmal vor. Fragen Sie auch hier nach, wenn es Unklarheiten gibt.

Wegweiser durch das Buch

Zelle und Gewebe Fragen	Fragen finden Sie im ersten Teil des Buches
Zelle und Gewebe Lösungen	… die Lösungen und Kommentare im zweiten Teil
1.14 – 1.17	Die so gekennzeichneten Fragen sind durch einen gemeinsamen Kommentar erläutert
	Merksätze: unbedingt merken
„ / "	Wenn bei Fragen Begriffe einander zugeordnet werden müssen, sind diese durch einen Schrägstrich getrennt

Um den Textfluss nicht zu stören, wurde bei Patienten und Berufsbezeichnungen die grammatikalisch maskuline Form gewählt.
Selbstverständlich sind in diesen Fällen immer Frauen und Männer gemeint.

Krankenpflege-Examen 1

Originalfragen und Kommentare

Anatomie
Physiologie
Biologie

Abbildungsnachweis

Aus A. Schäffler, N. Menche (Hrsg.): Mensch, Körper, Krankheit (3. Aufl.) wurden entnommen Abb. 3.74, 7.24 und 7.25.

Wir danken folgenden Verlagen für die freundliche Genehmigung zum Abdruck von Abbildungen:

Haus & Gross	1.4.2, 2.13, 6.2.1
Springer	1.4.1, 1.9.2, 6.2.2, 7.3.1
Thieme	2.20, 3.30

Inhaltsverzeichnis

Fragen

Lösungen und Kommentare

Fragen

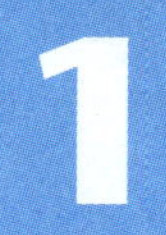

ZELLE UND GEWEBE

1.1 **Was sind Osteoblasten?**

- ❑ A Glatte Muskelzellen
- ❑ B Knochenbildungszellen
- ❑ C Anteile des Periosts
- ❑ D Knochenfresszellen
- ❑ E Knorpelbildungszellen

1.2 **Das Stützgewebe wird unterteilt in:**

1. Epithelgewebe
2. Knorpelgewebe
3. Fettgewebe
4. Muskelgewebe
5. Bindegewebe
6. Knochengewebe
7. Drüsengewebe
8. Nervengewebe

- ❑ A 1 + 3 + 5
- ❑ B 1 + 4 + 5 + 6
- ❑ C 2 + 3 + 5 + 6
- ❑ D 4 + 5 + 7 + 8
- ❑ E Keine Aussage ist richtig.

1.3 **Ordnen Sie die Begriffe der beiden Listen einander zu und kreuzen Sie die richtige Aussagekombination an:**

Liste 1	*Liste 2*
A) Tast- und Druckkörperchen	1. Sinnesorgan
B) Blutgefäße/ Schweißdrüsen	2. Wärmeregulation
C) Talgdrüsen	3. Schutz vor Austrocknung
D) Hornschicht	4. Schutz vor mechanischen Einflüssen

- ❑ A D1, B2, C3, A4
- ❑ B D1, C2, A3, B4
- ❑ C A1, B2, C3, D4
- ❑ D A1, C2, B3, D4

1.4 **Ordnen Sie die Begriffe der beiden Listen einander zu und kreuzen Sie die richtige Aussagekombination an:**

Liste 1	*Liste 2*
A) Mitochondrien	1. Verdauungsorganell
B) Lysosomen	2. Wegesystem der Zelle
C) Ribosomen	3. Kraftwerk der Zelle
D) Zellkern	4. Proteinbiosynthese
E) endoplasmatisches Retikulum	5. Speicherung der genetischen Information

- ❑ A A2, B1, C3, D5, E4
- ❑ B A3, B1, C2, D4, E5
- ❑ C A3, B1, C4, D5, E2
- ❑ D A5, B2, C1, D3, E4
- ❑ E A3, B5, C2, D4, E1

1.5 **Zur glatten Muskulatur gehören:**

1. Skelettmuskulatur
2. Darmmuskulatur
3. Blasenmuskulatur
4. Herzmuskulatur

- ❑ A 2 + 3
- ❑ B 3 + 4
- ❑ C 1 + 4
- ❑ D 1 + 2 + 3
- ❑ E Alle Antworten sind richtig.

1.6 **Welches Epithel kommt in der Trachea vor?**

- ❑ A Mehrschichtig unverhorntes Plattenepithel
- ❑ B Übergangsepithel
- ❑ C Zylinderepithel mit Bürstensaum
- ❑ D Flimmerepithel
- ❑ E einschichtiges Plattenepithel

1.7 **Was sind Chondroklasten?**

- ❑ A Knochenbildungszellen
- ❑ B Knorpelbildungszellen
- ❑ C Knochenfresszellen
- ❑ D Knorpelfresszellen
- ❑ E Keine Antwort ist richtig.

1.8 **Quer gestreifte Muskulatur:**

- ❑ A ermüdet nicht
- ❑ B ist unserem Willen unterworfen
- ❑ C kontrahiert sich träge
- ❑ D ist die Organmuskulatur
- ❑ E besitzt keine Nerven

1.9 **Nervengewebe – welche Aussage ist richtig?**

- ❑ A Reife Nervenzellen können sich teilen.
- ❑ B Axone (Neuriten) nehmen vornehmlich Impulse auf.
- ❑ C Jede Zelle hat nur einen Dendriten.
- ❑ D Die Impulse werden in Form von Aktionspotentialen weitergeleitet.
- ❑ E Acetylcholin ist kein Transmitter.

1.10 **Gasaustausch in der Lunge – welchem Transportmechanismus unterliegt er?**

- ❑ A Osmose
- ❑ B Diffusion
- ❑ C Endozytose
- ❑ D Exozytose
- ❑ E Keine der Angaben trifft zu.

1.11 **Wie heißt das Sekret der inkretorischen Drüsen?**

- ❑ A Schweiß
- ❑ B Hormon
- ❑ C Enzym (Ferment)
- ❑ D Schleim

1.12 **Synapse – was stimmt?**

1. Im Bereich der Synapse werden Trägerstoffe freigesetzt.
2. Es gibt nur erregende Synapsen.
3. Im Synapsenbereich erfolgt die Erregungsübertragung von Neuriten (Axon) auf die nachgeordnete Ganglienzelle.
4. Die motorische Endplatte bezeichnet man als zentrale Synapse.

- ❑ A 1 + 2 + 4
- ❑ B 1 + 3
- ❑ C 2 + 3 + 4
- ❑ D 1 + 3 + 4
- ❑ E Alle Antworten sind richtig.

1.13 **Wie viele Chromosomen besitzt die menschliche Zelle?**

- ❑ A 44
- ❑ B 23
- ❑ C 92
- ❑ D 46
- ❑ E 42

1.14 **Welche Funktion haben die Mitochondrien?**

- ❑ A Sekretbildung
- ❑ B Speicherung der genetischen Information
- ❑ C Energiegewinnung in Form von ATP
- ❑ D Proteinbiosynthese
- ❑ E Speicherung von Stoffen

1.15 **Bezeichnen Sie die gekennzeichneten anatomischen Strukturen! Die Aufgabe gilt als vollständig gelöst, wenn alle Strukturen richtig benannt sind; als teilweise gelöst, wenn mindestens drei Strukturen richtig benannt sind.**

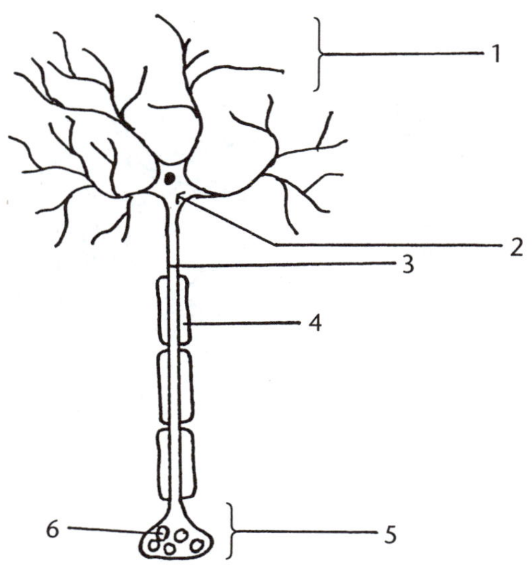

1. __________

2. __________

3. __________

4. __________

5. __________

6. __________

1.16 **Bezeichnen Sie die gekennzeichneten anatomischen Strukturen! Die Aufgabe gilt als vollständig gelöst, wenn alle Strukturen richtig benannt sind; als teilweise gelöst, wenn mindestens drei Strukturen richtig benannt sind.**

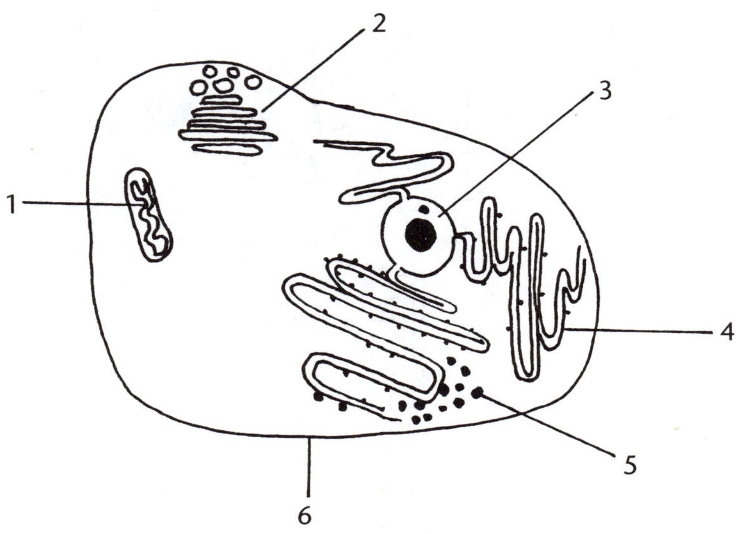

1. ____________________

2. ____________________

3. ____________________

4. ____________________

5. ____________________

6. ____________________

1.17 **Das Desoxyribonukleinsäure-Molekül (DNS, DNA) ist:**

- ❑ A Teil des Magensafts
- ❑ B Teil des Gallensafts
- ❑ C Bestandteil des Zellplasmas
- ❑ D Bestandteil des Zellkerns

1.18 **Welche Aussage zur Muskulatur trifft zu?**

- ❑ A Glatte Muskulatur ist willkürlich beeinflussbar.
- ❑ B Quer gestreifte Muskulatur ermüdet schneller als glatte.
- ❑ C Die Skelettmuskulatur besteht aus glatter Muskulatur.
- ❑ D Die Kontraktionsgeschwindigkeit der glatten Muskulatur ist im Gegensatz zur quer gestreiften Muskulatur schneller.

1.19 **Welche Zelle ist die größte?**

- ❑ A Muskelzelle
- ❑ B Eizelle
- ❑ C Epithelzelle
- ❑ D Samenzelle
- ❑ E Fettzelle

1.20 **Der wichtigste Elektrolyt der Intrazellularflüssigkeit ist:**

- ❑ A Ca^{++}
- ❑ B Na^{+}
- ❑ C Cl^{-}
- ❑ D K^{+}
- ❑ E Mg^{++}

1.21 **Für die Synthesephase (S-Phase) des Zellzyklus ist charakteristisch:**

- ❑ A Zellwachstum
- ❑ B Proteinsynthese
- ❑ C Sichtbarwerden von Chromosomen
- ❑ D Verdoppelung der DNS
- ❑ E Reduktion der Chromosomenzahl auf die Hälfte

1.22 **Bei der indirekten Zellteilung (Mitose) haben Sie mehrere Stadien kennengelernt. Wie heißt das Endstadium, bei dem sich die Mutterzelle vollständig durchschnürt und zwei Tochterzellen bildet?**

- ❑ A Prophase
- ❑ B Telophase
- ❑ C Metaphase
- ❑ D Anaphase
- ❑ E Interphase

1.23 **Das phänotypische Merkmal „Augenfarbe“ eines Individuums ist in den Körperzellen durch wie viele Gene manifestiert?**

- ❑ A 1 Gen
- ❑ B 1 Genpaar
- ❑ C 4 Gene
- ❑ D 6 Gene

1.24 **Einschichtiges Plattenepithel befindet sich in:**

- ❑ A Speiseröhre
- ❑ B Harnleiter
- ❑ C Peritoneum
- ❑ D Mundschleimhaut

1.25 **Welche Drüse ist eine endokrine?**

- ❑ A Speicheldrüse
- ❑ B Tränendrüse
- ❑ C Milchdrüse
- ❑ D Schilddrüse
- ❑ E Vorsteherdrüse

1.26 **Welches Epithel gehört zu den aufgezählten Organen (Systemen)?**

Liste 1	*Liste 2*
A) Ösophagus	1. Zylinderepithel
B) Atemwege	2. mehrschichtiges, unverhorntes Plattenepithel
C) Magen	3. Flimmerepithel

- ❑ A A2, B3, C1
- ❑ B A2, B1, C3
- ❑ C A1, B3, C2

1.27 **Als nicht lebende Substanzen existieren in der Zelle:**

1. Ribosomen
2. Eiweißpigmente
3. Mitochondrien
4. Lipoide
5. Glykogen

❑ A 1 + 3
❑ B 1 + 5
❑ C 2 + 4 + 5
❑ D alle

1.28 **Welche Aussage trifft zu?**

1. Der Kern enthält ein Gerüst von Lipoiden.
2. Der Kern enthält ein Gerüst von Eiweißkörpern.
3. Die Mitochondrien enthalten DNS.
4. Der Kern enthält Chromatin, welches die Grundsubstanz der Chromosomen bildet.

❑ A 1 + 3
❑ B 3 + 4
❑ C 2 + 3
❑ D 2 + 4

1.29 **Myofibrillen gehören zu:**

❑ A Nervengewebe
❑ B Bauchfettzelle
❑ C Knochengewebe
❑ D Muskelgewebe
❑ E keinem der aufgeführten Gewebe

1.30 **Was bildet das Grundgerüst der lymphatischen Organe (Milz, Tonsillen, Lymphknoten usw.)?**

❑ A Straffes Bindegewebe
❑ B interstitielles (lockeres) Bindegewebe
❑ C retikuläres Bindegewebe
❑ D elastisches Bindegewebe

1.31 **Bezeichnen Sie die gekennzeichneten anatomischen Strukturen! Die Aufgabe gilt als vollständig gelöst, wenn alle Strukturen richtig benannt sind; als teilweise gelöst, wenn mindestens drei Strukturen richtig benannt sind.**

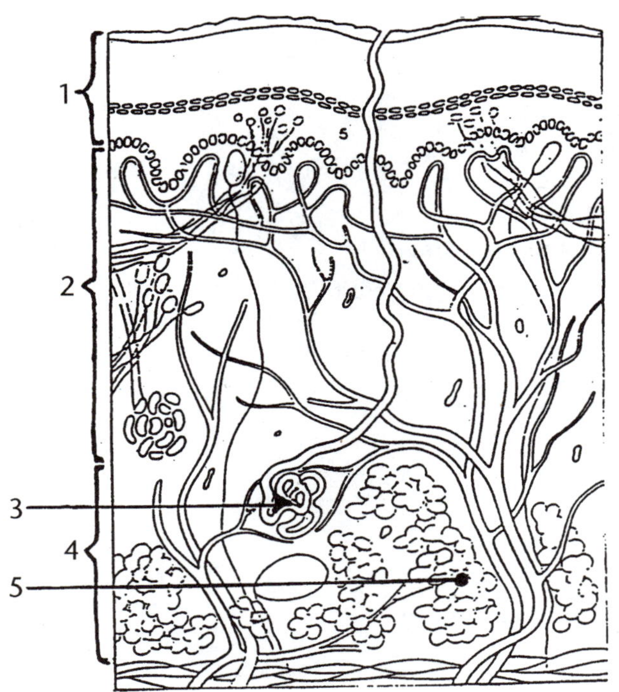

1. ________________

2. ________________

3. ________________

4. ________________

5. ________________

1.32 **Die Melanozyten liegen in der**

❑ A Verhornungsschicht
❑ B Basalschicht
❑ C Stachelschicht
❑ D Faserschicht
❑ E Hornschicht

1.33 **Welche Funktion hat das glatte endoplasmatische Retikulum ?**

1. Membranproduktion
2. Speicherung von Stoffen
3. Synthese von Hormonen
4. Lysosomenproduktion

❑ A 1 + 2 + 3
❑ B 2 + 3
❑ C 1 + 3 + 4
❑ D 2 + 4
❑ E Alle Antworten sind richtig.

1.34 **Ordnen Sie die aufgeführten Begriffe der beiden Listen einander zu und kreuzen Sie die richtige Aussagekombination an:**

Liste 1	*Liste 2*
A) einschichtiges Plattenepithel	1. Luftröhre
B) einschichtiges Zylinderepithel	2. männliche Harnröhre
C) mehrschichtiges Plattenepithel	3. Mundhöhle
D) mehrschichtiges Zylinderepithel	4. Nierenbecken
E) Flimmerepithel	5. Lungenbläschen (Alveolen)
F) Übergangsepithel	6. Magen-Darm-Trakt

❑ A A3, B2, C1, D6, E4, F5
❑ B A5, B6, C3, D2, E1, F4
❑ C A4, B3, C1, D2, E6, F5
❑ D A5, B2, C3, D6, E1, F4

1.35 **Ordnen Sie die aufgeführten Begriffe der beiden Listen einander zu und kreuzen Sie die richtige Aussagekombination an:**

Liste 1	*Liste 2*
A) Myoglobin	1. Knochen
B) Spongiosa	2. Muskel
C) Schwann-Zelle	3. Nervengewebe

- ❑ A A2, B1, C3
- ❑ B A3, B1, C2
- ❑ C A1, B2, C3
- ❑ D A2, B3, C1

1.36 **Welche Zuordnung ist richtig ?**

- ❑ A Osteoklasten – Knochenabbau
- ❑ B Chondroklasten – Knochenaufbau
- ❑ C Fibroblasten – Knorpelaufbau
- ❑ D Osteoblasten – Kollagenbildung
- ❑ E Chondroblasten – Knorpelabbau

1.37 **Welche Aussagen sind richtig ?**

1. Kinozilien sind bewegliche, haarförmige Fortsätze der Epithelzellen und kommen in den Atemwegen, im Eileiter und in der Gebärmutter vor.
2. Endokrine Drüsen geben ihr Sekret direkt an die Oberfläche ab. Sie haben Ausführungsgänge.
3. Der Fortsatz der Nervenzelle heißt Neurit.
4. Die Bildung der Knochenmanschette um den diaphysischen Knorpel bezeichnet man als perichondrale Ossifikation.
5. Die Atemwege werden mit mehrschichtigem Epithelgewebe ausgekleidet.

- ❑ A 2 + 4
- ❑ B 1 + 2 + 3
- ❑ C 1 + 3 + 4
- ❑ D 1 + 3 + 5
- ❑ E Alle Antworten sind richtig.

1.38 **Der Hauptbestandteil des Zytoplasmas besteht aus:**

- ❑ A Eiweißen
- ❑ B Zucker
- ❑ C Wasser
- ❑ D Fetten
- ❑ E Salzen

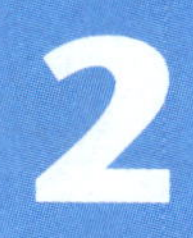

SKELETT UND MUSKULATUR

2.1 **Gehör und Gleichgewichtsorgan befinden sich im:**

- ❑ A Os sphenoidale (Keilbeinkörper)
- ❑ B Processus mastoideus (Warzenfortsatz)
- ❑ C Pars petrosa ossis temporalis (Felsenbein des Schläfenbeins)
- ❑ D Os occipitale (Hinterhauptsbein)
- ❑ E Os frontale (Stirnbein)

2.2 **Ordnen Sie die Begriffe der beiden Listen einander zu und kreuzen Sie die richtige Aussagekombination an:**

Liste 1	*Liste 2*
A) Oberes Sprunggelenk	1. 3-achsig
B) Handgelenk	2. 1-achsig
C) Schultergelenk	3. 2-achsig

- ❑ A A1, B2, C3
- ❑ B A2, B1, C3
- ❑ C A2, B3, C1
- ❑ D A3, B1, C2
- ❑ E A1, B3, C2

2.3 **Die Wachstumszone eines Röhrenknochens heißt:**

- ❑ A Epiphyse
- ❑ B Diaphyse
- ❑ C Epiphysenfuge
- ❑ D Diaphysenfuge
- ❑ E Markhöhle

2.4 **Zu den Fußwurzelknochen gehört das:**

- ❑ A Sesambein
- ❑ B Os cuboideum (Würfelbein)
- ❑ C Os triquetrum (Dreiecksbein)
- ❑ D Os trapezium (Vieleckbein)
- ❑ E Os lunatum (Mondbein)

2.5 **Was ist eine Lordose? Krümmung der Wirbelsäule nach:**

- ❑ A links
- ❑ B rechts
- ❑ C ventral
- ❑ D dorsal

2.6 **Zu den proximalen Handwurzelknochen gehört:**

- ❑ A Os capitatum (Kopfbein)
- ❑ B Os hamatum (Hakenbein)
- ❑ C Os cuboideum (Würfelbein)
- ❑ D Os triquetrum (Dreiecksbein)
- ❑ E Os trapezium (Vielecksbein)

2.7 **Was sind Osteoblasten?**

- ❑ A Glatte Muskelzellen
- ❑ B Knochenbildungszellen
- ❑ C Anteile des Periosts
- ❑ D Knochenfresszellen
- ❑ E Knorpelbildungszellen

2.8 **Was charakterisiert die gesunde Wirbelsäule?**

- ❑ A Halslordose
- ❑ B Lendenskoliose
- ❑ C Brustlordose
- ❑ D 7 echte, 3 falsche, 2 freie Rippen
- ❑ E Lendenkyphose

2.9 **Das obere Sprunggelenk wird gebildet von:**

- ❑ A Schienbein, Wadenbein, Kahnbein
- ❑ B Wadenbein, Sprungbein
- ❑ C Schienbein, Wadenbein, Sprungbein
- ❑ D Sprungbein, Fersenbein
- ❑ E Wadenbein, Sprungbein, Fersenbein

2.10 **Welcher Knochen enthält kein rotes (blutbildendes) Knochenmark?**

- ❑ A Os ilium (Darmbein)
- ❑ B Sternum (Brustbein)
- ❑ C Wirbelkörper
- ❑ D Tibia (Schienbein)
- ❑ E Skapula (Schulterblatt)

2.11 **Ordnen Sie die Begriffe der beiden Listen einander zu und kreuzen Sie die richtige Aussagekombination an:**

Liste 1	*Liste 2*
A) Scheitelbein	1. Schädelbasis
B) Keilbein	2. Gesichtsschädel
C) Jochbein	3. Schädelkalotte

- ❑ A A1, B2, C3
- ❑ B B1, A2, C3
- ❑ C A3, B1, C2
- ❑ D C1, B2, A3

2.12 **Ordnen Sie die Begriffe der beiden Listen einander zu und kreuzen Sie die richtige Aussagekombination an:**

Liste 1	*Liste 2*
A) Sattelgelenk	1. Hüftgelenk
B) Scharniergelenk	2. Daumengrundgelenk
C) Kugelgelenk	3. Kniegelenk

- ❑ A C1, B2, A3
- ❑ B A1, C2, B3
- ❑ C A2, B3, C1
- ❑ D B1, A2, C3

2.13 **In welchem Ohrabschnitt befinden sich die Gehörknöchelchen (Hammer, Amboss, Steigbügel)?**

- ❑ A Innenohr
- ❑ B Labyrinth
- ❑ C Paukenhöhle
- ❑ D Eustachio-Röhre (Tuba auditiva)
- ❑ E Gehörgang

2.14 **Was ist die Epiphyse des Knochens?**

- ❑ A Knochenverbindung
- ❑ B Sehnenansatz
- ❑ C Kopfnaht
- ❑ D Zone des Längenwachstums
- ❑ E Zone des Dickenwachstums

2.15 **Der kleine Rollhügel (Trochanter minor) befindet sich am:**

- ❑ A Sprungbein
- ❑ B Sitzbein (Os ischii)
- ❑ C Femur
- ❑ D Humerus
- ❑ E Unterkiefer (Mandibula)

2.16 **Wozu gehört das Mondbein (Os lunatum)?**

- ❑ A Fußwurzelknochen
- ❑ B Wirbelsäule
- ❑ C Beckengürtel
- ❑ D Handwurzelknochen
- ❑ E Mittelhandknochen

2.17 **Zu den Fußwurzelknochen gehört das:**

- ❑ A Sesambein
- ❑ B Würfelbein (Os cuboideum)
- ❑ C Dreiecksbein (Os triquetrum)
- ❑ D Vieleckbein (Os trapezium)
- ❑ E Mondbein (Os lunatum)

2.18 **Zu den platten Knochen gehört/gehören:**

- ❑ A Handwurzelknochen
- ❑ B Hirnschädelknochen
- ❑ C Wirbel
- ❑ D Speiche (Radius)
- ❑ E Schienbein (Tibia)

2.19 **Bestandteile echter Gelenke sind:**

1. Gelenkspalt
2. hyaliner Knorpelüberzug der Gelenkflächen
3. Gelenkkapsel
4. Gelenkbänder

- ❑ A 1 + 3 + 4
- ❑ B 1 + 2 + 4
- ❑ C 1 + 2
- ❑ D 3 + 4
- ❑ E Alle Antworten sind richtig.

2.20 **Wie wird die schwammartige Gerüststruktur im Knocheninnern genannt?**

- ❑ A Kompakta
- ❑ B Lamellen
- ❑ C Spongiosa
- ❑ D Periost
- ❑ E Endost

2.21 **Bezeichnen Sie die gekennzeichneten anatomischen Strukturen! Die Aufgabe gilt als vollständig gelöst, wenn alle Strukturen richtig benannt sind; als teilweise gelöst, wenn mindestens drei Strukturen richtig benannt sind.**

Femur

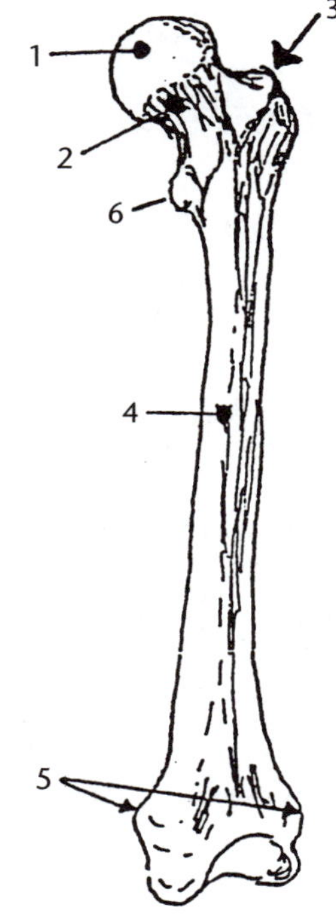

1. ______________________

2. ______________________

3. ______________________

4. ______________________

5. ______________________

6. ______________________

2.22 **Bezeichnen Sie die gekennzeichneten anatomischen Strukturen! Die Aufgabe gilt als vollständig gelöst, wenn alle Strukturen richtig benannt sind; als teilweise gelöst, wenn mindestens drei Strukturen richtig benannt sind.**

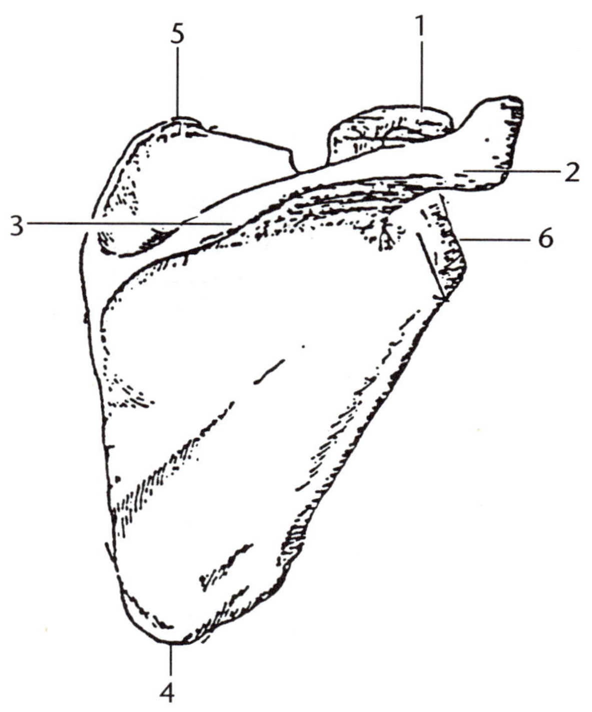

1. ____________________

2. ____________________

3. ____________________

4. ____________________

5. ____________________

6. ____________________

2.23 **Bezeichnen Sie die gekennzeichneten anatomischen Strukturen! Die Aufgabe gilt als vollständig gelöst, wenn alle Strukturen richtig benannt sind; als teilweise gelöst, wenn mindestens drei Strukturen richtig benannt sind.**

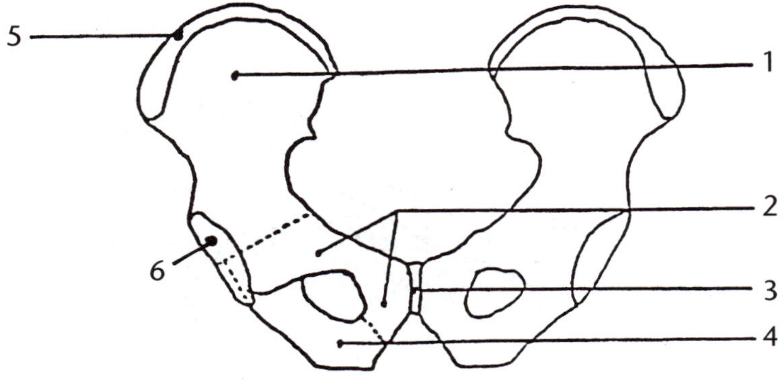

1. ______

2. ______

3. ______

4. ______

5. ______

6. ______

2.24 **Bezeichnen Sie die gekennzeichneten anatomischen Strukturen! Die Aufgabe gilt als vollständig gelöst, wenn alle Strukturen richtig benannt sind; als teilweise gelöst, wenn mindestens drei Strukturen richtig benannt sind.**

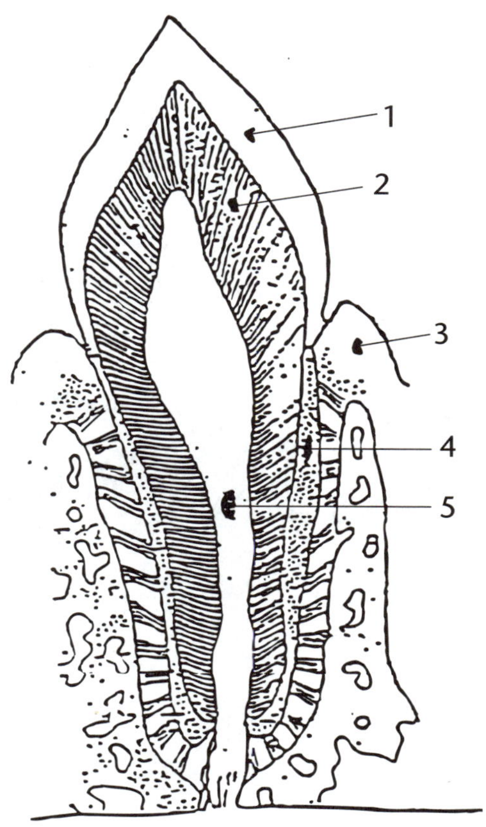

1. ____________________

2. ____________________

3. ____________________

4. ____________________

5. ____________________

2.25 **Bezeichnen Sie die gekennzeichneten anatomischen Strukturen! Die Aufgabe gilt als vollständig gelöst, wenn alle Strukturen richtig benannt sind; als teilweise gelöst, wenn mindestens drei Strukturen richtig benannt sind.**

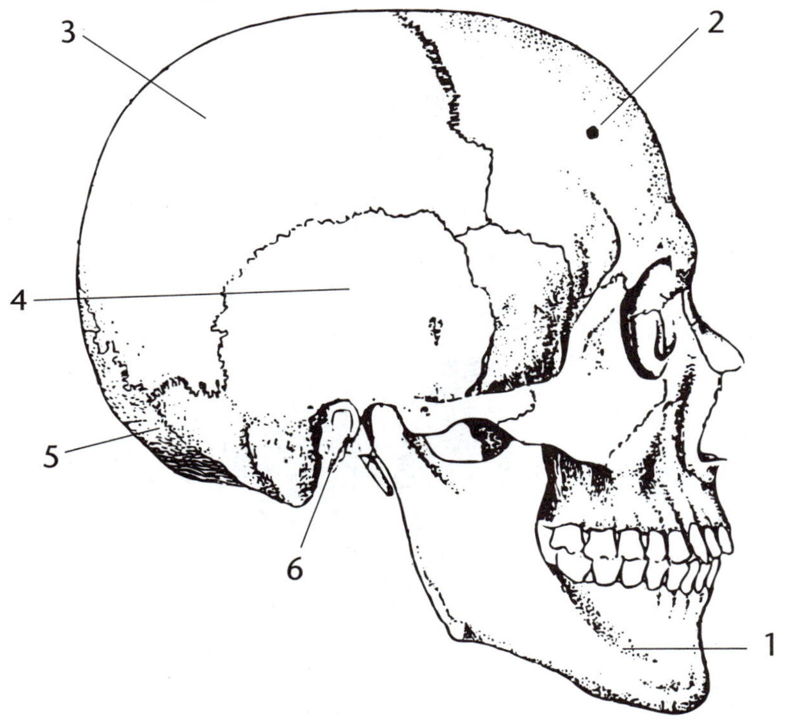

1. ____________________

2. ____________________

3. ____________________

4. ____________________

5. ____________________

6. ____________________

2.26 **Bezeichnen Sie die gekennzeichneten anatomischen Strukturen! Die Aufgabe gilt als vollständig gelöst, wenn alle Strukturen richtig benannt sind; als teilweise gelöst, wenn mindestens drei Strukturen richtig benannt sind.**

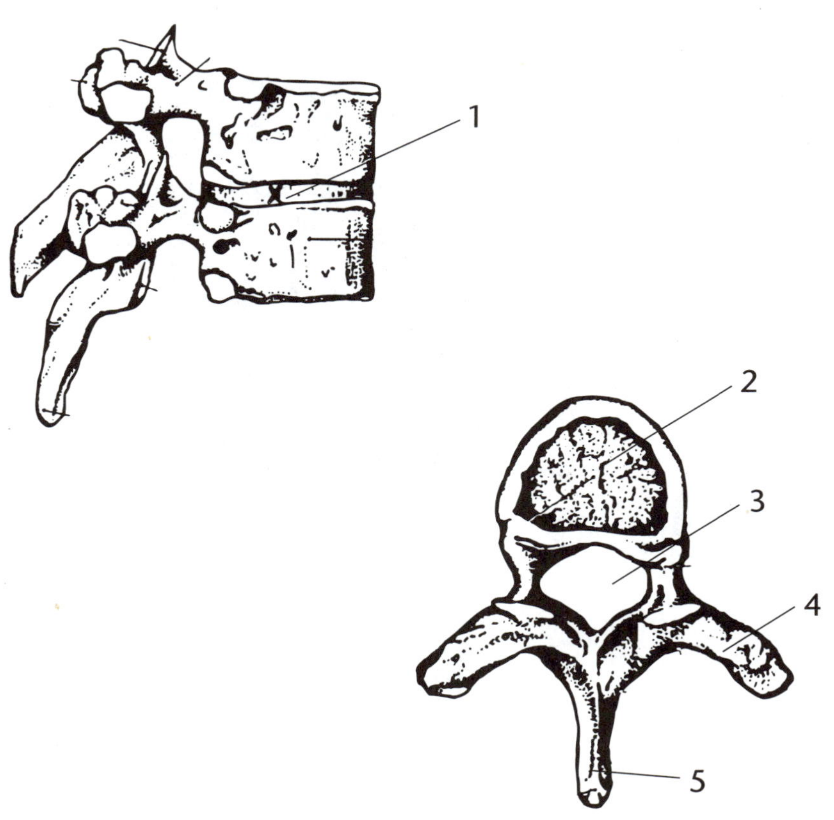

1. ______

2. ______

3. ______

4. ______

5. ______

2.27 **Bezeichnen Sie die gekennzeichneten anatomischen Strukturen! Die Aufgabe gilt als vollständig gelöst, wenn alle Strukturen richtig benannt sind; als teilweise gelöst, wenn mindestens drei Strukturen richtig benannt sind.**

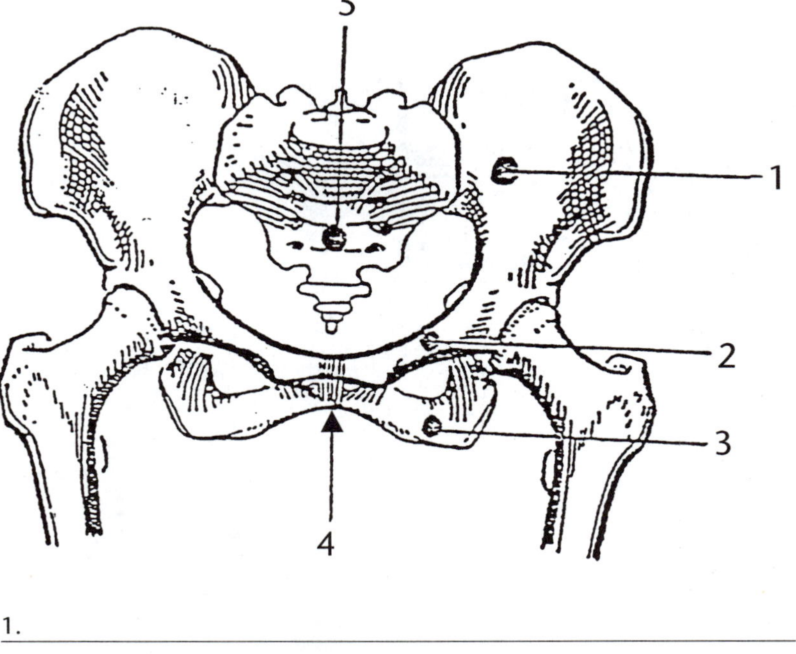

1. ____________________

2. ____________________

3. ____________________

4. ____________________

5. ____________________

2.28 **Bezeichnen Sie die gekennzeichneten anatomischen Strukturen! Die Aufgabe gilt als vollständig gelöst, wenn alle Strukturen richtig benannt sind; als teilweise gelöst, wenn mindestens drei Strukturen richtig benannt sind.**

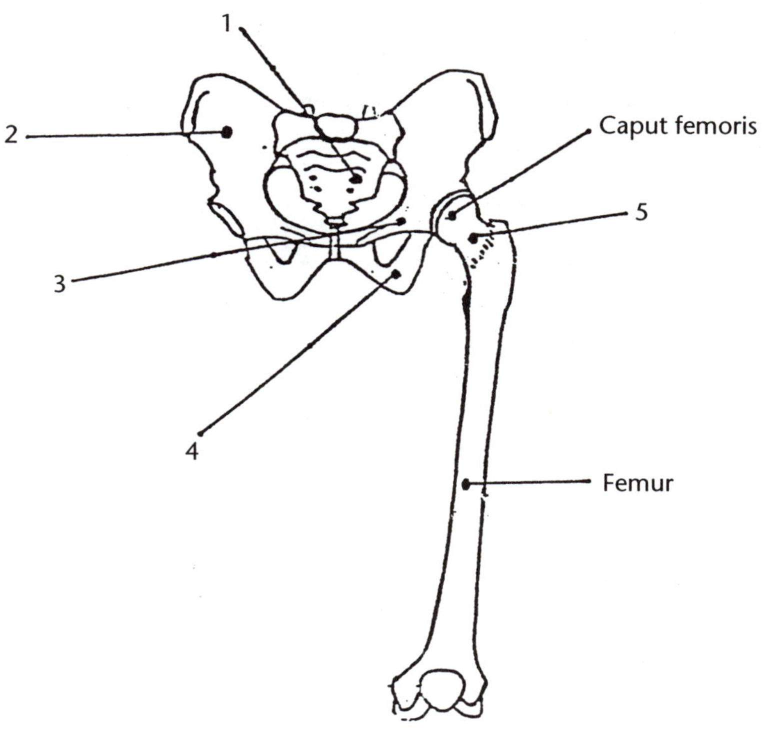

1. ____________________

2. ____________________

3. ____________________

4. ____________________

5. ____________________

2.29 **Das „ovale Loch" (Foramen ovale) der Schädelbasis ist Durchtritt für:**

- ❑ A Augenhöhlennerv (N. ophthalmicus)
- ❑ B Oberkiefernerv (N. maxillaris)
- ❑ C Unterkiefernerv (N. mandibularis)
- ❑ D mittlere Hirnhauptschlagader (A. meningea media)

2.30 **Scharniergelenke im Organismus sind:**

1. Fingergrundgelenke
2. Daumengrundgelenke
3. oberes Sprunggelenk
4. Kniegelenk
5. Handgelenk

- ❑ A 1 + 2 + 3
- ❑ B 1 + 4
- ❑ C 3 + 4
- ❑ D 1 + 3
- ❑ E 2 + 3 + 4

2.31 **Ordnen Sie sinngemäß zu (s. auch 2.12):**

Liste 1	*Liste 2*
A) Kniegelenk	1. Scharniergelenk
B) Hüftgelenk	2. Kugelgelenk
C) Atlantoaxialgelenk (Gelenk zwischen 1. und 2. Halswirbel)	3. Drehgelenk

- ❑ A A1, B3, C2
- ❑ B A1, B2, C3
- ❑ C A2, B1, C3
- ❑ D A3, B2, C1

2.32 **Der Ursprung des Hüft-Lenden-Muskels (M. iliopsoas) liegt am:**

1.	Steißbein	(Os coccygis)
2.	Sitzbein	(Os ischii)
3.	Lendenwirbelsäule	(Vertebrae lumbales)
4.	Darmbein	(Os ilium)

❑ A 1 + 2
❑ B 1 + 3
❑ C 3 + 4
❑ D 2 + 4

2.33 **Bezeichnen Sie die gekennzeichneten anatomischen Strukturen! Die Aufgabe gilt als vollständig gelöst, wenn alle Strukturen richtig benannt sind; als teilweise gelöst, wenn mindestens drei Strukturen richtig benannt sind.**

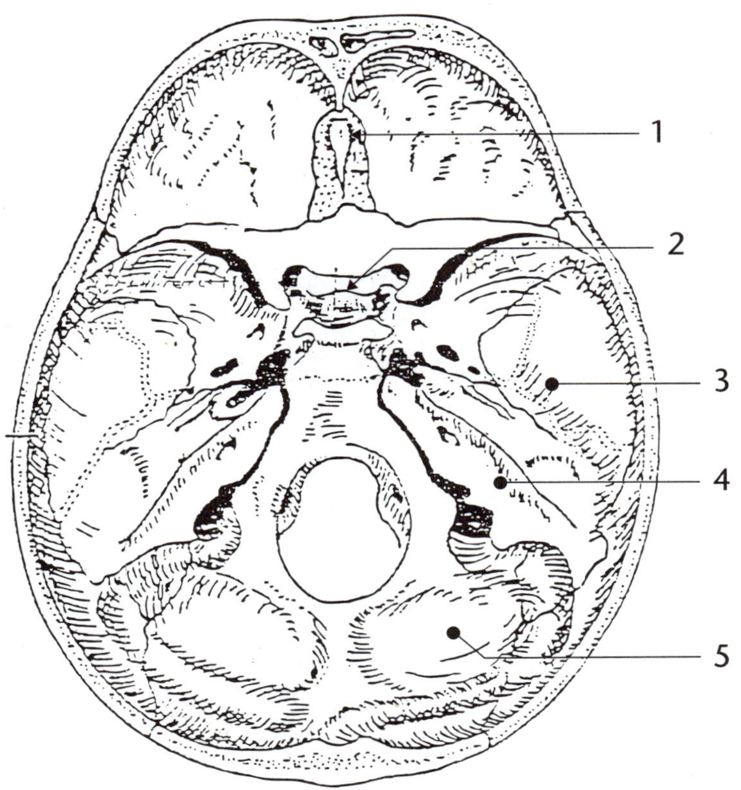

1. ____________________

2. ____________________

3. ____________________

4. ____________________

5. ____________________

2.34 **Bestandteile der Zahnpulpa sind:**

1. Knochen
2. Knorpel
3. Bindegewebe
4. Nerven
5. Alveolen

- ❑ A 1 + 2
- ❑ B 3 + 5
- ❑ C 3 + 4
- ❑ D 4 + 2
- ❑ E 3 + 4

2.35 **Das unterscheidet glatte Muskulatur von quer gestreifter:**

1. Glatte Muskulatur ist sehr gut innerviert.
2. Glatte Muskulatur zeigt lichtmikroskopisch keine Querstreifung.
3. Die Zellkerne der glatten Muskulatur liegen peripher.
4. Die Tätigkeit der glatten Muskulatur ist vom Willen abhängig.

- ❑ A 2
- ❑ B 1 + 2
- ❑ C 1 + 3
- ❑ D 1 + 2 + 4
- ❑ E Alle Antworten sind richtig.

2.36 **Der wichtigste Antagonist des großen Gesäßmuskels ist der:**

- ❑ A Zweiköpfige Oberschenkelmuskel
- ❑ B vierköpfige Oberschenkelmuskel
- ❑ C Hüft-Lenden-Muskel
- ❑ D gerade Bauchmuskel

2.37 **Welcher Muskel kann gleichzeitig Knie- und Hüftgelenk beugen?**

- ❑ A Vierköpfiger Oberschenkelmuskel
- ❑ B großer Gesäßmuskel
- ❑ C Hüft-Lenden-Muskel
- ❑ D Schneidermuskel
- ❑ E großer Oberschenkelanzieher

2.38 **Welche Muskeln gehören zum Bauch?**

1. M. obliquus externus abdominis
2. M. transversus abdominis
3. M. pyramidalis
4. M. cremaster
5. M. psoas

- ❏ A 1 + 2 + 3 + 4
- ❏ B 1 + 2 + 3 + 5
- ❏ C 3 + 4 + 5
- ❏ D 2 + 3 + 5
- ❏ E alle

2.39 **An der Bildung des Beckengürtels sind beteiligt:**

1. Darmbein
2. Os pubis
3. Sitzbein
4. Felsenbein
5. Sesambein

- ❏ A 1 + 3 + 5
- ❏ B 1 + 2 + 3 + 5
- ❏ C 1 + 3 + 4
- ❏ D 1 + 2 + 3

2.40 **Was trifft für das Schläfenbein zu?**

1. Es bildet im Wesentlichen die hintere Schädelgrube.
2. Es ist nur am Bau der Schädelbasis beteiligt.
3. Es beherbergt im Felsenbein das Innenohr.
4. Es besitzt einen Griffel- und einen Warzenfortsatz.
5. Es verfügt über einen Haken- und Jochbeinfortsatz.
6. Es beherbergt im Paukenteil das Innenohr.

- ❏ A 3 + 5
- ❏ B 1 + 3 + 4
- ❏ C 3 + 4
- ❏ D 2 + 3 + 4
- ❏ E 4 + 5 + 6

2.41 **Bezeichnen Sie die gekennzeichneten anatomischen Strukturen! Die Aufgabe gilt als vollständig gelöst, wenn alle Strukturen richtig benannt sind; als teilweise gelöst, wenn mindestens drei Strukturen richtig benannt sind.**

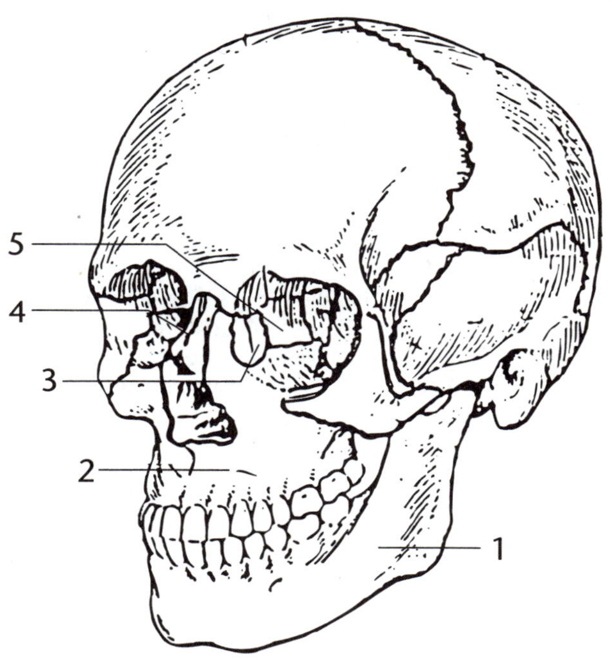

1. ______________________________

2. ______________________________

3. ______________________________

4. ______________________________

5. ______________________________

2.42 **Das Zwerchfell:**

1. trennt den Brustraum vom Bauchraum
2. wird vom N. phrenicus innerviert
3. wird vom N. vagus innerviert
4. verkleinert bei Kontraktion den Brustraum
5. ist ein wichtiger Atemmuskel

- ❑ A 1 + 3 + 5
- ❑ B 1 + 2 + 5
- ❑ C 2 + 4 + 5
- ❑ D 1 + 3 + 4
- ❑ E 3 + 4 + 5

2.43 **Das Schläfenbein:**

1. bildet im Wesentlichen die hintere Schädelgrube
2. ist nur am Bau der Schädelbasis beteiligt
3. beherbergt im Felsenbein das Innenohr
4. besitzt einen Griffel- und einen Warzenfortsatz
5. besitzt einen Jochbein- und einen Warzenfortsatz
6. beherbergt im Paukenteil das Innenohr

- ❑ A 3 + 5
- ❑ B 1 + 3 + 4
- ❑ C 3 + 4
- ❑ D 2 + 3 + 4
- ❑ E 4 + 5 + 6

2.44 **Wodurch unterscheidet sich ein echtes von einem unechten Gelenk?**

- ❑ A durch die Gelenkform
- ❑ B durch die Gelenkpfanne
- ❑ C durch den Gelenkspalt
- ❑ D durch die möglichen Bewegungen (Ab-/Adduktion)
- ❑ E durch die Gelenkschmiere

2.45 **Ordnen Sie die aufgeführten Begriffe der beiden Listen einander zu und kreuzen Sie die richtige Aussagekombination an:**

Liste 1	*Liste 2*
A) Kugelgelenk	1) Karpometakarpalgelenk des Daumens
B) Eigelenk	2) Hüftgelenk
C) Sattelgelenk	3) Gelenk zwischen Atlas und Hinterhauptkondylen

- ❑ A A2, B3, C1
- ❑ B A3, B1, C2
- ❑ C A2, B1, C3
- ❑ D A1, B2, C3
- ❑ E A3, B2, C1

2.46 Welche Aufgaben nimmt der große Brustmuskel (M. pectoralis major) wahr?

1. Adduktion des Armes
2. Abduktion des Armes
3. Flexion des Oberarmes
4. Extension des Oberarmes
5. Supination des Armes
6. Pronation des Armes

- ❑ A 2 + 6
- ❑ B 2 + 5
- ❑ C 1 + 5
- ❑ D 2 + 3
- ❑ E 1 + 6

2.47 Ordnen Sie die Knorpelarten dem jeweiligen Vorkommen einander zu und kreuzen Sie die richtige Aussagekombination an:

Liste 1	*Liste 2*
A) Schambeinfuge, Disken, Menisken	1. hyaliner Knorpel
B) Rippenknorpel, Nasenknorpel, Gelenkknorpel	2. elastischer Knorpel
C) Ohrmuschel, Kehldeckel, äußerer Gehörgang	3. fasriger Knorpel

- ❑ A A3, B2, C1
- ❑ B A2, B1, C3
- ❑ C A1, B3, C2
- ❑ D A3, B1, C2

2.48 **Bezeichnen Sie die gekennzeichneten anatomischen Strukturen! Die Aufgabe gilt als vollständig gelöst, wenn alle Strukturen richtig benannt sind; als teilweise gelöst, wenn mindestens drei Strukturen richtig benannt sind.**

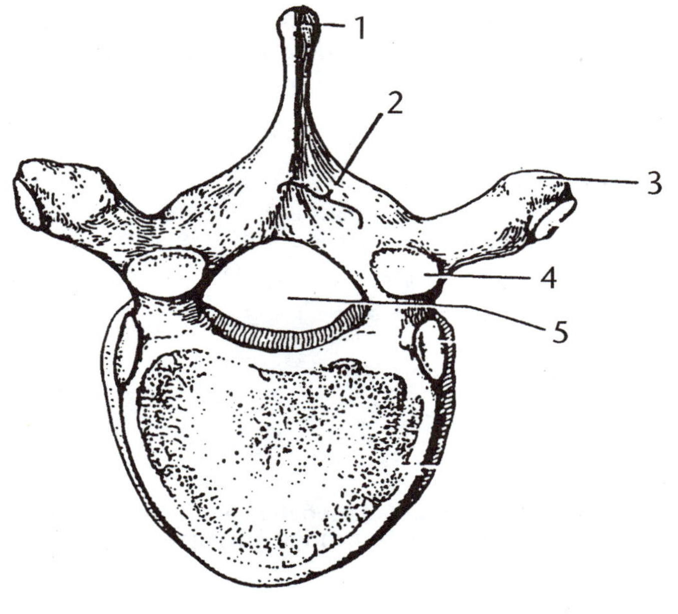

1. ______

2. ______

3. ______

4. ______

5. ______

2.49 **Bezeichnen Sie die gekennzeichneten anatomischen Strukturen! Die Aufgabe gilt als vollständig gelöst, wenn alle Strukturen richtig benannt sind; als teilweise gelöst, wenn mindestens drei Strukturen richtig benannt sind.**

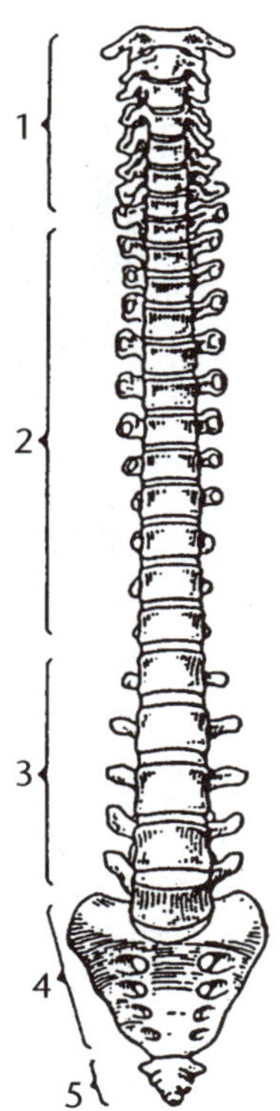

1. ______________________________

2. ______________________________

3. ______________________________

4. ______________________________

5. ______________________________

2.50 **Bezeichnen Sie die gekennzeichneten anatomischen Strukturen! Die Aufgabe gilt als vollständig gelöst, wenn alle Strukturen richtig benannt sind; als teilweise gelöst, wenn mindestens drei Strukturen richtig benannt sind.**

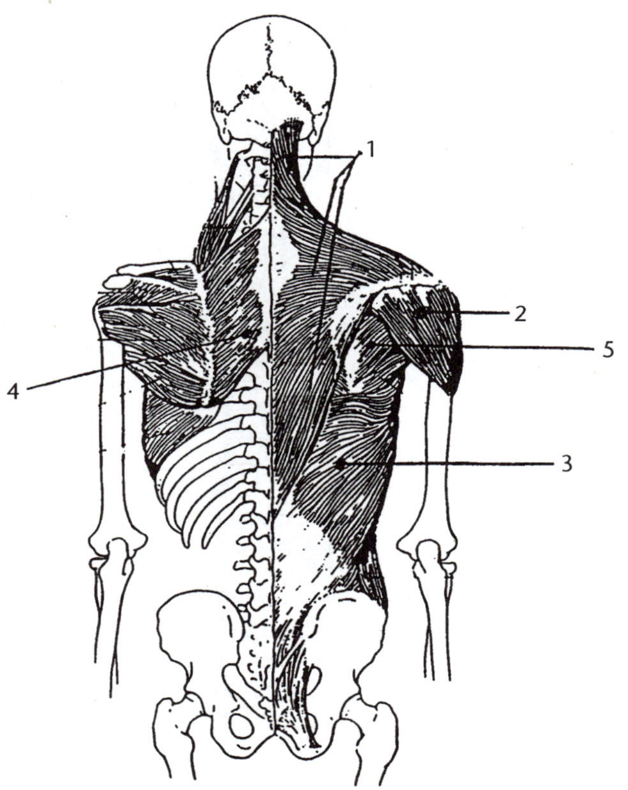

1. ____________________

2. ____________________

3. ____________________

4. ____________________

5. ____________________

2.51 **Ordnen Sie die aufgeführten Begriffe der beiden Listen einander zu und kreuzen Sie die richtige Aussagekombination an:**

Liste 1	*Liste 2*
A) Hypopharynx	1. Nasen-Rachen-Raum
B) Mesopharynx	2. Kehlkopf-Rachen-Raum
C) Epipharynx	3. Mund-Rachen-Raum

- ❑ A A2, B3, C1
- ❑ B A3, B2, C1
- ❑ C A1, B2, C3
- ❑ D A2, B1, C3

2.52 **Ordnen Sie die aufgeführten Begriffe der beiden Listen einander zu und kreuzen Sie die richtige Aussagekombination an:**

Liste 1	*Liste 2*
A) Radius	1. Griffelfortsatz
B) Os temporale	2. Warzenfortsatz
C) Oberkieferknochen	3. Jochbeinfortsatz
D) Unterkieferknochen	4. Kronenfortsatz
E) Wirbel	5. Gelenkfortsatz
F) Ulna	6. Stirnfortsatz

- ❑ A A1, B2, C6, D5, E5, F1, F4
- ❑ B A1, A2, A3, B1, C4, C5, D3, D6, E1, E4, F5
- ❑ C A1, A4, B2, B3, C3, C6, D5, E5, F1
- ❑ D A1, B1, B2, B3, C3, C6, D4, D5, E5, F1, F4

2.53 **Welcher der folgenden Knochen gehört zum Gesichtsschädel?**

- ❑ A Schläfenbein (= Os temporale)
- ❑ B Stirnbein (= Os frontale)
- ❑ C Jochbein (= Os zygomaticum)
- ❑ D Keilbein (= Os sphenoidale)
- ❑ E Scheitelbein (= Os parietale)

2.54 **Die innere Kehlkopfmuskulatur wird innerviert durch den**

- ❑ A N. phrenicus
- ❑ B N. facialis
- ❑ C N. hypoglossus
- ❑ D N. recurrens
- ❑ E Sympathikus

2.55 **Das Zwerchfell**

- ❑ A hat Öffnungen, durch die z. B. Aorta, Ductus thoracicus und Ösophagus hindurchtreten
- ❑ B ist am Schwertfortsatz des Brustbeins fixiert
- ❑ C wird zur Atemsteuerung benötigt
- ❑ D liegt im Brustraum

2.56 **Welche der folgenden Aussagen ist richtig ?**

- ❑ A Man unterscheidet 24 freie, d. h. gegeneinander bewegliche Wirbel: 8 Halswirbel, 9 Brustwirbel und 7 Lendenwirbel.
- ❑ B Von der Seite gesehen hat die Wirbelsäule eine leichte S-förmige Krümmung.
- ❑ C Im Wirbelkanal verlaufen nur die Wirbelsäule versorgende Blutgefäße.
- ❑ D Das Kreuz- und Steißbein werden nicht mehr zur Wirbelsäule gezählt.
- ❑ E Alle Halswirbel haben die gleiche Struktur und den gleichen Aufbau.

2.57 **Ordnen Sie die aufgeführten Begriffe der beiden Listen einander zu und kreuzen Sie die richtige Aussagekombination an:**

Liste 1	*Liste 2*
A) Lendenwirbel	1. großer Knorpel
B) Os sacrum	2. großes Foramen
C) Atlas	3. Foramina sacralia

- ❑ A A2, B1, C3
- ❑ B A2, B3, C1
- ❑ C A1, B3, C2
- ❑ D A3, B1, C2

2.58 **Welches Organ liegt der Unterseite des Zwerchfells an?**

- ❑ A Querkolon
- ❑ B Ösophagus
- ❑ C Pankreas
- ❑ D Leber
- ❑ E Rektum

2.59 **Beim Test des Patellarsehnenreflexes wird welcher Muskel gereizt?**

- ❑ A M. obliquus externus
- ❑ B M. rectus abdominis
- ❑ C M. pectoralis major
- ❑ D M. rhomboideus major
- ❑ E M. quadriceps femoris

2.60 **Welcher der folgenden Muskel ist Beuger im Hüftgelenk?**

- ❑ A M. biceps brachii
- ❑ B M. glutaeus maximus
- ❑ C M. iliopsoas
- ❑ D B. biceps femoris
- ❑ E M. semitendinosus

2.61 **In der Abbildung sehen Sie die schematische Darstellung eines Gelenks von vorn. Bezeichnen Sie die gekennzeichneten anatomischen Strukturen! Die Aufgabe gilt als vollständig gelöst, wenn alle Strukturen richtig benannt sind; als halb gelöst, wenn mindestens drei Strukturen richtig benannt sind.**

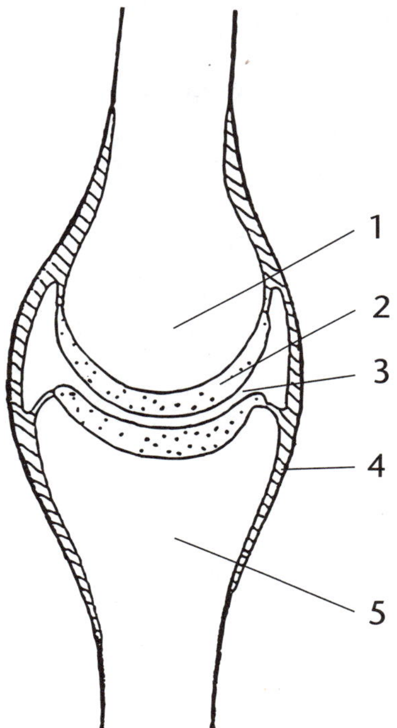

1. ______________________________

2. ______________________________

3. ______________________________

4. ______________________________

5. ______________________________

2.62 **In der Abbildung sehen Sie die schematische Darstellung eines Brustwirbels in seitlicher Ansicht. Bezeichnen Sie die gekennzeichneten anatomischen Strukturen! Die Aufgabe gilt als vollständig gelöst, wenn alle Strukturen richtig benannt sind; als halb gelöst, wenn mindestens drei Strukturen richtig benannt sind.**

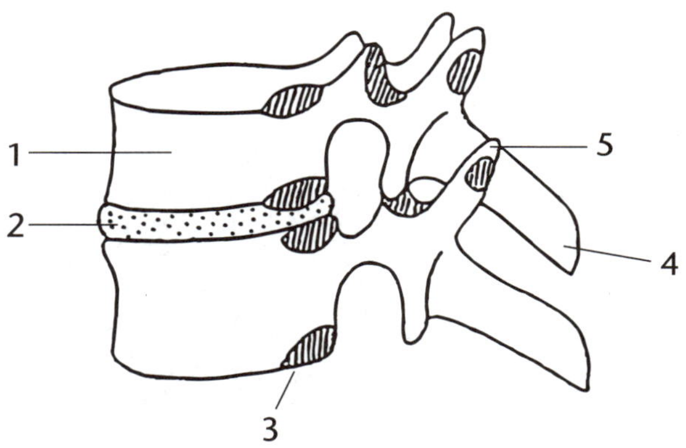

1. ______________________________

2. ______________________________

3. ______________________________

4. ______________________________

5. ______________________________

2.63 **Bezeichnen Sie die gekennzeichneten anatomischen Strukturen! Die Aufgabe gilt als vollständig gelöst, wenn alle Strukturen richtig benannt sind; als halb gelöst, wenn mindestens drei Strukturen richtig benannt sind.**

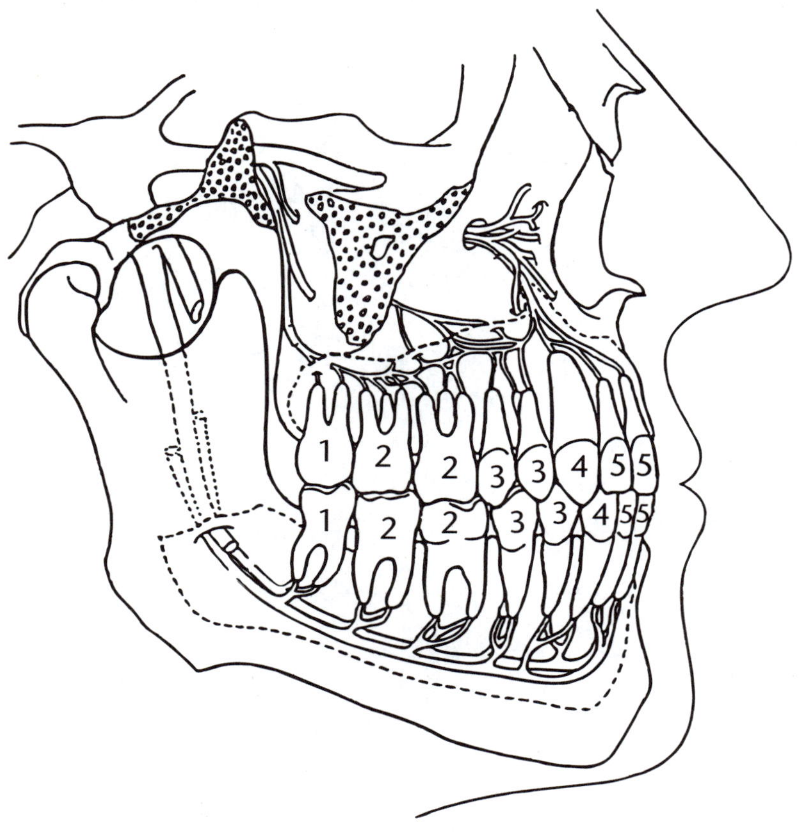

1. ____________________

2. ____________________

3. ____________________

4. ____________________

5. ____________________

2.64 **Bezeichnen Sie die gekennzeichneten anatomischen Strukturen! Die Aufgabe gilt als vollständig gelöst, wenn alle Strukturen richtig benannt sind; als halb gelöst, wenn mindestens drei Strukturen richtig benannt sind.**

Kehlkopf

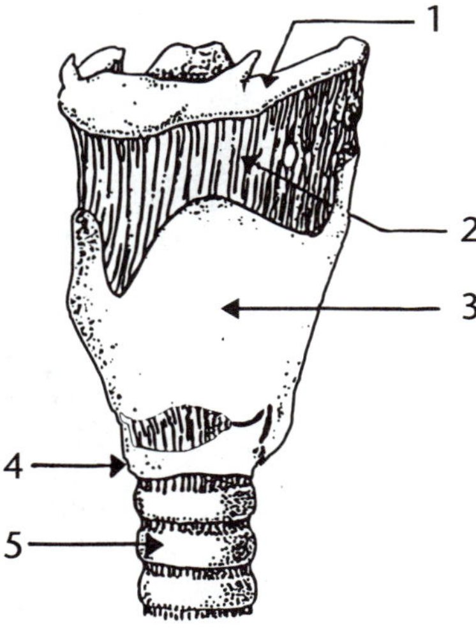

1. ____________________

2. ____________________

3. ____________________

4. ____________________

5. ____________________

2.65 **Bis zu welchem Winkel ist die Abduktion im Schultergelenk möglich, ohne dass sich das Schulterblatt mitbewegt?**

- ❑ A 90°
- ❑ B 45°
- ❑ C 80°
- ❑ D 130°
- ❑ E Das Schulterblatt bewegt sich nie mit.

2.66 **Bezeichnen Sie die gekennzeichneten anatomischen Strukturen! Die Aufgabe gilt als vollständig gelöst, wenn alle fünf Strukturen richtig benannt sind; als teilweise gelöst, wenn mindestens drei Strukturen richtig benannt sind.**

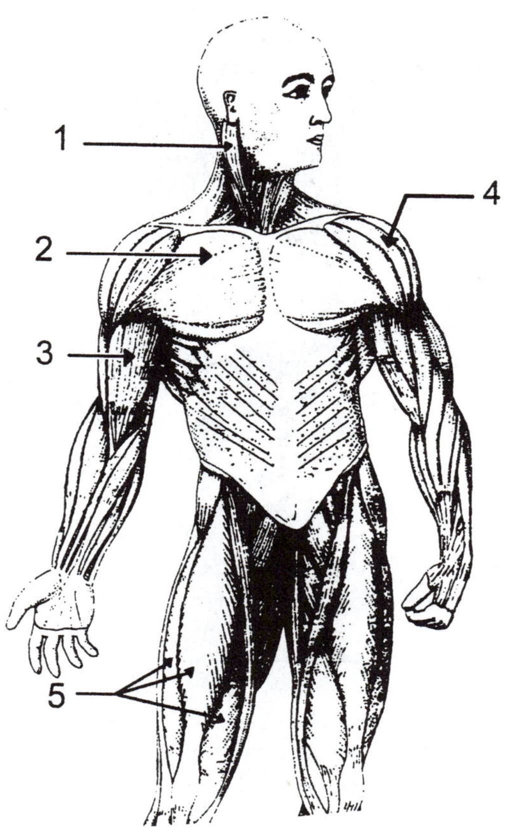

1. ______________________________

2. ______________________________

3. ______________________________

4. ______________________________

5. ______________________________

2.67 **Die Knochenneubildung im Falle eines Knochenbruchs geht aus von/vom**

- ❑ A der Epiphysenfuge
- ❑ B der Markhöhle
- ❑ C Endost
- ❑ D Periost (Knochenschlauch)
- ❑ E der Kompakta

3

HERZ, LUNGEN UND KREISLAUF

3.1 **Der erste große Gefäßstamm, der von der Bauchaorta abgeht, heißt:**

- ❑ A A. subclavia
- ❑ B Truncus coeliacus
- ❑ C A. mesenterica inferior
- ❑ D A. mesenterica superior
- ❑ E A. renalis

3.2 **Der Gasaustausch in der Lunge erfolgt über:**

- ❑ A Osmose
- ❑ B Diffusion
- ❑ C Endozytose
- ❑ D Exozytose
- ❑ E Keine der Aussagen trifft zu.

3.3 **Sauerstoffreiches Blut führen die:**

1. A. pulmonalis
2. V. pulmonalis
3. V. cava superior
4. V. jugularis interna
5. Aorta abdominalis

- ❑ A 1 + 3
- ❑ B 2 + 5
- ❑ C 1 + 4
- ❑ D 2 + 3

3.4 **Wodurch wird der Blutdruck beeinflusst?**

1. Kontraktionskraft des Herzens
2. Herzfrequenz
3. Blutvolumen
4. Wandspannung der kleinen Gefäße
5. Elastizität der Aortenwand

❏ A 1 + 2 + 4 + 5
❏ B 1 + 3 + 5
❏ C 2 + 3 + 4 + 5
❏ D 1 + 3 + 4 + 5
❏ E von allen Faktoren

3.5 **Ordnen Sie den Begriffen der Liste 1 den entsprechenden Begriff der Liste 2 zu und kreuzen Sie die richtige Aussagekombination an:**

Liste 1	*Liste 2*
A) Systole	1. Erschlaffung des Herzens
B) Diastole	2. Reizleitungsstörung am Herzen
C) Extrasystole	3. Kontraktion des Herzens

❏ A A2, B1, C3
❏ B A1, B2, C3
❏ C A3, B1, C2
❏ D A3, B2, C1

3.6 **An welchen Stellen der großen Gefäße bzw. des Herzens befinden sich Klappen? Zwischen:**

1. Lungenvene und rechter Kammer
2. Aorta und linker Kammer
3. linkem Vorhof und o./u. Hohlvene
4. rechtem Vorhof und o./u. Hohlvene
5. rechter Kammer und rechtem Vorhof

❏ A 1 + 5
❏ B 2 + 4
❏ C 2 + 3
❏ D 2 + 5
❏ E 1 + 4

3.7 **Die Arteria brachialis:**

1. ist die Fortsetzung der A. axillaris
2. geht über in die A. ulnaris und A. radialis
3. ist ein Ast der inneren Kopfschlagader
4. enthält in ihrer Gefäßwand Nervenendigungen des V. Hirnnerven
5. erstreckt sich vom oberen Mediastinum bis zur unteren Lendenwirbelsäule

❑ A 1 + 3 + 4
❑ B 2 + 5
❑ C 4 + 5
❑ D 1 + 2

3.8 **Die Vena portae:**

❑ A versorgt die Leber mit Sauerstoff
❑ B führt der Leber Nährstoffe zum Umbau zu körpereigenen Substanzen zu
❑ C ist die Lebervene
❑ D versorgt die Leber mit Nährstoffen für den eigenen Stoffwechsel

3.9 **Venen:**

❑ A beinhalten den größten Teil des Blutvolumens
❑ B leiten das Blut vom Herzen in die Peripherie
❑ C haben eine stark ausgeprägte Tunica muscularis
❑ D werden so bezeichnet, weil sie CO_2-reiches Blut transportieren

3.10 **Zum Kreislauf-Hochdruck-System rechnet man:**

❑ A die linke Kammer bis zu den Arteriolen des großen Kreislaufs
❑ B die linke Herzkammer und Aorta
❑ C alle Arterien sowohl des großen als auch des kleinen Kreislaufs
❑ D den linken Vorhof, die linke Kammer und die Arterien des großen Kreislaufs

3.11 **Herzanatomie: Was trifft zu?**

❑ A Die Mitralklappe ist eine zweizipflige Segelklappe.
❑ B Die Aortenklappe ist eine dreizipflige Segelklappe.
❑ C Die Herzklappen sind Duplikaturen des Perikards.
❑ D Über die Aorta wird das venöse Blut in den kleinen Kreislauf gepumpt.

3.12 **Der physiologische Ablauf der Erregungsleitung am Herzen ist erkennbar an:**

- ❑ A AV-Knoten / Sinusknoten / His-Bündel / Purkinje-Fasern
- ❑ B Sinusknoten / AV-Knoten / His-Bündel / Purkinje-Fasern
- ❑ C Sinusknoten / AV-Knoten / Purkinje-Fasern / His-Bündel
- ❑ D Purkinje-Fasern / AV-Knoten / His-Bündel / Sinusknoten

3.13 **Eine EKG-Aufzeichnung zeigt:**

1. Lokalisation von Herzinfarkten
2. Herzlage
3. Herzfrequenz
4. Pumpleistung des Herzens

- ❑ A 1 + 2 + 3
- ❑ B 2 + 3
- ❑ C 1 + 3 + 4
- ❑ D 2 + 4
- ❑ E Alle Antworten sind richtig.

3.14 **Die Herztätigkeit wird gesteuert bzw. beeinflusst durch:**

1. Reizbildungs- und Reizleitungssystem
2. Wärme und Kälte
3. Kalium
4. das vegetative Nervensystem
5. Glukokortikoide

- ❑ A 1 + 2 + 3
- ❑ B 1 + 2 + 3 + 4
- ❑ C 2 + 3 + 4 + 5
- ❑ D 2 + 3 + 4
- ❑ E Alle Aussagen sind richtig.

3.15 **In den Lungenvenen befindet sich:**

- ❑ A „arterialisiertes" Blut
- ❑ B venöses Blut
- ❑ C beim Ungeborenen arterielles Blut
- ❑ D Mischblut

3.16 **Wo findet der Gasaustausch zwischen Blut und Gewebe statt? In:**

- ❑ A Arteriolen
- ❑ B Venen
- ❑ C Arterien
- ❑ D Kapillaren
- ❑ E Aorta

3.17 **Das durchschnittliche Herzschlagvolumen des Erwachsenen in Ruhe beträgt:**

- ❑ A 50–80 ml
- ❑ B 30–50 ml
- ❑ C 100–130 ml
- ❑ D Es ist in Ruhe nicht messbar.

3.18 **Sauerstoffreiches Blut führen die:**

1. A. pulmonalis
2. V. pulmonalis
3. V. cava inferior
4. V. jugularis interna
5. Aorta abdominalis

- ❑ A 1 + 3
- ❑ B 2 + 5
- ❑ C 1 + 4
- ❑ D 2 + 3

3.19 **Arterien transportieren:**

- ❑ A Blut vom Herzen weg
- ❑ B O_2-reiches Blut
- ❑ C Blut zum Herzen hin
- ❑ D O_2-armes Blut

3.20 **Herz – welche Aussagen sind richtig?**

1. Zwischen Vorhof und Kammer liegen die Segelklappen.
2. In den rechten Vorhof münden die obere und untere Hohlvene.
3. Rechter und linker Vorhof haben eine direkte Verbindung.
4. Im fetalen Blutkreislauf strömt das Blut vom rechten Vorhof durch das Foramen ovale in den linken Vorhof.

❑ A 1 + 2 + 3
❑ B 2 + 3
❑ C 1 + 2 + 4
❑ D 2 + 4
❑ E Alle Antworten sind richtig.

3.21 **Ordnen Sie die Begriffe der beiden Listen einander zu und kreuzen Sie die richtige Aussagekombination an:**

Liste 1	*Liste 2*
A) Mitralklappe	1. lässt O_2-armes Blut Richtung Lunge passieren
B) AV-Knoten	2. verhindert den Blutrückfluss ins Atrium
C) Pulmonalklappe	3. wird durch Nervenreize zur Arbeit angeregt
D) Myokard	4. erbringt sekundäre Erregungsbildung

❑ A A2, B4, C1, D3
❑ B B1, C2, D3, A4
❑ C D1, A2, B3, C4
❑ D C1, D2, A3, B4

3.22 **Was ist falsch? Mit Hilfe des EKG kann bestimmt werden:**

❑ A Kontraktionskraft des Herzens
❑ B Beginn der Ventrikelkontraktion
❑ C Herzfrequenz
❑ D Lage des Herzens im Thorax

3.23 **Normalerweise tritt „turbulente Strömung" auf in:**

❑ A Aorta ascendens
❑ B A. femoralis
❑ C V. cava inferior
❑ D Lungenvenen
❑ E Arteriolen

3.24 **Wie viele große Arterienstämme für die obere Körperhälfte umfasst der Aortenbogen?**

- ❑ A 1
- ❑ B 2
- ❑ C 3
- ❑ D 4
- ❑ E 5

3.25 **Zum so genannten Herzskelett zählt man:**

- ❑ A Endokard
- ❑ B Myokard
- ❑ C Perikard
- ❑ D bindegewebige Faserringe

3.26 **Aus der A. carotis interna geht ein stärkerer, nicht für das Gehirn bestimmter Ast hervor. Welcher?**

- ❑ A A. ophthalmica
- ❑ B A. facialis
- ❑ C A. lingualis
- ❑ D A. thyroidea
- ❑ E A. basilaris

3.27 **Gefäße – welche Aussagen treffen zu?**

1. Die A. pulmonalis entspringt dem linken Ventrikel.
2. Die A. pulmonalis entspringt dem rechten Ventrikel.
3. Die Aorta entspringt dem rechten Ventrikel.
4. Die Koronarvenen münden in den rechten Vorhof.

- ❑ A 1 + 2 + 3
- ❑ B 2 + 3
- ❑ C 1 + 4
- ❑ D 2 + 4
- ❑ E Alle Antworten sind richtig.

3.28 **Die Mitralklappe:**

1. liegt zwischen linkem Vorhof und linker Kammer
2. liegt zwischen rechtem Vorhof und rechter Kammer
3. ist eine Taschenklappe
4. verhindert einen Rückstrom des Bluts aus dem linken Ventrikel in den linken Vorhof während der Systole
5. ist eine dreizipflige Segelklappe

❑ A 2 + 5
❑ B 3 + 5
❑ C 1 + 4
❑ D 2 + 3
❑ E Alle Behauptungen sind falsch.

3.29 **Venöses Blut wird in der Pfortader gesammelt aus:**

1. Uterus
2. Darm
3. Magen
4. Leber
5. Pankreas
6. Milz

❑ A 1 + 2 + 3 + 4
❑ B 2 + 3 + 4 + 6
❑ C 2 + 3 + 5 + 6
❑ D 3 + 4 + 5 + 6

3.30 **Der Ductus Botalli:**

1. ist eine Verbindung zwischen Aorta und Lungenarterie
2. verödet nach der Geburt
3. ist ein Bestandteil des Embryonalkreislaufs
4. transportiert O_2-reiches Blut von der Plazenta zur Nabelvene
5. verhindert eine zu starke Durchblutung der Lunge des ungeborenen Kindes

❑ A 1 + 2 + 3
❑ B 1 + 5
❑ C 2 + 3 + 4
❑ D 1 + 2 + 3 + 5
❑ E Nur 1 ist richtig.

3.31 **Gefäße – wählen Sie die richtige Aussagekombination:**

1. Die Media herznaher Arterien ist reicher an Muskulatur als die der herzfernen Arterien.
2. Venenklappen dienen dem Blutrückstrom zum Herzen und befinden sich in allen Venen des Körpers.
3. Die Windkesselfunktion der Aorta dient dem gleichmäßigen Blutstrom.

❑ A Nur 1 ist richtig.
❑ B Nur 2 ist richtig.
❑ C Nur 3 ist richtig.
❑ D Nur 1 und 3 sind richtig.
❑ E Alle Aussagen sind richtig.

3.32 **Erregungsleitungssystem – was ist falsch?**

❑ A Der Sinusknoten ist beim Gesunden der normale Herzschrittmacher.
❑ B Der Sinusknoten liegt im linken Ventrikel.
❑ C Der AV-Knoten setzt sich in das His-Bündel fort.
❑ D Das His-Bündel verzweigt sich in der Kammerscheidewand.
❑ E Die Ausläufer des His-Bündels gehen in das Arbeitsmyokard über.

3.33 **Herzkranzgefäße – was trifft zu?**

1. Die Herzkranzgefäße sind die ersten Gefäße, die der Aorta entspringen.
2. Die linke Koronararterie teilt sich in zwei Äste auf.
3. Die rechte Koronararterie teilt sich in zwei Äste auf.
4. Das Myokard erhält während der Systole vermindert, während der Diastole vermehrt Blut.
5. Durch Verschluss der Herzkranzgefäße treten besonders häufig Herzinfarkte auf.

❑ A 1 + 2 + 3
❑ B 1 + 3 + 5
❑ C 1 + 2 + 3 + 4
❑ D 1 + 3 + 4 + 5
❑ E Alle Antworten sind richtig.

3.34 **Welchem Transportmechanismus unterliegt der Gasaustausch in der Lunge?**

❑ A Osmose
❑ B Diffusion
❑ C Endozytose
❑ D Exozytose
❑ E Keine Antwort trifft zu.

3.35 **Am histologischen Aufbau der Lunge sind beteiligt:**

1. elastische Fasern
2. glatte Muskelfasern
3. kubische Epithelzellen
4. platte Epithelzellen

❑ A 1 + 2
❑ B 3 + 4
❑ C 2 + 3
❑ D 1 + 4
❑ E Alle Antworten sind richtig.

3.36 **Beide Lungenflügel:**

1. sind durch den so genannten Mittelfellraum voneinander getrennt
2. sind in Lappen unterteilt: die linke Lunge besteht aus drei Lappen, die rechte Lunge aus zwei Lappen
3. bestehen hauptsächlich aus einem Gewebe, das von den Lungenbläschen (Alveolen) gebildet wird
4. bestehen hauptsächlich aus Deck- und Muskelgewebe

❑ A 1 + 2 + 3
❑ B 1 + 2
❑ C 1 + 3
❑ D 2 + 3
❑ E Alle Antworten sind richtig.

3.37 **Welche Aussagen zur Pleura sind richtig?**

1. Die Lunge ist von der Pleura parietalis umgeben.
2. Zwischen Pleura parietalis und P. visceralis besteht ein mit seröser Flüssigkeit gefüllter kapillarer Spalt.
3. Die Pleurablätter sind gegeneinander verschieblich.
4. Die Pleura visceralis kleidet die innere Oberfläche des Thorax aus.

- ❑ A 1 + 2 + 3
- ❑ B 2 + 3
- ❑ C 1 + 3 + 4
- ❑ D 2 + 4
- ❑ E Alle Antworten sind richtig.

3.38 **Um am Herzen eine gleichzeitige Systole der Atrien (Vorhöfe) und Ventrikel zu verhindern, müssen:**

1. laufend Informationen über Nervenbahnen zum Gehirn geleitet werden
2. Vor- und Hauptkammern durch Bindegewebe voneinander getrennt sein
3. eine Verzögerung der Erregungsleitung stattfinden

- ❑ A 1 + 2
- ❑ B 1 + 2 + 3
- ❑ C 2 + 3
- ❑ D Keine Antwort ist richtig.
- ❑ E Alle Antworten sind richtig.

3.39 **Wo findet sich im Körper am meisten Wasser? Im:**

- ❑ A Interzellularraum
- ❑ B Intrazellularraum
- ❑ C Intravasalraum
- ❑ D intermedullären System

3.40 **Herz – kreuzen Sie die richtige Aussagekombination an:**

1. Es ist ein muskulöses Hohlorgan.
2. Während der Anspannungsphase der Kammern sind alle Herzklappen geöffnet.
3. Während der Anspannungsphase der Kammern sind alle Herzklappen geschlossen.
4. Das bindegewebige Herzskelett wirkt auch als elektrische Isolation zwischen Vorhöfen und Kammern.
5. Die Mitralklappe trennt den rechten Vorhof von der rechten Kammer.
6. Während der Systole der Vorhöfe sind die Taschenklappen geöffnet.

❑ A 1 + 4 + 6
❑ B 1 + 5 + 6
❑ C 1 + 3 + 5
❑ D 1 + 4 + 5 + 6
❑ E 1 + 3 + 6

3.41 **Kurzschlussverbindungen des fetalen Kreislaufes:**

1. Foramen ovale
2. Foramen intervertebrale
3. Ductus arteriosus (Ductus Botalli)
4. Ductus venosus (Ductus Arantii)

❑ A 1 + 3 + 4
❑ B 1 + 2 + 3
❑ C 2 + 3 + 4
❑ D Alle Antworten sind richtig.

3.42 **Blut – welche Aussagen treffen zu?**

1. Zur Aufrechterhaltung des Blutdrucks befinden sich 85 % des Blutvolumens ständig in arteriellen Stromgebieten.
2. Das Gesamtvolumen ist 15 % größer als das Fassungsvermögen des Blutgefäßsystems, so sich dieser Anteil ständig in Blutdepots gespeichert werden muss.
3. Das Schlagvolumen von rechtem und linkem Ventrikel ist gleich groß.
4. Die Durchblutung der Darmschleimhaut steigt während der Verdauungstätigkeit an.
5. Das Gesamtvolumen des Blutes beträgt beim Menschen ca. 5 Liter.

❑ A 1 + 2 + 3 + 4
❑ B 3 + 4 + 5
❑ C 1 + 3 + 5
❑ D 2 + 3 + 4 + 5
❑ E Alle Aussagen sind richtig.

3.43 **Welches Epithel kommt in der Trachea vor?**

❑ A Mehrschichtiges, unverhorntes Plattenepithel
❑ B Übergangsepithel
❑ C Zylinderepithel mit Bürstensaum
❑ D Flimmerepithel
❑ E einschichtiges Plattenepithel

3.44 **Wodurch wird beim Feten der Pfortaderkreislauf kurzgeschlossen?**

❑ A Foramen ovale
❑ B Nabelvene
❑ C Ductus venosus
❑ D Ductus arteriosus

3.45 **Die Bronchioli:**

❑ A stellen das Aufteilungsgebiet eines Lungenläppchens dar
❑ B gehen aus den kleinen Bronchien hervor und sind knorpelfrei
❑ C sind mit Knorpelplättchen versteift
❑ D sind die Atmungskammern der Lunge
❑ E ermöglichen durch Wanddiffusion die Aufnahme von Sauerstoff

3.46 **Die Stimmbänder bestehen aus:**

- ❑ A einschichtigem Zylinderepithel
- ❑ B mehrschichtigem Flimmerepithel
- ❑ C Fettgewebe
- ❑ D Bindegewebe
- ❑ E mehrschichtigem, unverhorntem Plattenepithel

3.47 **Was geschieht, wenn eine Verbindung von außen zum Pleuraspalt hergestellt wird?**

- ❑ A Die Lunge wird überbläht.
- ❑ B Die Lunge kollabiert.
- ❑ C Es dringt Luft durch die Verletzungsstelle nach außen.
- ❑ D Es passiert nichts.

3.48 **Bezeichnen Sie die gekennzeichneten anatomischen Strukturen! Die Aufgabe gilt als vollständig gelöst, wenn alle Strukturen richtig benannt sind; als teilweise gelöst, wenn mindestens drei Strukturen richtig benannt sind.**

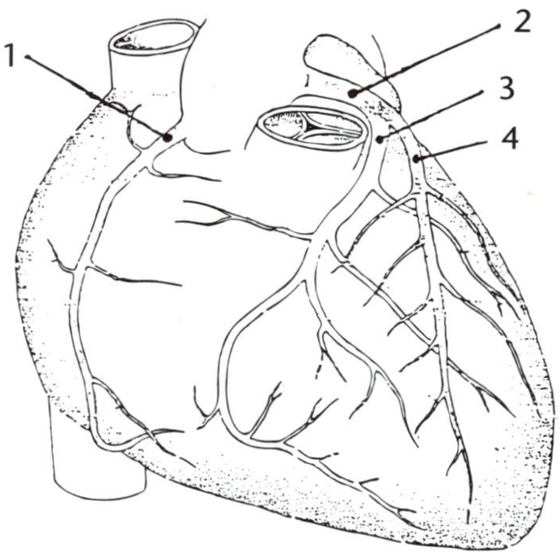

1. ____________________

2. ____________________

3. ____________________

4. ____________________

3.49 **Bezeichnen Sie die gekennzeichneten anatomischen Strukturen! Die Aufgabe gilt als vollständig gelöst, wenn alle Strukturen richtig benannt sind; als teilweise gelöst, wenn mindestens drei Strukturen richtig benannt sind.**

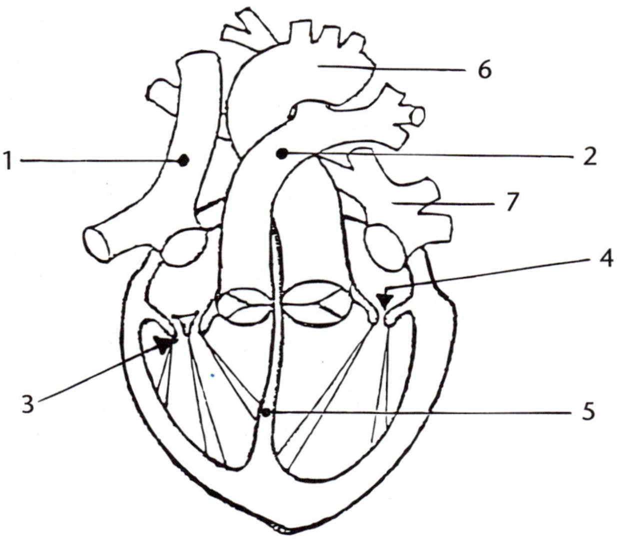

1. ______________________________

2. ______________________________

3. ______________________________

4. ______________________________

5. ______________________________

5. ______________________________

7. ______________________________

3.50 **Was wird bei dauernd erhöhtem Blutdruck im großen Kreislauf belastet?**

- ❑ A Lungenkapillaren
- ❑ B rechtes Herz
- ❑ C linkes Herz
- ❑ D große venöse Gefäße

3.51 **Welche Aussage über das Niederdrucksystem (alle Bereiche) trifft zu?**

- ❑ A Es enthält in allen seinen Abschnitten venöses, sauerstoffarmes Blut.
- ❑ B Der Blutdruck ist in allen Abschnitten größer als 50 mm Hg.
- ❑ C Es enthält etwa 5- bis 6-mal mehr Blut als das Hochdrucksystem.
- ❑ D Die Volumen-Strom-Stärke (l/min) ist im Niederdrucksystem kleiner als im arteriellen System.

3.52 **Ordnen Sie die Definitionen der beiden Listen einander zu und kreuzen Sie die richtige Aussagekombination an:**

Liste 1	*Liste 2*
A) Differenz zwischen systolischem und diastolischem Blutdruck	1. systolischer Blutdruck
B) Druckminimum, das während der Erschlaffungs- und Auffüllungszeit des linken Ventrikels im arteriellen System entsteht	2. diastolischer Blutdruck
C) Druckmaximum, das während der Austreibungsphase des linken Ventrikels im arteriellen Blut entsteht	3. Blutdruckamplitude

- ❑ A C1, B2, A3
- ❑ B A1, C2, B3
- ❑ C B1, A2, C3
- ❑ D C1, A2, B3

3.53 **Der systolische Blutdruckwert:**

1. ist in dem Augenblick hörbar, in dem der Manschettendruck höher als der Blutdruck ist
2. ist hörbar, wenn der Manschettendruck niedriger als der Blutdruck ist
3. ist in dem Augenblick hörbar, in dem eine erste Pulswelle unterhalb des Manschettendrucks erscheint
4. sollte nicht über 100 mm Hg liegen
5. sollte nicht unter 100 mm Hg liegen

❏ A 1 + 4
❏ B 2 + 5
❏ C 3 + 5
❏ D 3 + 4

3.54 **Ordnen Sie die Begriffe der beiden Listen einander zu und kreuzen Sie die richtige Aussagekombination an:**

Liste 1	*Liste 2*
A) Rückbildung der elektrischen Erregung der Herzkammern	1. QRS-Komplex des EKG
B) elektrische Erregung der Herzkammern	2. EKG
C) elektrische Erregung der einzelnen Herzmuskelzelle	3. P-Welle des EKG
D) Aufzeichnung der elektrischen Erregung des Herzens	4. T-Welle des EKG
E) elektrische Erregung der Herzvorhöfe	5. Aktionspotential

❏ A A1, B2, C3, D4, E5
❏ B E1, D2, A3, B4, C5
❏ C D1, C2, B3, E4, A5
❏ D B1, A2, D3, C4, E5
❏ E B1, D2, E3, A4, C5

3.55 **Das Volumen, das nach maximaler Inspiration ausgeatmet werden kann, nennt man:**

❏ A Atemzugvolumen
❏ B Vitalkapazität
❏ C funktionelle Residualkapazität
❏ D Totalkapazität

3.56 **Bezeichnen Sie die gekennzeichneten anatomischen Strukturen! Die Aufgabe gilt als vollständig gelöst, wenn alle Strukturen richtig benannt sind; als teilweise gelöst, wenn mindestens drei Strukturen richtig benannt sind.**

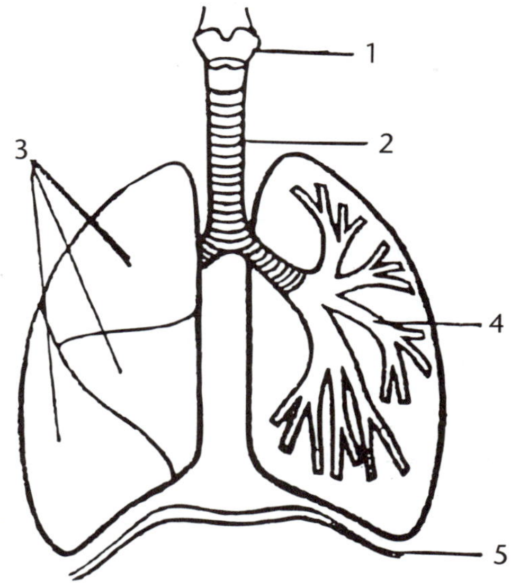

1. ______________________________

2. ______________________________

3. ______________________________

4. ______________________________

5. ______________________________

3.57 **Die P-Welle im EKG:**

- ❑ A zeigt die Kammerkontraktion an
- ❑ B zeigt die Herzpause an
- ❑ C zeigt den Schluss der Aorten- und Pulmonalklappe an
- ❑ D ist Zeichen eines krankhaften Prozesses
- ❑ E entspricht der Vorhofkontraktion

3.58 **Im Pleuraspalt befinden sich:**

1. Luft
2. seröse Flüssigkeit
3. ein Unterdruck
4. atmosphärischer Druck
5. ein Überdruck

- ❑ A 1 + 3
- ❑ B 2 + 3
- ❑ C 1 + 4
- ❑ D 2 + 4
- ❑ E 2 + 5

3.59 **Die Pleura umkleidet als seröse Haut die Lungen. Ihre wichtigste Aufgabe besteht darin,**

- ❑ A den Mediastinalraum von den Lungen zu trennen
- ❑ B die Lungen zu schützen, so dass weder Fremdkörper noch Luft eindringen können
- ❑ C die Verschieblichkeit der Lungen gegen das Rippenfell zu gewährleisten
- ❑ D nach dem Eindringen von Luft in den Pleuraspalt diese zu resorbieren
- ❑ E die Sauerstoffaufnahme zu gewährleisten

3.60 **Ordnen Sie die aufgeführten Begriffe der beiden Listen einander zu und kreuzen Sie die richtige Aussagekombination an:**

Liste 1	*Liste 2*
A) Herzkrone	1) 5. ICR-Medioclavicularlinie
B) Herzspitze	2) Ein- und Austritt der Gefäße
C) Herzskelett	3) im Bereich der Ventilebene

- ❑ A A3, B1, C2
- ❑ B A3, B2, C1
- ❑ C A2, B1, C3
- ❑ D A1, B2, C3

3.61 **Bei Eintauchen des Körpers in ein Vollbad:**

- ❑ A sinkt der Druck im rechten Vorhof
- ❑ B sinkt der Druck in der Pulmonalarterie
- ❑ C steigt der venöse Zufluss zum Herzen
- ❑ D sinkt der venöse Zufluss zum Herzen
- ❑ E steigt der Druck in der Aorta

3.62 **Die Atmung durch die Nase dient hauptsächlich:**

1. der Kühlung der Luft
2. der Säuberung der Luft
3. dem Gasaustausch
4. der Riechfunktion
5. der Durchblutung der Schleimhaut

- ❑ A 1 + 3 + 4
- ❑ B 2 + 4
- ❑ C 2 + 4 + 5
- ❑ D 1 + 2
- ❑ E 2 + 5

3.63 **Wo mündet der Milchbrustgang?**

- ❑ A in der oberen Hohlvene (V. cava superior)
- ❑ B im rechten Venenwinkel
- ❑ C im linken Venenwinkel
- ❑ D in der unteren Hohlvene (V. cava inferior)
- ❑ E im rechten Vorhof

3.64 **Wenn beim Menschen das Herzminutenvolumen 4,8 Liter/Minute und das Schlagvolumen 60 ml beträgt, dann hat die Herzfrequenz folgenden Wert:**

- ❑ A 64 Schläge/Minute
- ❑ B 72 Schläge/Minute
- ❑ C 80 Schläge/Minute
- ❑ D 96 Schläge/Minute
- ❑ E 125 Schläge/Minute

3.65 **Welche Gefäße enthält die Nabelschnur ?**

- ❑ A eine Vene und eine Arterie
- ❑ B drei Arterien und zwei Venen
- ❑ C eine Vene und zwei Arterien
- ❑ D zwei Arterien und zwei Venen

3.66 **Welche der nachfolgend aufgeführten Organe werden durch eine unmittelbar der Aorta entspringende Arterie mit arteriellem Blut versorgt ?**

1. Niere
2. Nebenniere
3. Hoden bzw. Ovarien
4. Milz
5. Dickdarm

- ❑ A 1 + 2 + 3 + 5
- ❑ B 1 + 3 + 4
- ❑ C 2 + 3 + 4 + 5
- ❑ D 1 + 3 + 5
- ❑ E Alle Antworten sind richtig.

3.67 **Den einzelnen Schichten der Arterienwand (Liste 1) sind folgende Funktionen (Liste 2) zuzuordnen. Kreuzen Sie die richtige Kombination an!**

Liste 1	*Liste 2*
A) Intima	1. Tonusregulation
B) Media	2. Transitstrecke für Nährstoffe
C) Adventitia	3. Einbindung der Gefäße in das umgebende Gewebe

❑ A A1, B2, C3
❑ B A2, B1, C3
❑ C A3, B2, C1
❑ D A3, B1, C2

3.68 **Im Bereich der Kapillaren ist die Strömungsgeschwindigkeit des Blutes am niedrigsten. Die unmittelbare Ursache dafür liegt darin, dass**

❑ A die Blutkörperchen beim Durchgang durch die Kapillaren verformt werden.
❑ B der in den Kapillaren stattfindende Stoffaustausch eine besonders langsame Blutströmung erfordert.
❑ C der Gesamtquerschnitt der Blutbahn in den Kapillaren ein Maximum aufweist.
❑ D in den Kapillaren der höchste Strömungswiderstand herrscht.
❑ E die präkapillären Sphinkter die Bewegung des Blutes verlangsamen.

3.69 **Die Kurzschlüsse im fetalen Kreislauf dienen der Umgehung folgender Organe:**

❑ A Leber und Lunge
❑ B Lunge und Herz
❑ C Darm und Leber
❑ D Lunge und Nieren

3.70 **Ordnen Sie die aufgeführten Begriffe der beiden Listen einander zu und kreuzen Sie die richtige Aussagekombination an:**

Liste 1	*Liste 2*
A) Tunica media	1. Verbindung zur Umgebung
B) Tunica intima	2. Durchblutungsregulation
C) Tunica adventitia	3. Stoff-, Flüssigkeits-, Gasaustausch

❑ A A1, B3, C2
❑ B A2, B1, C3
❑ C A2, B3, C1
❑ D A3, B2, C1

3.71 **Welche Aufgaben gehören zum Lymphsystem?**

1. Verhinderung einer Ausbreitung von Bakterien und Entzündungsstoffen im Organismus
2. Hämoglobinbildung
3. Aufnahme von Nährstoffen
4. Transport von Stoffwechselschlacken

❑ A 2 + 4
❑ B 1 + 2 + 3
❑ C 1 + 3 + 4
❑ D nur 4
❑ E Alle Antworten sind richtig.

3.72 **Bezeichnen Sie die gekennzeichneten anatomischen Strukturen! Die Aufgabe gilt als vollständig gelöst, wenn alle Strukturen richtig benannt sind; als halb gelöst, wenn mindestens drei Strukturen richtig benannt sind.**

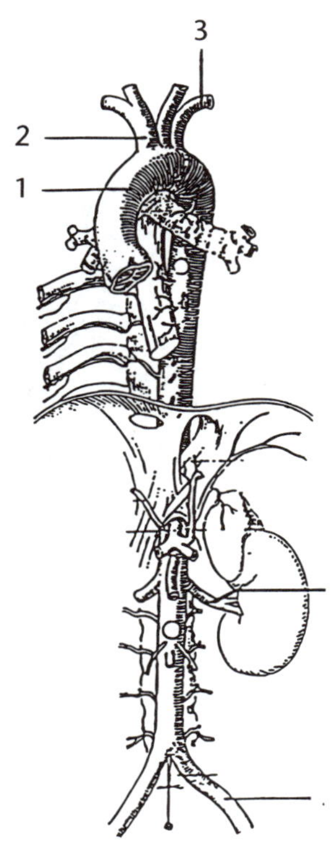

1. ____________________

2. ____________________

3. ____________________

4. ____________________

5. ____________________

3.73 **Bezeichnen Sie die gekennzeichneten anatomischen Strukturen! Die Aufgabe gilt als vollständig gelöst, wenn alle Strukturen richtig benannt sind; als halb gelöst, wenn mindestens drei Strukturen richtig benannt sind.**

Reizleitungssystem des Herzens

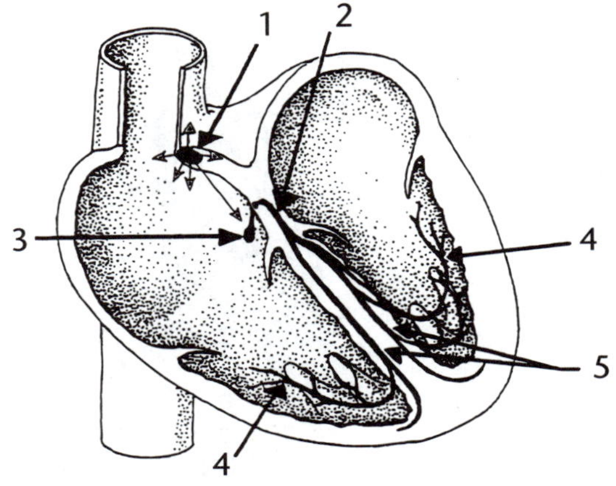

1. ____________________

2. ____________________

3. ____________________

4. ____________________

5. ____________________

3.74 **Welche Funktion haben die Venenklappen?**

1. Sichern den Blutstrom vom Zentrum in die Peripherie des Körpers
2. Sichern den Blutstrom in den venösen Gefäßen zurück zum Herzen
3. Funktionieren nach Art des Einwegventils

❑ A 1 + 3
❑ B 2 + 3
❑ C 1 + 2
❑ D 1 + 2 + 3

3.75 **Der Abfall des mittleren Blutdrucks ist im Gefäßsystem des großen Kreislaufs absolut am stärksten**

❑ A an den Verzweigungsstellen der Arterien
❑ B entlang der mittleren Arterien
❑ C entlang der kleinsten Arterien und Arteriolen
❑ D entlang der Kapillaren
❑ E beim Durchtritt des Blutes aus dem linken Ventrikel in die Aorta

3.76 **Bestandteile der Einatmungsluft sind**

1. Sauerstoff 21%
2. Sauerstoff 16%
3. Wasserstoff 4%
4. Stickstoff 16%
5. Stickstoff 78%
6. Kohlendioxid 4%
7. Kohlendioxid 0,03%

❑ A 1 + 2 + 3
❑ B 1 + 3 + 5
❑ C 1 + 5 + 7
❑ D 2 + 3 + 4
❑ E 2 + 5 + 7

3.77 **Mit welcher Frequenz schlägt (wenn er überhaupt zum Einsatz kommt) der AV-Knoten (= Atrioventrikularknoten)?**

❑ A 20–30 Schläge pro Minute
❑ B 30–40 Schläge pro Minute
❑ C 40–60 Schläge pro Minute
❑ D 60–80 Schläge pro Minute

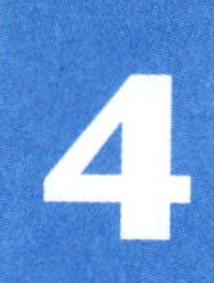

BLUT UND HORMONE

4.1 **Das Antidiuretische Hormon (ADH) steuert:**

- ❑ A Sekretion von Glukose in den Hauptstücken der Tubuli
- ❑ B Bildung von Oxytocin im Hypophysenhinterlappen (HHL)
- ❑ C fakultative Wasserrückresorption im distalen Tubulus
- ❑ D Speicherung von Releasing-Faktoren im Hypothalamus
- ❑ E Bildung von Adrenalin im Nebennierenmark

4.2 **Als Abbauprodukt von Hämoglobin gilt:**

- ❑ A Gallensäure
- ❑ B Bilirubin
- ❑ C Urobilinogen
- ❑ D Harnstoff
- ❑ E Harnsäure

4.3 **Für die Erythrozyten trifft zu:**

- ❑ A Anzahl 2,5–3 Mill. je ml Blut
- ❑ B Abbau in der Leber und dem peripheren Blutstrom
- ❑ C sind Träger der Blutgruppe, nicht des Rh-Faktors
- ❑ D besitzen nur im roten Knochenmark einen Kern, im peripheren Blutstrom sind sie kernlos
- ❑ E Lebensdauer beträgt ca. 1–2 Monate

4.4 **Den Zerfall von Blutkörperchen unter Austritt von Hämoglobin nennt man:**

- ❑ A Hämodialyse
- ❑ B Diastole
- ❑ C Hämaturie
- ❑ D Hämostase
- ❑ E Hämolyse
- ❑ F Hämolysine

4.5 **Welche Hormone werden in der Nebennierenrinde gebildet?**

- ❑ A Insulin
- ❑ B Adrenalin
- ❑ C Glukokortikoide
- ❑ D Glukagon
- ❑ E Parathormon

4.6 **Welche Antworten zur Blutgerinnung sind richtig?**

1. Gewebe- und Plasmafaktoren aktivieren die Bildung von Fibrin aus Fibrinogen.
2. Thrombin wandelt Fibrinogen zu Fibrin um.
3. Kalzium ist notwendig für die Umwandlung von Prothrombin zu Thrombin.
4. Fibrinogen ist Teil der Proteinfraktion des Blutplasmas.
5. Faktor V fehlt bei der Bluterkrankheit.

- ❑ A 2 + 4
- ❑ B 2 + 3 + 4
- ❑ C 1 + 5
- ❑ D 2 + 4 + 5
- ❑ E 1 + 3

4.7 **So wirken Gonadotropine:**

1. Follikelstimulierendes Hormon (FSH) beeinflusst das Wachstum des Ovars.
2. FSH stimuliert im Nebenhoden die Beweglichkeit der Spermien.
3. FSH beeinflusst im Ovar die Reifung der Follikel bis zum Tertiärfollikel.
4. Luteinisierendes Hormon (LH) spielt im Endstadium der Follikelreifung eine Rolle.
5. LH bewirkt den Aufbau der Uterusschleimhaut.
6. LH wird auch ICSH (Interstitialzellen-stimulierendes Hormon) genannt.

- ❑ A 1 + 3 + 4
- ❑ B 2 + 3 + 5
- ❑ C 3 + 4 + 6
- ❑ D 3 + 4 + 5
- ❑ E 2 + 4 + 6

4.8 **Ordnen Sie die Begriffe der beiden Listen einander zu und kreuzen Sie die richtige Aussagekombination an:**

Liste 1	*Liste 2*
A) Schilddrüse	1. Adrenalin
B) Nebennierenmark	2. Kalzitonin
C) Nebennierenrinde	3. Kortisol

❑ A A1, C2, B3
❑ B B1, C2, A3
❑ C B1, A2, C3
❑ D C1, A2, B3
❑ E Keine Kombination ist richtig.

4.9 **Ordnen Sie die Begriffe der beiden Listen einander zu und kreuzen Sie die richtige Aussagekombination an:**

Liste 1	*Liste 2*
A) Granulozyten	1. Gerinnungsthrombozyten
B) Lymphozyten	2. unspezifische Infektabwehr
C) Thrombozyten	3. spezifische Infektabwehr

❑ A A2, B3, C1
❑ B A1, C2, B3
❑ C B1, C2, A3
❑ D B1, A2, C3
❑ E Keine Kombination ist richtig.

4.10 **Ordnen Sie die Begriffe der beiden Listen einander zu und kreuzen Sie die richtige Aussagekombination an:**

Liste 1	*Liste 2*
A) Adrenalin	1. Pankreas
B) Progesteron	2. Nebenniere
C) Insulin	3. Schilddrüse
D) Thyroxin	4. Ovar

❑ A A1, B3, C2, D4
❑ B A2, B4, C3, D1
❑ C A2, B4, C1, D3
❑ D A4, B2, C3, D1
❑ E Keine Kombination ist richtig.

4.11 **Die Granulozyten:**

1. können phagozytieren
2. besitzen amöboide Eigenbewegung
3. können aus Gefäßen ins Gewebe wandern
4. enthalten gerinnungsauslösende Faktoren

- ❑ A 1 + 3 + 4
- ❑ B 1 + 2 + 3
- ❑ C 2 + 4
- ❑ D Alle Aussagen sind richtig.
- ❑ E Keine Kombination ist richtig.

4.12 **Welche Stoffe bezeichnet man als Gerinnungseiweiße?**

1. Prothrombin
2. Thrombokinase
3. Vitamin K
4. Fibrinogen

- ❑ A 1 + 2
- ❑ B 2 + 3
- ❑ C 3 + 4
- ❑ D 2 + 4
- ❑ E 1 + 4

4.13 **Für die Blutgerinnung verantwortliche Faktoren sind:**

1. Thrombozyten
2. Vasokonstriktion
3. Fibrinogen
4. Kalzium

- ❑ A 1 + 3 + 4
- ❑ B 1 + 2 + 3
- ❑ C 1 + 3
- ❑ D Alle Aussagen sind richtig.
- ❑ E Keine Aussage ist richtig.

4.14 **In welchen Drüsen wird kein Hormon gebildet?**

- ❏ A Nebennieren
- ❏ B Eierstöcken
- ❏ C Hoden
- ❏ D Vorsteherdrüse
- ❏ E Schilddrüse

4.15 **Glukokortikoide**

1. werden in der Nebennierenrinde gebildet
2. fördern den Glykogenabbau
3. fördern den Proteinabbau
4. wirken blutdrucksteigernd
5. unterliegen in ihrer Ausschüttung dem adrenokortikotropen Hormon

- ❏ A 1 + 3 + 4 + 5
- ❏ B 1 + 2 + 4
- ❏ C 1 + 2 + 5
- ❏ D 1 + 2
- ❏ E Alle Antworten sind richtig.

4.16 **Ordnen Sie die Begriffe der Blutgerinnung einander zu und kreuzen Sie die richtige Aussagekombination an:**

Liste 1	*Liste 2*
A) Koagulationsphase	1. Erste Phase der Blutgerinnung
B) Fibrinolyse	2. Zweite Phase der Blutgerinnung
C) Thrombinaktivierung	3. Dritte Phase der Blutgerinnung
D) Retraktionsphase	4. Vierte Phase der Blutgerinnung

- ❏ A A1, B3, C2, D4
- ❏ B A1, B2, C4, D3
- ❏ C A2, B4, C1, D3
- ❏ D A4, B3, C2, D1
- ❏ E A3, B2, C1, D4

4.17 **Ordnen Sie die Begriffe der Liste 1 den entsprechenden Begriffen der Liste 2 zu und kreuzen Sie die richtige Aussagekombination an:**

Liste 1	*Liste 2*
A) Hämoglobin	1. Erythrozyten
B) kernhaltig	2. Leukozyten
C) Abwehrfunktion	3. Lymphozyten
D) Blutgerinnung	4. Thrombozyten
E) Phagozytose	5. Monozyten

- ❑ A A1, B2, C5, D4, E3
- ❑ B A2, B4, C3, D5, E1
- ❑ C A1, B2, C3, D4, E5
- ❑ D A2, B3, C4, D1, E5
- ❑ E Keine Kombination ist richtig.

4.18 **Im Serum eines Patienten mit der Blutgruppe A agglutinieren die Erythrozyten eines Spenders mit welcher der unter 1–3 genannten Blutgruppen?**

1. Blutgruppe A
2. Blutgruppe B
3. Blutgruppe AB

- ❑ A Alle Behauptungen sind richtig.
- ❑ B 1 + 2
- ❑ C 1 + 3
- ❑ D 2 + 3
- ❑ E Keine Aussage ist richtig.

4.19 **Die Blutgruppe AB Rh-positiv weist folgende Eigenschaften von Serum und Blutkörperchen auf:**

1. Blutkörpercheneigenschaft A
2. Blutkörpercheneigenschaft d
3. Blutkörpercheneigenschaft D
4. Serumeigenschaft Anti-A
5. Serumeigenschaft Anti-d

- ❑ A 1 + 2 + 5
- ❑ B 2 + 3 + 4
- ❑ C 1 + 3 + 5
- ❑ D 1 + 3
- ❑ E 3 + 4

4.20 **Wo werden die Erythrozyten gebildet? In:**

- ❑ A Rückenmark
- ❑ B Gehirn
- ❑ C rotem Knochenmark
- ❑ D Zwischenzellräumen
- ❑ E Leber

4.21 **Welche Hormondrüsen werden von der Hypophyse gesteuert?**

1. Schilddrüse
2. Nebennierenrinde
3. Nebenschilddrüse
4. Geschlechtsdrüsen
5. Langerhans-Inselzellen

- ❑ A 1 + 3 + 4 + 5
- ❑ B 1 + 2 + 4
- ❑ C 1 + 3 + 5
- ❑ D 3 + 4 + 5
- ❑ E Alle Antworten sind richtig.

4.22 **Ordnen Sie die Begriffe der beiden Listen einander zu und kreuzen Sie die richtige Aussagekombination an:**

Liste 1	*Liste 2*
A) Erythrozyten	1. Megakaryozyten
B) Retikulozyten	2. rotes Knochenmark
C) Thrombozyten	

- ❑ A A1, B2, C1
- ❑ B A2, B2, C1
- ❑ C A1, B1, C2

4.23 **Die glandotropen Hormone der Adenohypophyse beeinflussen:**

1. Nebennierenmark
2. Nebennierenrinde
3. Schilddrüse
4. Nebenschilddrüse

- ❑ A 1 + 3 + 4
- ❑ B 2 + 3 + 4
- ❑ C 2 + 3
- ❑ D 3 + 4
- ❑ E Alle Antworten sind richtig.

4.24 **Als Folge des Aldosteronmangels können auftreten:**

1. Verlust von Körperwasser
2. Hyponatriämie
3. Hypernatriämie
4. Hypokaliämie
5. Hyperkaliämie

- ❑ A 1 + 2 + 5
- ❑ B 2 + 4
- ❑ C 3 + 4
- ❑ D 1 + 3 + 5
- ❑ E 2 + 5

4.25 **Gegenspieler des Insulins sind:**

1. Glukokortikoide
2. Interferon
3. Glukagon
4. Adiuretin (ADH)
5. Luteinisierungshormon (LH)

- ❑ A 1 + 2
- ❑ B 2 + 4
- ❑ C 2 + 3 + 4
- ❑ D 1 + 3
- ❑ E 1 + 5

4.26 **Die Blutgerinnung läuft in verschiedenen Stufen ab. Richtige Reihenfolge:**

1. Gewebsverletzung
2. Umwandlung von Fibrinogen zu Fibrin
3. Thrombineinwirkung auf Fibrinogen
4. Freisetzung von Gewebsthromboplastin
5. Umwandlung von Prothrombin zu Thrombin

❑ A 1 + 2 + 4 + 3 + 5
❑ B 1 + 4 + 3 + 5 + 2
❑ C 1 + 4 + 5 + 3 + 2

4.27 **Wasser- und Elektrolythaushalt – was ist richtig?**

1. Der Intrazellularraum enthält als Kation hauptsächlich Natrium.
2. Im Extrazellularraum findet man hauptsächlich Kalium als Kation.
3. Kochsalz garantiert hauptsächlich den osmotischen Druck im Extrazellularraum.
4. Für die Wasser-Elektrolyt-Regulation sind Hormone, z. B. das Aldosteron, verantwortlich.

❑ A 1 + 2
❑ B 2 + 4
❑ C 3 + 4
❑ D 1 + 4
❑ E 1 + 3

4.28 **Beim „inneren Gasaustausch" vollzieht sich:**

1. Abgabe von Sauerstoff aus dem Blut der arteriellen Kapillaren an die Zellen
2. Aufnahme von Sauerstoff aus der Einatmungsluft durch die Lungenalveolen
3. Abgabe von Kohlendioxid aus den Zellen an das Blut der venösen Kapillaren
4. Abgabe von Kohlendioxid aus dem venösen Blut an die Ausatmungsluft

❑ A 1 + 4
❑ B 1 + 3
❑ C 2 + 4
❑ D 2 + 3

4.29 **Der Gasaustausch zwischen der Alveolarwand und den Kapillaren erfolgt durch:**

- ❑ A Osmose
- ❑ B Diffusion
- ❑ C Resorption
- ❑ D Filtration
- ❑ E Konvektion

4.30 **Das leisten die Hormone der Nebenschilddrüse: Sie**

1. fördern die Freisetzung von Kalzium aus dem Knochen
2. senken über bestimmte Mechanismen den Blutzucker
3. steigern die Phosphatausscheidung in der Niere
4. steigern die Kalziumaufnahme aus dem Darm
5. fördern den Fettaufbau

- ❑ A 1 + 2 + 3
- ❑ B 3 + 4 + 5
- ❑ C 2 + 3 + 4
- ❑ D 1 + 3 + 4

4.31 **Welche der in Liste 1 genannten Wirkungen sind den in Liste 2 genannten Hormonen zuzuschreiben?**
Kreuzen Sie die richtige Aussagekombination an:

Liste 1	*Liste 2*
A) Steigerung der Jodaufnahme in der Schilddrüse	1. glandotrope Hormone
B) Steigerung der Glukokortikoidproduktion	2. Thyreoidea stimulierendes Hormon (TSH)
C) Stimulierung der Östrogen- und Progesteronproduktion	3. adrenokortikotropes Hormon (ACTH)

- ❑ A A1, C2, B3
- ❑ B B1, C2, A3
- ❑ C B1, A2, C3
- ❑ D C1, A2, B3

4.32 **Beim Erwachsenen werden die Erythrozyten gebildet in:**

- ❑ A Leber
- ❑ B Lymphknoten
- ❑ C Milz
- ❑ D platten Knochen
- ❑ E Knochenmark der Röhrenknochen

4.33 **Die häufigste Blutgruppe in Deutschland (alte Bundesländer) ist:**

- ❑ A A rh-negativ
- ❑ B 0 rh-negativ
- ❑ C AB Rh-positiv
- ❑ D B Rh-positiv
- ❑ E A Rh-positiv

4.34 **Die Stammzellen der Thrombozyten heißen:**

- ❑ A Plasmazellen
- ❑ B Histiozyten
- ❑ C Megakaryozyten
- ❑ D Megaloblasten
- ❑ E Retikulozyten

4.35 **Der normale Blut-pH-Wert liegt zwischen:**

- ❑ A 7,4 und 7,1
- ❑ B 7,07 und 7,01
- ❑ C 7,34 und 7,40
- ❑ D 7,37 und 7,43
- ❑ E 7,40 und 7,46

4.36 **Zeichen einer respiratorischen Azidose im arteriellen Blut:**

1. pH-Wert über 7,4
2. pH-Wert unter 7,36
3. pCO_2 erhöht
4. pCO_2 erniedrigt

- ❑ A 1 + 3
- ❑ B 2 + 3
- ❑ C 1 + 4
- ❑ D 2 + 4

4.37 **Hauptaufgabe der Gammaglobuline:**

- ❏ A Aufrechterhaltung des kolloidosmotischen Drucks
- ❏ B Trägerfunktion für Medikamente
- ❏ C Abwehrfunktion
- ❏ D Trägerfunktion für Hormone
- ❏ E Trägersubstanz für Bilirubin

4.38 **Welche Zellart kommt normalerweise nicht im strömenden Blut vor?**

- ❏ A Monozyten
- ❏ B stabkernige Granulozyten
- ❏ C Retikulozyten
- ❏ D Plasmazellen
- ❏ E große Lymphozyten

4.39 **Enzyme:**

1. bewirken im Körper chemische Reaktionen
2. sind Biokatalysatoren
3. verbrauchen sich bei chemischen Reaktionen
4. sind Hormone

- ❏ A 1 + 2
- ❏ B 2 + 3
- ❏ C 3 + 4
- ❏ D 1 + 4

4.40 **Das Hormon Oxytocin wird gebildet im:**

- ❏ A Hypophysenvorderlappen
- ❏ B Hypophysenhinterlappen
- ❏ C Plazenta
- ❏ D Uterus
- ❏ E Hypothalamus

4.41 **So wirkt Insulin:**

1. Steigerung der Glukoseaufnahme in den Zellen des Muskelgewebes
2. Hemmung der Glukoseaufnahme in den Zellen des Muskelgewebes
3. Steigerung der Glukoseaufnahme in die Fettzelle
4. Hemmung der Glykogenbildung in der Leber

❑ A 1 + 4
❑ B 2 + 4
❑ C 2 + 3
❑ D 1 + 3

4.42 **Ordnen Sie die Begriffe zu!**

Liste 1	*Liste 2*
A) Albumine	1. Infektabwehr
B) Fibrinogen	2. Blutgerinnung
C) Globuline	3. Wasserbindungsvermögen

❑ A A1, B2, C3
❑ B A3, B2, C1
❑ C A2, B3, C1

4.43 **Ordnen Sie die Begriffe der beiden Listen einander zu und kreuzen Sie die richtige Aussagekombination an:**

Liste 1	*Liste 2*
A) T-Lymphozyten	1. spezifische humorale Abwehr
B) Phagozytose	2. unspezifische zelluläre Abwehr
C) Immunglobuline	3. spezifische zelluläre Abwehr

❑ A A1, B2, C3
❑ B B1, C2, A3
❑ C C1, A2, B3
❑ D C1, B2, A3

4.44 **Ordnen Sie die Begriffe der beiden Listen einander zu und kreuzen Sie die richtige Aussagekombination an:**

Liste 1	*Liste 2*
A) Erythrozyten	1. 150 000–300 000 pro ml Blut
B) Leukozyten	2. Granula
C) Thrombozyten	3. stab- und segmentkernig
	4. Transportfunktion
	5. Infektionsabwehr
	6. Blutgerinnung
	7. kernlos
	8. 4,5–5,5 Mill./ml Blut
	9. 6000–8000/ml Blut

❑ A
A 1 + 6
B 4 + 7 + 8
C 2 + 3 + 5 + 9

❑ B
A 3 + 6 + 9
B 1 + 4 + 8
C 2 + 5 + 7

❑ C
A 4 + 7 + 8
B 2 + 3 + 5 + 9
C 1 + 6

4.45 **Kreuzen Sie von folgenden Aussagen die richtige an: Die Milz**

❑ A liegt im rechten Oberbauch hinten
❑ B erhält ihr ernährendes Blut direkt aus der Pfortader
❑ C zerstört u. a. überalterte Erythrozyten
❑ D gehört nicht zum lymphatischen System des menschlichen Körpers

4.46 **Welche der folgenden Vitamine sind fettlöslich?**

1. Vitamin B_{12}
2. Vitamin A
3. Vitamin K
4. Vitamin B_6
5. Vitamin C

❏ A 1 + 3 + 4
❏ B 2 + 3 + 4
❏ C 2 + 3
❏ D 1 + 2
❏ E Alle Antworten sind richtig.

4.47 **Der kolloidosmotische Druck:**

❏ A ist der Druck des strömenden Blutes auf die Arterienwände
❏ B ist der Druck im Zentralen Nervensystem
❏ C ist die Kraft, mit welcher Albumin Wasser an sich bindet
❏ D ist die Kraft, die bei Konzentrationsausgleich bei Osmose entsteht
❏ E ist der Druck, welchen Elektrolyte auf Zellwände ausüben

4.48 **Welche Blutgruppenkonstellation im AB0-System ist bei Kindern möglich, deren Eltern beide die Blutgruppe „0" haben ?**

❏ A alle Kinder haben die Blutgruppe „0"
❏ B alle Kinder haben die Blutgruppe „AB"
❏ C es sind nur die Blutgruppen „A" oder „B" möglich
❏ D alle Blutgruppen sind möglich

4.49 **Die weißen Blutkörperchen**

❏ A haben alle eine gelappte Form
❏ B haben die Gestalt einer Scheibe
❏ C unterscheiden sich untereinander durch die Form des Kerns und die Granulierung des Plasmas
❏ D besitzen nicht die Fähigkeit, die Kapillarwand zu durchwandern

4.50 **Welche Blutzellen gehören zum normalen „weißen Blutbild"?**

1. Myelozyten
2. Granulozyten
3. Megakaryozyten
4. Lymphozyten
5. Monozyten

❏ A 1 + 2 + 4
❏ B 2 + 4 + 5
❏ C 2 + 3 + 4
❏ D 1 + 2 + 5
❏ E Alle Antworten sind richtig.

4.51 **Plasma und Serum unterscheiden sich durch:**

❏ A unterschiedlichen Albumingehalt
❏ B unterschiedlichen Thrombozytengehalt
❏ C Serum ist frei von Fibrinogen
❏ D Plasma enthält keine Antikörper
❏ E Serum ist frei von Elektrolyten

4.52 **Prothrombin wird gebildet in der**

❏ A Leber
❏ B Gebärmutter
❏ C Thymusdrüse
❏ D Milz
❏ E Bauchspeicheldrüse

4.53 **Wozu dient die Eindellung der Erythrozyten ?**

❏ A Kernbildung
❏ B Hämoglobinaufbau
❏ C Oberflächenvergrößerung
❏ D Spannungsabweisung

4.54 **Folgender Faktor aktiviert die Blutgerinnung**

❏ A Thrombin
❏ B Prothrombin
❏ C Fibrinogen
❏ D Thrombokinase
❏ E Plasminogen

4.55 **Ordnen Sie die Hormone 1–4 den jeweiligen regulierenden Funktionen A–D zu und kreuzen Sie die richtige Aussagekombination an:**

Liste 1	*Liste 2*
A) Steigerung des Stoffwechsels	1. Schilddrüsenhormone T_3 und T_4
B) Blutzuckerbereitstellung	2. Mineralokortikoide
C) Leistungsantrieb des Herzens	3. Glukokortikoide
D) Natriumretention	4. Adrenalin

- ❑ A A2, B1, C3, D4
- ❑ B A1, B3, C4, D2
- ❑ C A2, B1, C4, D3
- ❑ D A4, B2, C3, D1

4.56 **Welche der nachfolgenden Hormondrüsen werden von der Hypophyse gesteuert ?**

1. Schilddrüse
2. Nebennierenrinde
3. Nebenschilddrüse
4. Geschlechtsdrüsen
5. Langerhans-Inselzellen

- ❑ A 1 + 3 + 4 + 5
- ❑ B 1 + 2 + 4
- ❑ C 1 + 3 + 5
- ❑ D 3 + 4 + 5
- ❑ E Alle Antworten sind richtig.

4.57 **Welches ist die Hauptwirkung des Parathormons?**

- ❑ A Verstärkung der Calcitoninwirkung
- ❑ B Regulation der Natriumausscheidung
- ❑ C Hemmung der Freisetzung von Calcium aus den Knochen
- ❑ D Steigerung der Calciumaufnahme aus dem Darm

4.58 **Ordnen Sie die aufgeführten Begriffe der beiden Listen einander zu und kreuzen Sie die richtige Aussagekombination an:**

Liste 1	*Liste 2*
A) ACTH	1. Niere
B) Aldosteron	2. Nebenierenrinde
C) Renin	3. Hypophysenvorderlappen

- ❑ A A3, B2, C1
- ❑ B A1, B3, C2
- ❑ C A2, B1, C3
- ❑ D A2, B3, C1

4.59 **Der Gesamteiweißgehalt des Serums beträgt:**

- ❑ A 50–60 %
- ❑ B 15,5–18 %
- ❑ C 6,5–8,5 %
- ❑ D 8,5–10 %
- ❑ E 2–2,5 %

4.60 **Über welche Organe versucht der Körper, Störungen des Säure-Basen-Haushalts zu kompensieren?**

1. Magen
2. Darm
3. Lunge
4. Haut
5. Pankreas
6. Niere

- ❑ A 1 + 2
- ❑ B 2 + 3
- ❑ C 3 + 4
- ❑ D 3 + 6
- ❑ E 2 + 5

4.61 **Was versteht man unter Leukopoese?**

- ❑ A Differenzierung der Leukozyten im Blutausstrich
- ❑ B Bildung von Leukozyten
- ❑ C amöbenartige Bewegung der Leukozyten
- ❑ D Leukozytenvermehrung über 10.000/ml Blut

4.62 **Insulinmangel führt zu**

1. gesteigerter Lipolyse
2. Ketonkörperbildung
3. Hyperglykämie
4. Hypoglykämie
5. Hemmung der Lipolyse

❑ A 1 + 3
❑ B 1 + 3 + 5
❑ C 1 + 2 + 3
❑ D 2 + 4 + 5
❑ E 1 + 5

5

VERDAUUNGSSYSTEM

5.1 **Zwerchfell – was trifft zu? Es**

1. trennt Brustraum vom Bauchraum
2. wird vom N. phrenicus innerviert
3. liegt unter dem Magen
4. ist mit dem Perikard verwachsen
5. ist bei der Atmung relevant

- ❑ A Nur Aussage 1 ist richtig.
- ❑ B 1 + 2 + 3
- ❑ C 1 + 3 + 4 + 5
- ❑ D 1 + 2 + 4 + 5
- ❑ E Alle Aussagen sind richtig.

5.2 **Welche Prozesse finden im Dickdarm statt?**

- ❑ A Resorption von Fetten
- ❑ B Wasser- und Elektrolytresorption
- ❑ C Resorption von Zuckern
- ❑ D Bildung von α-Amylase
- ❑ E Bildung von Chymotrypsin

5.3 **Magen – welche Aussagen sind richtig? Er**

1. liegt im Oberbauch unter der linken Zwerchfellkuppel und verläuft nach rechts unten
2. liegt retroperitoneal
3. liegt intraperitoneal
4. besteht aus nur einer Muskelschicht
5. beginnt mit dem Pylorus und endet mit der Kardia

❑ A Nur Aussage 2 ist richtig.
❑ B 1 + 3
❑ C 1 + 2 + 3
❑ D 1 + 3 + 5
❑ E Alle Aussagen sind richtig.

5.4 **Die in der Magenschleimhaut gelegenen**

❑ A Becherzellen bilden Schleim.
❑ B Hauptzellen bilden Salzsäure.
❑ C Nebenzellen bilden Schleim.
❑ D Belegzellen bilden Pepsinogen.
❑ E Keine der Aussagen ist richtig.

5.5 **Magen: was trifft zu?**

1. Die Magensaftproduktion/Tag beträgt ca. 5–6 l.
2. Die Nebenzellen bilden Muzin.
3. Die peristaltische Kontraktion befördert die Nahrung vom Antrum zum Fundus.
4. Die Hauptzellen bilden Pepsinogen.
5. Der Magensaft ist hoch alkalisch (pH 9).

❑ A 1 + 2 + 3
❑ B 1 + 3 + 5
❑ C 2 + 4
❑ D 1 + 3
❑ E Alle Aussagen sind richtig.

5.6 **Der Dünndarm:**

- ❑ A liegt nur intraperitoneal
- ❑ B setzt sich aus Duodenum, Jejunum und Kolon zusammen
- ❑ C ist ca. 5–6 m lang
- ❑ D ist ausschließlich für die Wasser- und Elektrolytresorption zuständig
- ❑ E beginnt an der Bauhin-Klappe (Valvula ileocaecalis; früher: Valvula coli)

5.7 **Das Duodenum:**

1. ist Mündungsort für Pankreas- und Gallensäfte
2. liegt mit der Pars descendens retroperitoneal
3. wird auch Zwölffingerdarm genannt
4. ist der längste Anteil des Dünndarms
5. wird von der Leber verdeckt
6. liegt an der rechten Niere

- ❑ A 1 + 3 + 5 + 6
- ❑ B 1 + 4 + 5
- ❑ C 1 + 6
- ❑ D 1 + 2 + 3 + 5 + 6
- ❑ E Keine Aussage ist richtig.

5.8 **Das Kolon (Dickdarm)**

1. besitzt Haustren
2. dient besonders der Fettresorption
3. setzt sich aus Zäkum, Kolon und Rektum zusammen
4. liegt nicht mit allen Abschnitten intraperitoneal
5. wird arteriell vom Truncus coeliacus versorgt

- ❑ A 1 + 2
- ❑ B 1 + 3 + 5
- ❑ C 1 + 3 + 4
- ❑ D 1 + 2 + 4 + 5
- ❑ E Alle Antworten sind richtig.

5.9 **Die V. portae sammelt Blut aus:**

1. Milz
2. Niere
3. Leber
4. Magen
5. Darm
6. Uterus
7. Pankreas

❏ A 1 + 3 + 4 + 6 + 7
❏ B 1 + 2 + 4 + 5
❏ C 1 + 7
❏ D 1 + 4 + 5 + 7
❏ E Alle Antworten sind richtig.

5.10 **Welche Strukturen befinden sich in der Leberpforte (H-Formation)?**

1. V. portae (Pfortader)
2. V. mesenterica
3. Bänder der Leber
4. Lebergallengänge
5. A. hepatica (Leberarterie)
6. V. cava superior (obere Hohlvene)

❏ A Leber habe ich nicht gelernt!
❏ B 1 + 3 + 4 + 5
❏ C 1 + 2 + 3 + 4 + 5
❏ D 3 + 5 + 6
❏ E Alle Aussagen sind richtig.

5.11 **Die Periportalfelder zwischen den Leberläppchen enthalten:**

❏ A nur Zentralvenen
❏ B A. interlobularis aus der V. mesenterica
❏ C A. interlobularis aus der A. hepatica und V. interlobularis aus der V. portae und Gallengänge
❏ D keine Gefäße, sondern nur Nerven
❏ E Truncus coeliacus und A. lienalis

5.12 **Insulin – was stimmt?**

1. Insulin ist ein Hormon.
2. Insulin senkt den Blutzucker.
3. Zuviel Insulin kann eine Hypoglykämie mit einer Hypokaliämie auslösen.
4. Insulin wird im Magen gebildet.
5. Insulin wirkt über das „Schlüssel-Schloss-Prinzip" an der Zelle.

❏ A 1 + 2 + 3
❏ B 1 + 2 + 3 + 5
❏ C 1 + 2 + 4
❏ D 2 + 3 + 4 + 5
❏ E Alle Aussagen sind richtig.

5.13 **Welche Aufgabe hat der Intrinsic-Faktor?**

❏ A Im Magen gebildet sorgt er für die Resorption von Fetten.
❏ B Im Kolon gebildet sorgt er für die Resorption von Wasser.
❏ C Im Magen gebildet sorgt er für die Resorption von Vitamin B_{12} (Extrinsic-Faktor) im Dünndarm.
❏ D Wenn der Intrinsic-Faktor fehlt, kommt es nicht zu einer perniziösen Anämie.

5.14 **Ösophagus (Speiseröhre) – was ist richtig?**

1. Er ist ein muskulärer, ca. 25 cm langer Schlauch.
2. Er stellt eine Verbindung von Mund und Rachen zum Magen her.
3. Er besteht nur aus glatter Muskulatur, die zur Willkürmuskulatur gehört.
4. Er liegt ventral (vor) der Trachea.
5. Er enthält Becherzellen.
6. Die Entfernung von der vorderen Zahnreihe bis zur Kardia beträgt ca. 90 cm.

❏ A 1 + 3 + 5 + 6
❏ B 1 + 2 + 4 + 5
❏ C Nur Aussage 1 ist richtig.
❏ D 1 + 2 + 3 + 4
❏ E 1 + 2 + 5

5.15 **Welcher Stoff ist nicht im exokrinen Pankreassaft enthalten?**

- ❑ A Lipase
- ❑ B Amylase
- ❑ C Trypsinogen
- ❑ D Pepsin
- ❑ E Chymotrypsinogen

5.16 **Leber – was trifft zu?**

1. Der linke Leberlappen ist größer als der rechte.
2. Durch die Leberpforte treten die Gallengänge aus der Leber.
3. Über die Pfortader erhält die Leber venösen Zufluss u. a. aus Milz und Magen.
4. Lebervenen münden direkt in die untere Hohlvene.
5. Die Leber kann Glykogen speichern.

- ❑ A 1 + 3
- ❑ B 1 + 2 + 4
- ❑ C 2 + 3 + 4
- ❑ D 2 + 3 + 4 + 5
- ❑ E Alle Aussagen sind richtig.

5.17 **Dünndarm – was ist richtig?**

1. Die Gesamtlänge beträgt ca. 1 m.
2. Er gliedert sich in Duodenum, Jejunum und Ileum.
3. Hauptaufgabe ist die Wasser- und Elektrolytresorption.
4. Er beherbergt reichlich Bakterien.
5. Er wird durch eine Arterie versorgt, die direkt der Aorta entspringt.

- ❑ A Nur Aussage 1 ist richtig.
- ❑ B Nur Aussage 2 ist richtig.
- ❑ C 2 + 5
- ❑ D 1 + 2 + 3 + 5
- ❑ E Alle Angaben sind richtig.

5.18 **Das parasympathische System:**

- ❑ A regt die Verdauung an
- ❑ B bewirkt die Sekretion von zähem, enzymarmem Speichel
- ❑ C kann nicht durch optische Reize angeregt werden
- ❑ D hat keinen Einfluss auf die Verdauung

5.19 **Mikrovilli:**

- ❑ A nur ein anderer Name für respiratorisches Epithel
- ❑ B findet man nur im Kolon
- ❑ C dienen der Oberflächenvergrößerung im Dünndarm
- ❑ D transportieren den Schleim rachenwärts
- ❑ E pathogene Bakterien

5.20 **Bezeichnen Sie die gekennzeichneten anatomischen Strukturen! Die Aufgabe gilt als vollständig gelöst, wenn alle Strukturen richtig benannt sind; als teilweise gelöst, wenn mindestens drei Strukturen richtig benannt sind.**

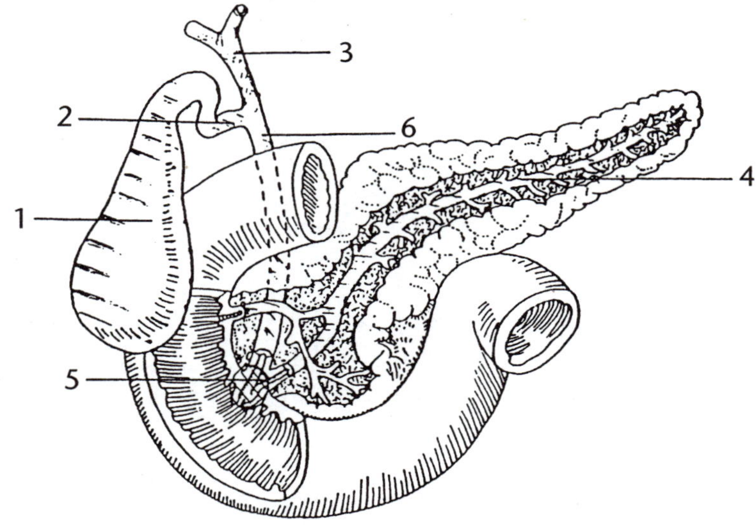

1. ____________________

2. ____________________

3. ____________________

4. ____________________

5. ____________________

6. ____________________

5.21 **Bezeichnen Sie die gekennzeichneten anatomischen Strukturen! Die Aufgabe gilt als vollständig gelöst, wenn alle Strukturen richtig benannt sind; als teilweise gelöst, wenn mindestens drei Strukturen richtig benannt sind.**

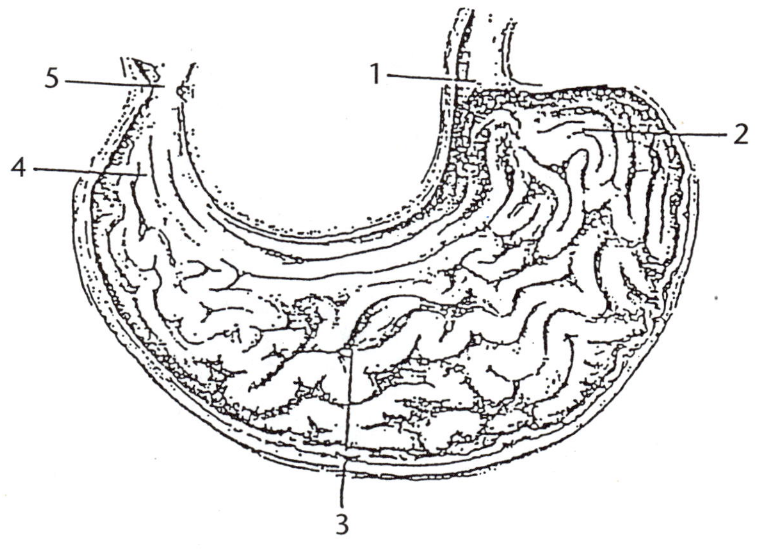

1. ________________

2. ________________

3. ________________

4. ________________

5. ________________

5.22 **Bezeichnen Sie die gekennzeichneten anatomischen Strukturen! Die Aufgabe gilt als vollständig gelöst, wenn alle Strukturen richtig benannt sind; als teilweise gelöst, wenn mindestens drei Strukturen richtig benannt sind.**

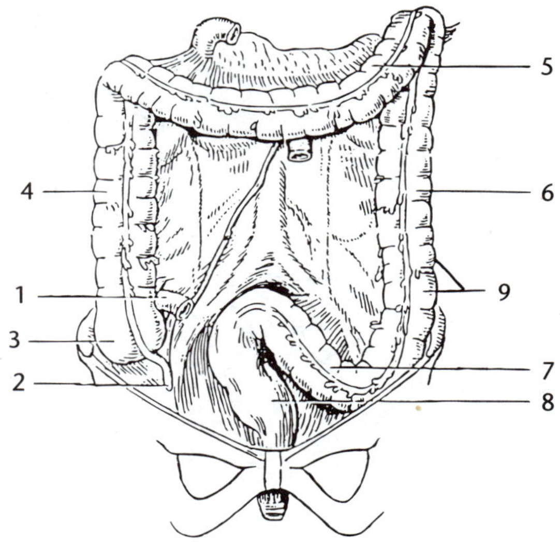

1. __________

2. __________

3. __________

4. __________

5. __________

6. __________

7. __________

8. __________

9. __________

5.23 **Bezeichnen Sie die gekennzeichneten anatomischen Strukturen! Die Aufgabe gilt als vollständig gelöst, wenn alle Strukturen richtig benannt sind; als teilweise gelöst, wenn mindestens drei Strukturen richtig benannt sind.**

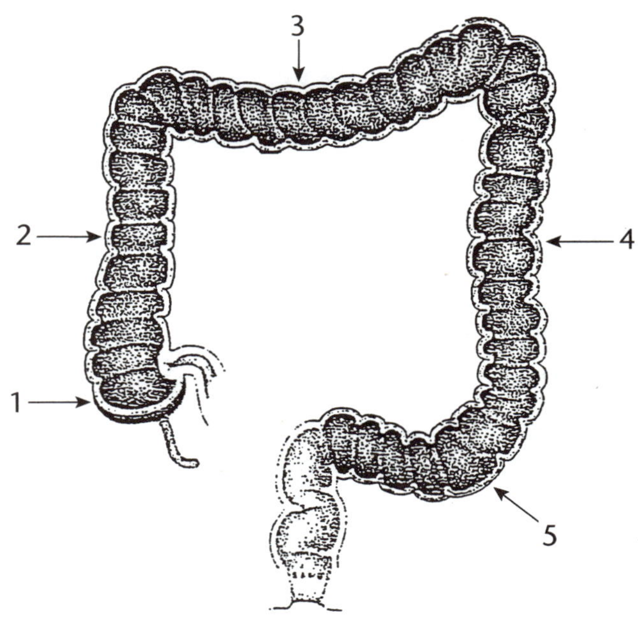

1. ____________________

2. ____________________

3. ____________________

4. ____________________

5. ____________________

5.24 **Die Gallenflüssigkeit enthält:**

1. Urobilinogen
2. Bilirubin
3. Aceton
4. Cholesterin
5. Erythrozyten

- ❑ A 1 + 3
- ❑ B 3 + 5
- ❑ C 2 + 5
- ❑ D 1 + 2
- ❑ E 2 + 4

5.25 **Der Ductus choledochus:**

1. mündet in die Vater-Papille im Magen
2. hat seinen Ursprung an der Gallenblase
3. beginnt an der Vereinigungsstelle von Ductus hepaticus mit Ductus cysticus
4. mündet in die Vater-Papille im Duodenum
5. kann mit dem Ductus pancreaticus zusammentreffen

- ❑ A 1 + 2 + 3
- ❑ B 2 + 3
- ❑ C 4 + 5
- ❑ D 3 + 4 + 5
- ❑ E Alle Aussagen sind richtig.

5.26 **Wie wird der Übergang vom Ösophagus in den Magen genannt?**

- ❑ A Fundus
- ❑ B Hiatus oesophageus
- ❑ C Kardia
- ❑ D Pylorus
- ❑ E Keine Aussage trifft zu.

5.27 **Die große Resorptionsfläche des Dünndarms wird ermöglicht durch:**

1. eine starke Fältelung der Schleimhaut
2. Tänien und Haustren
3. Zottenbildung
4. Mikrovilli der Zylinderepithelzellen
5. glatte Muskulatur

- ❑ A 1 + 2 + 3
- ❑ B 1 + 2 + 4 + 5
- ❑ C 1 + 3 + 4
- ❑ D 4 + 5
- ❑ E Alle Antworten sind richtig.

5.28 **Wie lang ist beim Erwachsenen die Strecke von den Zähnen zum Mageneingang?**

- ❑ A 15 cm
- ❑ B 20 cm
- ❑ C 40 cm
- ❑ D 65 cm
- ❑ E 80 cm

5.29 **Wie viele große Speicheldrüsenpaare gibt es außer den zahlreichen kleinen Drüsen in der Wandung der Mundhöhle?**

- ❑ A 1
- ❑ B 2
- ❑ C 3
- ❑ D 4
- ❑ E 5

5.30 **In welchem Darmabschnitt wird Vitamin B_{12} resorbiert?**

- ❑ A Duodenum
- ❑ B Jejunum
- ❑ C Ileum
- ❑ D Sigma
- ❑ E Rektum

5.31 **Zu den Wurzeln der Pfortader zählen nicht:**

- ❑ A Magen
- ❑ B Darm
- ❑ C Pankreas
- ❑ D Milz
- ❑ E Niere

5.32 **Funktionen der Leber:**

1. Blutspeicher
2. Blutbildung beim Erwachsenen
3. Produktion von Hormonen, die den Blutzucker regulieren
4. Vitaminspeicher
5. Produktion von lipidspaltenden Enzymen (Fermenten)
6. Produktion von Blutgerinnungsfaktoren
7. Entgiftung von Medikamenten und Hormonen

- ❑ A 1 + 2 + 3 + 5
- ❑ B 1 + 2 + 4 + 7
- ❑ C 1 + 4 + 6 + 7
- ❑ D Alle Antworten sind richtig.
- ❑ E Keine Antwort ist richtig.

5.33 **Kennzeichnen Sie die Lage der Organe innerhalb des Abdomens. Ordnen Sie die Begriffe der Liste 1 den Begriffen der Liste 2 zu:**

Liste 1	*Liste 2*
1. Magen	a) intraperitoneal
2. Pankreas	b) retroperitoneal
3. Nebennieren	c) subperitoneal
4. Milz	
5. Leber	
6. Nieren	
7. Uterus	

- ❑ A 1a – 2a – 3a – 4b – 5c – 6a – 7b
- ❑ B 1a – 2b – 3b – 4a – 5a – 6b – 7c
- ❑ C 1b – 2a – 3c – 4c – 5b – 6c – 7a
- ❑ D 1a – 2c – 3a - 4b – 5b – 6a – 7c

5.34 **Typische Strukturen des Kolons sind:**

- ❑ A Zotten
- ❑ B Haustren
- ❑ C Kerckring-Falten
- ❑ D Krypten
- ❑ E Mikrovilli

5.35 **Die Vena portae:**

- ❑ A versorgt die Leber mit Sauerstoff
- ❑ B führt der Leber Nährstoffe zum Umbau zu körpereigenen Substanzen zu
- ❑ C ist die Lebervene
- ❑ D versorgt die Leber mit Nährstoffen für den eigenen Stoffwechsel
- ❑ E führt normalerweise kein sauerstoffarmes Blut

5.36 **Für die Kohlenhydratverdauung wird benötigt:**

- ❑ A Trypsin
- ❑ B Chymotrypsin
- ❑ C Pepsin
- ❑ D α-Amylase
- ❑ E Galle

5.37 **Wie bezeichnet man den Magenausgang?**

- ❑ A Fundus
- ❑ B Kardia
- ❑ C Antrum
- ❑ D Pylorus
- ❑ E Keine der Antworten trifft zu.

5.38 **Aufgaben der Gallenblase:**

1. Bildung von Verdauungsenzymen (-fermenten)
2. Speicherung von Gallensaft
3. Eindickung von Gallensaft
4. Abtötung von Leukozyten
5. Bildung von Gallensaft

❏ A 1 + 2 + 3
❏ B 1 + 3
❏ C 2 + 3 + 5
❏ D 3 + 4 + 5
❏ E 2 + 3

5.39 **Was bewirkt die Salzsäure des Magens?**

1. Chemische Aufspaltung der Proteine
2. Aktivierung des Pepsins
3. Abtötung von Bakterien
4. Quellung des Nahrungseiweißes
5. Aktivierung fettspaltender Enzyme (Lipasen)

❏ A 2 + 3 + 4
❏ B 1 + 2 + 3
❏ C 2 + 3 + 5
❏ D 2 + 4 + 5
❏ E Alle Antworten sind richtig.

5.40 **Bauchhöhle – die richtige Aussagekombination:**

1. Der Serosaüberzug des Bauchs wird Peritoneum genannt.
2. Die Serosa versorgt die darunter liegenden Gewebe mit Nährstoffen.
3. Die Serosa kann die sezernierte Flüssigkeit wieder resorbieren.
4. Bei der Bauchwassersucht sammelt sich Flüssigkeit in der freien Bauchhöhle.

❏ A 1 + 2 + 4
❏ B 2 + 3 + 4
❏ C 1 + 3 + 4
❏ D 1 + 2 + 3
❏ E Nur Aussage 2 ist richtig.

5.41 **Welches Sekret bilden die Hauptzellen des Magens?**

- ❑ A HCl
- ❑ B Bikarbonat
- ❑ C Sekretin
- ❑ D Pepsinogen
- ❑ E Schleim

5.42 **Welches Sekret bilden die Nebenzellen des Magens?**

- ❑ A HCl
- ❑ B Bikarbonat
- ❑ C Sekretin
- ❑ D Pepsinogen
- ❑ E Schleim (Muzin)

5.43 **Welches Sekret bilden die Belegzellen des Magens?**

- ❑ A HCl
- ❑ B Bikarbonat
- ❑ C Sekretin
- ❑ D Pepsinogen
- ❑ E Schleim (Muzin)

5.44 **Welche Funktionen erfüllt das Pankreas? Abgabe von:**

- ❑ A Cholezystokinin
- ❑ B Sekretin
- ❑ C Pankreozymin
- ❑ D Pepsinogen
- ❑ E Glukagon

5.45 **Welche Funktionen erfüllt die Leber?**

1. Bildung von Cholesterin
2. Aufbau von Fettsäuren
3. Bildung von Harnstoff
4. Umwandlung von Eiweiß in Glukose
5. Abbau von Sexualhormonen

- ❑ A 1 + 3 + 4 + 5
- ❑ B 1 + 2 + 3 + 4
- ❑ C 3 + 4 + 5
- ❑ D 2 + 3 + 4 + 5
- ❑ E Alle Antworten sind richtig.

5.46 **Bauchspeicheldrüse – was ist richtig?**

1. Das Pankreas ist eine Kombination aus exokriner und endokriner Drüse.
2. Die Sekretion wird einerseits durch den N. vagus, andererseits hormonell durch Sekretin von Pankreozymin und Cholezystokinin stimuliert.
3. Die wichtigsten Pankreasenzyme sind α-Amylase, Trypsinogen und Chymotrypsinogen.

- ❑ A Keine der Aussagen ist richtig.
- ❑ B 2 + 3
- ❑ C 1 + 3
- ❑ D 1 + 2
- ❑ E Alle Aussagen sind richtig.

5.47 **Das leistet der Dünndarm:**

1. Entzug von Wasser aus dem Nahrungsbrei
2. biochemische Spaltung der Nahrungsbestandteile
3. Umbau der Nahrungsbestandteile in körpereigene Stoffe
4. Resorption von Stoffen

- ❑ A 1 + 2 + 3
- ❑ B 1 + 3
- ❑ C 2 + 4
- ❑ D 2 + 3
- ❑ E Alle Antworten sind richtig.

5.48 **Das leistet das Pankreas:**

1. Absonderung eiweißspaltender Enzyme
2. Bildung von Insulin
3. Absonderung kohlenhydratspaltender Enzyme
4. Bildung von Glukagon
5. Resorption von Zuckern

- ❑ A 1 + 2 + 3
- ❑ B 1 + 3 + 4
- ❑ C 1 + 2 + 3 + 4
- ❑ D 2 + 4 + 5
- ❑ E 2 + 3 + 4 + 5

5.49 **Der Ductus pancreaticus mündet in die Vater-Papille gemeinsam mit dem Ductus:**

- ❑ A cysticus
- ❑ B hepaticus dexter
- ❑ C thoracicus
- ❑ D choledochus
- ❑ E hepaticus sinister

5.50 **Bezeichnen Sie die gekennzeichneten anatomischen Strukturen! Die Aufgabe gilt als vollständig gelöst, wenn alle Strukturen richtig beantwortet sind; als teilweise gelöst, wenn mindestens drei Strukturen richtig benannt sind.**

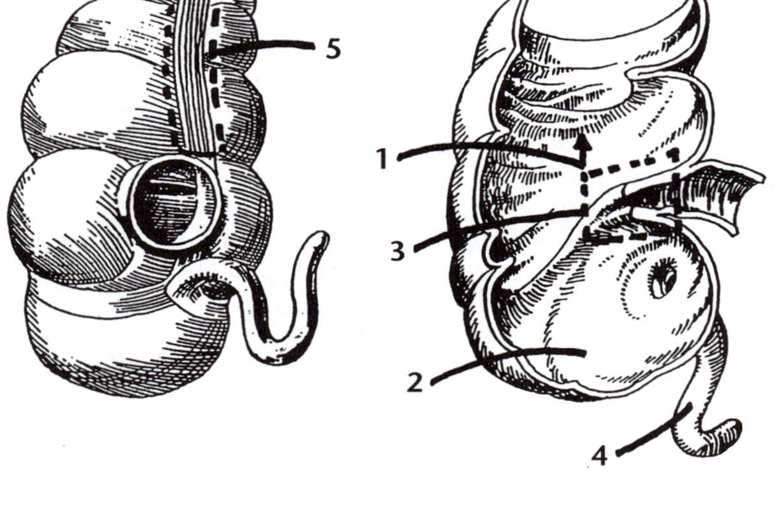

1. ____________________

2. ____________________

3. ____________________

4. ____________________

5. ____________________

5.51 **Der Intrinsic-Faktor:**

- ❑ A ist ein gastrointestinales Hormon
- ❑ B fördert die Magenentleerung
- ❑ C ermöglicht die Resorption von Vitamin B_{12}
- ❑ D wird in den Epithelzellen des Duodenums gebildet
- ❑ E kann nur mit der Nahrung aufgenommen werden

5.52 **Tänien sind:**

- ❑ A Ausbuchtungen der Kolonschleimhaut
- ❑ B Ausstülpungen der Dünndarmwand
- ❑ C Längsmuskelbänder des Dickdarms
- ❑ D Ringmuskelbänder des Kolons
- ❑ E Aufhängebänder des Kolons

5.53 **Zu den Aufgaben der Leber gehören:**

1. Konjugation von Bilirubin
2. Umbau von pharmakologischen Substanzen
3. Bildung von Gerinnungsfaktoren und Thrombozyten
4. Ausscheidung von Galle
5. Ausgleich einer Azidose

- ❑ A 1 + 2 + 5
- ❑ B 1 + 2 + 4
- ❑ C 2 + 3 + 4
- ❑ D 2 + 3 + 5
- ❑ E Keine Antwort ist richtig.

5.54 **So entgiftet die Leber:**

1. Durch ihre Lage im Pfortaderkreislauf wirkt sie für alle Stoffe, die aus dem Darm aufgenommen werden, wie ein Filter.
2. Selbst eine schwere Leberschädigung kann die Entgiftungsfunktion nur in geringem Maß einschränken.
3. Ammoniak, das reichlich anfällt, wird in den ungiftigen Harnstoff umgewandelt.
4. Weibliche und männliche Sexualhormone werden abgebaut.
5. Sie baut Nebennierensteroide ab.

❑ A 3 + 4 + 5
❑ B 1 + 4 + 5
❑ C 1 + 3 + 4 + 5
❑ D 1 + 3 + 4
❑ E Alle Antworten sind richtig.

5.55 **Mageninhalt passiert schneller durch den Pylorus in das Duodenum wegen:**

1. der sauren Reaktion des Duodenalinhalts
2. der alkalischen Reaktion des Duodenalinhalts
3. der Dehnung des Antrum pyloricum
4. des fettreichen Duodenalinhalts

❑ A 1 + 3
❑ B 2 + 3
❑ C 1 + 4
❑ D 3 + 4
❑ E 2 + 4

5.56 **Die Bauchspeicheldrüse wird unterteilt in:**

1. oberen Anteil
2. mittleren Anteil
3. Kopf
4. Kapselschicht
5. Schwanz
6. Körper

❑ A 1 + 2 + 4
❑ B 1 + 2 + 5
❑ C 3 + 5 + 6

5.57 **Endokrine Produkte des Pankreas:**

- ❑ A Adrenalin
- ❑ B Chymotrypsin
- ❑ C Pankreaslipase
- ❑ D Insulin
- ❑ E Sekretin

5.58 **Die Aufgabe der Lieberkühn-Krypten und Paneth-Körnerzellen:**

- ❑ A Verdauung über die Drüsen des Dünndarms
- ❑ B Schutz vor Selbstverdauung
- ❑ C Schleimproduktion als allergische Reaktion

5.59 **Welche Nährstoffe werden schon in der Mundhöhle vorverdaut?**

- ❑ A Eiweiße
- ❑ B Kohlenhydrate
- ❑ C Fette

5.60 **Endprodukte des Eiweißstoffwechsels:**

1. Glycerin
2. Kreatinin
3. Brenztraubensäure (Pyruvat)
4. Harnstoff
5. Harnsäure

- ❑ A 1 + 3 + 4
- ❑ B 2 + 4 + 5
- ❑ C 1 + 2 + 4
- ❑ D 1 + 3 + 5
- ❑ E 3 + 4 + 5

5.61 **Ordnen Sie die Begriffe der Liste 1 den entsprechenden Begriffen der Liste 2 zu und kreuzen Sie die richtige Aussagekombination an:**

Liste 1	*Liste 2*
A) Kupffer-Sternzellen	1. Leber
B) Bowman-Kapsel	2. Ileum
C) Mikrovilli	3. Nieren

❑ A A2, B3, C1
❑ B A1, B3, C2
❑ C A3, B2, C1
❑ D A2, B1, C3
❑ E A1, B2, C3
❑ F A3, B1, C2

5.62 **Die kleine Kurvatur des Magens liegt zwischen:**

1. Kardia
2. Pylorus
3. Antrum
4. Fundus

❑ A 1 + 2
❑ B 1 + 3
❑ C 3 + 4
❑ D 2 + 4

5.63 **Kohlenhydrate werden verdaut durch:**

1. Pankreasamylase
2. Speichelamylase
3. Dünndarmamylase
4. Pepsin
5. Pankreaslipase

❑ A 1 + 2 + 5
❑ B 2 + 3 + 4
❑ C 1 + 2 + 3
❑ D 1 + 3 + 5

5.64 **Ordnen Sie Verdauungsenzyme und Nahrungsstoffe einander zu und kreuzen Sie die richtige Aussagekombination an:**

Liste 1	*Liste 2*
A) Trypsin	1. Fette
B) Lipase	2. Eiweiß
C) Ptyalin	3. Kohlenhydrate

- ❑ A A1, B3, C2
- ❑ B A2, B3, C1
- ❑ C A2, B1, C3
- ❑ D A3, B2, C1

5.65 **Welche seelischen Vorgänge wirken im Magen Sekret fördernd, welche Sekret hemmend?**

Liste 1	*Liste 2*
A) Ärger	1. Sekret fördernd
B) Stress	2. Sekret hemmend
C) Trauer	

- ❑ A A1, B2, C3
- ❑ B A1, B1, C2
- ❑ C A2, B1, C1
- ❑ D A1, B2, C2
- ❑ E A2, B2, C1

5.66 **Antrum, Pylorus und oberes Duodenum bilden eine funktionelle Einheit. Die Kontraktion des Antrums führt zur**

- ❑ A Kontraktion des Pylorus und des oberen Duodenums
- ❑ B Erschlaffung des Pylorus und des oberen Duodenums
- ❑ C Erschlaffung des Pylorus und Kontraktion des oberen Duodenums
- ❑ D Kontraktion des Pylorus und Erschlaffung des oberen Duodenums

5.67 **Ordnen Sie die in Liste 1 genannten Abbauprodukte den in Liste 2 genannten Ausgangsstoffen zu und kreuzen Sie die richtige Aussagekombination an:**

Liste 1	*Liste 2*
A) Bilirubin	1. Aminosäuren
B) Harnstoff	2. Hämoglobin
C) Harnsäure	3. Purine (Zellkern)

- ❑ A A1, B2, C3
- ❑ B A2, B1, C3
- ❑ C A3, B2, C1
- ❑ D A1, B3, C2

5.68 **Enterogastron**

1. wird vom Duodenum produziert
2. fördert die Magenperistaltik
3. hemmt die Magensaftproduktion und -peristaltik
4. unterstützt die Gastrineinwirkung

- ❑ A 1 + 2
- ❑ B 1 + 3
- ❑ C 2 + 3
- ❑ D 3 + 4
- ❑ E 2 + 4

5.69 **Magen und Darm spalten Eiweiß zur Gewinnung von**

1. Glycerin
2. Kreatinin
3. Brenztraubensäure
4. Harnstoff
5. Harnsäure
6. Aminosäuren

- ❑ A 2 + 5
- ❑ B nur 2
- ❑ C 2 + 4 + 5
- ❑ D 1 + 4 + 5 + 6
- ❑ E nur 6

5.70 **Kreuzen Sie die richtige Aussagekombination an:**

1. Der Serosaüberzug der Bauchorgane wird Peritoneum genannt.
2. Die Serosa versorgt die darunter liegenden Gewebe mit Nährsubstraten.
3. Die Serosa kann die sezernierende Gleitflüssigkeit wieder resorbieren.
4. Bei der Bauchwassersucht (Aszites) kommt es zu einer Flüssigkeitsansammlung in der freien Bauchhöhle.

- ❑ A 1 + 2 + 4
- ❑ B 2 + 3 + 4
- ❑ C 1 + 3 + 4
- ❑ D 1 + 2 + 3

5.71 **Ordnen Sie die aufgeführten Begriffe der beiden Listen einander zu und kreuzen Sie die richtige Aussagekombination an:**

Liste 1	*Liste 2*
A) α-Amylase	1. Nukleinsäuren
B) Pepsin	2. Fette
C) Lipase	3. Maltose
D) Desoxyribonuclease	4. Protein
E) Maltase	5. Stärke

- ❑ A A5, B2, C4, D1, E3
- ❑ B A3, B4, C2, D3, E1
- ❑ C A5, B4, C2, D1, E3
- ❑ D A2, B4, C5, D1, E3

5.72 **Ordnen Sie die aufgeführten Begriffe der beiden Listen einander zu und kreuzen Sie die richtige Aussagekombination an:**

Liste 1	*Liste 2*
A) Pankreas	1. Emulgierung der Fette
B) Gallensaft	2. Sekretin
C) Duodenum	3. Gastrin
D) Magen	4. Amylase/Lipase

- ❑ A A1, B2, C3, D4
- ❑ B A4, B1, C2, D3
- ❑ C A3, B4, C1, D2
- ❑ D A2, B3, C4, D1

5.73 **Was fördert die Peristaltik?**

- ❑ A Fettreiche Kost
- ❑ B Eiweißreiche Kost
- ❑ C Zellulosereiche Kost
- ❑ D Schlackenarme Kost
- ❑ E Vitaminreiche Kost

5.74 **Die Passage von Mageninhalt durch den Pylorus in das Duodenum wird gefördert durch die/den**

1. saure Reaktion des Duodenalinhaltes
2. alkalische Reaktion des Duodenalinhaltes
3. Dehnung des Antrum pylori
4. fettreichen Duodenalinhalt

- ❑ A 1 + 3
- ❑ B 2 + 3
- ❑ C 1 + 4
- ❑ D 3 + 4
- ❑ E 2 + 4

5.75 **Bezeichnen Sie die gekennzeichneten anatomischen Strukturen! Die Aufgabe gilt als vollständig gelöst, wenn alle Strukturen richtig benannt sind; als halb gelöst, wenn mindestens drei Strukturen richtig benannt sind.**

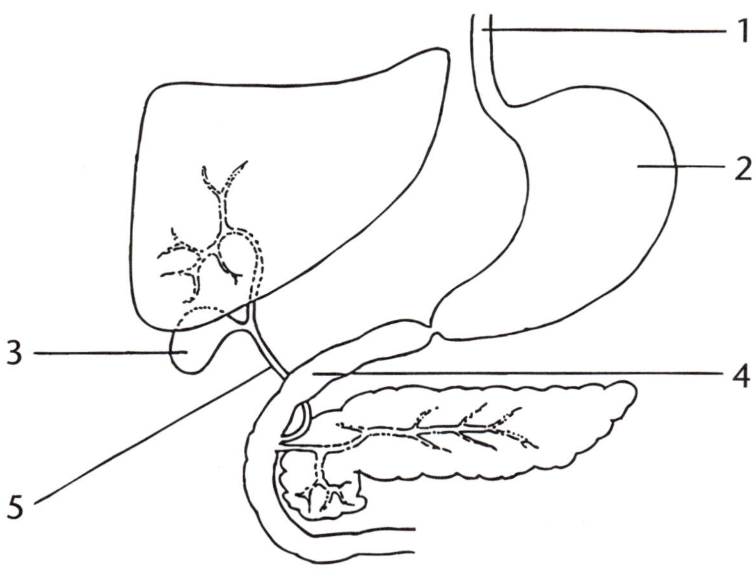

1. ____________________

2. ____________________

3. ____________________

4. ____________________

5. ____________________

5.76 **In welchem Teil gelangen Galle und Pankreassekret in den Magen-Darm-Trakt?**

- ❑ A Im Antrum des Magens
- ❑ B Im mittleren Teil des Duodenums
- ❑ C Am Übergang von Duodenum zu Jejunum
- ❑ D Im Mittelteil des Jejunums
- ❑ E Im Zäkum

6

UROGENITALTRAKT

6.1 **Zum inneren weiblichen Genitale gehören nicht:**

- ❑ A Eileiter
- ❑ B Ovarien
- ❑ C Douglas-Raum
- ❑ D Uterus
- ❑ E Bartholin-Drüsen

6.2 **Der Ductus deferens (Samenleiter) mündet in:**

- ❑ A Urethra
- ❑ B Ureter
- ❑ C Prostata
- ❑ D Harnblase
- ❑ E keines der genannten Organe

6.3 **Das Antidiuretische Hormon (ADH):**

1. ist ein Hormon aus dem Hypophysenhinterlappen
2. wirkt auf das Sammelrohr und den distalen Tubulus
3. bewirkt eine vermehrte Wasserrückresorption
4. ist identisch mit Aldosteron
5. führt beim Mangel oder Fehlen zum Diabetes mellitus

- ❑ A 1 + 4 + 5
- ❑ B 1 + 4 + 5
- ❑ C 1 + 2 + 3
- ❑ D 2 + 3 + 4
- ❑ E Alle Aussagen sind richtig.

6.4 **Im Eileiter (Tuba uterina) findet sich:**

- ❑ A Übergangsepithel mit Drüsen
- ❑ B Plattenepithel
- ❑ C Zylinder-Flimmerepithel mit Drüsen
- ❑ D gemischtes Epithel ohne Drüsen
- ❑ E verhorntes Plattenepithel

6.5 **Die weibliche Harnröhre hat eine Länge von:**

- ❑ A 2–3 cm
- ❑ B 3–4 cm
- ❑ C 5–6 cm
- ❑ D 7–8 cm
- ❑ E 8–9 cm

6.6 **Primärharn wird zum Sekundärharn aufbereitet:**

- ❑ A im Glomerulus
- ❑ B in der Bowman-Kapsel
- ❑ C im Tubulussystem
- ❑ D in den Malpighi-Körperchen
- ❑ E im Sammelrohr

6.7 **Welche Aufgabe hat der Hoden?**

1. Beweglichkeit der Spermien zu fördern
2. Bildung der Spermien (Spermatogenese)
3. Produktion von Aldosteron
4. Produktion von Testosteron
5. Abgabe der Samenfäden

- ❑ A 1 + 3 + 4
- ❑ B 2 + 3 + 5
- ❑ C 1 + 4 + 5
- ❑ D 2 + 4 + 5
- ❑ E Alle Aussagen sind richtig.

6.8 **So wirken Gonadotropine:**

1. Follikelstimulierendes Hormon (FSH) beeinflusst das Wachstum des Ovars.
2. FSH stimuliert im Nebenhoden die Beweglichkeit der Spermien.
3. FSH beeinflusst im Ovar die Reifung der Follikel bis zum Tertiärfollikel.
4. Luteinisierungshormon (LH) spielt im Endstadium der Follikelreifung eine Rolle.
5. LH bewirkt den Aufbau der Uterusschleimhaut.
6. LH wird auch ICSH (interstitial cell stimulating hormone) genannt.

❑ A 1 + 3 + 4
❑ B 2 + 3 + 5
❑ C 3 + 4 + 6
❑ D 3 + 4 + 5
❑ E 2 + 4 + 6

6.9 **Ordnen Sie die Begriffe der beiden Listen einander zu und kreuzen Sie die richtige Aussagekombination an:**

Liste 1	*Liste 2*
A) Primärharn	1. 1500–1700 ml/Tag
B) Sekundärharn	2. 170–180 Liter/Tag
C) Nierendurchblutung	3. 1500–1700 Liter/Tag

❑ A A1, B2, C3
❑ B B1, A2, C3
❑ C A3, B1, C2
❑ D A1, B3, C2
❑ E Keine Aussage trifft zu.

6.10 **Was ist ein Glomerulus?**

❑ A bindegewebige Hüllsubstanz
❑ B arterielles Gefäßknäuel
❑ C Muskelplatte
❑ D endokrine Drüse
❑ E Pankreasinsel

6.11 **Aufgaben der Nieren:**

1. Ausschwemmung von Bakterien
2. Ausscheidung von Salzen
3. Ausscheidung von überschüssigem Bluteiweiß
4. Regulation der Körpertemperatur
5. Konstanthaltung des Blut-pH-Wertes

❏ A 1 + 2
❏ B 1 + 2 + 3
❏ C 3 + 5
❏ D 2 + 5
❏ E 2 + 3

6.12 **Bezeichnen Sie die gekennzeichneten anatomischen Strukturen! Die Aufgabe gilt als vollständig gelöst, wenn alle Strukturen richtig benannt sind; als teilweise gelöst, wenn mindestens drei Strukturen richtig benannt sind.**

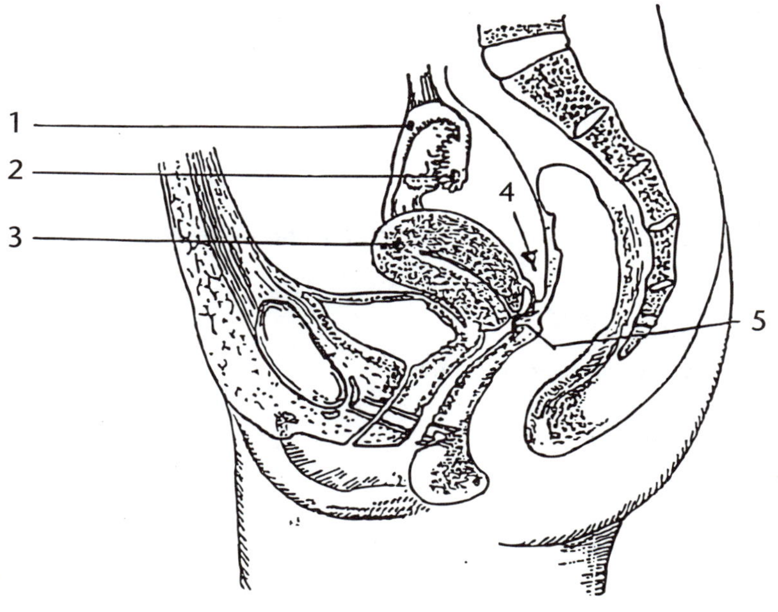

1. ____________________

2. ____________________

3. ____________________

4. ____________________

5. ____________________

6.13 **Die Niere ist durch Hormonproduktion beteiligt an:**

1. Darmmotilität
2. Erythrozytenneubildung
3. Blutdruck
4. Gallensäurenbildung

- ❑ A Alle Antworten sind richtig.
- ❑ B 1 + 4
- ❑ C 2 + 3
- ❑ D 1 + 3
- ❑ E 2 + 4

6.14 **Zu einer funktionellen Einheit (Nephron) der Niere gehören:**

1. Glomerulus
2. Bowman-Kapsel
3. Henle-Schleife
4. zwei ableitende Harnwege
5. Nierenmark

- ❑ A 3 + 4 + 5
- ❑ B 2 + 3
- ❑ C 1 + 2 + 3
- ❑ D 4 + 5
- ❑ E Alle Antworten sind richtig.

6.15 **Sekundäre weibliche Geschlechtsmerkmale:**

1. Eileiter
2. Eierstöcke
3. Brustdrüsen
4. Scheide
5. Körperbehaarung
6. Gebärmutter

- ❑ A Alle Antworten sind richtig.
- ❑ B 1 + 2 + 3
- ❑ C 3 + 4 + 5
- ❑ D 3 + 5
- ❑ E 4 + 5 + 6

6.16 **Die Harnblase der Erwachsenen:**

1. besteht aus glatter Muskulatur
2. entleert sich über den Harnleiter
3. liegt im kleinen Becken
4. fasst etwa 500 ml (normal)

- ❑ A 1 + 2 + 4
- ❑ B 2 + 3
- ❑ C 2 + 4
- ❑ D 1 + 3 + 4
- ❑ E 1 + 2

6.17 **Nephron – welche Aussage trifft zu?**

- ❑ A Nephron bezeichnet die Niere.
- ❑ B Ein vollständiges Nephron besteht aus mehreren Tubuli (proximaler und distaler Tubulus, Henle-Schleife).
- ❑ C Durch das Nephron wird die glomeruläre Filtrationsrate gesteuert.
- ❑ D Im Nephron finden Filtrations-, Sekretions- sowie aktive und passive Resorptionsvorgänge statt.
- ❑ E Eine Nierenfunktionsstörung beruht in erster Linie auf einer veränderten Anzahl Nephrone.

6.18 **Welche Hormone beeinflussen die Nierenfunktion?**

1. Adiuretin
2. ACTH (adrenokortikotropes Hormon)
3. Parathormon
4. Aldosteron
5. Insulin

- ❑ A 1 + 3 + 4
- ❑ B 2 + 3 + 4
- ❑ C 3 + 4
- ❑ D 1 + 4 + 5

6.19 **Männliche Gonaden sind:**

- ❑ A Hoden (Testes)
- ❑ B Hodensack (Skrotum)
- ❑ C der gesamte männliche Genitaltrakt
- ❑ D Hoden und Hodensack

6.20 **Welche Antwort ist richtig?**

- ❑ A Die Niere wiegt 200 g – 400 g.
- ❑ B Die Niere ist 15 cm – 20 cm lang.
- ❑ C Die linke Niere ist kleiner als die rechte Niere.
- ❑ D Die Niere ist 5–6 cm breit.
- ❑ E Alle Antworten sind richtig.

6.21 **Die glomeruläre Filtrationsrate der Niere beträgt in 24 Stunden:**

- ❑ A 20 Liter
- ❑ B 40 Liter
- ❑ C 80 Liter
- ❑ D 180 Liter
- ❑ E 250 Liter

6.22 **Wieviel Prozent der in der Niere durch die Glomeruli filtrierten Primärharnmenge wird normalerweise ausgeschieden?**

- ❑ A 50 %
- ❑ B 99 %
- ❑ C 30 %
- ❑ D 1 %
- ❑ E 0,1 %

6.23 **Der Primärharn:**

1. wird in den Nierenkelchen gebildet
2. kann nur bei ausreichender Nierendurchblutung gebildet werden
3. wird täglich in einer Menge von 150–180 Litern gebildet
4. entsteht durch Filtration aus dem Blut
5. kann durch Adiuretin vermindert produziert werden

- ❑ A 1 + 3 + 4
- ❑ B 2 + 3 + 4
- ❑ C 2 + 3 + 5
- ❑ D 3 + 4 + 5
- ❑ E Nur Aussage 4 ist richtig.

6.24 **Der äußere Blasensphinkter**

1. erschlafft bei ungenügender Blasenfüllung reflektorisch
2. ist dem Willen unterworfen
3. besteht aus glatter Muskulatur
4. kann die reflektorische Entleerung der Blase übernehmen

- ❑ A 1 + 2 + 3
- ❑ B 1 + 3
- ❑ C 2 + 4
- ❑ D 2 + 3 + 4
- ❑ E Alle Antworten sind richtig.

6.25 **Welcher Teil des Hodens scheidet das Hormon Testosteron aus?**

- ❑ A Tubuli contorti
- ❑ B Zwischenzellen
- ❑ C Nebenhoden
- ❑ D Rete testis

6.26 **Bezeichnen Sie die gekennzeichneten anatomischen Strukturen! Die Aufgabe gilt als vollständig gelöst, wenn alle Strukturen richtig benannt sind; als halb gelöst, wenn mindestens drei Strukturen richtig benannt sind.**

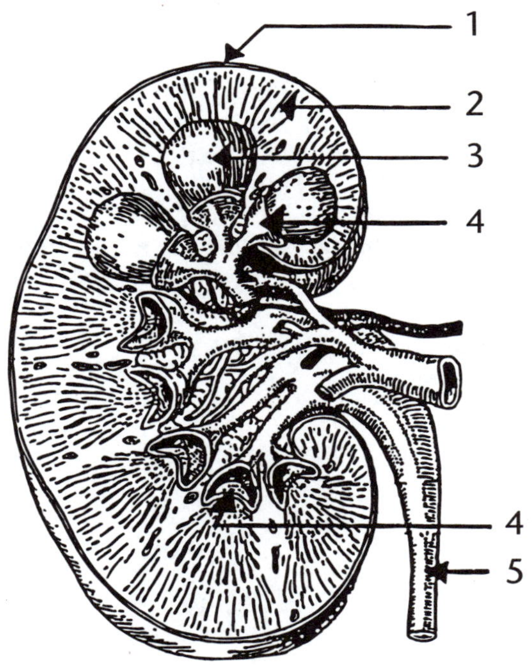

1. ____________________

2. ____________________

3. ____________________

4. ____________________

5. ____________________

6.27 **Bezeichnen Sie die gekennzeichneten anatomischen Strukturen! Die Aufgabe gilt als vollständig gelöst, wenn alle Strukturen richtig benannt sind; als halb gelöst, wenn mindestens drei Strukturen richtig benannt sind.**

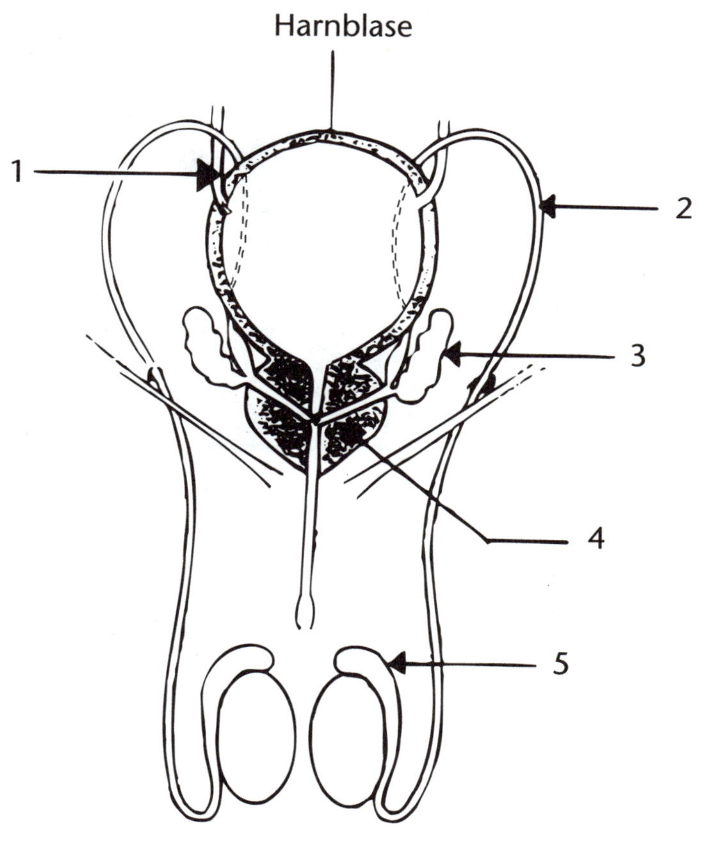

1. ____________________

2. ____________________

3. ____________________

4. ____________________

5. ____________________

6.28 **Bezeichnen Sie die gekennzeichneten anatomischen Strukturen! Die Aufgabe gilt als vollständig gelöst, wenn alle Strukturen richtig benannt sind; als halb gelöst, wenn mindestens drei Strukturen richtig benannt sind.**

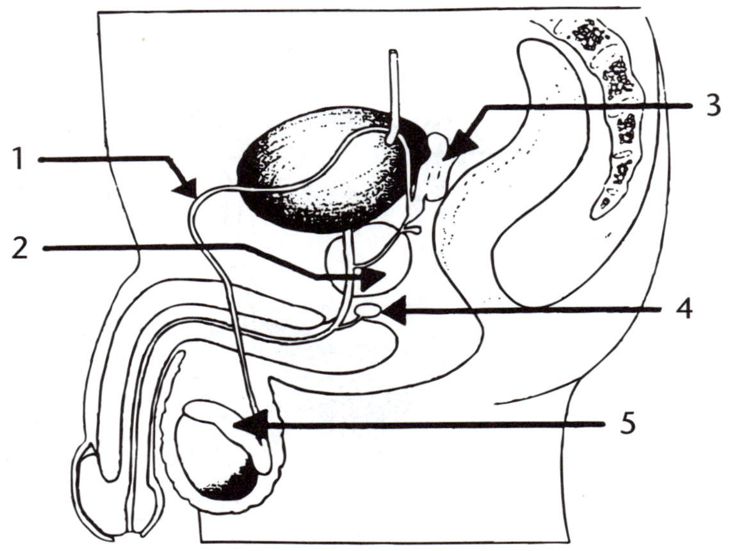

1. ______

2. ______

3. ______

4. ______

5. ______

6.29 **Ordnen Sie die Begriffe der beiden Listen einander zu und kreuzen Sie die richtige Aussagekombination an:**

Liste 1	*Liste 2*
A) Nephron	1. umgeben von der Bowman-Kapsel
B) Glomerulus	2. Henle-Schleife
C) Tubulusapparat	3. Nierenkörperchen und Harnkanälchen

- ❑ A A1, B3, C2
- ❑ B A2, B1, C3
- ❑ C A3, B1, C2
- ❑ D A3, B2, C1
- ❑ E A1, B2, C3

7

NERVENSYSTEM UND SINNESORGANE

7.1 **Die „weiße Substanz" im Rückenmark und Gehirn besteht aus:**

- ❑ A Nervenzellen
- ❑ B Nervenstützgewebe
- ❑ C markhaltigen Nervenfasern
- ❑ D aus den 3 zuvor genannten Gewebsanteilen

7.2 **Welcher Ast der A. carotis interna versorgt nicht das Gehirn?**

- ❑ A A. ophthalmica
- ❑ B A. facialis
- ❑ C A. lingualis
- ❑ D A. thyroidea
- ❑ E A. basilaris

7.3 **Eine motorische Endplatte gibt es an:**

- ❑ A Ganglienzellen
- ❑ B glatten Muskelzellen
- ❑ C quergestreifter Muskulatur
- ❑ D Herzmuskulatur
- ❑ E Alle Antworten sind richtig.

7.4 **Als Energiequelle braucht das Gehirn:**

- ❑ A Fettsäuren
- ❑ B Glukose
- ❑ C Lecithin
- ❑ D Aminosäuren
- ❑ E keine der genannten Substanzen

7.5 **Was gehört zum ZNS?**

1. Periphere Nerven
2. Spinalnerven
3. Rückenmark
4. sensible Nerven
5. motorische Nerven
6. Gehirn

- ❑ A 1 + 2
- ❑ B 2 + 5
- ❑ C 4 + 6
- ❑ D 3 + 4
- ❑ E 3 + 6

7.6 **Wo wird der Liquor gebildet?**

- ❑ A im Hypothalamus
- ❑ B im Hypophysenvorderlappen
- ❑ C in der mittleren Hirnhaut
- ❑ D im Adergeflecht (Plexus choroideus) der Hirnventrikel
- ❑ E Keine Aussage trifft zu.

7.7 **Was fällt in den Aufgabenbereich des Kleinhirns?**

- ❑ A Meldestelle für Tastsinn und Tiefensensibilität
- ❑ B Steuerstelle aller endokrinen Prozesse
- ❑ C Wahrnehmung aller Sinnesempfindungen
- ❑ D Verbindung des Riechsystems mit dem Hypothalamus

7.8 **Das leistet das Mittelohr:**

- ❑ A Steuerungsaufgaben
- ❑ B Gleichgewichtserhaltung
- ❑ C Es wirkt nicht auf das Gehör ein.
- ❑ D Transport der Schallwellen
- ❑ E Transformation von Reiz und Erregung

7.9 **Das Atemzentrum liegt im:**

- ❑ A Zwischenhirn
- ❑ B verlängerten Mark (Medulla oblongata)
- ❑ C Kleinhirn
- ❑ D Mittelhirn
- ❑ E Rückenmark

7.10 **Welche Substanzen wirken an nervösen Synapsen als Transmitter (Überträgerstoffe)?**

1. Acetylcholin
2. Dopamin
3. Kaliumionen
4. Noradrenalin
5. Kalzium

❑ A 1 + 2 + 4
❑ B 1 + 3 + 5
❑ C 2 + 3 + 5
❑ D 2 + 3 + 4
❑ E Alle Antworten sind richtig.

7.11 **Welche Begriffe gehören zum Akkommodationsapparat des Auges?**

1. Linse
2. Hornhaut
3. Netzhaut
4. Iris

❑ A 1 + 2 + 3
❑ B 3 + 4
❑ C 1 + 4
❑ D 2 + 3
❑ E Alle Antworten sind richtig.

7.12 **Bezeichnen Sie die gekennzeichneten anatomischen Strukturen! Die Aufgabe gilt als vollständig gelöst, wenn alle Strukturen richtig benannt sind; als teilweise gelöst, wenn mindestens drei Strukturen richtig benannt sind.**

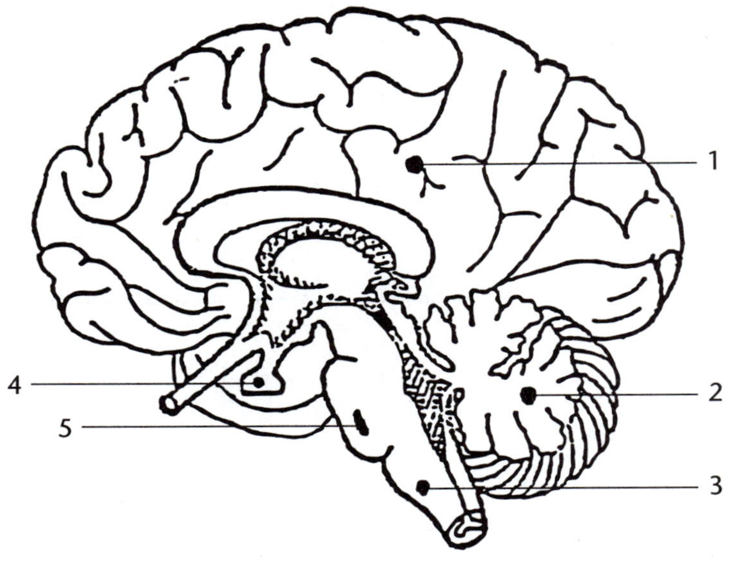

1. ____________________

2. ____________________

3. ____________________

4. ____________________

5. ____________________

7.13 **Bezeichnen Sie die gekennzeichneten anatomischen Strukturen! Die Aufgabe gilt als vollständig gelöst, wenn alle Strukturen richtig benannt sind; als teilweise gelöst, wenn mindestens drei Strukturen richtig benannt sind.**

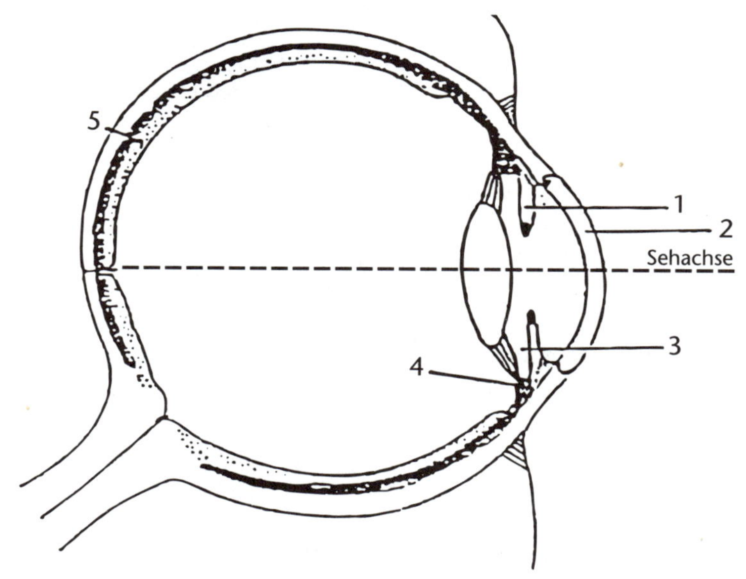

1. ____________________

2. ____________________

3. ____________________

4. ____________________

5. ____________________

7.14 **Für die Schnecke des Innenohrs gilt:**

1. Der Steigbügel überträgt mechanische Schwingungen über das Vorhoffenster auf die Lymphe der Schnecke.
2. Die Schnecke dient auch als Gleichgewichtsorgan.
3. Die Schwingungen der Schnecke werden mittels kleiner Haare registriert.
4. Die Schnecke liegt im Felsenbein.
5. Die registrierten Reize werden über den ersten Hirnnerven zum ZNS geleitet.

❑ A 1 + 3
❑ B 1 + 3 + 5
❑ C 1 + 2 + 5
❑ D 1 + 3 + 4
❑ E Alle Antworten sind richtig.

7.15 **Der Aquaeductus Sylvii verbindet:**

❑ A die beiden Seitenventrikel
❑ B den dritten mit dem vierten Ventrikel
❑ C die Seitenventrikel mit dem dritten Ventrikel
❑ D den vierten Ventrikel mit dem Subarachnoidalraum

7.16 **Für die „graue Substanz“ des ZNS trifft zu:**

1. Es handelt sich um eine Ansammlung von Nervenzellen.
2. Sie liegt in den Großhirnhälften innen.
3. Es sind Fortsätze der Nervenzellen, die durch die Markscheidenhülle weiß erscheinen.
4. Sie liegt im Rückenmark zentral.
5. Sie bildet in den Großhirnhälften die äußere Schicht.

❑ A 2 + 3 + 4
❑ B 1 + 2 + 3
❑ C 1 + 3 + 5
❑ D 1 + 4 + 5

7.17 **Ordnen Sie zu:**

Liste 1	*Liste 2*
A) Gleichgewicht	1. Großhirnrinde
B) Bewusstsein	2. Zwischenhirn
C) Wärmezentrum	3. Medulla oblongata
D) Atemzentrum	4. Kleinhirn

- ❑ A A4, B1, C2, D3
- ❑ B A1, B4, C3, D2
- ❑ C A4, B1, C3, D2

7.18 **Ordnen Sie die Begriffe der beiden Listen einander zu und kreuzen Sie die richtige Aussagekombination an:**

Liste 1	*Liste 2*
A) Hornhaut	1. Stelle schärfsten Sehens
B) Zapfenzellen	2. Schwarz-weiße Empfindung
C) gelber Fleck	3. Farbsehen
D) Stäbchenzellen	4. Lichtbrechung

- ❑ A C1, B2, D3, A4
- ❑ B B1, D2, A3, C4
- ❑ C A1, B2, D3, C4
- ❑ D C1, D2, B3, A4

7.19 **Schwann-Zellen:**

1. werden grundsätzlich durch so genannte Ranvier-Schnürringe voneinander getrennt
2. gehören zur Neuroglia
3. gehören zur Mikroglia
4. können Myelin produzieren
5. umhüllen ausschließlich markhaltige Neuriten
6. umhüllen ausschließlich Dendriten

- ❑ A 1 + 2 + 4 + 5
- ❑ B 1 + 3 + 6
- ❑ C 3 + 4 + 5
- ❑ D 2 + 5
- ❑ E 2 + 4

7.20 **Wo befindet sich die Gehirn-Rückenmark-Flüssigkeit (Liquor cerebrospinalis)?**

- ❑ A zwischen Knochenhaut des Wirbelkörpers und harter Rückenmarkhaut (Dura mater)
- ❑ B zwischen harter Rückenmarkhaut und Spinngewebshaut
- ❑ C zwischen Spinngewebshaut (Arachnoidea) und weicher Rückenmarkhaut (Pia mater)
- ❑ D unterhalb der weichen Rückenmarkhaut
- ❑ E Sie umspült den Wirbelkörper.

7.21 **Das Kammerwasser des Auges wird gebildet:**

- ❑ A in der vorderen Augenkammer
- ❑ B in der hinteren Augenkammer
- ❑ C im Glaskörper
- ❑ D von den Stäbchen und Zäpfchen
- ❑ E von den Sehpigmenten

7.22 **Die glandotropen Hormone der Adenohypophyse beeinflussen:**

1. das Nebennierenmark
2. die Nebennierenrinde
3. die Schilddrüse
4. die Nebenschilddrüse

- ❑ A 1 + 3 + 4
- ❑ B 2 + 3 + 4
- ❑ C 2 + 3
- ❑ D 3 + 4
- ❑ E Alle Antworten sind richtig.

7.23 **Bezeichnen Sie die gekennzeichneten anatomischen Strukturen! Die Aufgabe gilt als vollständig gelöst, wenn alle Strukturen richtig benannt sind; als teilweise gelöst, wenn mindestens drei Strukturen richtig benannt sind.**

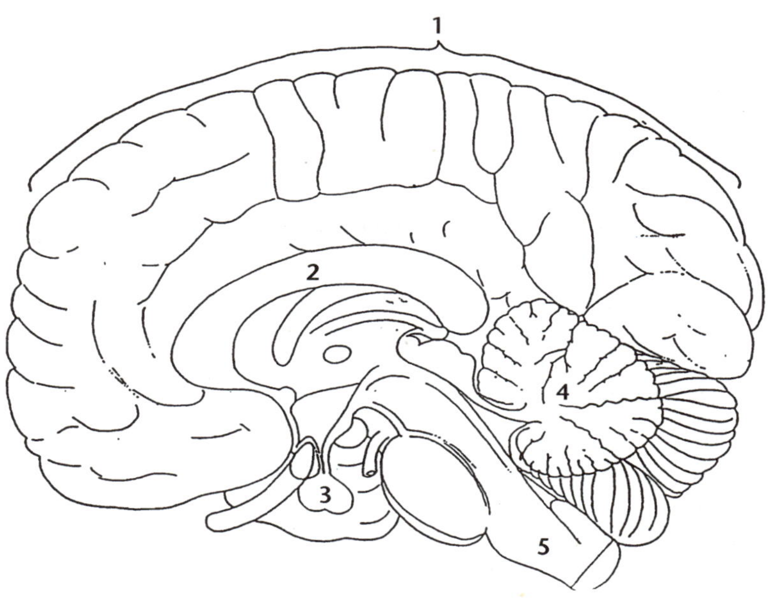

1. ____________________

2. ____________________

3. ____________________

4. ____________________

5. ____________________

7.24 **Der Sympathikuseinfluss bewirkt eine**

1. Erweiterung der Bronchien
2. Erhöhung der Darmmotorik
3. Verengung der Pupillen
4. Tachykardie

- ❑ A 1 + 3
- ❑ B 1 + 4
- ❑ C 2 + 3
- ❑ D 3 + 4
- ❑ E 1 + 3 + 4

7.25 **Das vegetative Nervensystem beeinflusst:**

1. die grobe Kraft, z. B. Armbewegungen
2. die Atmung
3. das Gleichgewicht
4. den Kreislauf
5. die Verdauung

- ❑ A 1 + 2 + 3
- ❑ B 2 + 4
- ❑ C 3 + 4 + 5
- ❑ D 1 + 5
- ❑ E 2 + 4 + 5

7.26 **Ordnen Sie die aufgeführten Begriffe der beiden Listen einander zu und kreuzen Sie die richtige Aussagekombination an:**

Liste 1	*Liste 2*
A) N. trigeminus	1. Eingeweidenerv und für Atmungsorgane
B) N. facialis	2. Nerv für die Sensibilität der Gesichtshaut
C) N. vagus	3. Nerv für die mimische Gesichtsmuskulatur

- ❑ A A3, B1, C2
- ❑ B A2, B3, C1
- ❑ C A1, B2, C3
- ❑ D A3, B2, C1

7.27 **Zu den rein motorischen Hirnnerven gehören**

1. N. facialis
2. N. glossopharyngeus
3. N. hypoglossus
4. N. trochlearis

- ❑ A 1 + 2
- ❑ B 2 + 3 + 4
- ❑ C 1 + 3 + 4
- ❑ D 3 + 4
- ❑ E Alle Antworten sind richtig.

7.28 **Welche Aussagen über das Kleinhirn sind zutreffend? Es**

1. liegt in der vorderen Schädelgrube
2. besitzt eine graue Rinde und weißes Mark
3. besitzt eine weiße Rinde und graues Mark
4. steht funktionell mit dem Labyrinth in Verbindung

- ❑ A 1 + 4
- ❑ B 3 + 4
- ❑ C 2 + 4
- ❑ D 1 + 2
- ❑ E 1 + 3

7.29 **Welche der genannten Hohlräume liegen im Gehirn?**

1. die Seitenventrikel
2. die Paukenhöhle
3. Aquädukt
4. Sinus maxillaris

- ❑ A 1 + 4
- ❑ B 1
- ❑ C 1 + 3
- ❑ D 3 + 4
- ❑ E 2

7.30 **Im Liquor cerebrospinalis beträgt der Zuckergehalt etwa:**

- ❑ A 30 % des Blutzuckers
- ❑ B 20 % des Blutzuckers
- ❑ C 60 % des Blutzuckers
- ❑ D 100 % des Blutzuckers
- ❑ E Im Liquor befindet sich niemals Zucker

7.31 **Welcher Teil des autonomen Nervensystems wirkt broncho-konstriktorisch?**

- ❑ A Sympathikus
- ❑ B N. phrenicus
- ❑ C das Zentralnervensystem
- ❑ D Parasympathikus
- ❑ E es gibt keinen nervalen Einfluss auf die Bronchialmuskulatur

7.32 **Ordnen Sie die aufgeführten Begriffe der beiden Listen einander zu und kreuzen Sie die richtige Aussagekombination an:**

Liste 1	*Liste 2*
A) Kältewahrnehmung	1. Stratum germinativum
B) Keratinbildung	2. Vater-Pacini-Körperchen
C) Druckwahrnehmung	3. Krause-Körperchen

- ❑ A A2, B3, C1
- ❑ B A2, B1, C3
- ❑ C A1, B3, C2
- ❑ D A3, B1, C2

7.33 **Bezeichnen Sie die gekennzeichneten anatomischen Strukturen! Die Aufgabe gilt als vollständig gelöst, wenn alle Strukturen richtig benannt sind; als halb gelöst, wenn mindestens drei Strukturen richtig benannt sind.**

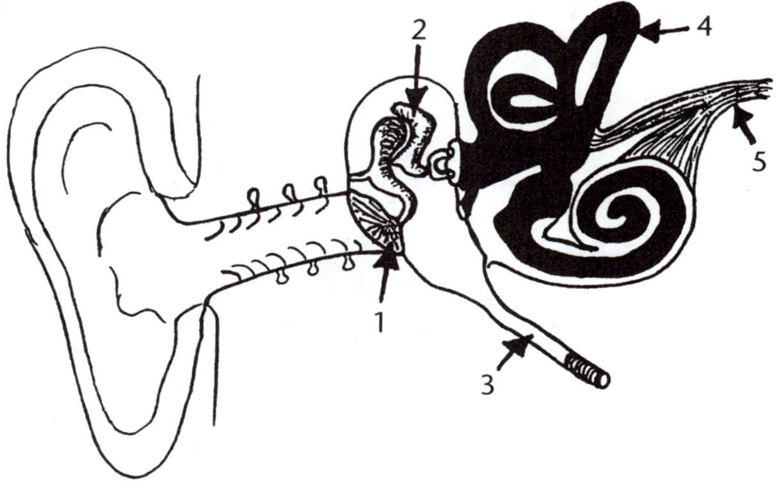

1. ____________________

2. ____________________

3. ____________________

4. ____________________

5. ____________________

7.34 **Bezeichnen Sie die gekennzeichneten anatomischen Strukturen! Die Aufgabe gilt als vollständig gelöst, wenn alle Strukturen richtig benannt sind; als halb gelöst, wenn mindestens drei Strukturen richtig benannt sind.**

Schnitt durch das Rückenmark

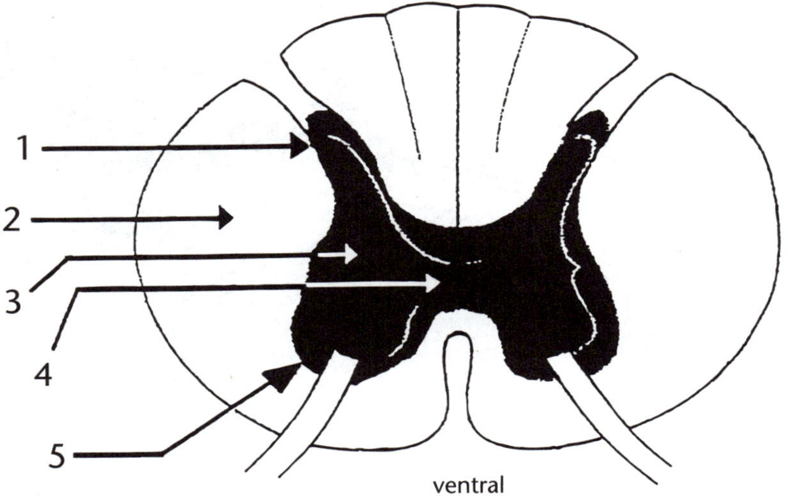

1. ____________________

2. ____________________

3. ____________________

4. ____________________

5. ____________________

7.35 **Der Parasympathikus wirkt auf die Atmung wie folgt:**

- ❑ A Er bremst die Atmung und verengt die Bronchien.
- ❑ B Er reduziert die Atmung und erweitert die Bronchien.
- ❑ C Er beschleunigt die Atmung und erweitert die Bronchien.
- ❑ D Er steigert die Durchblutung der Lunge und verengt die Bronchien.
- ❑ E Er erhöht das Atemvolumen und steigert die Durchblutung der Lunge.

7.36 **Wie viel Hirnnerven (Paare) besitzt der menschliche Körper?**

- ❑ A 8
- ❑ B 10
- ❑ C 12
- ❑ D 14

7.37 **Welche der aufgeführten anatomischen Begriffe gehören zu den lichtbrechenden Anteilen des Auges?**

1. Aderhaut
2. Linse
3. Netzhaut
4. Glaskörper
5. Kammerwasser

- ❑ A 2 + 4
- ❑ B 1 + 3
- ❑ C 2 + 4 + 5
- ❑ D 2 + 3 + 4
- ❑ E alle

Lösungen und Kommentare

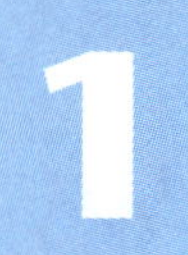

ZELLE UND GEWEBE

1.1 Lösung B

Die Endung -blasten steht immer für eine Zellart, die am Aufbau beteiligt ist.
Die Endung -klasten beschreibt abbauende Zellen.
So kann man diese Endungen mit Begriffen wie Osteo- (für Knochen) oder Chondro- (für Knorpel) kombinieren.

1.2 Lösung C

Achtung! Man fragt hier nicht nach den Grundgewebearten (Epithel-, Binde-, Stütz-, Muskel-, Nervengewebe), sondern nach der Unterteilung des Stützgewebes.
Das Drüsengewebe zählt zum Epithelgewebe.

1.3 Lösung C

Tast- und Druckkörperchen nehmen ihre Information über **Rezeptoren** auf, die zum Nervengewebe zählen. Die Information wird in elektrische Impulse transformiert (Aktionspotentiale), kodiert und schließlich im ZNS gedeutet.
Blutgefäße und Schweißdrüsen sind u. a. die wichtigsten **Wärmeregulatoren.** So ziehen sich z. B. bei einem äußeren Kältereiz die peripheren Gefäße zusammen (Vasokonstriktion), um die Kerntemperatur konstant zu halten. (Bei Alkoholikern fehlt dieser Mechanismus, aus diesem Grund erfrieren Betrunkene in einer kalten Umgebung sehr schnell.)
Auch das Kältezittern dient der Erzeugung von Wärme.
Schweiß kühlt in warmer Umgebung die Haut, um die Schalentemperatur und somit auch die Kerntemperatur konstant zu halten.
Talgdrüsen enthalten u. a. eine **fettige Substanz,** die Fell oder Haare geschmeidig und wasserabweisend macht.
Hornschicht. Sie ist die äußere Begrenzung bei mehrschichtigem, verhornendem Epithel (Haut, besonders Fußsohle) und dient dem **mechanischen Schutz.**

1.4 Lösung C

Die menschliche Zelle ist von einer semipermeablen (halbdurchlässigen) Membran umgeben. Diese besteht aus einer Lipiddoppelschicht mit intermittierend auftretenden Tunnelproteinen (Abb. 1.4.1).

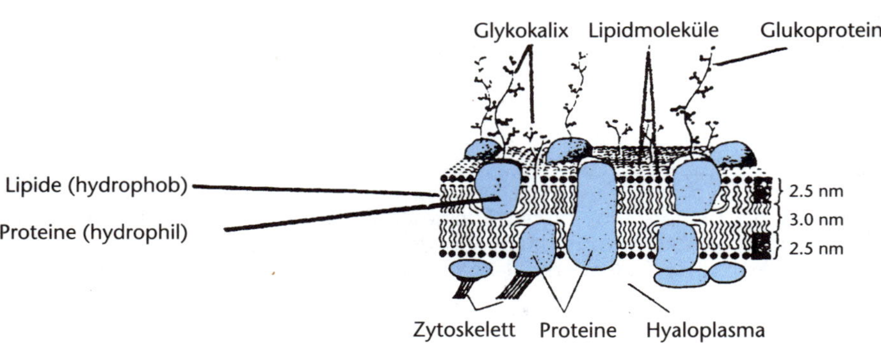

Abb. 1.4.1: Fluid-Mosaik-Modell

Mitochondrien erzeugen wie ein Kraftwerk aus Substraten, wie z. B. Glukose, den für jede Zelle lebensnotwendigen Energieträger ATP (Adenosintriphosphat). Mitochondrien besitzen eine eigene Erbsubstanz (DNA = DNS).
Lysosomen verdauen Fremdkörper wie Bakterien sowie den Abfall, der von der Zelle produziert wird.
Ribosomen sind Ort der **Proteinbiosynthese.** Sie treten frei auf oder an endoplasmatisches Retikulum (Wegesystem der Zelle) gebunden. Man nennt es dann „raues" oder „granuläres" ER.
Zellkern: Ort der genetischen Information (DNA oder DNS; Abb. 1.4.2).

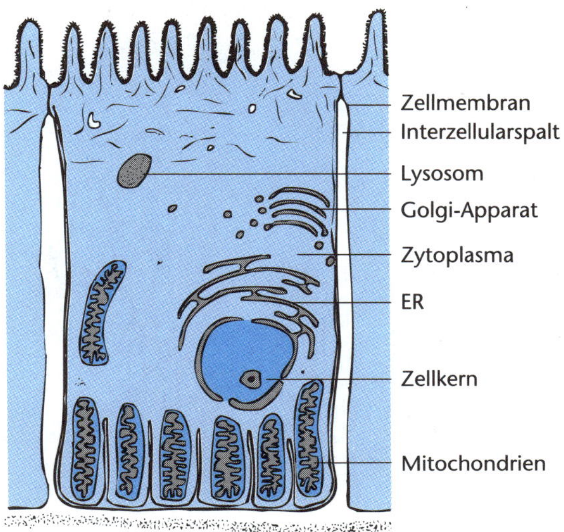

Abb. 1.4.2: Die Zelle.

1.5 Lösung A

Die glatte Muskulatur unterscheidet sich von der quer gestreiften dadurch, dass sie nicht unserem Willen unterworfen ist.
In diesem Beispiel trifft dies auf Pkt. **2 + 3** zu. Die **Skelettmuskulatur** ist willkürlich innerviert, ansonsten hätte der Mensch keine Kontrolle über sein Handeln.
Der Herzmuskel stellt eine Eigenart unter der quergestreiften Muskulatur dar, da er viele Besonderheiten aufweist (Abb. 1.5).

Jeder funktionsfähige Muskel ist nerval versorgt!

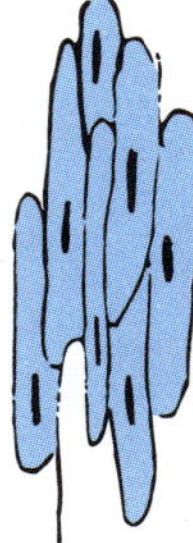

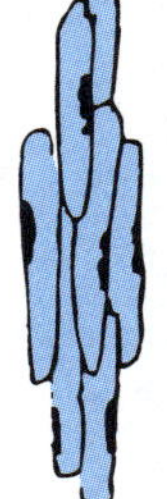
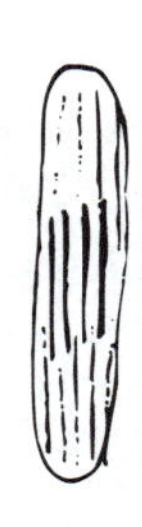

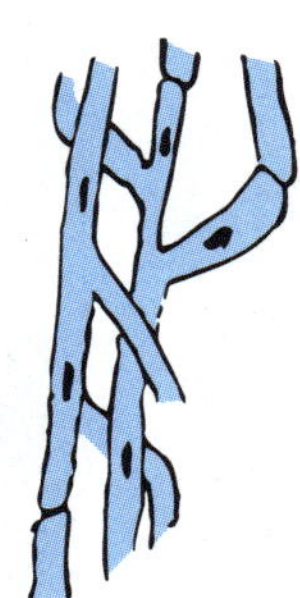

Abb. 1.5: Muskelfasern.

1.6 **Lösung D**

Mehrschichtiges, unverhorntes Plattenepithel (PE) findet man u. a. in der Mundschleimhaut.
Übergangsepithel ist eine Sonderform des einschichtigen Zylinderepithels und kommt in der Blase vor.
Zylinderepithel mit Bürstensaum (Mikrovilli) tritt im Verdauungstrakt auf und ist nicht beweglich.
Flimmerepithel (respiratorisches Epithel) ist im **Respirationstrakt** lokalisiert. Die Flimmerhärchen besitzen wie die Muskeln Aktinfilamente, sind somit beweglich. Sie transportieren den aus den Becherzellen sezernierten Schleim rachenwärts und übernehmen Säuberungs- und Filterfunktionen. (Bei starken Rauchern verkleben die Flimmerhärchen und werden irreversibel geschädigt. Es erfolgt an diesen Stellen kein Schleimabtransport mehr und der Raucher ist gezwungen, den Schleim abzuhusten – sog. Raucherhusten.)
Einschichtiges Plattenepithel findet sich beispielsweise in Gallenblase, Darmkanal, Eileiter und Uterus.

1.7 **Lösung D**

S. Kommentar zu Frage 1.1

1.8 **Lösung B**

S. Kommentar zu Frage 1.5

1.9 Lösung D

Reife Nervenzellen haben die Möglichkeit zur Zellteilung verloren. Sollte eine Nervenzelle einmal durchtrennt werden, so kann die Regeneration nur durch Aussprossung der durchtrennten Nervenfaser gelingen mit dem Ziel, die beiden Enden wieder zu verbinden. Diesen Mechanismus nennt man Waller-Regeneration (Abb. 1.9.1).

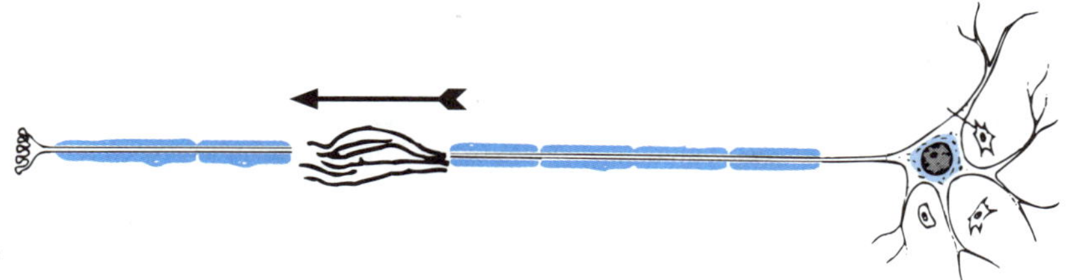

Abb. 1.9.1: Waller-Regeneration.

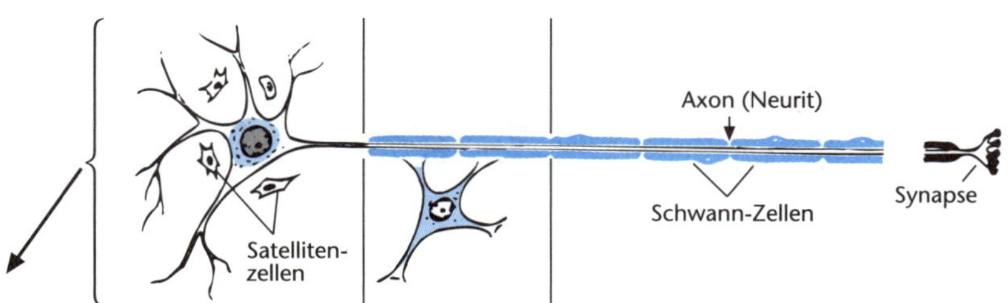

Abb. 1.9.2: Nervenzelle.

Dendriten (Dendritenbaum) nehmen die Impulse durch synaptische Übertragung von anderen Nervenzellen auf und leiten sie weiter zum Nervenzellkörper. Hier werden die Impulse moduliert und über das Axon (Neuron, Neurit) **in Form von Aktionspotentialen** (AP) zur Synapse weitergeleitet. Jede Zelle besitzt viele Dendriten, aber nur ein Axon (Abb. 1.9.2).
Die AP kommen durch eine kurzzeitige Umkehrung der Membranpolarität, also des Membranpotentials, zustande. Innerhalb von Millisekunden erhöhen sich die Kaliumkonzentration im Extrazellularraum und die Natriumkonzentration im Intrazellularraum. Da die Wanderung von Impulsen unidirektional verläuft, unterscheidet man afferente (zum ZNS hin) und efferente (vom ZNS weg) Nervenfasern.
Transmitter werden im Kommentar zu Frage 1.12 näher beschrieben.

1.10 Lösung B

Der Gasaustausch in der Lunge unterliegt dem bidirektionalen passiven Transport, also der **Diffusion.**
Osmose beschreibt die Diffusion durch eine semipermeable (halbdurchlässige) Membran.
Man kann sich diesen Sachverhalt mit einem einfachen Beispiel verdeutlichen: Man fülle Salz in einen feinstporigen Beutel und verschließe ihn. Legt man nun den Beutel in einen Eimer mit Wasser, so wird aufgrund des osmotischen Gradienten das Wasser von dem Salz angezogen. Da Wasser die Beutelmembran passieren kann (die Poren sind für Wassermoleküle groß genug), für Salz aber nicht, kommt es zu einem unidirektionalen Einstrom von Wasser in den Beutel.
Auch diese Begriffe könnten abgefragt werden:
Endo- und Exozytose beschreiben das Phänomen des Ein- bzw. Ausschleusens von Bestandteilen (fest oder flüssig) in die bzw. aus der Zelle. Pinozytose ist die Aufnahme fluider (flüssiger) Bestandteile, Phagozytose die Aufnahme korpuskulärer (fester) Bestandteile in die Zelle (Abb. 1.10).

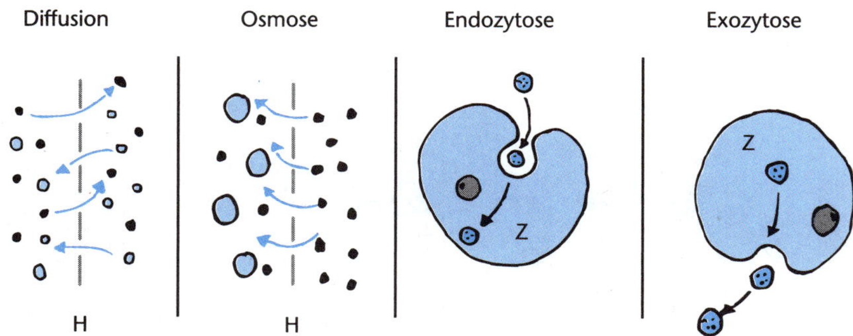

Abb. 1.10: Transportmechanismen in der Zelle.
H = halbdurchlässige Membran; Z = Zelle

1.11 Lösung B

Man unterscheidet inkretorische und exkretorische Drüsen.
Inkretorische (endokrine) Drüsen geben ihr Produkt nach innen ab, also in die Blutbahn. Diese Sekrete nennt man **Hormone**, z. B. Insulin.
Exkretorische (exokrine) Drüsen geben ihr Produkt nach außen ab: Schweiß, Enzyme für die Verdauung oder auch Schleim.
Die Faustregel sagt: Alle Drüsensekrete, die nicht ins Blut abgegeben werden, werden exokrin sezerniert.

1.12 Lösung B

Die Synapse beschreibt den Ort der Erregungsübertragung von einer Nervenfaser auf die nächste. Die Erregung kann fortleitend oder hemmend sein.
Die Synapse besteht aus einer präsynaptischen und postsynaptischen Membran, zwischen denen sich der synaptische Spalt befindet.
Sinn der synaptischen Übertragung ist u. a. die Koordination von Reizen. Wenn z. B. alle Druckrezeptoren der Gesäßfläche ihre Reize ungehindert zum ZNS weiterleiten würden, wäre unser Gehirn überfordert. Aus diesem Grund werden viele dieser Übertragungen gehemmt, so dass die wenigen fortgeleiteten ausreichen, dem ZNS mitzuteilen: Ich sitze auf meinem Hi... (Gesäß)!

Ablauf der synaptischen Übertragung
Das AP (Erregung) erreicht die Synapse. Hier werden jetzt Poren geöffnet, die **Kalziumionen** in die Synapse einströmen lassen und eine Ausschüttung von Transmittern aus den Vesikeln in den synaptischen Spalt bewirken. Der freigesetzte Transmitter setzt sich auf spezifische Rezeptoren der postsynaptischen Membran (nach dem **„Schlüssel-Schloss-Prinzip"**). Dieser bewirkt eine Depolarisation der Postsynapse und somit die Entstehung eines neuen AP, diesmal nur an der nächsten Nervenfaser. Jetzt wird auch dieses AP fortgeleitet bis zur nächsten Synapse, wo sich der Vorgang wiederholt (Abb. 1.12).

Tabelle 1.12: Synaptische Überträgerstoffe und ihr Wirkungsort

Überträgerstoff	Wirkungsort
Acetylcholin	Sympathisches und parasympathisches Nervensystem
Dopamin	ZNS, α-Gefäßrezeptoren
Adrenalin	sympathisches Nervensystem
Noradrenalin	α- und β-Gefäßrezeptoren
Glycin	ZNS

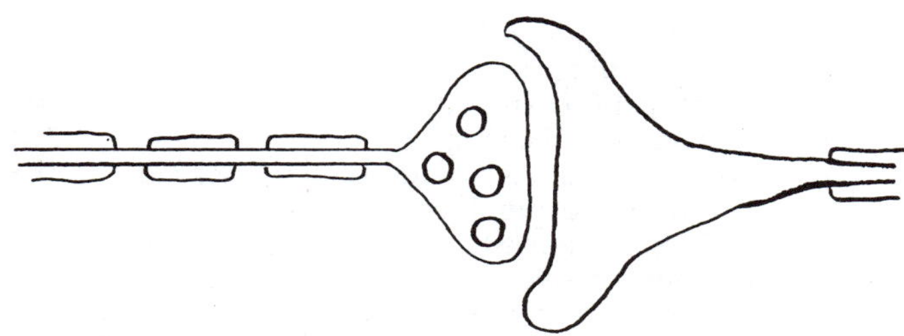

Abb. 1.12: Die Synapse.

1.13 Lösung D

Man unterscheidet den einfachen (haploiden) Chromosomensatz mit 22 Autosomen und 1 Geschlechtschromosom. Zusammen besitzt ein haploider Chromosomensatz also 23 Chromosomen (Ei- oder Samenzelle). In der menschlichen Zelle liegen die Chromosomen in diploider Form vor, d. h. jedes Chromosom besitzt ein komplett identisches Spiegelbild. Der diploide Chromosomensatz umfasst somit **46 Chromosomen** (44 Autosomen und 2 Geschlechtschromosomen).

1.14 Lösung C

S. Kommentar zu Frage 1.4.

1.15

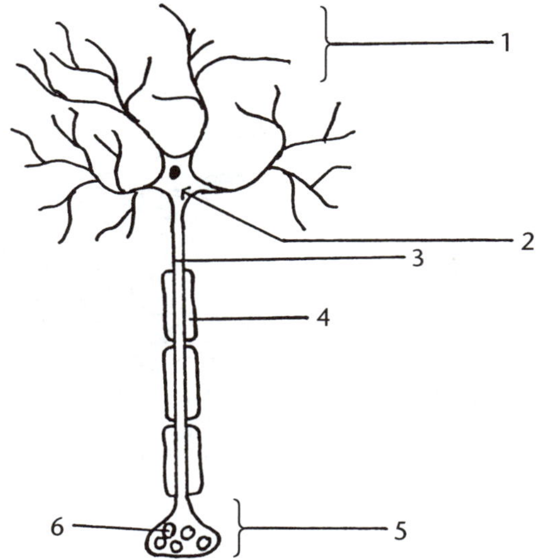

Abb. 1.15: Der Nerv.

1. Dendriten (Dendritenbaum)
2. Nervenzellkörper
3. Axon = Neurit
4. Schwann-Scheide (Myelinschicht)
5. Synapse
6. Transmittervesikel

1.16

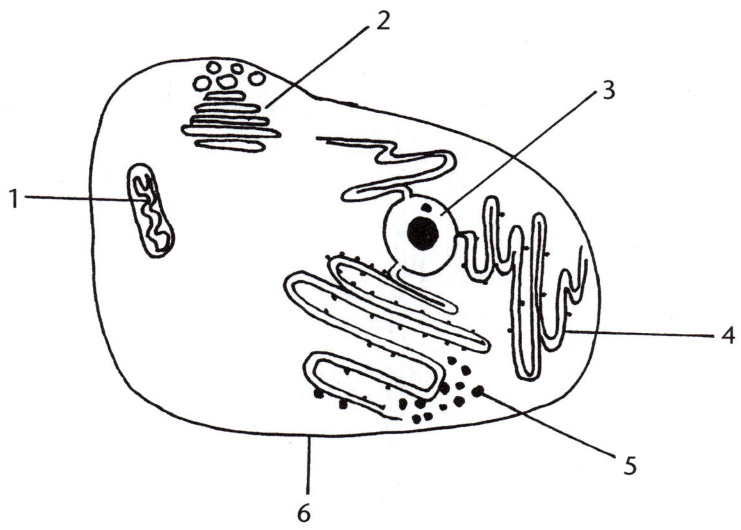

Abb. 1.16: Das Zellinnere.

1. Mitochondrien
2. Golgi-Apparat
3. Zellkern
4. endoplasmatisches Retikulum
5. Ribosomen
6. Zellmembran

1.17 **Lösung D**

Die **DNS** ist **Bestandteil jedes Zellkerns.** Die hier gespeicherte Erbinformation wird von den verschiedenen Organen in verschiedenen Qualitäten abgerufen. Die Augenfarbe z. B. wird bestimmt nicht von der Bauchspeicheldrüse ausgehend abgefragt; diese verlangt vielmehr eine genaue Information über den Bau des Organs.
Die Gentechnologie vermag sogar darüber Auskunft zu geben, ob ein Erbfehler weitervererbt wurde, indem man einfach Zellen der Mundschleimhaut entnimmt und untersucht. Die DNS ist in allen Körperzellen also gleich aufgebaut.

1.18 **Lösung B**

Die glatte Muskulatur unterscheidet sich von der quer gestreiften u. a. dadurch, dass sie unwillkürlich innerviert ist. So kann der Mensch die Magen-Darm-Tätigkeit nicht seinem Willen unterwerfen, wohl aber bestimmt er die Bewegung seiner Extremitäten (Skelettmuskulatur), die aus quer gestreifter Muskulatur bestehen.
Bei der glatten Muskulatur sind die typischen Aktin-Myosin-Filamente nicht regelmäßig angeordnet. Glatte Muskelzellen verkürzen sich durch ein Quer- und Übereinandergleiten ihrer Myofilamente. Die Filamentverschiebung und die Spaltung des ATP erfolgen jedoch 100- bis 1000-mal langsamer als bei quer gestreiften Muskeln. Infolgedessen sind glatte Muskeln besonders geeignet für unermüdliche, energiesparende Halteleistung. Zudem verbraucht die glatte Muskulatur bei gleicher Kontraktionsspannung ca. 100- bis 500-mal weniger Sauerstoff **(B).**
Dies erklärt dann natürlich auch die etwas langsamere Kontraktionsgeschwindigkeit der glatten Muskulatur.

1.19 **Lösung B**

Dieses Faktum sollte man sich einfach merken. Ich bin der Meinung, dass Krankenpflegepersonal nicht auswendig lernen muss, wie groß die einzelnen Zellen sind.

1.20 Lösung D

Die intra- und extrazellulären Elektrolytverhältnisse des menschlichen Körpers sind die Voraussetzung für unsere Existenz.
Die wichtigsten Elektrolyte sind Natrium und Kalium. Hier muss nicht nur der Arzt, sondern auch das Pflegepersonal wissen, welche Konzentrationen wo herrschen:

Intrazellulär		Extrazellulär (Serum)	
Ca^{++}		2,15–2,75	mmol/l
Na^{+}	5 mmol/l	135–150	mmol/l
Cl^{-}		98–112	mmol/l
K^{+}	**135 mmol/l**	3,5–5,5	mmol/l
Mg^{++}		0,66–0,91	mmol/l

Schwankungen im Natrium-Kalium-Verhältnis können zu osmotischen Veränderungen und zu Störungen der Erregungsleitung führen, die sich in Krämpfen und Herzrhythmusstörungen äußern.

1.21 Lösung D

S. Kommentar zu Frage 1.22.

1.22 Lösung B

Nicht alle Zellen werden gleich alt. So leben Darmepithelzellen nur ca. 48 Stunden, während die Nervenzellen so alt sind wie unser Organismus!

Zellzyklus
G1-Phase. Die neu entstandene Zelle wächst zur festgelegten Größe heran und synthetisiert ihre eigenen Zellorganellen. In dieser unterschiedlich lang dauernden Phase bereitet sich die Zelle auch schon auf die Zellteilung vor.
S-Phase. Das genetische Material wird verdoppelt, es entstehen 2 Chromatiden pro Chromosom. Nach ca. 7 Stunden beginnt die **G2-Phase**. Sie dauert ungefähr 3 Stunden und bereitet die Mitose vor.
M-Phase. In der Mitosephase zerfallen viele Organellen, die Mitochondrien jedoch überleben. Sie liefern nämlich die benötigte Energie. Nach der Mitose werden in der G1-Phase die verlorenen Organellen neu gebildet.
Interphase. Diese Phase beschreibt den Zeitraum zwischen 2 Mitosen und symbolisiert die „Arbeitsphase" der Zelle.

Klinischer Hinweis: In der Zytostatikatherapie versucht man die Zellen in der S-Phase anzugreifen, da hier die Empfindlichkeit am größten ist. Die geringste Chance auf Zerstörung haben die Zellen in der G0-Phase, hier befindet sich die Zelle in der Ruhephase.

Mitosestadien
Ziel der Mitose ist die erbgleiche Verteilung des Genmaterials auf die beiden Tochterzellen.

Prophase: In dieser bis zu 4 Stunden dauernden Phase lösen sich die Arbeitsstrukturen der Zelle auf, die Chromosomen im Zellkern verdichten sich und werden sichtbar.
Metaphase: Innerhalb dieser 10-minütigen Phase ordnen sich die Chromosomen mit Hilfe des Spindelapparats in der Äquatorialebene an.
Anaphase: Die Chromosomenhälften werden zu den jeweilig entgegengesetzt gelagerten Polen gezogen, während sich die Zelle in der Länge streckt.
Telophase: An den Polen angekommen, entspiralisieren sich die Chromosomen wieder, und die Zelle teilt sich.

1.23 Lösung B

Die Chromosomen tragen die Gene. Gene sind die Abschnitte der einzelnen Informationen. Da die normalen Zellen einen diploiden Chromosomensatz haben, kann nur Lösung B richtig sein.

1.24 Lösung C

Einschichtiges Plattenepithel, auch Endothel genannt, befindet sich besonders in Gefäßwänden, im Herzen (Endokard), an der Pleura und im **Peritoneum.** Das Endothel ist die dünnste bekannte Zellschicht und erlaubt Osmose und Diffusion.
Die Speiseröhre und die Mundschleimhaut sind mit mehrschichtigem, unverhorntem Plattenepithel ausgekleidet, um auch der mechanischen Beanspruchung standzuhalten.
Der Harnleiter ist – wie fast alle harnleitenden Organe – mit einem spezifischen Zylinderepithel ausgekleidet, dem Übergangsepithel.

1.25 Lösung D

Man unterscheidet zwei Grundarten von Drüsen:
Die exokrinen Drüsen geben ihr Sekret an die Peripherie ab: z. B. die Speicheldrüsen in die Mundhöhle, die Tränendrüsen an die Augenoberfläche, die Milchdrüse dem Säugling und die Vorsteherdrüse (Prostata) in die Harn-Samen-Röhre.
Die **Schilddrüse** entwickelt spezielle Hormone (T_3 und T_4), die ins Blut abgegeben werden. Definitionsgemäß nennt man solche Drüsen endokrin. Hierzu gehören auch Pankreas, Nebennieren, Nebenschilddrüse, Hypophyse u. a.

1.26 **Lösung A**

S. auch Kommentar zu den Fragen 1.6 und 1.24.

1.27 **Lösung C**

Als nicht lebende Substanzen bezeichnet man Zellorganellen, die keine Erbinformation besitzen.

Mitochondrien enthalten sowohl RNS als auch DNS. Ribosomen bestehen zu 40 % aus RNS und zu 60 % aus Proteinen. Diese beiden Zellorganellen gehören also zu den lebenden Zellorganellen.
Eiweißpigmente, Glykogen und **Lipoide** sind Stoffwechselprodukte und üben keine aktive Aufgabe im Zellverband aus.

1.28 **Lösung D**

Diese vom Prüfungsausschuss genannte Lösung scheint mir doch etwas unvollständig zu sein.
Eben haben wir noch festgestellt, dass Mitochondrien sowohl RNS als auch DNS enthalten – hier wird die Antwort 3 gar nicht erst mit in die Lösung einbezogen. Meiner Meinung nach müssten somit die Antwortmöglichkeiten B und C ebenfalls als richtig gewertet werden!
S. Kommentar zu Frage 1.4.

1.29 **Lösung D**

Die Silbe **Myo-** ist immer ein Hinweis auf **Muskelgewebe!** Muskelgewebe besteht aus hochdifferenzierten, langgestreckten Zellen, die in ihrem Zytoplasma als charakteristische Struktur kontraktile Eiweißfibrillen (Myofibrillen) enthalten. Außerdem verfügen sie über Myoglobin, das die typische rote Muskelfarbe hervorruft. Bei den Myofibrillen handelt es sich um in Längsrichtung der Zelle verlaufende zylindrische Fibrillen, die lichtmikroskopisch darstellbar sind. Aufgebaut sind sie aus dicken und dünnen Myofilamenten, dem Myosin und Aktin.
Eine charakteristische Anordnung von Aktin und Myosin befähigt den Muskel dazu, sich unter Energieaufwand zu verkürzen (kontrahieren). Die regelmäßige Anordnung der Aktin-Myosin-Streifen ruft in den Myofibrillen eine Periodizität hervor. Eine Periode reicht von einem Z-Streifen zum folgenden und wird als Sarkomer bezeichnet (Abb. 1.29).

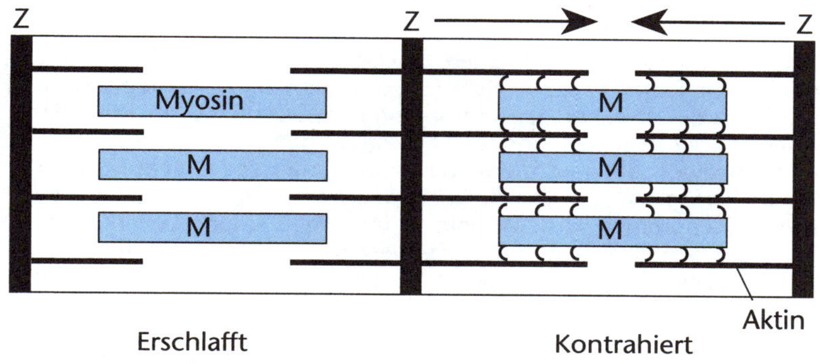

Abb. 1.29: Sarkomere.

1.30 **Lösung C**

Lymphatische Organe und das Knochenmark werden hauptsächlich durch **retikuläres Bindegewebe** charakterisiert. Dieses besteht aus Retikulumzellen und retikulären Fasern. Die retikulären Fasern bilden ein feines Maschenwerk und lagern sich teilweise um die Retikulumzellen. Sie sind geringfügig dehnbar und biegungselastisch.

Folgende Beispiele für die anderen 3 Bindegewebsarten (BG) sollte man sich noch merken:
1. straffes BG – Organkapseln, Korium der Haut
2. lockeres BG – Fettgewebe
3. elastisches BG – Aorta, Bänder

1.31

1. Epidermis (Oberhaut)
2. Korium (Lederhaut)
3. Schweißdrüse
4. Subkutis (Unterhautzellgewebe)
5. Fettzellen

1.32 Lösung B

Die Haut besteht aus mehreren Schichten. Die Oberhaut, Epidermis genannt, gliedert sich in eine Regenerationsschicht (Stratum germinativum), die Verhornungsschicht und die Hornschicht (Stratum corneum). Die Basalschicht ist eine Schicht innerhalb der Regenerationsschicht (Stratum germinativum) und beinhaltet die Melanozyten. Sie produzieren das braun-schwarze Pigment Melanin (Sonnenbräune), welches dann von den Keratinozyten (Zellen, die sich in Horn umwandeln) aufgenommen wird. Melanin schützt die in Teilung befindlichen Zellen vor UV-Strahlen. Die Haut reagiert bei vermehrter UV-Bestrahlung durch Zunahme der Melaninbildung. So bildet sich die braune Haut nach einem Sonnenbad.

1.33 Lösung B

Das endoplasmatische Retikulum zählt zu den Zellorganellen. Innerhalb einer Zelle stehen diese membranartigen Gänge mit dem Zellkern in Verbindung. Die Außenmembran ist an sich glatt (glattes endoplasmatisches Retikulum). Lagern sich Ribosomen an, so bezeichnet man dies als „raues endoplasmatisches Retikulum". Die Funktion des glatten endoplasmatischen Retikulums besteht in der Synthese (Bildung) von Phospholipiden, Steroidhormonen und Glykogen. Des Weiteren kann es als Kalziumspeicher in der Muskelzelle fungieren. Die Ribosomen sind Ort der Proteinsynthese (Eiweißbildung), so dass beim rauen endoplasmatischen Retikulum der Proteintransport die Hauptfunktion darstellt.

1.34 Lösung B

Eine unverschämte Frage, die zudem noch unübersichtlich dargestellt wurde. Einschichtiges Plattenepithel findet sich an den Stellen, wo ein Austausch von Gasen oder Flüssigkeiten stattfindet (A5). Die Alveolen sind Ort des Gasaustausches in der Lunge. Mehrschichtiges Plattenepithel kann verhornend oder unverhornend sein und befindet sich an Orten mechanischer Belastung (C3). Flimmerepithel dient dem Transport. Die feinen Härchen (Kinozilien) auf den Zellen schlagen rhythmisch und transportieren so in der Luftröhre, den Bronchien und im Eileiter bestimmte Medien in eine Richtung (E1). Das Übergangsepithel findet sich ausschließlich in den harnableitenden Organen (F4). Man kann nicht für jedes Organ den Zellaufbau lernen, für den Beruf des Pflegenden ist dies zudem von keiner Bedeutung. Am besten, Sie prägen sich Beispiele für die Epithelien A, E und F ein, da diese prägnant sind. Häufig bleibt dann nur noch eine Lösungskombination übrig. Lesen Sie Kommentar zu Frage 1.6 !

1.35 Lösung A

Myoglobin ist der sauerstoffbindende Muskelfarbstoff. Im Rahmen der klinischen Diagnostik findet er besonderen Stellenwert bei der Beurteilung eines Muskelschadens (Herzinfarkt oder Muskeltrauma). Durch die Auflösung von Muskelzellen wird Myoglobin freigesetzt und kann quantitativ (zahlenmäßig) im Blut bestimmt werden. Beim Herzinfarkt z.B. ist der Myoglobingehalt im Blut deutlich erhöht.
Die Spongiosa als ein Schwammwerk aus kleinen Knochenbälkchen ist für die Stabilität in den Knochen verantwortlich (s. Kommentar zu Frage 2.20).
Die Funktion der Schwann-Zelle wird ausführlich in Kommentar zu Frage 7.19 erörtert.

1.36 Lösung A

Grundregel für die Zellbezeichnung ist, dass -blasten aufbauende und -klasten abbauende Zellen sind. Hier eine tabellarische Zusammenstellung wichtiger Zellen und ihrer Funktion:

Zellen	Typ	Funktion
Osteo (Knochen)	- klasten - blasten	Knochenabbau Knochenaufbau
Chondro (Knorpel)	- klasten - blasten	Knorpelabbau Knorpelaufbau
Fibro (Bindegewebe)	- klasten - blasten	Bindegewebsabbau (Kollagenabbau) Bindegewebsaufbau (Kollagenbildung)

1.37 Lösung C

Kinozilien schlagen rhythmisch in eine Richtung. Die kleinen Flimmerhärchen transportieren dabei zum Beispiel Schleim oder Eizellen in eine bestimmte Richtung. Bei Rauchern ist die Anzahl der Kinozilien, also der Flimmerepithelhärchen vermindert und gleichzeitig der Schleim von zähflüssigerer Konsistenz, damit wird der Schleimabtransport behindert. Aus diesem Grunde sammelt sich der Schleim im Bronchialsystem manchmal so an, dass größere Schleimmengen auf einmal abgehustet werden (Expektoration bzw. Auswurf).
Endokrine Drüsen (Hormondrüsen) geben ihr Sekret in die Blutbahn (Nebenniere, Schilddrüse), exokrine Drüsen (Sekretdrüsen) an die Oberfläche (Schweiß) ab. Die größte gemischte Drüse, also mit endokriner und exokriner Funktion, ist die Bauchspeicheldrüse!
Es wird bei der Knochenbildung (Ossifikation) die desmale von der chondralen Ossifikation unterschieden. Bei der **desmalen Ossifikation** wandelt sich das Gewebe direkt in Knochen um und findet sich vorwiegend bei platten Knochen (Schädel, Schulterblatt). Im Rahmen der Verknöcherung von Röhrenknochen

(**chondrale Ossifikation**) kommt es zunächst zur Ausbildung einer perichondralen Knochenmanschette (Knochengewebe umzieht das Knorpelgerüst). Bei der folgenden enchondralen Ossifikation wird der Knorpel knöchern umgebaut. Hierbei wird die Funktion von Zellen wie Chondroblasten und -klasten sowie Osteoblasten benötigt.

1.38 Lösung C

Das Zytoplasma ist das von einer Zellmembran umschlossene Plasma einer Zelle. Es besteht zu 75–95 % aus Wasser, in dem Proteine, Lipide, Kohlenhydrate, Spurenelemente sowie eine Vielzahl kleinerer und größerer Einschlüsse schwimmen.

2

SKELETT UND MUSKULATUR

2.1 Lösung C

Die **Pars petrosa ossis temporalis** (Felsenbein) ist nur am eröffneten Schädel zu erkennen. Es besitzt die Form einer Pyramide und zieht von dorsal lateral nach ventral medial.
Im Felsenbein befindet sich die Eintrittsöffnung für den VIII. Hirnnerven, den N. vestibulocochlearis, welcher Gehör (Cochlea) und Gleichgewichtsorgan (Vestibularis) versorgt.

2.2 Lösung C

Diese Aufgabe ist leicht zu lösen, wenn man weiß, dass das Schultergelenk dreiachsig ist. So kommt nämlich nur eine Antwort in Frage.
Das **Schultergelenk** lässt sich **in den drei Grundebenen bewegen:** Sagittal-, Frontal-, Transversalebene.
Das **Handgelenk** (Radius, Ulna, proximale Handwurzelknochen) besitzt die Form eines Eigelenks, welches bekanntlich einen **Freiheitsgrad in zwei Ebenen** hat.
Das **obere Sprunggelenk** (Tibia, Fibula, Talus [Sprungbein]) hat die Form eines Scharniergelenks – es kann nur die Bewegung der Flexion und Extension ausführen und ist somit **einachsig.**

2.3 Lösung C

Der Röhrenknochen entsteht durch chondrale Ossifikation und wird gegliedert in Diaphyse und Epiphyse.
Zwischen diesen beiden Anteilen befindet sich die **Epiphysenfuge,** eine knorplige Schicht, die mit der Zeit verknöchert. In dieser Zone findet das Längenwachstum der Knochen statt, welches bis zum 21. Lebensjahr abgeschlossen ist. Nach der Verknöcherung kann man nur noch eine schmale, auffällige Saumleiste erkennen (Abb. 2.3.1).
Besonders gut bildet sich die Epiphysenfuge im Röntgenbild von jugendlichen Knochen ab (Abb. 2.3.2).
Das Dickenwachstum findet an der Diaphyse statt.

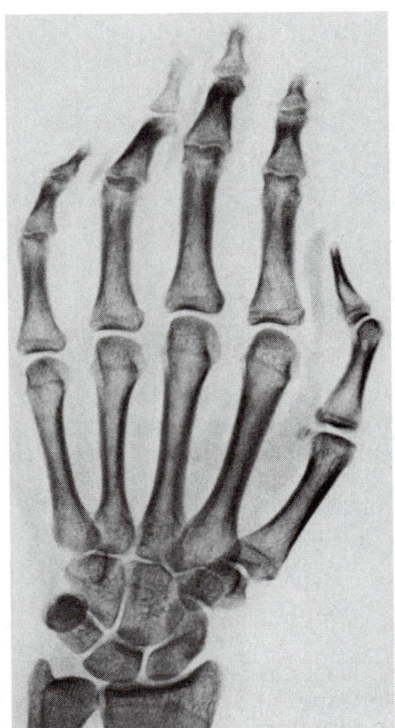

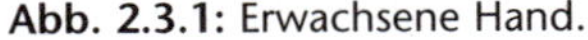

Abb. 2.3.1: Erwachsene Hand.

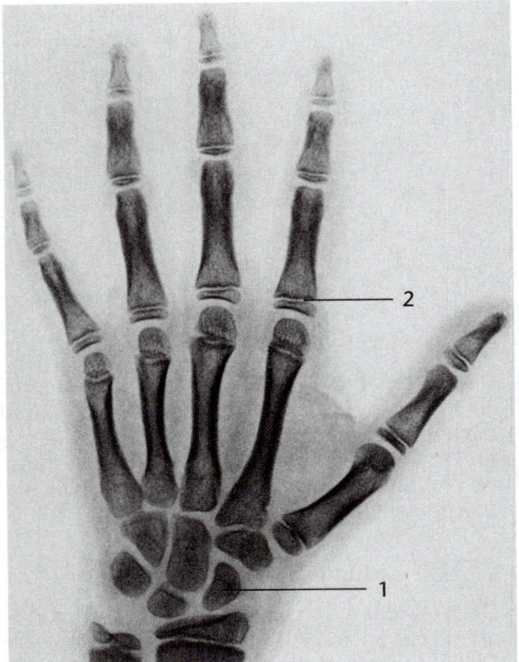

Abb. 2.3.2: Jugendliche Hand.
1 Handmittelknochen noch nicht vollständig ossifiziert,
2 Epiphysenfugen noch sichtbar.

2.4 Lösung B

Das Sesambein ist definiert als frei schwebender Knochen ohne gelenkige Verbindung zu einem anderen (Patella).

Für die Handwurzelknochen gibt es einen sehr einprägsamen Spruch: „Es fährt ein Kahn im Mondenschein im Dreieck übers Erbsenbein (proximale Handwurzelreihe) –
Vieleck groß, Vieleck klein, am Kopf, da muss der Haken sein (distale Handwurzelreihe)."

Die **Fußwurzelknochen** seien hier noch einmal erwähnt:
Talus (Sprungbein), Kalkaneus (Fersenbein), **Os cuboideum (Würfelbein),** Os naviculare (Kahnbein), Os cuneiforme mediale, intermedium, laterale (3 Keilbeine).

2.5 Lösung C

Zur Orientierung der Krümmung der WS führte man eine spezielle Nomenklatur ein.
Hier eine kleine Eselsbrücke:
Die Lendenwirbelsäule beschreibt eine **Lordose** – also eine Krümmung der WS nach ventral (merke: L – L).
Wenn man von der Lendenwirbel-Lordose ausgeht, so ist die Brustwirbelsäule entgegengesetzt gekrümmt, also wie eine Kyphose (Krümmung nach dorsal).
Die HWS zeigt wieder eine Lordose.
Eine seitliche Verschiebung der WS bezeichnet man als Skoliose (merke: S – S).

2.6 Lösung D

S. Kommentar zu Frage 2.4

2.7 Lösung B

S. Kommentar zu Frage 1.1

2.8 Lösung A

Die Begriffe Lordose, Kyphose und Skoliose sind im Kommentar der Frage 2.5 beschrieben.
Einige Prüflinge werden nun vor der Entscheidung stehen, zwischen den Antworten A und D zu wählen.
Auch Antwort D ist richtig, aber nicht unter dieser Fragestellung, denn die Rippen charakterisieren den Brustkorb (Thorax) und nicht die Wirbelsäule!

2.9 Lösung C

Der Fuß besitzt zwei Sprunggelenke: ein bewegliches oberes und ein eher starres unteres.
Das obere Sprunggelenk bezeichnet ein Scharniergelenk und wird gebildet durch Tibia **(Schienbein)** und Fibula **(Wadenbein).** Diese beiden Knochen bilden gleichzeitig die so genannte Malleolengabel sowie das **Sprungbein** (Talus).
Das untere Sprunggelenk ist durch den straffen Bandapparat eher unbeweglich und setzt sich aus dem Sprungbein (Talus), dem Fersenbein (Kalkaneus) und dem Kahnbein (Os naviculare) zusammen.
Um sich die Gelenke zu verdeutlichen, sollte man immer eine Abbildung hinzuziehen.

2.10 Lösung D

Vorsicht! Dies ist eine verneinende Frage.
Rotes Knochenmark befindet sich in den platten Knochen, die durch desmale Ossifikation entstanden sind. Auch in den Epiphysen der Röhrenknochen kann man rotes Knochenmark erkennen, dies macht jedoch einen unbedeutenden Teil aus.
Lösung A, B, E sind typische Beispiele für platte Knochen (s. Kommentar zu Frage 2.18).
Aber auch im Wirbelkörper kommt in bedeutender Menge rotes Knochenmark vor. Dies sollte man sich merken, denn danach wird öfters in Examina gefragt!

2.11 Lösung C

Diese Frage zielt auf die Anatomie des Schädels ab.
Erklären kann man hier wenig, doch in Kombination mit einer Abbildung über den Schädel kann man sich die unten aufgeführte Liste einprägen (s. auch Abb. 2.25 mit Kommentar).

Gesichtsschädel:
Os frontale (Stirnbein)
Os nasale (Nasenbein)
Os zygomaticum **(Jochbein)**
Maxilla (Oberkiefer)
Mandibula (Unterkiefer)

Schädelkalotte:
Os frontale (Stirnbein)
Os parietale **(Scheitelbein)**
Os temporale (Schläfenbein)
Os occipitale (Hinterhauptsbein)

Schädelbasis:
Os occipitale (Hinterhauptsbein)
Os temporale (Schläfenbein)
Os sphenoidale (**Keilbein,** Wespenbein)

2.12 Lösung C

In der folgenden Tabelle sind die 6 Grundgelenkformen und jeweilige Beispiele aufgelistet. Zu diesem Thema werden in mindestens jedem zweiten Examen Fragen gestellt!

Tabelle 2.12: Beispiele für Grundgelenkformen

Kugelgelenk (3)	**Hüftgelenk** Schultergelenk
Eigelenk (2)	Handgelenk Atlantookzipitalgelenk Fingergelenk
Sattelgelenk (2)	**Daumengrundgelenk*** (immer gern gefragt!)
Scharniergelenk (1)	Ellbogengelenk oberes Sprunggelenk **Kniegelenk** **Daumengrundgelenk***
Radgelenk (1)	Radioulnargelenk Atlantoaxialgelenk („dens axis"!)
Plattes Gelenk	Wirbelgelenke

* In der Literatur wird das Daumengrundgelenk zum Teil als Sattel-, aber auch als Scharniergelenk bezeichnet.

2.13 Lösung C

Man unterscheidet drei Abschnitte beim Ohr:
1. äußerer Gehörgang, die Grenze zum Mittelohr bildet hier das Trommelfell;
2. das **Mittelohr**, auch **Paukenhöhle** genannt, beherbergt die sog. Mittelohrknochen: Hammer, Amboss, Steigbügel;
3. das Innenohr, in dem sich das eigentliche Gehör- und Gleichgewichtsorgan befindet (Abb. 2.13).

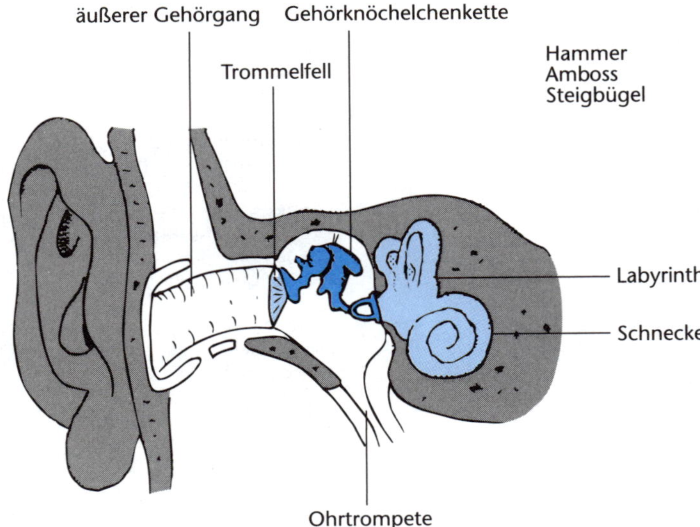

Abb. 2.13: Das Ohr.

2.14 Lösung D

S. Kommentar zu Frage 2.3.

2.15 Lösung C

Der Trochanter minor befindet sich am **Femur** und ist Ansatzstelle von bestimmten Muskeln. Diesen Knochenpunkt kann man im Gegensatz zum Trochanter major nicht tasten (s. auch Kommentar zu Frage 2.21).

2.16 **Lösung D**

S. Kommentar zu Frage 2.4.

2.17 **Lösung B**

S. Kommentar zu Frage 2.4.

2.18 **Lösung B**

Platte Knochen unterliegen der desmalen Ossifikation. Diese Knochenentwicklung überspringt im Gegensatz zur chondralen Ossifikation die knorplige Zwischenstufe.
In den platten Knochen (Sternum, Darmbeinschaufel, **Hirnschädelknochen**) befindet sich das rote Knochenmark (Blutbildungsstätte).
Sollte z. B. ein pathologisches Blutbild festgestellt werden, so wird für die Ausschlussdiagnostik eine Sternalpunktion vorgenommen, um die Stammzellen der Blutkörper zu untersuchen.
Die anderen aufgeführten Knochen stellen Röhrenknochen dar, wobei sich auch in den Wirbelknochen in bedeutender Menge rotes Knochenmark befindet.

2.19 **Lösung E**

Die unter **1 bis 4 aufgeführten Bestandteile** sind bei jedem echten Gelenk vorhanden und ermöglichen eine freie Bewegung.
Nun fragt man sich, was unechte Gelenke sind. Unechte Gelenke haben denselben Aufbau wie die echten mit der Auflage, dass sie unbeweglich sind, z. B. verursacht durch einen sehr straffen Bandapparat (Symphyse, Iliosakralgelenk u. a.).

2.20 Lösung C

Im Endstadium der chondralen Ossifikation berwirken die Osteoklasten die Bildung der Markhöhle, welche natürlich nicht ganz hohl ist, sondern noch eine stützende Gerüststruktur in sich birgt. Diese Gerüststruktur richtet sich nach Belastungszonen aus, und es entstehen sog. Trabekel. Die so entstandene „schwammartige Gerüststruktur" nennt man **Spongiosa** – sie ist maßgeblich an der Stabilität des Knochengerüstes beteiligt (s. auch Lehrbuch). Diese kann man sehr schön an einem zersägten Präparat erkennen.
Lamellen umschließen die Havers-Kanäle, in denen sich längs im Knocheninnern Blutgefäße befinden. Um eine Verbindung zur Außenwelt (Periost) zu bekommen, wachsen während der Knochenentwicklung transversal Blutgefäße in den Knochen ein. Diese befinden sich dann in den Volkmann-Kanälen (Abb. 2.20).

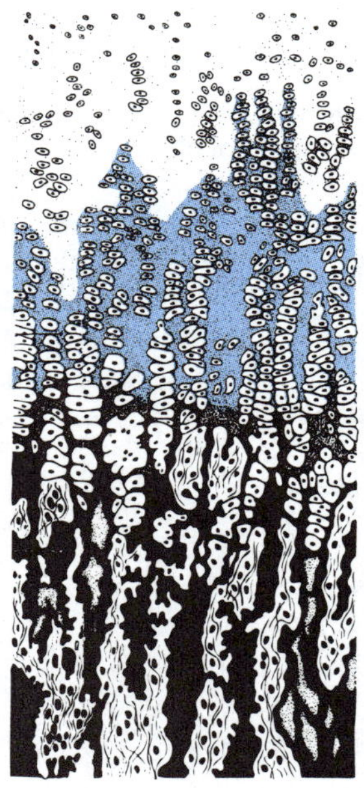

Abb. 2.20: Die Knochenentwicklung.

2.21

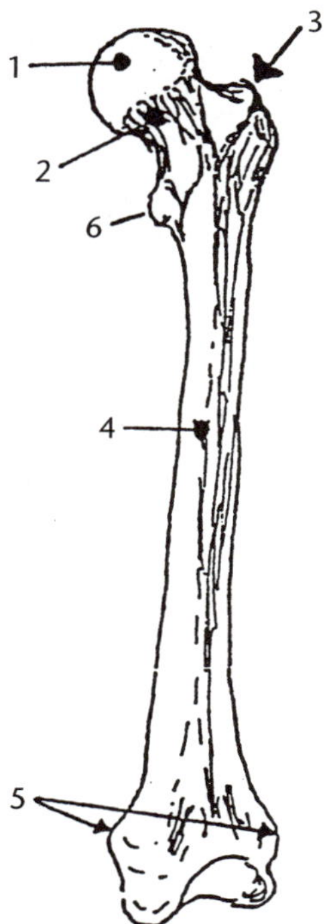

Abb. 2.21: Der Oberschenkelknochen.

1. Caput femoris (Oberschenkelkopf)
2. Collum femoris (Oberschenkelhals)
3. Trochanter major (großer Rollhügel)
4. Linea aspera (raue Linie) oder Corpus femoris
5. Epicondylus femoris (Gelenkknorren)
6. Trochanter minor (kleiner Rollhügel)

2.22

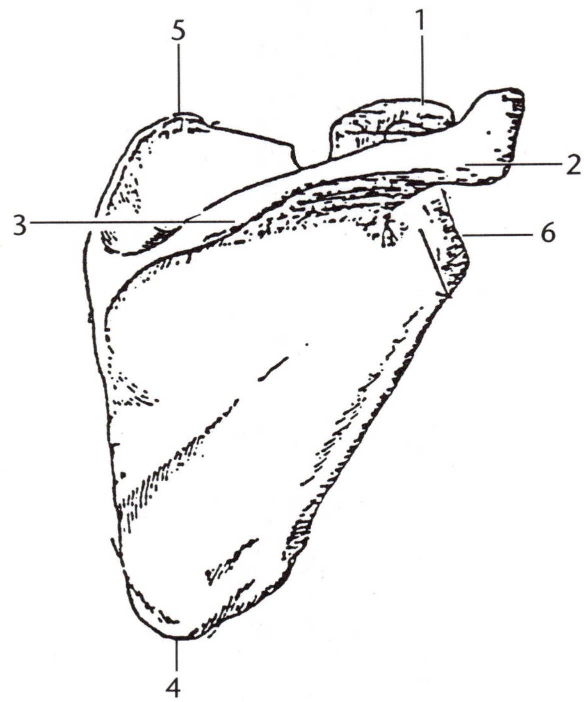

Abb. 2.22: Das Schulterblatt (Scapula).

1. Processus coracoideus (Rabenschnabelfortsatz)
2. Acromion (Schulterhöhe)
3. Spina scapulae (Schulterblattgräte)
4. Angulus inferior (unterer Winkel)
5. Angulus superior (oberer Winkel)
6. Gelenkfläche für den Humerus (Oberarmknochen)

2.23

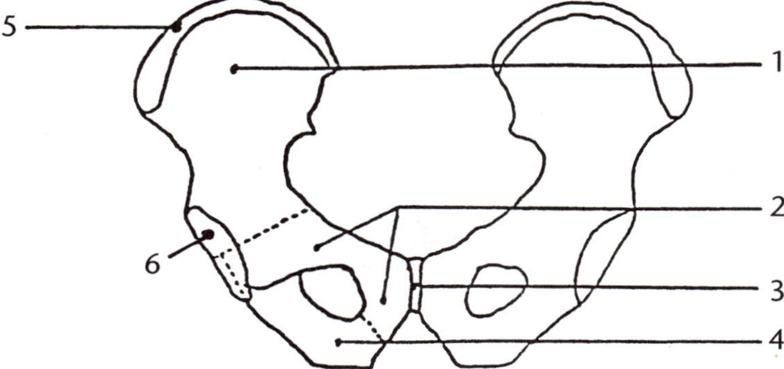

Abb. 2.23: Das knöcherne Becken.

1. Os ilium (Darmbein)
2. Os pubis (Schambein)
3. Symphysis pubica (Schambeinfuge)
4. Os ischii (Sitzbein)
5. Crista iliaca (Darmbeinkamm)
6. Gelenkfläche für das Femur (Oberschenkelknochen)

2.24

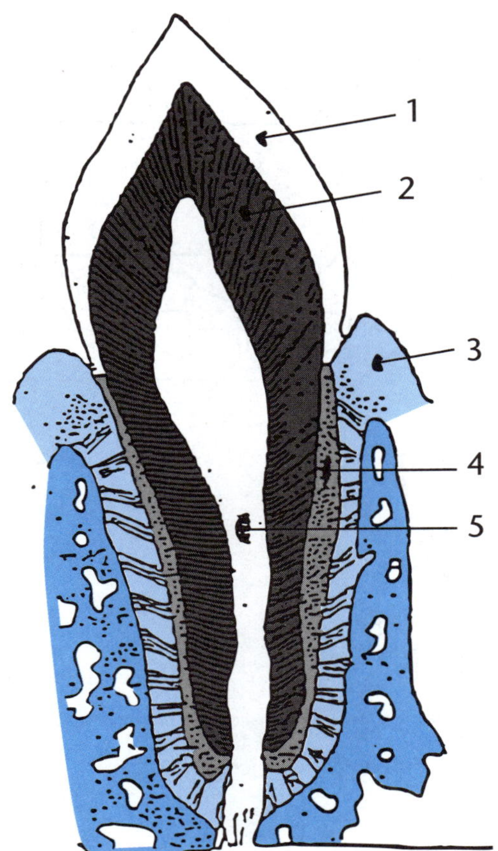

Abb. 2.24: Der Zahn.

1. Schmelz
2. Dentin
3. Zahnfleisch
4. Zement
5. Pulpa

2.25

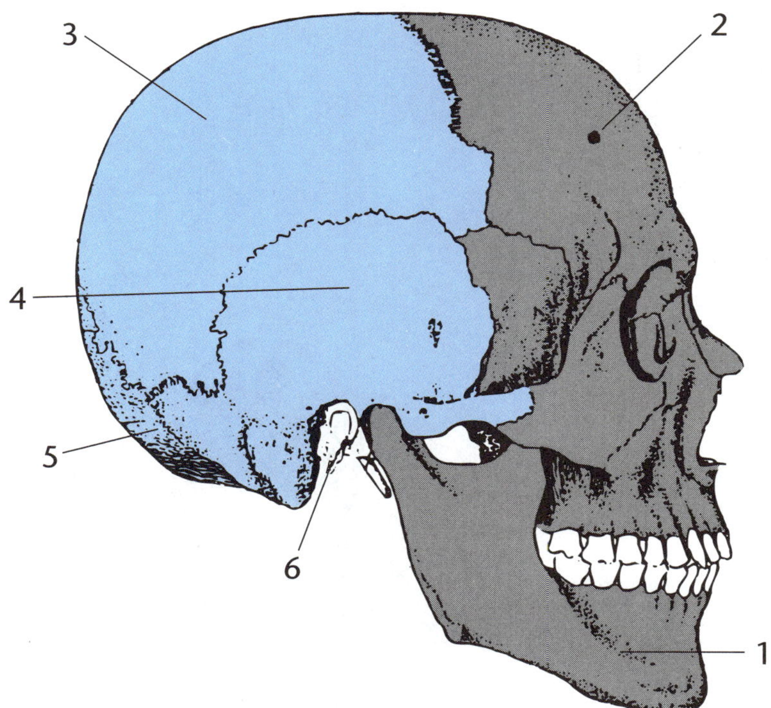

Abb. 2.25: Der knöcherne Schädel.

1. Mandibula (Unterkiefer)
2. Os frontale (Stirnbein)
3. Os parietale (Scheitelbein)
4. Os temporale (Schläfenbein)
5. Os occipitale (Hinterhauptsbein)
6. äußerer Gehörgang

2.26

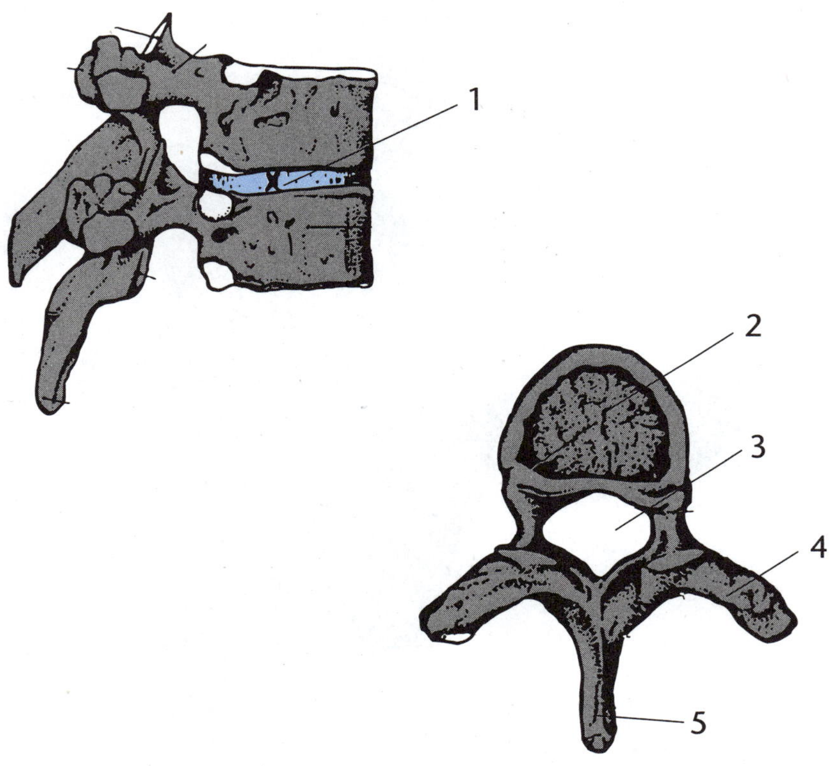

Abb. 2.26: Der Wirbelkörper.

1. Zwischenwirbelscheibe (Discus intervertebralis)
2. Wirbelkörper (Corpus vertebralis)
3. Wirbelloch (Foramen vertebrae)
4. Seitenfortsatz (Processus transversus)
5. Dornfortsatz (Processus spinosus)

2.27

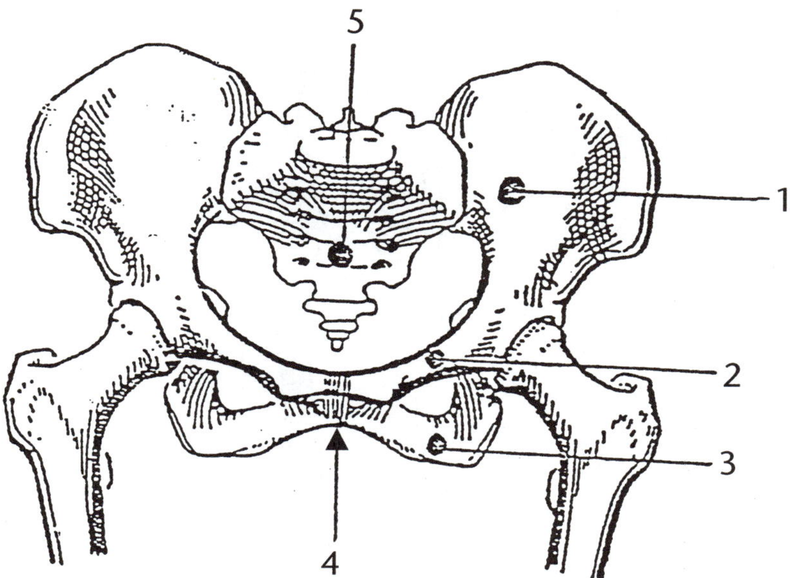

Abb. 2.27: Beckenknochen.

1. Os ilium (Darmbein)
2. Os pubis (Schambein)
3. Os ischii (Sitzbein)
4. Symphysis pubica (Schambeinfuge)
5. Os sacrum (Kreuzbein)

2.28

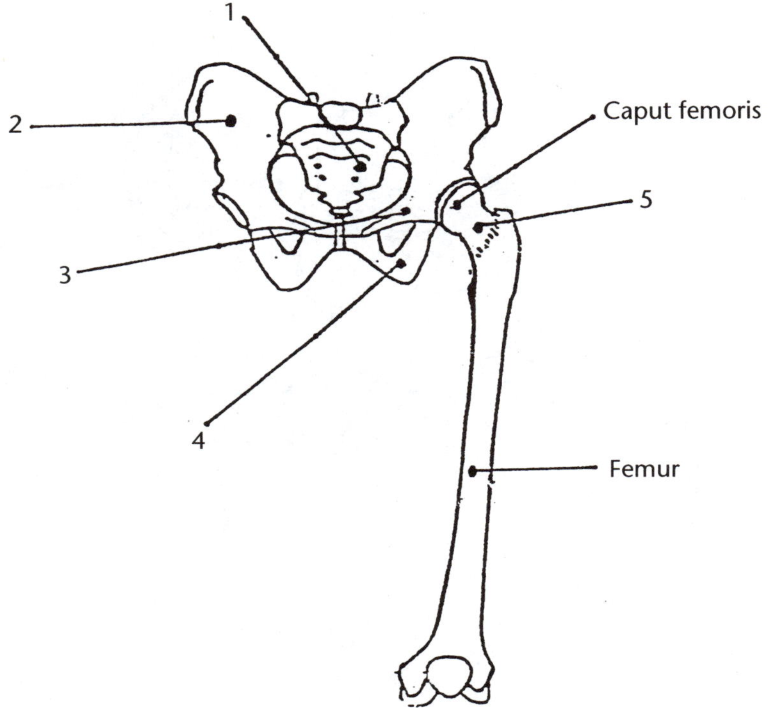

Abb. 2.28: Becken- und Oberschenkelknochen.

1. Os sacrum (Kreuzbein)
2. Os ilium (Darmbein)
3. Os pubis (Schambein)
4. Os ischii (Sitzbein)
5. Collum femoris (Oberschenkelhals)

2.29 Lösung C

Diese rein anatomische Frage ist am besten an der unten stehenden Skizze zu erläutern. Prägen Sie sich diese Strichzeichnung ein und versuchen Sie, diese frei nachzumalen. Ohne optisches Vorstellungsvermögen kann man sich die ganzen anatomisch-topographischen Aspekte nicht merken (Abb. 2.29).

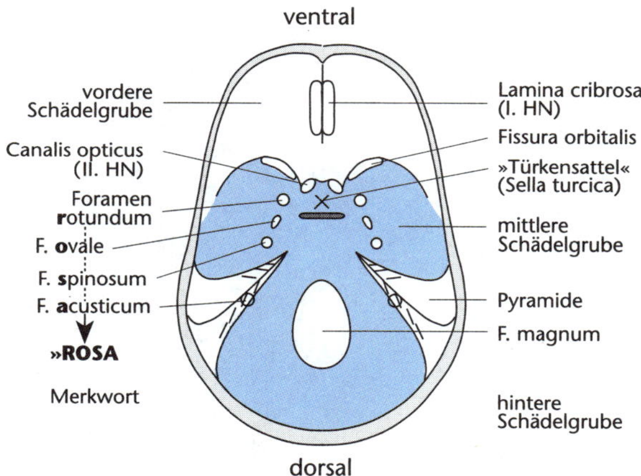

Abb. 2.29: Schädelbasis.

2.30 Lösung C

S. Kommentar zu Frage 2.12.

2.31 Lösung B

S. Kommentar zu Frage 2.12.

2.32 Lösung C

Der Musculus iliopsoas setzt sich zusammen aus dem M. iliacus und dem M. psoas, die sich erst oberhalb des Leistenbands zu einem gemeinsamen Muskel vereinigen. Dieser Muskel ist mit dem M. rectus des Oberschenkels der effizienteste Beuger im Hüftgelenk.
Der M. psoas findet seinen Ursprung am 12. BWK und 1.–4. LWK, der M. iliacus entspringt in der Fossa iliaca.
Der Ansatz des M. psoas ist der Trochanter minor femoris, der des M. iliacus ist der Trochanter major femoris.
Innerviert vom Plexus lumbalis, führt der M. iliopsoas sowohl eine Lateralflexion der Wirbelsäule als auch eine Beugung und Rotation im Hüftgelenk aus.

2.33

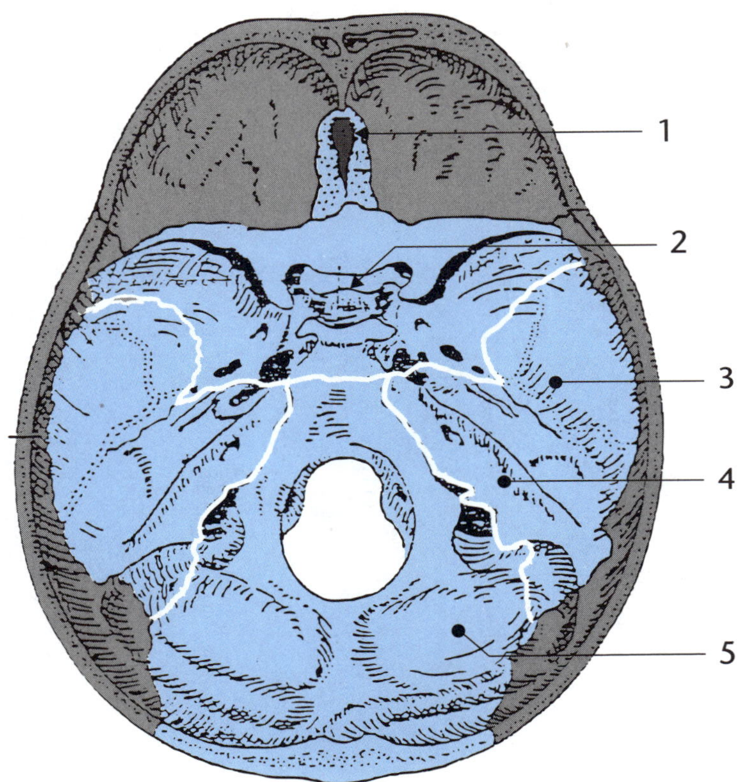

Abb. 2.33: Schädelbasis.

1. Crista galli (Hahnenkamm), Lamina cribrosa ossis ethmoidalis
2. Sella turcica (Türkensattel)
3. Os temporale (Schläfenbein)
4. Pars petrosa ossis temporalis (Felsenbein)
5. Os occipitale (Hinterhauptsbein)

2.34 Lösung E/C

Diese zwei gleichen Antwortmöglichkeiten wurden im Examen original so gestellt.
Das bleibende Gebiss des Erwachsenen besteht aus 32 Zähnen. Die Zähne bestehen aus Hartsubstanzen (Zahnbein, Zahnschmelz und Zement) und Weichteilen (Pulpa und Wurzelhaut). S. dazu auch Abb. 2.24.
Die Zahnhöhle – das Innere der Zähne – ist mit Pulpa, dem Zahnmark, gefüllt. Hier verlaufen zahlreiche Blutgefäße und **Nerven** für die Ernährung des Zahns.
Bindegewebe findet man fast überall. Es dient der Umhüllung und Unterteilung von Organen, ihrer Einbettung in die Umgebung und der Zuleitung von Blutgefäßen und Nerven. Aufgebaut ist es aus Zellen (Fibroblasten/-zyten) und den von ihnen gebildeten Grund- und Interzellularsubstanzen.

2.35 Lösung A

Lesen Sie unbedingt den Kommentar zu Frage 1.18.
Glatte Muskulatur ist charakterisiert als unermüdlich, träge arbeitende Muskulatur, die nicht dem Willen unterworfen ist. Im Gegensatz zur quer gestreiften Muskulatur besitzt die glatte Muskulatur **keine Querstreifung,** keine motorische Endplatte, und die Zellkerne liegen zentral (s. Abb. 1.5).

2.36 Lösung C

Der große Gesäßmuskel (M. glutaeus maximus) findet seinen Ursprung an der Außenfläche der Darmbeinschaufel und setzt unterhalb des großen Rollhügels (Trochanter major) an der Rückseite vom Femur an. Die sich daraus ergebende Funktion ist die Streckung und Außenrotation des Oberschenkels.
Wenn man nun nach dem Gegenspieler (Antagonist) fragt, muss der gesuchte Muskel den Oberschenkel beugen und ggf. nach innen rotieren. Dies trifft für den **Hüft-Lenden-Muskel** (M. iliopsoas) zu.
Lesen Sie dazu auch den Kommentar zu Frage 2.32.

2.37 Lösung D

Der **Schneidermuskel** (M. sartorius) entspringt an der Spina iliaca anterior superior und setzt am medialen Kondylus der Tibia an. Dieser Muskel, vom Nervus femoralis innerviert, bewegt also 2 Gelenke: Beugung im Hüft- und im Kniegelenk.
Der M. quadriceps (vierköpfiger Oberschenkelmuskel) beugt zwar das Hüftgelenk, streckt aber das Kniegelenk.
Schon im Wort des M. adductor (Oberschenkelanzieher) kann man lesen, dass dieser Muskel nicht beugt, sondern den Oberschenkel aus seitlich abgestreckter Haltung an sich zieht.

2.38 Lösung A

Der M. psoas gehört bestimmt nicht zu den Bauchmuskeln – dies konnte man schon allein aus den vorangegangenen Fragestellungen erkennen. Somit kam Punkt 5 nicht in Frage, und die einzige Lösungsmöglichkeit hier war A.

Bauchmuskeln:
M. obliquus externus abdominis
M. obliquus internus abdominis
M. transversus abdominis
M. rectus abdominis
M. pyramidalis
M. quadratus lumborum
M. cremaster

Der M. cremaster ist ein besonderer Muskel, er setzt sich aus Teilen des M. obliquus internus abdominis und des M. transversus abdominis zusammen. Beim Mann zieht er durch den Leistenkanal und umgreift den Hoden, den er somit heben und senken kann. Bei Frauen schließen sich die Muskelfasern dem Ligamentum teres uteri an.

Die eigentliche Aufgabe der Bauchmuskeln sind die Haltefunktion und die Bauchpresse.

2.39 Lösung D

Eine gute Darstellung finden Sie in Abb. 2.23.
Die Knochen des Beckens sollte man eigentlich zum Grundwissen von medizinischem Personal zählen.
Das Felsenbein ist ein Teil des Os temporale, welches ausführlich im Kommentar zu Frage 2.40 beschrieben ist.
Ein Sesambein steht für einen frei schwebenden Knochen, einen Knochen ohne gelenkige Verbindung. Dies sind z. B. die Kniescheibe (Patella) oder die Sesambeine der Großzehe.

2.40 Lösung C

Das Schläfenbein (Os temporale) ist am Bau der mittleren Schädelgrube und auch z. T. an der Bildung des Schädeldachs beteiligt.
Ein Teil des Os temporale nennt man **Felsenbein** oder auch Pars petrosa ossis temporalis, hier befindet sich das Innenohr.
Der **Griffel- und Warzenfortsatz** (Proc. mastoideus) sind Ansatzstellen für Muskeln. Der bekannteste ist wohl der M. sternocleidomastoideus, der am Sternum und der Klavikula entspringt und seinen Ansatz am Proc. mastoideus findet.
Der Jochbeinfortsatz wird vom Jochbein (Os zygomaticum) selbst gebildet. Den Jochbeinbogen (Arcus zygomaticus) bildet dagegen das Os temporale.

2.41

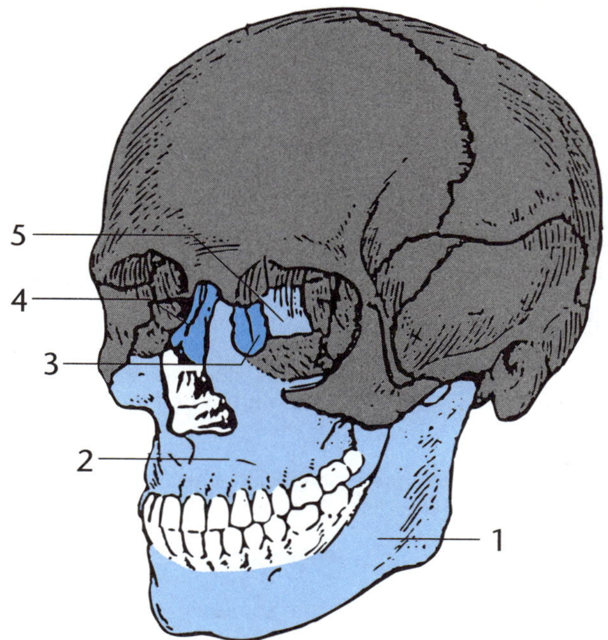

Abb. 2.41: Der knöcherne Schädel.

1. Mandibula (Unterkiefer)
2. Maxilla (Oberkiefer)
3. Os lacrimale (Tränenbein)
4. Os nasale (Nasenbein)
5. Os ethmoidale (Siebbein)

2.42 **Lösung B**

S. Kommentar zu Frage 5.1.

2.43 **Lösung C**

Das Schläfenbein (Os temporale; s. auch Abb. 2.25, 2.33 und Kommentar zu Frage 2.40) **beherbergt das Innenohr im Felsenbein** (Pars petrosa ossis temporalis; s. auch Kommentar zu Frage 2.1). Zugleich entspringt der Griffel- und Warzenfortsatz diesem Knochen, wie Sie deutlich in Abb. 2.25 erkennen können. Den Processus mastoideus (Warzenfortsatz) können Sie hinter Ihrem Ohr ertasten. Die hintere Schädelgrube wird durch das Hinterhauptsbein (Os occipitale) gebildet.

2.44 **Lösung C**

Es werden echte (Diarthrosen) von unechten (Synarthrosen) Gelenken unterschieden.
Unechte Gelenke haben zumeist **keinen Gelenkspalt,** sind sehr straff durch Bänder und Knorpel miteinander verbunden und somit nur geringfügig beweglich. Es werden differenziert:

Syndesmosen: bandhafte Verbindungen (Schädelknochensuturen)
Synchondrosen: knorpelige Verbindungen (Zwischenwirbelscheibe, Symphyse)
Synostosen: knöcherne Verbindungen (Epiphysenfugen)

Echte Gelenke besitzen einen Gelenkspalt und sind somit ein- bis dreiachsig beweglich. S. die Kommentare zu den Fragen 2.2 und 2.12.

2.45 **Lösung A**

2.46 **Lösung E**

Der M. pectoralis major (großer Brustmuskel) gliedert sich in die Anteile Pars clavicularis (Schlüsselbein), sternocostalis (Brustrippen) und abdominalis („Bauchteil" des Muskels). Von diesen Ursprungsorten zieht der Muskel zum Humerus (Oberarm). Der Ansatz befindet sich oben vorne.
Bei Kontraktion rotiert der Muskel dementsprechend den Arm in Pronationsstellung und adduziert (an den Körper ziehen) ihn dabei.
Pronation und Supination merken Sie sich anhand einer Eselsbrücke:

Wenn Ihre Hand in Supination steht, dann können Sie „Suppe" in Ihre Hand aufnehmen. Sie sehen also die Handinnenflächen. In Pronation sehen Sie den Handrücken.

2.47 **Lösung D**

Die verschiedenen Knorpelarten (Stützgewebe) unterscheiden sich in ihrer Elastizität und Funktion. Alle Knorpel besitzen eine gewisse Druck- und Biegeelastizität. Den härtesten, den **hyalinen Knorpel,** findet man besonders als Gelenk-, Nasen- und Rippenknorpel. **Elastischer Knorpel** findet sich entsprechend seiner Eigenschaft im Ohr- und Kehlkopfknorpel.
Faserknorpel ist gegen Zug sehr widerstandsfähig und findet sich daher in Zwischenwirbelscheiben, Menisken und als Schambeinknorpel.

2.48

1. Processus spinosus (Dornfortsatz)
2. Arcus vertebrae (Wirbelbogen)
3. Processus transversus (Querfortsatz)
4. Processus articularis superior (oberer Gelenkfortsatz)
5. Foramen vertebrale (Wirbelloch)

2.49

1. 7 Halswirbel (Vertebrae cervicales)
2. 12 Brustwirbel (Vertebrae thoracicae)
3. 5 Lendenwirbel (Vertebrae lumbales)
4. Kreuzbein (Os sacrum)
5. Steißbein (Os coccygis)

2.50

1. Musculus trapezius (Kapuzenmuskel)
2. Musculus deltoideus (Deltamuskel)
3. Musculus latissimus dorsi (breiter Rückenmuskel)
4. Musculus rhomboideus (Rautenmuskel)
5. Musculus infraspinatus (Untergrätenmuskel)

2.51 **Lösung A**

Der Rachenraum wird anatomisch in die aufgeführten Räume unterteilt. Diese Definition ist einfach auswendig zu lernen!

2.52 **Lösung D**

Eine unübersichtliche und verwirrende Antwortmöglichkeit ! Wenn Sie die einzelnen Knochen lernen, so werden Sie an vielen Stellen gleiche Bezeichnungen finden. So gibt es den Koronenfortsatz für die Ulna (Proc. coronoideus ulnae) wie auch für den Unterkiefer (Proc. coronoideus mandibularis). Es obliegt Ihrer Entscheidung, ob diese Spitzfindigkeit gelernt wird oder ob Sie sich die Lösungsmöglichkeit einfach einprägen!

2.53 **Lösung B + C**

S. Kommentar und Tabelle zu Frage 2.11.

2.54 **Lösung D**

Der Nervus laryngeus recurrens ist der so genannte „Stimmbandnerv". Bei intraoperativen Verletzungen (Schilddrüsenoperation) folgen Heiserkeit bis Atemnot, da die Stimmbänder unbeweglich eine enge Neutralstellung einnehmen. Der N. phrenicus (A) ist der Zwerchfellnerv, der N. facialis (B) innerviert die mimische Gesichtsmuskulatur und der N. hypoglossus (C) die Zungenmuskulatur. Der Sympathikus (E) verläuft neben der Wirbelsäule und zählt wie der Parasympathikus (N. vagus) zum vegetativen Nervensystem. S. Kommentare zu den Fragen 7.24 bis 7.27.

2.55 **Lösung A (auch B wäre richtig)**

Vorsicht Falle! Das Zwerchfell ist natürlich als Muskel maßgeblich an der Ausführung der Atembewegungen beteiligt, hat aber keine Steuerfunktion im eigentlichen Sinne. Normalerweise ist mit Steuerung vornehmlich Steuerung des Atemantriebs gemeint, diese Aufgabe obliegt dem Atemzentrum in der Medulla oblongata (Verlängertes Mark). Die Lage ist nicht im Brustraum, das Zwerchfell teilt den Brustraum vom Bauchraum. Die Fixation des Zwerchfells erfolgt an den Rippen (Pars costalis), an den Lendenwirbeln (Pars lumbalis) und am Brustbein (Pars sternalis). An der Pars sternalis entspringt das Zwerchfell an der Rückseite des Processus xiphoideus (Schwertfortsatz) und der Rectusscheide. Somit wäre in jedem Falle auch Lösung B als richtig anzusehen, laut Prüfungsamt ist aber nur Lösung A als richtig zu werten. Diese Frage könnte juristisch verhandelt werden! Selbstverständlich muss das Zwerchfell Öffnungen (Hiatus) für die Strukturen besitzen, die vom Brust- in den Bauchraum ziehen. So gibt es Durchtrittsstellen für den Ösophagus, die Aorta und die V. cava inferior (untere Hohlvene). Der Ductus thoracicus als größter Lymphgang (Milch-Brustgang) zieht gemeinsam mit der Aorta durch den Hiatus aorticus.

2.56 **Lösung B**

Die Wirbelsäule besteht zwar aus 24 beweglichen Wirbeln, aber die Zusammensetzung zählt 7 Halswirbel, 12 Brustwirbel und 5 Lendenwirbel. Das Kreuz- und Steißbein gehören natürlich zur Wirbelsäule (D). Im Wirbelkanal verläuft als wichtigste Struktur das Rückenmark (C). Bezüglich der Wirbelsäulenkrümmung lesen Sie bitte den Kommentar zu Frage 2.5.

2.57 **Lösung C**

Die Kombination der Lösung ist einfach. Das Os sacrum (Kreuzbein) ist an der Beckenbildung beteiligt, somit finden sich hier auch die Foramina sacralia (Beckenlöcher). Der Atlas als erster Halswirbel beherbergt im großen Wirbelloch das Rückenmark und den Dens (Zahn) des 2. Halswirbels (Axis). Besonders zwischen den Lendenwirbelkörpern treten große Zwischenwirbelscheiben auf.

2.58 **Lösung D**

Die Leber ist an ihrer Oberseite mit dem Zwerchfell verwachsen. An dieser Stelle befindet sich die Umschlagsfalte des Peritoneums, so dass die Leber hier nicht vom Peritoneum bekleidet ist. Daher nennt man dieses Areal auch die „nackte Stelle" oder „Area nuda". Das Querkolon liegt unterhalb des Magens und der Leber, der Ösophagus durchbricht das Zwerchfell durch den Hiatus oesophageus. Das Pankreas findet sich in retroperitonealer Lage auf der Wirbelsäule unter dem Magen und am Kopf eingerahmt vom Duodenum. Sollte jemand die Lösung E als richtig bezeichnen, dann stellt sich die Frage: Wo hat die Person den Anus?

2.59 **Lösung E**

Die Patella als Kniescheibe befindet sich an der unteren Extremität zwischen Oberschenkel und Unterschenkel und zählt zum Kniegelenk. Von allen aufgeführten Muskeln befindet sich nur der M. quadriceps femoris (Oberschenkelstrecker)

an der unteren Extremität. Der M. obliquus externus und der M. rectus zählen zu den Bauchmuskeln, der M. pectoralis major ist ein Brustmuskel und der M. rhomboideus major ein Muskel am Schultergelenk.

2.60 **Lösung C**

Der M. iliopsoas beugt im Hüftgelenk, entspringt der Wirbelsäule und setzt am Oberschenkelknochen an. Die Mm. biceps femoris und semitendinosus beugen im Kniegelenk und strecken und rotieren im Hüftgelenk. Der Musculus glutaeus maximus (Gesäßmuskel) rotiert, beugt und streckt im Hüftgelenk. Somit wäre unter Umständen auch diese Antwortmöglichkeit als richtig anzusehen, er ist allerdings kein reiner Hüftbeuger! Der M. biceps brachii (brachii = Oberarm) ist der Oberarmbeuger, der M. triceps brachii der Oberarmstrecker.

2.61

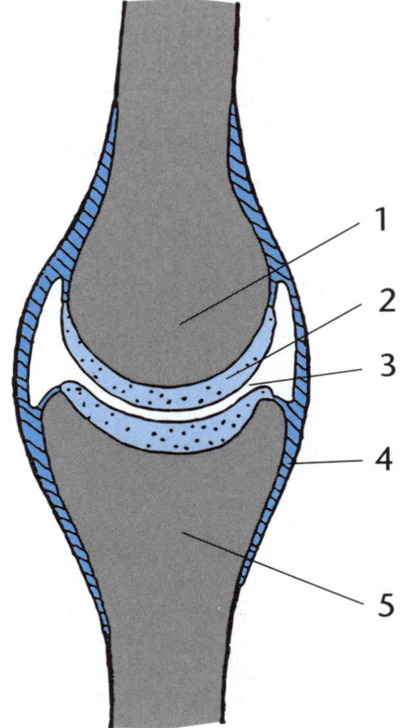

Abb. 2.61: Schematische Darstellung eines Gelenks.

1. Gelenkkopf
2. Gelenkknorpel
3. Gelenkspalt / -flüssigkeit
4. Gelenkkapsel
5. Gelenkpfanne

2.62

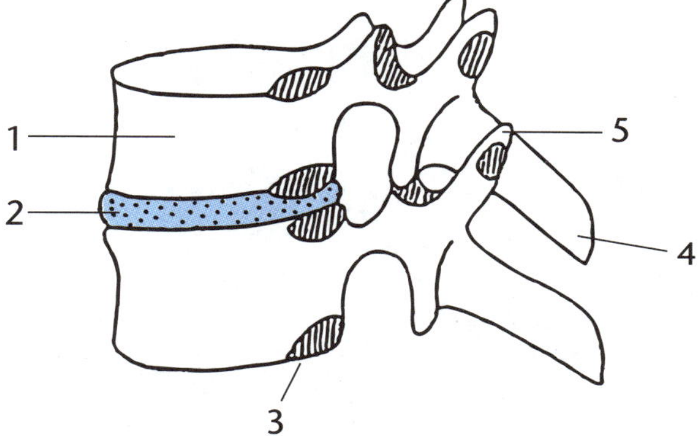

Abb. 2.62: Schematische Darstellung eines Brustwirbels in seitlicher Ansicht.

1. Wirbelkörper
2. Bandscheibe
3. Gelenkansatz für Rippe
4. Dornfortsatz
5. Querfortsatz

2.63

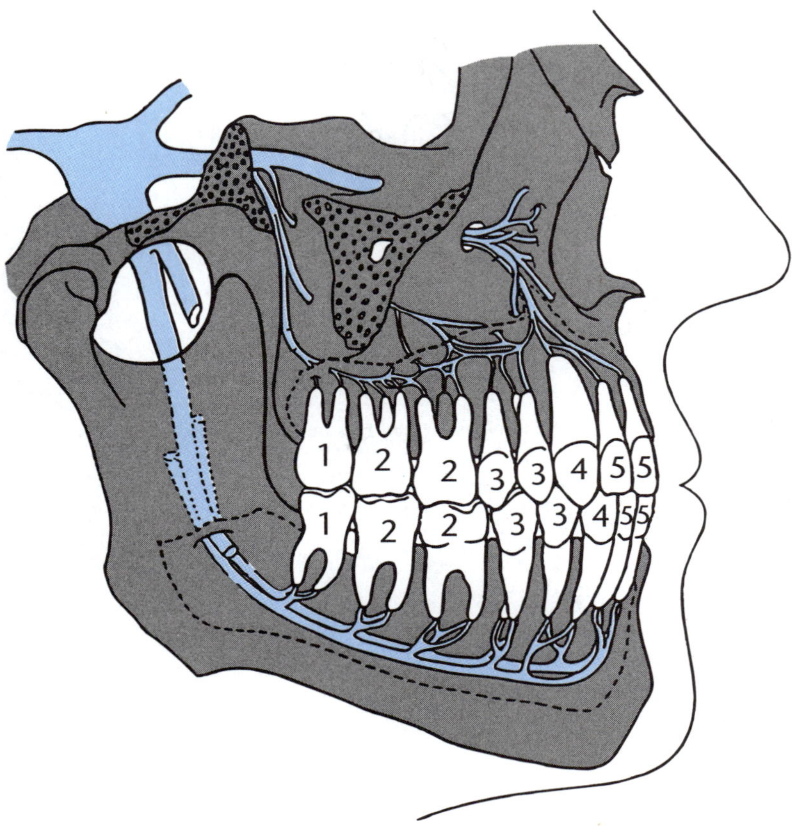

Abb. 2.63: Gebiss des Erwachsenen.

1. Weisheitszähne (3. Molares)
2. Mahlzähne (Molares)
3. Backenzähne (Prämolares)
4. Eckzähne (Canini)
5. Schneidezähne (Incisivi)

2.64

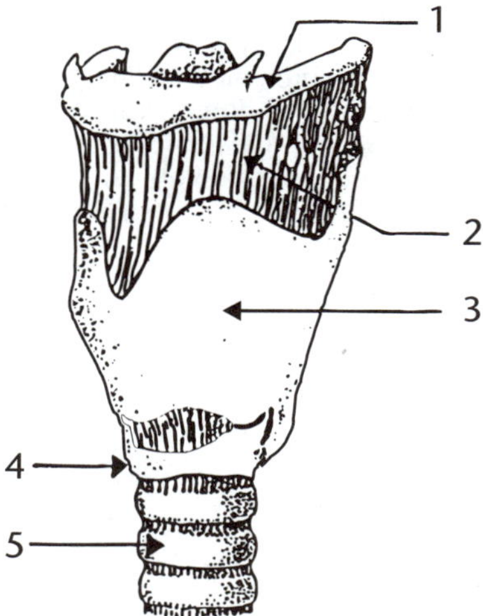

Abb. 2.64: Kehlkopf.

1. Zungenbein (Os hyoideum)
2. Membran zwischen Zungenbein und Schildknorpel (Membrana thyrohyoidea)
3. Schildknorpel (Cartilago thyroidea)
4. Ringknorpel (Cartilago cricoidea)
5. Knorpelring der Trachea (Cartilago trachealis)

2.65 **Lösung A**

Die Abduktion im Schultergelenk beschreibt das Abspreizen des Oberarms. Aus der Grundstellung ist im Schultergelenk eine Abduktion um etwa 90° möglich. Dann stößt der Humerus (Oberarm) am Dach des Schultergelenks (Acromion, Lig. coracoacromiale und Processus coracoideus) an. Ein weiteres Anheben des Oberarms über die Horizontallinie ist nur durch eine Stellungsänderung der Schultergelenkpfanne (Cavitas glenoidalis) und durch Drehen des Schulterblattes (Scapula) möglich. Insgesamt sind im Schultergelenk folgende Bewegungen möglich: Außenrotation von ca. 80°, Innenrotation von ca. 100°, Retroversion von ca. 45° und Anteversion von ca. 90°. Dieses Wissen ist besonders bei der Begutachtung von Patienten von Bedeutung!

2.66 **Lösung:**

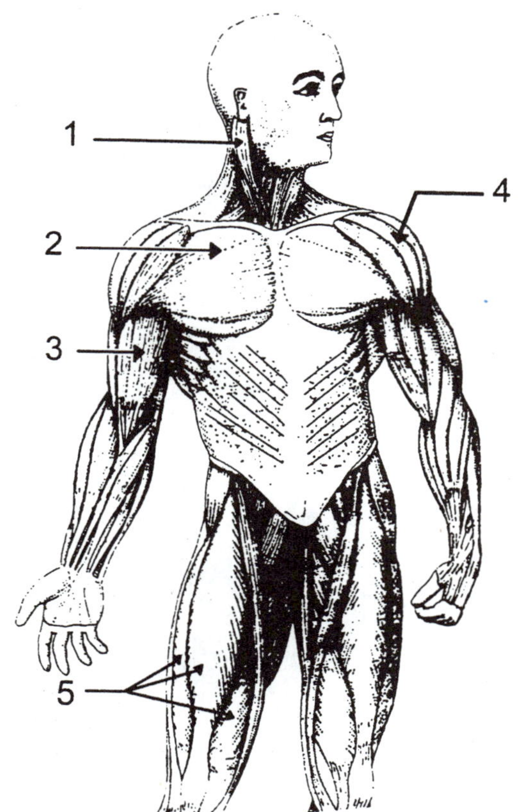

Abb. 2.66: Wichtige Muskeln.

1. Musculus sternocleidomastoideus
2. Musculus pectoralis major
3. Musculus biceps brachii
4. Musculus deltoideus
5. Musculus quadriceps femoris

2.67 Lösung D

Nach einem Knochenbruch (Fraktur) kommt es im Periost (Stratum osteogenicum = liegt äußerer Knochenoberfläche an und ist sehr zellreich) zu einem starken Reiz auf die osteogenen Zellen. Diese wandeln sich dann in Knochenbildungszellen (Osteoblasten) um und bewirken die Knochenneubildung. Übrigens ist der neu gebildete Knochen immer ein Geflechtknochen und damit besonders fest gegen Zug und Biegung. Aus diesem Grunde bricht ein Knochen selten zwei Mal an der gleichen Stelle.
In der Epiphysenfuge findet beim wachsenden Knochen das Längenwachstum statt. Nach Abschluss des Wachstums verknöchert die Epiphysenfuge.

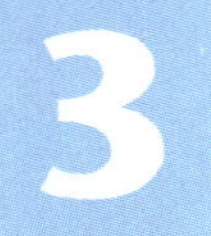

HERZ, LUNGEN UND KREISLAUF

3.1 Lösung B

Diese Frage wird sehr oft gestellt. Man sollte sich ein einfaches Schema optisch einprägen, indem man versucht, die unten angeführte Skizze aus dem Gedächtnis heraus zu malen. Außerdem stimmt die lateinische Nomenklatur der Gefäßnamen meistens mit den Namen der Knochen überein.
Die A. subclavia dextra geht aus dem Truncus brachiocephalicus, die A. subclavia sinistra direkt als dritter Abgang aus dem Aortenbogen ab.
Die Aorta thoracica geht über in die Aorta abdominalis nach Passage des Zwerchfells. Hier ist der erste bedeutende Abgang der **Truncus coeliacus,** der für die arterielle Versorgung von Magen, Milz, Leber und Pankreas zuständig ist.
Die Aa. mesenterica superior und inferior sind die nächsten großen Bauchaortenabgänge. Sie versorgen die Gedärme.
Die A. renalis versorgt danach paarig die Nieren (Abb. 3.1).

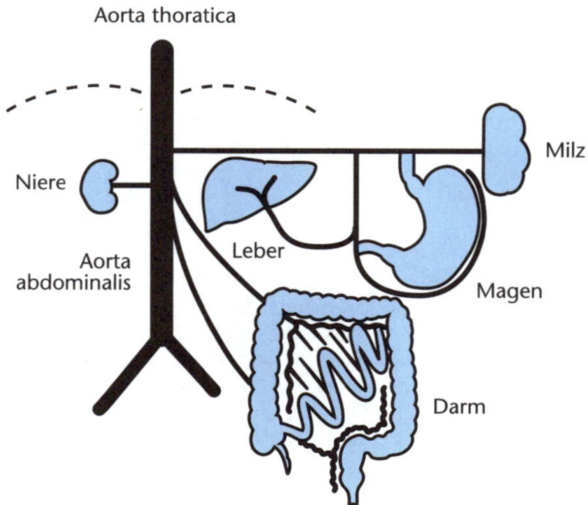

Abb. 3.1: Das Arteriensystem des Bauchraums

3.2 Lösung B

Osmose (A) bezeichnet einen Stofftransport durch eine semipermeable (halbdurchlässige) Membran, gegen oder mit einem Konzentrationsgradienten. Beispiel hierfür sind Proteine im Blut, die in Überzahl einen Druck (oder auch Sog) auf Wasser im Gewebe ausüben. Da aber nur Wasser, nicht aber die Plasmaproteine diese Membran durchdringen können, kann es nur zu einem unidirektionalen Ausgleich der beiden Kräfte kommen. Das Wasser diffundiert aus dem Gewebe in das Kapillarlumen. Die Kraft, mit der das Wasser angezogen wird, nennt man kolloidosmotischen Druck (KOD) oder auch onkotischen Druck.
Die **Diffusion** unterscheidet sich von der Osmose dadurch, dass hier die semipermeable Membran fehlt. Bezogen auf unser Beispiel heißt das, dass sich Proteine ins Gewebe – andererseits aber auch Wasser ins Gefäßlumen – bewegen. Die Richtung der Vermischung bzw. des Konzentrationsausgleichs ist also nicht mehr vorgegeben (s. Abb. 1.10).
Endozytose und Exozytose beschreiben den Vorgang des Ein- bzw. Ausschleusens einer Substanz in die bzw. aus der Zelle.
Wenn die Substanz flüssig ist, nennt man die Aufnahme in die Zelle auch Pinozytose, bei festen Substanzen Phagozytose.

3.3 Lösung B

Eine Frage, die man genau lesen sollte.

Eine Arterie ist ein Gefäß, welches vom Herzen wegführt und nicht – wie immer angenommen – sauerstoffreiches Blut enthält.

Die A. pulmonalis zieht von der rechten Herzkammer zur Lunge. Sie führt sauerstoffarmes Blut, das in der Lunge mit Sauerstoff angereichert wird.
Venen sind Gefäße, die zum Herzen hin ziehen. Die **V. pulmonalis** zieht von der Lunge zum linken Vorhof, führt also sauerstoffreiches Blut.
Diese Verhältnisse sollten jedem Prüfling klar sein. Zum Verständnis male man sich den kleinen und großen Kreislauf einmal auf und beschrifte die Gefäße. Dann stellen Sie sich die Frage, welches Gefäß sauerstoffreiches bzw. -armes Blut führt.

3.4 Lösung D/E

Eine wirklich schwierige Frage.
Der Blutdruck wird durch viele Faktoren beeinflusst.
Bei einer Herzinsuffizienz kann z. B. das linke Herz nicht mehr das normale Schlagvolumen von ca. 70 ml/Ventrikel auswerfen. Dies erklärt sich durch die geminderte **Kontraktionskraft des Herzens.** Da das Auswurfvolumen stark gemindert ist, kann der systolische Druck nicht mehr ausreichend aufgebaut werden, und somit kommt es zu einem Blutdruckabfall!
Die **Herzfrequenz** besitzt nur in sehr geringem Maß Einfluss auf den Blutdruck. Stellen Sie sich vor, Sie stehen vor einem schönen Mann (Frau) und Ihre Herzfrequenz steigt in der Nähe von 150/min. Hätte dies schon deutliche

Auswirkungen auf Ihren Blutdruck, würden Sie jedesmal ohnmächtig. Erst bei Kammerflattern oder -flimmern erkennt man deutliche RR-Schwankungen. Aber keine Angst, einen so schönen Partner kann es gar nicht geben, der Kammerflimmern auslösen könnte!
Wenn man genau sein will, wird durch jede Verschiebung des diastolischen linksventrikulären Füllungsvolumens der Blutdruck beeinflusst. Bei erhöhter Herzfrequenz nimmt das Füllungsvolumen infolge kürzerer Diastolendauer ab. Man könnte streng genommen auch E als richtige Antwort gelten lassen.
Wenn der Körper zu wenig **Blutvolumen** (3) besitzt, kommt es zunächst kompensatorisch zur Kontraktion der Arteriolen, um den RR-Abfall abzufangen. Sollte kein Volumen substituiert werden, sind deutliche RR-Schwankungen nicht zu verhindern. Diese können ab einer bestimmten Grenze lebensgefährlich sein.
Die **Wandspannung (4) der kleinen Gefäße** (z. B. Arteriolen) gehört zu dem wichtigsten RR-Regulatorsystem des Menschen!
Mit der **Elastizität der Aortenwand (5)** ist hier besonders die Windkesselfunktion gefragt. Natürlich hat diese einen Einfluss auf den Blutdruck. Durch die Elastizität der Aorta wird der Druck während der Systole abgefangen und während der Diastole (hier sind ja die Taschenklappen geschlossen, theoretisch also kein Blutfluss) aufrechterhalten, indem das abgefangene Blutvolumen nach Klappenschluss durch Zusammenziehen der Aorta in die Körperperipherie gepresst wird. Krankheiten wie die Arteriosklerose lassen die Wände der Aorta verkalken, d. h. die Elastizität ist eingeschränkt. Hier kommt es zu deutlichen Blutdruckschwankungen, indem sich der systolische Wert erhöht und der diastolische absinkt. Die RR-Amplitude wird also größer.

3.5 Lösung C

Die Herztätigkeit setzt sich aus mehreren Phasen zusammen.

Die Bezeichnungen Systole und Diastole beziehen sich ausschließlich auf die Ventrikel, nicht auf die Vorhöfe!

So befindet sich zum Beispiel in der Systole der Vorhof in der Diastole. Der Begriff **Systole** (1) beschreibt die **Kontraktionsphase** der Ventrikel.
Der rechte Ventrikel wirft sein Blut in die A. pulmonalis aus, sie führt sauerstoffarmes Blut zur Lunge. Der linke Ventrikel presst sein Blut in die Aorta.
So sind also während der Systole die Taschenklappen geöffnet (Aorten- und Pulmonalklappe).
Die Segelklappen, rechts die Trikuspidalklappe und links die Mitral- oder Bikuspidalklappe sollten während der Systole verschlossen sein, da sonst ein rückläufiger Blutstrom zustande käme. (Bei der Klappeninsuffizienz ist der normale Verschlussmechanismus der Klappen gestört, hier kommt es zu einer solchen rückläufigen Bewegungsrichtung des Blutes.)
Während der **Diastole entspannen sich die Ventrikel,** bauen somit einen Unterdruck in ihrem Lumen auf. Da aber die Vorhöfe prall gefüllt sind, also ein deutlicher Überdruck besteht, öffnen sich jetzt die Segelklappen und ergießen ihr Blut in die Ventrikel. Die Taschenklappen sind zu diesem Zeitpunkt geschlossen. Nur durch dieses Zusammenspiel der Klappen kommt es zu einem unidirektionalen Blutstrom!

Extrasystolen beschreiben eine **Reizleitungsstörung des Herzens.** Der normale Reizleitungsweg geht vom Sinusknoten (FQ: 70) über den AV-Knoten (FQ: 40–50) dann in das His-Bündel (FQ: 30–40) über in die Purkinje-Fasern. Sinusknoten, AV-Knoten und His-Bündel sind am Herzen sog. autonome Erregungszentren, d. h. sie schlagen mit einer bestimmten Eigenfrequenz (s. o.), ohne dass sie einen Befehl dazu bekommen (z. B. vom ZNS).
Extrasystolen stören diesen homogenen Ablauf. Hier befindet sich im Myokard ein weiteres Erregungszentrum, ein ektopisches Zentrum, welches unregelmäßig Impulse abgibt. Durch diese Zusatzimpulse werden die systolisch-diastolischen Intervalle unterbrochen und es entsteht ein zusätzlicher Herzschlag, eine Extrasystole.

3.6 Lösung D

Einen Grundsatz sollte man sich merken:
Zwischen Venen und Vorhöfen bestehen niemals Klappen!
Klappen befinden sich immer zwischen Vorhof und Kammer und zwischen Kammer und Arterie.

Somit ist 3 und 4 falsch.
Die Lungenvene (V. pulmonalis) mündet in den linken Vorhof und nicht in die rechte Kammer (1).

Tabelle 3.6: Herzklappen

Segelklappen	**Trikuspidalklappe: zwischen re. Vorhof und Kammer** Mitralklappe: zwischen li. Vorhof und Kammer
Taschenklappen	Pulmonalklappe: zwischen re. Kammer und A. pulmonalis **Aortenklappe: zwischen li. Kammer und Aorta**

3.7 Lösung D

Die A. brachialis verläuft am Oberarm. Sie kommt aus der **A. axillaris** und teilt sich auf in die **A. radialis** und **A. ulnaris.**
Der Verlauf von Gefäßen wird immer in der Richtung beschrieben, in der sie ihr Blut transportieren. Bei den entsprechenden Venen müsste man es also genau umgekehrt beschreiben.
Nähere Informationen ersehen Sie aus der Abb. 3.1.

3.8 Lösung B

Die V. portae sammelt **nährstoffreiches Blut** aus dem Verdauungstrakt (Darm, Magen, Pankreas, Milz) und **führt es der Leber zu.**
Die Leber entgiftet es zum einen, baut die Nährstoffe allerdings auch zu körpereigenen um.

Versorgt mit Nährstoffen für den eigenen Stoffwechsel und Sauerstoff wird die Leber durch die A. hepatica, welche dem Truncus coeliacus entspringt.
Die Lebervene (V. hepatica) sammelt das entsorgte Blut und führt es der V. cava inferior (untere Hohlvene) zu (Abb. 3.8).
Bitte verwechseln Sie diese beiden Venen nicht: V. portae und V. hepatica.

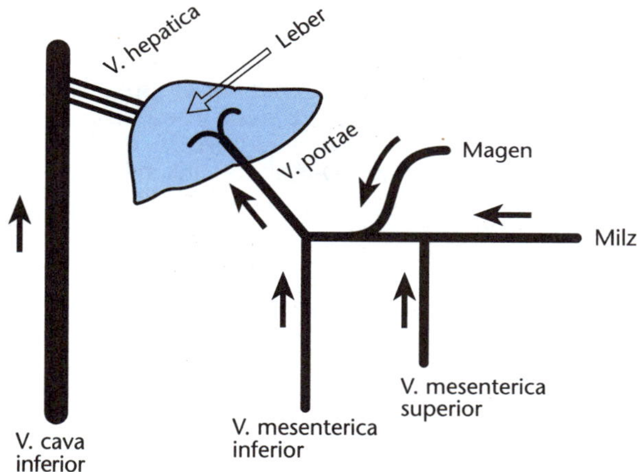

Abb. 3.8: Blutgefäßsystem der Leber.

3.9 Lösung A

Venen sind definiert als Gefäße, welche Blut zum Herzen hin transportieren. Dieses kann sauerstoffarm (V. cava) oder auch sauerstoffreich (V. pulmonalis) sein. Somit ist Aussage B und D auf jeden Fall falsch. Die Venen besitzen im Gegensatz zu den Arterien nur eine schwach ausgeprägte Muskelschicht (Tunica muscularis). Aus diesem Grund enthalten sie auch den **größten Teil des zirkulierenden Blutvolumens.** Durch die relative Wandschwäche der Venen können sie sich nämlich wie ein Ballon aufdehnen.

3.10 Lösung A

Im Kreislaufsystem des Körpers unterscheidet man ein Hochdruck- und ein Niederdrucksystem.
Zum Hochdrucksystem zählt **die linke Herzkammer bis zu den Arteriolen.** Die Arteriolen fangen den Druck ab und senken ihn auf ein Niveau, welches eine optimale Perfusion im Kapillarbereich ermöglicht. Hier beginnt auch das Niederdrucksystem, zu dem die Venen, rechtes Herz, Lungenkreislauf und linker Vorhof gehören.

3.11 Lösung A

Die **Mitralklappe** (zw. li. Vorhof und li. Kammer) ist eine **zweizipflige Segelklappe** (A).
Die Trikuspidalklappe (zw. re. Vorhof und re. Kammer) ist eine dreizipflige Segelklappe.
Aorten- und Pulmonalklappe sind Taschenklappen mit jeweils 3 Taschen.
Alle Herzklappen sind Duplikaturen des Endokards.
Der Herzmuskel setzt sich aus drei Schichten zusammen:
Innen befindet sich ein sehr glattes, aus einschichtigem Epithel bestehendes Endokard. Die nächste Schicht bildet das Myokard, welches aus der speziellen Herzmuskulatur und seinen Zellen besteht. Das Myokard des linken Herzens, besonders der linken Kammer, ist sehr viel stärker ausgeprägt als das des rechten. Begründen kann man dies durch die vermehrte Arbeit des linken Herzens gegen einen größeren Druckgradienten. Das linke Herz muss sein Blut bekanntlich in das „Hochdrucksystem" pumpen.
Aussage D kann man kommentarlos als falsch bewerten. Die äußere Schicht bildet das Epikard.
Das gesamte Herz ist eingebettet im Herzbeutel (Perikard).

3.12 Lösung B

Über die Hierarchie des Erregungsleitungssystems sollte jeder Bescheid wissen – danach wird immer gefragt!
Die autonomen Erregungszentren brauchen ein ganz bestimmtes Elektrolytverhältnis im Blut, um regulär aktiv sein zu können. Verschiebungen im Natrium-Kalium-Verhältnis ziehen schwere Herzrhythmusstörungen nach sich.
Die Autonomie erkennt man besonders deutlich, wenn man ein Froschherz in eine bestimmte Elektrolytlösung legt und feststellt, dass es auch außerhalb des Körpers weiterschlägt.
Der **Sinusknoten** befindet sich an der Einmündungsstelle der V. cava superior im rechten Vorhof. Wie alle Erregungszentren besteht er nicht aus Nerven-, sondern aus spezifischem Herzmuskelgewebe. Der Sinusknoten erregt die Vorhöfe (P-Welle im EKG), bis sich die Erregungen am AV-Knoten treffen.
Der **AV-Knoten** ist die einzige Überleitungsmöglichkeit der Erregung auf die Kammern. Er verzögert die Erregung, so dass während der Kontraktion der Vorhöfe die Kammern in jedem Fall erschlafft sind.
Nach dem AV-Knoten ist das **His-Bündel** geschaltet, welches die Erregung durch das Kammerseptum zu den **Purkinje-Fasern** weiterleitet. Diese wiederum erregen dann die einzelnen Herzmuskelfasern.
Sollte das 1. Erregungszentrum (Sinusknoten) aussetzen, springt automatisch nach einer kurzen Latenzzeit das 2. Zentrum (AV-Knoten) ein. Ein Defekt hier kann dann durch das 3. Erregungszentrum (His-Bündel) abgefangen werden. Solche Veränderungen sind in jedem Fall therapiebedürftig.

3.13 Lösung A

Das EKG ist ein sehr wichtiges Hilfsmittel in der Diagnostik von Herzleiden. Das EKG (Abb. 3.13) reproduziert auf einem Stück Papier die Erregungsströme des Herzens. Mit seiner Hilfe kann man Aussagen über **Herzfrequenz, Herzlage** und **Anomalien der Erregungsleitung** machen.
Anomalien entstehen auch durch einen **Herzinfarkt.**
Ein Herzinfarkt beschreibt die absolute Sauerstoffunterversorgung eines bestimmten Myokardbezirks. Man kann sich vorstellen, dass durch dieses Ereignis eine Menge von Herzmuskelzellen zugrunde gehen, d. h. diese Zellen können dann auch keine Erregung weiterleiten. Der Strom sucht sich automatisch einen anderen Weg, welchen man im EKG deutlich erkennen kann.
Man kennt verschiedene Formen der EKG-Ableitung. Die gebräuchlichen sind die Einthoven-Ableitungen für die Frontalebene und die Wilson-Ableitung für die Transversalebene.

Besonders die Wilson-Ableitung mit den Elektrodenpunkten V1–V6 lässt einen Vorderwandinfarkt (V1–V3) von einem Hinterwandinfarkt (V3–V6) unterscheiden.
Die Pumpleistung des Herzens ermittelt man mit Hilfe eines Katheters; sie ist nicht mit Hilfe des EKG feststellbar.
Nach folgenden Daten wird oft gefragt:
Herzminutenvolumen: ca. 5 l
Herzschlagvolumen: ca. 70 ml/Ventrikel
Sie alle kennen das Gefühl, wenn man sich nach statischer Aufladung an einem Gegenstand entlädt: „zuck"!

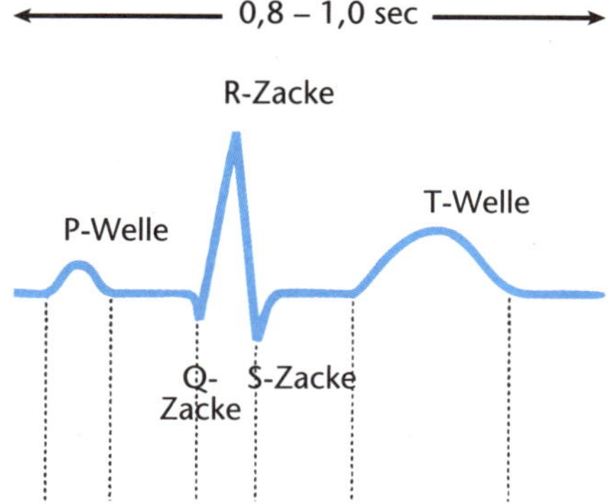

Abb. 3.13: Das EKG.

P-Welle:	Erregung der Vorhöfe (0,2 s)
P-Q-Strecke:	Überleitungszeit des AV-Knotens
QRS-Komplex:	Kammererregung und -kontraktion
T-Welle:	Erregungsrückbildung

Synonym passiert das mit dem Herzen während der T-Welle. Diese Erläuterung dient nur der plausiblen Vorstellung – bitte erklären Sie Ihrem Prüfer in der Inneren Medizin die T-Welle etwas medizinischer, beispielsweise so: Die T-Welle ist Ausdruck der Erregungsrückbildung in den Kammern. Die Erregungsrückbildung läuft im Gegensatz zur anfänglichen Erregung in die entgegengesetzte Richtung. Die dann folgende Entladung wird durch die T-Welle im EKG dargestellt.

3.14 Lösung E

Kommentar zu Punkt **1:** Lesen Sie bitte den Kommentar zu Frage 3.12.
Kälte setzt den gesamten Körperstoffwechsel auf ein Minimum herab, also auch den des Herzens. So transportiert man z. B. die zu transplantierenden Herzen in einer Kühlbox, um die Lebensdauer zu verlängern. **Kälte** senkt die Herzfrequenz, **Wärme** erhöht sie. **Kaliumschwankungen** erkennt man im EKG in Form von Herzrhythmusstörungen.
Das **vegetative Nervensystem** mit sympathischen und parasympathischen Einflüssen induziert zwar keine Erregung, steuert aber z. B. seine Häufigkeit bzw. die Leitungsgeschwindigkeit. So kommt es unter parasympathischem Einfluss durch den N. vagus zu einer Bradykardie (Niederfrequenz) und zu einer verlangsamten Überleitung am AV-Knoten.
Der sympathische Einfluss bewirkt genau das Gegenteil. (Wenn Ihnen jemand sympathisch ist, schlägt Ihr Herz schneller – dies ist nur ein Merkspruch und hat mit der Medizin nichts zu tun.) **Glukokortikoide** (Cortisol, Prednison usw.) wirken am Herzen positiv inotrop, d. h. sie verstärken die Kraftentwicklung des Herzmuskels. Außerdem erhöhen sie die Ansprechbarkeit der kleinen Gefäße für Noradrenalin.

3.15 Lösung A

Die Bezeichnung **arterialisiertes Blut** soll wohl für sauerstoffreiches Blut stehen – eine nicht ganz definitionsgemäße Begriffsverwendung.
Im Fetalkreislauf befindet sich in der Lungenvene nur sehr wenig Blut, da der Lungenkreislauf durch das Foramen ovale und den Ductus arteriosus (Botalli) umgangen wird. Beim Feten befindet sich dann in der Lungenvene eher verbrauchtes sauerstoffarmes Blut, da dieses für die Eigenversorgung der Lunge verwendet wurde.

3.16 Lösung D

Die Arteriolen sind die letzten Gefäße, welche mit einer Muskelschicht ausgekleidet sind. Sie regulieren den Blutdruck und den Kapillardruck.
Die **Kapillaren,** ausgekleidet mit einschichtigem Plattenepithel (Endothel), sind Ort des Gasaustausches.
Die Kapillaren umziehen jede Zelle, um deren Versorgung sicherzustellen.

3.17 **Lösung A**

Das Herzschlagvolumen ist definiert als das Blutvolumen, welches während einer Kammersystole aus den Ventrikeln gepumpt wird. Es beträgt in der **Norm ca. 70 ml/Kammer.** Diese Messung sollte in Ruhe erfolgen.
Das Herzzeitvolumen (Herzminutenvolumen) errechnet sich dann aus dem Herzschlagvolumen von 70 ml multipliziert mit der Herzfrequenz/min (normal 70):
70 ml × 70 = 4900 ml = 4,9 l!

3.18 **Lösung B**

S. Kommentar zu Frage 3.3.

3.19 **Lösung A**

S. Kommentar zu Frage 3.3.

3.20 **Lösung C**

Die Punkte **1** und **2** sind im Kommentar zu Frage 3.11 ausführlich besprochen. Die Umgehung des Lungenkreislaufs beim Feten ergibt sich aus der Tatsache, dass der Fetus noch keine Eigenatmung, also noch keinen eigenen pulmonalen Sauerstoffaustausch hat. Die Lungen müssen nur in geringem Maß durchblutet werden, um die Eigenversorgung des Lungengewebes zu sichern. Das **Foramen ovale** stellt eine Verbindung zwischen rechtem und linkem Vorhof her, das Blut gelangt also nur in geringer Konzentration in den rechten Ventrikel. Nach der Geburt mit den ersten Atemzügen baut sich im linken Vorhof ein höherer Druck auf als im rechten: Das Foramen ovale schließt sich. Jetzt fließt das Blut den regelrechten adulten Kreislaufweg.
S. auch Kommentar zu Frage 3.30.

3.21 **Lösung A**

S. Kommentar zu den Fragen 3.11 und 3.12.

3.22 **Lösung A**

Die **Kontraktionskraft des Herzens** kann man durch Legen eines Herzkatheters und Gabe eines Kontrastmittels feststellen. Das EKG lässt keine Rückschlüsse auf dieses Kriterium zu.
Der Beginn der Ventrikelkontraktion setzt mit dem QRS-Komplex des EKG ein. Antwort C und D sind im Kommentar zu Frage 3.13 ausführlich erläutert.

3.23 Lösung A

Man unterscheidet die laminare Strömung von einer turbulenten (Abb. 3.23). Die laminare Strömung ist gekennzeichnet durch einen gleichmäßigen Blutfluss ohne Wirbelbildung.
Wirbelbildungen entstehen durch Unebenheiten der Gefäßwände oder durch unregelmäßigen Blutfluss. Letzteres trifft für die **Aorta ascendens** zu, den Aortenabschnitt unmittelbar nach der Aortenklappe.
Hier findet man zum einen unregelmäßigen Blutfluss, bedingt durch die Aortenklappenaktion, zum anderen eine Unebenheit durch die ausgeprägte Windkesselfunktion der Aorta ascendens.
Die unter B–E genannten Gefäße sind Beispiele für die laminare Strömung.

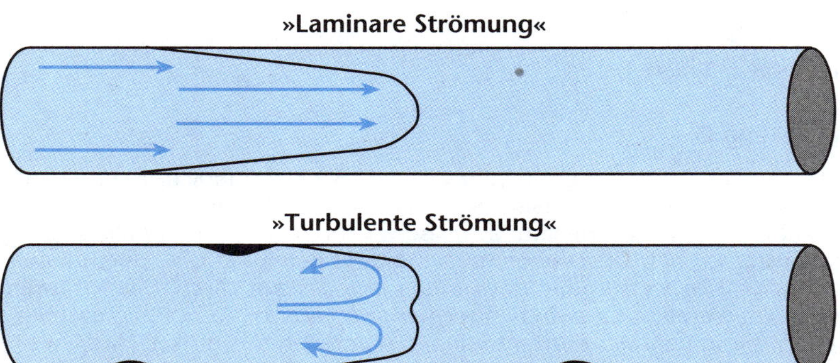

Abb. 3.23: Windkesselfunktion der Aorta ascendens.

3.24 Lösung C

Hier wird oft die Lösung D angekreuzt.
Achtung! Der **erste Abgang** des Aortenbogens ist der **Truncus brachiocephalicus** (brachio = Arm, cephalon = Kopf). Diese teilt sich alsbald auf in die A. subclavia dextra und A. carotis communis dextra.
Der **zweite Abgang** ist die **A. carotis communis sinistra.**
Die **A. subclavia sinistra** bildet den **dritten Abgang** (Abb. 3.24).

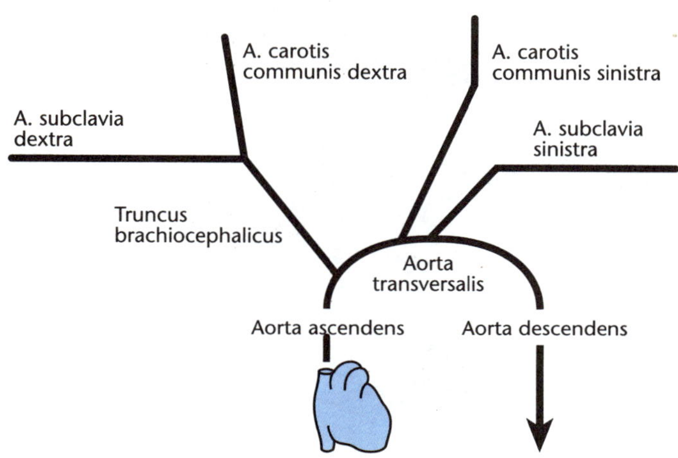

Abb. 3.24: Der Aortenbogen.

3.25 Lösung D

Das Herzskelett besteht nur aus einem **bindegewebigen Faserring**, welcher sich in der Klappenebene befindet. An diesem Grundgerüst (Abb. 3.25) sind die Klappen befestigt, aber auch das Myokard ist dort aufgehängt. Nur so kommt es zu einer Trennung des Vorhofmyokards vom Ventrikelmyokard.
Dieser Sachverhalt ist von entscheidender Bedeutung für die systolische und diastolische Pumparbeit des Herzens.
Wie Ihnen bekannt ist, wird die Erregung der Vorhöfe nur über den AV-Knoten zum Ventrikelmyokard weitergeleitet. Der Faserring stellt also ein nicht leitendes Hindernis für den Stromkreis dar.
Bei dem so genannten WPW-Syndrom (Wolff-Parkinson-White-Syndrom) sucht sich die Erregung noch eine andere Leitungsbahn, um dann, ohne auf den AV-Knoten angewiesen zu sein, direkt vom Vorhofmyokard auf das Ventrikelmyokard überspringen zu können.

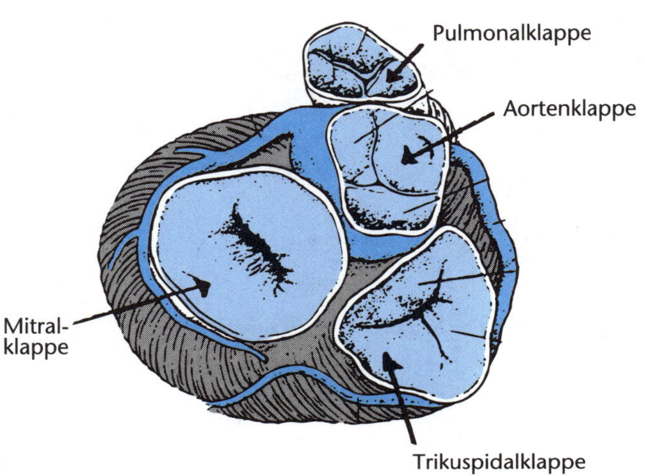

Abb. 3.25: Das Herzskelett.

3.26

Die A. carotis communis teilt sich am Trigonum caroticum in die A. carotis interna und externa auf. An dieser Teilungsstelle befinden sich übrigens die Chemo- und Pressorezeptoren, welche den O_2-Gehalt des Bluts und den Blutdruck kontrollieren.
Die A. carotis externa versorgt die Kopfregionen außerhalb des Schädelinneren.
Die A. carotis interna zieht ins Schädelinnere, um das ZNS mit Sauerstoff und Nährstoffen zu versorgen.
Bevor sie sich dort in den Circulus Willisii (Circulus arteriosus cerebri) eingliedert, geht von ihr die **Augenschlagader (A. ophthalmica)** ab.
Dieser Verlauf ist deutlich in Abb. 3.26 dargestellt.
Die A. basilaris ist ein Zusammenfluss aus den beiden Aa. vertebrales, die aus der A. subclavia stammen. Die A. vertebralis verläuft in den Seitenfortsatzlöchern (Foramen transversum) der Halswirbel 1–6 und zieht dann als A. basilaris durch das Hinterhauptsloch in das Schädelinnere. Das ZNS wird also durch die beiden Aa. carotis internae und die A. basilaris versorgt.

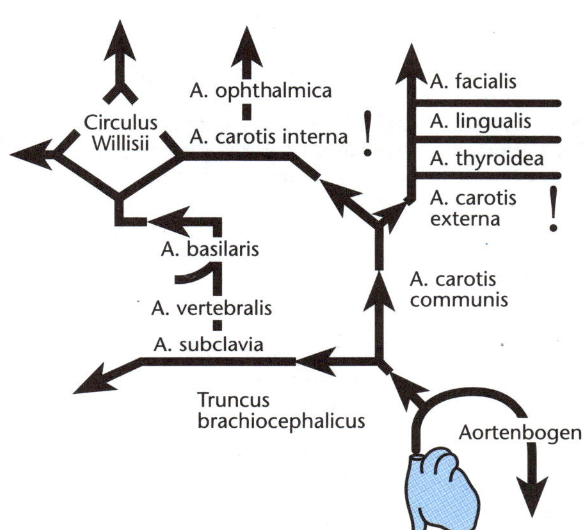

Abb. 3.26: Verlauf der Arteria carotis.

3.27 Lösung D

Die Punkte 1, **2** und 3 werden in dem Kommentar zu Frage 3.6 erörtert.
Die Koronararterien entspringen der Aorta unmittelbar nach Verlassen des Herzens, also noch in Aortenklappennähe.
Sie teilen sich auf in eine rechte und eine linke Koronararterie, um das gesamte Herz ausreichend mit Sauerstoff zu versorgen. Das verbrauchte Blut sammelt sich in den **Koronarvenen, welche in den rechten Vorhof münden.** Von hier aus vermischen sie sich mit dem venösen Blut des Körpers und werden dem Lungenkreislauf zugeführt.

3.28 Lösung C

S. Kommentar zu den Fragen 3.5, 3.6 und 3.11.

3.29 Lösung C

S. Kommentar zu den Fragen 3.8.

3.30 Lösung D

Der Fetalkreislauf (Abb. 3.30) ist ein recht komplexes Stoffgebiet, welches hier in vereinfachter Weise dargestellt werden soll.
Der Fetus atmet noch nicht selbst, aus diesem Grund muss die Sauerstoffversorgung von der Mutter sichergestellt werden. Über die Plazenta erhält der Fetus sauerstoff- und nährstoffreiches Blut. Nach Eintritt in den Feten gelangt es über die V. cava inferior in den rechten Vorhof.
Um den Lungenkreislauf zu umgehen, fließt das Blut durch das Foramen ovale vom rechten Vorhof in den linken, von dem es über die linke Kammer in die Körperperipherie gepumpt wird.
Ein Teil des Bluts wird trotz des offenen Foramen ovale über den rechten Ventrikel in die A. pulmonalis gepumpt.
Der Ductus Botalli, auch Ductus arteriosus genannt, stellt nun einen **direkten Kurzschluss von der A. pulmonalis** zum Aortenbogen her. Durch diesen Mechanismus wird die **Lunge** nur mit dem Blutvolumen versorgt, welches sie zur Eigenexistenz benötigt.
Innerhalb der ersten **24 Stunden nach der Geburt** sollte sich der Ductus Botalli **verschließen,** denn nun muss die Lunge die Funktion des Atmungsorgans in vollem Umfang erfüllen.
Das Foramen ovale schließt sich mit den ersten Atemzügen. Durch die vermehrte Lungendurchblutung ergibt sich auch ein vergrößertes Blutangebot aus der V. pulmonalis für den linken Vorhof. Dadurch kommt es zu einem Druckgradienten vom linken zum rechten Vorhof – Folge ist der Verschluss des Foramen ovale.

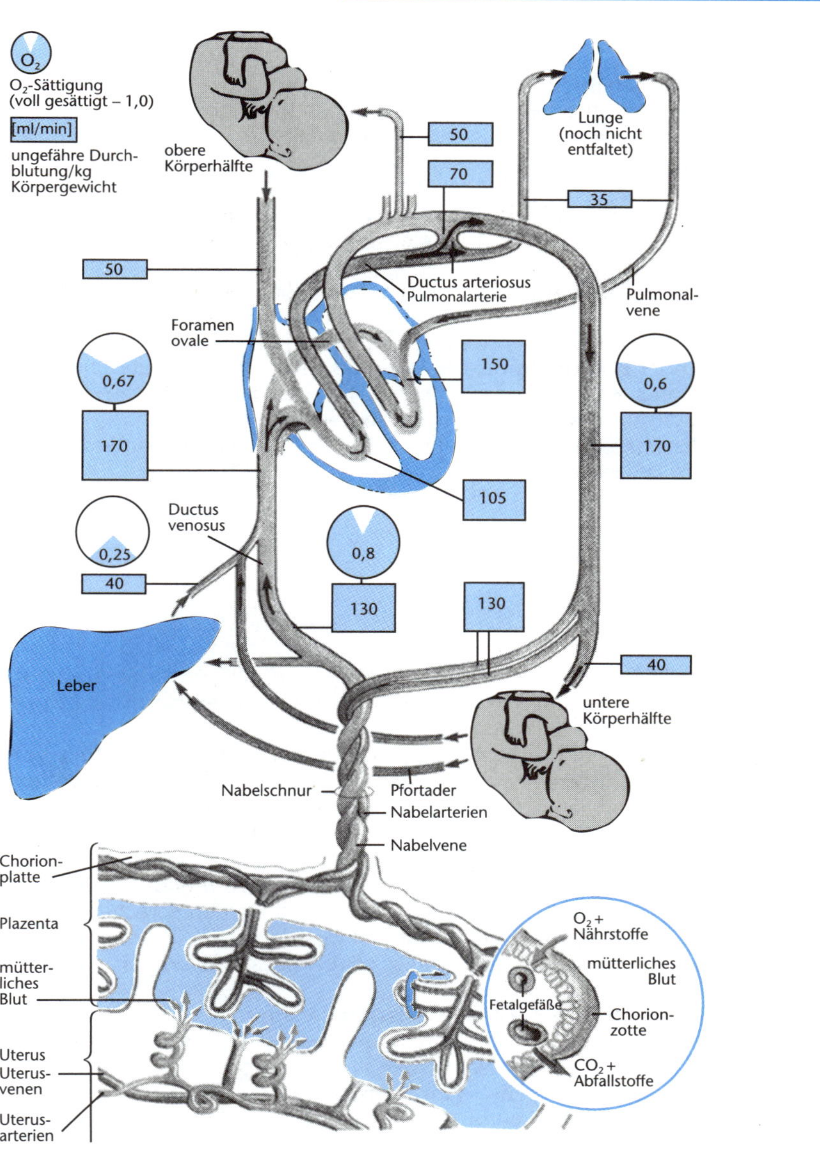

Abb. 3.30: Der Fetalkreislauf.

3.31 Lösung D

Blutgefäße bestehen aus drei Schichten:

innen:	**I**ntima	–	Endothelschicht
Mitte:	**M**edia	–	**M**uskelschicht
außen:	**A**dventitia	–	Bindegewebe

Bei **Arterien** ist die **Media besonders stark ausgeprägt.** Sie nimmt ausgehend von der Aorta bis hin zu den Arteriolen ständig ab. Kapillaren besitzen keine Media.
Venen bestehen auch aus allen drei Schichten, die Media ist allerdings sehr dünn ausgebildet.
Aus diesem Grund können Arterien ihre Lumengröße verändern, dies ist von entscheidender Bedeutung bei der **Windkesselfunktion** (Erläuterung zur Windkesselfunktion s. Kommentar zu Frage 3.4). Venenklappen dienen dem gerichteten Blutrückstrom aus Gefäßen unterhalb der Herzebene.
Das Blut der oberen Körperhälfte fließt von allein und durch Unterdruckmechanismen zum Herzen zurück.

3.32 Lösung B

S. Kommentar zu den Fragen 3.12.

3.33 Lösung E

Herzkranzgefäße dienen der Sauerstoffversorgung des Myokards. **Der Aorta entspringen in unmittelbarer Nähe** der Aortenklappe **zwei Herzkranzarterien,** die A. coronaria dextra und sinistra.
Beide teilen sich in zwei Hauptäste auf. Die **A. coronaria sinistra teilt sich in den Ramus** (Ast) **interventricularis anterior** (Riva) und die **A. circumflexa.**
Der „Riva" versorgt die vordere Herzwand und das Kammerseptum. Die **rechte Herzkranzarterie** gibt dementsprechend den **Ramus interventricularis posterior** ab.
Während der Systole kontrahiert sich das Myokard. Während dieser Kontraktion werden auch die kleinen Blutgefäße komprimiert. Dementsprechend **weniger Blut** fließt während der Systole **durch das Myokard.**
In der Diastole erschlafft es, die Gefäße dilatieren und füllen sich mit neuem Blut.
Durch eine **Verengung der Herzkranzgefäße** kommt es zu einer ständigen Unterversorgung des Myokards in dem entsprechenden Versorgungsgebiet mit Sauerstoff. Solche Beschwerden werden als Angina pectoris definiert.
Ein totaler Verschluss von Herzkranzgefäßen führt auch zu einer totalen Sauerstoffunterversorgung und automatisch zu einem **Infarkt.** Beispiel: Ein ausgeprägter Vorderwandinfarkt kann durch einen Verschluss des „Riva" zustande kommen.

3.34 **Lösung B**

S. Kommentar zu Frage 3.2.

3.35 **Lösung E**

Elastische Fasern kommen in großer Zahl im Lungenparenchym vor. Sie dienen u. a. der passiven Exspiration. Durch einen Pneumothorax fällt die Lunge in sich zusammen, verursacht durch die Zugkraft der elastischen Fasern.
Glatte Muskelfasern findet man verstärkt in den kleineren Bronchien. Sie sind u. a. für die Belüftungsverteilung durch Widerstandserhöhung zuständig.
Das Lungenepithel wandelt sich vom respiratorischen **kubischen Flimmerepithel** zu Beginn des Respirationstrakts mehr und mehr in ein **einschichtiges Plattenepithel** um bis hin zum Endothel. Das Endothel in den Alveolen ist die Voraussetzung für einen ungestörten Gasaustausch.

3.36 **Lösung C**

Die Lunge ist ein paariges Organ und dient dem Gasaustausch. Die rechte Lunge ist durch den **Mittelfellraum** (Mediastinum) von der linken **getrennt.**

Beide Lungenflügel sind in Lappen und Segmente unterteilt. Die rechte Lunge besteht aus 3 Lappen (Lobus superior, medius, inferior) und 10 Segmenten, die linke Lunge dagegen nur aus 2 Lappen (Lobus superior und inferior) und ebenfalls 10 Segmenten.

Grund für das Fehlen des Mittellappens der linken Lunge ist das Herz, welches sich bekanntlich in der linken Thoraxhälfte befindet.
An dieser Stelle möchte ich noch ein paar Fakten auflisten, die durchaus gefragt werden könnten.

Der Lungenhilus enthält folgende Strukturen:
A. pulmonalis
V. pulmonalis
Bronchus principalis (Hauptbronchus)
Lymphknoten!

Die Reihenfolge der Bronchialbaumaufteilung (s. auch Abb. 3.45):
Hauptbronchus (Bronchus principalis) ⇒ Lappenbronchus (Bronchus lobaris) ⇒ Segmentbronchus (Bronchus segmentalis) ⇒ Bronchiolus ⇒ Bronchiolus terminalis ⇒ Bronchiolus respiratorius ⇒ Ductus alveolaris ⇒ **Alveolen.**
Ab den Bronchioli respiratorii findet der Gasaustausch statt.

3.37 **Lösung B**

Das Lungenfell (Pleura) besteht aus 2 Anteilen. Das eine Blatt ist mit der inneren Oberfläche des Thorax fest verwachsen, man nennt es **Pleura parietalis.** Die **Pleura visceralis** ist mit der Lunge verwachsen.
Die beiden **Pleurablätter** bilden zwischen sich einen millimeterdünnen **Spalt,** den Pleuraspalt, er ist mit einer **serösen Flüssigkeit** ausgekleidet.
Diese Konstellation sorgt zum einen dafür, dass das Lungenparenchym nicht zusammenfällt, zum anderen gewährleistet sie eine reibungslose Bewegungsmöglichkeit der Lunge während der Atmung.
Man kann sich das Prinzip folgendermaßen erklären:
Wenn man 2 Glasplatten mit Wasser bespritzt und dann zusammendrückt, ist es nur unter großem Kraftaufwand möglich, sie wieder voneinander zu trennen. Diese Kraft hält auch die beiden Lungenblätter zusammen, und somit kann die Lunge nicht zusammenfallen.
Im Fall einer Verletzung dieses Pleuraspalts mit einer Öffnung nach außen dringt Luft in den Spalt und hebt den Unterdruck im Pleuraspalt auf. Die Lunge fällt auf Grund ihrer elastischen Zugeigenschaften (Frage 3.35) zusammen, und es entsteht das klinische Bild des Pneumothorax (Frage 3.47).

3.38 **Lösung C**

Die in den Kommentaren zu den Fragen 3.5 und 3.12 angeführten Erläuterungen zur Erregungsleitung beschreiben ausführlich, warum Punkt 1 falsch ist.
Die Punkte **2** und **3** werden in den Kommentaren zu den Fragen 3.12 und 3.25 erläutert.

3.39 **Lösung B**

Unser Körper enthält 60–65 % Wasser. Drei Viertel des im Körper vorhandenen Wassers befinden sich im Inneren der Zellen, den **Intrazellularräumen.** Ein Viertel nur entfällt auf den Blutkreislauf.
Zu den Begriffsdefinitionen:

Interzellularraum:	Zwischenzellraum
Intrazellularraum:	Zellraum
Intravasalraum:	Blutgefäßraum
intermedulläres System:	Liquorraum

3.40 **Lösung E**

S. auch Kommentar zu Frage 3.5.

Die Phasen des Herzens werden neben Systole und Diastole noch weiter unterteilt (Tab. 3.40).

Tabelle 3.40: Herzklappenfunktion während der Herzphasen

Herzphase		Klappentätigkeit
Systole	– Anspannungsphase: – Austreibungsphase:	alle Klappen zu AOK und PAK geöffnet, MK und TK zu
Diastole	– Erschlaffungsphase: – Füllungsphase:	alle Klappen zu MK und TK geöffnet, AOK und PAK zu

Während der systolischen **Anspannungsphase** wird der Ventrikeldruck erhöht. Übersteigt dieser den Druck der Vorhöfe, schließen sich die Segelklappen (MK und TK), um einen Rückstrom des Bluts zu verhindern. Zu diesem Zeitpunkt ist der Ventrikeldruck also gerade so hoch wie in den Vorhöfen, aber noch geringer als der in den abführenden Gefäßen (Aorta und Pulmonalarterie). Bis zu dem Zeitpunkt, wo der Ventrikeldruck den Druck der abführenden Gefäße übersteigt, sind also **alle Klappen geschlossen.** Erst nachdem die Ventrikel die Drücke der abführenden Gefäße überschritten haben, öffnen sich die Taschenklappen (AOK und PAK), und die Systole geht über in die Austreibungsphase.

3.41 Lösung A

Zu den Punkten **1** und **3** siehe Kommentar zu Frage 3.30.

Der **Ductus venosus** (Ductus Arantii) ist ein Gefäß des embryonalen Kreislaufs. Ein großer Teil des Plazentabluts durchströmt zunächst die Leber, bevor es zum Herzen gelangt. Dies erklärt sich durch die Einmündung der linken Nabelvene in die V. portae. Infolge des enormen Blutzuflusses zur Leber kommt es zur Ausbildung einer Strombahn zwischen der linken Nabelvene und der V. hepatica. Diese Umgehungsbahn nennt man Ductus venosus oder auch Ductus Arantii. Diese Verbindung ermöglicht den direkten Abfluss des Plazentabluts zum Herzen unter Umgehung der Leber.
Nach der Geburt verkümmern sowohl die linke Nabelvene als auch der Ductus venosus zum Lig. teres hepatis und zum Lig. venosum.

3.42 Lösung B

In den Gefäßen des erwachsenen Menschen finden sich rund 84 % des Blutvolumens im Körpergefäßsystem, 9 % im Lungengefäßsystem und 7 % im Herzen.
Die Arterien enthalten aber nur ca. 18 % des Blutvolumens im Körpergefäßsystem. Die Depotfunktion der Venen erklärt sich daraus, dass sich hier zum größten Teil die restlichen 66 % des Blutvolumens sammeln.
Natürlich steigt während der Verdauung die **Durchblutung der Darmschleimhaut,** allein schon um die aufgenommenen Nahrungselemente abzutransportieren.
S. auch die Kommentare zu den Fragen 3.4 und 5.18.

3.43 **Lösung D**

S. Kommentare zu den Fragen 1.2 und 1.6.

3.44 **Lösung C**

S. Kommentar zu Frage 3.41.

3.45 **Lösung B**

Aufteilung der Trachea (Luftröhre; Abb. 3.45).
Zur kurzen Wiederholung sei erwähnt, dass die linke Lunge aus 2 Lappen und 9 bis 10 Segmenten besteht, die rechte Lunge dagegen 3 Lappen und 10 Segmente aufweist. Dieses Phänomen erklärt sich aus der Lage des Herzens (links).
Die Trachea ist ein biegsames Rohr von 10–12 cm Länge, deren Wand durch 16–20 hufeisenförmige Knorpelspangen versteift wird. An der Bifurcatio tracheae teilt sich die Luftröhre in 2 Hauptbronchen (Bronchus) auf. In die Lunge einziehend, erfolgt die weitere Aufteilung über die Segmentbronchien (Bronchi segmentales) und die anschließenden Bronchioli in die Alveolen.
Ein Bronchus beschreibt die Fortsetzung der Trachea, da der anatomische Bau aus Knorpelspangen und respiratorischem Flimmerepithel entsprechend ist.
Bronchioli dagegen weisen **keine Knorpelspangen** mehr auf, und nach distal werden die Becherzellen und das Flimmerepithel kleiner. Doch erst ab den Bronchioli respiratorii findet der Gasaustausch statt.
Lesen Sie dazu auch Kommentar zu Frage 3.36.

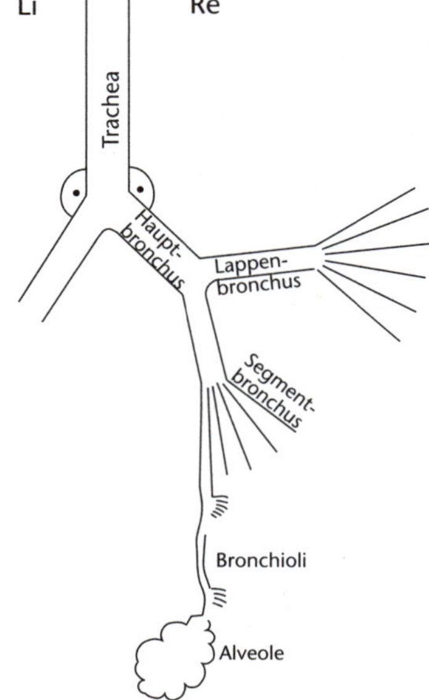

Abb. 3.45: Die Luftröhre.

3.46 Lösung E

Die Stimmbänder sind im Kehlkopfskelett verankert und für die Phonation zuständig. Mit Hilfe verschiedener Muskeln, unterschiedlicher Luftstromstärke und -geschwindigkeit ist es den Säugern möglich, Töne in unterschiedlichen Höhen zu erzeugen. **Die Stimmbänder sind von mehrschichtigem, unverhorntem Plattenepithel überzogen.**

3.47 Lösung B

Stichwort zur Inneren Medizin wäre hier wohl der Pneumothorax. Die Lunge ist ein Organ, welches fast den gesamten Thorax ausfüllt. Außerhalb des Körpers allerdings fällt die Lunge in sich zusammen und ist dann etwa faustgroß. Bedingt wird dies durch die vielen elastischen Fasern, die im Lungengewebe enthalten sind.
Um innerhalb des Körpers zu erreichen, dass die Lunge entfaltet ist und sich somit auch mit Luft füllen kann, bedarf es eines kleinen Tricks.
Jeder von Ihnen kennt das Phänomen, wenn zwei oberflächlich befeuchtete Glasscheiben aufeinanderliegen und sich nicht mehr voneinander trennen lassen. Hier kann man die Parallele ziehen!
Die Pleura visceralis ist die Serosahaut, die mit der Lunge verwachsen ist. Die Pleura parietalis liegt von innen dem Thorax an. Zwischen diesen beiden Blättern befindet sich der so genannte Serosaspalt, ein mit Serosaflüssigkeit gefüllter Vakuumraum. Bedingt durch dieses Vakuum ist es der Lunge unmöglich, unter normalen Umständen innerhalb des Körpers zu kollabieren.
Kommt es allerdings zu einer Verbindung des Pleuraspalts zur Außenwelt, z. B. durch einen Messerstich oder einen Rippenbruch, so dringt Luft in den Pleuraspalt, das Vakuum schwindet, und das Lungengewebe gibt den elastischen Kräften des Gewebes nach. **Die Lunge kollabiert.**
Eine überblähte Lunge nennt man auch Lungenemphysem.
In Antwort C soll vermutlich die „inversive Atmung" beschrieben werden.

3.48

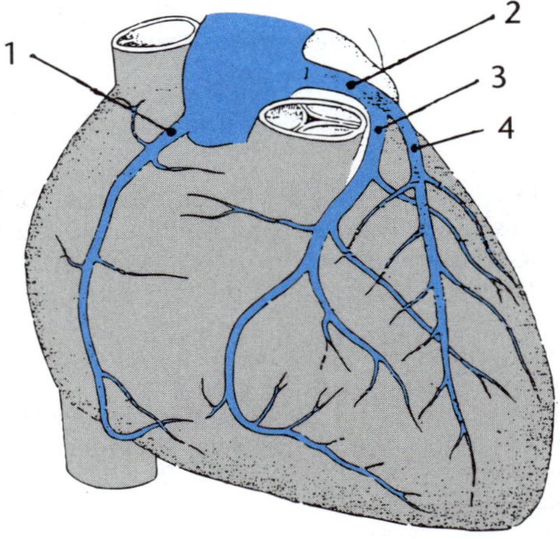

Abb. 3.48: Die Herzkranzgefäße.

1. A. coronaria dextra (rechte Herzkranzarterie)
2. A. coronaria sinistra (linke Herzkranzarterie)
3. Ramus circumflexus
4. Ramus interventricularis anterior (Riva)

3.49

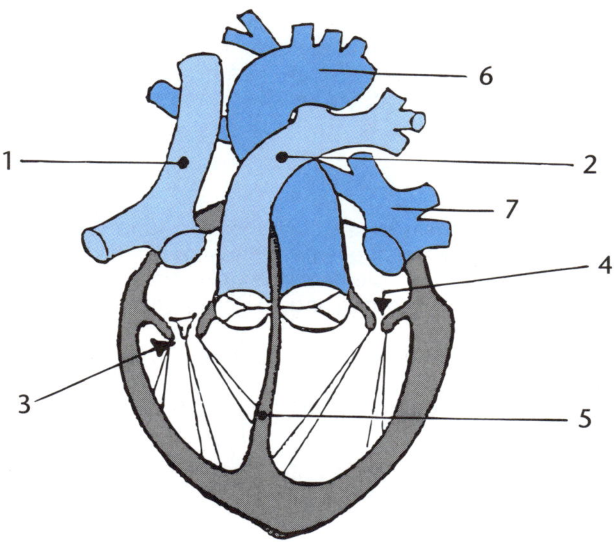

Abb. 3.49: Das Herz mit den großen Venen und Arterien.

1. V. cava superior (obere Hohlvene)
2. A. pulmonalis (PA)
3. Trikuspidalklappe
4. Mitralklappe
5. Septum interventriculare (Ventrikelseptum)
6. Aorta (AO)
7. V. pulmonalis (Pulmonalvene, PV)

3.50 **Lösung C**

Bei dauernd erhöhtem Blutdruck ist das **linke Herz** gezwungen, mehr Kraft in der Auswurfphase aufzuwenden, um gegen den Druck anzupumpen. Durch die erhöhte Kraftaufwendung verdickt sich die Muskulatur, und der linke Ventrikel hypertrophiert (vergrößert sich). Sollte diese Situation jedoch auch dann vom linken Herzen nicht bewältigt werden können, nimmt automatisch das Schlagvolumen des linken Ventrikels ab und das Residualvolumen zu. Es entwickelt sich eine Herzinsuffizienz.

3.51 **Lösung C**

Bekannt ist, dass die V. pulmonalis sauerstoffreiches Blut führt und zum Niederdrucksystem zählt, Aussage A kann also verworfen werden.
Zum Niederdrucksystem zählt man die Kapillaren, die Venolen und Venen des großen Kreislaufs, das rechte Herz, den Lungenkreislauf, den linken Vorhof und den linken Ventrikel zur Zeit der Diastole.
Der Blutdruck im Niederdrucksystem schwankt ortsabhängig zwischen 2 und 30 mm Hg.
Im Hochdrucksystem fließen durchschnittlich nur 0,9–1 l Blut, dagegen im Niederdrucksystem 4–5 l.

3.52 **Lösung A**

S. Kommentar zu Frage 3.5.

3.53 **Lösung B**

Die Methode der Blutdruckmessung nach Riva-Rocci (RR) ist einfach zu erklären: Man legt die Blutdruckmanschette am Oberarm an und pumpt nun auf einen Wert um 150 mm Hg (beim Normotoniker) auf. Es ist bekannt, dass der Blutdruck normalerweise systolisch bei ca. 120 mm Hg liegt. Mit diesem Druck wird das Blut während der Systole also durch die Arterien gepumpt. Wegen des Drucks durch die Manschette kann kein Blut mehr fließen. Zu diesem Zeitpunkt kommt also keine Pulswelle mehr am Unterarm an. **Wenn jetzt langsam der Druck abgelassen wird und der systolische Druck gerade unterschritten ist, reicht der Verschlussdruck durch die Manschette nicht mehr aus und die erste Pulswelle schießt wieder in den Unterarm.**
Man kann sich merken, **dass der systolische Blutdruck nicht unter 100 mm Hg** und der diastolische nicht über 100 mm Hg liegen sollte!

3.54 **Lösung E**

S. Kommentare zu den Fragen 1.9, 1.12 und 3.13.

3.55 Lösung B

Es gibt verschiedene Volumina, die bei einem Lungenfunktionstest gemessen werden.
Das Atemzugvolumen misst normalerweise um die 500 ml und beschreibt das Volumen, welches wir unter Ruhebedingungen ständig ein- und ausatmen.
Die **Vitalkapazität** ist das Volumen, welches wir maximal bewegen können, also nach maximaler Inspiration ausatmen können (3400–4700 ml).
Die funktionelle Residualkapazität beschreibt das Volumen, das nach normaler Ausatmung noch in der Lunge vorhanden ist (ca. 2000 ml).
Als Totalkapazität beschreibt man die Luftmenge, die die Lunge nach maximaler Inspiration in sich bergen kann, also das maximale Füllungsvolumen (4500–5500 ml).
Für die Lungenvolumina gibt es noch andere Werte, die in Abb. 3.55 dargestellt sind.

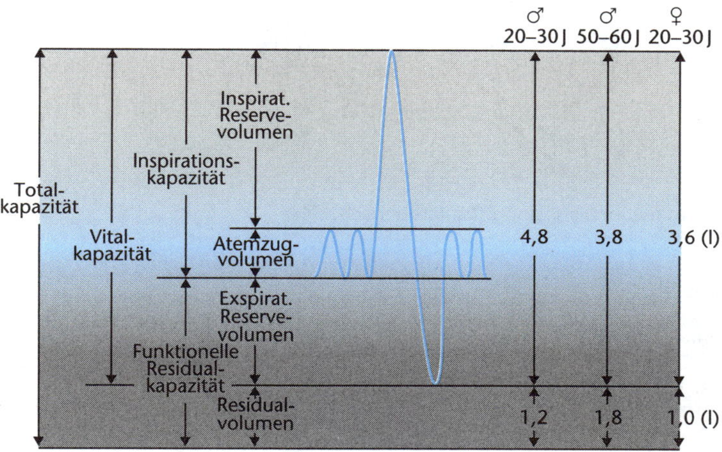

Abb. 3.55: Lungenvolumina und Lungenkapazitäten.

3.56

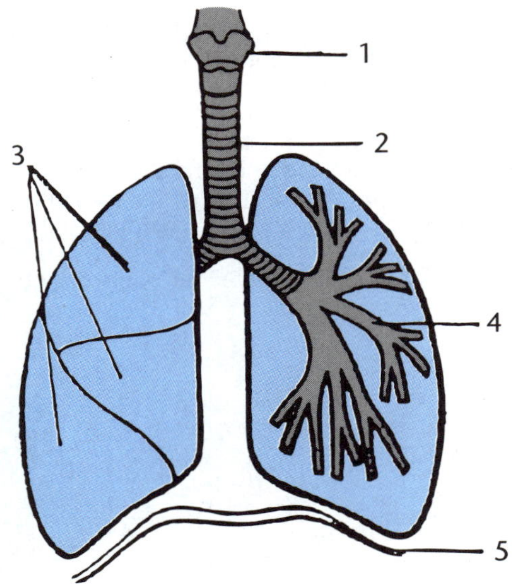

Abb. 3.56: Organe im Hals- und Brustkorbbereich.

1. Kehlkopf
2. Trachea (Luftröhre)
3. rechter Lungenflügel
4. Bronchialäste
5. Zwerchfell

3.57 **Lösung E**

Wie Sie dem Kommentar zu Frage 3.13 entnehmen können, lässt sich die Herztätigkeit in graphische Form fassen: das EKG. Die P-Welle beschreibt dabei die **Vorhofkontraktion,** der QRS-Komplex die Kammerkontraktion. Da die P-Welle physiologisch ist, kann sie kein Zeichen eines krankhaften Prozesses sein, wohl aber können Veränderungen dieser Welle eine Störung anzeigen.
Zu den Herzklappenfunktionen s. Kommentar zu Frage 3.40.

3.58 **Lösung B**

3.59 **Lösung C**

S. die Kommentare zu den Fragen 3.37 und 3.47.

3.60 **Lösung C**

Das **Herzskelett** ist das knorpelige Grundgerüst, an dem sich Herzmuskel und die Herzklappen befestigen. Aus diesem Grunde spricht man auch von Ventilebene.
Die **Herzspitze** befindet sich im 5. Zwischenrippenraum (Intercostalraum = ICR) in der Medioclavicularlinie. Tasten Sie die ungefähre Mitte Ihres Schlüsselbeins (Clavicula) und ziehen Sie eine senkrechte Linie nach unten. Bei Kreuzung mit dem 5. ICR haben Sie den Punkt gefunden.
In der **Herzkrone** treten die Gefäße ein bzw. aus.

3.61 **Lösung C**

Eine seltsame Frage! Im Vollbad hebt sich das Körpergewicht zu einem großen Prozentsatz auf. Diese Umstellung der Schwereverhältnisse **steigert den venösen Zufluss zum rechten Herzen.**

3.62 **Lösung B**

Die Nasenatmung dient der Befeuchtung, Erwärmung und **Säuberung der Atemluft.** Natürlich ist die Nase das **Riechorgan**, somit können die Lösungen D und E nur falsch sein.

3.63 **Lösung C**

Der Ductus thoracicus (Milchbrustgang) ist ein großer Lymphgang, der die Lymphe aus dem Brust- und Bauchraum zurück ins Gefäßsystem leitet. Einmündungsstelle ist der **Winkel zwischen der linken V. subclavia (Schlüsselbeinvene)** und **der V. jugularis (Halsvene).** Hier einmündend vereinigen sich die Gefäße zum Truncus brachiocephalicus, um dann gemeinsam mit den Venen der rechten Seite als V. cava superior (obere Hohlvene) in den Vorhof des rechten Herzens zu münden.
Bei Verletzung des Ductus thoracicus fließt die Lymphe (Chylo) in den freien Brustraum, es entsteht ein Chylothorax!

3.64 **Lösung C**

Eine einfache Rechnung! Wenn 4,8 Liter in der Minute durch das Herz gepumpt werden, pro Schlag insgesamt 60 ml befördert werden, dann dividieren Sie einfach 4800 ml durch 60 ml. Anders gefragt: Wie häufig muss man die Menge von 60 ml pumpen, um 4800 ml zu bewegen? 80-mal! S. Kommentar zu Frage 3.17.

3.65 **Lösung C**

Abbildung 3.30 soll die komplizierten Verhältnisse im Fetalkreislauf veranschaulichen. Wichtig ist zunächst die Tatsache, dass nach Verlassen der Plazenta Richtung Nabelschnur der fetale Kreislauf beginnt. Die Nabelvene transportiert sauerstoffreiches Blut vom mütterlichen in den fetalen Kreislauf. Über den Ductus venosus im Fetus gelangt das Blut zum kindlichen Herzen, um so die Peripherie mit Sauerstoff zu versorgen. Die Lungen werden nur für den Eigenbedarf durchblutet, eine Funktion hat die fetale Lunge nicht. Nach Verbrauchen des Sauerstoffs durch den Feten gelangt dann das jetzt sauerstoffarme Blut über zwei Nabelarterien in den plazentaren und mütterlichen Kreislauf zurück. Die Definition von Venen und Arterien bezieht sich nur auf die Transportrichtung, nicht auf den Sauerstoffgehalt des Inhalts! S. Kommentar zu Frage 3.30.

3.66 **Lösung A**

Der Truncus coeliacus als erster großer Abgang der Aorta versorgt Magen, Milz, Leber und Gallenblase. Somit ist Punkt 4 falsch. Die übrigen Arterien, die Aa. renales und mesentericae sup. und inf. (Darm) entspringen unmittelbar der Aorta. Hoden und Ovarien sollen in der Regel der Aorta entspringen, als Variation leiten sie sich aber auch häufig aus der Nierenarterie ab. S. Kommentar zu Frage 3.1.

3.67 **Lösung B**

Die Intima als Endothelschicht stellt die dünnste Schicht dar. Durch sie können Nährstoffe und Gase hindurch transportiert werden. Die Media als Muskelschicht ist für die Tonusregulation zuständig, so werden z. B. Blutdruckschwankungen reguliert. Die Adventitia als Bindegewebsschicht verankert die Gefäße im umliegenden Gewebe. S. Kommentar zu Frage 3.31.

3.68 **Lösung C**

Die Kapillaren als kleinste Gefäßeinheit sind zahlenmäßig nicht zu erfassen, da das gesamte Gewebe von unzähligen Kapillaren durchsetzt ist. Die Strömungsgeschwindigkeit des Blutes ist abhängig vom Druck, mit dem das Blut durch ein Gefäß geleitet wird. An einem Beispiel soll der Sachverhalt veranschaulicht werden:

Stellen Sie sich den Gartenschlauch als Arterie vor. Wenn Sie den Wasserhahn aufdrehen, folgt ein kräftiger Wasserstrahl. Jetzt schließen Sie an das Ende des Wasserschlauches 1000 kleinere Wasserschläuche an. Der kräftige Wasserstrahl bleibt aus, lediglich ein schwacher Wasserfluss entweicht den Schlauchenden. Die Strömungsgeschwindigkeit ist deutlich reduziert worden, da die Fläche der zu durchfließenden Schläuche enorm zugenommen hat. Wenn Sie den Gartenschlauch aufschneiden, dann können Sie eine Breite von etwa 3 cm messen. Wenn Sie die 1000 kleineren Schläuche aufschneiden und nebeneinander legen, dann kommen Sie auf eine Breite (Gesamtquerschnitt) im Meterbereich. Natürlich fließt die gleiche Wassermenge pro Zeiteinheit [ml/min] durch einen einzelnen Schlauch kräftiger und schneller als die gleiche Wassermenge durch 1000 Schläuche. Somit ist die Strömungsgeschwindigkeit in den Kapillaren (1000

Schläuche) am niedrigsten. Nur unter diesen niedrigen Strömungsgeschwindigkeiten kann der Nährstoff- und Sauerstofftransport zwischen Zelle und Kapillare erfolgen.
Die Erythrozyten müssen verformbar sein (A), sonst könnten Sie die Kapillaren nicht durchfließen. Lösung B beschreibt den Grund der langsamen Strömungsgeschwindigkeit, die Ursache ist aber oben benannt. Präkapilläre Sphinkter (E) gibt es nicht. Die Arterien und Arteriolen besitzen als Media eine Muskelschicht. Diese kann durch Kontraktion und Dilatation die Strömungsgeschwindigkeit regulieren.

3.69 Lösung A

Leber und Lunge haben im fetalen Kreislauf noch keine Funktion. Eine Durchblutung erfolgt zur Eigenversorgung, die größte Menge des mütterlichen Blutes allerdings umgeht diese Organe durch Kurzschlussverbindungen wie den Ductus Botalli und das Foramen ovale. S. Kommentar zu Frage 3.30.

3.70 Lösung C

S. Kommentare zu den Fragen 3.31 und 3.67.

3.71 Lösung C

Das Lymphsystem können Sie sich als Kontrollposten zwischen Kapillare und Zelle vorstellen. Nährstoffe, Gifte, Bakterien, Viren, Stoffwechselschlacken (Abfall) u. Ä. wollen die Zelle erreichen. Nach Verlassen der Kapillare durchwandern sie zunächst die Lymphflüssigkeit. Hier kontrollieren z. B. die Abwehrkräfte unseres Körpers, ob die passierenden Elemente schädlich sind. Sollten die Lymphozyten (Abwehrsystem, s. Kommentar zu Frage 4.17) körperschädliche oder -fremde Substanzen identifizieren, so werden sie phagozytiert (gefressen). Die Lymphflüssigkeit sammelt sich in den Lymphgefäßen. Auf dem Weg passiert die Lymphe immer wieder Lymphknoten. Hier werden die schädlichen Substanzen, Tumorzellen und die „voll gefressenen" Abwehrzellen abgefangen. Das gereinigte Blut gelangt dann über das größte Lymphgefäß (Ductus thoracicus) in das venöse System zurück (s. Kommentar zu Frage 3.63). Die Hämoglobinbildung (2) hat mit dem Lymphsystem nichts gemeinsam.

3.72

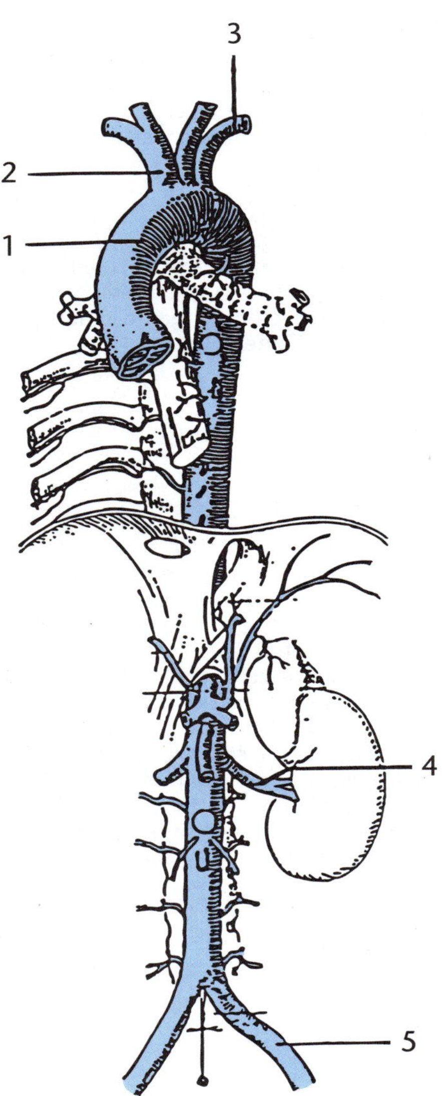

Abb. 3.72: Arterielle Gefäße.

1. Aorta / Aortenbogen
2. Truncus brachiocephalicus (Stamm der rechten Arm-Hals-Arterie)
3. A. subclavia sinistra (linke Schlüsselbeinarterie)
4. A. renalis sinistra (linke Nierenarterie)
5. A. iliaca communis sinistra (linke gemeinsame Beckenarterie)

3.73

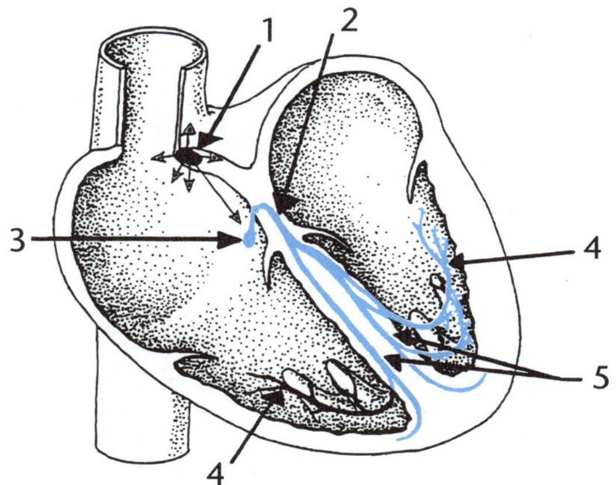

Abb. 3.73: Reizleitungssystem des Herzens.

1. Sinusknoten (Nodus sinuatrialis)
2. His-Bündel (His-Bündel)
3. AV-Knoten (Nodus atrioventricularis; Vorhof-Kammer-Knoten; Aschoff-Tawara-Knoten)
4. Purkinje-Fasern
5. Tawara-Schenkel (linker und rechter Kammerschenkel)

3.74 Lösung B

Venen sind definitionsgemäß Gefäße, die zum Herzen fließen. Um beim stehenden Menschen das venöse Blut aus der unteren Extremität entgegen der Schwerkraft zum Herzen zu transportieren, muss eine Flussrichtung gewährleistet sein. Venenklappen lassen die Flussrichtung zum Herzen zu, entfalten sich aber in entgegengesetzter Flussrichtung. So kann das venöse Blut entsprechend einer Einbahnstraße ausschließlich zum Herzen und nicht in die Gegenrichtung fließen (Funktion des Einwegventils). Abbildung 3.74 soll dies verdeutlichen.

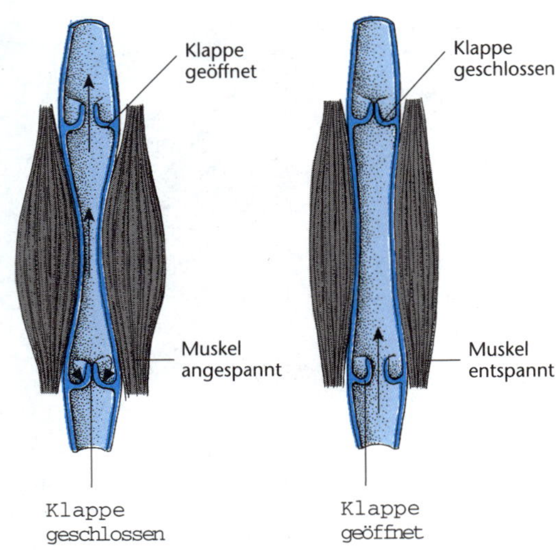

Abb. 3.74: Die Funktion der Venenklappen.

3.75 **Lösung C**

Schwere Frage! Mit dem „mittleren Blutdruck" soll wohl der „mittlere arterielle Druck" gemeint sein. Hier eine Erläuterung der wesentlichen Blutdruckbegriffe: Das Maximum des Blutdrucks während der Systole wird „systolischer Blutdruck" genannt, das Minimum während der Diastole als „diastolischer Druck" bezeichnet. Die Differenz zwischen beiden Werten ist die „Blutdruckamplitude". Der „mittlere arterielle Druck (MAD)" bzw. der arterielle Mitteldruck entspricht der treibenden Kraft für die Blutströmung und ist definiert als der zeitliche Mittelwert der Druckwerte in einem Gefäßabschnitt. Die Berechnung erfolgt mit einer speziellen Formel.
Wesentlich ist, dass der MAD erst in den terminalen Endästen sowie den Arteriolen wegen des hohen Strömungswiderstandes auf einer Strecke von wenigen Millimetern stark abfällt und am Ende Werte um 35 mmHg erreicht. Gleichzeitig werden die pulsierenden Druckschwankungen stark gedämpft bzw. aufgehoben. Hierdurch wird ein gleichmäßiger Blutfluss an dem Ort erreicht, wo z. B. der Gasaustausch zu den Zellen erfolgt. Egal, welche Blutdruckschwankungen im großen Kreislauf herrschen, durch die Regulation der Arteriolen werden im Endgebiet immer ein konstanter Druck und eine nahezu konstante Strömungsgeschwindigkeit gewährleistet.

3.76 **Lösung C**

Die Luftzusammensetzung:
Sauerstoff 21 %, Stickstoff rund 78 %, Edelgase rund 1 %, Kohlendioxid rund 0,03 %, der Rest besteht aus kleineren Mengen Wasserstoff u. Ä.

3.77 **Lösung C**

Das Erregungsbildungs- und -leitungssystem ist ausführlich im Kommentar zu Frage 3.12 erklärt. Der Sinusknoten schlägt mit einer Eigenfrequenz von 60–80 Schlägen pro Minute, der AV-Knoten mit 40–60 Schlägen pro Minute und das His-Bündel mit 20–30 Schlägen pro Minute. Die drei Erregungsbildungszentren schlagen ständig. Der Sinusknoten schlägt am schnellsten und lässt die anderen beiden Zentren nicht wirksam werden. Erst wenn beispielsweise der Sinusknoten ausfällt, gewinnt automatisch der AV-Knoten mit seiner Eigenfrequenz die Oberhand der Erregungsbildung am Herzen. Dieses Wissen ist im klinischen Bereich zum Verständnis der Herzrhythmusstörungen (Band 4) wie AV-Block usw. wichtig. Näheres zu Herzrhythmusstörungen entnehmen Sie bitte dem Lehrbuch!

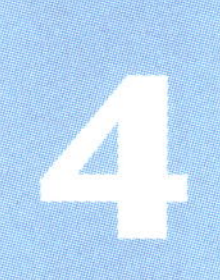

BLUT UND HORMONE

4.1 Lösung C

ADH (Antidiuretisches Hormon, Vasopressin) wird im Hypothalamus gebildet und über den Hypophysenhinterlappen (HHL) durch bestimmte Reize ins Blut ausgeschüttet. Es wird über die Blutbahn zum Erfolgsorgan Niere transportiert und wirkt dort an den **distalen Tubuli.**
Das ADH erhöht die **Wasserrückresorption,** so dass die endgültige Harnmenge und somit die Urinausscheidung abnimmt.

Eine einfache Erklärung:
Man stelle sich den distalen Tubulus als eine Wasserrinne vor, die ihren Ausgang an einem Wasserfass (Blase) findet. Diese Rinne besitzt nun Poren, die sich öffnen und schließen. Im geschlossenen Zustand kann Wasser nur durch die Endöffnung in das Fass fließen: Dieser Zustand entspricht einem niedrigen ADH-Spiegel. Sind die Poren geöffnet, fließt wenig Wasser in das Fass, da eine große Menge zuvor durch die Poren entweicht: Dieser Zustand entspricht einem hohen ADH-Spiegel im Blut.
Das Wasser, welches durch die Tubulusporen rückresorbiert wird, gelangt über das Gewebe zurück ins Blut.
Somit kann man sich vorstellen, dass eine Hypovolämie (niedriges Blutvolumen), gemessen durch Rezeptoren im rechten Atrium (Herzvorhof), eine erhöhte ADH-Sekretion des HHL bewirkt. Durch diesen Mechanismus kommt es dann zu einer verstärkten Oligurie – die gesparte, nicht ausgeschiedene Flüssigkeit dient jetzt der Behebung der Hypovolämie. Bei Erreichen des normalen Blutvolumens sinkt die ADH-Sekretion wieder auf einen Basalwert ab, und eine Normurie stellt sich ein.
Glukose wird nicht tubulär sezerniert, sondern glomerulär filtriert. Wird die Schwelle von 180 mg/dl überschritten, kann nicht die gesamte filtrierte Glukose rückresorbiert werden, so dass ein Teil ausgeschieden wird. Es entsteht eine Glukosurie. Glukose ist demnach eine „Schwellensubstanz".
Oxytocin wird wie ADH im Hypothalamus gebildet und über den HHL ins Blut sezerniert, aber die Sekretion wird nicht durch ADH gesteuert.
Oxytocin ist ein Hormon, welches auf die Muskulatur von Uterus und Brustdrüse wirkt.
Zum Ende einer Schwangerschaft steigt der Oxytocinspiegel und bewirkt das Einsetzen der Wehentätigkeit, indem es zu leichten Kontraktionen der Uterus-

muskulatur führt, somit also die Frucht Richtung Cervix uteri und Scheide drückt.
Unter physiologischen Bedingungen produzieren die Brustdrüsen innerhalb von 24 Stunden nach Entbindung Milch, das Baby kann also gestillt werden. Der Saugakt bewirkt eine intensive mechanische Reizung der stark innervierten Mamillen. Das daraufhin verstärkt ausgeschüttete Oxytocin bewirkt nun eine Kontraktion des Myoepithels der Brustdrüse, so dass es zu einer Ejektion der Milch kommt.
Die Bildung von Adrenalin im Nebennierenmark wird durch Stress und Blutdruckschwankungen angeregt, nicht aber durch ADH!

4.2 Lösung B

Hämoglobin ist eine Substanz, die aus zwei Komponenten besteht: dem roten Blutfarbstoff (Häm) und dem Globin, das u. a. eine Stützfunktion wahrnimmt. Erythrozyten leben ca. 110–130 Tage und werden dann durch das retikuloendotheliale System abgebaut (Leber, Milz usw.; Abb. 4.2). Wenn man nach dem Abbauprodukt des Hämoglobins fragt, so ist dies nicht 100%-ig korrekt, denn vornehmlich abgebaut wird das Häm. Häm (rot) wird über Biliverdin (grün) zu **Bilirubin** (rot) abgebaut. Aufgrund der schlechten Löslichkeit von Bilirubin im Blutplasma erfolgt der Transport zur Leber an Albumin gebunden. Bilirubin an Albumin gebunden, also noch nicht glukuronidiert, wird auch als indirektes Bilirubin bezeichnet. Nach Abkopplung von Albumin wird Bilirubin in die Leberzelle aufgenommen und dort mit Glukuronsäure verestert. Das so entstandene direkte Bilirubin wird über die Galle und unter Umgehung der Gallenwege über die Niere eliminiert. Das Bilirubin, welches mit der Galle in den Darm gelangt, wird hier über die Zwischenprodukte Mesobilirubinogen, Sterkobilinogen in Sterkobilin überführt, welches für die Farbe des Kotes verantwortlich ist.
Ein geringer Teil des direkten Bilirubins gelangt über das Blut zu den Nieren, wo es als Urobilin oder Urobilinogen mit dem Urin ausgeschieden wird (ca. 4 mg/24-h-Urin; bei Leberstörungen vermehrt!).

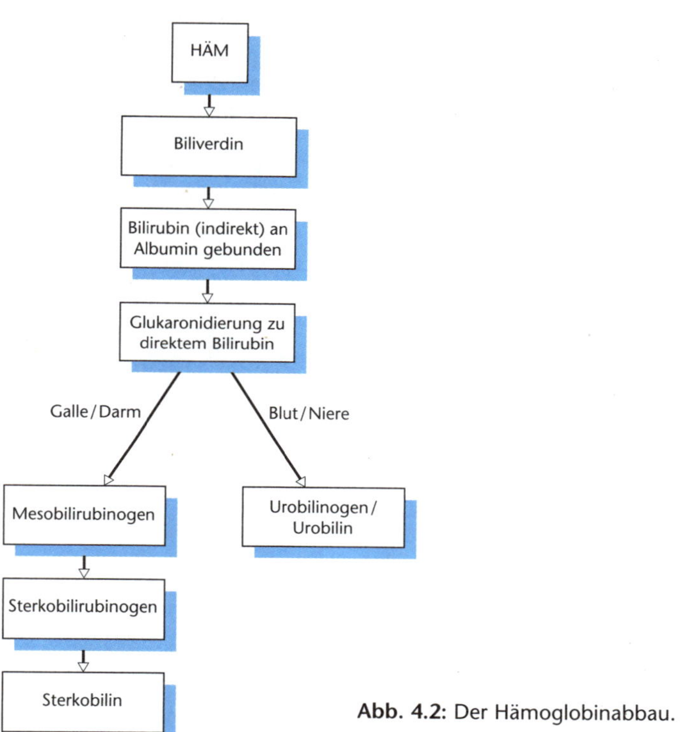

Abb. 4.2: Der Hämoglobinabbau.

4.3 Lösung B

Die Erythrozyten werden in der Leber, der Milz und **im peripheren Blutsystem** abgebaut. Hierzu werden verschiedene Stoffwechselvorgänge durchlaufen. Siehe dazu auch Kommentar zu Frage 4.2.
Die Anzahl der Erythrozyten im Blut beträgt ca. 4,6–5,2 ml Blut.
Die Blutgruppen innerhalb einer Spezies kommen dadurch zustande, dass bestimmte Mitglieder einer Spezies auf ihrer Erythrozytenoberfläche Antigene besitzen. Diese Blutgruppenantigene kommen nicht nur auf Erythrozyten, sondern auf sehr vielen anderen Zelloberflächen und in Körperflüssigkeiten vor.
Man unterscheidet vier verschiedene Blutgruppen (A, B, AB, 0). Entsprechend der Blutgruppen besitzt der Organismus Antikörper gegen alle nicht in seinem Blut vorkommenden Antigene.
Beispiel: Eine Person mit der Blutgruppe A besitzt also auf ihren Erythrozytenmembranen das Antigen A. Dementsprechend zirkulieren im Blut dieser Person Antikörper gegen das Antigen B, also gegen die Blutgruppe B.

Vermischt man jetzt Blut der Gruppe A mit dem der Gruppe B, so kommt es durch die gebildeten Ag-AK-Komplexe zu einer Verklumpung oder Ausfällung. Diesen Sachverhalt nennt man Agglutination. Ein solches System macht man sich bei der Blutgruppenbestimmung zunutze! Daneben existiert bekanntlich das Rhesussystem. Hier unterscheidet man verschiedene Determinanten der Antigene und definiert Rh (+) bei Vorkommen von der Determinante D und Rh (–) bei Vorkommen der Determinante d (Tab. 4.3).

Tabelle 4.3: Das AB0-System

Blutgruppe		Antigen auf Erythrozyten	Antikörper im Serum
A	(40 %)	A	Anti-B
B	(16 %)	B	Anti-A
AB	(4 %)	AB	keine
0	(40 %)	keine	Anti-A/Anti-B

Die Erythrozyten entwickeln sich nach Differenzierung der Stammzelle aus den Retikulozyten I–IV. Retikulozyten enthalten noch einen Kern oder Kernbruchstücke im Gegensatz zu den Erythrozyten, diese sind kernlos (Merken!).
Im roten Knochenmark der platten Knochen reifen die Retikulozyten I und II, im Blut aber findet man die Retikulozyten III und IV. Somit ist Aussage D eindeutig falsch. Man kann die Aussage D auch anders auslegen. Erythrozyten besitzen niemals einen Zellkern, auch nicht im roten Knochenmark, im Gegensatz zu den Retikulozyten.
Die Lebensdauer der Erythrozyten beträgt im peripheren Blut ca. 120 Tage, also ca. 4 Monate.

4.4 Lösung E

A) Hämodialyse – Blutwäsche
B) Diastole – Erschlaffungsphase des Herzens
C) Hämaturie – Blut im Urin
D) Hämostase – Blutstillung
E) Hämolyse – Zerfall von Erythrozyten mit Hb-Austritt
F) Hämolysine – Antikörper, welche die Permeabilität der Erythrozytenmembran erhöhen, so dass Hämoglobin austritt (z. B. Schlangengifte und Autoimmun-Antikörper).

4.5 Lösung C

Die Prinzipien der Hormonlehre können Sie dem Kommentar zur Frage **6.7** entnehmen. An dieser Stelle sei neben dem fragenbezüglichen Kommentar einmal der Wirkungsmechanismus von Hormonen an den Zellen erläutert.
Hormone binden sich meist an die Zellmembran nach dem Schlüssel-Schloss-Prinzip. Wird der Hormonrezeptor der Zelle aktiviert, aktiviert dieser wiederum das Adenylatzyklasesystem.
Das Hormon fungiert hier als sog. first messenger, cAMP als second messenger. Durch die Anlagerung des Hormons kommt es an der Innenseite der Zellmembran zur Aufspaltung von ATP in cAMP (Adenosinmonophosphat). cAMP aktiviert eine Proteinkinase. Proteinkinasen sind meist Enzyme, die an ein Substrat einen Phosphatrest anhängen, um jetzt das entsprechende Hormon zu aktivieren.
Catecholamine wie Adrenalin und Noradrenalin werden im Nebennierenmark (NNM) synthetisiert, nicht in der Nebennierenrinde. **Glukokortikoide,** z. B. das Cortisol, **entstehen in der NNR,** sie wirken u. a. als Entzündungshemmer.
Releasing-Hormon ist das adrenokortikotrope Hormon (ACTH).
Syntheseort für Insulin und Glukagon ist das Pankreas. Die Wirkung können Sie im Kommentar zu Frage 5.12 nachlesen.
Parathormon ist ein Hormon der Nebenschilddrüse und reguliert den Kalzium- und Phosphathaushalt des Körpers.

4.6 Lösung B

Die Blutgerinnung läuft kaskadenartig nach einem sehr logischen Schema ab.

Grundsätzlich gibt es 2 verschiedene Systeme: das Extrinsic- und das Intrinsic-System. Das Extrinsic-System wird bei Verletzung von außen aktiviert, z. B. bei Hautverletzungen oder Gefäßrupturen. Das Intrinsic-System ist an der Gerinnung innerhalb des Bluts beteiligt, z. B. bei der Bildung von Thromben.

Beide Systeme haben das Ziel, Prothrombin zu Thrombin umzuwandeln. Hierdurch wird **Fibrinogen zu Fibrin,** der Grundsubstanz von Blutgerinnseln.
Kalzium und Vitamin K sind wichtige Coenzyme. Diese helfen den Enzymen bei der Ausübung ihrer Funktion im Ablauf der Blutgerinnung. Medikamente wie Calziparin, Heparin, Markumar u. a. hemmen diese Coenzyme und andere Schritte der Blutgerinnung, so dass z. B. die Thrombosegefahr gemindert wird.
Abbildung 4.6 zeigt den Ablauf der Blutgerinnung.

Die aktivierten Faktoren sind mit dem Buchstaben „a" gekennzeichnet, die Faktoren allgemein mit „F". Die mit Nummern symbolisierten Faktoren müssen Sie im Gegensatz zu den ausgeschriebenen nicht unbedingt mit Namen lernen.
Der Faktor VIII fehlt übrigens bei der Hämophilie A, der Bluterkrankheit.

Verwechseln Sie nicht die Blutgerinnung mit der Blutstillung. Die Blutstillung ist ein Oberbegriff des gesamten Systems. Hier differenziert man die primäre und die sekundäre Hämostase. Als primäre Hämostase wird der zunächst ablaufende, 1–3 min dauernde Vorgang der Vasokonstriktion bezeichnet. Hierdurch wird die

Blutströmungsgeschwindigkeit im verletzten Gebiet verringert, so dass zum einen die Blutung stark unterbunden wird, zum anderen verlängert sich auch die Thrombozytenverweilzeit.
Als sekundäre Hämostase beschreibt man den Vorgang der oben erläuterten Blutgerinnung.

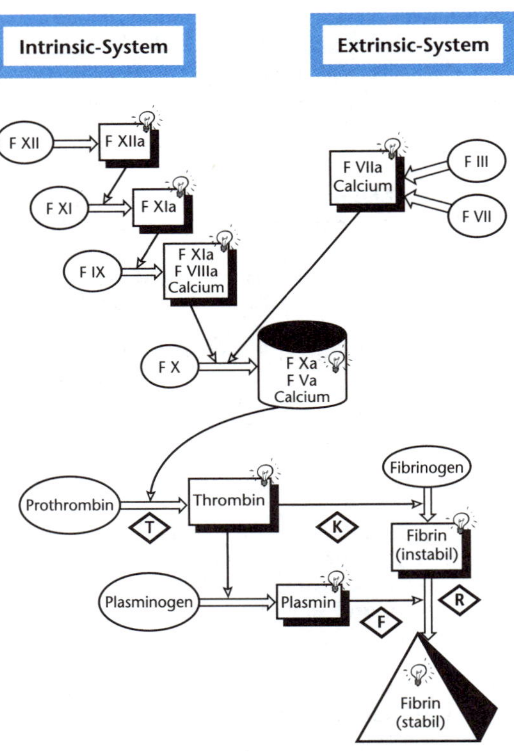

Abb. 4.6: Die Blutgerinnung.

4.7 Lösung C

S. Kommentar zu Frage 6.8.

4.8 Lösung C

Die Frage nach Hormonen und ihren Bildungsstätten scheint ein Hobby des Prüfungsamtes zu werden. Die Funktionen der einzelnen Hormone sollten Sie, falls nicht bekannt, in Ihrem Lehrbuch unbedingt nachlesen. Tabelle 4.8 soll Ihnen beim Lernen helfen.

Tabelle 4.8: Hormone und ihre Syntheseorte

Syntheseort	Hormon
Hypophysenvorderlappen (Adenohypophyse)	Somatotropes Hormon (Wachstumshormon) gonadotrope Hormone (auf die Keimdrüse wirkende Hormone)
Hypophysenhinterlappen	ADH (Wasserhaushalt – Niere) Oxytocin (Muskulatur des Uterus, Wehen)
Schilddrüse	T3 (Trijodthyronin), T4 (Thyroxin) **Kalzitonin** (Ca-Anbau im Knochen ⇒ Erniedrigung des Blutkalziumspiegels)
Nebenschilddrüse	Parathormon (Ca-Abbau im Knochen ⇒ Erhöhung des Blutkalziumspiegels)
Nebennierenrinde (NNR)	Mineralokortikoide (Aldosteron) Glukokortikoide (**Cortisol**)
Nebennierenmark (NNM)	Catecholamine (**Adrenalin,** Noradrenalin, Dopamin)
Nieren	Erythropoetin, EPO (Blutbildung) Renin (Wirkung auf die Nebennierenrinde)
Pankreas (Inselapparat)	Insulin (Blutzuckerabfall) Glukagon (Blutzuckeranstieg)
Ovar (zyklusabhängig) Hoden	Progesteron und Östrogen Testosteron

4.9 Lösung A

Granulozyten sind eine Untergruppe der Leukozyten und machen ca. 67 % der weißen Blutkörperchen aus. Es sind Zellen der **unspezifischen Abwehr.** Granulozyten zeigen amöboide Beweglichkeit und können die Kapillarwand durchdringen (Diapedese). Sie können Bakterien und kleine Teilchen phagozytieren und sind dabei nicht spezialisiert. Granulozyten sind meist die ersten Zellen am Ort einer Entzündung.
Lymphozyten, ebenfalls eine Untergruppe der Leukozyten (ca. 25 %), bewirken eine **spezifische Abwehr,** d. h. ihre Abwehrfunktion beschränkt sich auf bestimmte Bakterienarten. Zu den Organen, welche Lymphozyten bilden (lymphatische Organe), gehören neben Lymphknoten die Milz, der Thymus, die Mandeln und der Wurmforsatz (Appendix vermiformis). Nach ihrer Ausdifferenzierung unterscheidet man B- von T-Lymphozyten.
Thrombozyten werden im Knochenmark gebildet und haben normal eine Blutkonzentration von 150 000–300 000/ml Blut. Sie spielen eine wichtige Rolle bei **Blutgerinnung** und Blutstillung. Ein Mangel (Thrombozytopenie) führt zu Blutungsneigung, ein Überschuss (Thrombozytose) begünstigt die Entstehung von Thromben.

4.10 Lösung C

S. Kommentar zu Frage 4.8.

4.11 Lösung B

S. Kommentar zu Frage 4.9.

4.12 Lösung E

Gerinnungsproteine sind **Prothrombin** und **Fibrinogen,** Thrombokinase ist ein Enzym. Vitamin K fungiert im Gerinnungsablauf als Coenzym. Genaueres lesen Sie bitte im Kommentar zu Frage 4.6.

4.13 Lösung D

S. Kommentar zu Frage 4.6.

4.14 Lösung D

Die **Vorsteherdrüse** (Prostata) sezerniert das alkalische Ejakulat, um das Sperma zu verflüssigen. Darüber hinaus dient es als nährstoffreiches Medium.
Die übrigen Drüsenprodukte s. Tabelle 4.8.

4.15 Lösung A

Glukokortikoide (Cortisol, Cortison usw.), **werden in der Nebennierenrinde gebildet.**
Die Steroidhormone der NNR werden im Blut zu ca. 90 % an Transportproteine gebunden, zu 10 % zirkulieren sie frei. Der Abbau findet in der Leber statt. Die Steroidhormone entfalten ihre Wirkung intrazellulär nach Bindung an spezifische Zellmembranrezeptoren.
Im Kohlenhydratstoffwechsel führen die Glukokortikoide zu einer Steigerung der Glukoneogenese aus Aminosäuren. In der Leber bewirken sie eine Steigerung der Glykogensynthese, sie wirken also glykogenanabol (anabol = aufbauend, katabol = abbauend). **Im Proteinstoffwechsel** wirken die Glukokortikoide **katabol,** wie in Punkt **3** beschrieben. Übrigens kommt es auch zu einer erhöhten Lipolyse.
Merken Sie sich bitte zu dieser Hormongruppe Folgendes:

glykogenanabol/lipid- und proteinkatabol!

Die **blutdrucksteigernde Wirkung** ist hauptsächlich der Wirkung von Aldosteron zuzuschreiben. Genauer Mechanismus im Kommentar zu Frage 6.3.
Das **adrenokortikotrope Hormon (ACTH)** übt die Funktion des Releasing- und Stimulationshormons aus – es induziert also die Synthese von Kortikosteroiden.

4.16 Lösung C

Die Blutgerinnung wird in mehrere Phasen unterteilt, ihre Anzahl wird unterschiedlich beschrieben. Der Logik nach kann man allerdings diese Aufgabe leicht lösen.
Die **erste Phase** beschreibt die **Thrombinaktivierung** durch den Faktorenkomplex FX und FV. Hierdurch wird Fibrinogen zu Fibrin umgewandelt: Die **Koagulationsphase** (Verklumpungsphase) wird eingeleitet. In der **Retraktionsphase** wird flüssiges Fibrin fest. Schließlich folgt die **Fibrinolyse** durch Plasmin.

4.17 Lösung C

Hämoglobin kann man eindeutig den **Erythrozyten** zuordnen, wie in Kommentar zu Frage 4.2 beschrieben.
Leukozyten sind im Gegensatz zu den Erythrozyten **kernhaltige Zellen**!
Lymphozyten dienen der **Abwehr** und werden unten beschrieben.
Thrombozyten sind unerlässlich für die **Blutgerinnung** (s. o.).
Monozyten gehören der Leukozytengruppe an und sind sog. Fresszellen, also **Phagozyten**.

Spezieller Kommentar zur Immunologie

Die Immunologie ist die Lehre von der Abwehr im Organismus. Sie wird gewährleistet durch spezielle Zellen, die Lymphozyten. Diese unterscheiden sich je nach Differenzierungsort in B- und T-Lymphozyten und repräsentieren die Antikörper (AK). Die Auslösung der Immunantwort erfolgt durch die Antigene (AG; körperfremde Substanzen).
Man unterscheidet das humorale vom zellulären Abwehrsystem.

Humorales Abwehrsystem
Es beruht auf der Tätigkeit der B-Lymphozyten. Der Beginn einer Infektion löst eine Sofortreaktion der B-Lymphozyten aus. Nach AG-Kontakt wandeln sie sich zu Plasmazellen um. Nur die Plasmazelle ist fähig, gegen artfremde und körpereigene AG spezifische AK zu bilden, welche ganz bestimmte AG blockieren, indem sie mit ihnen unlösliche Immunkomplexe eingehen. Dieses spezifisch arbeitende humorale Abwehrsystem beginnt mit seiner Tätigkeit etwa ein halbes Jahr nach der Geburt. Jetzt entwickelt sich die Immuntoleranz: Der Körper lernt zu unterscheiden zwischen körpereigenen und körperfremden AG. Erythrozyten, Spermien u. a. zählen zu den körpereigenen Antigenen, die aber vom Organismus toleriert werden. Ist diese Toleranz durch einen pathologischen Prozess nicht gewährleistet, entsteht eine Autoimmunkrankheit. Die perniziöse Anämie ist eine solche – gerichtet gegen die Magenschleimhautzellen.

Zelluläres Abwehrsystem
Aufgabe dieses Systems ist die Spätantwort. Es phagozytiert und verdaut die durch das humorale System gebildeten Immunkomplexe. Die T-Lymphozyten haben im Thymus die Fähigkeit zur Bildung unspezifischer Abwehrstoffe erworben, welche der extrazellulären Verdauung dienen. Dazu gehören:

Interferon: „Virusblocker"
Lysozym: Enzym, welches die Schutzhülle der Bakterien zerstört, u. a.

T-Lymphozyten fungieren als Killer-, T-Helfer-, T-Suppressor- und Gedächtniszellen, deren Aufgabe zu erklären hier den Umfang sprengen würde.

Immunglobuline
Diese Begriffe und Schemata sollten Sie immer verstehen: Immunglobuline sind die Antikörper, die von den B-Lymphozyten produziert werden. Man unterscheidet 5 Typen und ihre Wirkungsorte:

IgA: hauptsächlich in Sekreten des Körpers (merke: A wie außen),
IgD: kommt nur in geringer Konzentration im Serum vor
IgE: verantwortlich für anaphylaktische und allergische Reaktionen
IgG: das wichtigste Ig, stellt etwa ein Drittel aller Ig-AK dar. Es durchdringt als einziges die Plazenta, wird von der Mutter auf das Kind übertragen und wird auch noch lange nach Abklingen der akuten Infektion gebildet.
IgM: stellt die Sofortantwort des Immunsystems dar, ist das größte Ig und kann nicht die Blut-Plazenta-Schranke passieren

Die Immunantwort läuft nach einem bestimmten Muster ab:
Die AK-Bildung setzt nach einer Latenzzeit von etwa 2 Tagen ein, steigt in einer exponentiellen Phase stark an und sinkt während Wochen oder Monaten langsam ab (stationäre Phase; Abb. 4.17).

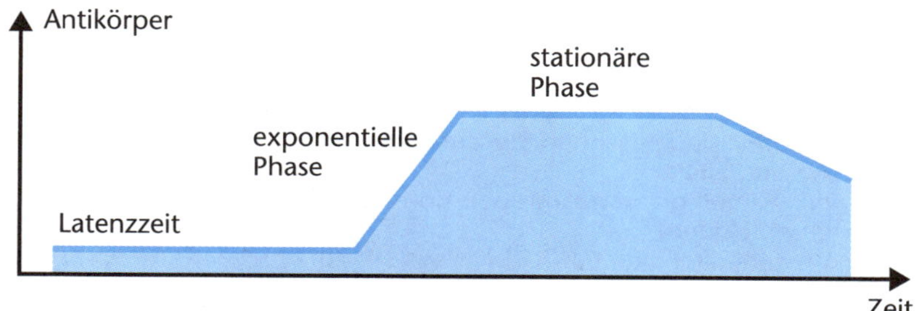

Abb. 4.17: Muster der Immunantwort.

4.18 Lösung D

Agglutination bedeutet Verklumpung. Die Blutgruppe A besitzt AK gegen die Blutgruppe B. Diese würden also die Erythrozyten der Blutgruppe **B** und der Blutgruppe **AB** angreifen.
Zum Verständnis der Blutgruppen und ihrer Antikörper lesen Sie bitte Kommentar zu Frage 4.3.

4.19 Lösung D

Blutgruppe AB bedeutet, dass die Erythrozyten mit den Antigenen A und B behaftet sind. Im Serum findet man demnach keine AK gegen eine der beiden Blutgruppen.
Rh (+) bedeutet die Serumeigenschaft D, Rh (–) die Serumeigenschaft d.
Näheres entnehmen Sie bitte dem Kommentar zu Frage 4.3.

4.20 Lösung C

S. Kommentar zu Frage 4.3.

4.21 Lösung B

Stimulationshormone sind Hormone, die von der Hypophyse gesteuert werden. TSH regt in der **Schilddrüse** die Bildung von T_3 und T_4 an, ACTH die Produktion der **NNR-Hormone,** LH und FSH die **ovarielle Tätigkeit.** Die Nebenschilddrüse arbeitet unabhängig von der Hypophyse, wie das Pankreas auch.
Genaue Einzelheiten finden Sie im Kommentar zu Frage 6.8.

4.22 **Lösung B**

Erythrozyten und ihre Vorläufer, die **Retikulozyten,** entwickeln sich im **roten Knochenmark.** Thrombozyten sind zwar auch Zellen, die im roten Knochenmark gebildet werden, aber diese Kombination A2, B2, C2 ist nicht gegeben. Da nur die **Thrombozyten** als Vorläufer die **Megakaryozyten** (befinden sich auch im roten Knochenmark) besitzen, kann nur die Lösung B richtig sein. Eine hinterhältige Frage, die Sie sich merken sollten.

4.23 **Lösung C**

Glandotrope Hormone sind Hormone, die auf endokrines Drüsengewebe wirken, z. B. **Schilddrüse** und **NNR**.
Man differenziert hiervon die gonadotropen Hormone mit dem Erfolgsorgan Gonaden (Ovar und Hoden).
Näheres s. Kommentar zu Frage 6.8.

4.24 **Lösung A**

Die Wirkung von Aldosteron können Sie in Kommentar 6.3 nachlesen. Aldosteron retiniert Natrium und somit auch Wasser am Tubulussystem. Im Gegenzug wird vermehrt Kalium ausgeschieden.
Bei Aldosteronmangel kann nur wenig Natrium und Wasser retiniert werden, es wird also vermehrt ausgeschieden. Der Natriumverlust bewirkt **Hyponatriämie,** der **Wasserverlust** Hypohydratation. Die Austrocknung der Gewebe wird verursacht durch den Versuch des Körpers, das Blutvolumen aufrechtzuerhalten. Wegen der starken Natriumausscheidung wird zur Erhaltung des Elektrolytgleichgewichts jetzt Kalium zurückgehalten. Die Folge ist eine **Hyperkaliämie,** welche u. a. schwere Herzrhythmusstörungen auslösen kann.
Im umgekehrten Fall, bei Aldosteronüberschuss, ist die Natrium-Wasser-Retention so stark, dass es zu einer Oligurie kommt. Die vermehrte Körperflüssigkeit kann durch die Bildung von generalisierten Ödemen, besonders durch ein Lungenödem, kompensiert werden.
Hier käme also folgende Kombination in Frage:
Ödemneigung/Hypernatriämie/Hypokaliämie.

4.25 **Lösung D**

S. Kommentare zu den Fragen 4.5, 5.12 und Tabelle 5.44.

Pkt. 1: Kommentar zu Frage 4.15.
Pkt. 2: Kommentar zu Frage 5.15.
Pkt. 3: Interferone werden vom „zellulären Immunsystem" sezerniert und hemmen das Wachstum von Viren!
Pkt. 4: Kommentar zu Frage 4.1.
Pkt. 5: Tabelle 6.8.3.

4.26 **Lösung C**

Wer diese Frage nicht beantworten konnte, sollte zunächst den Kommentar zu Frage 4.6 lesen und sich das Blutgerinnungsschema (Abb. 4.6) einprägen.
Nach einer **Gewebsverletzung** wird das Extrinsic-System durch den frei werdenden Gewebsfaktor **Gewebsthromboplastin** aktiviert. Nach der kaskadenartigen Aktivierung wird dann in der Thrombinaktivierungsphase **Prothrombin zu Thrombin.** Dieses wiederum bewirkt durch die Einwirkung auf **Fibrinogen** dessen Aktivierung zu Fibrin in der **Koagulationsphase.**

4.27 **Lösung C**

Die Verteilung der Elektrolyte zwischen Extra-, Inter- und Intrazellularraum spielt für unseren Körper eine besonders wichtige Rolle.
Man kann sich als Grundlage Folgendes merken:

Intrazellulär: Natrium gering – Kalium hoch.
Extrazellulär: Natrium hoch – Kalium gering.

Die Punkte **3** und **4** sind zu den Fragen 4.24 und 6.3 kommentiert.

4.28 **Lösung B**

Man unterscheidet den inneren von dem äußeren Gasaustausch. Der innere bezieht sich auf die Kompartimente **Zelle – Blut**, der äußere auf die Kompartimente **Blut – Luft** (Lunge).
Näheres sollten Sie in Ihrem Lehrbuch nachlesen, eine Erklärung wäre hier zu umfangreich.

4.29 **Lösung B**

Ich habe die Frage nochmals aufgeführt, da hier u. a. Begriffe aufgeführt werden, die nicht alltäglich verwendet werden.
Die Antwort zu dieser Frage ist schon ausführlich im Kommentar zu Frage 3.2 erläutert worden.
Unter Resorption versteht man die Aufnahme von Stoffen durch ein Zellsystem. So werden z. B. 99 % der Primärharnmenge durch das Tubulussystem der Niere rückresorbiert (dadurch entsteht der Sekundärharn, aber das wissen Sie bestimmt schon!).
Der Begriff Filtration sollte jedem geläufig sein, anders allerdings verhält es sich mit der Konvektion. Sie wird definiert als „Strömung von Molekülen unter Einwirkung einer äußeren Kraft".

4.30 **Lösung D**

Die Nebenschilddrüse produziert u. a. das Parathormon. Dieses Hormon wirkt, den Phosphathaushalt betreffend, synergistisch mit Kalzitonin (aus den C-Zellen der Schilddrüse kommend). Es **senkt die Phosphatkonzentration im Blut,** z. B. durch **erhöhte renale Ausscheidung.**
Bezüglich des Kalziumhaushalts **steigert** Parathormon, im Gegensatz zum Kalzitonin, die **Kalziumkonzentration** im Blut durch erhöhte Mobilisation aus dem Knochen, **erhöhte Resorption aus dem Darm** und verminderte Ausscheidung durch die Niere.
Blutzucker- und Fettabbauregulation durch dieses Hormon sind noch unbekannt.

4.31 **Lösung D**

Den Kommentar zur Lösung B-3 finden Sie im Kommentar zur Frage 4.15.
Die Antwort C-3 wird erläutert in den Kommentaren zu den Fragen 4.23 und 6.8.

An dieser Stelle möchte ich die Synthese und Sekretion von T_3/T_4 näher beschreiben:
Die Herkunft von TRH, TSH und T_3/T_4 wird im Kommentar zu Frage 6.8 dargestellt.
Zunächst muss Jod mit der Nahrung zugeführt, im Darm resorbiert und von den Schilddrüsenzellen aufgenommen werden. Voraussetzung für die Synthese ist die tägliche Aufnahme von ca. 150 µg. Alle im Folgenden beschriebenen Vorgänge werden durch TSH stimuliert. Der Transport in die Schilddrüsenzelle muss aktiv erfolgen, da die Konzentration in den Zellen sehr viel höher als im Blut ist.
Im Inneren der Schilddrüsenzellen wird das Protein Thyreoglobulin gebildet, in dem viele Tyrosinmoleküle verankert sind. Durch bestimmte chemische Veränderungen und den anschließenden Einbau von 3 oder 4 Jodmolekülen entsteht dann aus Tyrosin das T_3 bzw. T_4.

4.32 **Lösung D**

S. Kommentar zu Frage 4.3.

4.33 **Lösung E**

Dieses Faktum sollte man sich einfach merken. Genaue Erläuterungen zum Blutgruppensystem finden Sie im Kommentar zu Frage 4.3.

4.34 Lösung C

Diese Frage ist bestimmt auf große Verwunderung gestoßen. Auch ich hätte in einem Krankenpflegeexamen nicht mit einer solchen Frage gerechnet. Manchmal ist die Spitzfindigkeit der Prüfungskommission kaum zu übertreffen. Eine ähnliche Frage wurde schon einmal gestellt, s. Frage 4.22.

Um dem nächsten Examen aber vorzugreifen, möchte ich die Stammzellen aller Blutzellen kurz besprechen.
Zunächst einmal stammen alle Blutzellen von ein und derselben Stammzelle ab. Auf ihrem Entwicklungsweg differenzieren sich diese dann zu Erythrozyten, Leukozyten, Thrombozyten und Lymphozyten.
Die Beschreibung der Entwicklung der Erythrozyten lesen Sie bitte im Kommentar zu Frage 4.3 nach – vielleicht ist dies die nächste Frage im kommenden Examen.
Die Stammzelle der Leukozyten nennt man Myeloblast. Der Myeloblast differenziert sich später in Granulozyten und Monozyten. Der Lymphozyt dagegen differenziert sich nicht aus dem Myeloblasten, sondern verlegt seine abgewandelte lymphatische Stammzelle in lymphatisches Gewebe.
Die Thrombozyten entwickeln sich von der Stammzelle ausgehend über den Megakaryoblasten zu dem nachfolgenden **Megakaryozyten.** Das Verwirrende an der Fragestellung ist, dass nach der Stammzelle gefragt wird. Die Antwort müsste dann also heißen „Megakaryoblast". Hier spricht man aber vom Megaloblasten – eine irritierende Antwortmöglichkeit.
Der Megaloblast ist die Vorstufe des Megalozyten, welcher bei einer perniziösen Anämie zu finden ist.
Plasmazellen produzieren Immunglobuline und sind ausdifferenzierte B-Lymphozyten nach Antigenkontakt – lesen Sie bitte hierzu auch den Kommentar zu Frage 4.17.
Histiozyten sind Zellen des Abwehrsystems und werden im Blut auch als Monozyten bezeichnet.

4.35 Lösung D

Der Blut-pH-Wert ist für die Ganzkörperfunktion äußerst bedeutend. Verschiebungen können sowohl durch Lungenerkrankungen (respiratorisch) als auch durch Stoffwechseldefekte (metabolisch) verursacht werden.
Eine genaue Beschreibung der Ursachen und Folgen würde den Rahmen eines einfachen Kommentars sprengen. Sie sollten auf jeden Fall über den Säure-Basen-Haushalt in einem Fachbuch nachlesen.
Hier möchte ich nur so viel sagen, dass Niere und Lunge die Organe sind, die maßgeblich an der Regulation des Säure-Basen-Haushalts beteiligt sind.
Man unterscheidet Azidosen (metabolisch oder respiratorisch) bei einem Blut-pH-Wert unter **7,37** von Alkalosen (respiratorisch oder metabolisch), wenn der Blut-pH-Wert über **7,43** liegt.

4.36 Lösung B

Die respiratorische Azidose kommt bei Lungenerkrankungen vor, wenn die Atemwege verengt sind, z. B. beim Asthma bronchiale und bei Bronchitis, also „obstruktiven Lungenerkrankungen". Aber auch „restriktive Lungenerkrankungen" verursachen eine respiratorische Azidose. Restriktiv bedeutet, dass die Perfusion durch die Lungenmembran gestört ist, wie z. B. bei einer Lungenfibrose. All diese Erkrankungen behindern den Gasaustausch. Bedeutend hier ist immer der CO_2-Wert. Ob obstruktiv oder restriktiv, Fazit ist, dass durch die verminderte CO_2-Ausatmung das Gas im Blut bleibt. Hierdurch übersäuert das Blut (**pH-Wert sinkt**). Durch chemische Umwandlung des CO_2 in Wasserstoffionen gelingt es der Niere aber häufig, dies wieder zu kompensieren. In einem solchen Fall spricht man von einer kompensierten respiratorischen Azidose, denn obwohl der CO_2-Wert noch hoch ist (respiratorisch), konnte der pH-Wert im Blut normalisiert werden (kompensatorisch).
Gleiche Beispiele gibt es natürlich auch für alle Formen der Alkalose.

4.37 Lösung C

γ-Globuline sind eine Fraktion unter Proteinen, die für die **Abwehr** zuständig ist. Eine genaue Erläuterung zu den Untergruppen finden Sie im Kommentar zu Frage 4.17.
Die Trägerfunktionen übernehmen normalerweise die Albumine.

4.38 Lösung D

Es sollte bekannt sein, dass die Zellen der Lösungen A, B und E normalerweise im Blut vorkommen.
Aber auch die Retikulozyten, Vorläufer der Erythrozyten, zirkulieren im Blut. Lesen Sie dazu den Kommentar zu Frage 4.3.
Plasmazellen sind die einzigen Zellen, die hier gemeint sein können. Unter der Prämisse „normalerweise" wird man wohl die Situation verstehen, wo unser Körper keine Abwehrmaßnahmen auszuführen hat – also auch keine B-Lymphozyten zu Plasmazellen differenzieren.

4.39 Lösung A

Enzyme sind Eiweißkörper, die in pflanzlichen und tierischen Zellen gebildet werden und als Reaktionsbeschleuniger (Katalysator) wirken. Die von Enzymen umgesetzten Stoffe werden Substrate genannt. Das Resultat einer solchen chemischen Reaktion ist das Produkt. Katalysatoren verbrauchen und verändern sich nicht, sondern sind für die nächste Reaktion wieder voll einsatzbereit.

4.40 Lösung E

S. Kommentar zu Frage 4.1.

4.41 Lösung D

S. Kommentare zu den Fragen 5.12 und 5.16.

4.42 Lösung B

Albumine sind Proteine, die maßgeblich u. a. durch ihr **Wasserbindungsvermögen** an der Aufrechterhaltung des osmotischen Drucks beteiligt sind. Außerdem dienen sie als Trägerproteine.
Ein Patient mit niedrigem Blutdruck erhält in der Klinik oft Humanalbumin. Warum? Nun, wenn der ZVD (zentraler Venendruck) niedrig ist und eine Hypotonie vorliegt, lässt es den Rückschluss zu, dass diese Hypotonie durch zu geringes Blutvolumen verursacht wird.
Man kann also diese hypovolämische Hypotonie dadurch beseitigen, indem man Humanalbumin zuführt. Es zieht das Wasser aus den Geweben, das Blutvolumen steigt wieder an, der ZVD steigt und der Normotonus stellt sich ein. Auch Ödeme, die durch osmotische Blutveränderungen verursacht sind, können so behoben werden.
Die Funktion von Fibrinogen und Globulinen können Sie in den Kommentaren zu den Fragen 4.6 und 4.37 nachlesen.

4.43 Lösung D

S. unbedingt Kommentar zu Frage 4.17.

4.44 Lösung C

Diese Frage verwirrt zunächst, ist aber einfach. Hier wird lediglich Grundwissen erfragt (Tab. 4.44).

Tabelle 4.44: Die wichtigsten Grundinformationen zu den Blutzellen

Zellen	Daten
Erythrozyten	**4,5–5,5 Mill. pro ml Blut, kernlos** Vorstufe: Erythroblast ⇒ Retikulozyt ⇒ Erythrozyt Lebensdauer: 120 Tage Abbau in Milz und RES roter Blutfarbstoff: Hämoglobin **Gastransportfunktion** (CO_2 und O_2)
Leukozyten	**4000–10 000 pro ml Blut** Untergruppen: Granulozyten, Monozyten, Lymphozyten **Granula** **stab- und segmentkernig** **Phagozytose und Infektionsabwehr** Vorstufe: Myeloblast
Thrombozyten	**150 000–350 000 pro ml Blut** **Blutplättchen für Gerinnung** Vorstufe: Megakaryoblast Lebensdauer: 5–11 Tage Abbau in Leber, Lunge, Milz

4.45 **Lösung C**

Die Milz (Lien, Splen) ist ein bohnenförmiges, ca. 150 g schweres, lymphatisches Organ. Es liegt intraperitoneal im linken Oberbauch unter dem Zwerchfell.
Sie wird von der A. lienalis aus dem Truncus coeliacus arteriell versorgt und über die V. lienalis in die V. portae venös entsorgt. Die Milz hat die Funktion der immunologischen Kontrolle und der **Phagozytose überalterter Erythrozyten** und Thrombozyten. Man kann sich die Milz wie ein Sieb vorstellen, welches junge, gut verformbare Zellen durch ihr Maschenwerk schlüpfen lässt, alte, starre Zellen dagegen filtert.

4.46 **Lösung C**

Fettlösliche Vitamine bedürfen bei Nahrungsaufnahme einer „fettigen" Zutat, um besser von der Darmschleimhaut resorbiert zu werden. Aus diesem Grunde sollte jedem Salat auch eine leicht ölige Sauce beigemengt werden. Leicht zu merken sind die fettlöslichen Vitamine mittels einer Eselsbrücke. Denken Sie einfach an die Lebensmittelkette **EDEKA,** somit kennen Sie alle fettlöslichen Vitamine!
Fettlösliche Vitamine: E, D, K, A
Zu den fett- und wasserlöslichen Vitaminen s. Kommentar zu den Fragen 1.160 und 1.161 in Band 4.

4.47 **Lösung C**

Zu Osmose s. Kommentar zu Frage 1.10.
Der kolloidosmotische Druck beschreibt die **Kraft,** mit **welcher Albumin (Eiweiß) Wasser an sich bindet.** Betrachten Sie die Eiweiße in unserem Blut als Magneten, die Wasser anziehen wollen. Je höher die Albuminkonzentration, desto höher die Magnetwirkung, desto höher der kolloidosmotische Druck. Patienten mit niedrigem Eiweißgehalt im Blut neigen zu Ödemen, da bei abnehmender Magnetwirkung das Wasser ins Gewebe übertritt.
Der Druck im Zentralen Nervensystem wird auch intrakranieller Druck (ICP) genannt und beschreibt im Prinzip den Hirnwasserdruck.

4.48 **Lösung A**

Die Vererbung der Blutgruppen ist recht komplex und soll an dieser Stelle nicht abgehandelt werden. Man kann sich aber die Lösung speziell dieser Frage leicht herleiten, wenn man sich das Folgende merkt (s. auch Kommentar zu Frage 4.3): Die Erbinformation über das Vorhandensein der Erythrozyten-Oberflächenantigene A und B wird wie fast jede andere Erbinformation auch von Mutter und Vater an das Kind weitergegeben. Kompliziert wird es, wenn man versucht vorherzusagen, welche der bei den Eltern *vorhandenen* Eigenschaften beim Kind auftreten werden. Blutgruppe 0 bedeutet aber immer, dass der Mensch von seinen Vorfahren weder das A- noch das B-Erythrozyten-Antigen geerbt hat. Wenn diese Antigene also weder bei der Mutter noch beim Vater vorhanden sind, können Sie diese auch nicht an ihr Kind weitergeben.
Eine Erläuterung der Vererbung sollten Sie in ihrem Lehrbuch nachlesen, wobei die Untergruppen von Merkmal 0, A und B von besonderer Bedeutung sind.

4.49 **Lösung C**

4.50 **Lösung B**

Die weißen Blutkörperchen (Leukozyten) besitzen im Gegensatz zu den Erythrozyten (Scheibenform) einen Zellkern. Die unterschiedliche Form des Kerns lässt eine umfangreiche Differenzierung (Unterscheidung) zu. So gibt es als Untergruppen die neutrophilen, basophilen und eosinophilen Granulozyten, des Weiteren Monozyten und Lymphozyten. Jede dieser Zellen hat eine spezifische Aufgabe. Im Krankheitsfall erhöht sich die Zahl bestimmter Untergruppen, so dass die Differenzierung im weißen Blutbild klinisch von entscheidender Bedeutung ist. Myelozyten sind Vorläufer der Granulozyten und noch unreif. Den Reifungsvorgang von der Stammzelle zum Granulozyten bezeichnet man als Myelopoese. Myelozyten haben nichts gemein mit dem von Schwann-Zellen gebildeten Myelin!
Aus den Megakaryozyten bilden sich Thrombozyten und stellen somit ebenfalls eine Vorstufe dar. S. Kommentar zu Frage 4.34.

4.51 **Lösung C**

Blutplasma bezeichnet man als Blutflüssigkeit ohne korpuskuläre Bestandteile (Blutzellen). Das Blutplasma besteht zu 90 % aus Wasser, die restlichen 10 % bilden Proteine (6,5–8,5 %), kleinmolekulare Substanzen und Elektrolyte.
Im Blutserum findet sich kein Fibrinogen, somit kann Blutserum nicht gerinnen.
S. Kommentar zu Frage 4.6.

4.52 **Lösung A**

Prothrombin ist ein wichtiger Faktor in der Gerinnungskaskade. Er wird in der Leber gebildet. Beim Funktionsverlust der Leber entstehen unter anderem Gerinnungsstörungen mit vermehrter Blutungsgefahr.

4.53 **Lösung C**

Im Vergleich zu einer Kugelform besitzt die Scheibenform mit zentraler Eindellung eine größere Oberfläche. Dies begünstigt vor allem die Erythrozytenhauptfunktion des Gasaustausches, zudem ist die flexible Formbarkeit deutlich erhöht. Sphärozyten z.B., kugelige Erythrozyten, können nicht jedes Kapillargebiet passieren, dieses Krankheitsbild wird in der Inneren Medizin zur Besprechung kommen.

4.54 **Lösung D**

Nach Aktivierung des Gerinnungssystems aktiviert das aus dem Thrombozytenzerfall resultierende Enzym Thrombokinase zusammen mit einem Faktorenkomplex die Umwandlung von Prothrombin zu Thrombin. Thrombin wiederum aktiviert die Koagulationsphase durch Umwandlung von Fibrinogen zu Fibrin. Näheres lesen Sie bitte in Kommentar zu Frage 4.6.

4.55 **Lösung B**

4.56 **Lösung B**

4.57 **Lösung D**

4.58 **Lösung A**

Gemeinsamer Kommentar:
Hormone sind die Botenstoffe in unserem Blutsystem, die an Empfängerorganen eine spezifische Wirkung ausüben. Im hormonell bedingten Krankheitsfall manifestieren sich die Ausfallserscheinungen entsprechend spezifisch. Ein Ausfall der Schilddrüsenhormone bewirkt z. B. Adynamie, Müdigkeit und Gewichtszunahme. In vielen Fällen werden Produktion und Ausschüttung der Hormone durch übergeordnete Instanzen (Gehirn) gesteuert. Zur Hormonlehre und zur Hormonsteuerung lesen Sie bitte den Kommentar zu Frage 6.8. Im Anhang lesen Sie bitte die Übersicht zu den Hormonen (S. 328–330).

4.59 **Lösung C**

S. Kommentar zu Frage 4.51.

4.60 **Lösung D**

Niere und Lunge sind die Organe im Körper, die Verschiebungen im Säure-Basen-Haushalt regeln. Durch pulmonale Abatmung von Kohlendioxid oder durch Ausscheidung saurer Blutbestandteile kompensiert der Körper die Blut-pH-Wert-Verschiebung. Eine Niereninsuffizienz bewirkt z. B. eine metabolische (stoffwechselbedingte) Azidose (Übersäuerung). Um den normalen pH-Wert im Blut zu erhalten, werden nun vermehrt saure Valenzen über die Abatmung eliminiert. Die metabolische Azidose wird also respiratorisch kompensiert. Man spricht in diesem Fall von einer kompensierten metabolischen Azidose. Eine ausführliche Erläuterung zu diesem Thema finden Sie in Band 4 dieser Buchreihe im Kommentar zu Frage 1.163.

4.61 **Lösung B**

Die Endung „-poese“ heißt Bildung. Erythropoese beschreibt die Bildung roter Blutkörperchen, Leukopoese die der weißen Blutkörperchen. Die Leukozytenvermehrung, z. B. im Falle einer Entzündung, wird als Leukozytose bezeichnet.

4.62 Lösung C

Insulin ist der Schlüssel, mit dessen Hilfe der Zucker vom Blut in die Zelle übertreten kann. Fehlt dieser Schlüssel, so verbleibt der Zucker in der Blutbahn und es resultiert eine Hyperglykämie (Überzuckerung). Der fehlende Zucker in der Zelle hat fatale Folgen. Die Glykolyse (Zuckerabbau in der Zelle zur Energiegewinnung) kann nicht stattfinden – es wird keine Energie in Form von ATP (Adenosintriphosphat) gebildet. Nun ist der Körper gezwungen, seine Fettreserven im Rahmen der Lipolyse zu mobilisieren und zu verbrennen. Die Fette werden zu Acetyl-CoA abgebaut, um dann im Citratzyklus (Citronensäurezyklus) zu Energie in Form von ATP verarbeitet zu werden. Da der Fettabbau im Gegensatz zum Citratzyklus sehr viel schneller abläuft, kommt es zu einer Anhäufung von Acetyl-CoA (aktivierte Essigsäure). Dieser Überschuss muss vom Körper in Form von Ketonkörpern über die Niere eliminiert werden. Der Körper bildet durch Zusammenfügen der Acetyl-CoAs die Ketonkörper Aceton (2 x Acetyl-CoA), Acetoacetat (3 x Acetyl-CoA) und ß-Hydroxybuttersäure (4 x Acetyl-CoA). Diese sauren Ketonkörper werden mit dem Urin ausgeschieden. Ärzte, die früher ohne die technischen Neuerungen ihre Diagnosen stellen mussten, konnten am Geruch des Urins die diabetische Stoffwechsellage erkennen.
Umgekehrt bewirkt eine ausreichende Menge an Insulin die Fettbildung und die Glykogenbildung (Zuckerspeicherform).

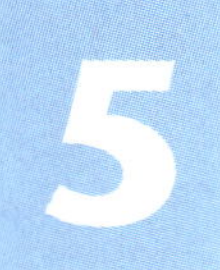

VERDAUUNGSSYSTEM

5.1 Lösung D

Das Zwerchfell, auch Diaphragma genannt, **trennt den Thorax vom Abdomen.** Es wird von mehreren Leitungen durchbrochen: Aorta, Ösophagus, V. cava inferior u. a.
Innerviert wird das Diaphragma motorisch **vom N. phrenicus** – er entspringt als gemischter Nerv mit sensiblen und motorischen Anteilen dem Plexus cervicalis (besonders C4). Er versorgt die Pleura mediastinalis sensibel.
Der Magen liegt natürlich unter dem Zwerchfell: An einer kleinen Stelle ist das **Perikard mit dem Diaphragma verwachsen** – man nennt diesen Abschnitt den Herzsattel. Die Kontraktion der muskulären Anteile des Zwerchfells führt zum Abflachen der Kuppel und somit zur Vergrößerung des Pleuraraums, die Lunge dehnt sich aus = **Inspiration.**

5.2 Lösung B

Die Resorption von Fetten findet im Jejunum und Ileum statt, nachdem sie von spezifischen Lipasen zersetzt wurden.
Der Dickdarm (Kolon) hat die Aufgabe, den Kot einzudicken, indem er ihm **Wasser und Elektrolyte entzieht.** Im Kolon kommen auch verschiedene Bakterien vor, die nur unter pathologischen Umständen in den Dünndarm gelangen.
Auch die Resorption von Kohlenhydraten spielt sich im Dünndarm ab, z. T. aber schon im Mund, wo die Mundspeicheldrüsen kohlenhydratspaltende α-Amylase sezernieren.
α-Amylase, ein kohlenhydratspaltendes Enzym, wird in Mundspeicheldrüsen und Pankreas gebildet und sezerniert.
Chymotrypsin entsteht im Pankreas in inaktiver Form als Chymotrypsinogen (Schutz vor Selbstverdauung) und wird im Duodenum durch die Enterokinase in ein proteinspaltendes Enzym aktiviert.

5.3 Lösung B

Die **Aussage 1** spricht für sich.
Magen wie auch Leber liegen **intraperitoneal,** aber das Pankreas liegt retroperitoneal. Man sollte die Organlagen am besten auf einen Zettel aufzeichnen – sie werden sehr oft im Staatsexamen abgefragt.
Der Magen besteht aus glatter Muskulatur: einer Längs-, Ring- und Schrägschicht – also aus 3 Schichten.
Man merke sich folgende Reihenfolge von oben nach unten:
Kardia – Fundus – Korpus – Antrum – Pylorus.
S. auch Kommentar zu Frage 5.21.

5.4 Lösung C

Die Frage nach den 3 Magenzelltypen und ihren Produkten wird oft gestellt:
Hauptzellen. Sie bilden das eiweißspaltende Enzym Pepsinogen, welches nur bei einem pH-Optimum von 1,5–2,0 in die aktive Form des Pepsins überführt wird.
Belegzellen. Sie sondern Wasserstoffionen ab, die zur Bildung der im Magensaft vorhandenen Magensäure (HCl) notwendig sind. Außerdem produzieren sie den Intrinsic-Faktor, welcher für die Vitamin-B_{12}-Resorption essentiell ist.
Nebenzellen. Sie **produzieren den Magenschleim** (Muzin), der die Schleimhaut vor Eigenverdauung schützt.
Die Becherzellen produzieren zwar auch Schleim, sind aber für den Magen ohne Bedeutung.
Becherzellen sind unter anderem für die Befeuchtung der Luft im Respirationstrakt und für die Verschleimung des Dünndarms zuständig.

5.5 Lösung C

Die Magensaftproduktion beträgt ca. 2–3 l/Tag. Sie wird angeregt durch psychische Reize (an Essen denken) sowie durch optische Reize (Essen sehen) und durch Geruchsempfindungen. Diese Reize bewirken u. a. die vermehrte Bildung des Hormons Gastrin in den Zellen des Duodenums. Gastrin gelangt über die Blutbahn zum Magen und bewirkt eine vermehrte Magensaftsekretion. Die peristaltische Kontraktion befördert zum einen den Bolus (Bissen) von der Kardia zum Pylorus, zum anderen gewährleistet sie eine optimale Vermischung des Bolus mit dem Magensaft.

Punkt **2, 4** und 5 sind in Kommentar zu Frage 5.4 besprochen.

5.6 Lösung C

Der Dünndarm ist **ca. 5–6 m lang** und setzt sich aus Duodenum (Zwölffingerdarm), Jejunum und Ileum zusammen. Der größte Teil des Dünndarms liegt intraperitoneal, die Ausnahme macht hier das Duodenum.
Das Duodenum liegt mit seinem absteigenden Teil (Pars descendens duodeni) retroperitoneal.
Der Dünndarm ist im Gegensatz zum Dickdarm bakterienfrei, dies wird u. a. gewährleistet durch die Bauhin-Klappe – auch Ileozäkalklappe genannt. Sie lässt die Fäzes nur in Richtung Kolon fließen, nicht umgekehrt.
Funktion des Dünndarms: Resorption von Nahrungsbestandteilen (Proteine, Zucker und Lipide). Besonders das Ileum ist für die Resorption von Vitamin B_{12} zuständig. (Eine häufige Examensfrage!)

Viele Examenskandidaten haben Probleme, sich die Lageformen intra-, retro- und subperitoneal vorzustellen. Hier eine kleine Hilfestellung:

Nehmen Sie ein DIN-A4-Blatt – es symbolisiert das Peritoneum – und legen Sie es flach auf den Tisch. Der Tisch soll die Rückwand des Abdomens darstellen. Wenn man nun einen Stift (entspricht dem Darm) unter das Papier legt, so liegt dieser „retroperitoneal", denn das Peritoneum verläuft ventral des Stiftes und umhüllt diesen nicht.
Heben Sie den Stift nun in die Höhe, ohne die Papierlage zu verändern, so erkennen Sie, wie sich das Papier (Peritoneum) um den Stift schmiegt. Der Stift liegt nun „intraperitoneal", also umhüllt vom Peritoneum.

5.7 Lösung D

Das Duodenum, auch **Zwölffingerdarm** genannt, das den Pankreaskopf umschließt, lässt eine „C-Form" erkennen.
Es gliedert sich in 3 Anteile: Pars transversa, **Pars descendens (retroperitoneal),** Pars ascendens, die dann in das Jejunum übergeht.
Der Bauch des Duodenal-Cs **grenzt an die rechte Niere** und wird **von der Leber verdeckt.**
In das Duodenal-C mündet der Ductus choledochus zusammen mit dem Ductus pancreaticus in die Vater-Papille (Abb. 5.7). Somit ist die Vater-Papille **Ausflussort für Pankreas- und Gallensäfte (1).**

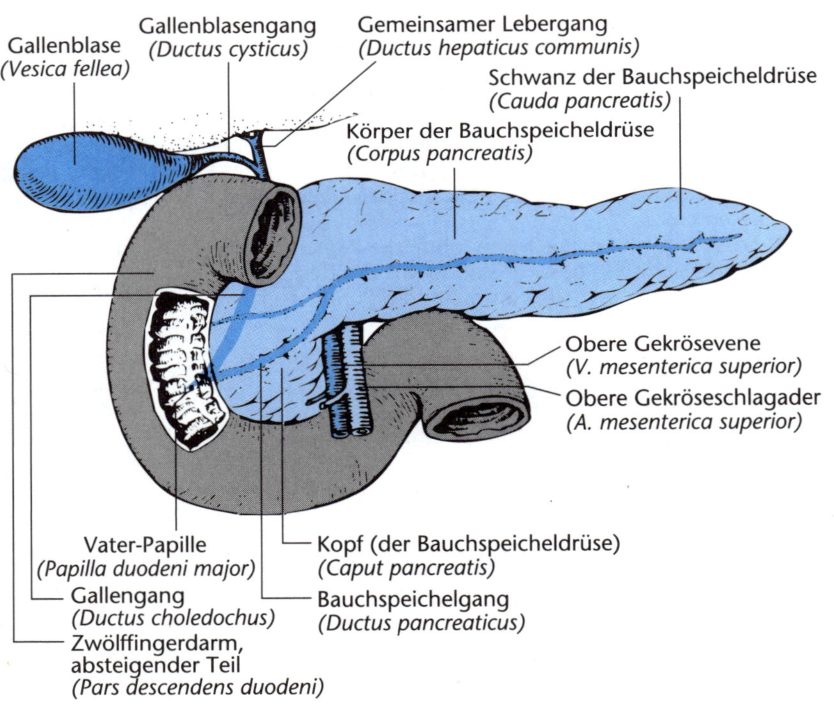

Abb. 5.7: Das Duodenum.

5.8 Lösung C

Das Kolon gliedert sich anatomisch in folgende Bestandteile: **Zäkum** (Blinddarm), **Colon ascendens** (retroperitoneal), **Colon transversum** (intraperitoneal), **Colon descendens** (retroperitoneal), **Colon sigmoideum** (subperitoneal), **Rektum.**
Das Kolon hat die Funktion der Wasser- und Elektrolytresorption, wodurch der flüssige Kot eingedickt wird. Die Fettresorption findet in Jejunum und Ileum statt.
Die Wand des Kolons besteht grundsätzlich aus glatter Ringmuskulatur, die an regelmäßigen Stellen **(Haustren)** eingeschnürt ist. Diese „Haustrierung" kann man sehr gut am Pferdekot (Pferdeäpfel) erkennen. Neben den Ringmuskelbändern besitzt das Kolon 3 Längsmuskelbänder: Taenia libera, Taenia mesocolica, Taenia omentalis. Durch die Längsmuskelbänder kann der Kot bei Kontraktion Richtung Rektum geschoben werden.
An der Taenia libera haften die Fettanhängsel (Appendices epiploicae).
Das Kolon wird arteriell von der A. mesenterica superior und inferior versorgt. Der Truncus coeliacus versorgt Magen, Pankreas, Milz und Leber (s. o.).
Das Kolon liegt nicht mit allen Abschnitten intraperitoneal.
S. dazu Skizze zu den Fragen 5.23 und 5.50.

5.9 Lösung D

S. Kommentare zu den Fragen 3.8 und 3.29.

5.10 Lösung B

Diese Frage wurde bisher in noch keinem Examen gestellt, aber was nicht ist, kann noch werden!
Malen Sie sich aus dem Gedächtnis immer wieder Abb. 5.10 auf – sie wird Ihnen auch bei anderen Fragestellungen nützlich sein. Auf der Abbildung sind die **Leberbänder** nicht zu sehen, die gestrichelte Linie deutet an, wo sie sich ungefähr befinden.

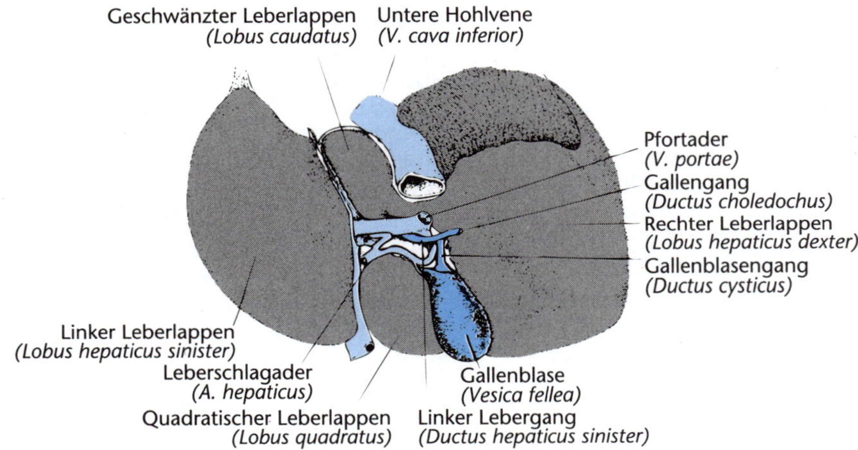

Abb. 5.10: Ansicht der Leber von hinten. Leberpforte (Porta hepatis; Eintritt der Gefäße).

5.11 Lösung C

An dieser Stelle möchte ich gern einen Exkurs in die Blutversorgung der Leber unternehmen, der auch für die mündliche Prüfung in „Innerer Medizin" nützlich sein kann!
Das Gefäßprinzip der Leber: Venöses, nährstoffreiches Blut sammelt sich aus Milz und Magen-Darm-Trakt in der V. portae.
Arteriell versorgt wird die Leber aus Ästen des Truncus coeliacus, den Aa. hepaticae.
Mit diesen beiden Gefäßen verläuft immer ein Gallengang. Durch Vene, Arterie und Gallengang wird eine Trias gebildet, welche man in den Periportalfeldern wiederfindet: den Raum zwischen den Leberläppchen. Vom Periportalfeld verläuft die **V. interlobularis** (**aus der V. portae** kommend) zum Leberläppchen. Auf diesem Weg wird das Blut gereinigt, aber nicht mit Sauerstoff angereichert. Das gereinigte Blut sammelt sich dann im Zentrum des Leberläppchens in der V. centralis. Viele Vv. centrales fließen dann in die Vv. hepaticae, die in die untere Hohlvene münden.

Weiterhin zieht die **A. interlobularis** (kommend **aus der A. hepatica**) durch das Periportalfeld in das Leberläppchen. So werden die Leberläppchen mit Sauerstoff versorgt, und das jetzt sauerstoffarme Blut fließt ebenfalls in die V. centralis. Während der Blutreinigung wird die Galle gebildet. Sie fließt aus den Leberläppchen in den Ductus interlobularis in die Gallenblase. Die Fließrichtung der Galle ist also entgegengesetzt der der Venen und Arterien (Abb. 5.11).

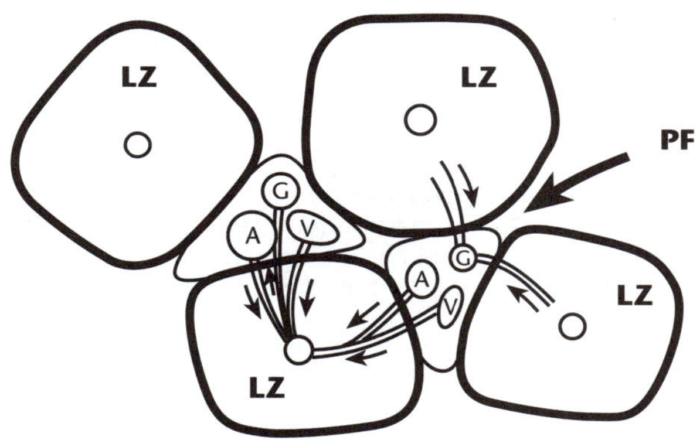

Abb. 5.11: Das Periportalfeld (PF). A = Arterie, V = Vene, G = Gallengang, LZ = Leberzelle.

5.12 Lösung B

Jeder kennt die Funktion des Insulins – es **senkt den Blutzucker,** aber wie? Nach einem zuckerreichen Essen werden die Zuckeranteile im Dünndarm resorbiert und gelangen in die Blutbahn.
Da die Verwertung des Zuckers in der Zelle stattfindet, muss er den Weg dahin finden. Spezielle Rezeptoren messen einen erhöhten Blutzuckerspiegel und regen das Pankreas zur Bildung des **endokrinen** (in Blut abzugebenden) **Hormons** Insulin an. Insulin gelangt nun über den Blutweg zu den Zellen, welche den Zucker verarbeiten. Es bewirkt durch Interaktion mit dem Insulinrezeptor der Zelle (nach **Schlüssel-Schloss-Prinzip**) die Öffnung der Zellporen, durch die Zucker in die Zelle geschleust wird.
Insulin wird so lange ausgeschüttet, bis ein Basis-BZ-Spiegel von ca. 80 bis 100 mg% erreicht ist.
Auf dem Weg in die Zelle gelangen neben den Zuckermolekülen auch Kaliumionen aus dem Extrazellularraum (Blut) in den Intrazellularraum (Zelle).
So ist es durchaus vorstellbar, dass eine **zu hohe Menge an Insulin** den Blutzuckerwert unter den Basiswert senkt, also eine **Hypoglykämie** induziert und dies auch eine **Hypokaliämie** zur Folge haben kann. Achten Sie einmal auf die Medikation bei einem Patienten im hyperglykämischen Koma. Neben Insulin wird dem Patienten immer Kalium infundiert, um eine Hypokaliämie und die daraus folgenden Herzrhythmusstörungen zu verhüten.

5.13 Lösung C

Vitamin B_{12} kann nur im Ileum resorbiert werden, wenn der Intrinsic-Faktor – von den Belegzellen des Magens gebildet – vorhanden ist. Vitamin B_{12} ist wichtiger Bestandteil vieler Enzyme, so dass der Verlust durch z. B. mangelnde enterale Resorption zu schwerwiegenden Stoffwechselstörungen führt.
Die perniziöse Anämie ist eine Autoimmunerkrankung, bei der Antikörper gegen die Belegzellen des Magens gebildet werden, d. h. hier wird kein Intrinsic-Faktor produziert, was wiederum die Vitamin-B_{12}-Resorption unmöglich macht. Vitamin B_{12} wird allerdings bei der Hämatopoese benötigt – es kommt also zu einer Blutbildungsstörung: der perniziösen Anämie.

5.14 Lösung E

Die Speiseröhre dient dem **Nahrungstransport vom Mund-Rachen-Raum zum Magen.** Sie ist ca. **25 cm lang (1)** und besteht im oberen Drittel aus quer gestreifter Muskulatur, im mittleren sowohl aus quer gestreifter als auch glatter Muskulatur und im unteren Drittel nur aus glatter Muskulatur – Aussage 3 ist also falsch!
Der Ösophagus verläuft hinter der Trachea!
Um die Speisen gleichmäßig und fließend transportieren zu können, sind der Schleimhaut **Becherzellen** eingelagert, die die Speisen und die Epitheloberfläche befeuchten.
Immer wieder wird die Entfernung der Kardia (Mageneingang) von der vorderen Zahnreihe abgefragt, sie beträgt 40 cm. Beim Legen von Magensonden ist diese Entfernung von größter Relevanz.

5.15 Lösung D

Pepsin wird in den Hauptzellen des Magens gebildet und spaltet dort Proteine. Die übrigen Enzyme werden vom Pankreas exogen (nach außen, d. h. nicht ins Blut) sezerniert.
Dazu gehören folgende Enzyme:

Lipase	–	spaltet Fette	
Amylase	–	spaltet Zucker	
Trypsinogen	–	proteolytisches Enzym	(spalten Eiweiße)
Chymotrypsinogen	–	proteolytisches Enzym	

Um das Pankreas vor Selbstverdauung zu schützen, werden die Pankreasenzyme zunächst inaktiv sezerniert – sie tragen die Endung „ogen". Erst im Duodenum aktiviert die Enterokinase die Enzyme, die jetzt die Endung „ase" besitzen.

Endokrin (Abgabe ins Blut) produziert das Pankreas die Hormone Insulin und Glukagon, wobei Insulin den Blutzucker zellgängig macht, d. h. der BZ sinkt. Glukagon bewirkt das Gegenteil. Glukagon ist also der Antagonist (Gegenspieler) zu Insulin.

5.16 Lösung D

Natürlich ist der rechte Leberlappen größer als der linke! Die Punkte **2, 3 und 4** sind ausführlich erläutert in den Kommentaren zu den Fragen 3.8 und 3.29. Die Leber ist das **wichtigste Glykogenspeicherorgan (5)** des Körpers. Doch was ist eigentlich Glykogen? Man stelle sich vor, dass der mit der Nahrung aufgenommene Zucker durch die Amylase in die einzelnen Bestandteile zerlegt wird. Dazu gehört auch die Glukose. Ins Blut und in die Zellen gelangt, müssen die Glukosemoleküle verarbeitet oder gespeichert werden. Um platzsparend zu arbeiten, hängen sich jetzt viele Glukosemoleküle aneinander – es entsteht ein „Baugerüst". Dieses „Gerüst" nennt man Glykogen.
Im Hungerzustand bedient sich der Organismus dieses Speichers, löst das Glykogen wieder in seine Bestandteile (Glukose) auf und verwertet sie.
Von dem Moment an, wo die Glykogenspeicher maximal gefüllt sind, werden die weiter anfallenden Zucker in Form von Fetten gespeichert – es entsteht das so genannte Depotfett (man wird dick!).

5.17 Lösung C

S. Kommentare zu den Fragen 5.6 und 5.7.

5.18 Lösung A

Im vegetativen Nervensystem unterscheidet man zwei Systeme: das parasympathische und das sympathische System.
Wenn man von dem Verdauungsvorgang einmal absieht, so kann man sagen, dass das sympathische System den Körper aktiviert (waches Bewusstsein, angeregte Aufmerksamkeit, starke Motorik, Tachykardie u. a.). Im Gegensatz dazu sorgt der parasympathische Einfluss für einen eher ermüdenden Zustand (verminderte Aufmerksamkeit, allgemeine Müdigkeit, Bradykardie u. a.).
Das parasympathische System wird schon durch den Geruch oder den Anblick von Speisen angeregt: Dünner, enzymreicher Speichel fließt (Aussage B beschreibt die Wirkung des sympathischen Einflusses auf die Verdauung).
Auch die übrigen **Verdauungsorgane werden angeregt:** Sie produzieren jetzt z. B. vermehrt Salzsäure oder Verdauungsenzyme.
Während und nach dem Essen ist also das parasympathische System voll aktiviert, regt die Verdauung an – aber gleichzeitig wirkt es auf die körperliche Aktivität ermüdend.
Nur so kann man also die Müdigkeit nach dem Essen erklären. Erschwerend kommt hinzu, dass durch den Verdauungsvorgang sehr viel Blut den entsprechenden Organen zur Verfügung steht, dieses fehlt natürlich z. B. in der Muskulatur ⇒ Ermüdung!

5.19 **Lösung C**

Mikrovilli **dienen der Oberflächenvergrößerung der Dünndarmschleimhaut.** Zur Verbesserung der Resorption werden die Oberflächen des Dünndarms vergrößert durch

Kerckring-Falten: um das 3-fache,
Dünndarmzotten: um das 30-fache,
Mikrovilli: um das 600-fache.

Insgesamt erreicht das Dünndarmepithel dadurch etwa die 600-fache Vergrößerung seiner ursprünglichen Größe auf jetzt 200 m^2.
Mikrovilli sind im Gegensatz zu Kinozilien (man findet diese im respiratorischen Epithel) nicht beweglich.
Kinozilien schlagen mit ihren Flimmerhärchen rachenwärts und transportieren so den Schleim von der Lunge zum Rachen, wo er abgehustet wird.

5.20

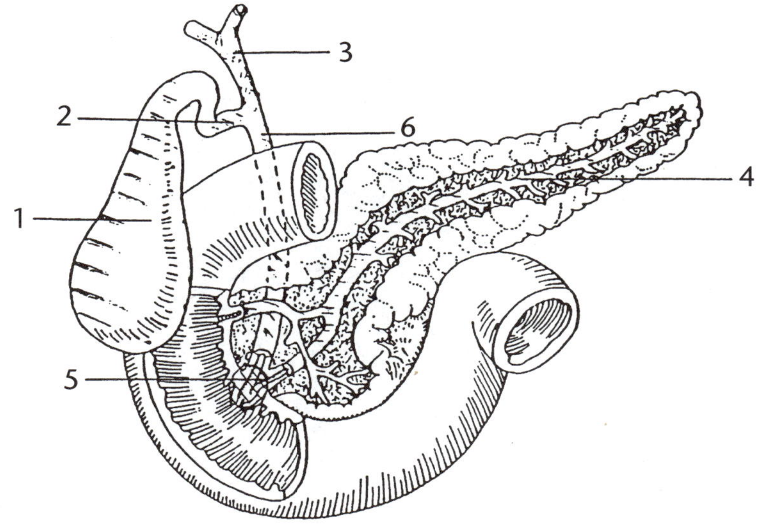

Abb. 5.20: Bauchorgane.

1. Gallenblase (Vesica fellea)
2. Gallenblasengang (Ductus cysticus)
3. Lebergang (Ductus hepaticus)
4. Bauchspeicheldrüsengang (Ductus pancreaticus)
5. Papilla Vateri (Vater-Papille)
6. Ductus choledochus

5.21

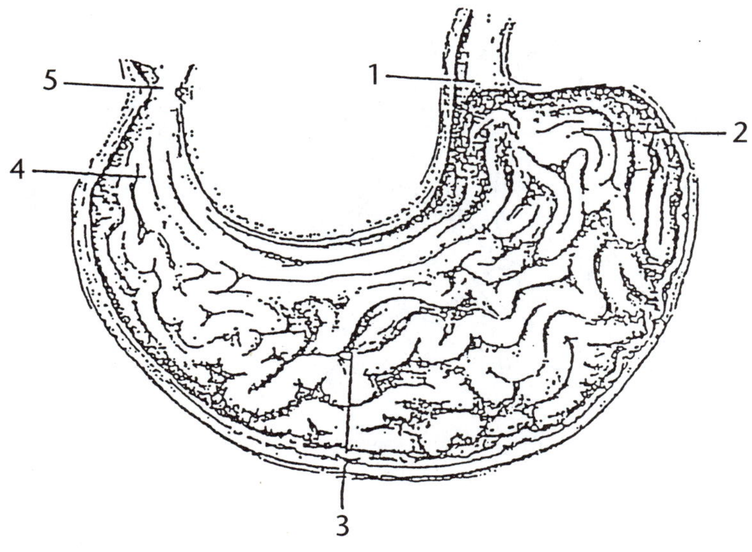

Abb. 5.21: Der Magen.

1. Mageneingang (Kardia)
2. Fundus ventriculi
3. Magenkörper (Corpus ventriculi)
4. Antrum pyloricum
5. Magenpförtner (Pylorus)

5.22

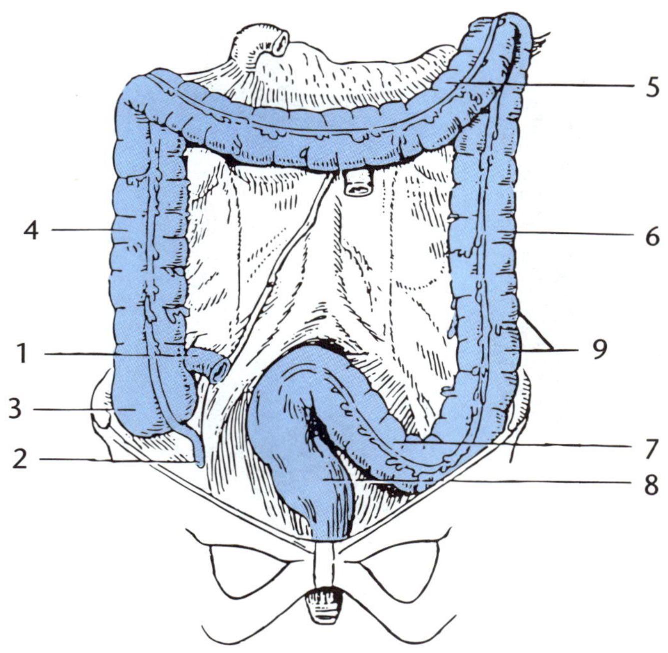

Abb. 5.22: Strukturen des Dickdarms.

1. Ileum/Ileozäkalklappe
2. Appendix vermiformis (Wurmfortsatz)
3. Zäkum (Blinddarm)
4. Colon ascendens
5. Colon transversum
6. Colon descendens
7. Colon sigmoideum
8. Rektum (Enddarm)
9. Haustren

5.23

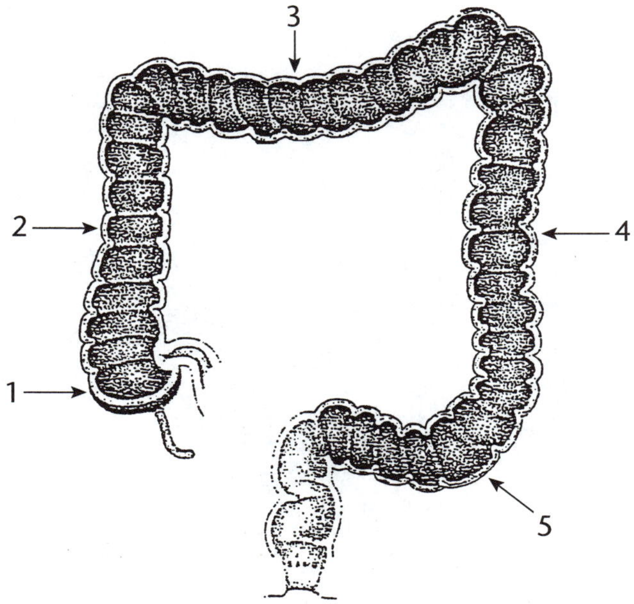

Abb. 5.23: Abschnitte des Dickdarms.

1. Blinddarm (Zäkum)
2. Colon ascendens
3. Colon transversum
4. Colon descendens
5. Colon sigmoideum

Erkennen kann man zudem noch die Appendix vermiformis (Wurmfortsatz) kaudal vom Zäkum sowie das Rektum im Anschluss an das Colon sigmoideum.

5.24 **Lösung E**

Aufgaben der Galle
Elimination von Abbauprodukten wie **Bilirubin,** von Medikamenten und Toxinen.
Gallensäuren sind wichtig für die Fettemulgierung und -resorption. Ihr **Cholesteringehalt** trägt zur Regulation des Cholesterinhaushalts bei (s. u.).

Allgemeines
Das Fassungsvermögen der Gallenblase beträgt nur 50–60 ml. Es werden jedoch 600 ml/Tag Lebergalle täglich sezerniert, von denen allerdings die Hälfte an der Gallenblase vorbei direkt in den Dünndarm abfließt. Diese Diskrepanz zwischen anfallendem Volumen und Fassungsvermögen wird kompensiert durch die hohe Resorptionskapazität der Gallenblase für Wasser. Sie kann innerhalb weniger Stunden 90 % des Wassers aus der Gallenflüssigkeit resorbieren. Da die organischen Bestandteile (Bilirubin, Cholesterin u. a.) in der Blasengalle verbleiben, steigt ihre Konzentration entsprechend an. Diesen Vorgang nennt man Eindickung der Galle.
Urobilinogen entsteht beim Abbau von Bilirubin. Aceton ist ein Ketonkörper, er wird beim Fettabbau gebildet. Erythrozyten sind nur in pathologischen Fällen in der Blasengalle zu finden.

5.25 **Lösung D**

Bitte betrachten Sie Abb. 5.20.
Hier können Sie eindeutig den Verlauf des Ductus choledochus erkennen. Die Vater-Papille ist Mündungsort für den Ductus choledochus und den Ductus pancreaticus. Der Ductus cysticus hat natürlich seinen Ursprung an der Gallenblase.

5.26 **Lösung C**

S. Anatomie zu Abb. 5.21 und Kommentar zu Frage 5.3.

5.27 **Lösung C**

Die Beantwortung dieser Frage finden Sie in Kommentar zu Frage 5.19.
Tänien und Haustren kann man nur am Kolon finden. Tänien (es gibt insgesamt drei) ziehen als Längsmuskelbänder am Kolon entlang, Haustren werden durch Einschnürungen der Kolon-Ringmuskulatur gebildet.
Näheres s. Kommentar zu Frage 5.8.

5.28 **Lösung C**

S. Kommentar zu Frage 5.14.

5.29 Lösung C

Täglich wird ca. 1 l Mundspeichel gebildet. Er hält den Mund feucht und erleichtert das Sprechen, macht die gekaute Nahrung gleitfähig und fördert die Geschmacksentwicklung. Er ist wichtig für die Gesundheit der Zähne, die ohne Speichel kariös werden und ausfallen. Der Speichel hat durch seine Zusammensetzung eine reinigende und desinfizierende Funktion. Er reguliert durch Mundtrockenheit über das Durstgefühl die Flüssigkeitsbilanz im Körper und leitet die Kohlenhydratverdauung ein (α-Amylase).
Die zahlreichen kleinen schleimbildenden Drüsen in der Wangenschleimhaut und in der Zunge reichen für die Befeuchtung des Mundes nicht aus. Dies bewirken **3 große paarige Drüsen:**
Glandula parotis (Ohrspeicheldrüse): rein serös.
Glandula submandibularis (Unterkieferdrüse): seromukös.
Glandula sublingualis (Unterzungendrüse): seromukös.
Entsprechend dem histologischen Aufbau unterscheidet man seröse Drüsen, die neben Wasser und Elektrolyten auch eiweißhaltige Produkte sezernieren (dünnflüssig), und muköse Drüsen, die zähen Schleim produzieren.
Die Glandula parotis sezerniert auch die für die Kohlenhydratverdauung wichtige α-Amylase (Glukosespaltung).
Unter parasympathischem Einfluss sezernieren die Drüsen einen flüssigen, enzymreichen Speichel. Im Gegensatz dazu fließt nur wenig enzymarmer, zäher Speichel bei sympathischer Innervation.

5.30 Lösung C

S. Kommentar zu Frage 5.13.

5.31 Lösung E

Die Vena portae (Pfortader) sammelt nährstoffreiches Blut aus den Verdauungsorganen und führt es der Leber zur Reinigung zu. Die V. portae sammelt ihr Blut aus Magen, Pankreas, Dünndarm, Dickdarm, Milz (s. Abb. 5.10).
Die **Niere** steht mit dem Portalkreislauf in keinem Zusammenhang.

5.32 Lösung C

Auf den ersten Blick erscheint diese Frage kompliziert – sie ist es aber nicht:
Die Leber ist das größte und wichtigste Stoffwechselorgan des Organismus. Sie hat vielfältige Funktionen:
Blutspeicher,
Vitaminspeicher,
Glykogenspeicher,
Entgiftung von Medikamenten, Hormonen und Abfallprodukten (z. B. Harnstoffsynthese),
Stoffwechselregulation im Kohlenhydrat-, Fett- und Proteinstoffwechsel,
Bereitstellung von Gerinnungsfaktoren,
Aufrechterhaltung des Cholesterinspiegels.
Die Blutbildung findet im roten Knochenmark der platten Knochen statt, angeregt wird sie durch das in der Niere gebildete Hormon Erythropoetin.
Hormone, die den BZ regulieren, sind hauptsächlich Insulin und Glukagon. Sie werden vom Pankreas produziert (s. Kommentar zu Frage 5.12), ebenso die lipidspaltenden Enzyme.

5.33 Lösung B

Die Erläuterung der Begriffe intra-, retro- und subperitoneal finden Sie in Kommentar zu Frage 5.6.
Hier noch einmal eine Auflistung der Organe und ihrer Lage:

Tabelle 5.33: Die Organe und ihre peritoneale Lage

Lage	Organ
Intraperitoneal	Magen Duodenum: Pars transversum, Pars ascendens Jejunum Ileum Colon transversa Leber Milz Eierstöcke
Retroperitoneal	Duodenum: Pars descendens Colon ascendens Colon descendens Pankreas Nieren alle großen Gefäße!
Subperitoneal	Uterus Harnblase Rektum

5.34 **Lösung B**

S. Kommentar zu Frage 5.8.

5.35 **Lösung B**

S. Kommentar zu Frage 3.8.

5.36 **Lösung D**

S. Kommentar zu Frage 5.2 und 5.24.

5.37 **Lösung D**

S. Kommentar zu Frage 5.3 und Abb. 5.21.

5.38 **Lösung E**

Verdauungsenzyme werden von Pankreas, Mundspeicheldrüse, Magen u. a. gebildet, nicht aber von der Gallenblase. Die Gallenblase, wie in Kommentar zu Frage 5.24 bereits erläutert, hat die Aufgabe der **Speicherung und Eindickung von Galle.** Die Bildung des Gallensafts findet in der Leber statt.

5.39 **Lösung A**

Die chemische Aufspaltung der Proteine übernimmt das in den Hauptzellen des Magens gebildete Enzym Pepsin.
Die Salzsäure des Magens soll vorrangig **Bakterien abtöten,** das Enzym Pepsinogen in die **aktive Form Pepsin überführen** und die **Nahrungsbestandteile** grob zerlegen und **aufquellen.** Diese Vorbereitung erleichtert den Pankreasenzymen ihre Aufgabe erheblich. Lipasen werden von der Galle und der Enterokinase im Duodenum aktiviert.

5.40 **Lösung C**

Das **Peritoneum** (Bauchfell) kleidet den gesamten Bauchraum aus und hüllt einige Organe ein (Kommentar zu Frage 5.33). Das Peritoneum besteht aus einer sehr dünnen Haut, die zum einen eine gewisse Haltefunktion für einzelne Organe übernimmt, zum anderen für das reibungslose Gleiten der einzelnen Bauchorgane im Abdomen zuständig ist. Das Bauchfell **sezerniert** aus diesem Grund eine seröse **Flüssigkeit** in den Serosaspalt, der auch vom Peritoneum **wieder resorbiert** werden kann.
Bei gestörtem Elektrolytgleichgewicht oder anderen Erkrankungen kann es zu einer sog. **Bauchwassersucht** (Aszites) kommen. Dann nimmt u. a. die Menge der serösen Flüssigkeit im Serosaspalt erheblich zu.

5.41, 5.42, 5.43 **Lösung D, E, A**

S. Kommentar zu Frage 5.4.

5.44 Lösung E

Die Frage nach Enzymen und Hormonen, nach ihrer Herkunft und ihrer Funktion wird in jedem Examen mehrmals gestellt. Leider findet man selten eine Übersichtstabelle – in diesem Buch schon (Tab. 5.44 und S. 328–330)!

Tabelle 5.44: Enzyme und Hormone

Organ	Enzym (E), Hormon (H)	Funktion
Mundspeicheldrüse	α-Amylase (E)	Kohlenhydratspaltung
Magen	Pepsin (E)	Proteinspaltung
Pankreas	Lipase (E) α-Amylase (E) Trypsin (E) Chymotrypsin (E) Cholinesterase (E) Insulin (H) Glukagon (H)	Fettspaltung KH-Spaltung Proteinspaltung Proteinspaltung Cholesterinspaltung Blutzuckersenkung BZ-Steigerung
Duodenum	Gastrin (H) Enterokinase (E) Sekretin (H) Pankreozymin-Cholezystokinin (H) Somatostatin (H)	Steigerung der Magensaftsekretion Aktivierung der inaktiven Pankreasenzyme Pankreassekretion Pankreassekretion, Gallenblasenkontraktion Sekretionshemmung (Magen, Pankreas)
Leber	Galle (enzymhaltiges Sekret)	Emulgierung der Fette, Aktivierung der Lipase

5.45 **Lösung E**

Die Leber ist ein Organ mit vielen Funktionen, nach ihr wird ebenfalls immer gefragt.
Grundsätzlich kann man sich Folgendes merken:
Die Leber baut alles um, ab und auf. Natürlich gibt es auch hier Ausnahmen. Die wichtigste:
Harnstoff wird selbstverständlich **von der Leber hergestellt** – aber niemals abgebaut! (Bitte lesen Sie die Aufgaben zum Thema in Ihrem Examen gründlich durch!). Harnstoff wird vom Organismus gar nicht abgebaut, sondern nur renal eliminiert!
Auch **Cholesterin** wird **von der Leber selbst synthetisiert.** Die Leberzellen messen über spezifische Rezeptoren den Cholesteringehalt des Bluts (Norm < 200 mg/dl) und produzieren genau so viel Cholesterin, dass der optimale Blutwert konstant gehalten wird. Dementsprechend wird nach einer Mahlzeit weniger produziert als im Hungerzustand.
(Grund für eine Hypercholesterinämie kann ein Defekt dieser Rezeptoren sein. Dann nämlich produzieren die Leberzellen ein Maximum an Cholesterin, denn sie erhalten keine negative Rückmeldung über den zu hohen Cholesteringehalt im Blut.)
In der Leber laufen u. a. auch die großen Stoffwechselzyklen ab: z. B. Glykolyse, Glukoneogenese, Fettsäuresynthese, Fettsäureabbau, Proteinsynthese und -abbau.
Sollte Ihnen die Funktion der Leber nicht geläufig sein, lesen Sie bitte im Lehrbuch nach, hier würde es den Rahmen sprengen.

5.46 **Lösung E**

S. Kommentare zu den Fragen 5.15, 5.18 und 5.44.

5.47 **Lösung C**

Der Entzug von Wasser aus dem Nahrungsbrei ist Aufgabe des Kolons. Der Dünndarm **spaltet die Nahrungsbestandteile** und **resorbiert sie später.**
Der Umbau der Nahrungsbestandteile in körpereigene Stoffe findet in der Leber statt.

5.48 **Lösung C**

Die Fragen 1–4 sind ausführlich in dem Kommentar zu Frage 5.44 erläutert.
Das Pankreas ist eine reine Drüse mit endokrinem und exokrinem Anteil. Dieses Organ kann niemals einen Nahrungsbestandteil resorbieren. Die Resorption von Zuckern findet vorwiegend im Dünndarm statt.

5.49 **Lösung D**

S. Kommentare zu den Fragen 5.20 und 5.25.

5.50

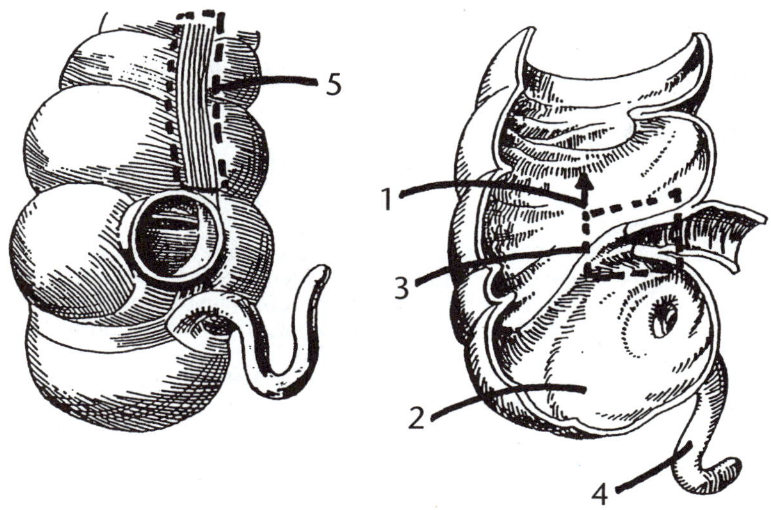

Abb. 5.50: Strukturen des Dickdarms.

1. Colon ascendens
2. Zäkum
3. Ileozäkalklappe
4. Appendix vermiformis (Wurmfortsatz)
5. Längsmuskelband (Tänie)

5.51 Lösung C

S. Kommentar zu Frage 5.13.

5.52 Lösung C

Prägen Sie sich diese Frage gut ein, sie ist recht neu und wird bestimmt noch oft gestellt!
S. Kommentar zu Frage 5.8.

5.53 Lösung B

Vorsicht, Falle!
Die Leber **konjugiert Bilirubin,** d. h. sie überführt es in ein Glukuronid. Nur so kann Bilirubin dem Blut entzogen und renal eliminiert werden!
Ist die Konjugierung z. B. durch einen prähepatischen Defekt gestört, so kommt es zum typischen prähepatischen Ikterus (Gelbfärbung). Die verhängnisvolle Aussage ist die in Punkt 3.
Wie in Kommentar zu Frage 5.32 schon erwähnt, synthetisiert die Leber die Gerinnungsfaktoren, aber sie bildet keine Thrombozyten! Thrombozyten reifen im roten Knochenmark!
Eine Azidose kann durch die Lunge oder auch durch die Niere ausgeglichen werden, nicht aber durch die Leber.
Diese Frage wurde in den Examina sicherlich oft falsch beantwortet – Sie werden nun nicht mehr dazu gehören!

5.54 Lösung E

Eine lebenswichtige Funktion der Leber ist die Entgiftung. Sie entgiftet Medikamente, die mit der Nahrung aufgenommenen Schadstoffe, Abfallprodukte des Körpers und vieles mehr.
Die Aussage 1 ist für die Verdauung von entscheidender Bedeutung. Durch die **Filterwirkung** kommen die anderen Organe gar nicht erst in Kontakt mit den Giften.
In der Pharmakologie macht man sich diesen Mechanismus oft zunutze. Es werden z. T. Pharmaka verabreicht, die in ihrer Zusammensetzung unwirksam sind, durch den Lebermetabolismus aber wirksam werden. Andererseits wissen Sie, dass bestimmte Medikamente nur i.v. appliziert wirksam sind (z. B. Lidocain). Die Leber würde dieses Medikament – oral verabreicht – sofort metabolisieren und inaktivieren. **Selbst bei einer Leberschädigung bis zu 70 % reduziert sich die Entgiftungsfunktion nur unmerklich.**
Patienten mit einer Leberzirrhose sterben oft an einer Vergiftung, ihre Leber ist dann aber fast zu 90–100 % geschädigt!
Auch **Ammoniak** (ein Abfallprodukt des Proteinabbaus) wird durch die Leber in den ungiftigen Harnstoff umgewandelt und so renal eliminiert. Merke: Harnstoff kann nicht von unserem Organismus abgebaut werden! Der Vorgang der Harnstoffsynthese ist also irreversibel.
Hormone aller Art werden in der Leber um- und abgebaut.

5.55 Lösung A

Dehnungsrezeptoren der Magenwand signalisieren bei Reizung einen gewissen Füllungszustand. Der Organismus aktiviert sein Verdauungssystem. U. a. wird auch die Salzsäuresekretion der Belegzellen des Magens angeregt. Gelangt nun unter **Dehnung des Antrum pyloricum** der Bolus ins Duodenum, so schlägt natürlich auch das hoch alkalische Milieu des Duodenums um. Dann vermischen sich der saure Magensaft (pH ca. 1–2) und der alkalische Duodenalsaft (pH ca. 8–9) zu einem etwas **säuerlichen Brei.** Das entstandene Milieu wird jetzt durch spezielle Rezeptoren der Duodenalschleimhaut gemessen, registriert und verarbeitet. Resultat ist die Anregung des Pankreas und der Gallenblase zur Sekretion von Verdauungsenzymen. Diese Mechanismen fördern die Passage von Mageninhalt ins Duodenum.

5.56 Lösung C

Das Pankreas ist eine Drüse, die retroperitoneal im Duodenal-C liegt. Die anatomische Unterteilung in **Kopf** (Caput), **Körper** (Corpus) und **Schwanz** (Cauda) sollte bekannt sein – eine leichte Frage! S. auch Kommentar zu Frage 5.7.

5.57 Lösung D

S. Kommentare zu den Fragen 5.12 und 5.15.

5.58 Lösung A/B

Beide Antwortmöglichkeiten wurden vom Prüfungsausschuss als richtig bewertet. Diese Frage bezieht sich auf den Dünndarm.
Zwischen den Zotten des Jejunums und Ileums senkt sich das Darmepithel als Krypten, d. h. als schlauchförmige Einstülpungen, in die Bindegewebsschicht der Schleimhaut (Tunica propria). In diesen Lieberkühn-Krypten liegen die Paneth-Körnerzellen, die eine relativ geringe Menge Enzym für den Endabbau von Proteinen herstellen und zusammen mit schleimbildenden Becherzellen, die ebenfalls in diesen Krypten vorkommen, einen Teil des Darmsafts produzieren. Die eigentliche Verdauung im Dünndarm wird allerdings von den Polypeptiden und hormonbildenden Zellen (G-, A-, S- und I-Zellen) übernommen.

5.59 Lösung B

S. Kommentare zu den Fragen 5.2 und 5.29.

5.60 Lösung B

Die Stoffwechselwege des Protein- bzw. Aminosäurenabbaus hier zu erläutern, ist zu kompliziert.
Merken Sie sich, dass Harnstoff, Harnsäure und Kreatinin zu den Endprodukten des Eiweißstoffwechsels gehören. Lesen Sie u. U. die Stoffwechselkette in einem Lehrbuch nach.

5.61 **Lösung B**

Mikrovilli: Lesen Sie den Kommentar zu Frage 5.19.
Bowman-Kapsel: Lesen Sie den Kommentar zu Frage 6.10.
Kupffer-Sternzellen: phagozytierende Zellen, die im Endothelverband der Lebersinusoide liegen. Sie speichern Fremdkörper und sind vermutlich am Abbau von Blutfarbstoff beteiligt.

5.62 **Lösung A**

S. Kommentare zu den Fragen 5.4, 5.5 und Abb. 5.21.

5.63 **Lösung C**

Amylasen: Enzyme, die Kohlenhydrate spalten. Sie werden von **Mundspeicheldrüse, Bauchspeicheldrüse** und **Dünndarm** produziert.
Pepsin: in den Hauptzellen des Magens gebildetes Enzym, spaltet Proteine.
Lipasen: Enzyme des Pankreas, sie spalten Fette.

5.64 **Lösung C**

Trypsin: Enzym des Pankreas zur Proteinspaltung (Tab. 5.44).
Ptyalin: nur eine andere Form der Speichelamylasen.
Lipasen: s. Kommentar zu Frage 5.63.

5.65 **Lösung B**

Seelische Vorgänge drücken sich ganz unterschiedlich in unserem körperlichen Befinden aus. So sind, wie allen bekannt, **Stress** und **Ärger** sicherlich bei vielen Menschen Ursachen einer Gastritis oder eines Ulkusleidens. Aufgrund der gesicherten Pathogenese existiert auch der Begriff des Stressulkus in der medizinischen Fachsprache. Unter Stress ist hier aber nicht nur der tägliche Arbeitsstress zu verstehen, auch Verbrennungen, Infektionen, Operationen etc. bedeuten „Stress" für unseren Körper. Im Magen resultieren eine **gesteigerte Säuresekretion,** auch Hypersekretion genannt, eine Schleimhautischämie sowie ein gesteigerter gastroduodenaler Reflux. Diese Faktoren potenzieren die Gefahr einer Schleimhauterosion oder gar einer Ulkusbildung.
Im **Trauerfall** ist die gesamte **seelische** und **körperliche Aktivität auf ein Minimum reduziert.**
Zum Ulkusleiden s. Kommentar zu Frage 1.77 in Band 4.

5.66 **Lösung B**

Wie eine peristaltische Welle soll der Nahrungsbrei von oben nach unten transportiert werden. Im Falle einer Magenkontraktion (Antrum) wird der Speisebrei in Richtung Duodenum befördert. Dementsprechend müssen der Magenausgang (Pylorus) und der obere Teil des Duodenums erschlafft sein!

5.67 **Lösung B**

Bilirubin gilt als Abfallprodukt der Hämolyse und ist in Kommentar zu Frage 4.2 ausführlich beschrieben.
Proteine (Eiweiße) bestehen aus Aminosäuren. Bei der Verdauung und Verstoffwechselung der Proteine wird der anfallende Stickstoff in Form von Harnstoff über die Niere ausgeschieden. Harnsäure ist dagegen ein Endprodukt des Purinstoffwechsels. Sie fällt immer bei zellkernreicher Nahrung (tierisches Protein, insbesondere aus Innereien) an. Hohe Harnsäurespiegel verursachen Gicht und Harnsteine, somit kommt diesem Stoffwechselprodukt eine wesentliche medizinische Bedeutung zu. Gichtpatienten erhalten purinarme Kost!

5.68 **Lösung B**

Enterogastron ist ein Hormon, welches bei Ankunft des Speisebreis im Duodenum z. B. durch Dehnungsreiz und pH-Wert-Änderung ins Blut abgegeben wird. Ist die Verdauung im Magen beendet (der Speisebrei befindet sich jetzt im oberen Dünndarmanteil), so reduziert dieses Hormon die nicht mehr benötigte Magensaftproduktion.

5.69 **Lösung E**

Proteine bestehen nur aus Aminosäuren. Während der intestinalen Verdauung (Magen und Darm) werden die Aminosäurenketten gespalten, dem Blutkreislauf zugeführt und anschließend z. B. in der Leber verstoffwechselt. Erst hier fallen Abfallprodukte wie Stickstoff und Harnstoff an.

5.70 **Lösung C**

Das Peritoneum (Bauchfell) besteht aus einem viszeralen (= den Organen anliegenden) und einem parietalen (= der Bauchwand anliegenden) Anteil. Die vom Bauchfell sezernierte Flüssigkeit soll das Gleiten der Organe sicherstellen und ist somit als „Schmierflüssigkeit" anzusehen. Das Peritoneum hat keine ernährende Funktion (2). Bei Entzündungen im Bauchraum kann eine Peritonitis (Entzündung des Bauchfells) extrem schmerzhaft verlaufen. Die Patienten nehmen dann eine Schonhaltung zur Entspannung der Bauchdecke ein, die Bauchdecke selbst ist bei der Untersuchung gespannt bis „bretthart"! Dieses Peritonismus genannte Phänomen ist ein sehr wichtiger klinischer Hinweis auf ein akutes Entzündungsgeschehen und erfordert in den meisten Fällen eine operative Versorgung der Ursache. Die Peritonitis resultiert in der Regel aus Organentzündungen (Appendizitis, Divertikulitis u. Ä.), kann aber bakteriell oder viral verursacht ein eigenes Krankheitsbild darstellen. Das Bauchfell ist in der Lage, Flüssigkeit zu sezernieren und zu resorbieren. Bei Entzündungen und kardial bedingten venösen Stauungen sowie bei Leberzirrhose wird vermehrt Bauchwasser (Peritonealflüssigkeit) gebildet, es entsteht der „Aszites". Dieser ist mittels Ultraschall leicht zu diagnostizieren und immer als krankhaft (pathologisch) zu bewerten. Lesen Sie auch den Kommentar zu den Fragen 5.40 und 5.33.

5.71 Lösung C

S. Kommentar und Tabelle zu Frage 5.44. Maltase spaltet Maltose, Desoxyribonuclease spaltet die Nukleinsäuren der DNS aus dem Zellkern.

5.72 Lösung B

S. Kommentare zu den Fragen 5.24 und 5.44.

5.73 Lösung C

Ballaststoffreiche, zellulosereiche Nahrung bedarf einer intensiven intestinalen Verarbeitung. Dementsprechend wird bei dem intensiven Verdauungsvorgang auch die Peristaltik angeregt: eine sehr wichtige Kost bei Patienten mit chronischer Obstipation, sie sollte aber immer durch ausreichende Flüssigkeitszufuhr unterstützt werden. Durch die Mehrarbeit des Darmtraktes resultiert eine vermehrte Durchknetung des Nahrungsbreis und der Stuhlgang bleibt weich!

5.74 Lösung B

Wenn der Nahrungsbrei im Magen mit dessen Säure angereichert und zersetzt ist, dann fördert besonders der Dehnungsreiz im Magen den Weitertransport durch den jetzt erschlafften Pylorus in das Duodenum. Im Duodenum vermischt sich der saure Magenbrei mit dem alkalischen Duodenalsaft, das Milieu im Duodenum wird leicht säuerlich. Somit bedingen die pH-Wert-Änderung und der Dehnungsreiz im Duodenum weitere Hormon- und Enzymfreisetzung. Dadurch können Pankreas und Gallenblase in Aktion treten (s. Kommentar zu Frage 5.55).

5.75

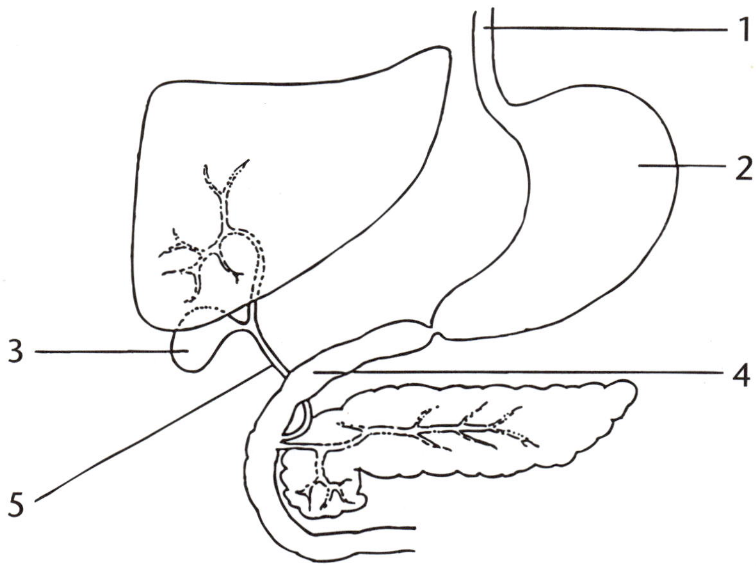

Abb. 5.75: Lage der Verdauungsorgane und Duodenum.

1. Speiseröhre (Ösophagus)
2. Magen
3. Gallenblase
4. Zwölffingerdarm (Duodenum)
5. Gallengang (Ductus choledochus)

5.76 **Lösung B**

Der Gallengang und der Bauchspeicheldrüsengang münden in die Vater-Papille, die ihren Ausgang im mittleren Teil des Duodenums (Pars descendens) findet. Näheres zur Lage entnehmen Sie bitte der Abbildung zu Frage 5.7.

UROGENITALTRAKT

6.1 Lösung E

Vorsicht, dies ist eine verneinende Frage!
An dieser Stelle folgt eine kurze Übersichtstabelle, die Ihnen eine genaue Zugehörigkeit der äußeren und inneren männlichen und weiblichen Geschlechtsorgane darbietet (Tab. 6.1).

Tabelle 6.1: Geschlechtsorgane und ihre Zugehörigkeit

innere weibliche Organe	äußere weibliche Organe
Ovar (Eierstock) Tuba uterina (Eileiter) Uterus (Gebärmutter) Vagina (Scheide) Douglas-Raum	Harnröhre Klitoris (Kitzler) Labia minora (kleine Schamlippen) Labia majora (große Schamlippen) Bartholin-Drüsen
innere männliche Organe	**äußere männliche Organe**
Testis (Hoden) Epididymis (Nebenhoden) Samenleiter Samenstrang Samenblase Prostata	Penis Harnröhre Drüsen Skrotum (Hodensack) Gefäße und Nerven des Penis

Die Bartholin-Drüsen sind paarige, erbsengroße Drüsen, die auf der Innenfläche der kleinen Schamlippen münden. Sie bilden ein schleimiges, alkalisches Sekret. Der Douglas-Raum stellt den tiefsten Punkt des weiblichen Beckens dar und befindet sich zwischen Rektum und Vagina. Dementsprechend heißt er in der internationalen Nomenklatur auch Excavatio rectouterina. Bei einer Entzündung kann dieser Raum durch die Scheide hindurch punktiert werden.
Die genaue anatomische Darstellung ersehen Sie aus der Abbildung zu Frage 6.12.

6.2 Lösung A

Der Ductus deferens (Samenleiter) ist ein 50–60 cm langer und 3–4 mm dicker Gang. Er beginnt als Fortsetzung des Nebenhodengangs (Ductus epididymidis) am unteren Ende des Nebenhodens. Den genauen Verlauf ersehen Sie aus Abb. 6.2.1.
Der Ductus deferens setzt sich in den Ductus ejaculatorius fort, der in die **Urethra** einmündet (Abb. 6.2.2).
Der Ureter ist der Harnleiter, der von der Niere zur Blase zieht. Er ist nicht zu verwechseln mit der Urethra, der Harnröhre.

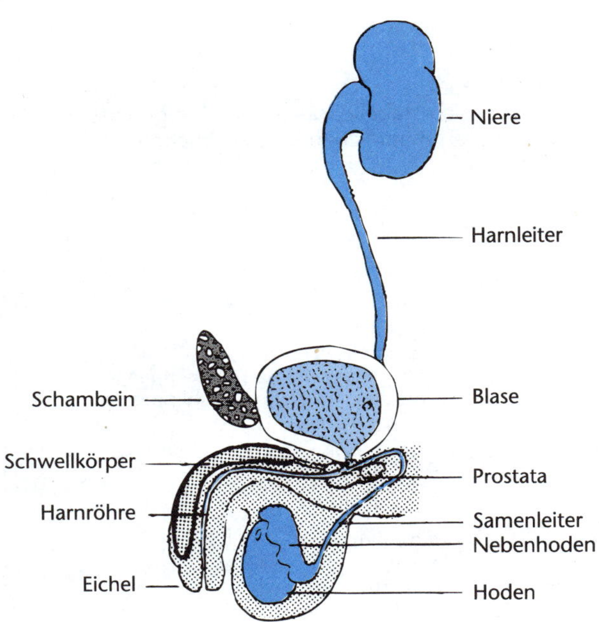

Abb. 6.2.1: Die männlichen Geschlechtsorgane.

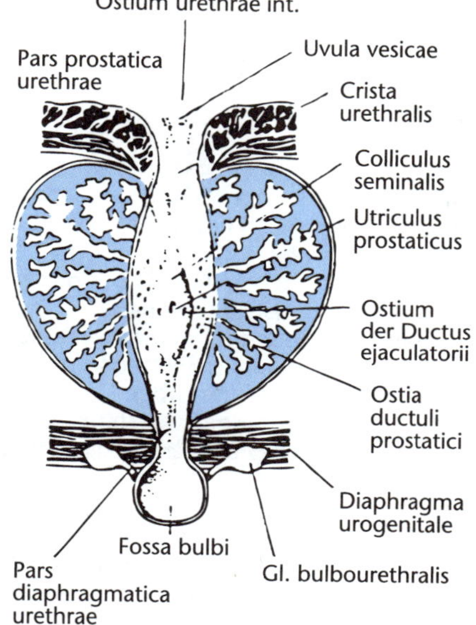

Abb. 6.2.2: Die Prostata.

6.3 Lösung C

S. Kommentar zu Frage 4.1. Hier sind das Hormon und seine Wirkung ausführlich beschrieben.

Aldosteron ist nicht identisch mit ADH! Beide Hormone können im Endeffekt zwar das Gleiche bewirken, doch die Wirkungsmechanismen sind grundsätzlich verschieden.

In den Zellen des juxtaglomerulären Apparats messen spezielle Rezeptoren den Druck in den Glomerulusgefäßen. Sollte dieser sinken, sezernieren spezielle Zellen das Hormon Renin ins Blut. Auf dem Weg zur Nebenniere wandelt Renin das Angiotensinogen (aus der Leber) in Angiotensin I und Angiotensin II um. Angiotensin II bewirkt eine Vasokonstriktion, so kommt es zügig zu einer geringen Blutdrucksteigerung. Angiotensin II induziert in der Nebenniere auch die Bildung von Aldosteron. Es retiniert (hält zurück) Natrium an den Tubuli. Bekanntlich fließen Natrium und Wasser immer zusammen, so wird also hier auch Wasser retiniert. Durch diesen Mechanismus erzielt der Organismus also eine Anreicherung des Blutvolumens durch Wasserretention. Die zustande gekommene Hypervolämie ihrerseits trägt ebenfalls zur Blutdrucksteigerung bei. Sie können also ersehen, dass Aldosteron und ADH beide der Wasserretention und der Hebung des Blutvolumens dienen, aber durch verschiedene Mechanismen!

Der Mangel oder das Fehlen von ADH bewirkt eine Polyurie, da nur wenig Wasser retiniert wird. Folge ist der Diabetes insipidus und nicht der BZ-abhängige Diabetes mellitus.

6.4 Lösung C

Der Eileiter ist ein 10–18 cm langer muskulöser Schlauch mit einer freien Öffnung in die Bauchhöhle. Sein Lumen nimmt von proximal nach distal zu. Der Eileiter verläuft am kranialen freien Rand einer vom Uterus aufgeworfenen Peritonealduplikatur (intraperitonealer Verlauf!).
Es lassen sich mehrere Abschnitte unterscheiden. Der proximale, die Pars uterina tubae, ist in die obere Ecke der Uteruswand eingebettet und bildet die engste Stelle des Kanals. Der daran anschließende, gerade verlaufende, 2–3 mm weite Isthmus tubae uterinae geht in eine stark gewundene und 4–10 mm weite Ampulla tubae uterinae (⅔ der Eileiterlänge) über. Das distale Ende bildet das trichterförmige Infundibulum tubae uterinae, das fransenförmige Fortsätze, Fimbriae tubae, besitzt. Das Lumen des Eileiters ist überall durch Schleimhautfalten eingeengt.
Neben der Tunica muscularis (Muskelschicht) erkennt man deutlich eine Tunica mucosa (Schleimhautschicht). Die Tunica mucosa besteht aus einem einschichtigen, **kinozilientragenden Flimmerepithel** und **sekretorischen Zellen.** Die Flimmerhärchen schlagen Richtung Uterus und transportieren so die reifen Eier zum Ort der Einnistung.

6.5 Lösung B

Die weibliche Harnröhre ist mit **3–4 cm** viel kürzer als die männliche mit 20 cm! Wichtig zu wissen beim Legen eines Blasenkatheters!

6.6 Lösung C

So wird der Harn gebildet:
Die Nieren sind sehr stark durchblutete Organe. Die Nierendurchblutung beträgt 1,2 l/min = 1700 l/Tag = 25 % des Herzminutenvolumens.
Die im Glomerulus filtrierte Flüssigkeitsmenge (Primärharn) wird im proximalen Tubulus zu 99 % rückresorbiert. Das Harnvolumen, welches nach der Rückresorption im Tubulussystem verweilt, nennt man Sekundärharn. Die Aufbereitung des Primärharns zum Sekundärharn findet also im **Tubulussystem** statt. Die Menge an produziertem Primärharn wird durch die glomeruläre Filtrationsrate (GFR) beschrieben und beträgt ca. 120 ml/min = 180 l/Tag. Der schließlich verbleibende Sekundärharn hat ein Volumen von 1500–1700 ml (1,5–1,7 l) pro Tag. Diese Werte sollten Sie sich gut einprägen, sie werden im schriftlichen Examen abgefragt (Frage 6.9).
Der Sekundärharn fließt nach Passieren des Tubulussystems durch das Sammelrohr in das Nierenbecken und durch den Harnleiter in die Harnblase ab.
Die normale Harnmenge pro Tag beträgt 1,5–2 l und kann durch Diuretika (z. B. Lasix) auf 4 l und mehr gesteigert werden.

6.7 Lösung D

Der Hoden, ein paariges Organ, ist Ort der **Spermatogenese.** Hier werden die Spermien sowohl mit dem genetischen Material als auch **mit den Samenfäden ausgerüstet.** Das männliche Geschlechtshormon **Testosteron entsteht** in den „Leydig-Zwischenzellen" des Hodens. Das Hormon ist u. a. für die Entwicklung der sekundären männlichen Geschlechtsmerkmale (Bartwuchs, Brustbehaarung, Geschlechtsbehaarung) zuständig.
Die Aldosteronproduktion findet in der Nebennierenrinde statt.

6.8 Lösung C

Diese Frage ist sehr schwer zu beantworten, da in ein paar Sätzen viele Fakten abgefragt werden. Aus diesem Grund möchte ich hier neben dem Kommentar näher auf die Hormone eingehen.

Allgemeines
Hormone sind Botenstoffe, die über den Blutweg transportiert werden. Sie sind meist an ein Transportprotein gekoppelt, um zu den Effektorzellen zu gelangen. Die meisten hormonalen Interaktionen beruhen auf dem Prinzip, dass vom ZNS auf bestimmte Reize hin Releasing-Hormone (z. B. TRH) ausgeschüttet werden, welche an zugeordneten Organen die Produktion von sog. Stimulationshormonen (z. B. TSH) anregen. Diese induzieren jetzt die Bildung von Effektorhormonen (z. B. T_3, T_4), die eine Wirkung an den Effektorzellen entfalten (Abb. 6.8.1). Durch diese Interaktionen entsteht ein Regelkreis. Üben die Effektorhormone an den speziellen Zellen ihre Wirkung aus, so wird meist ein Produkt synthetisiert. Um nicht übermäßige Mengen an dem Produkt zu produzieren, existiert eine

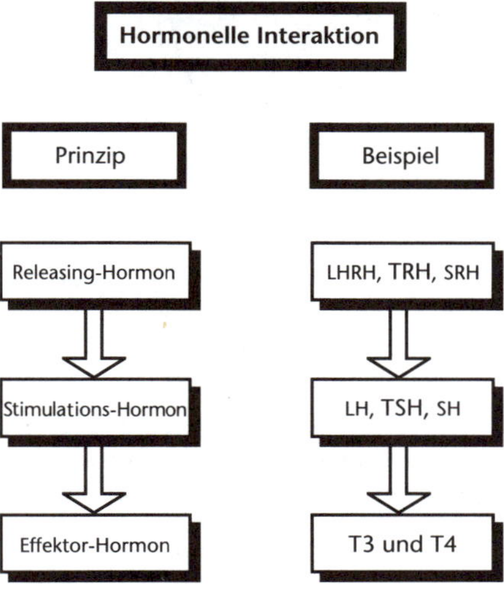

Abb. 6.8.1: Hormonale Interaktionen.

Regelmessstelle im ZNS, welche die genaue Produktkonzentration im Blut registriert. Ist die erwünschte Sollgröße erreicht, unterbindet das ZNS jede weitere Produktion von Releasing-Hormonen, so dass auch die Effektorzellen ihre Produktion einstellen. Beispiel soll das Thyreotropin-Releasinghormon (TRH) sein.
TRH wird durch bestimmte Reize vom Hypothalamus ausgeschüttet. In der Hypophyse bewirkt es nun die Sekretion von TSH ins Blut. TSH an der Schilddrüse induziert jetzt die Bildung von T_3 und T_4 (Produkt).
T_3 und T_4 stellen die Regelgröße dar. Mit ihr misst das ZNS die derzeitige Blutkonzentration (Istwert) und vergleicht sie mit der zu erzielenden Konzentration (Sollwert). Stimmen diese beiden Werte überein, wird sofort die Ausschüttung von TRH gestoppt, so dass im Endeffekt auch die Sezernierung von T_3 und T_4 unterbunden wird („negativer Feedback"). Eine genauere Übersicht vermittelt Abb. 6.8.2.

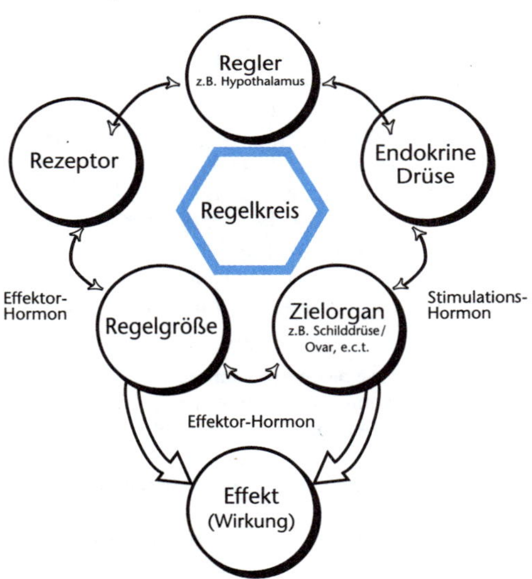

Abb. 6.8.2: Regelkreise von Hormonen.

Spezielles
Im Hypothalamus wird LHRH (LH-Releasinghormon) produziert. LHRH gelangt über den Blutweg zur Hypophyse, wo sich FSH- und LH-produzierende Zellen befinden. Diese werden zur Produktion angeregt.

FSH bewirkt die Reifung vom Primär- zum Tertiärfollikel, dann mit LH zusammen die Ausreifung zum Graaf-Follikel. Nach dem Eisprung wird von dem zurückgebliebenen Gelbkörper Progesteron und Östrogen gebildet, welche die Ausschüttung von LHRH vermindern („negativer Feedback").
Übrigens ist das Progesteron dafür verantwortlich, dass nach dem Eisprung die Basalkörpertemperatur um 0,5 °C ansteigt.
LH bewirkt die Ovulation (Eisprung). Man nennt es auch ICSH (interstitial cell stimulating hormone).
FSH fördert beim Mann die Spermiogenese. Die Beweglichkeit erlangen die Spermien erst durch das saure Vaginalmilieu.
Eine Übersicht geben Tabelle 6.8 und die Seiten 328–330.

Tabelle 6.8: Hormone und ihre Wirkungen

Hormon	Wirkung
FSH	Stimulation des Follikelwachstums und der Follikelreifung. Im Ovar regt es die Östrogenbildung an. Es ist für den Eisprung verantwortlich. Es fördert die Spermiogenese. (Mangel bewirkt Amenorrhö oder Hemmung der Spermiogenese.)
LH (ICSH)	Es bewirkt zusammen mit FSH Eireifung und Östrogenbildung. Es induziert Follikelsprung und Bildung des Gelbkörpers. Beim Mann stimuliert LH in den Leydig-Zwischenzellen die Testosteron- und Östrogenbildung. (Mangel bewirkt Amenorrhö, beim Mann ein Minus an Testosteron.)
LTH = Prolaktin, Luteotropes Hormon	Es bereitet die Brust auf die Milchproduktion vor. Es steigert (nur) den Muttertrieb. Beim Mann bewirkt es Libidoverlust.
Östrogen	Wachstum von Vagina, Uterus, Ovar, Brust. Proliferation des Endometriums vor der Nidation. Stimulation der Bildung eines dünnflüssigen Zervikalschleims, der die Spermienpenetration verbessert. Hemmung der FSH-Bildung im HVL ⇒ Unterdrückung des Eisprungs (Pille).
Progesteron	Umwandlung des Endometriums vom Proliferations- zum Sekretionsstadium. Verengung des Muttermunds. Der Zervikalschleim wird zäh. Erhöhung der Basalkörpertemperatur um ca. 0,5 °C.
Testosteron	Ausbildung der sekundären Geschlechtsmerkmale. Ausbildung von Bartwuchs, tiefer Stimme. Auslösung der Libido. Anabole (aufbauende) Wirkung an Muskeln. (Deswegen sind Männer auch so stark!)

6.9 Lösung B

S. Kommentar zu Frage 6.6.

6.10 Lösung B

Ein Glomerulus ist ein **arterielles Gefäßknäuel**, eingeschlossen in der Bowman-Kapsel und verbunden mit einem Vas afferens (ankommendes Gefäß) und einem Vas efferens (wegführendes Gefäß). Im Glomerulus wird das Blut gefiltert und der Primärharn gebildet. Er fließt durch eine Öffnung der Bowman-Kapsel in das Tubulussystem, wo er zum Sekundärharn aufbereitet wird.
Die funktionelle Einheit der Niere von Glomerulus, Bowman-Kapsel und Tubulussystem nennt man auch Nephron.

6.11 Lösung D

Die Niere ist **Ausscheidungsorgan** von Abfallstoffen des Organismus, auch **von Salzen.** Der normale Harn ist bakterienfrei.
Bei Entzündungen kann man eine sog. Bakteriurie (Ausschwemmung von Bakterien im Harn) feststellen.
Den Glomerulus der Niere kann man sich wie ein Sieb vorstellen, dessen Poren nur eine bestimmte Größe haben. Durch den geringen Porendurchmesser ist es möglich, Wasser und Elektrolyte zu filtrieren. Die meisten Proteine des Bluts können die Membran aber nicht passieren und werden zurückgehalten.
Nur durch entzündliche oder andere pathologische Abnormitäten der Nephrone ist diese Filterwirkung so gestört, dass eine Proteinurie entsteht. Dies kann bei Pyelonephritiden und Glomerulonephritiden der Fall sein.
Die Körpertemperatur wird im Hypothalamus geregelt. Die Niere hat u. a. die Aufgabe der Säure-Basen-Regulation.
Respiratorisch bedingte **Azidosen** und **Alkalosen** können entweder **durch vermehrte oder** durch **verminderte Basenausscheidung durch die Niere kompensiert werden.**

6.12

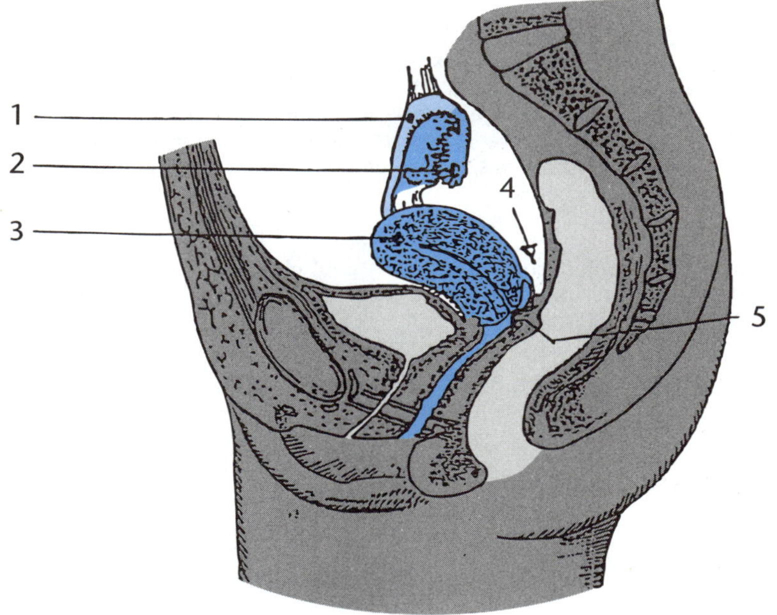

Abb. 6.12: Lage des Douglas-Raums und der weiblichen Geschlechtsorgane.

1. Tuba uterina (Eileiter)
2. Fimbrientrichter (evtl.) mit Ovar
3. Uterus
4. Douglas-Raum (Excavatio rectouterina)
5. Fornix vaginae (oder evtl. Muttermund)

6.13 **Lösung C**

Die Niere produziert 2 wichtige Hormone: Erythropoetin und Renin.

Erythropoetin
Es wirkt fördernd auf die Erythropoese **(Erythrozytenneubildung)** im roten Knochenmark der platten Knochen und wird bei Anämie bzw. bei Abfall des Hämoglobins und Hämokrits ausgeschüttet.
Sind beide Nieren insuffizient, kann nur noch vermindert Erythropoetin produziert werden, d. h. die Erythropoese ist gestört. Diese Patienten werden dann wegen der Niereninsuffizienz anämisch. Deshalb nennt man das Krankheitsbild auch renale Anämie.

Renin
Es wird u. a. **bei hypotonischen Zuständen** ins Blut abgegeben, um über Angiotensin I und II die Aldosteronsekretion der Nebenniere zu induzieren. Näheres s. Kommentar zu Frage 6.3.

6.14 **Lösung C**

S. Kommentar zu Frage 6.10.

6.15 **Lösung D**

S. Kommentar zu Frage 6.1.

6.16 **Lösung D**

Die Harnblase ist ein muskulöses Hohlorgan **im kleinen Becken** und **besteht aus glatter Muskulatur.**
Von der Niere aus zieht der Harnleiter in die Blase, die sich über die Harnröhre entleert. Das normale **Füllungsvolumen** beträgt ungefähr **500 ml.** Sollte z. B. durch Verengung der Harnröhre (bei Prostatahypertrophie) die Miktion (Urinausscheidung) verhindert sein, kann es zu einer „Überlaufblase" kommen: Der Urin läuft dann zurück in die Harnleiter. Näheres entnehmen Sie bitte einem fachbezogenen Lehrbuch.

6.17 **Lösung D**

Das Fremdwort für Niere lautet Ren.
Ein vollständiges Nephron setzt sich aus den Tubuli und der Bowman-Kapsel zusammen (B).
Die genaue Funktion des Nephrons finden Sie im Kommentar zu den Fragen 6.6 und 6.10 erläutert.

6.18 Lösung A

Adiuretin, auch ADH genannt, wird im Hypothalamus gebildet und wirkt unmittelbar auf die Niere. Dieses Hormon ist ausführlich im Kommentar zu Frage 4.1 erklärt.
ACTH, das adrenokortikotrope Hormon, wird im Hypophysenvorderlappen gebildet. Es stimuliert u. a. die Tätigkeit der Nebennierenrinde.
Parathormon synthetisiert in der Nebenschilddrüse, wirkt zum einen kalziummobilisierend, zum anderen senkt es synergistisch mit Kalzitonin den Phosphatspiegel im Blut. Dies wird erreicht durch erhöhte Phosphatausscheidung und verminderte Phosphatrückresorption im Tubulussystem der Niere!
Aldosteron, ein Nebennierenrindenhormon, retiniert Natrium und somit auch Wasser in der Niere. Die Funktion dieses Hormons in Verbindung mit dem „juxtaglomerulären Apparat" der Niere können Sie im Kommentar zu Frage 6.3 nachlesen.
Insulin übt keinerlei Wirkung auf die Niere aus, wird während der Verdauung vom Pankreas endokrin sezerniert und senkt den Blutzucker.
S. Kommentar zu Frage 5.12.

6.19 Lösung A

Mit männlichen Gonaden sind ausschließlich die **Hoden** gemeint, der Hodensack (Skrotum) hat hiermit nichts zu tun. Bitte merken Sie sich diesen Aspekt, die Frage wird häufiger gestellt!

6.20 Lösung D

Die Nieren sind bohnenförmige Organe, wobei die rechte Niere etwas tiefer als die linke liegt. Ursache hierfür ist die Größe der Leber. Die Niere des Erwachsenen wiegt etwa 120–200 Gramm, ist 10–12 cm lang, **5–6 cm breit** und etwa 4 cm dick. Umgeben werden die Nieren von einer Nierenkapsel, die mittels Fettpolsterung das empfindliche Organ vor äußeren Einflüssen schützt. Die Aa. renales entspringen direkt der Aorta, die Vv. renales münden in die untere Hohlvene (V. cava inferior). Neben diesen beiden Gefäßen wird der Nierenhilus noch durch den Harnleiter (Ureter) gebildet.

6.21 Lösung D

6.22 Lösung D

6.23 Lösung D

S. Kommentar zu Frage 6.6.

6.24 **Lösung C**

Der innere Blasensphinkter (Schließmuskel) mit glatter Muskulatur ist unwillkürlich, der äußere Sphinkter (quer gestreifte Muskulatur) willkürlich innerviert. Durch das Vorhandensein des dem Willen unterworfenen Schließmuskels kann die Blasenentleerung beim Menschen nicht nur willkürlich eingeleitet, sondern auch willkürlich unterbrochen werden.

6.25 **Lösung B**

Testosteron, das männliche Geschlechtshormon, wird in den Leydig-Zwischenzellen (B) gebildet. Lesen Sie dazu den ausführlichen Kommentar zu Frage 6.7. Die Tubuli contorti (A) stellen die kleinen Kanälchen im Hodengewebe dar. Ebenfalls im Hoden befinden sich die Sertoli-Zellen. Diese produzieren die Spermienflüssigkeit. Das Rete testis (D) ist ein Netzwerk von Kanälchen (Tubuli contorti), die vom umliegenden Bindegewebe offen gehalten werden. Im Anschluss daran beginnen mit den in den Nebenhoden führenden abführenden kleinen Samengängen die ableitenden Samenwege. Der Nebenhoden (Epididymis) ist also ein Zusammenschluss der ableitenden Samenwege.

6.26

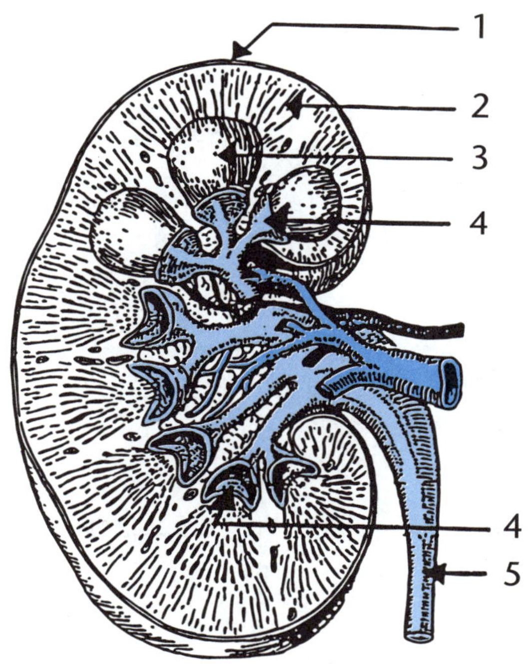

Abb. 6.26: Niere.

1. Nierenkapsel / Bindegewebskapsel (Capsula fibrosa)
2. Nierenrinde mit Markstrahlen
3. Nierenpyramide (Pyramis renalis)
4. Nierenkelch (Calix renalis)
5. Harnleiter (Ureter)

6.27

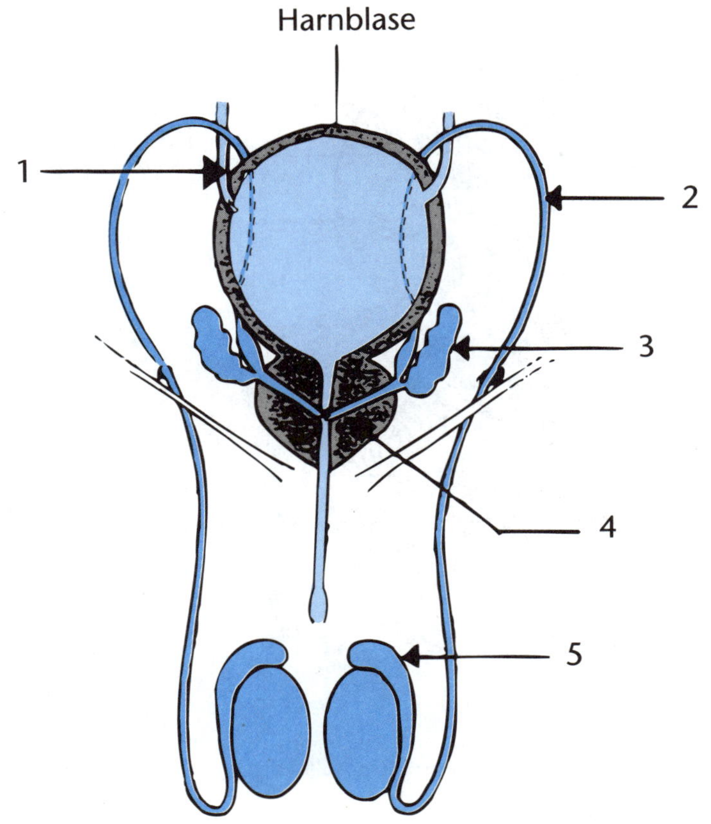

Abb. 6.27: Harnblase.

1. Ureter / Harnblase (beides richtig, da Zuordnung nur ungenügend möglich)
2. Samenleiter (Ductus deferens)
3. Samenblase (Vesicula seminalis)
4. Vorsteherdrüse (Prostata)
5. Nebenhoden (Epididymis)

6.28

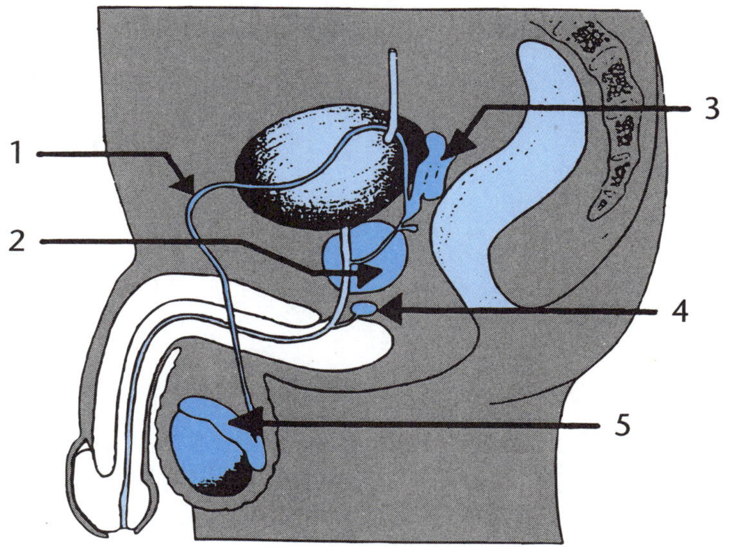

Abb. 6.28: Männliches Becken.

1. Samenleiter (Ductus deferens)
2. Vorsteherdrüse (Prostata)
3. Samenblase (Vesicula seminalis)
4. Cowper-Drüse (Glandula bulbourethralis)
5. Nebenhoden (Epididymis)

6.29 **Lösung C**

S. Kommentar zu Frage 6.10.

7

NERVENSYSTEM UND SINNESORGANE

7.1 Lösung C

Das Rückenmark (RM) eines Erwachsenen hat je nach Körpergröße einen Durchmesser von ca. 1 cm und eine Länge von 40–50 cm.
Man unterscheidet wie bei der Wirbelsäule eine Pars cervicalis, thoracica, lumbalis und sacralis. Vom Th12 an laufen die Nervenfasern in den Pferdeschweif (Cauda equina) aus.
Im Inneren des RM liegt die graue Substanz, außen umgeben von der weißen Substanz. Die graue Substanz ist reich an Nervenzellen. In ihrer Mitte befindet sich ein kleiner „Zentralkanal", der Canalis centralis. Die weiße Substanz besteht vorwiegend aus **markhaltigen Nervenfasern.**

7.2 Lösung A

S. Kommentar zu Frage 3.26.

7.3 Lösung C

Die Skelettmuskulatur macht ca. 40 % des Körpergewebes aus. Sie ist die Muskulatur des Bewegungsapparates und besteht aus **quer gestreifter** Muskulatur. Diese „Querstreifung" der Muskelfasern kommt durch die lichtmikroskopisch (polarisiertes Licht) sichtbare Streifung unterschiedlicher Intensität (A-, J-, Z-, M-Streifen) zustande – eine Art „Zebrastreifen". Dieser fehlt bei der glatten, unwillkürlichen Muskulatur. Die Kontraktion der Skelettmuskulatur ist rasch, an keinen Rhythmus gebunden, willkürlich beeinflussbar und wird durch Nerven des zerebrospinalen Systems ausgelöst. Der normale Reiz für den Skelettmuskel ist der Nervenimpuls des zerebrospinalen Systems. Er löst in den motorischen Endplatten die Bildung von Acetylcholin aus, welches als Transmitter fungiert. Die „motorische Endplatte" stellt im Prinzip die Endsynapse dar, von welcher aus die Kalziumausschüttung im Muskelgewebe erfolgt. Kalzium seinerseits aktiviert das Aktin-Myosin-System: Es kommt zu einer Kontraktion (Abb. 7.3).

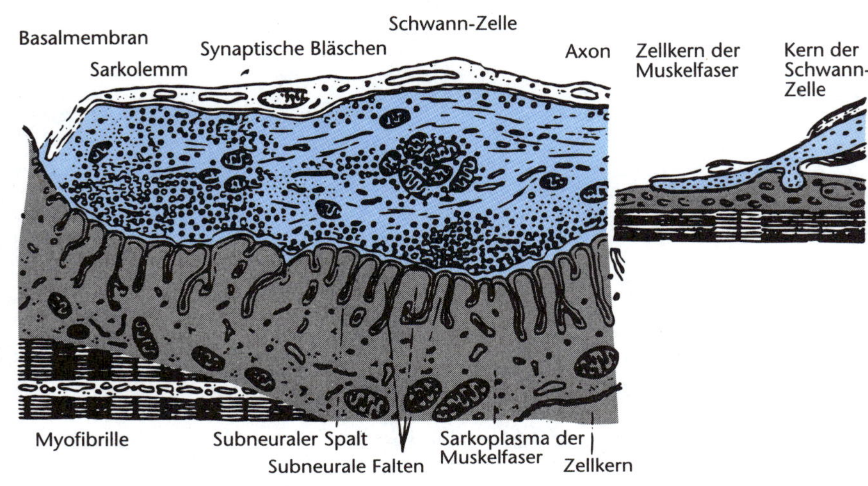

Abb. 7.3: Die motorische Endplatte.

7.4 Lösung B

Traubenzucker ist praktisch der alleinige Energielieferant der Nervenzellen. 10 % des vom Blut angebotenen Traubenzuckers werden vom ZNS laufend verbraucht. In 1 Stunde beträgt der Bedarf des ZNS etwa 6 g **Glukose.** Vom Glukosestoffwechsel hängen die Leistungen von ZNS und Rückenmark ab. Bei Arteriosklerose sind auch Blut- und Sauerstoffversorgung des ZNS vermindert, weitaus am meisten ist jedoch die Versorgung mit Glukose betroffen. In absoluten Hungerzuständen können vom Gehirn auch die beim Fettabbau anfallenden Ketonkörper zur Energieausbeute vom ZNS genutzt werden.

7.5 Lösung E

Gehirn und Rückenmark bilden als Einheit das ZNS. Das periphere Nervensystem setzt sich u. a. aus sensiblen Nervenfasern, motorischen Nervenfasern, den Spinalnerven und den peripheren Nerven zusammen.

7.6 Lösung D

Der Flüssigkeitsmantel im Subarachnoidalraum schützt das Rückenmark gegen Stoß und Schlag, aber auch gegen Wärmeschädigung. Da ein eingetauchter Körper soviel an Gewicht verliert, wie er Flüssigkeit verdrängt, ist das Rückenmark nahezu schwerelos im Duralsack untergebracht. Der Glukosegehalt (40–90 mg/100 ml) hat eine ernährende Funktion. Der normale Proteingehalt schwankt zwischen 25–40 mg/100 ml. 1 ml Liquor enthält 0–3 Lymphozyten.
Der Liquor wird vom **Adergeflecht der Hirnventrikel** gebildet. Er durchfließt die Ventrikelräume und den Zentralkanal, aber auch den Subarachnoidalraum um Gehirn und Rückenmark.
Die Epithelzellen der Adergeflechte stellen eine Art Schranke für den Übertritt von Stoffen aus dem Blut in den Liquor dar. Sie ist wesentlich durchlässiger als die Blut-Hirn-Schranke.
Von diagnostischer Bedeutung ist die Zusammensetzung des Liquors z. B. bei Entzündungen. Wenn man eine virale von einer bakteriellen Meningitis abgrenzen will, untersucht man neben dem Zellgehalt auch den Glukosegehalt. Dieser sinkt durch den Glukoseverbrauch der Bakterien; Viren dagegen verbrauchen keine Glukose. So ist die Meningitis bei normalem Glukosegehalt im Liquor wahrscheinlich viraler Genese.
Die Lumbalpunktion wird meist zwischen L_3 und L_4 vorgenommen.

7.7 Lösung A

Das Gehirn (Zerebrum) liegt in der Schädelhöhle. Es umfasst fünf Abschnitte (Tab. 7.7).

Das Kleinhirn überdacht den vorderen Abschnitt der Rautengrube und liegt, durch das Kleinhirnzelt (Tentorium cerebelli) vom Großhirn geschieden, in entsprechenden Gruben der Hinterhauptsschuppe.
Das Kleinhirn ist eine wichtige Meldestelle, d. h. in ihm werden Einzelinformationen zu einem zusammenhängenden Bild zusammengefasst. Es arbeitet als Kontrollzentrum der Motorik:

- als Sammelstelle für Meldungen der Orientierung,
- als **Meldesammelstelle für Tastsinn und Tiefensensibilität,**
- zur Überprüfung der motorischen Funktionen (Spannung, Kraft),
- als wichtige Schaltstelle zur Großhirnrinde.

Die Lösungen B, C und D werden in den entsprechenden Riech- und Sehzentren des Großhirns verarbeitet.

Tabelle 7.7: Abschnitte des Gehirns

Abschnitt	Anteile
Verlängertes Mark (Medulla oblongata)	2 Pyramiden 2 Oliven hinterer Abschnitt Rautengrube
Hinterhirn (Metenzephalon)	Brücke (Pons) Kleinhirn (Zerebellum)
Mittelhirn (Mesenzephalon)	
Zwischenhirn (Dienzephalon)	Thalamus Hypothalamus HHL Mamillarkörper
Kleinhirn	vorderer Stiel (Verbindung zum Mittelhirn) mittlerer Stiel (Verbindung zur Brücke) unterer oder linker Stiel (Verbindung zum verlängerten Mark)

7.8 Lösung D

Das Ohr setzt sich aus 3 Abschnitten zusammen: Außen-, Mittel- und Innenohr. Jeder dieser Abschnitte übt spezifische Funktionen aus, deren Zusammenspiel die akustische Wahrnehmung ermöglicht.
Außenohr. Es besteht z. T. aus Knochen, z. T. aus Knorpel. Seine wesentliche Aufgabe besteht in der Aufnahme der Schallwellen. Die Schallwellen prallen gegen das Trommelfell, welches das Außen- vom Mittelohr trennt.
Mittelohr. Auch als Paukenhöhle bezeichnet, ist es durch die Ohrtrompete (Tuba auditiva oder Eustachio-Röhre) mit dem Rachenraum verbunden und somit belüftet. Sie öffnet sich beim Schlucken und ermöglicht den Druckausgleich für die beiden Seiten des Trommelfells. Das Mittelohr wird von 3 Gehörknöchelchen durchzogen: Hammer, Amboss und Steigbügel, welche die **Schwingungen** vom Trommelfell auf die Flüssigkeit in der Kochlea (Schnecke des Innenohrs) **übertragen.** Die Steigbügelplatte nämlich steht in Verbindung mit dem ovalen Fenster der Kochlea.
Innenohr. Das im Pyramidenbein des Os temporale gelegene Gehör-Gleichgewichtsorgan besteht aus dem Vestibulum (Gleichgewichtsorgan) und der Kochlea (Gehörorgan). Beide werden vom VIII. Hirnnerven (N. vestibulocochlearis) innerviert. Die Erregungen und Impulse werden durch eine Transformation (Umwandlung) von Reizen (Schallwellen) in Aktionspotentiale im Innenohr und im Gleichgewichtsorgan erzeugt.

7.9 Lösung B

Die Kenntnis über Funktion und Lage des Atemzentrums ist auch für das Pflegepersonal von entscheidender Bedeutung.
Die Atembewegungen werden vom Atemzentrum in der **Medulla oblongata** gesteuert. Das Atemzentrum erhält seine Meldungen von den freien Ästen des Vagus in den Lungenalveolen und von Chemorezeptoren im Karotis- und Aortenglomus, welche vom Absinken des O_2-Gehalts im Blut und vom CO_2-Gehalt des Bluts gereizt werden. Der CO_2-Gehalt wird übrigens vornehmlich über den Liquor gemessen.
Bei Änderungen des Säure-Basen-Spiegels im Blut – somit auch des pH-Werts im Blut – induziert das Atemzentrum über den N. phrenicus eine verstärkte oder verminderte Atemtätigkeit.
Das Atemzentrum kann durch viele Medikamente beeinflusst werden.

7.10 Lösung A

S. Kommentar zu Frage 1.12.

7.11 Lösung C

Der Sehapparat besteht aus dem Augapfel, seinem Halte-, Bewegungs- und Berieselungsapparat für die Hornhaut sowie dem Schutzapparat für das Auge. Die Erläuterung jeder dieser Abschnitte würde den Kommentarrahmen sprengen, bitte lesen Sie dies in Ihrem Lehrbuch nach.
Der Akkommodationsapparat des Auges besteht aus **Iris** und **Linse.** Sie bewirken eine scharfe Abbildung von Gegenständen in Ferne und Nähe. Akkommodation (Anpassung) geschieht durch Krümmung der Linse mit Hilfe des Ziliarmuskels – hierdurch wird die Brechkraft verändert – und durch die Blendenfunktion der Iris.
Die Hornhaut übt eine Schutzfunktion gegen äußere mechanische und chemische Einflüsse aus. Sie wird ständig durch den Berieselungsapparat feucht gehalten.
Die Netzhaut ist eine Ausstülpung des Gehirns. Sie besteht aus Zapfen und Stäbchen, welche die Transformation von Licht in elektrische Impulse bei Tag und Nacht ermöglichen (s. Abb. 7.13).

7.12

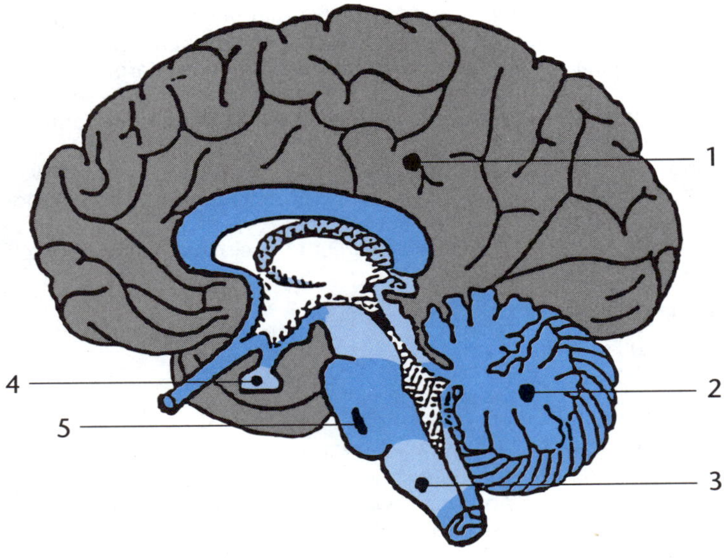

Abb. 7.12: Das Gehirn.

1. Großhirn (Cerebrum)
2. Kleinhirn (Cerebellum)
3. verlängertes Mark (Medulla oblongata)
4. Hirnanhangsdrüse (Hypophyse)
5. Brücke (Pons)

7.13

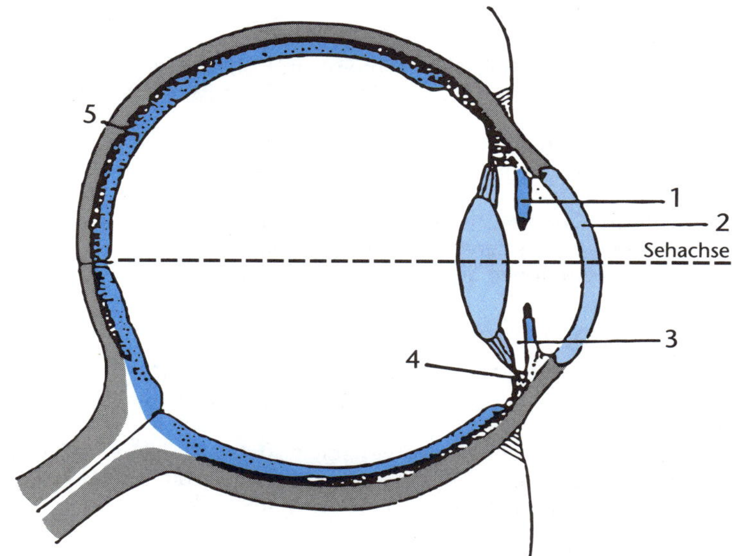

Abb. 7.13: Das Auge.

1. Iris
2. Hornhaut
3. hintere Augenkammer
4. Ziliarmuskel
5. Netzhaut (Retina)

7.14 **Lösung D**

S. Kommentar zu Frage 7.8.

7.15 **Lösung B**

Das Ventrikelsystem des Gehirns beschreibt ein Hohlraumsystem, welches mit Liquor cerebrospinalis (insgesamt ca. 150 ml) gefüllt ist. Insgesamt kennt man 4 Ventrikel (I.–IV.).
Die beiden Seitenventrikel (I. und II.) stehen untereinander und mit dem III. Ventrikel (im Zwischenhirn) durch das Foramen interventriculare in Verbindung.
Die Verbindung zwischen III. und IV. Ventrikel, der vor dem Kleinhirn liegt, nennt man Aquaeductus cerebri oder auch Aquaeductus Sylvii. Eine Abbildung vom Ventrikelsystem finden Sie in einem Lehrbuch.

7.16 **Lösung D**

Ein Schnitt durch das **Gehirn** lässt erkennen, dass die **Rinde** (Kortex) **aus grauer Substanz** und die inneren Kerne aus weißer Substanz, dem Marklager, aufgebaut sind.
Die graue Substanz besteht aus **Nervenzellen,** deren Ausläufer Verbindung zu den einzelnen Kernen halten. Wenn man sich diese Verbindungen wie Stromkabel vorstellt, begreift man sehr schnell die Systematik des ZNS.

Im **Rückenmark** verhält es sich genau umgekehrt. Die weiße Substanz, gebildet durch Neuriten (Axone), liegt außen, **die graue Substanz innen.**
Schauen Sie sich hierzu bitte im Lehrbuch ein Bild an und prägen Sie sich die „farblichen" Konstellationen ein!
Lesen Sie bitte auch den Kommentar zu Frage 7.1.

7.17 **Lösung A**

Gleichgewichtssinn. Vom **Kleinhirn** kontrolliert, ist er für den Organismus Grundlage einer jeden kontrollierten Handlung.
Wärmezentrum. Gelegen im **Zwischenhirn,** reguliert es die Kerntemperatur. Hormone wie Progesteron wirken u. a. hier und erhöhen nach dem Eisprung die Basalkörpertemperatur um 0,5 °C.
Bewusstsein. Wo sonst sollte es liegen als in der **Großhirnrinde**? Von hier gehen die Ursprünge unserer Handlungen aus.
Atemzentrum. Äußerst wichtig zu wissen, dass es in der **Medulla oblongata** liegt. Es wird durch viele Medikamente beeinflusst. Aber auch der CO_2-Gehalt im Liquor hat regelnden Einfluss. Unter hypoxischen Zuständen diffundiert CO_2 aus dem Blut in den Liquor und regt das Atemzentrum an, eine Hyperventilation zu veranlassen. Lesen Sie bitte auch den Kommentar zu Frage 7.9.

7.18 Lösung D

An dieser Stelle möchte ich das Auge abhandeln, auch im Hinblick auf spätere Examina.

Das paarig angelegte Auge ist annähernd kugelförmig aufgebaut. Es wird versorgt durch den II. Hirnnerven, den N. opticus. Die arterielle Versorgung gewährleistet die A. centralis retinae, ein Abgang der A. ophthalmica. Die A. centralis retinae verläuft im Zentrum des N. opticus – ein einmaliges Phänomen in der Anatomie unseres Körpers!
Die äußere Augenhaut besteht aus einer undurchsichtigen weißen Lederhaut, der Sklera, und einer durchsichtigen **Hornhaut,** der Kornea. Die Kornea ist wie ein Uhrglas in die Lederhaut eingelassen und ebenfalls von derber Konsistenz. Hier findet die **Lichtbrechung** statt.
Die Pupille und die Linse mit ihren Muskeln regeln die Schärfe des Sehens. Nach Passieren der Lichtstrahlen durch den Glaskörper nehmen bestimmte Photorezeptoren der Retina (Netzhaut) diese Lichtreize auf, formen sie in elektrische Impulse um (Aktionspotentiale) und leiten diese Information über den N. opticus zum Sehzentrum im ZNS weiter. Die Zellen in der Schicht der Photorezeptoren sind **Stäbchen** und **Zapfen.** Die Zahl der Zapfen wird auf 3–4 Mio, die der Stäbchen auf 75 Mio geschätzt. Die Stäbchen sind viel empfindlicher als die Zapfen. **In der Nacht** also reagieren die **Stäbchen** viel intensiver als die **Zapfen,** die eher **bei Tag** aktiv sind.
Etwa 4 mm seitlich von der Papille liegt der **gelbe Fleck** (Macula lutea). Hier ist die Retina verdünnt, wodurch die Zentralgrube entsteht (Fovea centralis). Sie entspricht dem hinteren Augenpol und ist die **Stelle schärfsten Sehens.**
Der so genannte blinde Fleck befindet sich an dem Punkt, wo der N. opticus austritt. Hier gibt es keine Rezeptoren.

Bitte lesen Sie in ihrem Lehrbuch auch einmal genau den Verlauf des N. opticus und seiner Bahnen durch. Beliebte Frage in „Innerer Medizin" und „Augenheilkunde" ist das „Scheuklappen-Syndrom". S. auch Abb. 7.13 und Kommentar zu Frage 7.11.

7.19 Lösung E

Eine unverschämt schwere Frage für ein Krankenpflege-Examen, zu deren Beantwortung man ein ausgeprägt neuroanatomisches Grundwissen benötigt. Wer stellt solche Fragen?
Eine Schwann-Zelle umhüllt ein Axon auf einer Länge von 0,2–1,5 mm. Zwischen dieser und der folgenden Zelle befindet sich eine Einschnürung (Interzellularspalt), die auch als Ranvier-Schnürring bezeichnet wird. Die Schwann-Zellen gehören neben Mantelzellen der Ganglien und den Nervenendkörperchen zur **Neuroglia** und bilden das **Myelin.** Sie sind ein wichtiger Bestandteil des peripheren und zentralen Nervensystems. Die Gliazellen haben mechanische Aufgaben und dienen der Isolierung und Abwehr, für die Erregungsleitung sind sie weniger bedeutend.
Die Mikroglia sind Zellen mesenchymaler Herkunft. Wer genaueres Wissen anstrebt, sollte in der medizinischen Fachliteratur nachschlagen.

7.20 Lösung C

S. die Kommentare zu den Fragen 7.6 und 7.15.

7.21 Lösung B

Das Kammerwasser des Auges wird **in der hinteren Augenkammer** vom Epithel des Ziliarkörpers (Pars ciliaris retinae) sezerniert und ultrafiltriert. In der vorderen Augenkammer erfolgt der Abfluss vorwiegend am Iridokornealwinkel (Winkel zwischen Iris und Kornea). Beide Kammern enthalten ungefähr 0,2–0,3 ml Kammerwasser, etwa 10-mal so viel wird pro Tag produziert.
Stäbchen- und Zapfenzellen sind Bestandteil der Netzhaut und für das Sehen verantwortlich. Sie sind Teil der „Transformatoren", die Licht in elektrische Impulse umwandeln und so unserem Gehirn in kodierter Form kenntlich machen.

7.22 Lösung C

Die Hypophyse (Hirnanhangsdrüse) gliedert sich in die vordere Adenohypophyse und die hintere Neurohypophyse. ACTH beeinflusst die **Nebennierenrinde** und TSH die **Schilddrüse.** Im Folgenden eine Liste der Adenohypophysenhormone (s. auch S. 328–330):

Hormon	Beschreibung	Funktion
FSH	Follikelstimulierendes Hormon	s. Tabelle 6.8 auf Seite 301
LH	Luteinisierendes Hormon	s. Tabelle 6.8 auf Seite 301
ACTH	Adrenokortikotropes Hormon	s. Kommentar zu Frage 4.15 auf S. 253
TSH	Thyreoidea-stimulierendes Hormon	s. Kommentar zu Frage 6.8 auf Seite 301
STH	Somatotropes Hormon	Wachstumshormon
MSH	Melanozyten-stimulierendes Hormon	Pigmentierung der Haut
LTH	Luteotropes Hormon, Prolaktin	s. Tabelle 6.8 auf Seite 301

7.23

1. Großhirn
2. Balken
3. Hypophyse
4. Kleinhirn (Cerebellum)
5. verlängertes Mark (Medulla oblongata)

7.24 **Lösung B**

7.25 **Lösung E**

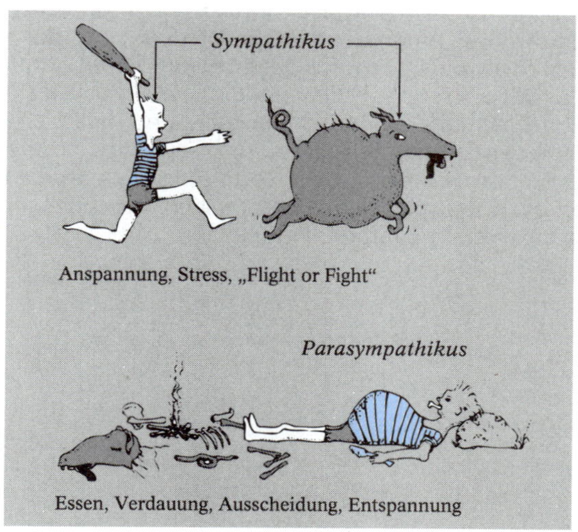

Abb. 7.24/7.25: Das vegetative Nervensystem in Aktion.

Das vegetative Nervensystem setzt sich aus sympathischem und parasympathischem Anteil zusammen. Die Wirkungen der Systeme auf das Herz-Kreislauf-System bzw. Verdauungstrakt sind gegensätzlich. Eine einfache Eselsbrücke hift: Wenn Ihnen jemand sympathisch ist, dann ist das Herz-Kreislauf-System in Alarmbereitschaft (Herzrasen, Schweiß, hoher Blutdruck). Peinlich wäre in einem solchen Moment (erster Kuss u. Ä.) ein Magenknurren. Aus diesem Grunde sorgt das sympathische System gleichzeitig für die Inaktivierung unseres Verdauungssystems.

Umgekehrt, bei Aktivierung des parasympathischen Systems (N. vagus), ist die Verdauung in vollem Gange. Herzrasen oder Liebesgefühle überkommen einen dabei allerdings selten. Nach dem Essen bewirkt das Überwiegen des parasympathischen Systems eher Müdigkeit, Blutdruckabfall, Bradykardie.
Also denken Sie bei einer Examensfrage, die sich auf das vegetative Nervensystem bezieht, immer an den sympathischen Partner – so lösen Sie jede Frage im Nu!
Die Beta-Rezeptoren (Beta-2-Rezeptoren) der Bronchien bewirken bei Aktivierung eine Erweiterung und somit bessere Belüftung der Lunge. Dieser Hintergrund ist wichtig bei der Therapie von Asthmapatienten (Verkrampfung der Bronchialmuskulatur).

7.26 Lösung B

7.27 Lösung D

Alle Nerven kommen doppelt vor, d. h. für die rechte und linke Körperhälfte. Der Nervus trigeminus ist der V. Hirnnerv. Er teilt sich in drei (Tri) Äste auf. Der N. maxillaris (rein sensibel) innerviert die Oberkiefergegend, der N. mandibularis (sensibel und motorisch) die Unterkiefergegend und der N. ophthalmicus (rein sensibel) das Areal des oberen Gesichtsschädels. Der N. facialis (VII. Hirnnerv) besteht aus sensorischem und motorischem Anteil und innerviert die Gesichtsmuskulatur. Bei einer Facialisparese (-lähmung) hängt die betroffene Gesichtsseite. Der N. vagus als X. Hirnnerv ist der Vertreter des Parasympathikus (s. o.) und hier laienhaft als Eingeweide- und Atmungsnerv beschrieben. Tabelle 7.27 erleichtert die Beantwortung künftiger Fragen.

Tabelle 7.27: Die Hirnnerven und ihre Funktionen.

Hirn-nerv	Name	Aufteilung	Qualität	Funktion/Zielorgan
I	N. olfactorius	keine	Riechen	Riechnerv
II	N. opticus	keine	Sehen	Sehnerv
III	N oculomotorius	drei Äste	Motorisch	Augenmuskelnerv
IV	N. trochlearis	keine	Motorisch	Augenmuskelnerv
V	N. trigeminus	N. ophthalmicus (V_1) N. maxillaris (V_2) N. mandibularis (V_3)	Sensibel, sensorisch und motorisch	Sensible Innervation des Gesichts
VI	N. abducens	keine	Motorisch	Augenmuskelnerv
VII	N. facialis	viele kleine Äste	Motorisch, sekretorisch und sensorisch	Gesichtsmuskelnerv Geschmacksfasern der vorderen 2/3 der Zunge
VIII	N. vestibulocochlearis	keine	Sensorisch	Hör-Gleichgewichts-nerv
IX	N. glossopharyngeus	viele kleine Äste	Sensibel, sekretorisch und motorisch	Zungen-Rachennerv
X	N. vagus	viele Äste	Sensibel, sekretorisch und motorisch	Parasympathikus
XI	N. accessorius	keine	Motorisch	M. sternocleido-mastoideus und M. trapezius
XII	N. hypoglossus	keine	Motorisch	Zungenmuskulatur

7.28 Lösung C

Das Kleinhirn (Cerebellum) gliedert sich in zwei Hemisphären (Seiten) sowie einen in der Mitte gelegenen Wurm (Vermis cerebelli) und liegt in der hinteren Schädelgrube (1). Das weiße Mark hebt sich makroskopisch (äußerlich sichtbar) deutlich von der grauen Rinde ab. Viele Kleinhirn- und Großhirnkerne verschalten die zu- und abführenden Nervenbahnen miteinander, da ohne die Kommunikation eine Steuerung des Kleinhirns nicht möglich wäre. Die Funktion des Kleinhirns ist vor allem die Regulation der Motorik. Es hält in Abstimmung mit dem Labyrinthorgan (Gleichgewichtsorgan im Ohr) das Körpergleichgewicht aufrecht und koordiniert den Muskeltonus (-spannung) und die zeitliche Abfolge der Bewegung. Ohne das Kleinhirn sind Gehen, Laufen u. Ä. nicht vorstellbar.

7.29 **Lösung C**

7.30 **Lösung C**

Das Gehirn wird vom Hirnwasser (Liquor) umflossen. Hierdurch wird unter anderem ein Schutz vor Erschütterung erreicht, da das Gehirn schwimmt. Verschiedene Ventrikel (Liquorröhrensysteme) stehen miteinander durch ein Hohlraumsystem in Verbindung. Die Seitenventrikel I und II stehen mit dem III. Ventrikel im Mittelhirnbereich in Verbindung. Über den „Aquaeduct" (Mittelhirnbereich) kommuniziert der III. mit dem IV. Ventrikel (Kleinhirnbreich). Liquor zirkuliert um die Hirnhöhlen, die Hirnaußenseite und das Rückenmark. Gebildet wird der Liquor im Plexus choroideus (Gefäßgeflecht). Insgesamt werden pro Tag ca. 500 ml produziert. Der Gesamtinhalt sämtlicher innerer und äußerer Liquorräume beträgt aber nur etwa 150 ml. So wird täglich nahezu 3-mal der gesamte Liquor gewechselt. Neben Wasser und Elektrolyten misst der Liquor cerebrospinalis ca. 60 %–70 % des Blutzuckers. Klinisch kann so eine bakterielle von einer viralen Hirnhautentzündung (Meningitis) unterschieden werden. Bakterien verbrauchen im Gegensatz zu Viren Glukose, so dass der Zuckergehalt des Hirnwassers bei bakterieller Meningitis deutlich erniedrigt ist.

7.31 **Lösung D**

Der Sympathikus wirkt erweiternd (Dilatation), der Parasympathikus verengend (Konstriktion) auf das Bronchialsystem. Der N. phrenicus innerviert das Zwerchfell.

7.32 **Lösung D**

Der Mensch besitzt verschiedene Rezeptororgane, die bestimmte Umweltqualitäten (Wärme, Kälte, Druck etc.) in elektrische Nervenimpulse umwandeln. Nur so kann die Empfindung von unserem Gehirn verarbeitet und wahrgenommen werden. Die Aussage der Frage ist nicht ganz richtig. Die Vater-Pacini-Körperchen dienen nicht der Druckwahrnehmung, sondern der Vibrationsempfindung und liegen vornehmlich in der Unterhaut (Subkutis) von Handteller und Fußsohle. Druckrezeptoren sind eigentlich die Merkel-Zellen und liegen im Stratum germinativum, wo auch die Keratinbildung stattfindet (s. Kommentar zu Frage 1.32). Die Meißner-Tastkörperchen sind Berührungsrezeptoren besonders an Finger- und Zehenspitzen. Den Begriff „Krause-Körperchen" kenne ich nur als Krause-Endkolben. Diese sind für die Kältewahrnehmung verantwortlich.
Diese Frage ist eindeutig von Personen gestellt, die niemals etwas mit der Krankenpflege zu tun hatten. Prägen Sie sich die Lösung einfach ein und verschwenden Sie nicht Ihre kostbare Zeit mit dem Nachschlagen von derart unwichtigen Fakten.

7.33

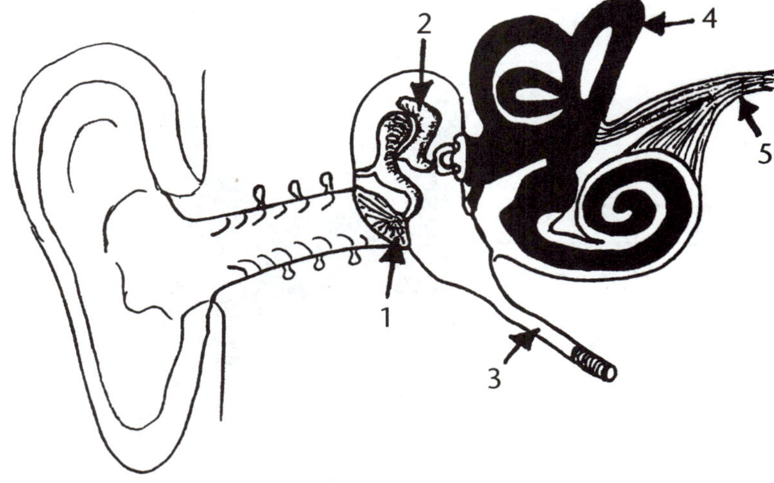

Abb. 7.33: Das Ohr.

1. Trommelfell (Membrana tympani)
2. Amboss (Incus)
3. Eustachschio-Röhre (Tuba auditiva)
4. Bogengang (Ductus semicircularis)
5. Hörnerv (Nervus vestibulocochlearis, XIII. Hirnnerv)

7.34

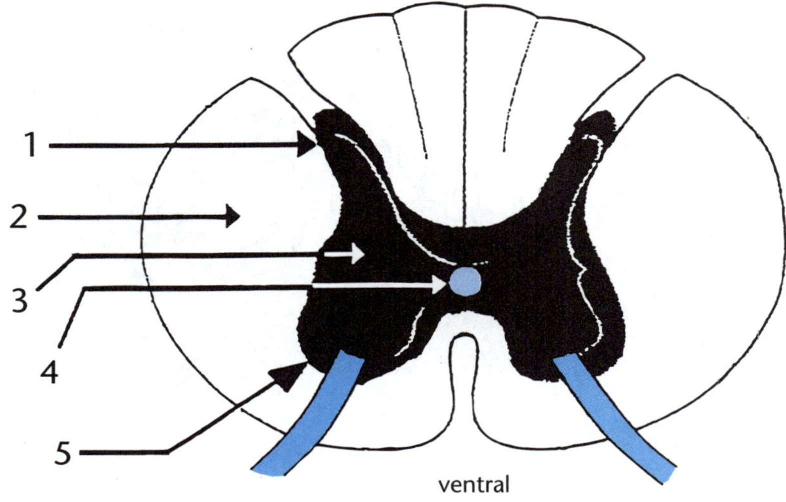

Abb. 7.34: Das Rückenmark.

1. Hinterhorn (Cornu posterior) / Hintersäule (Columna dorsalis)
2. Weiße Substanz (Substantia alba)
3. Seitenhorn (Cornu laterale) / Seitensäule (Columna lateralis) / Graue Substanz (Substantia grisea)
4. Zentralkanal (Canalis centralis)
5. Vorderhorn (Cornu anterior) / Vordersäule (Columna anterior)

7.35 Lösung A

Die Wirkung des vegetativen Nervensystems ist nicht einfach zu erklären, zumal verschiedene Rezeptoren (Alpha-, Beta-Rezeptoren u. Ä.) unterschiedliche Wirkungen entfalten.
Nachfolgend wird die Wirkung von Sympathikus und Parasympathikus an den Erfolgsorganen grob veranschaulicht:

Organ	Parasympathikus	Sympathikus
Herzmuskel	Abnahme der Herzfrequenz und Kontraktionskraft	Zunahme der Herzfrequenz und Kontraktionskraft
Blutgefäße	Erweiterung	Verengung
Verdauungstrakt	Zunahme der Motilität	Abnahme der Motilität
Bronchialmuskulatur	Verengung	Erweiterung

Bei einem Asthmaanfall ist das Medikament der Wahl u. a. ein Beta-2-Mimetikum. Dieses Sympathomimetikum erweitert die Bronchien und steigert die Atmung. Der Parasympathikus dagegen verengt die Bronchien und bremst die Atmung.

7.36 Lösung C

S. Kommentar und Tabelle zu Frage 7.27.

7.37 Lösung C

Der grobe anatomische Aufbau des Auges ist im Kommentar zu Frage 7.13 dargestellt.
Hornhaut, Linse, Glaskörper und der Inhalt der Augenkammern, das Kammerwasser, werden als optische Medien des Auges zusammengefasst. Hier findet die Lichtbrechung statt. Die Netzhaut nimmt das gebrochene Licht auf und verwandelt es in elektrische Impulse, um dem Gehirn unsere optischen Eindrücke zu vermitteln.

Hormone des Hypothalamus-Hypophysen-Systems

Hormon	Abkürzung	Syntheseort	Reiz für Ausschüttung	Wirkungsort	Wirkung	Medizinische Relevanz
Adrenokortikotropes Hormon	ACTH	Hypophyse	CRH	Nebennierenrinde	Ausschüttung von Nebenierenrindenhormonen	
Corticotropin-Releasing Hormone	*CRH*	*Hypothalamus*		*Hypophyse*	*Ausschüttung von ACTH*	
Antidiuretisches Hormon	ADH	Hypophysenhinterlappen		Niere (Sammelrohre und distale Tubuli)	Erhöhung der Wasserresorption aus dem Primärharn (s. Kommentar zu Frage 4.1)	Ausfall: Polyurie; Diabetes insipidus
Dopamin	PIF	u. a. Hypothalamus		u. a. Hypophyse	Senkung des Prolaktinspiegels	Ausfall: s. Prolaktin-Überproduktion, viele andere Bildungsorte und Funktionen!
Follikelstimulierendes Hormon	FSH	Hypophyse		Gonaden (Geschlechtsdrüsen)	Follikelwachstum und Spermienreifung	
Luteinisierendes Hormon	LH	Hypophyse	GnRH/Östrogen	Gonaden (Geschlechtsdrüsen)	Eisprung und Follikelreifung bei der Frau / Testosteronproduktion beim Mann	
Gonadotropin-Releasing Hormone	*GnRH (= LHRH)*	*Hypothalamus*		*Hypophyse*	*Regulierung von LH- und FSH-Bildung*	
Oxytocin	OT	Hypophysenhinterlappen		Uterusmuskulatur und Brustdrüse	Kontraktion von glatter Muskulatur (Geburt / Stillen)	
Prolaktin		Hypophyse		Brustdrüse	Laktation (Milchbildung)	Überproduktion: Amenorrhö / Galaktorrhö (überschießende Milchbildung)
Prolactin-Releasing Hormone	*PRH*	*Hypothalamus*		*Hypophyse*	*Regulierung der Prolaktinbildung*	*Laktationsamenorrhö*
Somatostatin	SM-S	1) Hypothalamus 2) Pankreas (s. dort)		1) Hypothalamus 2) Magen-Darm-Trakt	Hemmung von Wachstumshormon	Gabe bei Pankreatitis und bei Z. n. Pankreasoperationen zur Hemmung der Pankreasfunktion
Somatotropes Hormon / Growth Hormone	STH / GH	Hypophyse		gesamter Organismus	Wachstum	Minder- / Riesenwuchs (Gigantismus, Akromegalie)
Thyreoidea-stimulierendes Hormon	TSH	Hypophyse	TRH	Schilddrüse	Ausschüttung von Schilddrüsenhormonen	Hyper- oder Hypothyreose, Struma
Thyreotropin-Releasing Hormone	*TRH*	*Hypothalamus*		*Hypophyse (TSH)*	*Regulierung der TSH-Bildung*	

Über das Blut wirksame „klassische" Drüsenhormone

Hormon	Abkürzung	Syntheseort	Reiz für Ausschüttung	Wirkungsort	Wirkung	Medizinische Relevanz
Adrenalin / Noradrenalin		Sympathisches Nervensystem (NNM)	Stress / Hypoglykämie	Glatte und Herzmuskulatur	„Stresshormon"; Verbesserung der Sauerstoff- und Energieversorgung wichtiger Organe, z. B. durch Erhöhung von Herzfrequenz und Blutzucker, Umverteilung der Durchblutung, Erweiterung von Bronchien, Hemmung der Magen-Darm-Motilität u. v. m.)	Überfunktion durch Tumor (Phäochromozytom): schwere Blutdruckkrisen, Gewichtsverlust
Aldosteron		Nebennierenrinde	Angiotensin II, in geringerem Ausmaß ACTH	Nierentubuli	Erhöhung des intravasalen Volumens und damit des Blutdrucks durch Rückresorption von Na^+; erhöhte K^+-Ausscheidung	Überproduktion: Hypertonie, Hypokaliämie (Conn-Syndrom)
Angiotensin		Vorstufe Angiotensinogen: Leber	Renin	Gefäße Aldosteron / ADH	Aktive Form Angiotensin II (Umwandlung von A. I in A. II durch das ACE) bewirkt Blutdruckerhöhung über Gefäßengstellung und Ausschüttung von Aldosteron und ADH	Blutdrucksenkung durch Hemmung des ACE möglich
Calcitonin		C-Zellen der Schilddrüse	Kalziumsp. ↑↑ Phosphatsp. ↓↓	Knochen / Niere	Anbau von Kalzium in die Knochen / Erhöhung der renalen Kalziumausscheidung / Hemmung von PTH (direkter Gegenspieler)	Hypokalzämie mit Krampfneigung
Cortisol		Nebennierenrinde	ACTH	Leber, Muskel, viele andere Organe	erhöht den Blutzucker, erhöht den Blutdruck, hemmt die Abwehr, verstärkt die Wirkung von Adrenalin	Überproduktion: Cushing-Krankheit Unterproduktion: Addison-Krankheit
Erythropoetin	EPO	Niere	Sauerstoffmangel	Knochenmark	Stimuliert die Reifung von Erythrozyten aus Vorstufen (kein klassisches Drüsenhormon!)	Anämie (z. B. bei Niereninsuffizienz)
Glukagon		Pankreas (A-Zellen)		fast alle Körperzellen (besonders Leber)	Blutzuckeranstieg / Fettabbau	Insulinantagonist (Gegenspieler)
humanes Choriongonadatropin	HCG	Plazenta		Gelbkörper	übernimmt in der Schwangerschaft die Follikelreifungsfunktion vom LH, um den Progesteronlevel zu gewährleisten	HCG-Nachweis im Urin = Schwangerschaftstest
Insulin		Pankreas (B-Zellen)	hoher Blutzuckerspiegel	fast alle Körperzellen (bes. Leber)	Blutzuckersenkung / Fettbildung	Unterproduktion oder vermindertes Ansprechen der Zellen auf Insulin: Diabetes mellitus Überproduktion (z. B. Tumor) möglich
Östrogen		Ovar / Hoden	FSH / LH	Uterus, Hypophyse	LH-Freisetzung, Auslösung der Proliferationsphase an der Uterusschleimhaut, Reifung von Ei u. Follikel	z. B. in der „Pille" enthalten

Über das Blut wirksame „klassische" Drüsenhormone (Forts.)						
Hormon	Abkürzung	Syntheseort	Reiz für Ausschüttung	Wirkungsort	Wirkung	Medizinische Relevanz
Parathormon	PTH	Nebenschilddrüse	niedriger Blutkalziumspiegel, hoher Blutphosphatspiegel	Knochen / Niere	Abbau von Knochen-Ca^{++} zur Hebung des Ca^{++}-Spiegels; Verminderung der renalen Ca^{++}-Ausscheidung; Erhöhung der renalen Phosphatausscheidung; Stimulierung der Vitamin-D-Bildung	primäre Erhöhung: Nierensteine / Hyperkalzämie sekundäre Erhöhung (z. B. bei Niereninsuffizienz): Entkalkung der Knochen
Progesteron		Gelbkörper, in der Schwangerschaft auch Plazenta	LH		Unterhaltung der Sekretionsphase an der Uterusschleimhaut, zahlreiche wichtige Funktionen zur Aufrechterhaltung einer Schwangerschaft	
Renin		Niere	Verminderte Nierendurchblutung		wandelt Angiotensinogen in Angiotensin I um (s. o.)	Bei Nierenarterienstenose Ursache der Hypertonie
Somatostatin	SM-S	1) Hypothalamus (s. dort) 2) Pankreas (D-Zellen)		Magen-Darm-Trakt	Hemmung von Insulin / Glukagonbildung / Hemmung von Motilität des Magen-Darm-Traktes / Hemmung der Sekretion von Verdauungssäften	
Testosteron		Hoden	LH	gesamter Körper	Ausprägung sekundärer männl. Geschlechtsmerkmale, Muskel- und Knochenaufbau	
Tetrajodthyronin	T_4	Schilddrüse	TRH / TSH	gesamter Organismus	Stimulation d. Stoffwechsels (weniger aktive Form)	Hyper- / Hypothyreose
Trijodthyronin	T_3	Schilddrüse	TRH / TSH	gesamter Organismus	Stimulation d. Stoffwechsels (aktive Form)	Hyper- / Hypothyreose
Vitamin D_3		Niere	niedriger Blut-Ca^{++}-Gehalt	Darmepithelien	Erhöhung der Kalzium- und Phosphataufnahme am Darmepithel	Rachitis bei Hormonmangel
Im Magen-Darm-Trakt lokal wirksame (=gastrointestinale) Hormone						
Hormon	Abkürzung	Syntheseort	Reiz für Ausschüttung	Wirkungsort	Wirkung	Medizinische Relevanz
Cholezystokinin-Pankreozymin	CCK	Duodenum	Proteine im Magen, Magendehnung	Pankreas / Magen / Duodenum	Hemmt Salzsäureproduktion, regt Enzymsekretion des Pankreas an	
Gastrin		Magen		Magenschleimhaut	Regt die Magensaftsekretion an, fördert Magenmotilität	
Sekretin		Duodenum	pH-Wert < 4 im Duodenum		Wie CCK, regt außerdem Bikarbonatsekretion des Pankreas an	

Sachverzeichnis

C

N

O

Notizen

Krankenpflege-Examen 2

Originalfragen und Kommentare

Allgemeine und spezielle Krankenpflege

Abbildungsnachweis

Aus Bliemeister, Chirurgie, U & S, 1996: Abb. 4.77

Aus Krämer, K.-L., Klinikleitfaden Orthopädie, 3. Auflage, G. Fischer, 1997: Abb. 7.8.1, Abb. 7.8.2

Aus Kirschnick, O., Pflegeleitfaden für Auszubildende in Pflegeberufen, U & S, 1994: Abb. 1.2, Abb. 1.4, Abb. 1.14, Abb. 1.24, Abb. 1.26, Abb. 1.29.1, Abb. 1.29.2, Abb. 1.29.3, Abb. 1.34.1, Abb. 1.34.2, Abb. 1.34.3, Abb. 1.36.1, Abb. 1.36.2, Abb. 1.36.3, Abb. 1.36.4, Abb. 2.28, Abb. 2.34, Abb. 3.2.1, Abb. 3.2.2, Abb. 3.2.3, Abb. 5.26, Abb. 7.6, Abb. 8.1

Aus Stenger, E., Verbandslehre, 5. Auflage, U & S, 1993: Abb. 4.2

Ester Schenk-Panic: Abb. 1.29.4, Abb. 1.36.5

Inhaltsverzeichnis

Fragen

Lösungen und Kommentare

Fragen

1

PFLEGERISCHES GRUNDWISSEN

1.1 **Nennen Sie fünf Kriterien für eine rückenschonende Arbeitsweise bei Hebe- und Tragearbeiten in der Krankenpflege:**

1. ______________________

2. ______________________

3. ______________________

4. ______________________

5. ______________________

1.2 **Welche Lagerung ist bei arteriellen Durchblutungsstörungen für die betroffene Extremität die einzig richtige?**

- ❑ A Hochlagerung
- ❑ B Tieflagerung
- ❑ C Lagerung in der Horizontalen
- ❑ D Oberschenkel hoch – Unterschenkel tief
- ❑ E Es gibt keine spezielle Lagerung.

1.3 **Welche Prophylaxen führen Sie vorrangig bei welchen Patienten mit folgenden Erkrankungen durch?**

Liste 1	*Liste 2*
A) Dekubitusprophylaxe	1. Patient mit Laparotomie
B) Pneumonieprophylaxe	2. Patient mit ausgeprägter Kachexie
C) Soor-/Parotitisprophylaxe	3. Patient mit chronischer Bronchitis
D) Thromboseprophylaxe	4. Patient, der parenteral ernährt wird und hochdosiert Antibiotika erhält

- ❑ A A1, B2, C3, D4
- ❑ B A2, B3, C4, D1
- ❑ C A3, B4, C1, D2
- ❑ D A2, B1, C3, D4
- ❑ E Keine Antwort ist richtig.

1.4 **Sie bereiten für eine Sternalpunktion u. a. folgendes Material vor:**

1. entfettete Objektträger
2. Rotandaspritze
3. Zentimetermaß
4. Punktionskanüle mit Arretierungsplatte
5. Formalin
6. Natriumcitrat-Lösung bzw. Heparin

- ❑ A 1 + 2 + 5
- ❑ B 1 + 3 + 4
- ❑ C 1 + 4 + 6
- ❑ D 3 + 4 + 5
- ❑ E 3 + 4 + 6

1.5 **Bei einem bewusstlosen Patienten soll eine spezielle Mundpflege durchgeführt werden. Sie entscheiden sich für**

1. die Durchführung der Mundpflege in Seitenlage
2. eine Mundspülung
3. das Auswischen der Mundhöhle
4. ein aktives Kautraining

- ❑ A 1 + 2
- ❑ B 1 + 2 + 4
- ❑ C 1 + 3
- ❑ D 3 + 4
- ❑ E Alle Antworten sind richtig.

1.6 **Bei einer Bluttransfusion**

1. darf das Pflegepersonal die Konserve nach sorgfältiger Kontrolle anschließen
2. muss in der Regel das Einverständnis des Patienten vorliegen
3. muss ein bestimmtes Infusionsbesteck verwendet werden
4. kann nur bei vorliegender Kreuzprobe auf den „Bedside-Test" verzichtet werden
5. muss der Patient intensiv überwacht werden

- ❑ A 1 + 4
- ❑ B 2 + 4 + 5
- ❑ C 2 + 3 + 5
- ❑ D 1 + 3 + 5
- ❑ E Alle Antworten sind richtig.

1.7 **Pflegerische Maßnahmen bei zentral-venösem Zugang:**

1. aseptischer Verbandwechsel
2. stündliche Spülung mit physiologischer NaCl-Lösung
3. Einstichstelle und Umgebung auf Veränderung beobachten
4. unnötige Manipulationen am gesamten System vermeiden
5. den Patienten veranlassen, sich so wenig wie möglich zu bewegen

- ❑ A 1 + 2 + 3
- ❑ B 1 + 3 + 4
- ❑ C 2 + 4 + 5
- ❑ D 3 + 4 + 5
- ❑ E Alle Antworten sind richtig.

1.8 **Bei der Durchführung eines Verbandwechsels ist darauf zu achten, dass**

1. die Wunde vor dem Anlegen eines neuen Verbandes mit H_2O_2 gespült wird
2. die Wundrandreinigung bei einer septischen Wunde zur Naht hin durchgeführt wird
3. der alte Verband mit Schutzhandschuhen entfernt wird
4. die Verpackung des Sterilmaterials nicht beschädigt ist

- ❑ A 1 + 2 + 3
- ❑ B 1 + 2 + 4
- ❑ C 2 + 3 + 4
- ❑ D 2 + 4
- ❑ E Alle Antworten sind richtig.

1.9 **Sie sollen die Urinproduktion eines frisch operierten Patienten, versorgt mit einem Dauerkatheter, beobachten. Die gewünschte Urinmenge sollte pro Stunde mindestens betragen**

❑ A 10 bis 20 ml/Stunde
❑ B 30 bis 40 ml/Stunde
❑ C 40 bis 60 ml/Stunde
❑ D 80 bis 120 ml/Stunde
❑ E mehr als 120 ml/Stunde

1.10 **Ein Patient sollte postoperativ spätestens nach wieviel Stunden spontan Urin gelassen haben:**

❑ A 1 Stunde
❑ B 2 Stunden
❑ C 4 Stunden
❑ D 6 Stunden
❑ E einem Tag

1.11 **Die Eigeninitiative des psychisch kranken Patienten soll durch pflegerische Maßnahmen unterstützt werden. Wodurch können eigene Aktivitäten gefördert werden?**

1. Anregung zur eigenen Körperpflege
2. eigene Sachen in Ordnung halten
3. eigenes Geld verwalten
4. Freizeitgestaltung planen lassen
5. Mitarbeit bei bestimmten Arbeiten

❑ A 1 + 2 + 3 + 4
❑ B 1 + 2
❑ C 1 + 2 + 5
❑ D 1 + 4
❑ E Alle Antworten sind richtig.

1.12 **Welche Maßnahmen halten Sie bei einem suizidgefährdeten Patienten für sinnvoll?**

1. Unterbringung in einem Einzelzimmer.
2. Der Patient muss grundsätzlich auf einer geschlossenen Station untergebracht werden.
3. Man muss sehr häufig in das Zimmer des Patienten gehen.
4. Man darf dem Patienten zum Essen kein Messer geben.
5. Nicht mit dem Patienten über Suizidgedanken sprechen.
6. gesprächsbereit sein, ohne sich aufzudrängen
7. bei akuter Suizidgefahr bei dem Patienten bleiben

- ❑ A 1 + 3 + 4
- ❑ B 2 + 3 + 4
- ❑ C 2 + 3 + 6 + 7
- ❑ D 1 + 4 + 6 + 7
- ❑ E 1 + 2 + 7

1.13 **Ordnen Sie die aufgeführten Begriffe der beiden Listen einander zu und kreuzen Sie die richtige Aussagekombination an:**

Liste 1	*Liste 2*
A) schmerzhafte Einrisse an der Übergangsstelle zwischen Schleimhaut und Haut	1. Stomatitis
B) flache rundliche Läsionen an Wangenschleimhaut, Zunge und Zahnfleisch mit weißlichem Belag, Mundgeruch	2. Rhagaden
C) Schwellung des Zahnfleisches, gerötete Mundschleimhaut	3. Aphthen

- ❑ A A1, B3, C2
- ❑ B A2, B1, C3
- ❑ C A3, B2, C1
- ❑ D A2, B3, C1

1.14 **Nennen Sie vier wichtige Schutzmaßnahmen bei der Zubereitung von Zytostatika-Injektionen:**

1. __________

2. __________

3. __________

4. __________

1.15 **Nennen Sie vier Begleiterscheinungen des Fiebers, die Sie bei einem Patienten beobachten können:**

1. ______

2. ______

3. ______

4. ______

1.16 **Das Umlagern und Mobilisieren der Patienten dient der:**

1. Dekubitusprophylaxe
2. Pneumonieprophylaxe
3. Kontrakturenprophylaxe
4. Thromboseprophylaxe

- ❑ A 1 + 3
- ❑ B 1 + 3 + 4
- ❑ C 1 + 2 + 4
- ❑ D 1 + 2
- ❑ E Alle Antworten sind richtig.

1.17 **Bei der Pflege eines Patienten mit Ödemen sind folgende Punkte zu beachten:**

1. Flüssigkeitsbilanz – Plusbilanz angestrebt
2. Hautpflege
3. Flüssigkeitszufuhr einschränken
4. Flüssigkeitsbilanz – Minusbilanz angestrebt
5. grundsätzliches Legen eines Harnblasenverweilkatheters
6. regelmäßige Gewichtskontrollen

- ❑ A 1 + 3 + 4 + 5
- ❑ B 2 + 4 + 5 + 6
- ❑ C 2 + 3 + 4 + 6
- ❑ D 3 + 5 + 6
- ❑ E 1 + 3 + 5

1.18 **Resorptionsfieber**

- ❑ A ist ein Hinweis auf eine postoperative Frühinfektion
- ❑ B beginnt immer mit Schüttelfrost
- ❑ C ist ein Hinweis auf die Fähigkeit des Organismus, zerstörte Gewebselemente und Toxine zu verarbeiten
- ❑ D ist eine Temperaturerhöhung, die nur nach Operationen auftritt

1.19 **Informationen, die ein Patient nach einer Strahlenbehandlung, bezogen auf seine Haut, bekommen sollte, sind:**

1. Sonneneinstrahlung meiden
2. die bestrahlte Haut nur mit Wasser und Seife reinigen
3. dünne Schichten von unparfümiertem Puder 3- bis 4-mal täglich auftragen
4. kein Kinderöl zur Reinigung der Haut benutzen

- ❑ A 1 + 2
- ❑ B 1 + 3
- ❑ C 1 + 4
- ❑ D 2 + 3 + 4
- ❑ E Alle Antworten sind richtig.

1.20 **Nennen Sie je eine Richtlinie bezüglich Lagerung, Transport und Temperatur von einem Erythrozytenkonzentrat:**

1. ______________________________

2. ______________________________

3. ______________________________

1.21 **Eine Blutkonserve soll verabreicht werden. Zur Vorbereitung hierzu gehören:**

1. nur das Feststellen des Rh-Faktors
2. das Anwärmen der Blutkonserve bei Zimmertemperatur
3. das Durchkneten der Blutkonserve zur besseren Durchmischung der festen und flüssigen Bestandteile
4. der Vergleich der Konserven-Nr. mit der Nummer des Konservenbegleitscheins
5. das Richten der Transfusion mit einem Infusionsbesteck

❑ A 1 + 2
❑ B 1 + 5
❑ C 4 + 5
❑ D 2 + 4
❑ E Alle Antworten sind richtig.

1.22 **Beim Transport eines Patienten aus dem OP auf die Station könnten sich u.a. die in der Liste 1 aufgeführten Komplikationen einstellen. Ordnen Sie die in Liste 2 aufgeführten Sofortmaßnahmen zu!**

Liste 1:	*Liste 2:*
A) postoperatives Erbrechen	1. Reklination des Kopfes/Esmarch-Handgriff
B) Dyspnoe durch Überhang von Muskelrelaxanzien	2. Kopftieflage/manuelle Ausräumung des Mundes
C) Dyspnoe durch Zurückfallen des Zungengrundes	3. zum tiefen Durchatmen auffordern

❑ A A2, B3, C1
❑ B A3, B1, C2
❑ C A1, B3, C2
❑ D A2, B1, C3
❑ E Keine Lösungskombination ist richtig.

1.23 **Bei Erkrankungen, die mit höherem Fieber einhergehen, ist zu empfehlen:**

1. reichliche Flüssigkeitszufuhr
2. eiweißreiche und fettarme Kost
3. relativ fettreiche Kost
4. salzarme Kost
5. kohlenhydratreiche, eiweiß- und fettarme Kost

❑ A 1 + 2 + 4
❑ B 1 + 5
❑ C 4 + 5
❑ D 1 + 3 + 4
❑ E 3 + 4

1.24 **Welche Aussagen zum Thema „intramuskuläre Injektionstechnik“ nach Hochstetter (ventroglutäale Injektion) sind zutreffend?**

1. Sie gilt als die komplikationsärmste aller i.m. Injektionstechniken.
2. Wichtig ist die exakte Feststellung der Spina iliaca anterior superior, der Eminentia cristae und des Trochanter major.
3. Injektionsort ist der M. glutaeus medius.
4. Die Kanülenlänge darf 40 mm nicht überschreiten.
5. Der Einstich erfolgt im Winkel von 45 Grad zur Hautoberfläche.

❑ A 2 + 3 + 4
❑ B 4 + 5
❑ C 1 + 2 + 3
❑ D 1 + 5
❑ E 2 + 4 + 5

1.25 **Ein Patient mit einer Körpertemperatur von 38,0 °C schwitzt stark. Dieses ist ein Zeichen dafür, dass**

❑ A die Körpertemperatur steigt
❑ B die Körpertemperatur konstant bleibt
❑ C die Körpertemperatur sinkt
❑ D die Flüssigkeitszufuhr sinkt
❑ E die Flüssigkeitszufuhr steigt

1.26 **Bei der Pflege eines tracheotomierten Patienten achtet man darauf, dass**

1. bis in die unteren Luftwege abgesaugt wird
2. der Patient häufig inhaliert und die Zimmerluft angefeuchtet wird
3. der Patient mehrmals täglich ohne Kanüle atmet
4. der Patient mit Nasenklemme atmet
5. in unmittelbarer Nähe des Patienten Ersatzkanülen bereitliegen

❑ A 1 + 2 + 3
❑ B 1 + 3 + 5
❑ C 2 + 3 + 4
❑ D 1 + 2 + 5
❑ E Alle Antworten sind richtig.

1.27 **Nennen Sie fünf typische Erkrankungen, bei denen das Abklopfen des Patienten zur Pneumonieprophylaxe zu unterlassen ist:**

1. ______________________________

2. ______________________________

3. ______________________________

4. ______________________________

5. ______________________________

1.28 **Ein Dekubitus I. Grades ist**

❑ A eine Wunde mit Granulationsgewebe
❑ B eine Wunde mit Nekroseanteilen
❑ C eine Verletzung der Oberhaut
❑ D umschriebene Rötung mit Ödembildung
❑ E eine Blau-/Schwarzfärbung der Haut

1.29 **Ordnen Sie die Begriffe der beiden Listen einander zu und kreuzen Sie die richtige Aussagekombination an:**

Liste 1	*Liste 2*
A) Steinschnittlage	1. hoher Einlauf
B) Quincke-Lagerung	2. gynäkologische Lagerung
C) Knie-Ellenbogen-Lage	3. Pneumonieprophylaxe
D) Trendelenburg-Lage	4. Schocklagerung

❑ A A2, B3, C4, D1
❑ B A4, B1, C2, D3
❑ C A1, B2, C4, D3
❑ D A2, B3, C1, D4
❑ E A3, B1, C2, D4

1.30 **Zur Vermeidung von Strahlungsschäden der behandelten Hautareale werden folgende Maßnahmen durchgeführt:**

❑ A gründliches Waschen und Bürsten
❑ B Wärmeanwendung
❑ C Auftragen von Salben
❑ D Pudern der Hautareale
❑ E Kälteanwendungen

1.31 **Ein somnolenter Patient**

1. spricht auf äußere Reize nicht an
2. ist in seiner Bewusstseinslage leicht getrübt
3. kann auch als komatöser Patient bezeichnet werden
4. befindet sich in einer körperlichen und geistigen Erstarrung
5. reagiert langsam, kann aber einfache Fragen beantworten

❑ A 1 + 3
❑ B 3 + 5
❑ C 2 + 4 + 5
❑ D 1 + 3 + 4
❑ E 2 + 5

1.32 **Bei der Versorgung fiebernder Patienten ist zu beachten:**

1. dass Wadenwickel nicht gleichzeitig mit fiebersenkenden Medikamenten angewendet werden dürfen
2. den Patienten während der Akutphase in Kopftieflage zu lagern
3. dem Patienten ausreichend Flüssigkeit, fett- und vitaminreiche Kost zuzuführen
4. die Harnkonzentration

❑ A 1 + 4
❑ B 1 + 2
❑ C 3 + 4
❑ D 2 + 3
❑ E Alle Antworten sind richtig.

1.33 **Das postoperative Nierenversagen ist frühzeitig zu erkennen durch**

❑ A häufige Messungen des ZVD
❑ B exakte Durchführung der stündlichen Urinmessung
❑ C tägliche Bestimmung des spezifischen Gewichts
❑ D stündliche Messung des Blutdrucks
❑ E regelmäßige Kontrolle der Serumeiweiße

1.34 **Nennen Sie fünf mögliche Ursachen für ein verfälschtes Messergebnis bei der ZVD-Messung:**

1. ______________________________

2. ______________________________

3. ______________________________

4. ______________________________

5. ______________________________

1.35 **Die rückenschonende Arbeitsweise beinhaltet:**

1. Standfläche vergrößern
2. in Arbeitsrichtung stehen
3. große Muskulatur benutzen
4. Lasten so nahe wie möglich am Körper tragen und bewegen
5. angebotene Hilfsmittel benutzen

❑ A 1 + 2
❑ B 2 + 3 + 4 + 5
❑ C 4 + 5
❑ D 1 + 2 + 3
❑ E Alle Antworten sind richtig.

1.36 **Ordnen Sie die aufgeführten Lagerungsarten den Indikationen zu und kreuzen Sie die richtige Aussagekombination an:**

Liste 1	*Liste 2*
A) Beinhochlagerung	1. Schock
B) Beintieflagerung	2. eitrige Peritonitis
C) Oberkörperhochlagerung	3. Förderung der arteriellen Durchblutung
D) Seitenlagerung	4. atemerleichternde Lagerung
E) Trendelenburg-Lagerung	5. Dekubitusprophylaxe
F) Douglas-Lagerung	6. Förderung des venösen Rückflusses

❑ A A2, B1, C6, D3, E4, F5
❑ B A5, B6, C3, D4, E2, F1
❑ C A6, B3, C4, D5, E1, F2
❑ D A1, B2, C6, D3, E5, F4
❑ E A3, B4, C6, D5, E1, F2

1.37 **Durch welche drei Faktoren lässt sich im Wesentlichen die Entstehung eines Dekubitus erklären?**

1. ______________________

2. ______________________

3. ______________________

1.38 **Zur Messung des zentralen Venendrucks (ZVD) muss**

1. der Patient sich ca. $^1/_2$ Stunde vollkommen ruhig verhalten
2. vor jeder Messung der Nullpunkt kontrolliert werden
3. die Lage des Katheters röntgenologisch kontrolliert werden
4. das Körpergewicht des Patienten berechnet sein
5. der Patient flach auf dem Rücken liegen, sofern keine Kontraindikation besteht

❑ A 1 + 2
❑ B 3 + 5
❑ C 2 + 5
❑ D 2 + 4
❑ E 4 + 5

1.39 **Kälteanwendungen am Körper bewirken:**

1. eine Beschleunigung des Stoffwechsels
2. eine Erweiterung der Gefäße
3. eine Gefäßkontraktion
4. eine Ödemreduzierung
5. eine Temperatursenkung

❑ A 1 + 2
❑ B 2 + 4 + 5
❑ C 1 + 4 + 5
❑ D 3 + 5
❑ E 3 + 4

1.40 **Die häufigste Bilanzierung, die von Pflegenden durchgeführt wird, ist die Flüssigkeitsbilanz. Ordnen Sie entsprechend zu!**

Liste 1	*Liste 2*
A) positive Bilanz	1. Zufuhr übertrifft Verlust
B) negative Bilanz	2. zu kalkulierende Bilanz
C) ausgeglichene Bilanz	3. Verlust übertrifft Zufuhr
D) effektive Bilanz	4. Zufuhr entspricht Verlust

❑ A A1, B4, C2, D3
❑ B A1, B3, C4, D2
❑ C A2, B3, C1, D4
❑ D A3, B2, C4, D1
❑ E A3, B1, C4, D2

1.41 **Der Pflege- und Behandlungsplan eines Patienten mit einer tiefen Beinvenenthrombose umfasst u. a. folgende Maßnahmen:**

1. Hochlagerung des betroffenen Beines zur Verbesserung des venösen Rückflusses
2. Anlegen eines feucht-warmen Verbandes zur Förderung der Durchblutung
3. für weichen Stuhl sorgen (z. B. durch Gabe eines milden Abführmittels)
4. Frühmobilisation
5. Anlegen eines Alkoholdunstverbandes zur Kühlung
6. Tieflagerung der betroffenen Extremität zur Verringerung der Gefahr einer Thromboembolie

❑ A 1 + 2 + 4
❑ B 2 + 4 + 6
❑ C 1 + 3 + 5
❑ D 4 + 5 + 6
❑ E 3 + 4 + 5

1.42 **Welche Aussagen zur Bülau-Drainage sind richtig?**

1. Sie beinhaltet immer ein Wasserschloss.
2. Sie muss ständig gespült werden.
3. Manipulationen sind nur mit abgeklemmtem Drain durchzuführen.
4. Das Sekretgefäß muss über dem Drainageort-Niveau angebracht werden.
5. Die Saugflasche muss zweimal pro 24 Stunden ausgetauscht werden.
6. Der inspiratorische endothorakale Unterdruck von ca. –15 bis –20 cm Wassersäule soll nicht überschritten werden.
7. Der aus dem Pleuraspalt ausgeführte Drain wird mit Pflasterstreifen an der Austrittsstelle befestigt.

❑ A 1 + 3 + 6
❑ B 1 + 5
❑ C 1 + 2 + 7
❑ D 4 + 5
❑ E Alle Antworten sind richtig.

1.43 **Bei der Pflege eines onkologischen Patienten mit Strahlentherapie ist besonders zu achten auf:**

❑ A Anregung des Appetits
❑ B Flüssigkeitsbilanzierung
❑ C gezielten Hautschutz im Bereich des Bestrahlungsareals
❑ D Verabreichung eines Analgetikums nach Bestrahlung
❑ E täglich gründliche Körperreinigung

1.44 **Was geben Sie einem Patienten zu essen, der kurz vor dem Abendessen mit unklaren Bauchschmerzen aufgenommen wird ?**

❑ A leichte, nicht blähende Kost
❑ B Schleimsuppe
❑ C Tee mit Zwieback
❑ D gar nichts
❑ E Wunschkost

1.45 **Die Reinigung der peristomalen Haut**

1. erfolgt vom Stoma weg nach außen
2. erfolgt wie bei septischen Wunden
3. erfordert den Einsatz spezieller Waschlotionen
4. sollte nur mit Wasser und milder Seife erfolgen
5. erfordert eine Waschlotion, die eine pflegende Rückfettung der Haut gewährleistet

❑ A 1 + 2 + 3 + 5
❑ B 2 + 4
❑ C 2 + 3 + 4 + 5
❑ D 1 + 3 + 5
❑ E 2 + 3 + 5

1.46 **Mehrere Stunden nach Tonsillektomie sollte der Patient wie folgt gelagert werden:**

❑ A nach Trendelenburg
❑ B in flacher Rückenlage
❑ C in flacher Seitenlage
❑ D in Oberkörperhochlagerung
❑ E in Oberkörperhoch- und Beintieflagerung

1.47 **Was ist bei der Gewinnung von Sputum zu beachten?**

1. Der Patient muss nüchtern sein.
2. Der Patient soll vorher trinken.
3. Der Patient muss kräftig in das Untersuchungsgefäß spucken.
4. Das Sputum muss aus den Bronchien abgehustet werden.
5. Das Versandgefäß muss mindestens halbvoll sein.

- ❑ A 1 + 2 + 3
- ❑ B 1 + 4
- ❑ C 1 + 5
- ❑ D 2 + 3 + 5
- ❑ E 4 + 5

1.48 **Nennen Sie fünf pflegerische Maßnahmen, die Sie bei einem Patienten in oligo-anurischer Phase durchführen:**

1. ______________________________

2. ______________________________

3. ______________________________

4. ______________________________

5. ______________________________

1.49 **Schmerz ist:**

- ❑ A sofort zu therapieren
- ❑ B objektiv nachweisbar
- ❑ C lediglich ein Symptom
- ❑ D eine selbstständige Erkrankung
- ❑ E Zeichen für Erkrankungsstadien

1.50 **Pflegerische Maßnahmen bei einer großflächigen (30 %) Verbrennung I° – III° sind:**

1. Anlegen eines Blasenverweilkatheters
2. Unterbringung bei niedriger Zimmertemperatur und hoher Luftfeuchtigkeit
3. wenig Flüssigkeitszufuhr, damit die Wunden nicht zu sehr nässen
4. Gebrauch von steriler Wäsche

❑ A 1 + 3
❑ B 1 + 2
❑ C 1 + 4
❑ D 2 + 3
❑ E 2 + 4

1.51 **Nennen Sie fünf Nahrungsmittelgruppen und Getränkearten, die ein Patient nach Tonsillektomie meiden sollte:**

1. __________

2. __________

3. __________

4. __________

5. __________

1.52 **Über welche Beobachtungsbereiche sollten die Pflegenden in der Psychiatrie dem Arzt berichten?**

1. Körperpflege, Kleidung, persönliches Eigentum
2. Essen- und Medikamenteneinnahme
3. Kontakte zu Mitpatienten, Teammitgliedern und Angehörigen
4. Beobachtungen über Fähigkeiten des Patienten

❑ A 1 + 2 + 3
❑ B 1 + 3
❑ C 2 + 4
❑ D 3 + 4
❑ E Alle Antworten sind richtig.

1.53 **Zahnprothesen bei bewusstseinsklaren, hilfebedürftigen Patienten**

1. werden in einer Nierenschale mit warmem Wasser gereinigt
2. werden unter fließendem Wasser über stehendem Wasserspiegel gereinigt
3. werden grundsätzlich zur Nacht in Gebissreinigungslösung gelegt
4. werden sofort nach dem Reinigen wieder eingesetzt, um Kieferveränderungen zu vermeiden

- ❑ A 1 + 3
- ❑ B 2 + 3
- ❑ C 2 + 4
- ❑ D 1 + 4
- ❑ E 1 + 2

1.54 **Beim Anlegen von elastischen Binden zur Thromboseprophylaxe**

1. läuft die Binde vom Kniegelenk beginnend abwärts
2. beginnt man mit den Wickeln an den Zehen
3. müssen am Unterschenkel unbedingt die Umschlagtouren (Kornährenverband) eingehalten werden
4. ist der Zug bzw. die Straffheit der Binde am Knöchel höher als am Oberschenkel

- ❑ A 1 + 3
- ❑ B 2 + 3
- ❑ C 3 + 4
- ❑ D 2 + 4
- ❑ E 1 + 4

1.55 **Patienten mit akuter myeloischer Leukämie (AML) sind durch pflegerische Maßnahmen zu isolieren, um**

- ❑ A Aufregung für den Patienten zu vermeiden
- ❑ B eine strenge Bettruhe zu gewährleisten
- ❑ C den Patienten vor Sekundärinfektionen zu schützen
- ❑ D eine individuelle Versorgung des Patienten sicherzustellen
- ❑ E andere Patienten nicht zu gefährden

1.56 **Was ist bei onkologischen Patienten für die Pflege bestrahlter Haut wichtig?**

1. Haut nicht bürsten oder abreiben
2. Keine Sonnenexposition
3. Dünne Schicht unparfümierten Puders mehrmals täglich aufreiben
4. Einreiben der bestrahlten Haut mit einer hyperämisierenden Salbe
5. Haut täglich bürsten

❑ A 1 + 3 + 4
❑ B 2 + 3 + 4
❑ C 1 + 2 + 3
❑ D 2 + 3 + 5
❑ E 1 + 2 + 5

1.57 **Was verstehen Sie unter dem Begriff „Ressourcen" in der Krankenpflege?**

❑ A Das Recht des Patienten, seine Bedürfnisse erfüllt zu bekommen
❑ B Die Fähigkeit eines Patienten, die er unter anderem für seine Genesung einsetzen kann
❑ C Eine Möglichkeit zur exakten Dokumentation in der Krankenbeobachtung
❑ D Rehabilitation des Patienten unter Einbeziehung aller am Heilungsprozess beteiligten Berufsgruppen

1.58 **Welche Vorteile des suprapubischen Katheters gegenüber dem transurethralen Katheter treffen zu?**

1. Jederzeit durchführbar
2. Leicht zu pflegen
3. Hämaturie durch die Punktion
4. Spontanurin ist möglich
5. Weitgehend subjektive Beschwerdefreiheit

❑ A 1 + 3 + 4
❑ B 1 + 2 + 4
❑ C 2 + 4 + 5
❑ D 1 + 2 + 5
❑ E 2 + 3 + 4

1.59 **Welche Aussagen zur Druckeinwirkung (Dekubitusentstehung) sind richtig?**

1. Im Gebiet der Druckeinwirkung ist die Blutzirkulation vermindert, die Zellen werden nicht mehr ausreichend mit Sauerstoff versorgt und das Kohlendioxid entsorgt
2. Bei Störung der Schmerzwahrnehmung oder der Beweglichkeit können aktiv druckentlastende Maßnahmen ausbleiben
3. Die Druckeinwirkung korreliert mit der einwirkenden Zeit
4. Eine Sauerstoffunterversorgung kann, bei konstantem Druck, nach zwei Stunden zum Absterben der Hautzellen führen
5. Besonders druckbelastet sind Knochenvorsprünge

❏ A 1 + 5
❏ B 2 + 3 + 4 + 5
❏ C 2 + 4 + 5
❏ D 1 + 3 + 4 + 5
❏ E Alle Antworten sind richtig.

1.60 **Das Kondom-Urinal als Urinableitung beim Mann**

1. erfordert eine gründliche Rasur der Genitalbehaarung
2. sollte einmal wöchentlich gewechselt werden
3. sollte täglich gewechselt werden
4. reduziert das Risiko eines aufsteigenden Urogenitalinfektes
5. sollte immer ganz abgerollt werden

❏ A 1 + 2 + 4 + 5
❏ B 1 + 3 + 4 + 5
❏ C 2 + 4
❏ D 3 + 5
❏ E Nur 4 ist richtig.

1.61 **Ordnen Sie die aufgeführten Begriffe der beiden Listen einander zu und kreuzen Sie die richtige Aussagekombination an:**

Liste 1	*Liste 2*
A) Erysipel der Ohrmuschel	1. Gute Pflege des Operationsgebietes bzw. nach Verletzung gute Pflege der Wunde
B) Perichondritis	2. Einlage von salbengetränkten Streifen, Infrarotbestrahlung
C) Entzündung des Gehörganges	3. Jede Berührung mit der Hand vermeiden, da hohe Infektionsgefahr

- ❑ A A1, B3, C2
- ❑ B A2, B1, C3
- ❑ C A2, B3, C1
- ❑ D A3, B1, C2
- ❑ E A3, B2, C1

1.62 **Subjektive Schmerzempfindungen sind abhängig von:**

1. Schmerzschwelle
2. Erziehung
3. Geschlecht
4. Einstellung zur Krankheit
5. Selbstbeherrschung
6. Dauer und Häufigkeit der Schmerzen
7. Beachtung durch andere (Mitpatienten, Angehörige usw.)

- ❑ A 1 + 3 + 6 + 7
- ❑ B 1 + 2 + 3 + 4
- ❑ C 3 + 4 + 5 + 6
- ❑ D 2 + 4 + 6 + 7
- ❑ E Alle Antworten sind richtig.

1.63 **Was bewirkt ein feucht-kalter, fest angelegter Wickel (Pießnitzwickel)?**

___

1.64 **Bei einem Patienten mit Hörsturz sollten folgende Dinge beachtet werden:**

1. Der Patient darf Radio und TV über Kopfhörer hören
2. Der Patient braucht möglichst viel Ruhe und Erholung
3. Der Patient bedarf keiner besonderen psychischen Betreuung, da der Hörverlust durch die Infusion behoben wird
4. Aufregungen sollten möglichst vom Patienten ferngehalten werden
5. Die Patienten können gleichzeitig auch unter Schwindel leiden

❑ A 1 + 3
❑ B 2 + 5
❑ C 1 + 3 + 4
❑ D 1 + 2 + 5
❑ E 2 + 4 + 5

1.65 **Ein Patient soll zur Zystoskopie. Er muss**

❑ A Zahnprothesen und Schmuck ablegen
❑ B am Tag vorher abführen
❑ C am Morgen der Untersuchung nüchtern sein
❑ D eine gefüllte Blase haben

1.66 **Warum müssen vor Operationen sämtliche Kosmetika entfernt werden?**

2

HERZ-, LUNGEN- UND KREISLAUF-ERKRANKUNGEN

2.1 **Wann brechen Sie die Mobilisation bei einem Patienten mit Zustand nach Herzinfarkt ab?**

1. Blutdruckabfall
2. Pulsabfall
3. Auftreten von Atemnot
4. Auftreten von Rhythmusstörungen
5. erneut auftretende Körpertemperaturerhöhung

- ❑ A 1 + 2 + 4
- ❑ B 1 + 2 + 3
- ❑ C 2 + 4 + 5
- ❑ D 1 + 4 + 5
- ❑ E Alle Antworten sind richtig.

2.2 **Kussmaul-Atmung können Sie beobachten bei**

- ❑ A Krampfanfällen
- ❑ B Zwerchfellähmung
- ❑ C Azidose
- ❑ D reifen Neugeborenen

2.3 **Welche Erstmaßnahme ist bei einem akuten Blutdruckabfall durchzuführen?**

- ❑ A Injektion von Katecholaminen
- ❑ B Hilfe holen
- ❑ C Oberkörper tief lagern – Bein hoch lagern
- ❑ D Puls zählen

2.4 **Welche Angaben bezüglich der Mobilisation eines Patienten mit Herzinfarkt treffen zu?**

1. Die frühzeitige Mobilisation (erstes Laufen nach einem Tag) zur Vermeidung einer Thrombose.
2. Die Mobilisation wird stufenweise gesteigert (Mobilisationsplan).
3. Der Mobilisationsplan ist unter allen Umständen einzuhalten.
4. Die Monitorüberwachung kann während der Überwachung abgeschaltet werden.
5. In den ersten Stunden ist strengste Bettruhe angezeigt.

❑ A 1 + 2
❑ B 2 + 3
❑ C 2 + 5
❑ D 3 + 5
❑ E 2 + 4

2.5 **Die Oberkörperhochlagerung bei Patienten mit Asthma wird durchgeführt:**

❑ A um dem Patienten einen besseren Blickkontakt zu ermöglichen und ihn zu beruhigen
❑ B um eine bessere Belüftung der Lungen und den Einsatz der Atemhilfsmuskulatur zu ermöglichen
❑ C um ein besseres Abhusten und eine Fixierung des Oberkörpers zu ermöglichen

2.6 **Bei einer schweren Herzinsuffizienz mit drohendem Lungenödem wird der Patient gelagert:**

❑ A flach, Beine hoch
❑ B halbsitzend, Beine tief
❑ C flach, Beine flach
❑ D Oberkörper tief, Beine hoch
❑ E Es ist keine besondere Lagerung notwendig.

2.7 **Zu den pflegerischen Maßnahmen bei der arteriellen Verschlusskrankheit (AVK) Stadium 3 (Ruheschmerz) zählen:**

❑ A Beinhochlagerung
❑ B Wechselbäder
❑ C Knierolle
❑ D Wattepackung locker gewickelt
❑ E ständige Ruhiglagerung des betroffenen Beines

2.8 **Bei der pflegerischen Versorgung eines Patienten nach Varizen-Stripping ist Folgendes notwendig:**

- ❑ A Der Patient darf erst am dritten postoperativen Tag aufstehen.
- ❑ B Der Kompressionsverband wird mehrmals täglich erneuert.
- ❑ C Der Patient sollte möglichst am OP-Abend an den Bettrand gesetzt werden.
- ❑ D Die Unterschenkel sollten tief gelagert werden.
- ❑ E Das Bein des Patienten ist mindestens eine Woche ruhig zu lagern.

2.9 **Sie betreuen einen Patienten, der mit Digitalispräparaten behandelt wird. Nennen Sie drei klinische Anzeichen der Überdosierung:**

1. ______________________________

2. ______________________________

3. ______________________________

2.10 **Welche Veränderungen können Sie bei einem Patienten mit einem akut einsetzenden arteriellen Gefäßverschluss in einer Extremität beobachten?**

1. plötzliche Schwellung der betroffenen Extremität
2. rot-bläuliche Verfärbung
3. Die Extremität wird weiß, blass und kühl, später zyanotisch.
4. plötzlich einsetzender, an Intensität zunehmender Schmerz
5. Pulslosigkeit distal des Verschlusses

- ❑ A 1 + 4 + 5
- ❑ B 1 + 2 + 4
- ❑ C 2 + 4 + 5
- ❑ D 3 + 4 + 5
- ❑ E Alle Antworten sind richtig.

2.11 **Pflege eines Patienten mit Asthma bronchiale**

1. Oberkörper flach lagern
2. Schaffen einer Atmosphäre der Sicherheit, um Angst und Unruhe des Patienten zu verringern
3. Anfeuchten der Luft mittels Luftbefeuchter
4. stabile Seitenlagerung
5. Beine hoch lagern
6. Atemgymnastik

- ❑ A 1 + 3 + 6
- ❑ B 2 + 3 + 6
- ❑ C 2 + 4 + 5
- ❑ D 3 + 5 + 6
- ❑ E 1 + 6

2.12 Welche Maßnahme ist bei einem Patienten mit akutem Lungenödem zu ergreifen?

- ❑ A Tieflagerung des Oberkörpers
- ❑ B Hochlagerung der Beine
- ❑ C Oberkörper hochlagern
- ❑ D Wadenwickel
- ❑ E Flachlagerung

2.13 **Patienten mit einer akuten Linksherzinsuffizienz**

1. haben Bettruhe zu halten
2. werden in Kopftieflage gebracht
3. sind primär dekubitusgefährdet
4. werden flüssigkeitsbilanziert

- ❑ A 1 + 2
- ❑ B 1 + 2 + 3 + 4
- ❑ C 1 + 4
- ❑ D 2 + 3 + 4
- ❑ E 3 + 4

2.14 **Welche Ernährung ist bei einem Patienten mit Myokardinfarkt angezeigt?**

- ❑ A passierte Kost
- ❑ B Reduktionskost
- ❑ C Kartoffel-Eier-Diät
- ❑ D leichte Kost
- ❑ E leichte natriumarme Diät
- ❑ F Diabetikerkost

2.15 **Bei einem Patienten mit Atemnot wegen Emphysem-Bronchitis sind folgende Pflegemaßnahmen richtig:**

1. Sie lagern den Oberkörper des Patienten möglichst hoch, dabei stützen Sie je nach Größe des Patienten die Beine ab.
2. Sie geben dem Patienten ständig Sauerstoff (drei Liter pro Min.).
3. Sie meiden bei dem Patienten blähende Speisen und große Mengen.
4. Der Patient sollte beim Bettenmachen möglichst passiv bleiben, um Anstrengungen zu vermeiden.
5. Zur Ablenkung und Anregung des Patienten führen Sie intensive Gespräche mit ihm.

- ❑ A 1 + 2
- ❑ B 1 + 2 + 5
- ❑ C 1 + 3 + 4
- ❑ D 2 + 3 + 5
- ❑ E 2 + 4

2.16 **Bei welchen Patienten können Sie eine Nykturie beobachten?**

- ❑ A bei Patienten mit einer Pankreatitis
- ❑ B bei Patienten mit Diabetes mellitus
- ❑ C bei Patienten mit Herzinsuffizienz
- ❑ D bei akuter Glomerulonephritis
- ❑ E bei Patienten mit akutem Nierenversagen

2.17 **Folgende Aussagen sind richtig:**

1. Beim Asthmatiker ist die Inspiration stärker beeinträchtigt als die Exspiration.
2. Beim Asthmatiker ist die Exspiration stärker beeinträchtigt als die Inspiration.
3. Das Leitsymptom bei Asthma bronchiale ist eine anfallsartige schwere Dyspnoe.
4. Der Asthma-Anfall wird meistens mit kräftigem Abhusten eines glasigen, zähen Schleims beendet.
5. Während eines schweren Asthma-Anfalls sollte immer hochdosiert Sauerstoff gegeben werden.

❑ A 1 + 3
❑ B 2 + 3 + 4
❑ C 3 + 4 + 5
❑ D 1 + 4 + 5
❑ E 1 + 5

2.18 **Welches Sputum finden Sie bei welchem Krankheitsbild wahrscheinlich vor? Ordnen Sie die Begriffe der beiden Listen einander zu und kreuzen Sie die richtige Aussagekombination an:**

Liste 1	*Liste 2*
A) Lungenödem	1. zähes, glasiges Sputum
B) Asthma bronchiale	2. dünnflüssiges, seröses, hellrotes, schaumiges Sputum
C) Bronchiektasen	3. dreischichtiges Sputum

❑ A A2, B3, C1
❑ B A1, B2, C3
❑ C A2, B1, C3
❑ D A1, B3, C2
❑ E A3, B1, C2

2.19 **Sofortmaßnahmen bei einer Lungenembolie sind:**

1. Hochlagerung des Oberkörpers
2. Gabe von Sauerstoff
3. den Arzt benachrichtigen
4. Bestimmung des Quick-Wertes, um sofort eine Lysetherapie einleiten zu können
5. Blasenverweilkatheter legen

❑ A 1 + 2 + 5
❑ B 1 + 2 + 3
❑ C 2 + 3 + 5
❑ D 2 + 3 + 4
❑ E 3 + 4 + 5

2.20 **Welche Schmerzbeschreibung finden Sie als Hinweis auf die genannten Krankheitsbilder?**

Liste 1	*Liste 2*
A) Perforation	1. viszeraler Schmerz
B) Herzinfarkt	2. plötzlicher, punktförmiger stechender Schmerz
C) von einem inneren Organ ausgehender Schmerz	3. Vernichtungsschmerz im Thorax, retrosternaler Eingeweideschmerz

❑ A A1, B2, C3
❑ B A2, B1, C3
❑ C A2, B3, C1
❑ D A1, B3, C2
❑ E A3, B2, C1

2.21 **Ein Patient klagt morgens über heftige Schmerzen, die er nachts im rechten Fuß hatte. Er gibt an, dass der Schmerz geringer würde, wenn er die Füße aus dem Bett hängen lasse.**

1. Die angegebenen Beschwerden könnten venöse Durchblutungsstörungen als Ursache haben.
2. Es ist wichtig, die Hautfarbe beider Beine regelmäßig zu beobachten.
3. Die arteriellen Pulse sollten im Bereich beider Beine regelmäßig palpiert werden.
4. Es ist festzustellen, ob ein lokaler Temperaturabfall im Bereich der betroffenen Extremität besteht.

❏ A 1 + 2 + 4
❏ B 2 + 3 + 4
❏ C 1 + 2 + 3
❏ D 1 + 3 + 4
❏ E Alle Antworten sind richtig.

2.22 **Welche prophylaktische Maßnahme steht bei Linksherzinsuffizienz im Vordergrund?**

❏ A Dekubitusprophylaxe
❏ B Thromboseprophylaxe
❏ C Soor- und Parotitisprophylaxe
❏ D Pneumonieprophylaxe
❏ E Kontrakturenprophylaxe

2.23 **Eine 70-jährige Patientin mit einer dekompensierten Rechtsherzinsuffizienz wird auf Ihre Station eingewiesen. Welche der hier aufgeführten Beschwerden sind zu erwarten?**

1. Die Patientin klagt über vermehrten Hustenreiz und Auswurf.
2. Die Patientin klagt über Appetitlosigkeit, Übelkeit und zeitweises Erbrechen.
3. Die Patientin gibt an, nachts kaum schlafen zu können, da sie häufig Wasser lassen muss.
4. Die Patientin hat ausgeprägte Ödeme im Bereich der unteren Extremitäten.

❏ A 1 + 3
❏ B 2 + 3
❏ C 3 + 4
❏ D 1 + 3 + 4
❏ E 2 + 3 + 4

2.24 Die aufbauende, aktivierende Pflege bei einem Patienten mit Herzinfarkt orientiert sich an der jeweiligen Stufe der Mobilisation: Ordnen Sie die Begriffe der beiden Listen einander zu und kreuzen Sie die richtige Aussagekombination an:

Liste 1	*Liste 2*
A) Der Patient darf selbstständig zur Toilette gehen.	1. Bettruhe: Stufe I
B) Der Patient führt Teilwäsche im Bett aus.	2. Lehnstuhl: Stufe II
C) Der Patient darf mit pflegerischer Unterstützung das Bett verlassen.	3. Gehen: Stufe III
D) Der Patient darf sich selbstständig im Krankenhaus bewegen.	4. Treppensteigen: Stufe IV

❑ A A2, B3, C1, D4
❑ B A3, B1, C2, D4
❑ C A1, B3, C4, D2
❑ D A4, B1, C2, D3
❑ E A2, B4, C1, D3

2.25 Ein Patient mit akuter Phlebothrombose im rechten Bein

1. muss beide Beine zur Durchblutungsförderung tief lagern
2. muss das betroffene Bein hoch lagern
3. muss erschütterungsarm gebettet werden
4. muss viel umhergehen, da er beim Gehen weniger Schmerzen verspürt als in Ruhe
5. darf bei der Darmentleerung nicht pressen

❑ A 2 + 3 + 4
❑ B 1 + 4 + 5
❑ C 4 + 5
❑ D 2 + 3 + 5
❑ E Keine Antwort ist richtig.

2.26 **Die primär pflegerischen Maßnahmen bei der Versorgung eines Patienten mit Herzinfarkt sind:**

1. Verabreichen von Sedativa
2. Sorge für eine ruhige Umgebung
3. Überwachung des Patienten
4. Verabreichen von Analgetika
5. häufige Herzenzymkontrollen

❑ A 1 + 3
❑ B 1 + 4
❑ C 2 + 3
❑ D 3 + 4
❑ E 4 + 5

2.27 **Bei der Pflege eines Patienten mit akuter Linksherzinsuffizienz ist zu beachten, dass**

1. der Patient in hohem Maße pneumoniegefährdet ist
2. alles Pflegematerial für eine O_2-Verabreichung vorzubereiten ist
3. der Patient in Oberkörperhochlage zu bringen ist, um die Atemsituation zu verbessern
4. besonders im akuten Zustand eine Flüssigkeitsbeschränkung angezeigt ist

❑ A 1 + 3
❑ B 2 + 3
❑ C 1 + 2 + 3
❑ D 2 + 3 + 4
❑ E Alle Antworten sind richtig.

2.28 **Welche Aussagen zur Pflege von Patienten nach Lobektomie (Lungenteilresektion) sind richtig?**

1. Diese Patienten werden meist langfristig beatmet.
2. Lagerung: Oberkörper halbhoch, bevorzugt auf der gesunden Seite
3. Lagerung: Oberkörper 20°, bevorzugt auf der operierten Seite
4. kontinuierlich, großzügige Sauerstoffgabe
5. Der Organismus soll sich allmählich auf die verminderte O_2-Aufnahme einstellen.

❑ A 1 + 2
❑ B 2 + 3
❑ C 3 + 4
❑ D 2 + 5
❑ E 1 + 5

2.29 Nennen Sie fünf Kriterien, die eine erfolgreiche Reanimation kennzeichnen:

1. ______
2. ______
3. ______
4. ______
5. ______

2.30 **Von einem Pulsdefizit spricht man, wenn**

❑ A die über dem Herzen gezählte Pulsfrequenz geringer ist als die in der Peripherie
❑ B die über dem Herzen gezählte Pulsfrequenz höher ist als die in der Peripherie
❑ C eine vollständige Regellosigkeit des Pulses auftritt
❑ D die Pulsfrequenz unter 50 pro Minute liegt
❑ E kein Puls über dem Herzen und der Peripherie bzw. auf dem Monitor zu erfassen ist

2.31 **Eine 70-jährige Patientin wird mit einer dekompensierten Rechtsherzinsuffizienz auf Ihre Station eingewiesen. Welche der hier aufgeführten Beschwerden werden Sie bei der Patientin beobachten können?**

1. Aszites
2. Appetitlosigkeit, Übelkeit und zeitweise Erbrechen
3. Die Patientin gibt an, nachts kaum schlafen zu können, da sie häufig Wasser lassen muss.
4. Ödeme im Bereich der unteren Extremitäten

❑ A 1 + 3
❑ B 2 + 3
❑ C 3 + 4
❑ D 2 + 3 + 4
❑ E Alle Antworten sind richtig.

2.32 **Geben Sie zwei von Ihnen beobachtbare Symptome an, die eindeutig für ein Lungenödem sprechen:**

1. ______________________________

2. ______________________________

2.33 **Das Entstehen einer Pneumonie wird begünstigt durch**

1. Erkrankungen und Operationen im Thorax und Oberbauch
2. eine bestehende Immobilität
3. ein Koma
4. Behandlung mit Immunsuppressiva

❑ A 1 + 2
❑ B 3 + 4
❑ C 1 + 2 + 3
❑ D 2 + 3 + 4
❑ E Alle Antworten sind richtig.

2.34 **Der Verlauf einer Cheyne-Stokes-Atmung ist:**

❑ A regelmäßig vertieft und beschleunigt
❑ B anschwellende Atemzüge mit Pausen
❑ C gleichmäßig und flach mit Pausen
❑ D Schnappatmung mit Pausen
❑ E oberflächlich und beschleunigt

2.35 **Ein Patient soll zu Hause mit Marcumar über längere Zeit behandelt werden. Nennen Sie fünf wichtige Punkte, die der Patient während der Therapie mit Marcumar beachten muss!**

1. ______________________________

2. ______________________________

3. ______________________________

4. ______________________________

5. ______________________________

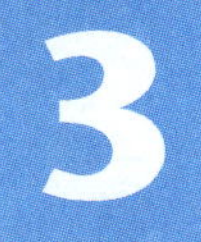

CHIRURGISCHE ERKRANKUNGEN

3.1 **Der frühzeitigen Erkennung einer postoperativ auftretenden Blutung dienen folgende Kontrollen:**

1. Temperaturkontrolle
2. Blutdruck- und Pulskontrolle
3. Atemfrequenzkontrolle
4. Kontrolle der Hautfarbe

- ❑ A 1 + 3
- ❑ B 2 + 4
- ❑ C 3 + 4
- ❑ D 1 + 2
- ❑ E Nur 1 ist richtig.

3.2 **Ordnen Sie die Begriffe der beiden Listen einander zu und kreuzen Sie die richtige Aussagekombination an:**

Liste 1	*Liste 2*
A) T-Drain	1. Absaugung von Blut, Ergussflüssigkeit, Luft aus dem Pleuraspalt
B) Bülau-Drain	2. Gallengangsdrainage
C) Penrose-Drain	3. Wunddrainage mit Sog
D) Redon-Drain	4. Wunddrainage ohne Ableitungssystem

- ❑ A A2, B4, C3, D1
- ❑ B A3, B4, C1, D2
- ❑ C A2, B1, C4, D3
- ❑ D A4, B3, C1, D2

3.3 Beim Verbandwechsel von aseptischen Wunden ist zu beachten, dass

1. die Desinfektion und Reinigung von Wunde/Wundumgebung von außen nach innen erfolgt
2. die Desinfektion und Reinigung von Wunde/Wundumgebung von innen nach außen erfolgt
3. die oberste Verbandschicht mit Einmalhandschuhen gelöst werden muss
4. vor der Durchführung eine Händedesinfektion erfolgen sollte
5. vor dem aseptischen Verbandswechsel die septischen Wunden versorgt werden sollten

❑ A 3 + 4 + 5
❑ B 1 + 3
❑ C 1 + 4
❑ D 2 + 4
❑ E Alle Antworten sind richtig.

3.4 Zur pflegerischen Versorgung eines Patienten nach Appendektomie wegen komplikationsloser Appendizitis gehören:

1. Eine Frühmobilisation ist angebracht.
2. leichte Kost am ersten postoperativen Tag
3. Infusion und/oder Tee bis zum Einsetzen der ersten Darmtätigkeit
4. Die Fäden werden ca. am siebten Tage nach OP entfernt.

❑ A 1 + 4
❑ B 1 + 3
❑ C 1 + 2
❑ D 2 + 4
❑ E Alle Antworten sind richtig.

3.5 **Die orthograde Darmspülung**

1. wird mit einem langen Darmrohr und in leichter Schräglage (Kopftieflage) durchgeführt
2. wird mit kühler Spüllösung ausgeführt, weil es hierdurch zu einer starken Anregung der Peristaltik kommt
3. muss mit nahezu körperwarmer Lösung durchgeführt werden, damit dem Organismus nicht zu viel Wärme entzogen wird
4. erfordert vom Pflegepersonal eine gewissenhafte Überwachung des Patienten, da sie eine große Kreislaufbelastung darstellt

❑ A 1 + 2
❑ B 2 + 4
❑ C 3 + 4
❑ D 1 + 2 + 4
❑ E Alle Antworten sind richtig.

3.6 **Bei der Pflege eines Patienten nach Gallenblasenentfernung (Eröffnung des Ductus choledochus) sind folgende Dinge zu beachten:**

1. Am Abend nach der OP kann der Patient kurz aufstehen.
2. Am Abend nach der OP erhält der Patient eine leichte Mahlzeit.
3. Eine Magenablaufsonde muss mindestens eine Woche liegen.
4. Die Stuhlfarbe zeigt die Passage des Gallensaftes an.
5. Der Ductus choledochus ist mit einem Redon-Drain drainiert.
6. Der Gallensaft wird zunächst über einen T-Drain abgeleitet.
7. Die Menge des aufgefangenen Gallensaftes wird in die Flüssigkeitsbilanz einbezogen.

❑ A 1 + 4 + 6 + 7
❑ B 2 + 4 + 6 + 7
❑ C 1 + 5
❑ D 1 + 4 + 5 + 7
❑ E Alle Antworten sind richtig.

3.7 **Nach einer Oberschenkelamputation**

1. wird der Stumpf hoch gelagert
2. wird der Stumpf extendierend gelagert
3. wird der Stumpf in konischer Form gewickelt
4. treten häufig Phantomschmerzen auf

- ❑ A 2 + 3 + 4
- ❑ B 1 + 3 + 4
- ❑ C 1 + 4
- ❑ D 1 + 2
- ❑ E Alle Antworten sind richtig.

3.8 **Bei der Pflege einer Patientin mit einer schweren Beckenvenenthrombose achten Sie darauf, dass**

1. eine scharfe Abknickung zwischen Rumpf und Beinen vermieden wird
2. sich die Patientin bei allen Pflegevorrichtungen passiv verhält und ruckartige Bewegungen beim Lagern vermieden werden
3. die Patientin keine blähende Kost erhält
4. regelmäßige Puls- und Temperaturkontrollen stattfinden
5. eine Obstipation verhindert wird

- ❑ A 4 + 5
- ❑ B 2 + 3 + 4
- ❑ C 3 + 4 + 5
- ❑ D 1 + 3
- ❑ E Alle Antworten sind richtig.

3.9 **Ordnen Sie die Begriffe der beiden Listen einander zu und kreuzen Sie die richtige Aussagekombination an:**

Liste 1	*Liste 2*
A) Wirbelfraktur	1. flache Lagerung
B) Varizen-OP	2. Oberkörper-Hochlagerung
C) Strumektomie	3. Erhöhung des Fußendes
D) arterielle Verschlusskrankheit	4. Tieflagerung der Beine

- ❑ A A1, B3, C2, D4
- ❑ B A3, B1, C4, D2
- ❑ C A2, B3, C4, D1
- ❑ D A4, B2, C1, D3
- ❑ E A1, B4, C3, D2

3.10 Was können Anzeichen einer inneren Blutung nach einem abdominalen Eingriff sein?

1. auffallende Blässe
2. kleiner schneller Puls
3 langsamer Puls
4. zunehmender Bauchumfang
5. zunehmende Hypertonie

- ❑ A 1 + 2 + 3
- ❑ B 1 + 3 + 5
- ❑ C 1 + 3 + 4
- ❑ D 1 + 2 + 4
- ❑ E Alle Antworten sind richtig.

3.11 Patienten nach Magen-OP sollen folgende Verhaltensregeln befolgen:

1. möglichst viel Milch trinken
2. nur kleine Mahlzeiten zu sich nehmen
3. zu jeder Mahlzeit möglichst viel trinken
4. einmal pro Woche einen Hungertag einlegen
5. die Speisen gut kauen

- ❑ A 1 + 2 + 3
- ❑ B 2 + 3 + 5
- ❑ C 3 + 4 + 5
- ❑ D 2 + 5
- ❑ E 2 + 4

3.12 Nach einer Oberschenkelamputation ab dem zehnten Tag

1. wird der Stumpf hochgelagert
2. wird der Stumpf extendierend gelagert, zur Streckung im Hüftgelenk
3. wird der Stumpf in konischer Form gewickelt
4. können Phantomschmerzen auftreten

- ❑ A 2 + 3 + 4
- ❑ B 1 + 3 + 4
- ❑ C 1 + 4
- ❑ D 2 + 3
- ❑ E 2 + 4

3.13 **Bei der Pflege eines Patienten mit frisch angelegtem Gipsverband ist zu beachten, dass:**

1. die betroffene Extremität hoch gelagert wird
2. Schmerzäußerungen Hinweise auf entstehende Druckgeschwüre sein können
3. die Extremität nur geringfügig bewegt werden kann
4. eine eventuell auftretende Gefühllosigkeit in der betroffenen Extremität gemeldet werden muss

❏ A 1 + 2 + 4
❏ B 1 + 3
❏ C 2 + 3 + 4
❏ D 2 + 4
❏ E Alle Antworten sind richtig.

3.14 **Auf der Station liegt ein Patient, dem am Tag zuvor eine Gefäßprothese (Oberschenkel) implantiert worden ist. Welche der aufgeführten Pflegemaßnahmen sind zutreffend?**

1. Hochlagerung des operierten Beins auf einer Braun-Schiene
2. Lagerung des operierten Beins auf einer flachen Schaumstoffschiene
3. Kontrolle des operierten Beins auf Durchblutung, Sensibilität und Beweglichkeit der Zehen
4. Dem operierten Bein wird Wärme zugeführt.
5. Das operierte Bein wird entweder mit einer elastischen Binde gewickelt oder in einen Antithrombosestrumpf gelegt.

❏ A 1 + 3 + 4
❏ B 2 + 3 + 5
❏ C 2 + 3
❏ D 1 + 3 + 5
❏ E 2 + 4

3.15 **Bei einem Patient mit LWK-Fraktur ist besonders wichtig die Beobachtung**

1. der Darmtätigkeit
2. des Blutdrucks
3. der Motorik der Beine
4. der Sensibilität der unteren Extremitäten

❑ A 1 + 4
❑ B 1 + 2 + 3
❑ C 1 + 3 + 4
❑ D 1 + 2
❑ E 1 + 2 + 4

3.16 **Der Beutel eines Ileostomiepatienten ist mit Luft gebläht. Was tun Sie?**

❑ A Ein Loch in die Beutelfolie zur Entlastung stechen
❑ B Die Klammer öffnen und Luft ablassen
❑ C Das nächste Mal einen geschlossenen Beutel mit Filter wechseln
❑ D Die Luft kann nach und nach durch die poröse Beutelfolie entweichen
❑ E Der Beutel muss sofort gewechselt werden

3.17 **Was muss ein Patient nach Hämorrhoidektomie bezüglich der Intimtoilette in den ersten Tagen beachten? Machen Sie bitte drei Angaben!**

1. ______________________________

2. ______________________________

3. ______________________________

3.18 **Benennen Sie die richtigen Aussagen zur Rasur des Operationsgebietes!**

1. ermöglicht eine gezielte Hautdesinfektion vor der Operation
2. grundsätzlich erst im Operationssaal durchzuführen
3. ermöglicht eine bessere Befestigung des Pflasterverbandes
4. Es darf nur eine Trockenrasur durchgeführt werden.
5. dient der Infektionsprophylaxe
6. ermöglicht eine bessere Inspektion der Haut

❑ A 1 + 3 + 4
❑ B 1 + 2 + 4 + 5
❑ C 2 + 3 + 5 + 6
❑ D 1 + 3 + 5 + 6
❑ E 1 + 2 + 3

4

GASTRO-ENTEROLOGISCHE ERKRANKUNGEN

4.1 **Die retrograde Darmspülung**

1. wird mit einem langen Darmrohr in Rechtsseitenlage durchgeführt
2. kann grundsätzlich bei jeder Darmerkrankung durchgeführt werden
3. muss mit nahezu körperwarmer Lösung durchgeführt werden, damit dem Organismus nicht zu viel Wärme entzogen wird
4. erfordert vom Pflegepersonal eine gewissenhafte Überwachung des Patienten, da sie eine große Kreislaufbelastung darstellt

❑ A 1 + 2
❑ B 2 + 4
❑ C 3 + 4
❑ D 1 + 2 + 4
❑ E Alle Antworten sind richtig.

4.2 **Bei der akuten Pankreatitis sind pflegerisch u. a. folgende Maßnahmen zu beachten:**

1. kontinuierliches Absaugen von Magensaft
2. ausreichende Nahrungs- und Flüssigkeitszufuhr über die Magensonde
3. regelmäßige Nasenpflege zur Vermeidung eines Nasendekubitus
4. sofortige Mobilisation zur Kreislaufaktivierung

❑ A 1 + 2 + 3
❑ B 1 + 3
❑ C 1 + 3 + 4
❑ D 1 + 2
❑ E Alle Antworten sind richtig.

4.3 **Der Patient hatte eine Magenresektion nach Billroth II. Auf welche der eventuell nachfolgenden Komplikationen ist ab dem dritten bis vierten Tage besonders zu achten?**

- ❑ A Embolie
- ❑ B Magenatonie
- ❑ C Pneumonie
- ❑ D Nachblutungen
- ❑ E Keine dieser Komplikationen ist wahrscheinlich.

4.4 **Zur Obstipationsprophylaxe gehören:**

1. ausgeglichene ballaststoffreiche Ernährung
2. Verminderung der Flüssigkeitszufuhr
3. gymnastische Übungen
4. Spaziergänge
5. Gabe von Analgetika
6. schlackenarme Kost

- ❑ A 1 + 3 + 4
- ❑ B 2 + 3 + 5
- ❑ C 1 + 4 + 6
- ❑ D 2 + 4 + 6
- ❑ E Alle Antworten sind richtig.

4.5 **Welche Maßnahmen können bei Blähungsbeschwerden nach einer großen Operation hilfreich sein? Nennen Sie drei!**

1. ______________________________

2. ______________________________

3. ______________________________

4.6 **Bei einem Patienten wurde nach einer Gastroskopie eine Probeexzision durchgeführt. Was müssen Sie bei der Nachsorge des Patienten beachten?**

1. Gefahr des Bluterbrechens
2. Nahrungskarenz für vier Stunden
3. Kreislaufüberwachung für drei bis vier Stunden
4. Ein- und Ausfuhrkontrolle

❑ A 1 + 2 + 3
❑ B 1 + 2 + 4
❑ C 1 + 3 + 4
❑ D 2 + 4
❑ E Alle Antworten sind richtig.

4.7 **Welches Verbot bezüglich einer gesundheitsschädigenden Noxe muss ein Patient mit Leberzellschädigung zwingend einhalten, um weitere Dekompensationserscheinungen zu vermeiden?**

1. ______________________________

4.8 **Ihr Patient wird zur Zeit über eine Magensonde ernährt. Was ist dabei zu beachten?**

❑ A Sondennahrung sollte bei Verabreichen auf ca. 40 °C erwärmt sein
❑ B Überprüfung der korrekten Lage der Sonde, z. B. durch Aspiration von Magensaft und Lackmuspapierkontrolle
❑ C Sondennahrung erst direkt vor Verabreichen auflösen, in 500-ml-Portionen aufteilen
❑ D nach Verabreichen Spülen der Magensonde nur mit schwarzem Tee

4.9 **Pflegerische Maßnahmen beim mechanischen Ileus sind:**

1. für Nahrungskarenz sorgen
2. trinken lassen
3. Abführmittel geben
4. Magen- oder Duodenalsonde legen
5. Einläufe machen, um die Darmlähmung zu beseitigen
6. den Patienten zur Operation vorbereiten

❑ A 1 + 4 + 6
❑ B 1 + 5
❑ C 5 + 6
❑ D 1 + 2 + 3
❑ E Alle Antworten sind richtig.

4.10 **Kaffeesatzartiges Erbrechen ist typisch für:**

❑ A Rektum-Karzinom
❑ B Ösophagusvarizenblutung
❑ C Colitis ulcerosa
❑ D Bronchial-Karzinom
❑ E blutendes Magengeschwür

4.11 **Auf Ihrer Station liegt ein Patient, bei dem am Tage zuvor eine Operation nach Billroth II durchgeführt wurde. Es liegt eine Magensonde. Nennen Sie einen Zweck der Magensonde:**

1. ____________________

4.12 **Welche pflegerischen Gesichtspunkte treffen auf einen Patienten mit einer Sengstaken-Blakemore-Sonde zu?**

1. Überwachung des konstanten Drucks im Ösophagusballon
2. Verhüten eines Nasenflügeldekubitus
3. kontinuierliche Vitalzeichenüberwachung
4. Entfernen der Sonde nach spätestens sechs Tagen
5. Absaugen von Sekret aus dem Pharynx ist nicht notwendig

❑ A 1 + 2 + 3
❑ B 1 + 2 + 4
❑ C 2 + 3 + 5
❑ D 3 + 4 + 5
❑ E 2 + 4 + 5

4.13 **Ein Patient mit akuter Pankreatitis bekommt**

- ❑ A kohlenhydratreiche, eiweißarme Kost
- ❑ B kohlenhydratarme, fettarme Kost
- ❑ C Sondenkost
- ❑ D parenterale Ernährung
- ❑ E nur Tee

4.14 **Eine Broteinheit (BE) entspricht wieviel Gramm verdaulicher Kohlenhydrate?**

- ❑ A zwölf Gramm
- ❑ B 24 Gramm
- ❑ C 36 Gramm
- ❑ D kann man nicht berechnen

4.15 **Nennen Sie fünf Gefahrenmomente für den Patienten mit einer liegenden Ösophaguskompressionssonde!**

1. ______________________________

2. ______________________________

3. ______________________________

4. ______________________________

5. ______________________________

4.16 **Bei der postoperativen Versorgung von Patienten nach einer Ileostomie**

1. ist die Absaugung der Darmsekrete über die Duodenalsonde zu überwachen
2. werden Schmerzmittel nur im äußersten Notfall verabreicht
3. muss die über das Stoma ausgeschiedene Flüssigkeit in die Flüssigkeitsbilanz einbezogen werden
4. ist die Darmperistaltik durch Wärmeanwendungen anzuregen
5. ist zur ersten Anregung des Darmes ein hoher Einlauf durchzuführen

❑ A 1 + 2 + 3
❑ B 1 + 3
❑ C 3 + 4 + 5
❑ D 1 + 2
❑ E 3 + 5

4.17 **Die postoperative Pflege und Überwachung von Patienten nach einer Magenoperation beinhalten u. a.:**

1. Feststellung von Blutgruppe, Gerinnungsstatus und Blutbild
2. Anregung der Darmtätigkeit am dritten postoperativen Tag
3. Kontrolle des über die Magensonde ablaufenden Magensaftes auf Menge und Aussehen
4. Mobilisation frühestens ab dem zweiten postoperativen Tag
5. Entfernen der Magensonde unmittelbar nach dem Abführen

❑ A 1 + 5
❑ B 2 + 3
❑ C 3 + 5
❑ D 1 + 4
❑ E 3 + 4

4.18 **Patienten mit einer akuten Pankreatitis**

1. erhalten nur Breikost, da feste Nahrung sowieso nicht verdaut wird
2. werden durch „Astronautenkost" ernährt, weil die darin enthaltenen Nährstoffe bereits aufgespalten sind
3. bekommen weder feste noch flüssige Nahrung, um die Bauchspeicheldrüse „ruhigzustellen"
4. benötigen frühzeitig fetthaltige Nahrung, um die Gallensaftproduktion nicht einzuschränken
5. werden bis zum Abklingen der Symptomatik mit einer Magenablaufsonde versorgt

❑ A 1 + 2
❑ B 1 + 3
❑ C 2 + 4
❑ D 3 + 4
❑ E 3 + 5

4.19 **An welchen Symptomen können Sie das Stadium der Lebererkrankung erkennen? Ordnen Sie die Stadien der Liste 1 den Symptomen der Liste 2 zu und kreuzen Sie die richtige Aussagekombination an:**

Liste 1	*Liste 2*
A) präikterisches Stadium	1. Hautkolorit normalisiert sich, Stuhl- und Urinfarbe normal
B) ikterisches Stadium	2. starker Bilirubinanstieg im Serum nachweisbar, Patient fühlt sich subjektiv besser
C) postikterisches Stadium	3. Fett-, Alkohol-, Nikotinintoleranz, Erhöhung der Körpertemperatur, Mattigkeit, Leistungsminderung

❑ A A2, B1, C3
❑ B A3, B1, C2
❑ C A1, B2, C3
❑ D A3, B2, C1
❑ E A2, B3, C1

4.20 **Bei der Auswahl einer individuellen Stoma-Versorgung nach Darm-OP ist/sind zu berücksichtigen:**

1. Wünsche des Patienten
2. Lokalisation der Stomaanlage
3. Stuhlkonsistenz
4. chirurgische Technik der Anlage
5. Hauttyp/Allergiedisposition

❏ A 2 + 3 + 4
❏ B 3 + 5
❏ C 1 + 3 + 5
❏ D 2 + 3
❏ E Alle Antworten sind richtig.

4.21 **Welche Ratschläge geben Sie einer 70-jährigen Patientin, die während ihres stationären Aufenthaltes an Obstipation gelitten hat, bei ihrer Entlassung?**

1. Die Patientin soll zu jeder Mahlzeit Obst und/oder Gemüse essen (möglichst roh).
2. Die Patientin soll sich aus der Apotheke sofort Abführmittel besorgen.
3. Die Patientin soll sich täglich morgens ein kleines Klistier verabreichen.
4. Die Patientin soll viel Flüssigkeit zu sich nehmen, möglichst oft Obst- und Gemüsesäfte.
5. Die Patientin soll ihren Flüssigkeitsbedarf möglichst durch Tee und Kakao decken.

❏ A 1 + 2
❏ B 1 + 3
❏ C 1 + 4
❏ D 2 + 3
❏ E 2 + 5

4.22 **Nennen Sie zwei Komplikationen, mit denen bei Patienten mit Leberzirrhose zu rechnen ist:**

1. ____________________

2. ____________________

4.23 **Soeben ist ein Patient mit Verdachtsdiagnose „Magenperforation" eingeliefert worden. Welche Maßnahmen ergreifen Sie bis zum Eintreffen des Arztes?**

1. Legen einer Magensonde
2. Der Patient erhält sofort Speiseeis.
3. Der Patient hat ab sofort absolute Nahrungs- und Flüssigkeitskarenz.
4. Verabreichen eines Schmerzmittels
5. Reinigungseinlauf zur OP-Vorbereitung
6. engmaschige Kreislaufkontrolle

- ❑ A 1 + 3 + 4
- ❑ B 3 + 6
- ❑ C 2 + 5 + 6
- ❑ D 1 + 2 + 5
- ❑ E 1 + 6

4.24 **Beim Einführen einer langfristigen Magenverweilsonde ist darauf zu achten, dass**

1. der Patient vorher die Nase schneuzt
2. die Zahnprothese zuvor entfernt wird
3. sich die Magensonde nicht aufrollt
4. der Patient tief Luft holt und während des Einführens den Atem anhält
5. bei Erreichen der Marke 35–40 cm die korrekte Lage der Magensonde überprüft wird
6. die Magensonde in der Phase des Schluckaktes bei orientierten Patienten vorgeschoben wird
7. sich der Patient in flacher Rückenlage befinden muss
8. die linke Seitenlage eingenommen werden sollte

- ❑ A 1 + 3 + 4 + 8
- ❑ B 2 + 3 + 5 + 6 + 8
- ❑ C 1 + 2 + 3 + 6
- ❑ D 2 + 5 + 6 + 7
- ❑ E 1 + 3 + 5 + 6

4.25 **Welche diätetischen Maßnahmen sind empfehlenswert gegen Sodbrennen?**

1. Viele kleine Mahlzeiten über den Tag verteilt
2. Magenbitter oder Pepsinwein zur besseren Verdauung
3. Möglichst passierte Kost essen
4. Nahrung lange durchkauen
5. Frisches, weiches Brot anstelle von hartem Knäckebrot

❑ A 1 + 3
❑ B 1 + 4
❑ C 1 + 5
❑ D 2 + 3
❑ E 3 + 5
❑ F 4 + 5

4.26 **Welche Kontrollmaßnahmen sind bei Patienten mit Colitis ulcerosa wichtig?**

1. Bauchumfang messen
2. Gewicht kontrollieren
3. Urin sammeln
4. Stuhlfrequenz feststellen
5. Temperatur ermitteln

❑ A 1 + 2 + 3
❑ B 2 + 4 + 5
❑ C 1 + 3 + 5
❑ D 2 + 3 + 4
❑ E 1 + 4

4.27 **Nennen Sie drei Maßnahmen, die bei einem Patienten mit Hiatushernie die lokalen Beschwerden verringern:**

1. ______________________________

2. ______________________________

3. ______________________________

5

PSYCHISCHE UND NEUROLOGISCHE ERKRANKUNGEN

5.1 **Ein Patient auf einer psychiatrischen Station erstarrt wie eine Wachsfigur, antwortet nicht auf Fragen, folgt keiner Anweisung, ist von der Umwelt völlig zurückgezogen und muss gefüttert werden. Dabei ist er hellwach, auch wenn seine Augen fest geschlossen sind. Worum handelt es sich?**

- ❑ A endogene Depression
- ❑ B katatoner Stupor
- ❑ C Neuroleptikaüberdosierung
- ❑ D Parkinson-Syndrom
- ❑ E Halluzination

5.2 **Welche Maßnahmen sind bei einem Delirium notwendig?**

1. exakte Beobachtung
2. Nahrungskarenz und Mobilisierung
3. flache Lagerung, Fixierung an Armen und Beinen
4. Beatmung und Antibiotikabehandlung
5. Dämpfung der starken motorischen Unruhe, vor Lärm und Licht schützen

- ❑ A 1 + 5
- ❑ B 2 + 4
- ❑ C 3 + 4
- ❑ D 3 + 5
- ❑ E Alle Antworten sind richtig.

5.3 **Welche der genannten Möglichkeiten können dem depressiven Patienten helfen, seine Situation richtig zu erfassen?**

1. ihn ernst nehmen
2. aktives Zuhören
3. das Stellen von Fragen, die sein Gefühlsleben ansprechen
4. seine depressiven Symptome herunterspielen

❑ A 1 + 2 + 3
❑ B 1 + 4
❑ C 2 + 4
❑ D 3 + 4

5.4 **Sie übernehmen die Pflege eines Patienten, der nach einer schweren Operation zwölf Tage auf der Intensivstation gelegen hat. Bei der Übergabe erfahren Sie, dass der Patient ein sogenanntes „Durchgangssyndrom" entwickelt hat. Welche der unten aufgeführten pflegerischen Verhaltensweisen wirken einer Syndrom-Verstärkung entgegen?**

1. Sie sorgen dafür, dass der Patient jetzt Sozialkontakte mit möglichst vielen Menschen bekommt.
2. Sie überzeugen ihn davon, dass seine Halluzinationen nur „Hirngespinste" sind.
3. Sie bitten die Angehörigen, ein Fernsehgerät mitzubringen und lassen den Patienten oft aktuelle Informationen sehen, damit er sich orientieren kann.
4. Sie sprechen den Patienten sehr oft mit seinem Namen an und geben Hilfen zur Orientierung.
5. Sie sorgen dafür, dass der Patient möglichst von der gleichen Bezugsperson gepflegt wird.
6. Sie geben Informationen mit einfachen Worten und nicht gehäuft.

❑ A 1 + 3 + 4
❑ B 4 + 5 + 6
❑ C 2 + 3 + 5
❑ D 5 + 6
❑ E Alle Antworten sind richtig.

5.5 **Ein Patient erleidet in Ihrer Gegenwart einen Krampfanfall. Was tun Sie?**

1. Sie bleiben bei dem Patienten, bis der Anfall beendet ist.
2. Sie holen sofort den Arzt.
3. Sie geben dem Patienten etwas Kühles zu trinken.
4. Sie stecken dem Patienten einen Gummikeil zwischen die Zähne.
5. Sie lassen den Patienten liegen und entfernen Gegenstände, an denen er sich verletzen könnte.
6. Sie binden den Patienten an.
7. Sie geben dem Patienten sofort Sauerstoff.

- ❑ A 1 + 5
- ❑ B 2 + 7
- ❑ C 5 + 6
- ❑ D 2 + 3
- ❑ E Alle Antworten sind richtig.

5.6 **Pflegerische Tätigkeiten bei einem Patienten während eines „Grand-mal-Anfalles" sind:**

- ❑ A Fixierung des Patienten, um Verletzungen des Patienten an Einrichtungsgegenständen zu verhindern
- ❑ B für ausreichende Sauerstoffzufuhr sorgen
- ❑ C Einlegen eines Gummikeils zwischen die Zähne, um einen Zungenbiss zu vermeiden
- ❑ D sofortiges Einlegen von Inkontinenz-Slips, da die Patienten einnässen und einkoten
- ❑ E sofortiges Lagern des Patienten in der stabilen Seitenlage zur Aspirationsprophylaxe

5.7 **Beim Umgang mit suchtkranken Patienten**

1. müssen im Stadium des Entzuges die pflegerischen Maßnahmen der Stärke der Entzugserscheinungen angepasst werden
2. muss man sich als Pflegepersonal immer auf die Beteuerung des Patienten verlassen
3. muss man Besucher besonders aufmerksam beobachten
4. muss bei starken Entzugserscheinungen auch ohne ärztliche Anordnung ein erleichterndes Medikament gegeben werden
5. müssen aufgrund der vorhandenen Appetitstörungen regelmäßig Gewichtskontrollen durchgeführt werden

❏ A 2 + 4
❏ B 1 + 3 + 5
❏ C 4 + 5
❏ D 1 + 2 + 3
❏ E Alle Antworten sind richtig.

5.8 **Bei einem Patienten mit bekannter Alkoholabhängigkeit muss in der postoperativen Phase besonders geachtet werden auf**

❏ A eine beginnende Pfötchenstellung der Hände (beginnendes Entzugssymptom)
❏ B beginnendes Zittern (Tremor), damit sofort Wärme zugeführt wird
❏ C tachykarde, hypertone Kreislaufwerte in Kombination mit Schweißausbrüchen und Unruhen
❏ D beginnende Entzugssymptomatik, damit der Patient eine ausreichende Menge Alkohol erhält
❏ E sich akut bildende Spider naevi, die auf ein beginnendes Leberkoma hinweisen

5.9 **Beim Umgang mit schizophrenen Patienten**

1. kann es aufgrund von Geruchs- und Geschmackshalluzinationen zur Nahrungsverweigerung kommen
2. sind auch Gefühlsausbrüche ohne erkennbaren Grund zu erwarten
3. sollte die Pflegeperson versuchen, dem Patienten die Wahnideen auszureden
4. braucht man dem Patienten über Medikamente und deren Nebenwirkungen keine Informationen zu geben
5. ist immer nur der Arzt Ansprechpartner
6. sollte das Pflegepersonal Gespräche behutsam von krankhaften Gedanken weg zu anderen Themen lenken, die mit seiner Krankheit wenig zu tun haben

- ❑ A 1 + 3 + 4
- ❑ B 3 + 4 + 5
- ❑ C 2 + 3 + 6
- ❑ D 1 + 2 + 6
- ❑ E 2 + 4 + 5

5.10 **Welche drei Maßnahmen sind bei Patienten mit Anorexia nervosa notwendig?**

1. ______________________________

2. ______________________________

3. ______________________________

5.11 **Symptome, die bei einem Delirium tremens beobachtet werden können:**

1. mehr oder minder ausgeprägte Störung der Orientiertheit und Verkennung der gegebenen Situation
2. Verständnisschwierigkeiten, weil der Patient unsinnige Worte, die in seiner Muttersprache nicht vorkommen, benutzt
3. Wahrnehmungen von real nicht vorhandenen Gegebenheiten
4. Bewegungsunruhe (Nesteln, Zittern)
5. Patient ist komatös

❑ A 1 + 2 + 3
❑ B 2 + 3 + 4
❑ C 3 + 4 + 5
❑ D 1 + 3 + 4
❑ E 1 + 2 + 4

5.12 **Im Umgang mit einem depressiven Patienten ist zu achten besonders auf**

❑ A Gewichtsabnahme
❑ B Suizidabsichten
❑ C optische Halluzinationen
❑ D Koma
❑ E Krämpfe

5.13 **Pflegerische Maßnahmen bei einer Commotio cerebri sind u.a.:**

1. Kopfverband
2. Oberkörperhochlagerung
3. vorsorgliche Schädelrasur
4. mehrtägige Bettruhe
5. kurzfristige Nahrungskarenz

❑ A 1 + 4 + 5
❑ B 1 + 2 + 3
❑ C 3 + 4
❑ D 4 + 5
❑ E Alle Antworten sind richtig.

5.14 **Der richtige Umgang mit psychisch Kranken ist gekennzeichnet durch**

1. den Aufbau einer engen Beziehung zum Patienten, bei der man das „Du" anbieten sollte
2. das Bemühen, Fehlverhalten abzubauen und erwünschtes Verhalten aufzubauen
3. das Aufdecken von Konflikten und Problemen des Patienten und ihre Deutung
4. ein fürsorglich, mütterlich-strenges Verhalten, bei dem der Patient sich akzeptiert fühlt
5. das offene Zeigen von Gefühlen, wie z. B. Angst, um dem Patienten seine Gefährlichkeit zu nehmen

❏ A 2 + 3
❏ B 3 + 4 + 5
❏ C 2 + 4 + 5
❏ D 1 + 2 + 3
❏ E 1 + 5

5.15 **Eine Krankenschwester hat eine manische Patientin zu betreuen und sucht eine Beschäftigung für die sehr ungeduldige und überaktive junge Frau. Welche der genannten Tätigkeiten sind für die Patientin geeignet?**

1. die Nachttischschublade aufräumen
2. großflächiges Malen
3. eine Stickerei beginnen
4. mit der Krankenschwester im Garten Ball spielen

❏ A 1 + 3
❏ B 2 + 3
❏ C 2 + 4
❏ D 1 + 4
❏ E Alle Antworten sind richtig.

5.16 **Welche Pflegemaßnahmen sind bei einer akuten Schlafmittelvergiftung indiziert?**

1. Beobachtung der Atemwege
2. Kontrolle der Vitalwerte
3. Hilfestellung bei einer Magenspülung
4. Anlegen einer Infusion mit einem Antidot
5. Kontrolle der Ausscheidung
6. Verabreichen von Beruhigungsmitteln

- ❑ A 1 + 2 + 4 + 6
- ❑ B 1 + 2 + 4 + 5
- ❑ C 1 + 2 + 3 + 5
- ❑ D 1 + 2 + 3 + 4
- ❑ E Alle Antworten sind richtig.

5.17 **Beim Umgang mit Wahnkranken sollte man**

1. versuchen, dem Kranken die Wahnideen auszureden, damit er sich wieder an die Wirklichkeit gewöhnt
2. seinen Äußerungen Glauben vorheucheln
3. vorsichtig Zweifel an seinem Wahn säen
4. persönliches Interesse zeigen und einen Halt bieten

- ❑ A 1 + 3 + 4
- ❑ B 1 + 4
- ❑ C 2 + 4
- ❑ D 3 + 4
- ❑ E Alle Antworten sind richtig.

5.18 **Was tun Sie zuerst, wenn ein Patient in Ihrer Gegenwart einen Grand-mal-Anfall erleidet?**

- ❑ A Sie holen rasch Hilfe.
- ❑ B Sie öffnen den zusammengebissenen Kiefer mit einem Mundspatel.
- ❑ C Sie schützen den Patienten vor Verletzungen.
- ❑ D Sie bringen den Patienten in eine ruhige Umgebung.
- ❑ E Sie bereiten eine Intubation vor.

5.19 **Welche Patienten können in einem Übergangswohnheim betreut werden?**

1. arbeitsfähige psychisch Kranke
2. teilarbeitsfähige psychisch Kranke
3. noch nicht arbeitsfähige psychisch Kranke
4. dauernd nichtarbeitsfähige psychisch Kranke

- ❏ A 1 + 2 + 3
- ❏ B 1 + 4
- ❏ C 1 + 2
- ❏ D 3 + 4
- ❏ E Alle Antworten sind richtig.

5.20 **Bei der Pflege eines Patienten im Delirium tremens ist zu beachten:**

1. genaue Überwachung und Dosierung von Clomethiazol (Distraneurin)
2. Überwachung des EKG bei Elektroschocktherapie
3. regelmäßige Kontrolle von Atmung und Puls
4. Fixierung des Patienten ist grundsätzlich untersagt bzw. unbedingt zu vermeiden
5. eine „Sitzwache" ist unumgänglich

- ❏ A 1 + 2 + 3
- ❏ B 1 + 3
- ❏ C 2 + 3
- ❏ D 2 + 4
- ❏ E 1 + 5

5.21 **Was ist bei der Lagerung eines Hemiplegikers zu beachten?**

1. Füße nie gegen harte, sondern gegen nachgiebige Unterlagen abstützen
2. Schulter und Becken der betroffenen Seite unterstützen
3. Knieaußenrotation aufheben
4. Rollen o. Ä. in die gelähmte Hand geben
5. Bettbügel anbringen

- ❏ A 1 + 2 + 5
- ❏ B 3 + 4 + 5
- ❏ C 1 + 2 + 3
- ❏ D 1 + 4 + 5
- ❏ E 2 + 3 + 4

5.22 **Bei psychischen Alterskrankheiten kommt es durch Vereinsamung, Isolierung, Entwurzelung und hirnorganische Abbauprozesse zu**

- ❑ A quälender Zwiespältigkeit, Angst, unangemessenem Verhalten
- ❑ B Apathie, Aggressivität, Bettnässen, Nägelbeißen
- ❑ C Unsicherheit, Angst, Depressionen, Verwirrtheitszuständen, Erinnerungsstörungen
- ❑ D Sinnestäuschungen, Delirien, Depressionen
- ❑ E Gedächtnisschwund, Wahnvorstellungen, Persönlichkeitszerfall

5.23 **Ein depressiver Patient äußert auf der Station, dass es ihm sehr schlecht gehe und er sich das Leben nehmen möchte. Wie verhalte ich mich richtig?**

- ❑ A Ich beachte die Äußerungen des Patienten nicht, denn man weiß aus Erfahrung, „bellende Hunde" beißen nicht.
- ❑ B Ich rate dem Patienten von seinem Vorhaben ab und überzeuge ihn, dass es ihm doch sehr gut geht und er sich wohl fühlen müsste.
- ❑ C Ich werde meine Beobachtung beim nächsten Teamgespräch einbringen.
- ❑ D Ich werde sofort alle anwesenden Mitglieder des Behandlungsteams unterrichten und den Kontakt zum Patienten intensivieren.
- ❑ E Ich lenke den Patienten durch Aktivitäten (gemeinsamer Spaziergang u. Ä.) von seinem Vorhaben ab.

5.24 **Bei der Mobilisation eines Patienten mit Morbus Parkinson berücksichtigen Sie, dass der Patient**

1. mit kurzen schleifenden Schritten geht
2. nur schwer in Bewegung kommt
3. seine Schritte mit Armbewegungen unterstützt
4. kurz vor einem Ziel abbremsen muss
5. seine eigene Leistungsfähigkeit nicht immer einschätzen kann

- ❑ A 1 + 2
- ❑ B 2 + 4
- ❑ C 1 + 4
- ❑ D 3 + 4
- ❑ E 2 + 5

5.25 **Welche drei Maßnahmen sind bei Patienten mit Alkoholabusus notwendig?**

1. ____

2. ____

3. ____

5.26 **Welche Verhaltensweisen sind richtig im Umgang mit Wahnkranken?**

1. Wahnkranken vorsichtig die Wahnideen ausreden
2. dem Kranken das Gefühl geben, seine Wahnvorstellung seien Realität und auf den Patienten eingehen
3. Wahnvorstellungen des Patienten in einem gemeinsamen Gespräch zusammenfassen, ihn zur detaillierten Schilderung anregen
4. mit dem Patienten in Beziehung bleiben

- ❑ A 1 + 3
- ❑ B 1 + 4
- ❑ C 3 + 4
- ❑ D 2 + 3
- ❑ E 2 + 4

5.27 **Wie lange muss ein Patient nach einem Krampfanfall überwacht werden?**

1. ____

5.28 **Ordnen Sie den Krankheitsbildern die typischen Symptome zu und kreuzen Sie die richtige Aussagekombination an:**

Liste 1	*Liste 2*
A) hirnorganisches Psychosyndrom	1. akustische Halluzinationen in Form von „das Tun kommentierende Stimme"
B) Manie	2. Angst in geschlossenen Räumen
C) paranoid-halluzinatorische Schizophrenie	3. Antriebssteigerungen und Größenideen
D) Depression	4. Orientierungs- und Gedächtnisstörungen
E) phobische Neurose	5. Schlafstörungen und Niedergeschlagenheit

❏ A A4, B3, C1, D5, E2
❏ B A2, B3, C1, D5, E4
❏ C A4, B2, C1, D5, E3
❏ D A1, B2, C4, D3, A5
❏ E A3, B2, C1, D5, E4

5.29 **Bei der Pflege von Patienten mit Zwangsneurosen ist zu beachten:**

❏ A Die Zwangsideen/-handlungen können aufgrund logischer Argumentationen unterlassen werden.
❏ B Die Betroffenen empfinden ihre Gedanken/Handlungen als unsinnig/quälend, können sie aber nicht abstellen.
❏ C Die Patienten führen die Handlungen absichtlich/gezielt aus, um ihre Umwelt auf ihre Probleme aufmerksam zu machen.
❏ D Es handelt sich hierbei um nicht abstellbare Zwänge, die folglich auch nicht therapierbar sind.
❏ E Es handelt sich um eine Geisteskrankheit mit primär organischer Ursache.

5.30 **Bei den TIAs (transitorische ischämische Attacken) können Sie beobachten:**

1. Kraftlosigkeit einer Extremität (z. B. Arm)
2. Bewusstlosigkeit
3. Apoplexie
4. Spastizität einer Extremität
5. leichte Sprach- und Sehstörungen
6. Die neurologische Symptomatik bildet sich innerhalb von 24 Stunden zurück.

- ❏ A 1 + 4 + 5
- ❏ B 1 + 5 + 6
- ❏ C 2 + 3 + 5
- ❏ D 1 + 2 + 3
- ❏ E Alle Antworten sind richtig.

5.31 **Bei Patienten mit einer senilen Demenz können Sie Folgendes beobachten:**

1. unkontrollierte Nahrungsaufnahme: zuviel oder gar nichts
2. vernachlässigtes Äußeres: z. B. werden Kleider falsch angezogen
3. wechselhafte, eingeschränkte Wahrnehmung
4. gestörte Orientierung: Zeit, Ort, Person

- ❏ A 2 + 3 + 4
- ❏ B 1 + 3
- ❏ C 3 + 4
- ❏ D 1 + 2
- ❏ E Alle Antworten sind richtig.

5.32 **Was ist beim Umgang mit dementen Patienten zu beachten?**

- ❏ A die Gestaltung des Zimmers ständig den Bedürfnissen des Dementen anpassen
- ❏ B restliche Fähigkeiten fördern, um die Selbstständigkeit zu erhalten
- ❏ C nicht-verbale Zeichen der Zuwendung meiden, um eine zu enge Beziehung zu vermeiden
- ❏ D Stationsablauf variabel gestalten, um dem Patienten Entfaltungsmöglichkeiten zu bieten
- ❏ E für Abwechslung sorgen, um dem Patienten etwas zu bieten

5.33 **Der Patient in einer Alkoholentzugsbehandlung**

1. bekommt meist Distraneurin
2. tritt ruhig und selbstsicher auf
3. hat häufig optische Halluzinationen
4. bekommt zur Linderung der Entzugssymptomatik Alkohol

- ❑ A 1 + 2
- ❑ B 1 + 2 + 4
- ❑ C 1 + 3 + 4
- ❑ D 1 + 3
- ❑ E 3 + 4

5.34 **Bei der Pflege eines suizidgefährdeten depressiven Patienten muss man wissen, dass**

- ❑ A selbstzerstörerische Gedanken als bloße Demonstration betrachtet werden müssen
- ❑ B in der abklingenden Phase einer Depression Gefühle der Schuld oder Wertlosigkeit ungehemmt durchbrechen und sich im Suizidversuch entladen können
- ❑ C ein Suizidversuch weder durch Verhalten noch durch Worte vom Patienten „angekündigt" wird
- ❑ D ein Patient Pläne für sein weiteres Leben schmiedet
- ❑ E die Einbeziehung des Patienten in den Stationsablauf diesen stabilisiert

5.35 **Nennen Sie vier mögliche Erscheinungsformen von Halluzinationen!**

1. ____________________
2. ____________________
3. ____________________
4. ____________________

5.36 **Welche Maßnahmen der Milieutherapie in der Psychiatrie wirken dem Hospitalismus entgegen?**

1. Unterbringung in wohnlichen Ein-/Zweibettzimmern
2. vor Belastungen schützen und Entscheidungen abnehmen
3. partnerschaftlicher Umgang mit dem Personal (beidseitig)
4. Reduzierung der Kommunikation auf knappe Sätze und Zeichen
5. Wert legen auf das Aussehen der Patienten

❑ A 1 + 3 + 5
❑ B 1 + 4 + 5
❑ C 2 + 4 + 5
❑ D 1 + 2 + 3
❑ E 3 + 4 + 5

5.37 **Bei einem Patienten mit Morbus Parkinson sollten Sie diesen auf folgende pflegerelevante Symptome beobachten:**

1. vermehrter Speichelfluss
2. zunehmende Harninkontinenz
3. Neigung zu stärkerem Schwitzen
4. verstärkte Talgsekretion
5. Neigung zu Ödemen

❑ A 1 + 2 + 3
❑ B 1 + 3 + 4
❑ C 2 + 4 + 5
❑ D 3 + 4 + 5
❑ E 2 + 3 + 5

5.38 **Bei der Pflege eines Patienten nach einem Suizidversuch sollte das Pflegepersonal**

1. dem Patienten sein Handeln nicht zum Vorwurf machen
2. wissen, dass der Suizidversuch in einem nicht bewältigten Lebensproblem begründet sein kann
3. den Patienten grundsätzlich im Einzelzimmer unterbringen
4. erneute Suizidankündigungen nicht ernst nehmen

❑ A 1 + 2
❑ B 2 + 3
❑ C 3 + 4
❑ D 2 + 4
❑ E Alle Antworten sind richtig.

5.39 **Bei der Pflege eines bereits bettlägerigen Multiple-Sklerose-Patienten (MS) ist zu achten auf:**

1. Blasenstörung mit aufsteigender Infektionsgefahr sowie Harnträufeln und Inkontinenz
2. Durchführung der Prophylaxen
3. Ballaststoffreiche Kost
4. Eine psychische Begleitung ist nicht notwendig, da die Patienten meist eine Euphorie entwickeln.

- ❑ A 1 + 3
- ❑ B 1 + 2 + 3
- ❑ C 1 + 2 + 4
- ❑ D 2 + 3
- ❑ E 1 + 4

5.40 **Ein Patient mit Schädelbasisbruch und Liquorrhö aus dem Ohr bedarf:**

1. einer frühen Mobilisation
2. einer häufigen gründlichen Gehörgangsreinigung
3. einer weitgehenden Schonung vor Aufregung und Anstrengung
4. eines Uhrglasverbandes bei Brillenhämatom
5. einer Lagerung nach Bobath
6. einer Beobachtung speziell auf Meningitiszeichen

- ❑ A 1 + 2 + 5
- ❑ B 2 + 3 + 4
- ❑ C 3 + 5 + 6
- ❑ D 2 + 3 + 6
- ❑ E 1 + 5 + 6

5.41 **Welche Maßnahmen sind bei einem suizidgefährdeten Patienten angebracht?**

1. Unterbringung in einem Einzelzimmer
2. sollte auf einer geschlossenen Station untergebracht werden
3. Man muss sehr häufig in das Zimmer des Patienten gehen.
4. nicht mit dem Patienten über Suizidgedanken sprechen
5. gesprächsbereit sein, ohne sich aufzudrängen
6. bei akuter Suizidgefahr bei dem Patienten bleiben

❑ A 1 + 3 + 4
❑ B 2 + 3 + 4
❑ C 2 + 3 + 5 + 6
❑ D 1 + 4 + 5 + 6
❑ E 2 + 3 + 5

5.42 **Ein Patient liegt mit einer totalen Aphasie auf Ihrer Station. Wie verständigen Sie sich mit diesem Patienten?**

1. Sie sprechen langsam in kurzen, einfachen Sätzen und begleiten Ihre Sätze mit Gesten.
2. Sie sprechen sehr laut, damit der Patient Sie versteht.
3. Sie sprechen häufig mit dem Patienten, auch wenn er nicht begreift oder sich verständlich machen kann.
4. Sie benutzen ausschließlich Schriftkarten, um sich verständlich zu machen.
5. Sie vermeiden Überanstrengungen, denn bei Erschöpfung und emotionaler Belastung verschlimmert sich die Aphasie.

❑ A 1 + 5
❑ B 2 + 3
❑ C 3 + 4
❑ D 4 + 5
❑ E 1 + 2

5.43 **Im Umgang mit depressiven Patienten ist es wichtig, dass**

1. der depressive Patient sich in der Behandlungssituation wohl fühlt
2. man dem Patienten zeigt, dass seine Traurigkeit und Leere von den Pflegenden ernst genommen werden
3. auf seine unsinnigen Äußerungen nicht näher eingegangen wird
4. der Patient sich eigeninitiativ wieder eingliedert
5. man diesen deutlich macht, dass es anderen Menschen noch schlechter geht

- ❑ A 1 + 2
- ❑ B 2 + 3
- ❑ C 3 + 4
- ❑ D 2 + 5
- ❑ E 3 + 5

5.44 **Pflegepersonal, das mit verwirrten Patienten umgeht, muss beachten, dass**

1. Worte, Namen und Begriffe sowie Handlungsabläufe ständig wiederholt werden
2. richtig erbrachte Lernleistungen immer wieder gelobt werden
3. Fehler kritisiert werden, um weitere Desorientierung zu vermeiden
4. der Patient Bettruhe einhält

- ❑ A 1 + 2
- ❑ B 2 + 4
- ❑ C 1 + 4
- ❑ D 1 + 3
- ❑ E 3 + 4

5.45 **Die Lagerung eines Patienten mit Apoplexia cerebri nach dem Bobath-Konzept verfolgt folgende Ziele:**

1. Hemmung der Spastizität
2. Vermeiden von abnormen Haltungsmustern
3. Vorbeugung gegen Haltungsschmerzen
4. bessere Orientierung am eigenen Körper
5. Der Patient lernt, seine Spastizität selber zu kontrollieren.

❑ A 1 + 3
❑ B 1 + 3 + 4
❑ C 2 + 3 + 4
❑ D 1 + 2 + 3
❑ E Alle Antworten sind richtig.

5.46 **Außer dem katatonen Stupor bei Schizophrenie kennt man auch stuporöse Zustandsbilder bei der Depression und bei der Hysterie. Es gibt ein Kriterium hinsichtlich der Bewusstseinslage, das bei allen Erscheinungsformen gemeinsam vorzufinden ist. Nennen Sie dieses:**

1. ____

5.47 **Bei der Pflege von depressiven Patienten sollte man**

❑ A den Patienten auffordern, sich zusammenzureißen
❑ B angstlösend und beruhigend auf ihn einwirken
❑ C den Patienten möglichst in Ruhe lassen
❑ D Mitleid dem Patienten gegenüber aussprechen
❑ E striktes Besuchsverbot einhalten

5.48 **Eine spastische Lähmung bei Hemiplegie wird durch folgende Faktoren verstärkt bzw. ausgelöst:**

❑ A Falsche Lagerung
❑ B Psychische Anspannung und Angst
❑ C Aufregung
❑ D Schnelle Bewegung
❑ E Lagerung auf der hemiplegischen Seite

5.49 **Die Multiple-Sklerose-Gesellschaft hat sich folgende Aufgaben gestellt:**

1. MS-Betroffene anzusprechen
2. Angehörigen zu helfen und zu entlasten
3. Rehabilitationsmöglichkeiten aufzuzeigen
4. beim Beschaffen von Hilfsmitteln, Fahrzeugen zu helfen
5. Öffentlichkeitsarbeit

- ❑ A 1 + 2 + 3
- ❑ B 3 + 4 + 5
- ❑ C 2 + 3 + 5
- ❑ D 1 + 3 + 4
- ❑ E Alle Antworten sind richtig.

5.50 **Nach einem Schlaganfall kann der Patient Sie zwar verstehen, kann aber selbst nicht sprechen. Welche Störung liegt vor?**

____

5.51 **Welche Aussagen zur basalstimulierenden Bobathwaschung sind richtig?**

1. Sie finden Anwendung bei Patienten mit Hemiplegie und neurologischen Ausfällen
2. Sie dient dem Wiedererwerb der Wahrnehmung der gestörten Körperhälfte
3. Sie wird von der betroffenen zur gesunden Seite ausgeführt
4. Sie wird von der gesunden zur betroffenen Seite ausgeführt
5. Die Waschung sollte von zwei Pflegekräften systematisch und zügig durchgeführt werden
6. Die Waschung erfolgt mit besonderer Betonung der längsverlaufenden Körpermittellinie

- ❑ A 1 + 2 + 4 + 6
- ❑ B 1 + 2 + 3 + 5
- ❑ C 1 + 2 + 3 + 6
- ❑ D 1 + 2 + 4 + 5
- ❑ E 2 + 3 + 5 + 6

5.52 **Aus welchem Fachbereich stammen die wissenschaftlichen Begründungen der Kinästhetik?**

- ❑ A Pflegewissenschaft
- ❑ B Psychologie
- ❑ C Soziologie
- ❑ D Verhaltenskybernetik
- ❑ E Pflegepädagogik

6

STOFFWECHSEL-ERKRANKUNGEN

6.1 **Ordnen Sie die Begriffe der beiden Listen einander zu und kreuzen Sie die richtige Aussagekombination an:**

Liste 1	*Liste 2*
A) Coma diabeticum	1. trockene Zunge, fibrilläre Zuckungen
B) Coma hepaticum	2. tiefe Atmung, Azetongeruch
C) Coma uraemicum	3. verlangsamte oder fehlende Reflexe, Ikterus

❑ A C1, A2, B3
❑ B A1, B2, C3
❑ C B1, A2, C3
❑ D B1, C2, A3

6.2 **Ordnen Sie die Begriffe der beiden Listen einander zu und kreuzen Sie die richtige Aussagekombination an:**

Liste 1	*Liste 2*
A) kontinuierliches Fieber	1. Temperatur-Tagesdifferenz höher als 1°C, ohne auf die Norm zurückzugehen
B) remittierendes Fieber	2. Temperatur-Tagesdifferenz weniger als 1°C
C) intermittierendes Fieber	3. Erhöhte Temperaturen wechseln mit fieberfreien Intervallen innerhalb eines Tages

❑ A A1, B2, C3
❑ B A2, B1, C3
❑ C A3, B2, C1
❑ D A3, B1, C2

6.3 **Bei der Nagelpflege eines Diabetikers ist darauf zu achten, dass**

1. die Zehennägel rund geschnitten werden
2. eingewachsene Nägel sofort vom Pflegepersonal entfernt werden
3. die Zehennägel gerade gefeilt werden
4. die Haut nicht verletzt wird
5. die Ecken der Zehennägel herausgeschnitten werden

❑ A 1 + 2
❑ B 1 + 4 + 5
❑ C 2 + 4
❑ D 3 + 4
❑ E 3 + 4 + 5

6.4 **Bei der Überwachung eines Patienten mit Antikoagulanzien-Therapie steht im Vordergrund**

❑ A Beobachtung des Pulses
❑ B Beobachtung auf Blutungen
❑ C Beobachtung der Atmung
❑ D Beobachtung des Aussehens
❑ E Keine besondere Beobachtung ist nötig.

6.5 **Hinweise auf eine Entgleisung des Blutzuckerspiegels bei einem Patienten mit Diabetes mellitus können sein:**

1. Heißhunger
2. Temperaturanstieg
3. Eintrübung des Bewusstseins
4. Schweißausbruch
5. Obstipation
6. Zittern
7. Durchfall

❑ A 1 + 2 + 5 + 6
❑ B 3 + 4 + 6
❑ C 1 + 3 + 4 + 6
❑ D 1 + 3 + 4 + 5 + 6
❑ E Alle Antworten sind richtig.

6.6 **Wichtigste Sofortmaßnahme im Coma diabeticum:**

- ❑ A bei nicht bewusstlosen Patienten gesüßten Tee oder Zuckerwasser reichen
- ❑ B Injektion von Glucose 40 % i.v.
- ❑ C Injektion von 1 mg Glucagon
- ❑ D Sofortige Insulininjektion i.v. oder s.c.
- ❑ E zwei bis drei Stück Würfelzucker in der Wangentasche zergehen lassen

6.7 **Im Rahmen einer Zytostatikabehandlung kommt es zu Nebenwirkungen, die vom Pflegepersonal berücksichtigt werden müssen. Nennen Sie vier:**

1. ______________________________

2. ______________________________

3. ______________________________

4. ______________________________

6.8 **Bei der Einzelzimmerpflege von Patienten mit akuter myeloischer Leukämie (AML):**

- ❑ A ist Besuch verboten
- ❑ B führen Personal und Besucher eine Händedesinfektion durch
- ❑ C dürfen Pflegeutensilien im Zimmer aufbewahrt werden
- ❑ D sind Schutzkittel ausschließlich für Besucher notwendig
- ❑ E sollte das Zimmer für den Patienten mit frischen Blumen und Topfblumen freundlich gestaltet werden

6.9 **Auswirkungen bei langanhaltendem Erbrechen können sein:**

1. Natriumverlust
2. respiratorische Alkalose
3. Dehydratation
4. Ödeme

- ❑ A 1 + 2
- ❑ B 2 + 3
- ❑ C 1 + 4
- ❑ D 1 + 3
- ❑ E 2 + 4

6.10 **Zur Ausschwemmung bei überwässerten Patienten werden oft Schleifendiuretika benutzt (Lasix®). Welche Auswirkungen können diese Medikamente haben?**

1. Kaliumverlust
2. Dehydratation
3. Steigerung des ZVD
4. Erhöhung des Hämatokrits
5. Besserung der Blutgaswerte

- ❑ A 1 + 2 + 3
- ❑ B 1 + 4 + 5
- ❑ C 1 + 2 + 3 + 4
- ❑ D 1 + 2 + 4 + 5
- ❑ E Alle Antworten sind richtig.

6.11 **Bei der Pflege von Patienten während einer Zytostatikabehandlung**

- ❑ A braucht man zum Waschen der Patienten keine Schutzhandschuhe
- ❑ B wird die Gefährlichkeit der Präparate häufig überbewertet
- ❑ C ist zu berücksichtigen, dass auch der Schweiß des Patienten Zytostatikarückstände enthalten kann
- ❑ D sollte man den Patienten mit allen Mitteln aufmuntern, um ihn von seiner Diagnose abzulenken
- ❑ E sollte man Gespräche über seine Krankheit vermeiden

6.12 **Welche pflegerische Maßnahme ist bei einem Patienten mit Zytostatikatherapie richtig?**

- ❑ A Patienten während der Therapie über den möglichen Haarausfall unterrichten
- ❑ B orale Flüssigkeitszufuhr wegen der Gabe von Infusionslösungen möglichst reduzieren
- ❑ C Patienten häufig zum Trinken anregen
- ❑ D Mundpflege ist wegen der meist ausgeprägten Stomatitis kontraindiziert

6.13 **Patienten mit Diabetes mellitus bekommen die zum Frühstück verordnete Menge Insulin**

- ❑ A immer genau zehn Minuten vor dem Frühstück
- ❑ B gleich nach dem Aufstehen, damit das Insulin bereits wirkt, wenn der Patient das Frühstück bekommt
- ❑ C innerhalb der Zeit, die auf dem Beipackzettel angegeben ist
- ❑ D vorsichtshalber erst nach dem Essen, weil der Patient vielleicht nicht alles aufisst
- ❑ E während der Mahlzeit, damit die Wirkung des Insulins gleichzeitig mit der Speisenresorption einsetzt

6.14 **Welche der folgenden Hinweise für einen Patienten mit Diabetes mellitus sind richtig?**

1. viel barfuß laufen
2. Das Tragen offener Schuhe ist immer vorteilhaft.
3. besondere Beobachtung der Hautfalten
4. Gefährdung durch unsachgemäße Nagelpflege

- ❑ A 1 + 2
- ❑ B 1 + 3
- ❑ C 2 + 3
- ❑ D 2 + 4
- ❑ E 3 + 4

6.15 **Unblutiger Aderlass ist eine Sofortmaßnahme bei**

- ❑ A der EPH-Gestose
- ❑ B der Rechtsherzinsuffizienz
- ❑ C Polyglobulie
- ❑ D Milzruptur
- ❑ E Lungenödem

6.16 **Welche diätetischen Richtlinien muss ein Patient mit einer dekompensierten chronischen Niereninsuffizienz befolgen?**

1. kohlenhydratreich
2. kaliumarm
3. natriumarm
4. eiweißreduziert
5. flüssigkeitsarm
6. vitaminreich

❑ A 1 + 4 + 6
❑ B 2 + 4 + 5
❑ C 2 + 3 + 5
❑ D 2 + 4 + 6
❑ E 1 + 3 + 4

6.17 **Für die Pflege eines an AIDS erkrankten Patienten gilt:**

1. Er ist grundsätzlich zu isolieren
2. Er muss geschützt werden vor pathogenen Keimen
3. Er kann auf einer allgemeinen medizinischen Station liegen
4. Er muss über Maßnahmen der allgemeinen Hygiene unterrichtet werden
5. Er bedarf immer stationärer Pflege

❑ A 1 + 2 + 4
❑ B 2 + 3 + 4
❑ C 3 + 4 + 5
❑ D 2 + 4 + 5
❑ E 1 + 4 + 5

6.18 **Sie raten einem Patienten zur Vorbeugung vor weiteren Gichtanfällen Folgendes:**

1. Gewichtsabnahme bei Übergewicht
2. Einschränkung des Fleischgenusses (besonders Innereien)
3. Einschränkung des Alkoholkonsums
4. Stress vermeiden
5. für ausreichende Bewegung sorgen
6. reichlich trinken

❏ A 3 + 4 + 5 + 6
❏ B 1 + 2 + 5 + 6
❏ C 2 + 3 + 5 + 6
❏ D 1 + 2 + 3 + 4
❏ E Alle Antworten sind richtig.

6.19 **Resorptionsfieber**

❏ A ist ein Hinweis auf eine postoperative Frühkomplikation
❏ B beginnt immer mit Schüttelfrost
❏ C ist ein Hinweis auf die Fähigkeit des Organismus, zerstörte Gewebselemente und -toxine zu verarbeiten
❏ D ist eine Temperaturerhöhung, die nur nach Operationen auftritt

6.20 **Welche Aussage zur Knochenmarkpunktion trifft zu?**

❏ A Eine Knochenmarkpunktion kann nur im Sternumbereich vorgenommen werden.
❏ B Das Punktat muss zur Untersuchung in der Spritze trocknen.
❏ C Bei der Sternalpunktion muss der Patient einen Katzenbuckel machen.
❏ D Die Punktion wird in Lumbalanästhesie durchgeführt.
❏ E Das Punktat wird zur Hemmung der Gerinnung mit Natriucitrat vermengt.

7

ORTHOPÄDISCHE ERKRANKUNGEN

7.1 **Die Gefahr einer Fettembolie für einen erwachsenen Patienten besteht,**

- ❑ A wenn eine Perforation eines Ulcus duodeni vorliegt
- ❑ B wenn ein Verschluss des Ductus choledochus vorliegt
- ❑ C wenn eine Fraktur eines langen Röhrenknochens vorliegt
- ❑ D wenn er nach einer Cholezystektomie fettreiche Mahlzeiten zu sich nimmt

7.2 **Sie pflegen einen 17 Jahre alten Patienten, der wegen einer Oberschenkelfraktur bei einem Skiunfall in einer Extension liegt. Zwei Tage nach dem Unfall entwickelt er plötzlich Fieber, wird zyanotisch und unruhig. Worauf deutet dieses Zeichen hin?**

- ❑ A Schock
- ❑ B Fettembolie
- ❑ C Sepsis
- ❑ D Pneumonie
- ❑ E schwere Grippe durch kurzzeitige Unterkühlung

7.3 **Nach Ersatz eines Hüftgelenks durch eine Totalendoprothese (TEP) ist in den ersten postoperativen Tagen Folgendes zu beachten:**

1. unbedingte Flachlagerung des Patienten
2. keine Adduktion des Hüftgelenks
3. keine Abduktion des Hüftgelenks
4. Kopfteil des Bettes nicht über 45 Grad stellen
5. keine Außenrotation

- ❑ A 1 + 2 + 5
- ❑ B 1 + 3 + 5
- ❑ C 2 + 4 + 5
- ❑ D 2 + 3 + 4
- ❑ E Alle Antworten sind richtig.

7.4 **Wenn bei einer Osteomyelitis (z. B. Oberschenkelknochen) eine Spül-Saug-Drainage angelegt wird, ist Folgendes zu beachten:**

1. exakte Dosierung der Spüllösung
2. halbstündliches Abklemmen des Spülsystems
3. Kontrolle der ein- und auslaufenden Spülflüssigkeit in zeitlich festgelegten Abständen
4. aseptisches Wechseln von Ableitungsbesteck und Sekretflasche

- ❑ A 1 + 3 + 4
- ❑ B 1 + 2 + 3
- ❑ C 1 + 2 + 4
- ❑ D 2 + 3 + 4
- ❑ E Alle Antworten sind richtig.

7.5 **Nach einer Oberschenkelfraktur erfolgt eine konservative Frakturbehandlung mittels Drahtextension. Sie haben auf Folgendes zu achten:**

1. freie Beweglichkeit des Extensionsbügels und des Gewichtes
2. Das Fußende des Bettes muss leicht erniedrigt sein.
3. Der Zug des Extensionsgewichtes erfolgt achsengerecht.
4. Spitzfußprophylaxe ist erforderlich.
5. Die Kontrolle der Ein- und Ausstichstelle erfolgt täglich.

- ❑ A 1 + 3 + 4 + 5
- ❑ B 1 + 2 + 3 + 5
- ❑ C 2 + 3 + 4 + 5
- ❑ D 1 + 2 + 4 + 5
- ❑ E Alle Antworten sind richtig.

7.6 **Welche der folgenden Aussagen zur Pflege und Überwachung von Patienten mit Beckenringfraktur sind zutreffend?**

1. Die Bettruhe dauert mehrere Wochen.
2. Zur Dekubitusprophylaxe muss der Patient oft umgelagert werden.
3. Zur Pneumonieprophylaxe soll der Oberkörper des Patienten hochgelagert werden.
4. Es besteht erhöhte Thrombosegefahr.
5. Wichtig ist die Beobachtung der Urinfarbe und -menge.

❑ A 1 + 3 + 4
❑ B 1 + 2 + 4
❑ C 1 + 2 + 5
❑ D 1 + 4 + 5
❑ E 2 + 4 + 5

7.7 **Nennen Sie drei Komplikationen, die durch eine fehlerhafte Lagerungstechnik bei einer Extensionsbehandlung des Beines auftreten können!**

1. ______________________________

2. ______________________________

3. ______________________________

7.8 **Welche drei Gelenke werden mit der Anlage eines Desault-Verbandes oder Gilchrist-Verbandes ruhig gestellt?**

1. ______________________________

2. ______________________________

3. ______________________________

8

GYNÄKOLOGISCHE ERKRANKUNGEN UND WOCHENBETT

8.1 **Wann sollte mit dem Stillen begonnen werden?**

1. so früh wie möglich
2. wenn der Milcheinschuss vorüber ist
3. am zweiten Tag nach der Entbindung
4. an der noch weichen Brust (vor dem Milcheinschuss)
5. nicht vor dem dritten Tag

❑ A 2 + 4 + 5
❑ B 1 + 4
❑ C 1 + 2 + 5
❑ D 3 + 4
❑ E Alle Antworten sind richtig.

8.2 **Sie übernehmen in der Nacht eine frisch entbundene Patientin aus dem Kreißsaal. Bei der Blutdruckmessung nach einer halben Stunde weist die Patientin folgende Werte auf: 90/50 mmHg. Wie sieht Ihre sofortige Vorgehensweise aus?**

1. Kopftieflagerung
2. Kontrolle der Vulva-Vorlagen
3. zuerst Benachrichtigung des Arztes
4. Pulskontrolle
5. Schaffung eines venösen Zuganges, Vorbereitung einer Infusion
6. Vergleich mit den vorausgegangenen Vitalwerten

❑ A 1 + 3 + 5
❑ B 2 + 4 + 6
❑ C 1 + 2 + 4
❑ D 3 + 5
❑ E Alle Antworten sind richtig.

8.3 **Ordnen Sie die Begriffe der beiden Listen einander zu und kreuzen Sie die richtige Aussagekombination an:**

Liste 1	*Liste 2*
A) weißlicher Fluor neben weißlichen Belägen	1. Trichomonadeninfektion
B) gelblicher bis grünlicher Fluor	2. Soorinfektion
C) schaumiger, dünnflüssiger, übelriechender Fluor	3. unspezifische oder spezifische Infektion

❏ A A1, B2, C3
❏ B A2, B3, C1
❏ C A3, B2, C1
❏ D A1, B3, C2

8.4 **Wichtigste pflegerische Maßnahme bei Mastitis puerperalis ist**

❏ A Thromboseprophylaxe
❏ B Brust hochbinden und kühlen
❏ C Abstillen mit Pravidel
❏ D Wärmeapplikation auf die befallene Brust
❏ E Antibiotikagabe

8.5 **Sie empfehlen einer Patientin nach Mamma-Ablatio rechts zur Vorbeugung eines Lymphödems:**

1. den rechten Arm möglichst nicht zu bewegen
2. den rechten Arm tief zu lagern, um die arterielle Durchblutung zu fördern
3. am rechten Arm keine einengende Kleidung zu tragen
4. mit dem rechten Arm regelmäßig krankengymnastische Übungen vorzunehmen

❏ A 1 + 2
❏ B 2 + 4
❏ C 3 + 4
❏ D 1 + 3
❏ E Alle Antworten sind richtig.

8.6 **Die Kontrolle der Blasenfunktion nach der Entbindung ist wichtig, da die veränderten Druckverhältnisse zu Blasenentleerungsstörungen führen können. Die erste Spontanurinentleerung sollte erfolgen**

- ❑ A nach 24 Stunden
- ❑ B nach sechs bis acht Stunden
- ❑ C nach der ersten Mahlzeit mit Aufnahme von Getränken
- ❑ D wenn Harndrang besteht

8.7 **Was ist wichtig bei der Pflege der Wöchnerin?**

1. Prinzip der Reihenfolge: „Erst Brust, dann Bauch"
2. Nach dem Stillen wird die Brust mit einem sterilen Tuch abgedeckt.
3. Die Lochien sind auf Farbe, Menge und Geruch zu beobachten.
4. Vorlagen sind mit Handschuhen oder Pinzetten zu entfernen.

- ❑ A 1 + 2
- ❑ B 1 + 3
- ❑ C 3 + 4
- ❑ D 2 + 4
- ❑ E Alle Antworten sind richtig.

8.8 **Welche Aussagen zum Wochenfluss (Lochien) sind richtig?**

1. ist manchmal kaum oder gar nicht vorhanden
2. dauert im Allgemeinen bis zu fünf Tagen an
3. Es ist mit einem Wochenfluss über mehrere Wochen zu rechnen.
4. ist am Anfang blutig und wird zum Ende hin gelblich, dann mehr oder weniger klar
5. hat von Anfang an gelbliches Aussehen

- ❑ A 1 + 2 + 3
- ❑ B 2 + 4
- ❑ C 3 + 4
- ❑ D 3 + 4 + 5
- ❑ E 3 + 5

8.9 **Nennen Sie drei wichtige pflegerische Maßnahmen beim eklamptischen Anfall:**

1. ______________________________

2. ______________________________

3. ______________________________

8.10 **Zur Vorbereitung einer Abrasio aufgrund unregelmäßiger Blutungen nach der Menopause gehören:**

1. Rasur der Schamgegend
2. Zystoskopie
3. Patientin nüchtern lassen
4. Vaginalspülungen
5. Rh-Bestimmungen
6. Blasenentleerungen

❑ A 2 + 4 + 6
❑ B 1 + 3 + 6
❑ C 1 + 3 + 4
❑ D 3 + 4 + 6
❑ E Alle Antworten sind richtig.

8.11 **Welchen Sinn hat die Wochenbettgymnastik?**

1. Sie dient der Anregung des Kreislaufs und der Thromboseprophylaxe.
2. Sie verhindert die Rückbildung des Uterus.
3. Sie dient der Festigung der Bauchmuskulatur.
4. Sie hat einen direkten Einfluss auf die Milchbildung nach der Geburt.

❑ A 1 + 2 + 4
❑ B 2 + 5
❑ C Nur 3 ist richtig.
❑ D 2 + 4 + 5
❑ E Alle Antworten sind richtig.

8.12 **Eine Frau, die ihr Kind stillen möchte,**

- ❑ A muss warten, bis der Milchfluss in Gang gekommen ist
- ❑ B sollte ihr Baby möglichst in den ersten zwei Stunden nach der Geburt anlegen
- ❑ C muss die Milchproduktion durch Abpumpen vorher anregen
- ❑ D muss während der ersten sechs Lebensmonate des Kindes Eisen, Vitamin D und Kalzium einnehmen

8.13 **Eine Patientin soll zur gynäkologischen Untersuchung gebracht werden. Folgende Vorbereitungen sind zu treffen: Die Patientin**

1. bekommt einen Einlauf
2. erhält vom Pflegepersonal eine sorgfältige Intimtoilette
3. soll vorher die Toilette aufsuchen und anschließend eine Intimtoilette vornehmen
4. bekommt vorher Katheterurin abgenommen
5. muss vorher eine Einwilligungserklärung unterschreiben

- ❑ A 1 + 2 + 4
- ❑ B 3 + 5
- ❑ C Nur 3 ist richtig.
- ❑ D 2 + 4 + 5
- ❑ E Alle Antworten sind richtig.

8.14 **Welche Maßnahmen dienen zur Verhütung eines Lymphödems nach Mamma-Amputation?**

1. gezielte Bewegungstherapie nach OP
2. häufiges Tieflagern des Arms
3. Lymphdrainage
4. NaCl-reiche Ernährung

- ❑ A 1 + 3
- ❑ B 1 + 2 + 3
- ❑ C 1 + 3 + 4
- ❑ D 1 + 2
- ❑ E Alle Antworten sind richtig.

8.15 **Eine Wöchnerin**

1. kann sofort nach der Entbindung aufstehen, um eine Thrombose zu vermeiden
2. sollte noch am Entbindungstag mit Gymnastik beginnen, um die Bauchdecke zu straffen
3. sollte in den ersten beiden Stunden nach der Entbindung intensiv überwacht werden
4. bekommt nach der Entbindung eine Scheidenspülung, um den Geburtskanal zu reinigen

❏ A 1 + 2
❏ B 1 + 3
❏ C 2 + 4
❏ D 3 + 4
❏ E 1 + 4

8.16 **Bei Patientinnen mit Mamma-Amputation**

1. soll der Schultergürtel für mehrere Tage ruhiggestellt werden, um keinen Zug auf die Narbe auszuüben
2. soll die aktive assistierte Bewegungstherapie so früh wie möglich vorgenommen werden
3. muss der Arm der betroffenen Seite tief gelagert werden
4. muss auf besonders gute Hautpflege geachtet werden, wenn eine Bestrahlungstherapie angeschlossen werden soll

❏ A 1 + 2
❏ B 1 + 4
❏ C 2 + 3
❏ D 2 + 4
❏ E Alle Antworten sind richtig.

8.17 **Welche Ziele sollen durch die Steinschnittlage erreicht werden? Nennen Sie zwei!**

1. ______________________________

2. ______________________________

8.18 **Der Stuhlgang des Neugeborenen**

1. ist beim gestillten Kind hellgelb und weich
2. erfolgt bei einem gestillten Baby bis zu sechsmal pro Tag
3. wird unmittelbar nach der Geburt Mekonium genannt
4. ist fest, geformt und erfolgt am zweiten postnatalen Tag
5. muss täglich auf seinen Albumingehalt kontrolliert werden

- ❏ A 1 + 2 + 3
- ❏ B 3 + 4 + 5
- ❏ C 1 + 4 + 5
- ❏ D Alle Antworten sind richtig.
- ❏ E Keine Antwort ist richtig.

8.19 **Bitte nennen Sie drei häufige Komplikationen im Wochenbett:**

1. ____________________

2. ____________________

3. ____________________

8.20 **In der Wochenpflege beobachten wir folgende Symptome bei einer Wöchnerin mit Lochialstau:**

1. Übelkeit
2. gänzliches bzw. teilweises Versiegen der Lochien
3. starke Schmerzen im Unterleib
4. erhöhte Körpertemperatur
5. Harnverhalt

- ❏ A 1 + 2 + 3
- ❏ B 2 + 3 + 5
- ❏ C 2 + 4
- ❏ D 1 + 2 + 4
- ❏ E Alle Antworten sind richtig.

8.21 **Welche Aussagen über die Gewichtszunahme eines Neugeborenen sind richtig?**

1. Die Gewichtszunahme im ersten 1/4 Jahr beträgt ca. 100 g pro Tag.
2. Das Geburtsgewicht hat sich mit zwölf Monaten ca. verdoppelt.
3. Die tägliche Gewichtszunahme im ersten 1/4 Jahr beträgt 25 bis 30 Gramm.
4. Das Geburtsgewicht hat sich mit ca. vier bis fünf Monaten verdoppelt.
5. Das Geburtsgewicht hat sich mit ca. vier bis fünf Monaten verdreifacht.
6. Das Geburtsgewicht hat sich mit zwölf Monaten verdreifacht.

❑ A 1 + 2 + 5
❑ B 3 + 4 + 6
❑ C 3 + 5 + 6
❑ D 1 + 5 + 6
❑ E 1 + 2 + 4

8.22 **Pflegerische Maßnahmen zur Vorbereitung auf die Klinikgeburt sind:**

1. Entfernung der Schambehaarung
2. Darmentleerung
3. Blasenentleerung
4. Legen eines Dauerkatheters
5. warmes Vollbad

❑ A 1 + 2 + 3
❑ B 1 + 2 + 3 + 5
❑ C 1 + 2 + 3 + 4
❑ D 1 + 4 + 5
❑ E Alle Antworten sind richtig.

8.23 **Weißliche Beläge im Bereich der Vagina und weißlicher, krümeliger Fluor**

1. lassen eine Infektion durch Soorpilz vermuten
2. erfordern bei der Pflegeplanung die Berücksichtigung von Maßnahmen, die eine Ausbreitung der Krankheit verhindern sollen
3. sind Hinweise auf eine unzureichende bzw. unterbrochene Behandlung mit Antibiotika
4. sind harmlose Begleiterscheinungen bei der Einnahme von Antikonzeptiva

❑ A 1 + 2
❑ B 1 + 3
❑ C 1 + 4
❑ D 2 + 4
❑ E 2 + 3

8.24 **Die Wochenbettgymnastik**

1. unterstützt die Straffung der Beckenboden- und Bauchmuskulatur
2. wirkt positiv auf die Rückbildung des Uterus
3. fördert den venösen Rückfluss aus den Beinen
4. darf auch nach geburtshilflichen Eingriffen wie Dammschnitt oder Kaiserschnitt erfolgen
5. regt den Kreislauf und Stoffwechsel an

❑ A 1 + 3 + 4
❑ B 1 + 2 + 3 + 5
❑ C 2 + 3 + 4
❑ D 1 + 3 + 4 + 5
❑ E Alle Antworten sind richtig.

8.25 **In den ersten Stunden nach der Entbindung**

1. muss die Wöchnerin zur Atemerleichterung in Oberkörperhochlagerung gelagert werden
2. wird die Wöchnerin mit gekreuzten Beinen gelagert, um eine Nachblutung besser erkennen zu können
3. sind die Vitalzeichen zu kontrollieren
4. muss ein Dauerkatheter gelegt werden
5. soll die Wöchnerin eine Ganzkörperwaschung bekommen

❑ A 1 + 3 + 5
❑ B 2 + 4
❑ C 2 + 3 + 5
❑ D 2 + 5
❑ E Alle Antworten sind richtig.

8.26 **Bei Inkontinenz von Frauen mit Blasensenkung trifft Folgendes zu:**

1. Es muss in bestimmten Situationen mit unkontrolliertem Harndrang gerechnet werden (Lachen, Husten usw.).
2. Unkontrollierter Harndrang kann u. a. durch gezieltes Training von Beckenbodenmuskulatur gebessert werden.
3. Es sollte ein Dauerkatheter gelegt werden.
4. Die günstigste Therapie ist das Tragen von Vorlagen.
5. Das Einhalten von festen Miktionszeiten hilft, unkontrollierten Harndrang zu reduzieren.

❑ A 1 + 2 + 5
❑ B 2 + 3
❑ C 1 + 4 + 5
❑ D 2 + 4
❑ E 4 + 5

8.27 **Nach vaginaler Hysterektomie**

1. muss die Zystitisprophylaxe besonders beachtet werden
2. ist mit Miktionsstörungen auch nach Dauerkatheter-Entfernung zu rechnen
3. soll die Patientin zur Stärkung der Beckenbodenmuskulatur so früh wie möglich schwere Lasten tragen
4. soll die Patientin schon vor der Entfernung des Dauerkatheters Gymnastik zur Stärkung der Beckenbodenmuskulatur ausüben

- ❑ A 1 + 2
- ❑ B 1 + 4
- ❑ C 2 + 4
- ❑ D 3 + 4
- ❑ E 2 + 3

8.28 **Um Infektionen nach gynäkologischen Operationen zu vermeiden, ist**

1. peinliche Sauberkeit von Bettwäsche, Pflegemitteln und Hilfsmitteln notwendig
2. prophylaktisch Antibiotikagabe erforderlich
3. häufiges Wechseln der Vorlagen nötig
4. exakte Intimpflege notwendig
5. zweistündliches Abspülen in den ersten drei postoperativen Tagen notwendig

- ❑ A 1 + 2 + 3
- ❑ B 1 + 3 + 4
- ❑ C 2 + 3 + 5
- ❑ D 2 + 4 + 5
- ❑ E Alle Antworten sind richtig.

8.29 **Welche pflegerischen Maßnahmen sind bei einer EPH-Gestose notwendig?**

1. regelmäßige Blutdruckkontrollen
2. regelmäßige Blutzuckerkontrollen
3. Flüssigkeitsbilanzierung
4. Kontrollen, ob die Diät eingehalten wird
5. Informationen über die Notwendigkeit der Bettruhe

❑ A 1 + 2
❑ B 1 + 3 + 4 + 5
❑ C 2 + 4 + 5
❑ D 2 + 3 + 4 + 5
❑ E Alle Antworten sind richtig.

8.30 **Bei der Pflege von Patientinnen nach vaginaler Hysterektomie mit Scheidenplastik und suprapubischer Blasendrainage**

1. muss nach der Operation sofort mit dem Blasentraining begonnen werden
2. muss auf die Durchgängigkeit der Drainage geachtet werden
3. wird eine Restharnbestimmung vor Entfernung der Drainage durchgeführt
4. wird eine Restharnbestimmung nach Entfernung der Drainage durchgeführt
5. muss der Verbandwechsel steril erfolgen

❑ A 1 + 2 + 3
❑ B 2 + 4 + 5
❑ C 1 + 2 + 4
❑ D 1 + 3 + 5
❑ E 2 + 3 + 5

8.31 **Eine Patientin wurde vaginal hysterektomiert. Die Urinausscheidung ist postoperativ**

1. nur über einen Blasenkatheter gewährleistet
2. zu Beginn stündlich zu kontrollieren
3. manchmal gestört
4. bezogen auf den Entleerungsreflex durch einfache Hilfsmittel, z. B. Wasserhahn aufdrehen, zu unterstützen
5. nur bei Mengen von mehr als 20 ml/h unbedenklich

❑ A 1 + 2 + 3 + 5
❑ B 2 + 3 + 4 + 5
❑ C 2 + 3 + 5
❑ D 1 + 4 + 5
❑ E Alle Antworten sind richtig.

8.32 **Ob der Säugling an der Brust der Mutter satt wird, wird nachgewiesen durch**

1. Wiegen des Kindes vor und nach jeder Mahlzeit
2. Sättigkeitszeichen des Säuglings
3. Feststellen der Körperlänge
4. Beobachtung des Hautspannungszustands

❑ A 1 + 4
❑ B 1 + 2
❑ C 2 + 3
❑ D 3 + 4
❑ E 2 + 4

8.33 **Welche pflegerischen Maßnahmen ergeben sich bei einer Patientin nach der Entbindung?**

1. Kontrolle der Vorlagen auf Menge und Farbe des Lochialsekrets
2. einmal täglich Messung des Bauchumfangs
3. Maßnahmen zur Thromboseprophylaxe
4. tägliches Vollbad in Kamille-Lösung

❑ A 1 + 2
❑ B 1 + 3
❑ C 2 + 3
❑ D 2 + 4
❑ E 3 + 4

8.34 **Die Eklampsie ist ein bedrohliches Ereignis für die Schwangere und den Embryo. Welche Maßnahmen sind im akuten Krampfanfall zu treffen?**

1. Atmung beobachten
2. die Frau durch Fixierung an das Bett vor Verletzungen schützen
3. für helle Beleuchtung sorgen
4. Arzt verständigen
5. Sedativa bereithalten

❑ A 1 + 4 + 5
❑ B 1 + 3 + 5
❑ C 2 + 4 + 5
❑ D 3 + 4 + 5
❑ E 2 + 3 + 5

8.35 **Nach der Entbindung soll die Wöchnerin folgendermaßen informiert werden:**

❑ A das Neugeborene möglichst früh anlegen
❑ B das Neugeborene dreimal täglich anlegen, um Schrunden an den Brustwarzen zu vermeiden
❑ C von Anfang an das Neugeborene an jede Brust zehn Minuten legen
❑ D zur Schonung das Neugeborene im Bett anlegen
❑ E das Neugeborene möglichst zufüttern

8.36 **Aus pflegerischer Sicht sind folgende Aussagen zum Fluor genitalis richtig:**

1. Unter Fluor genitalis versteht man den Ausfluss aus dem weiblichen Genitale als Folge gesteigerter Sekretion.
2. kann von höher oder tiefer gelegenen Genitalabschnitten stammen
3. ist immer entzündlich bedingt
4. kann eine Infektionsquelle darstellen

❑ A 1 + 3
❑ B 2 + 3 + 4
❑ C 1 + 2 + 4
❑ D 2 + 4
❑ E Alle Antworten sind richtig.

8.37 **Zu den pflegerischen Konsequenzen eines Abortus imminens gehören:**

1. strenge Bettruhe
2. Verabreichen von Beruhigungsmitteln
3. häufige gynäkologische Untersuchungen
4. für weichen Stuhlgang sorgen
5. für ruhige Atmosphäre sorgen

- ❑ A 1 + 2 + 4
- ❑ B 1 + 3
- ❑ C 2 + 4
- ❑ D 3 + 4
- ❑ E 1 + 4 + 5

8.38 **Nennen Sie zwei Maßnahmen, die Sie zur Prophylaxe wunder Brustwarzen kennen:**

1. ____________________

2. ____________________

8.39 **Der Nabelschnurrest des Neugeborenen**

- ❑ A darf in der Klinik nur von einer Hebamme versorgt werden
- ❑ B ist täglich steril zu versorgen
- ❑ C fällt am zweiten bis dritten Lebenstag ab
- ❑ D stellt keine besondere Infektionsgefahr für das Kind dar
- ❑ E ist grundsätzlich so zu vernähen, dass keine Nachsorge mehr nötig ist

8.40 **Nach einer abdominalen Uterustotalexstirpation sollte postoperativ Folgendes beachtet werden:**

1. Die Patientin sollte frühestens nach 24 Stunden das erste Mal aufstehen, um den Beckenboden nicht zu belasten.
2. Um Keime aus der Vagina zu entfernen, sollte einmal täglich eine Spülung mittels Vago-Clys durchgeführt werden.
3. Zur Unterstützung des venösen Rückflusses sollten Antithrombosestrümpfe getragen werden.
4. Schmerzfreie Intervalle – z. B. nach Gabe eines Analgetikums – sollten für Atemübung und Abhusten von Sekret benutzt werden.
5. Nachdem die Patientin abgeführt hat, kann sie wieder feste Nahrung zu sich nehmen.

❑ A 1 + 3 + 5
❑ B 3 + 4 + 5
❑ C 2 + 3 + 5
❑ D 2 + 4 + 5
❑ E 1 + 3 + 4

8.41 **Welche Maßnahmen sind bei den ersten Anzeichen einer Mastitis sinnvoll?**

1. Abstillen
2. vollständige Entleerung der Brust
3. kühlende Umschläge zwischen den Stillzeiten
4. Brust mit entzündungshemmender Salbe und „elastische" Binden hochwickeln
5. körperliche Schonung

❑ A 1 + 2 + 3
❑ B 1 + 4
❑ C 2 + 3
❑ D 2 + 3 + 5
❑ E 2 + 3 + 4

8.42 **Nach Mammaamputation erfolgt die Lagerung des Armes der betroffenen Seite in**

❑ A Abduktions-Innenrotationsstellung
❑ B Abduktions-Außenrotationsstellung
❑ C Adduktions-Innenrotationsstellung
❑ D Adduktions-Außenrotationsstellung

8.43 **Welche Symptome zeigen eine Überdosierung wehenhemmender Mittel?**

1. Pulsrhythmusstörungen
2. Schlaflosigkeit
3. Händezittern
4. Bradykardie
5. Apathie

❑ A 1 + 2 + 3
❑ B 1 + 2 + 4
❑ C 4 + 5
❑ D 1 + 5
❑ E 1 + 4 + 5

8.44 **Die Lage der Patientin zur gynäkologischen Untersuchung ist die**

❑ A rechte Seitenlage
❑ B Rückenlage
❑ C Knie-Ellenbogen-Lage
❑ D Steinschnittlage
❑ E Beckenhochlage

8.45 **In der Wochenbetthygiene ist Folgendes zu beachten:**

1. strikte Trennung der Versorgung von Brust- und Genitalbereich
2. Spülungen des äußeren Genitale sind nach jeder Blasen- und Darmentleerung in den ersten sieben Tagen vorzunehmen
3. Sitzbäder sind bei der Entbindung mit Episiotomienaht nach Anordnung des Arztes durchzuführen
4. Vollbäder sind erst nach ca. sechs Wochen erlaubt
5. Duschen ist schon nach ein bis zwei Tagen erlaubt

❑ A 1 + 2 + 3
❑ B 2 + 4 + 5
❑ C 1 + 2 + 4 + 5
❑ D 2 + 3 + 4 + 5
❑ E Alle Antworten sind richtig.

8.46 **Aus welchen Gründen ist nach der Entbindung auf Blasenentleerung zu achten?**

1. Nach der Entbindung setzt die Harnflut durch Ausscheidung eines in der Schwangerschaft vermehrt eingelagerten Gewebswassers ein.
2. Eine gefüllte Blase hindert den Uterus an seiner Kontraktion.
3. Bei längerem Blasenverhalt kommt es zur Entstehung einer Balkenblase.
4. Der Blasentonus ist noch durch die Schwangerschaft vermindert.
5. Kommt es nicht zur spontanen Blasenentleerung, muss ein Dauerkatheter gelegt werden.

❑ A 1 + 2 + 3
❑ B 1 + 2 + 4
❑ C 2 + 3 + 4
❑ D 1 + 3 + 5
❑ E 2 + 3 + 5

8.47 **Bei einem Abortus imminens**

1. ist strenge Bettruhe angezeigt
2. sollte sich die Patientin viel bewegen
3. werden auf Anordnung Sedativa verabreicht
4. werden wehenfördernde Medikamente verabreicht
5. sind Reinigungseinläufe indiziert

❑ A 1 + 3
❑ B 1 + 5
❑ C 2 + 4
❑ D 4 + 5
❑ E 3 + 5

8.48 **Zu Pflege einer Schwangeren mit Präeklampsie gehören:**

1. Gewichtskontrolle
2. Ein- /Ausfuhrkontrolle
3. Blutdruckkontrolle
4. Eiweißarme Diät
5. Eiweißreiche Diät
6. Salzarme Kost
7. Salzfreie Kost

❑ A 1 + 2 + 3 + 4 + 7
❑ B 1 + 2 + 3 + 5 + 7
❑ C 1 + 2 + 3 + 5 + 6
❑ D 2 + 3 + 5 + 7
❑ E 1 + 3 + 4 + 6

8.49 **Bei einer Schwangeren mit Verdacht auf Placenta praevia ist zu achten auf:**

❑ A Regelmäßige Harnentleerung
❑ B Hautbeschaffenheit
❑ C Schmerzlose Blutung
❑ D Regelmäßige Pupillenkontrolle
❑ E Regelmäßige Pulskontrolle

8.50 **Welche Informationen geben Sie einer stillenden Mutter bezüglich ihrer Ernährung? Nennen Sie fünf!**

1. ______________________________
2. ______________________________
3. ______________________________
4. ______________________________
5. ______________________________

8.51 **Wie sollte eine Hochschwangere gelagert werden, um ein Vena-cava-Kompressionssyndrom zu vermeiden?**

- ❑ A Rückenlage
- ❑ B Kopftieflage
- ❑ C Seitenlage
- ❑ D Bauchlagerung
- ❑ E Oberkörperhochlagerung

8.52 **Welche Symptome zeigen eine Überdosierung wehenhemmender Medikamente an?**

1. Pulsrhythmusstörungen
2. Schlaflosigkeit
3. Händezittern
4. Bradykardie
5. Apathie

- ❑ A 1 + 2 + 3
- ❑ B 1 + 2 + 4
- ❑ C 4 + 5
- ❑ D 1 + 5
- ❑ E 1 + 4 + 5

9 FALLBEISPIELE UND PFLEGEPLANUNG

9.1 Pflege einer Patientin nach Sectio caesarea

I. Informationssammlung:

Frau Sch., 35 Jahre alt, Beruf: Hausfrau

Zur Vorgeschichte:
Frau Sch. wurde in der 37. Schwangerschaftswoche von ihrem Gynäkologen zur stationären Überwachung mit der Diagnose „Plazentainsuffizienz, EPH-Gestose, Nikotinabusus" in die Klinik eingewiesen. Ihre erste Schwangerschaft war 1988 und endete mit einer Spontangeburt eines reifen Jungen. In der zweiten Schwangerschaft entwickelte sich eine EPH-Gestose, die mit einem intrauterinen Fruchttod endete.

Erste Eindrücke:
Die Patientin ist mittelgroß und normalgewichtig, zeigt eine blasse Hautfarbe und wirkt sehr bedrückt.
Vom Ehemann erfahren Sie, dass er und der 12-jährige Sohn während eines Klinikaufenthaltes von Frau Sch. von seinen Eltern versorgt werden und seine Frau ganz beruhigt ist, dass eine Schnittentbindung vorgesehen ist.

Situation vier Stunden nach der Operation:
Nach der Schnittentbindung liegt die Patientin zur weiteren Überwachung auf der Intensivstation. Ihr Kind, eine Junge von 2.120 Gramm, musste wegen Atemnotsyndrom in die nahegelegene Kinderklinik verlegt werden. Die Mutter wurde darüber informiert, dass es keine Missbildung zeigt. Schon vor der Operation wurde bei Frau Sch. ein Dauerkatheter (DK) gelegt. Ein zentraler Venenkatheter liegt zur Infundierung nach Anordnung, in der Bauchwunde eine Redon-Drainage. Die Vitalzeichen (Monitorüberwachung) sind konstant normal.

II. Fragen zum Fallbeispiel:

9.1.1 **Nennen Sie eine Ursache, weshalb die Patientin in der präoperativen Phase bedrückt ist. Geben Sie zwei Begründungen für die Ursache dieser Stimmung an!**

____

____

____

____

9.1.2 **Ein potentielles Problem ist die Infektion. Nennen Sie zwei mögliche Infektionsbereiche (ausgenommen Mamma) und geben Sie dazu drei konkrete prophylaktische Maßnahmen an!**

Infektionsbereich:

____

Maßnahmen:

1. ______________________________

2. ______________________________

3. ______________________________

Infektionsbereich:

____

Maßnahmen:

1. ______________________________

2. ______________________________

3. ______________________________

9.1.3 **Welche weiteren Pflegeprobleme ergeben sich aus diesem Fallbeispiel in den nächsten 14 Tagen? Nennen Sie vier und begründen Sie diese!**

Pflegeproblem 1:

Begründung:

Pflegeproblem 2:

Begründung:

Pflegeproblem 3:

Begründung:

Pflegeproblem 4:

Begründung:

9.1.4 **Welche Ressourcen der Frau Sch. begünstigen ihren Genesungsverlauf? Nennen Sie zwei!**

1.

2.

9.2 Pflege eines Patienten mit Herzinfarkt

I. Informationssammlung:

Herr K., 50 Jahre alt, Beruf: Bauunternehmer

Familie: verheiratet, die Ehefrau ist ganztägig berufstätig, drei Kinder (14, 16 und 17 Jahre alt)

Zur Vorgeschichte:

Herr K. ist ein selbstständiger Bauunternehmer. Die Situation auf dem Baumarkt ist derzeit miserabel. Hinzu kommt noch die Konkurrenz durch einen Unternehmer, sodass auch die finanzielle Lage nicht gerade rosig ist. Es mussten bereits einige Arbeiter entlassen werden.
Vor einigen Wochen erhielt Herr K. von der Stadt einen Auftrag, ein Zehnfamilienhaus innerhalb eines Jahres bezugsfertig zu erstellen. Um seine Firma sanieren zu können, stellte er kein zusätzliches Personal ein. Er selbst half aus, wo immer es nötig war. Ein zwölfstündiger Arbeitstag war keine Seltenheit. Nach Feierabend musste noch die umfangreiche Buchführung erledigt werden.
In letzter Zeit häuften sich die Spannungen innerhalb der Familie. Seine

Frau fühlte sich ebenfalls überlastet. Seine Tochter äußerte die Absicht auszuziehen, um sich mit ihrem Freund eine gemeinsame Wohnung zu nehmen.
Seit längerem befand sich Herr K. schon in ärztlicher Behandlung wegen seiner Hypertonie. Der Hausarzt hatte ihm bereits ein striktes Rauchverbot auferlegt, dessen Einhaltung ihm sehr schwerfiel.
Am Abend des 25. Juli hatte Herr K. ein längeres Streitgespräch mit seiner Tochter. Plötzlich spürte er heftige Schmerzen hinter dem Brustbein, die in den linken Arm ausstrahlten. Sein Gesicht war kaltschweißig. Die Tochter benachrichtigte sofort den Notarzt.

Erste Eindrücke:

Herr K. wird liegend, in Begleitung der Rettungssanitäter, auf die Intensivstation gebracht. Obwohl er starke Schmerzen im Thorax sowie über Luftnot klagt, will er unbedingt bei den Pflegemaßnahmen behilflich sein. Der Patient ist übergewichtig (120 kg bei einer Körpergröße von 172 cm). Der Arzt injiziert Herrn K. sofort ein Schmerzmittel.
Diagnose: Herzinfarkt

II. Fragen zum Fallbeispiel:

9.2.1 **Im Hinblick auf die Rehabilitation ist es für Herrn K. wichtig, sich klarzumachen, welche Risikofaktoren zu seinem jetzigen Zustand geführt haben. Nennen Sie drei:**

1. ______________________________

____

2. ______________________________

____

3. ______________________________

9.2.2 **In welchem Bereich sind die „Aktivitäten des täglichen Lebens“ bei Herrn K. eingeschränkt? Machen Sie bitte sechs Angaben:**

1. ______________________________

____

2. ______________________________

____

3. ____________________

4. ____________________

5. ____________________

6. ____________________

9.2.3 Welche aktuellen Pflegeprobleme ergeben sich bei Herrn K.? Nennen Sie drei!

1. ____________________

2. ____________________

3. ____________________

9.2.4 **Nennen Sie zu den von Ihnen in Fragen 9.2.3 genannten aktuellen Pflegeproblemen die entsprechenden Maßnahmen sowie deren Sinn und Zweck!**

Zu 1: ____

Zu 2: ____

Zu 3: ____

9.2.5 **Welche potentiellen Pflegeprobleme (gesundheitlichen Gefahren) ergeben sich bei Herrn K. aus der jetzigen Situation für die erste Woche? Nennen Sie sechs!**

1. ____
2. ____
3. ____
4. ____
5. ____
6. ____

9.3 Pflege bei Verbrennungen

I. Informationssammlung:

Frau B., 56 Jahre alt, 165 cm groß und 60 kg schwer, Raucherin (20–30 Zigaretten pro Tag)
Familie: verheiratet, zwei Kinder (25 und 27 Jahre alt, wohnen nicht mehr im elterlichen Haus)

Vorgeschichte:
Innerhalb der Familie ist es in der Vergangenheit häufig zu heftigen Auseinandersetzungen gekommen. Als Versöhnungsversuch entschloss sich Frau B., mit Ihrer Familie ein Grillfest zu veranstalten.
Bei dem Versuch, das Feuer mit Brennspiritus zu entfachen, entstand eine Stichflamme, die Verbrennungen an Gesicht wie auch an beiden Unterarmen und Händen verursachte.
Der Ehemann fuhr daraufhin seine Frau sofort in das nahegelegene Krankenhaus.

Befund und Verlauf im Krankenhaus:
Nach dreitägigem Aufenthalt auf der Intensivstation wird Frau B. auf Ihre Station verlegt. Aus dem schriftlichen und mündlichen Übergabebericht erhalten Sie weitere Informationen:

- II.- bis III.-gradige Verbrennungen an den Außenseiten der Unterarme und Hände
  Behandlung mit einer bakteriziden Salbe zur Prophylaxe und Therapie von Wundinfektionen nach Verbrennung. Wundverband.
- Zwei III.-gradige Verbrennungsstellen am linken Oberschenkel.
  Die Nekrosen wurden abgetragen. Behandlung mit einer bakteriziden Salbe. Der Verband ist feucht und weist eine grün-braune Färbung auf.

- Verbrennungen I. Grades im Gesicht, besonders im Bereich der Lippen

- Die Urinausscheidung über den Blasenkatheter ist gut.

- Die Patientin hat 38,3 °C Temperatur (axillare Messung) und ist tachykard.
  Sie gibt Schmerzen an. Besonders klagt sie über klopfende Schmerzen im linken Oberschenkel.

- Seit ihrer Aufnahme hatte sie noch keinerlei Kontakt mit ihrer Familie .

- Insgesamt wirkt sie innerlich unruhig und traurig verstimmt.

II. Fragen zum Fallbeispiel:

9.3.1 Welche „Aktivitäten des täglichen Lebens" sind bei Frau B. eingeschränkt? Nennen Sie sechs!

1. ______________________________

____

2. ______________________________

____

3. ______________________________

____

4. ______________________________

____

5. ______________________________

____

6. ______________________________

____

9.3.2 Welche Pflegeprobleme lassen sich für den heutigen Tag aus der vorliegenden Informationssammlung ableiten? Nennen Sie vier mit Begründung!

Problem 1:

____

____

Begründung:

____

____

Problem 2:

Begründung:

Problem 3:

Begründung:

Problem 4:

Begründung:

9.3.3 Welche Maßnahmen planen Sie im Zusammenhang mit der Wunde am Oberschenkel

– im Hinblick auf die chir./pfleg. Versorgung und
– auf die Hygiene?

Beschreiben Sie die Durchführung der Maßnahmen möglichst konkret!

Zu a: ______________________________

____

Zu b: ______________________________

____

9.4 Pflegeplanung: Pflege eines Patienten mit Parkinson-Syndrom

I. Informationssammlung:

Herr B., 57 Jahre, Bankkaufmann, Alleinverdiener, verheiratet, zwei Kinder, zwei Enkel
176 cm groß, 75,5 kg schwer, RR 140/85 mmHg, Puls-FQ 88/Min.
Temperatur 36,8 °C axillar.

Herr B. wird von Ihnen aus der inneren Ambulanz liegend abgeholt. Er wird von seiner Frau begleitet. Die Begrüßung ist kaum zu verstehen. Seine Mimik ist starr. Außerdem beobachten Sie starken Speichelfluss. An den Händen ist ein Tremor zu beobachten.

Seine Frau berichtet:

Ihr Mann sei sehr kontaktfreudig und resolut gewesen. Seit kurzem weint er häufig, auch ohne ersichtlichen Grund und ist sehr antriebsarm. Die Kontakte zu seinen Kindern und Eltern, die ihm sonst sehr wichtig waren, mussten drastisch reduziert werden. Aus dem gleichen Grund konnte er in den letzten Wochen seiner Berufstätigkeit nicht mehr regelmäßig nachgehen.
Seiner Frau gegenüber hat er Sorgen über die Zukunft geäußert.
Seit gestern bewegt er sich nicht, isst und trinkt nicht mehr selbstständig und ist häufig nassgeschwitzt. Sie hat auch beobachtet, dass er Schwierigkeiten beim Schlucken hat.

II. Fragen zum Fallbeispiel:

9.4.1 Nennen Sie bitte drei Lebensaktivitäten/Aktivitäten des täglichen Lebens, die bei Herrn B. betroffen sind. Zu den von Ihnen genannten Lebensaktivitäten/Aktivitäten des täglichen Lebens ordnen Sie jeweils zwei Pflegeprobleme Herrn B. zu. Begründen Sie entweder durchgängig Ihre Aussage oder formulieren Sie durchgängige Pflegeziele.

9.4.2 Planen Sie zu jedem der von Ihnen genannten Pflegeprobleme drei Maßnahmen und begründen Sie diese!

Lösungen und Kommentare

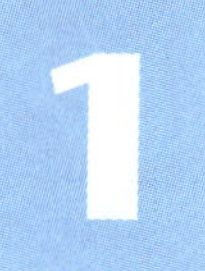

PFLEGERISCHES GRUNDWISSEN

1.1

Zweck der rückenschonenden Arbeitsweise ist es, Schäden wie z. B. Bandscheibenvorfällen vorzubeugen.
Die Regeln für die rückenschonende Arbeitsweise sind:

- **richtige Ausgangsstellung** → Durch das Einnehmen einer leichten Grätsch- oder Schrittstellung wird bei dem Heben schwerer Lasten eine größere Standfestigkeit erreicht. Beim Arbeiten am Bett sollte das **Bettniveau** möglichst der **Arbeitshöhe** entsprechen.
- **richtige Schwerpunktverlagerung** → Um eine richtige Schwerpunktverlagerung zu erzielen, wird die Last nah an den Körper gebracht. Lasten sollten in leichter Grätschstellung, mit geradem Rücken und mit einer Beugung in Knie- und Hüftgelenk hochgehoben oder bewegt werden. Ist der Rücken gerade und aufrecht, sind die Bandscheiben gleichmäßig belastet.
- **rhythmisches koordiniertes Arbeiten** → Absprachen mit dem Patienten und/oder mit weiteren Helfern sind erforderlich, um z. B. Bewegungsrichtung und -zeitpunkt abzusprechen. Dabei gibt eine Person klare Anweisungen, damit die Kräfte gezielt angewandt werden.
- **regelmäßiges Atmen** → Wenn Lasten über längere Strecken getragen werden, ist auf eine „normale" Aus- und Einatmung zu achten. Nur beim kurzen Anheben von Lasten soll der Atem angehalten werden. Damit erhöht sich die Anspannung im Bauchraum, und es kommt zu einer kurzzeitigen, unterstützenden Stabilisierung der Wirbelsäule durch pressorische Fixation mobiler Organstrukturen.
- **geeignetes Schuhwerk** → Mit „geeignetem" Schuhwerk sind bequeme, flache Schuhe oder Sandalen mit Fersenriemen gemeint. Wichtig ist, dass der Fuß einen stabilen Halt hat.
- **Hilfsmittel einsetzen** → Alle Hilfsmittel zur Mobilisation des Patienten, wie z. B. Sitz- und Liegelifter, Ressourcen der Patienten etc., sind einzusetzen, auch wenn u. U. ein höherer zeitlicher Aufwand damit verbunden ist.

1.2 Lösung B

Bei arteriellen Durchblutungsstörungen kommt es zur Ischämie (örtliche Blutleere) der Gliedmaßen infolge von Strömungshindernissen in den arteriellen Zuflussbahnen. Die **Tieflagerung** der betroffenen Extremität bewirkt eine bessere arterielle Durchblutung aufgrund der Drucksteigerung im intravasalen System.
Eine Oberkörperhoch- und Beintieflagerung bezeichnet man als Herzbettlage (Abb. 1.2). Hierdurch wird die Arbeit des linken Herzens entlastet und das Blut staut sich nicht in die Lungen zurück.

Die Herzbettlage ist bei Patienten mit Herzinsuffizienz oder/und Lungenödem angezeigt.

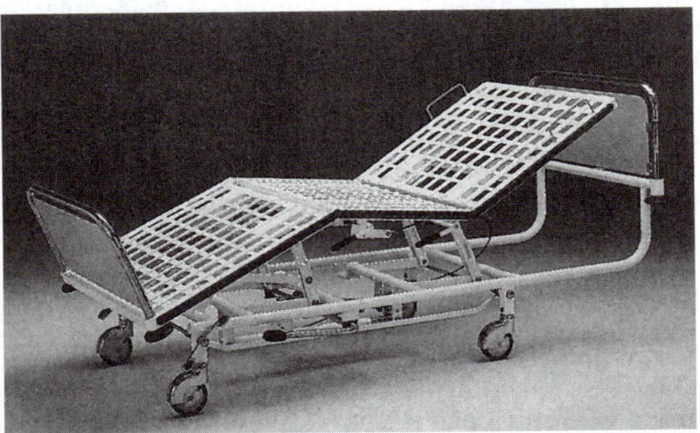

Abb. 1.2: Herzbett

1.3 Lösung B

Dekubitusprophylaxe → Patient mit ausgeprägter Kachexie
Druckgeschwüre entstehen bei genügend langer und kontinuierlicher Druckeinwirkung. Es kommt zu einer Minderdurchblutung der Haut, der Stoffwechsel wird unterbrochen, was bis zum Gewebetod (Nekrose) führen kann. Gefährdete Hautstellen sind die, die nur durch ein dünnes Unterhautfettgewebe gepolstert sind. Dies ist bei einer ausgeprägten Kachexie der Fall.
Pneumonieprophylaxe → Patient mit chronischer Bronchitis
Eine chronische Bronchitis hat oft eine Schädigung der Bronchialschleimhaut zur Folge, die normale Reinigungsfunktion wird beeinträchtigt, der Transport des Sekretes erschwert. Gleichzeitig hypertrophieren die Schleimdrüsen, wodurch eine vermehrte Schleimproduktion entsteht. Die vermehrte Schleimproduktion und das dadurch erschwerte Abhusten können eine Sekretansammlung zur Konsequenz haben, was einen günstigen Nährboden für die Ansiedlung von Mikroorganismen darstellt. Rezidivierende Infektionen führen zu einer Taschenbildung in den Bronchialwänden, in denen sich Sekret ansammelt. Infektionen werden dadurch wiederum begünstigt.
Ein Ziel der Pneumonieprophylaxe ist es, die Ansammlung von Sekret in den Bronchien zu verhindern.
Soor- und Parotitisprophylaxe → Patient, der parenteral ernährt wird und hochdosiert Antibiotika erhält
Durch eine parenterale Ernährung wird ein Patient in seiner natürlichen Kautätigkeit eingeschränkt. Folge kann eine mangelnde Speichelproduktion sein, die eine Parotitis auslösen kann. Die Gabe von hochdosierten Antibiotika wirkt antibakteriell, begünstigt aber einen Pilzbefall, da durch sie die natürliche Keimflora in der Mundhöhle beeinträchtigt wird.
Thromboseprophylaxe → Patient mit Laparotomie
Es kommt zur Verlangsamung des venösen Blutstromes infolge der Bettruhe und der postoperativen Hyperkoagulabilität (Änderung der Blutzusammensetzung).

1.4 Lösung C

Bei der Sternalpunktion handelt es sich um die Punktion des Corpus sterni mit einer Punktionsnadel zur Gewinnung von Knochenmark. Die **Punktionsnadel** (Abb. 1.4) muss eine **Arretierung** aufweisen, um ein Durchstechen des Knochens zu vermeiden. Nach dem Entfernen des Mandrins wird das Knochenmark aspiriert. Das Punktat wird auf mehrere **entfettete Objektträger** gestrichen, damit das Punktat haftet. Ist das nicht sofort möglich, so werden mit **Natriumcitrat-Lösung** (verhindert das Gerinnen des Punktates) ausgespülte Uhrglasschälchen benötigt.

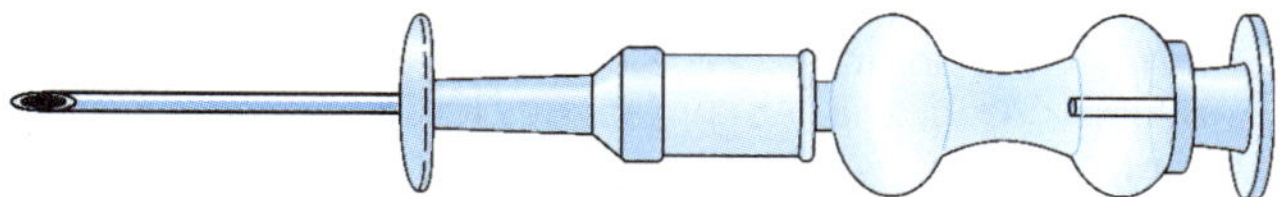

Abb. 1.4: Sternalpunktionskanüle mit Trokar

1.5 **Lösung C**

Das **Auswischen der Mundhöhle** in der Seitenlage soll eine Aspiration der Spülflüssigkeit verhindern, da bei einem Bewusstlosen die Schlucktätigkeit bzw. der Schluckreflex herabgesetzt sein kann.

1.6 **Lösung C**

Einverständnis → Da körperfremdes, d. h. von einem nicht bekannten Menschen (schließt Eigenbluttransfusion aus) Blut transfundiert wird und trotz laborchemischen Untersuchungen ein Restrisiko für allergische Reaktionen und die Übertragung von Infektionen wie Hepatitis, HIV, Toxoplasmose etc. verbleibt. Je nach Notfallsituation wird auf ein Einverständnis verzichtet.
Infusionsbesteck → Hier handelt es sich um ein Transfusionsbesteck, in dessen Tropfkammer ein Filter integriert ist. Dieser hat die Aufgabe, eventuell verbliebene Leukozyten herauszufiltern, um eine Transfusionsreaktion zu verhindern.
Überwachung → Jede Transfusion kann mit allergischen Reaktionen einhergehen, da es sich um körperfremdes Material handelt.

1.7 **Lösung B**

aseptischer Verbandwechsel: Eine Infektion der Einstichstelle und ein Hochwandern der Keime am Katheter ist hierdurch zu vermeiden.
Beobachtung der Einstichstelle: Hierbei achten die Pflegenden auf Entzündungszeichen, es kann sich eine Infektion bzw. Pflasterallergie abzeichnen.
Durch **unnötige Manipulation** kann es zum Herausrutschen bzw. zu einer Lageveränderung des Katheters kommen; ferner kann das Dekonnektieren der Ansatzstücke eine aufsteigende Infektion begünstigen.

1.8 **Lösung C**

Eine **septische Wunde** ist mit Keimen kontaminiert. Würde die Wischrichtung von der Wunde nach außen erfolgen, so würden die Keime auf die intakte Haut verteilt werden und die Wunde könnte sich ausbreiten. Deshalb erfolgt die **Reinigung von außen zur Naht hin.**
Das Entfernen des alten Verbandes mit **Handschuhen** dient dem Schutz der Pflegekraft.
Ist die **Verpackung des Sterilgutes** beschädigt, gilt das Material als kontaminiert und somit als potentielle Infektionsquelle.

1.9 **Lösung C**

Die normale Harnmenge beträgt in 24 Stunden 1 bis 1,5 bis hin zu 2 l. Rechnet man dies auf die Urinproduktion **pro Stunde** um, so erhält man einen Wert von **40 bis 60 ml**. Geht die Urinproduktion unter den errechneten Wert, so ist dies ein Anzeichen für eine Abflussstörung, z. B. Abknicken des Katheters, oder für ein postoperatives Nierenversagen.

1.10 **Lösung D**

Um ein Nieren-/Kreislaufversagen frühzeitig zu erkennen, soll spätestens nach **6 Stunden** der erste Urin gelassen werden.

1.11 **Lösung E**

S. Kommentar zu Frage 5.36

1.12 **Lösung C**

S. Kommentar zu Frage 5.43

1.13 **Lösung D**

1.14

Schutzmaßnahmen:

- **Handschuhe, Schutzbrille, Schutzkittel tragen, Arbeitsstelle schützen, ordnungsgemäße Abfallbeseitigung und Aerosolbildung vermeiden:** Diese Maßnahmen dienen dem eigenem Schutz, aber auch dem der Umwelt. Durch eine Resorption über Haut und Schleimhaut und die Einatmung kann es auch bei der zubereitenden Person zu den gleichen Nebenwirkungen kommen, wie sie bei den Patienten zu beobachten sind.

Zytostatika haben schwerwiegende Nebenwirkungen, da sie nicht nur auf die „kranken", sondern auch auf die „gesunden" Zellen wirken, vor allem auf die sich schnell teilenden wie Knochenmark, Keimdrüsen, Schleimhaut und Haare. Die Folgen können Blutungen, Schädigungen des Magen-Darm-Trakts und Haarausfall sein. Deshalb ist es erforderlich, dass die Zubereitung in speziellen Zytostatika-Aufbereitungsanlagen (Abb. 1.14) erfolgt.

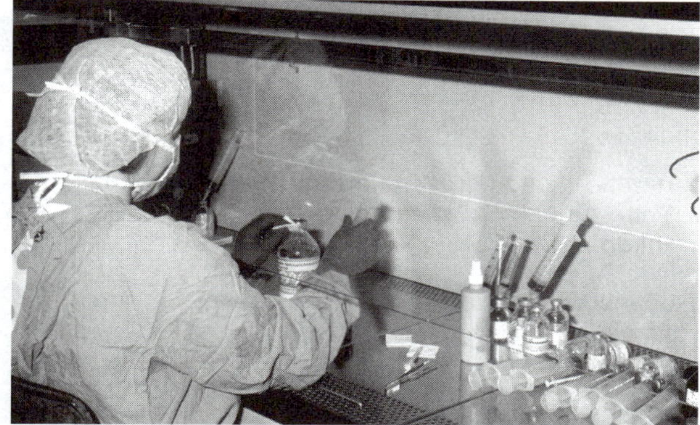

Abb. 1.14: Zytostatika-Werkbank

1.15

- **erhöhte Pulsfrequenz:** Das Herzminutenvolumen wird erhöht, damit die fiebererzeugenden Stoffe schneller abtransportiert und die körpereigenen Abwehrstoffe schneller transportiert werden können → gesteigerter Stoffwechsel
- **oberflächliche beschleunigte Atmung:** Durch den gesteigerten Stoffwechsel kommt es zu einem erhöhten Sauerstoffbedarf.
- **Oligurie:** Fieber geht mit vermehrtem Schwitzen einher, es kommt zur Vasodilatation, um die Temperatur auszugleichen bzw. Wärme abzugeben. Die Folge ist eine vermehrte Flüssigkeitsabgabe über die Haut und eine entsprechend geringere über die Nieren. Der Urin wird hochkonzentriert und dunkel.
- **Schwitzen:** Infolge der Temperaturerhöhung produzieren die Schweißdrüsen mehr Schweiß, um den Körper äußerlich zu kühlen.
- **Appetitlosigkeit:** Die Patienten fühlen sich meistens sehr krank und sind geschwächt durch die erhöhte Stoffwechselleistung.
- **glänzende Augen und Lichtempfindlichkeit:** Die Ursache hierfür ist nicht bekannt.

Weitere Faktoren könnten sein:

- **Durst:** Durch das Schwitzen, d. h. den Verlust von Flüssigkeit, kommt es zum erhöhten Flüssigkeitsbedarf.
- **Kopf- und Gliederschmerzen:** Diese entstehen durch die Wirkung der Bakterientoxine.
- **gerötete Haut** durch die Gefäßweitstellung zur Wärmeabgabe.
- **allgemeine Unruhe** durch die Stoffwechselerhöhung.

1.16 **Lösung E**

Dekubitusprophylaxe → Druckentlastung durch Mobilisation und Umlagerung.
Pneumonieprophylaxe → Durch atmungserleichternde Lagerungen wird für eine ausreichende Belüftung der Lunge gesorgt.
Kontrakturenprophylaxe → Gelenke sind zur Entlastung von Muskeln, Sehnen und Bändern in der physiologischen Mittelstellung zu lagern, die Beweglichkeit der Gelenke wird durch die Mobilisation erhalten.
Thromboseprophylaxe → Die Extremitäten werden leicht erhöht gelagert, um den venösen Rückstrom zu fördern, durch Mobilisation wird die Muskelpumpe aktiviert.

1.17 **Lösung C** (s. auch Frage 1.43)

Hautpflege → Die Haut ist gespannt und gedehnt und muss folglich sorgfältig gepflegt werden, um Risse, Verletzungen etc. zu vermeiden.
Flüssigkeitszufuhr einschränken → Die Zunahme des Ödems soll verhindert werden.
Flüssigkeitsbilanz – Minusbilanz angestrebt → Die Menge der zugeführten Flüssigkeit sollte niedriger sein als die Menge der ausgeschiedenen Flüssigkeit. Das „Mehr" an Ausscheidung wird durch das Ausschwemmen der Ödeme durch Medikamente erreicht.
Gewichtskontrollen → Diese erfolgen zur Überprüfung, ob der Patient weiter Flüssigkeit einlagert (Gewichtszunahme). Bei Gewichtsabnahme wurde Flüssigkeit ausgeschieden (Ödeme bilden sich zurück).

1.18 Lösung C

Anfallende Gewebselemente und Toxine werden vom Körper durch eine Stoffwechselerhöhung **verarbeitet,** diese bringt gleichzeitig eine Temperaturerhöhung mit sich. Beim Resorptionsfieber wird eine Temperatur von 38,5 °C nicht überschritten und dauert nicht länger als 5 Tage.

1.19 Lösung B

Bestrahlte Hautareale sind sehr empfindlich. Sie müssen während und bis zu 6 Wochen nach Bestrahlungsende geschont werden. In dieser Phase sind Waschen, Kratzen, Reiben, Bürsten sowie **Sonnenbestrahlung** zu **unterlassen,** da es sonst zu schwerwiegenden Strahlenulzera kommen kann. Zur Pflege des Strahlenfeldes wird die Haut **3- bis 4-mal täglich** mit einem speziell für die bestrahlte Haut entwickelten Puder behandelt.

1.20

- **Lagerung bei +4 bis –2 °C** → Durch die Konservierung der Blutkonserve bei diesen Temperaturen ist der Stoffwechsel der Erythrozyten maximal herabgesetzt, folglich auch der Sauerstoffverbrauch drastisch reduziert. Hierdurch kommt es zu einer längeren Haltbarkeit der Erythrozyten in der Konserve.
- **Ununterbrochene Kühlkette** → Wärme kann ein Wachstum von Bakterien, die sich gegebenfalls noch in der Konserve befinden können, begünstigen. Größere Temperaturschwankungen können zur Hämolyse des Blutes führen, dies erhöht den Kaliumgehalt der Konserve auf für den Empfänger gefährliche Werte.
- **Lagerung im erschütterungsfreien Kühlschrank** → Diese ist notwendig, weil die sonstige Zerstörung der empfindlichen Erythrozyten eine lebensgefährliche Kaliumkonzentrationserhöhung in der Konserve bewirken würde.

1.21 Lösung D

Das Aufwärmen der Blutkonserve bei Zimmertemperatur ist nicht zwingend notwendig, allerdings wird eine angewärmte Transfusion vom Patienten als angenehmer empfunden. Vorsicht: Die Blutkonserve hält sich bei Zimmertemperatur nur 24 Stunden!
Vergleichen der Konservennummer mit dem Konservenbegleitschein erfolgt, um sicherzustellen, dass der Patient auch die für ihn ausgetestete Konserve erhält (d. h. richtige Blutgruppe und Rh-Faktor).
Das Richten und Anhängen der Transfusion sind rein ärztliche Aufgaben.

1.22 **Lösung A**

Postoperatives Erbrechen → Kopftieflage/manuelle Ausräumung des Mundes: Eine Aspiration des Erbrochenen soll hierdurch verhindert werden.
Dyspnoe durch Überhang von Muskelrelaxanzien → zum tiefen Durchatmen auffordern: Der resultierende Anstieg der Sauerstoffkonzentration im Blut schwächt die Wirkung der Muskelrelaxanzien und Opiate ab. Diese Maßnahme sollte allerdings medikamentös vom Narkosearzt unterstützt werden durch Cholinesterasehemmer wie Prostigmin®.
Dyspnoe durch Zurückfallen des Zungengrundes → Reklination/Esmarch-Handgriff: Ein Zurücksinken der Zunge wird durch Überstrecken des Kopfes Richtung Nacken verhindert.

1.23 **Lösung B**

Eine reichliche Flüssigkeitszufuhr ist notwendig, um das durch Schwitzen verursachte Flüssigkeitsdefizit auszugleichen. Der Ausgleich ist wichtig, damit der Organismus einerseits zur Temperaturregulierung mehr schwitzen kann (s. Kommentar zu Frage 1.15), andererseits eine Exsikkose und somit eine zusätzliche Kreislaufbelastung vermieden wird.
Kohlenhydratreiche, eiweiß- und fettarme Kost: Kohlenhydrate, die mit der Nahrung aufgenommen werden, dienen dem Körper in erster Linie als Energielieferanten. Die Energie ist schnell verfügbar, nicht so bei Eiweißen und Fetten. Bei Fieberpatienten sind aufgrund der erhöhten Stoffwechsellage schnell verfügbare Energie zur Unterstützung des Organismus und Bekämpfung der fieberauslösenden Stoffe notwendig.

1.24 Lösung C

Sie gilt als die **komplikationsärmste** aller i.m. Techniken, da sich die Injektionsstelle (Abb. 1.24) in dem nerven- und gefäßarmen Muskelgewebe **des M. glutaeus medius** befindet. Die **exakte Feststellung** der **Spina iliaca anterior (vord. oberer Darmbeinstachel) superior**, der **Eminentia cristae (Punkte am Beckenkamm)** und des **Trochanter major (Großer Rollhügel)** ist unerlässlich, um die richtige Injektionsstelle lokalisieren zu können (Injektionsort maximal entfernt vom Nervenzug des Nervus ischiadicus).

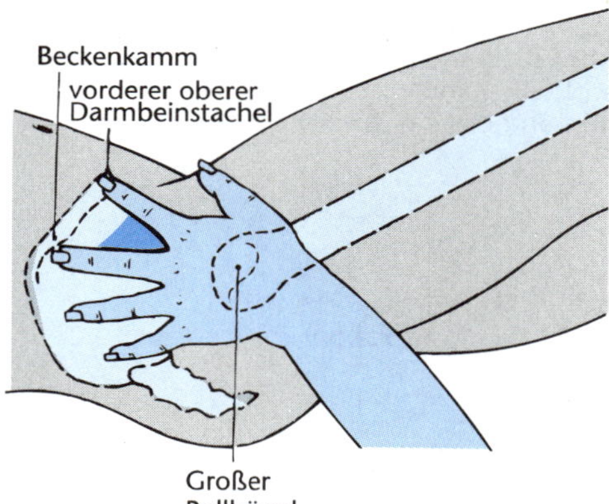

Abb. 1.24: Auffinden der Einstichstelle

1.25 Lösung C

Beim Anstieg der Körpertemperatur bei Fieber findet zuerst eine Sollwert-Verstellung statt, auf die der Körper dann mit temperatursteigernden Maßnahmen reagiert (z. B. Schüttelfrost). Dem entsprechen die Vorgänge bei Fieberabfall: Nach der Rückstellung der Soll-Temperatur auf physiologische Werte wird die tatsächliche Temperatur als „zu warm" registriert, und der Körper beginnt mit kühlenden Maßnahmen – z. B. Schwitzen.

1.26 Lösung D

Bei der Pflege eines tracheotomierten Patienten ist es notwendig, das Sekret auch aus den **unteren Luftwegen** abzusaugen. Damit können eventuelle Sekretansammlung und eine potentielle Infektionsquelle verhindert werden. Durch die **Inhalation** mit erwärmter und angefeuchteter Luft wird die fehlende Funktion des oberen Respirationstraktes (Erwärmung und Befeuchtung der Luft durch die Nasenschleimhaut) imitiert. Die **Anfeuchtung der Zimmerluft** hat diesbezüglich unterstützende Funktion. Ein Patient, bei dem diese wichtigen Maßnahmen unterlassen werden, entwickelt sehr schnell „Borken" aus getrockneter Schleimhaut in der Trachealkanüle (Abb.1.26) – eine erschwerte Atmung wäre die Folge.
In unmittelbarer Nähe des Patienten müssen **Ersatzkanülen** liegen, weil beim Abhusten des Patienten ein Schleimpfropf die Kanüle verstopfen kann und somit ein Ein- und Ausatmen unmöglich macht. Die Kanüle ist sofort zu wechseln, um für eine genügende Luftzufuhr zu sorgen und um ein Zusammenziehen des Tracheostomas zu verhindern.

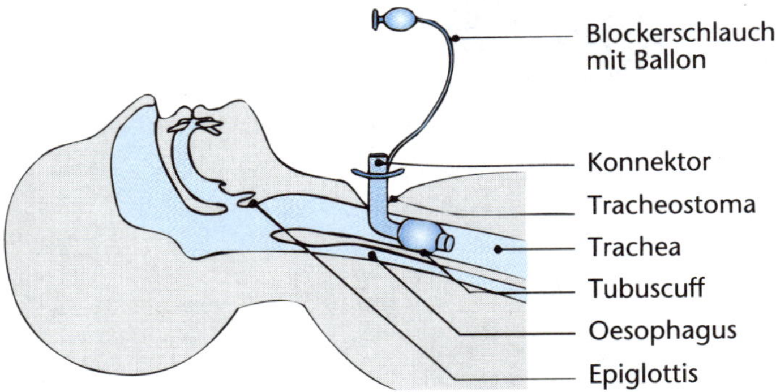

Abb. 1.26: Trachealkanüle

1.27

- **instabiler Thorax, Wirbelsäulenverletzungen, Rippenfrakturen** → Hier kann es durch die Erschütterung des Abklopfens zu Fragmentverschiebungen kommen.
- **Patienten mit Kopfverletzungen wie Schädel-Hirn-Trauma (SHT)** → Durch die zusätzliche Erschütterung kann das Krankheitsgeschehen verstärkt werden, z. B. intrakranielle Drucksteigerung.
- **Osteoporose** → Das Abklopfen könnte eine Spontanfraktur auslösen.
- **Herzinfarkt** → Ursache eines Herzinfarktes kann die Thrombose eines Herzkranzgefäßes sein. Durch die Erschütterung des Abklopfens könnte sich der Thrombus lösen.
- **Lungenembolie** → Durch das Abklopfen könnte sich der Thrombus lösen und weitere Schäden verursachen.

1.28 **Lösung D**

Die Einteilung der Dekubitalgeschwüre wird in jedem Examen verlangt und gehört auch sicherlich zum Grundwissen des gesamten medizinischen Personals.
Gradeinteilung nach Tiefenausdehnung:
I° – umschriebene Rötung mit Ödembildung; ohne Hautdefekt
II° – Hautdefekt oberflächlich, ohne Tiefenwirkung; Muskeln, Sehnen und Bänder sind noch nicht betroffen
III° – Hautdefekt reicht bis auf Periost; Muskeln, Bänder, Sehnen sind betroffen
IV° – Gewebszerfall mit Nekrose und evtl. Knochenbeteiligung

1.29 Lösung D

Knie-Ellenbogen-Lage → hoher Einlauf (Abb. 1.29.1)
Steinschnittlage → gynäkologische Lagerung (Abb. 1.29.2)
Trendelenburg-Lage → Schocklagerung (Abb. 1.29.3)
Quincke-Lagerung → Pneumonieprophylaxe (Abb. 1.29.4)

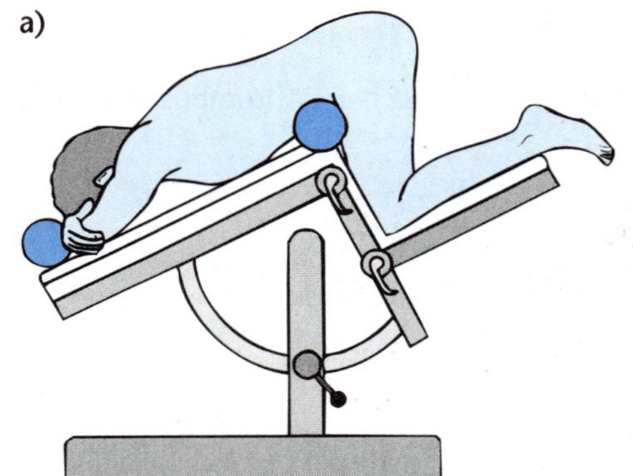

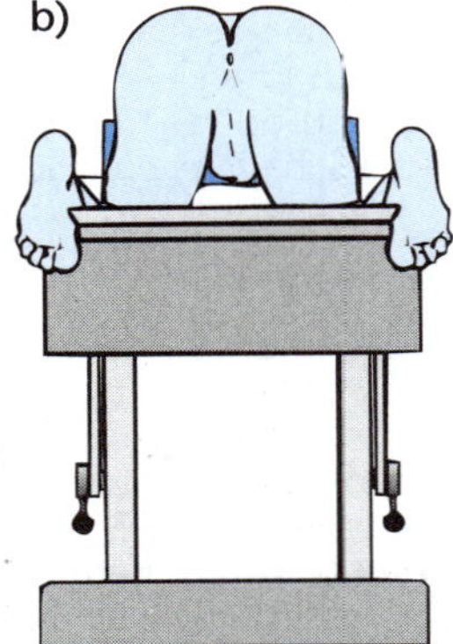

Abb. 1.29.1: Knie-Ellenbogen-Lage

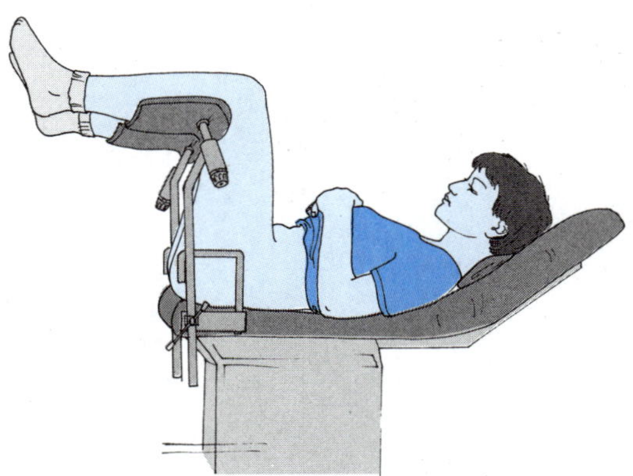

Abb. 1.29.2: Steinschnittlage

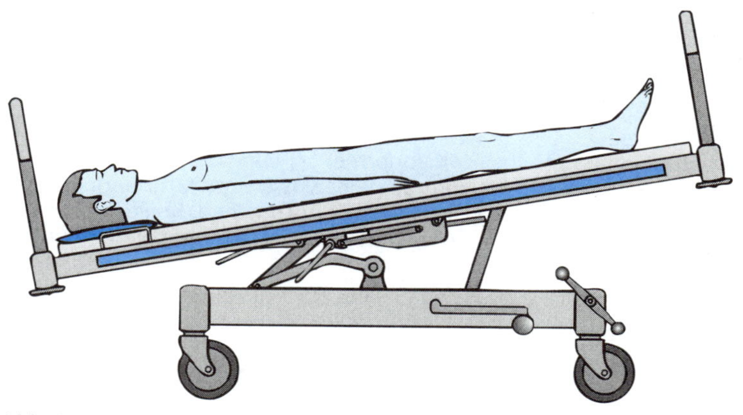

Abb. 1.29.3: Trendelenburg-Lage

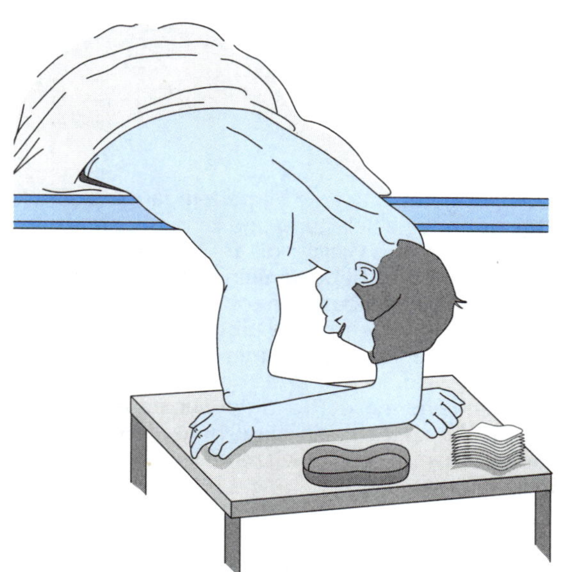

Abb. 1.29.4: Quincke-Lagerung

1.30 Lösung D

S. Kommentar zu Frage 1.19

1.31 Lösung E

Somnolenz bedeutet Benommenheit mit abnormer Schläfrigkeit.
Es handelt sich um eine krankhafte leichtgradige Bewusstseinseintrübung. Der Patient **ist** allerdings **durch äußere Reize,** wie z. B. Ansprechen, Kneifen jederzeit **erweckbar.** Ursachen der Somnolenz können Medikamente, hohes Fieber und Bakteriengifte sein.

Tab. 1.31: Grade der Bewusstseinsstörung

Bewusstsein	Klinik
bewusstseinsklar	zeitlich, zur eigenen Person und örtlich voll orientiert
somnolent	zeitlich, zur eigenen Person und örtlich voll orientiert/ schläft häufig, ist aber durch Ansprache leicht erweckbar
soporös	nicht mehr durch Ansprache weckbar/nur stärkste Reize lösen noch gerichtete Reaktionen aus
komatös	bewusstlos, nicht mehr auf Schmerzreize reagierend (Glasgow-Coma-Scale)

1.32 Lösung A

Wadenwickel werden eingesetzt, um die Körpertemperatur zu senken. Dies bedeutet für den Organismus eine Belastung und kann mit Kreislaufproblemen wie Blutdruckabfall einhergehen. Das Gleiche gilt für fiebersenkende Medikamente. Die **Kombination Wadenwickel/fiebersenkende Medikamente** können eine Krisis auslösen, die einen **Kreislaufzusammenbruch** zur Folge haben kann.
Die **Beobachtung** der **Harnkonzentration** gibt sowohl Aufschluss über die **Nierenfunktion** als auch über die **Blutvolumen-Verhältnisse**. Ein geringes zirkulierendes Blutvolumen bewirkt auch **eine verminderte Flüssigkeitsausscheidung** über die Niere. Die Menge der **harnpflichtigen Substanzen** bleibt aber gleich. Somit entsteht ein **hochkonzentrierter, oligurischer, dunkler Urin. Ursachen** sind z. B. **Flüssigkeitsverlust durch Schwitzen** (Fieber) oder **gastrointestinale Irritationen** (Erbrechen, Diarrhö).

Wird dieses Flüssigkeitsdefizit nicht ausgeglichen, kann es zu einer Nierenschädigung und Kreislauf- wie auch Bewusstseinsstörungen kommen.

1.33 Lösung B

S. Kommentar zu Frage 1.9

1.34

Um einen korrekten Wert bei der zentralen Venendruckmessung zu ermitteln, ist es notwendig, dass der zentrale Zugang richtig liegt (Abb. 1.34.1) und die Messtechnik ordnungsgemäß durchgeführt wird (Abb. 1.34.2).
Bei der ZVD-Messung wird der Blutdruck in den herznah gelegenen Venen gemessen. Somit sind Rückschlüsse auf den Füllungsdruck des rechten Vorhofs möglich.
Voraussetzung zur Messung ist, dass der Patient einen funktionstüchtigen und richtig positionierten zentralen Venenkatheter hat und **der Nullpunkt beim flachliegenden Patienten** korrekt bestimmt wird. **Der Nullpunkt entspricht der Höhe des rechten Vorhofs** und kann mit der Thoraxschublehre (Abb. 1.34.3) bestimmt werden. Um einen genauen Wert zu ermitteln, sollte der Patient **ca. 30 Minuten zuvor keiner Belastung ausgesetzt** werden.
Das ZVD-Messbesteck wird **mit 0,9%iger NaCl-Lösung** gefüllt.
Während des Messvorgangs wird die NaCl-Lösung in die obere Hohlvene infundiert.
Auf einer gewissen Höhe bleibt der Flüssigkeitsspiegel im Schenkel des Venendruck-Messsystems, der an einer Messskala befestigt ist, über der Hohlvene stehen. In diesem Moment ist der Gegendruck, der in der Vene herrscht, genauso groß wie das Gewicht der Flüssigkeitssäule.
Da der Blutdruck in den intrathorakalen Venen gemessen wird, treten bei der Messung **atemabhängige Schwankungen** auf, die beim Ablesen des Wertes zu berücksichtigen sind.

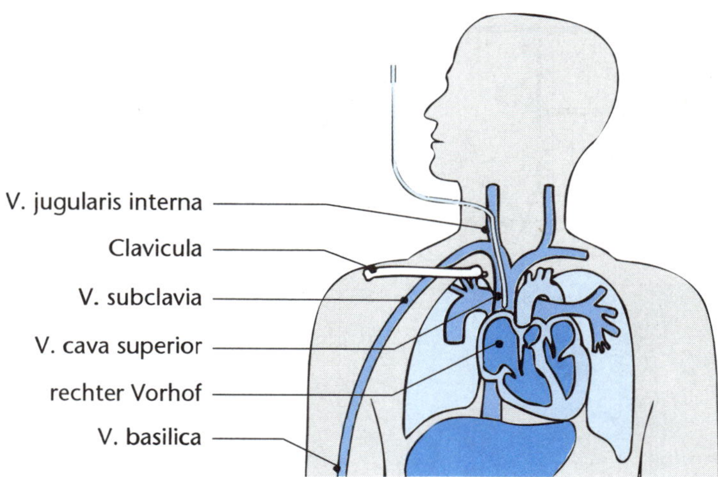

Abb. 1.34.1: Zentrale Zugänge

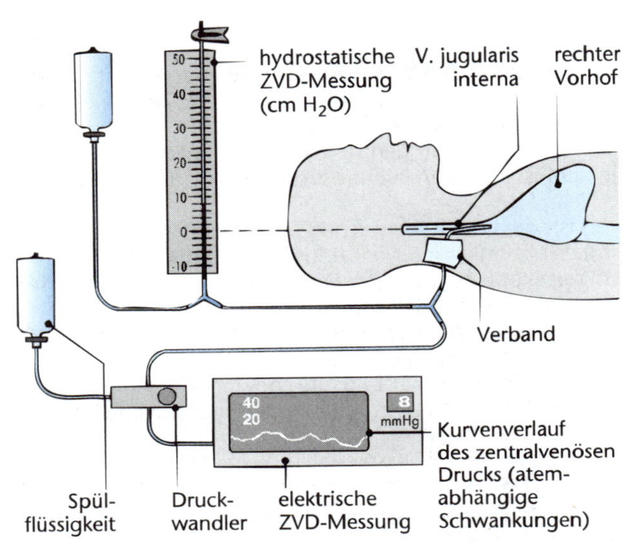

Abb. 1.34.2: Messmöglichkeiten des ZVD

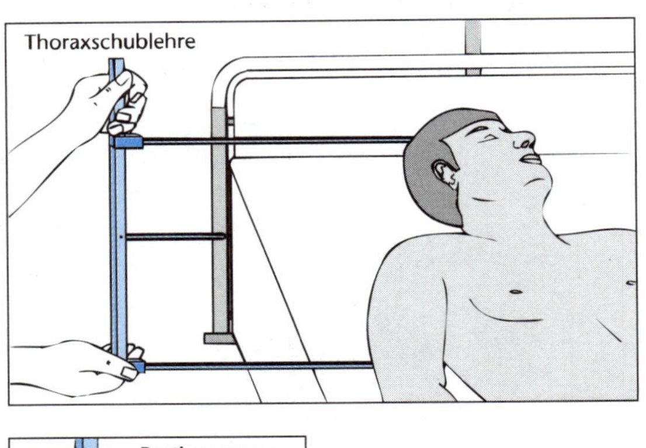

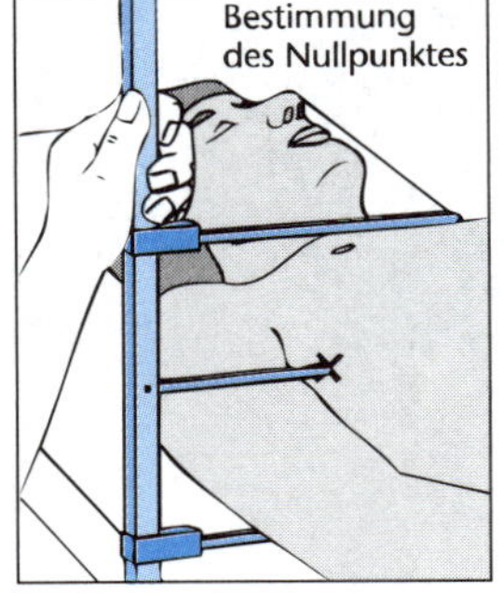

Abb. 1.34.3 a + b: Bestimmung des Nullpunktes

1.35 Lösung E

S. Kommentar zu Frage 1.1

1.36 Lösung C

Beinhochlagerung (Abb. 1.36.1) → **Förderung des venösen Rückflusses**
Durch die Lagerung wird entsprechend der Schwerkraft der venöse Rückfluss beschleunigt.
Beintieflagerung (Abb. 1.36.2) → **Förderung der arteriellen Durchblutung**
(s. Kommentar zu Frage 1.2).
Oberkörperhochlagerung (Abb. 1.36.3) → **Atemerleichternde Lagerung**
Bei dieser Lagerung wird der Brustkorb erweitert, besonders dann, wenn die Arme so gelagert sind, dass der Schultergürtel angehoben ist.
Seitenlagerung (Abb. 1.36.4 a + b) → **Dekubitusprophylaxe**
Bei der Seitenlage werden gefährdete Körperstellen von Druck entlastet (gemeint ist eine 30-Grad-Seitenlagerung, nicht 90-Grad-Lagerung).
Trendelenburg-Lagerung (Abb. 1.29.3) → **Schock**
In dieser Kopftieflage können die lebenswichtigen Organe des Körpers besser durchblutet werden.
Douglas-Lagerung (Abb. 1.36.5) → **eitrige Peritonitis**
In dieser Lage sammelt sich das entzündliche Exsudat am tiefsten Punkt, die Bauchdecken werden entlastet.

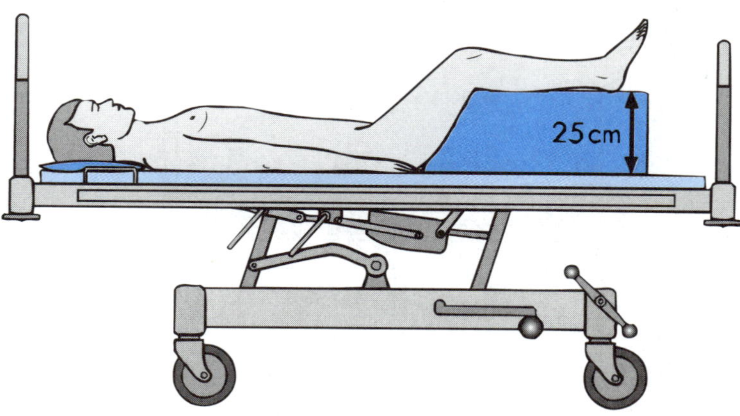

Abb. 1.36.1: Beinhochlagerung

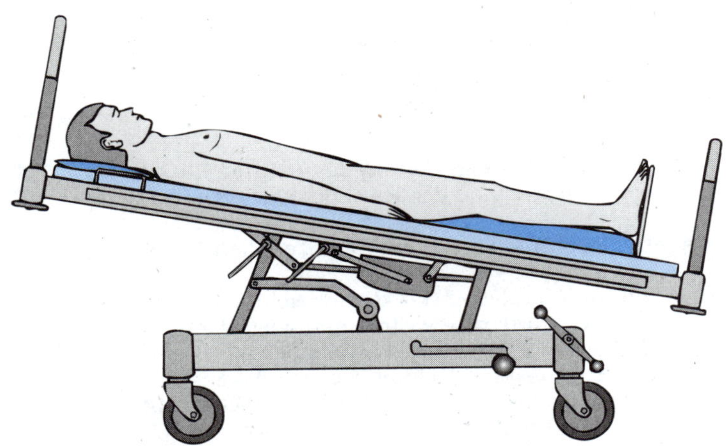

Abb. 1.36.2: Beintieflagerung

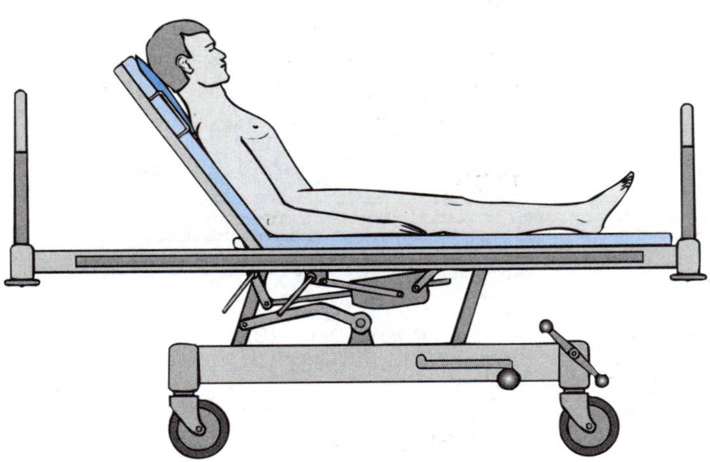

Abb. 1.36.3: Oberkörperhochlagerung

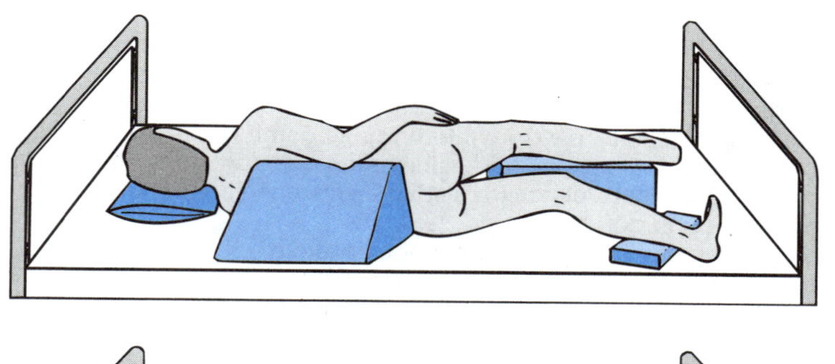

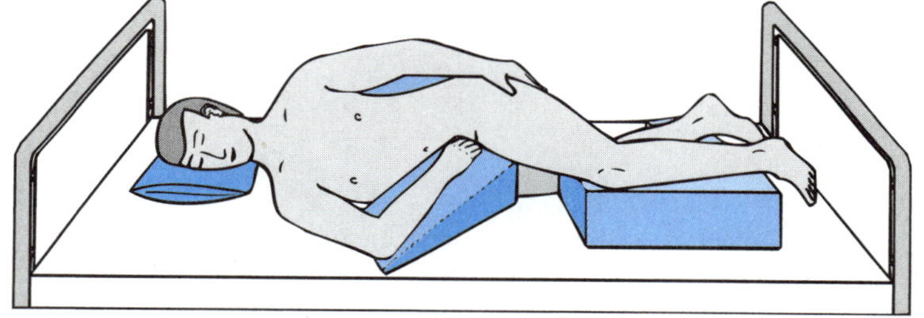

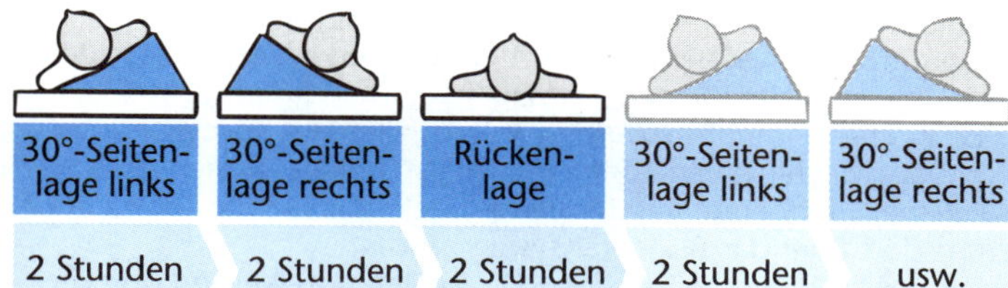

Abb. 1.36.4 a + b: Seitenlagerung

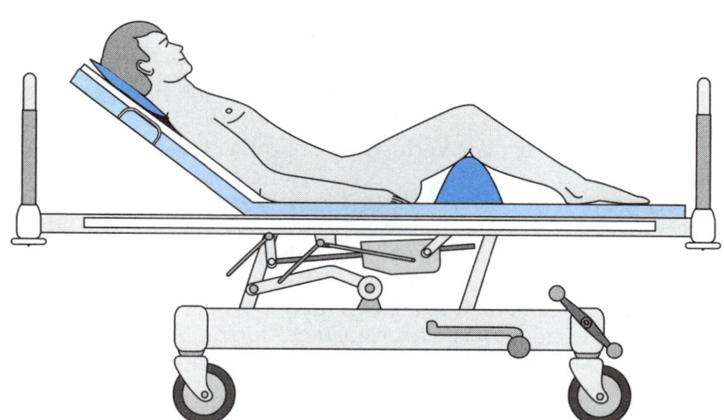

Abb. 1.36.5: Douglas-Lagerung

1.37

- **Druck, Zeit der Druckeinwirkung, Disposition des Patienten** →
Bei einem Auflagedruck, der größer als 30 mmHg ist, werden die Blutgefäße komprimiert mit der Folge, dass die Durchblutung und damit die Versorgung des umliegenden Gewebes mit Sauerstoff und Nährstoffen und ebenso der Abtransport der Schlackenstoffe unterbrochen ist. Dadurch entstehen irreversible Gewebsschädigungen und ggf. Nekrosen.
Je kürzer die Einwirkzeit des Drucks, desto geringer sind die o. g. Auswirkungen.
Zur Disposition (Veranlagung) des Patienten gehören: Immobilität, schlechter Allgemeinzustand, Durchblutungsstörungen, Stoffwechselstörungen, Inkontinenz, Kachexie, Adipositas.

1.38 **Lösung C**

S. Kommentar zu Frage 1.34

1.39 **Lösung D**

Gefäßkontraktion → Bei einem Kältereiz am menschlichen Organismus bewirkt der Sympathikus eine Verengung der Blutgefäße.
Temperatursenkung → Der Wärmetransport erfolgt über das Blutgefäßsystem. Man kann zwei Arten von Kälteanwendungen zur Temperatursenkung unterscheiden:

1. Feuchte Kälte (z. B. Wadenwickel): Die Temperatursenkung wird durch die Verdunstung erzielt, d.h. Wasser benötigt zum Verdunsten Wärme. Diese wird den Gefäßen, die unter der Haut liegen, entzogen.
2. Trockene Kälte (z. B. Kühlelemente): Werden Kältequellen auf Körperbereiche, wo große Arterien oberflächlich verlaufen (z. B. Achselhöhle, Nacken, Hals, Herzregion, Kniekehle, Ellenbeuge, Leistenbeuge) gelegt, sinkt die Temperatur, da der Wärmetransport über das Blutgefäßsystem erfolgt.

Eine Beschleunigung des Stoffwechsels und eine Vasodilatation werden durch Wärme, eine Ödemreduzierung durch Beseitigung der Ursache erreicht.

1.40 **Lösung B**

Eine „Bilanz" ist definiert als die Differenz zwischen Flüssigkeitszufuhr und Flüssigkeitsausscheidung.
Ist die **Flüssigkeitszufuhr höher als der Verlust,** spricht man von einer **Plusbilanz** oder positiven Bilanz.
Ist die **Flüssigkeitszufuhr geringer als der Verlust,** spricht man von einer **Minusbilanz** oder negativen Bilanz.
Von einer **ausgeglichenen Bilanz** spricht man, wenn die **Flüssigkeitszufuhr** und der -verlust gleich hoch sind („Einfuhr = Ausfuhr").
Bei einer **effektiven Bilanz** sollte daran gedacht werden, dass der Flüssigkeitsverlust über Lunge, Haut, Darm und der Flüssigkeitsgewinn durch das Oxidationswasser mitberechnet (mit-„kalkuliert") wird.

1.41 **Lösung C**

Die **Hochlagerung** des betroffenen Beins bewirkt eine Verbesserung des venösen Rückflusses. Hierdurch wird der für die Thrombose häufig verantwortliche orthostatische Druck (Venendruck im Stehen oder bei Beintieflagerung) vermindert, und das venöse Blut muss nicht gegen die Schwerkraft arbeiten – das Blut kann schneller und ungehinderter über Kollateralen anfließen.
Bei einer tiefen Beinvenenthrombose besteht ein hohes Risiko, dass sich der Thrombus löst und eine Embolie auslöst. Um dies zu vermeiden, soll ein Pressen beim Stuhlgang und ein damit verbundener erhöhter Druck im Bauchraum vermieden werden. Daher ist für **weichen Stuhlgang** zu sorgen.
Bei einer Beinvenenthrombose kommt es durch venöse Abflussstörungen zu Ödemen. Mit kühlenden **Alkoholdunstverbänden** (20- bis 30%iger Alkohol) kann ein Abschwellen und eine Schmerzlinderung erreicht werden.

1.42 **Lösung A**

Das **Wasserschloss** dient vor allem dem Schutz vor Raumlufteintritt und dem Nachweis für eine effektive Verbindung zwischen Pleurahöhle und Drainage, d. h. das System ist durchgängig. Deutlich wird dies durch ein Heben und Senken des Wasserschlosses bei In- und Exspiration. Des Weiteren ist das Wasserschloss ein Maßstab für den intrapleuralen Druck.
Manipulationen sind nur mit **abgeklemmtem Drain** durchzuführen, z. B. Wechseln des Drainagesystems, um einen Lufteintritt in den Pleuraspalt zu verhindern und damit einem Spannungspneumothorax vorzubeugen.
Unter normalen Bedingungen werden die beiden Pleurablätter durch einen Unterdruck im Pleuraspalt zusammengehalten. Dringt nun Flüssigkeit oder Luft in den Pleuraspalt, so wird der Unterdruck unterbrochen, die Lunge kollabiert. Im Allgemeinen gilt ein Saugdruck von **15 bis 20 cmH_2O.** Bei höherer Saugleistung kann eine Schädigung durch z. B. Ansaugen des empfindlichen Lungengewebes eintreten. Eine niedrigere Saugleistung kann die Lunge an ihrer vollen Entfaltung behindern (s. Abb. 3.2.2).

1.43 **Lösung C**

S. Kommentar zu Frage 1.19 und 1.30

1.44 **Lösung D**

Bei Patienten, die mit unklaren Bauchschmerzen im Krankenhaus aufgenommen werden, können verschiedene Verdachtsdiagnosen wie z. B. Ileus, Appendizitis, Magenulkus vorliegen. Da u. U. eine sofortige Laparotomie indiziert sein kann oder Untersuchungen, für die der Patient nüchtern sein muss, darf der Patient in der o. g. Situation **nichts essen und trinken.**

1.45 **Lösung B**

Die **Säuberung** der Haut im Umfeld des Stomas **erfolgt** wie bei septischen Wunden zum Stoma hin, damit Stuhlsekret nicht weiter in die nähere Hautumgebung verbreitet wird.
Zur Reinigung benötigt man **warmes Wasser** und eine nicht reizende, **unparfümierte Seife.**

1.46 **Lösung D**

Nach einer Tonsillektomie besteht in der Regel bis zum ersten postoperativen Tag eine Nachblutungsgefahr.
Um bei einer Nachblutung eine Aspiration zu vermeiden, ist eine **Oberkörperhochlage** indiziert.

1.47 **Lösung B**

Beim Gewinnen von Sputum zu diagnostischen Zwecken soll der Patient **nüchtern**, vor dem Zähneputzen Sputum abgeben.
Damit ist gewährleistet, dass das Untersuchungsmaterial durch Speichel, Essens- oder Zahncremereste nicht verfälscht wird.
Mit der Sputumuntersuchung sollen primär Erkrankungen der Bronchien diagnostiziert werden. Daher soll das **Sputum** auch **aus den Bronchien** und nicht aus dem Rachenraum abgehustet werden.

1.48

Bei Patienten, die keinen Urin oder zu geringe Urinmengen produzieren, können zum einen die harnpflichtigen Substanzen (z. B. Harnstoff, Harnsäure) nicht ausgeschieden werden, zum anderen kann der Säure-Basen-Haushalt entgleisen.
Zu den pflegerischen Aufgaben bei diesen Patienten gehören:

- **Berechnung der Bilanz und die ZVD-Kontrolle,** um eine Überwässerung des Patienten zu verhindern.
- **parenterale Ernährung:** Patienten mit Nierenversagen befinden sich in einer katabolen Stoffwechsellage. Der erhöhte Eiweißabbau und der Eiweißverlust über die Nieren bedingen einen erhöhten Kalorienbedarf, der bei Vorliegen weiterer typischer Symptome (Bewusstseinseintrübung, Übelkeit und Erbrechen) oft nur noch parenteral gedeckt werden kann.
- **Bewusstseinskontrolle:** Durch den Anstieg der harnpflichtigen Substanzen im Blut kann es zu einer Bewusstseinseintrübung kommen.
- **Sorgfältige Körperpflege, Dekubitusprophylaxe:** Da es sich um ein schweres Krankheitsbild handelt, ist der Patient in der Regel nicht mehr in der Lage, selbstständig seine Körperpflege durchzuführen. Aufgrund seiner Immobilität ist er dekubitusgefährdet.
- **Zentraler Venenkatheter:** Hat der Patient einen ZVK, sind alle damit verbundenen Regeln zu beachten.

1.49 **Lösung C**

Schmerz ist ein wichtiges **Warnsymptom,** das anzeigt, dass im somatischen/psychischen Bereich eines Menschen eine „Bedrohung" stattfindet. Eine sofortige Therapie ist nur dann indiziert, wenn dem Arzt/der Ärztin die Ursache des Schmerzes bekannt ist. Sollte z. B. ein Patient/eine Patientin mit unklaren Bauchschmerzen analgesiert werden, so reduziert sich die Schmerzsymptomatik und beispielsweise könnte eine vorliegende Appendizitis verkannt werden.

1.50 **Lösung C**

Bei großflächigen Verbrennungen treten neben örtlichen Schädigungen (offene Wunden, Brandblasen, Nekrosen) auch Allgemeinstörungen auf, die bedingt sind durch Flüssigkeits-, Eiweiß- und Elektrolytverlust. Die Haut als Schutzorgan fällt aus. Das bedeutet, Krankheitserreger können ungehindert in den Organismus eindringen. Körperflüssigkeiten und andere lebensnotwendige Stoffe wie Eiweiß und Elektrolyte gehen über die zerstörte Haut verloren. Die Menge der Exsudation kann das Blutvolumen weit übertreffen, d. h. 10 % und mehr des Körpergewichtes betragen.
Die Niere wird bei schweren Verbrennungen stark belastet. Ihre stündliche Funktionskontrolle mit Hilfe eines **Blasenkatheters** ist von enormer Bedeutung. Die Belastung der Niere erklärt sich aus der Hypovolämie, die durch die hohe Exsudation entsteht und kann sich in Oligurie und Anurie ausdrücken. Zudem kann es, bedingt durch Verbrennungstoxine im Blut, zum akuten Nierenversagen im Rahmen eines Schocks kommen.
Der Gebrauch von **steriler Wäsche** wird zur Infektionsprophylaxe eingesetzt, da die Haut ihre natürliche Schutzfunktion verloren hat.

1.51

Da die Nachblutungsgefahr i. d. R. bis zum ersten postoperativen Tag besteht und die Operationswunde geschont werden muss, soll bei der Auswahl der Speisen und Getränke auf die **Temperatur** (nicht zu heiß, sonst Vasodilatation und Blutungsgefahr), auf die **Konsistenz** (weich) und die „**Schärfe**" (Alkohol, Pfeffer etc.) geachtet werden.
Folgende Nahrungsmittel sind zu vermeiden:
Getränke: Kaffee, Tee, Kakao, Brühe, alle alkoholischen Getränke
Speisen: Nüsse, knuspriges Brot, Schokolade, paniertes Fleisch, Obst
Gut ist kühlende und weiche Nahrung, die Hunger und Durst gleichzeitig stillt, wie z. B. Eis.

1.52 **Lösung E**

Bei psychisch Kranken soll die **Eigeninitiative** in allen genannten Bereichen gefördert werden. Um eine Entwicklung feststellen zu können, ist eine sorgfältige Beobachtung notwendig.

1.53 Lösung C

Die **Reinigung von Gebissprothesen** unter fließendem Wasser erschwert eine Keimbesiedlung. Sollte die Prothese im Reinigungsvorgang aus der Hand gleiten, so verhindert der stehende Wasserspiegel im Becken größeren Schaden.
Aus hygienischen Gründen sollten Handschuhe getragen werden, nicht nur zum Eigenschutz, sondern auch zum Schutz der Patienten vor fremden Keimen.
Der Prothesenträger besitzt eine empfindliche Zahnfleisch- und Kieferknochenstruktur. Eine optimale Anpassung der Prothese an die anatomischen Gegebenheiten bedingt den einwandfreien Prothesensitz. Das längere Auslassen dieses Hilfsmittels führt zu einer Zahnfleisch- bis Knochenveränderung, so dass der Prothesensitz danach nicht mehr gewährleistet ist. **Aus diesem Grunde ist eine Prothese möglichst unmittelbar nach Reinigung wieder einzusetzen.**

1.54 Lösung D

Als Alternative zu elastischen Strümpfen eignen sich auch elastische Binden zur Thromboseprophylaxe. Besonders immobile und adipöse Patienten, bei denen die elastischen Strümpfe sich gerne in den Kniekehlen aufwickeln, sollten mit elastischen Binden versorgt werden. Richtig angelegt bewirken beide Systeme eine Kompression der Gefäße und regen eine Durchblutungsförderung an. Weiterhin erhöht sich die Durchblutungsgeschwindigkeit bei komprimierten Gefäßen, so dass die Gefahr einer Thrombose durch Stase in den Venen effektiv verringert wird. Entscheidend ist, das Blut in den Gefäßen entlang der Fließrichtung des venösen Blutes auszustreichen, also immer von unten nach oben (distal nach proximal) wickeln.
Die Wickel müssen festhaltend gleichmäßig angelegt werden, um einer Schwellungsneigung des Gewebes ober- und unterhalb der Binde vorzubeugen. Neben aufsteigenden Wickeltouren, bei denen die vorhergehende Tour zur gleichmäßigen Druckkontinuität bis zur Hälfte bedeckt sein muss, bietet sich an den Arealen mit wenig Weichteil (Knöchel, Gelenke) das Wickeln von Achtertouren an. Bei der richtigen Anlage des Verbandes steht der Fuß im rechten Winkel zum Unterschenkel.

Beine mit arteriellen Durchblutungsstörungen niemals wickeln!

1.55 Lösung C

Bei der AML handelt es sich um eine unkontrollierte, bösartige Wucherung der weißen Blutkörperchen (Leukozyten). Während die andere akute Leukämieform, die ALL, häufig bei Kindern vorkommt, tritt die akute myeloische Leukämie überwiegend im Erwachsenenalter auf. Die Patienten leiden im Rahmen der Erkrankung unter gehäuften Infektionen, bei denen es schnell zum Vollbild einer Sepsis kommen kann. Die ohnehin krankheitsbedingt geschwächte Abwehrsituation des Organismus wird zusätzlich durch eine erforderliche Zytostatikatherapie angegriffen. Um den Patienten vor zusätzlichen Infektionen zu schützen, muss dieser unbedingt isoliert werden. In diesen Fällen spricht man von einer so genannten Umkehrisolierung oder protektiven Isolierung. Der Patient soll vor den Keimen seiner Umgebung geschützt werden. Die notwendigen pflegerischen Maßnahmen stellen eine hohe Anforderung an eine pflegerische Einheit dar.

1.56 Lösung C

Während der onkologischen Behandlung mit ionisierenden Strahlen leiden auch gesunde Körperzellen des Patienten. Insbesondere die bestrahlte Haut ist sehr empfindlich und neigt zu Rötungen und Schwellungen. Um Hautgeschwüre (Ulzera) wie auch sonstige Läsionen zu vermeiden, darf die bestrahlte Haut auf keinen Fall gebürstet oder gekratzt werden. Es ist zu beachten, dass jegliche Wunde eine potentielle Eintrittspforte für Erreger ist. Um eine entsprechend angepasste Hautpflege zu ermöglichen, bietet sich das mehrmals tägliche Einpudern mit einem neutralen, unparfümierten Puder an. Die ohnehin trockene Haut darf auf keinen Fall einer zusätzlichen Sonnenbestrahlung ausgesetzt werden, da sie noch Wochen später unter der Bestrahlung leidet und keine natürliche Schutzfunktion mehr besitzt. Die Patienten sind besonders anfällig für den „Sonnenbrand". Eine solche Verletzung der Haut kann wegen des gestörten Reparaturmechanismus der Haut schwerwiegende, sogar tödliche Folgen nach sich ziehen.

1.57 Lösung B

Ressourcen sind die Fähigkeiten eines Patienten, die zu seiner Gesundung beitragen. Das Ziel der Pflege besteht nicht nur im Erkennen des Gebrechens, sondern besonders in der Wahrnehmung der Fähigkeiten, die ein Patient für sich noch nutzen kann. Bei jedem Pflegeproblem stellt sich also die Frage: Wie kann ich helfen, wie kann sich der Patient helfen (Selbstpflege)? Die noch vorhandenen Fähigkeiten des Patienten (Ressourcen) sind unbedingt zu unterstützen. Als Beispiel reichen die Pflegenden einem Hemiplegiker (Halbseitengelähmter) nicht einfach die Nahrung, weil es schneller geht, sondern sie unterstützen seine noch vorhandenen motorischen Fähigkeiten mit geeignetem Besteck und lassen ihm ausreichend Zeit zur selbsttätigen Nahrungsaufnahme.
Leider wird von manchen Patienten und Angehörigen diese Form der Pflegeproblembewältigung nicht akzeptiert. Schnell entsteht der Vorwurf, dass die Pflegenden sich nicht um die Patienten kümmern möchten. Aus diesem Grunde sollten die Pflegenden mit den Patienten immer über die Wichtigkeit der Förderung ihrer Ressourcen für ihren Genesungsprozess sprechen.

1.58 Lösung C

Bei Anlage eines suprapubischen Katheters wird der Katheter über die Bauchdecke in die gefüllte Blase eingeführt und als langdauernde künstliche Harnableitung fixiert. Gegenüber der noch häufig angewandten transurethralen Methode (Harnableitung über die Harnröhre) bietet der suprapubische Katheter die Vorteile der leichteren Pflege und der geringeren Infektionsgefahr. Zudem bleiben die häufig vorkommenden mechanischen Verletzungen der Harnröhre aus. Da sich die Anlage eines suprapubischen Katheters in der Anlage etwas aufwendiger gestaltet, werden vornehmlich Patienten damit versorgt, bei denen die künstliche Harnableitung über einen längeren Zeitraum erwogen wird. Denken Sie daran, die Infektion der ableitenden Harnwege durch künstliche Harnableitung ist immer noch die Nummer eins unter den iatrogenen Infektionen (durch medizinisches Personal herbeigeführt).

1.59 Lösung D

Durch anhaltenden Druck auf ein bestimmtes Hautareal neigt die betreffende Stelle zur Dekubitusentwicklung (Druckgeschwür). Decubiti können durch schlecht liegende Lagerungsmittel oder Falten in der Bettwäsche ausgelöst werden und entstehen bevorzugt über Knochenvorsprüngen. Die lokale Druckeinwirkung verursacht eine reduzierte Durchblutung und somit eine unzureichende Sauerstoffversorgung. Das Zugrundegehen der Zellen ist abhängig von der Dauer der Druckeinwirkung. Nach einer Druckbelastung von ca. zwei Stunden sterben die ersten Zellen ab, es folgt die Nekrose (Gewebstod). Besonders gefährdet sind Patienten mit reduziertem Schmerzempfinden oder immobile Patienten, da sie die Schmerzen nicht wahrnehmen oder nicht selbstständig für eine ausreichende Druckentlastung sorgen können.

Besondere Risikofaktoren lassen eine Zellschädigung bereits deutlich unter einem Zeitraum von zwei Stunden entstehen und verlangen einen individuellen Lagerungsplan: Fieber, feuchtes Milieu, Kachexie, Adipositas, intravasaler Volumenmangel und Diabetes mellitus.

1.60 Lösung B

Das Kondom-Urinal wird über den Penis gestülpt und ist über einen Schlauch mit einem Harnauffangbeutel verbunden, um den unwillkürlichem Harnabgang (Inkontinenz) zu beherrschen. Es ist innenseitig mit einer leichten Klebeschicht behaftet und kann somit direkt auf die Penishaut geklebt werden. Zu diesem Zweck sollte vorher die Schambehaarung des Mannes entfernt werden, um beim täglichen Wechsel des Urinals (2) keine Schambehaarung herauszureißen und es sicher abzudichten. Um auftretende Druck- und Schnürstellen im Vorfeld zu vermeiden, sollte das Kondom-Urinal vollständig abgerollt werden. Da bei dieser Methode kein Fremdkörper (Katheterschlauch) in die Harnröhre geschoben wird, ist das Infektionsrisiko als gering anzusehen. Allerdings setzen ein täglicher Wechsel und gute hygienische Bedingungen einen komplikationslosen Verlauf beim Umgang mit dem Kondom-Urinal voraus. Zu beachten sind Hautreaktionen auf Material- und Klebefläche.

1.61 Lösung D

Beim Erysipel (A) handelt es sich um eine so genannte Wundrose, bei der Bakterien (meist Streptokokken) schon über Minimalverletzungen für Entzündungen sorgen. Bezeichnend sind die klassischen Entzündungszeichen wie starke Rötung, Überwärmung und Ödembildung. Das Erysipel ist infektiös und erfordert deshalb die strenge Einhaltung der Hygienevorschriften (3). Die medizinische Behandlung besteht vorwiegend in gezielter Antibiotikatherapie.
Perichondritis (B) bedeutet Knorpelhautentzündung; im engeren Sinne ist meist eine Entzündung der Ohrmuschel-Knorpelhaut gemeint. Diese tritt u.a. durch eine Verletzung oder postoperativ auf. Da es sich hier ebenfalls um eine bakterielle Infektion handelt, wird diese auch hier antibiotisch behandelt. Prophylaktisch sollten Verletzungen und Operationswunden an der Ohrmuschel gut gepflegt und behandelt werden. Bleibt eine Infektion unbehandelt, kann es als Komplikation zu einer dauerhaften Verdickung der Ohrmuschel kommen (Ringerohr).
Bei Entzündungen des Gehörganges (C) handelt es sich in der Regel ebenfalls um eine bakterielle Infektion. Begünstigt wird diese Form der Entzündung durch Staub, schmutziges Badewasser oder mechanische Manipulationen mit Wattestäbchen. Der betroffene Gehörgang sollte vorsichtig gereinigt werden, anschließend erfolgt die Einlage von salbengetränkten Gazestreifen und Infrarotbestrahlung.

1.62 Lösung E

Während die Schmerzschwelle („ab wann verspüre ich Schmerzen") bei allen Menschen ungefähr gleich ist, verhält sich die Schmerztoleranz jedes einzelnen Menschen unterschiedlich. Durch die unterschiedlichen Erkrankungen weiß man, wann die Schmerzschwelle bei einem Menschen erreicht ist.
Die Schmerztoleranz dagegen ist u. a. abhängig von der Erziehung und den subjektiven Erfahrungen eines Patienten. Unterschiedliche Kulturen haben unterschiedliche Erziehungs- und Äußerungsformen bei Schmerzempfindung. Gleiches gilt für das erlernte Maß an Selbstbeherrschung. Menschen mit chronisch schmerzhaften Erkrankungen tolerieren oft mehr Schmerzen; würde man einem Gesunden einen gleich intensiven Schmerz zufügen, wäre ein deutlicher Unterschied in der Schmerztoleranz zu bemerken. Andauernde und häufige Schmerzen (z. B. Krebsleiden) verändern die Verhaltensweisen von Menschen. Folgekrankheiten wie Depressionen oder Magengeschwüre kennzeichnen den psychosomatischen Einfluss des Schmerzes auf unser Wohlbefinden.

Patienten mit einem hohen Bedarf an Schmerzmitteln müssen nicht unbedingt Schmerzen haben, es kann auch eine Medikamentenabhängigkeit vorliegen. Ein auffällig erhöhter Bedarf an Schmerzmitteln ist deswegen unbedingt einem Arzt mitzuteilen!

1.63 **Lösung: Verdunstungskälte**

Bei der Anlage von feucht-kalten Wickeln wird dem Körper Wärme entzogen. Leider ist diese Behandlung erhöhter Temperatur zugunsten der medikamentösen Behandlung in den Hintergrund gedrängt worden. Die Anlage feucht-kalter Wadenwickel bei einem Fiebernden kann erheblich zur Normalisierung der Körpertemperatur beitragen. Die Wickel sollten freiliegend bleiben; bei Abdecken kann erstens keine Verdunstung stattfinden, zweitens kommt es nach Angleichen von Körper- und Wickeltemperatur zum Wärmestau.
Feucht-kalte Wickel dienen zudem der Schmerzlinderung bei verletzungsbedingten Schwellungen (verstauchter Knöchel).

1.64 **Lösung E**

Patienten mit einem Hörsturz (Tinnitus aurium) klagen über rauschende, pfeifende oder klingelnde Geräusche im Ohr. Dies stellt eine starke Belastung für den Betreffenden dar. Eine zu starke Lärmexposition in Beruf oder Freizeit wird häufig als Ursache angenommen. Aber auch Stress ist ein nicht zu vernachlässigender Faktor. In vielen Fällen kann der Grund für einen Hörsturz jedoch nicht eindeutig gefunden werden. Schlafstörungen und vegetative Dysregulationen (Kopfschmerz u. Ä.) begleiten das Krankheitsbild. Die Therapie besteht in der frühzeitigen Gabe von durchblutungsfördernden Infusionen und dem Weglassen der vermutlich auslösenden Faktoren. Ein zusätzlicher Schwindel kann für Durchblutungsstörungen als Ursache sprechen.

1.65 **offizielle Lösung D (meiner Meinung nach A)**

Die Zystoskopie (Blasenspiegelung) ermöglicht die Betrachtung und Beurteilung der Harnblase von innen. Weitere Bereiche, die mit Hilfe der Zystoskopie beurteilt werden können, sind Form und Lage der Harnleitermündungen sowie das Vorliegen von Raumforderungen.
Um die Schleimhaut der Blase beurteilen zu können, sollte diese weitgehend entfaltet sein. Außerdem ist das Vorschieben des Zystoskops in eine gefüllte Blase ungefährlicher. Die Harnblase wird während der Untersuchung über eine Leitung am Endoskop mit sterilen Lösungen gespült.
Für den Fall, dass unvorhergesehene Komplikationen auftreten, welche eine Intubation und Vollnarkose erforderlich machen, sollte der Patient grundsätzlich ohne Zahnprothese zur Untersuchung kommen. Das Enfernen von Schmuck geschieht vorsorglich, falls eine Blutstillung mittles Thermokauter erfolgt, sonst könnten hier Verbrennungen auftreten.
Wenn die Durchführung weiterer Maßnahmen geplant ist (z. B. die retrograde Darstellung von Harnleitern und Nierenbecken mit Kontrastmittel), sind abführende Maßnahmen am Vortag ebenfalls angezeigt.

1.66

Kosmetika wie Nagellack, Lippenstift u. a. verdecken die Körperpartien, an denen Hautverfärbungen zuerst wahrgenommen werden können. Zyanose (Blaufärbung) bei Sauerstoffmangel ist an Lippen, Fingernägeln und z. B. Ohrläppchen, Blässe bei Blutarmut an mehreren Hautpartien schnell zu erkennen. Zudem spielt die Hygiene eine wichtige Rolle. Im kosmetisch bedeckten Bereich ist eine Desinfektion nicht möglich!

2

HERZ-, LUNGEN- UND KREISLAUF-ERKRANKUNGEN

2.1 Lösung E

- **Blutdruckabfall** ist ein Anzeichen für eine beginnende bzw. sich verschlimmernde Herzinsuffizienz.
- **Herzrhythmusstörungen** nach Herzinfarkt entstehen entweder durch Störungen der Reizbildung (z. B. bei Schädigung des Sinusknotens) oder durch Störungen der Erregungsleitung (Umwandlung von zerstörten Herzmuskelzellen in Narbengewebe). Die Schädigung des Sinusknotens äußert sich als Bradykardie.
- **Atemnot** ist als Hinweis auf eine körperliche Überanstrengung oder eine beginnende Herzinsuffizienz zu bewerten.
- Bei erneut auftretender **Körpertemperaturerhöhung** sollte als Ursache an eine Perikarditis gedacht werden, aber auch an das Resorptionsfieber, das ca. 12 Stunden nach einem Herzinfarkt auftreten kann. Mit einer Temperaturerhöhung steigt die Pulsfrequenz. Dies bedeutet eine vermehrte Herzarbeit/ -leistung.

Alle genannten Antworten sind Symptome, die auf beginnende Komplikationen nach einem Herzinfarkt hinweisen können.

2.2 Lösung C

Azidose → Die Kussmaul-Atmung ist durch eine sehr tiefe, regelmäßige Atmung gekennzeichnet. Zu Beginn ist die Atemfrequenz häufig verlangsamt und im späteren Verlauf gesteigert.
Vorzufinden ist dieser Atemtyp bei Stoffwechselerkrankungen, die mit einer Azidose (Übersäuerung des Blutes) einhergehen, wie z. B. bei einem diabetischen Koma.
Eine Verringerung der Übersäuerung des Blutes wird teilweise durch die Ausatmung erreicht. Ferner ist die Ausatmungsluft durch einen obstartigen Geruch charakterisiert (Abb. 2.2).

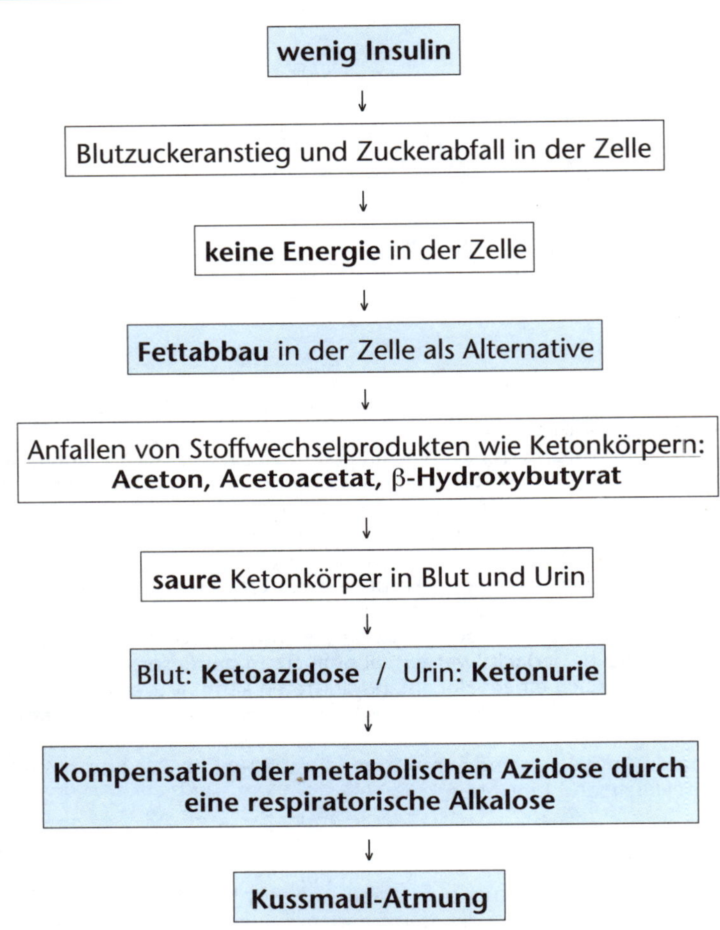

Abb. 2.2: Entstehung einer metabolischen Azidose am Beispiel eines Diabetikers

2.3 Lösung C

Oberkörper tief lagern, Bein hoch lagern → Schocklagerung. Diese Lagerungsart dient der Auffüllung des zentralen Blutvolumens. Der Blutrückstrom zum rechten Herzen wird gefördert, ein Versacken von Blut in den unteren Extremitäten wird vermieden.

2.4 Lösung C

Die Mobilisation wird stufenweise gesteigert → In der Herzinfarktbehandlung hat sich eine stufenweise Mobilisation des Patienten bewährt. Maßgebend für die Mobilisation sind die Schwere, der Verlauf des Infarktes und der individuelle Zustand des Patienten. Die Mobilisationsstufen müssen regelmäßig individuell für den Patienten vom Arzt festgelegt werden.
Grundsätzlich lässt sich die Mobilisation in drei Schritte einteilen:
1. Der Patient hat Bettruhe.
2. Der Patient darf in den Lehnstuhl.
3. Der Patient erhält eine Gehschule.

In den ersten Stunden ist strengste Bettruhe angezeigt → Die Behandlung eines Herzinfarktpatienten erfolgt zuerst auf einer Intensivstation, da es sich hier um eine lebensbedrohliche Erkrankung handelt, die häufig mit Komplikationen wie Herzrhythmusstörungen einhergeht. Vorrangiges Ziel ist es in den ersten Stunden, die Infarktgröße zu begrenzen und Komplikationen zu vermeiden. Die Bettruhe dient der Entlastung des Herzens (s. Kommentar zu Frage 2.1).

2.5 Lösung B

Oberkörperhochlagerung bei Asthma, um eine bessere Belüftung der Lungen und den Einsatz der Atemhilfsmuskulatur zu ermöglichen → Beim Asthma bronchiale kommt es zu anfallsweise eintretender Atemnot, die durch eine Kontraktion der Bronchialmuskulatur, eine gestörte Schleimsekretion und eine Schwellung der Schleimhaut verursacht wird. Insbesonders ist die Ausatmung erschwert. Durch die Oberkörperhochlagerung ist eine bessere Belüftung zu erreichen, da die Atemluft leichter einfließen kann. Durch die Erweiterung des Brustkorbes und mit Hilfe der Atemhilfsmuskulatur wird die Ausatmung unterstützt.

2.6 Lösung B

Die Herzinsuffizienz wird als das Unvermögen des Herzens, ein bestimmtes Herzschlagvolumen/Herzminutenvolumen aufzubauen, definiert.
In der Frage wird eine Herzinsuffizienz mit drohendem Lungenödem beschrieben, demnach handelt es sich wahrscheinlich um eine Linksherzinsuffizienz. Hier nämlich staut sich das Blut vor dem linken Herzen, also primär in der Lunge. Durch den erhöhten pulmonalarteriellen Druck = PAD (erhöhter Blutdruck in den Lungengefäßen) kommt es zu einem vermehrten druckbedingten Austritt von Flüssigkeit in das Lungengewebe, es entsteht ein Lungenödem.
Die **halbsitzende Lagerung, Beine tief**, bewirkt, dass das linke Herz nicht noch gegen einen erhöhten Widerstand in der Aorta anpumpen muss, es wird entlastet. Zusätzlich werden diese Patienten digitalisiert (s. Kommentar zu Frage 2.9) und mit Diuretika behandelt.

2.7 Lösung D

Wattepackung wird locker angewickelt → Dies dient zur Warmhaltung bzw. als Wärmespender der betroffenen Extremität und verhindert Druckstellen an der Auflagefläche.

Zur kurzen Wiederholung noch einmal die vier Stadien der AVK nach Fontaine-Ratschow:
I. Beschwerdefreiheit
II. Belastungsschmerz = Claudicatio intermittens
a) Gehstrecke > 200 Meter
b) Gehstrecke < 200 Meter
III. Ischämischer Ruheschmerz
IV. Nekrose/Gangrän

2.8 Lösung C

Der Patient sollte möglichst am OP-Abend an die Bettkante gesetzt werden → Diese Antwort ist nur bedingt richtig. Der Patient sollte am OP-Abend aufstehen und ein paar Schritte laufen, um den venösen Rückfluss durch Aktivierung der Muskelpumpe zu fördern. Setzt man den Patienten an die Bettkante, kommt es im Bereich der Hüfte und des Knies zu einer Abknickung, was eine Minderdurchblutung der Beine/des betroffenen Beines bedeutet. Wichtig ist, dass der Patient bei der Mobilisation einen Kompressionsverband an den Beinen trägt.

2.9

- **Bradykardie, Arrhythmie, Farbsehen, Bigeminus, Ohrensausen, Übelkeit, Erbrechen** → Digitalispräparate werden zur Behandlung der Herzinsuffizienz oder von Herzrhythmusstörungen eingesetzt. Sie besitzen nur eine geringe „therapeutische Breite“. Hiermit ist gemeint, dass die Blutkonzentration, die eine gute Wirkung ohne Nebenwirkung aufweist und jene, bei der sich Vergiftungserscheinungen bemerkbar machen, eng nebeneinander liegen. Herzglykoside sind pflanzlicher Herkunft. Sie werden aus dem Fingerhut, der Meerzwiebel oder dem Maiglöckchen gewonnen.
  Die oben genannten Symptome geben alle Hinweis auf eine Überdosierung.

Besonders gefährlich für den Patienten sind die Arrhythmien, da diese in ein lebensbedrohliches Kammerflimmern übergehen können.

2.10 Lösung D

Ein akut einsetzender arterieller Gefäßverschluss wird häufig durch einen Embolus, der über den Blutstrom in die Peripherie gelangt, ausgelöst. Die Patienten geben **einen plötzlich einsetzenden, an Intensität zunehmenden Schmerz an,** der durch die Hypoxie der betroffenen Extremität ausgelöst wird, d.h. unterhalb des Verschlusses kommt es zu einer Mangelversorgung der Extremität mit Blut und Sauerstoff. **Die Extremität wird weiß, blass und kühl, später zyanotisch,** und es ist **distal des Verschlusses kein Puls mehr tastbar.**

2.11 Lösung B

Schaffen einer Atmosphäre der Sicherheit, um Angst und Unruhe des Patienten zu verringern → Asthma ist eine Erkrankung, die anfallsartig eine Atemnot auslöst. Es kommt zu einer Einschränkung der Atmung, wobei die Ausatmung erschwert ist. Die betroffenen Patienten leiden unter der Angst, zu ersticken und werden unruhig. Aufgabe der Pflegenden ist es, diese Angst durch Zusprache, Beruhigung und Unterstützung durch eine Lagerung (Oberkörper hoch, Arme aufstützen in Höhe des Gesäßes) zu mildern.
Anfeuchten der Luft mittels Luftbefeuchter → Auslöser eines Asthmaanfalles ist die Kontraktion der ringförmigen Bronchialmuskulatur, z. B. durch allergische Reaktionen. Mit der eintretenden Schleimhautschwellung kommt es zur Produktion eines zähen, glasigen Schleimes. Das Anfeuchten der Luft dient der Schleimhautverflüssigung, um leichter abhusten zu können.

Ein akuter Asthmaanfall endet oft mit dem Abhusten des zähen Schleimes.

Atemgymnastik → Die Atemgymnastik dient der besseren Durchlüftung der Lungen sowie der Sekretlockerung und Sekretentleerung. Hilfreich für den Patienten ist das Einüben einer zweckmäßigen Atemtechnik, z. B. der Lippenbremse (s. Kommentar zu Frage 2.5).

2.12 Lösung C

Oberkörperhochlagerung → Durch diese Lagerung erhält die Lunge eine große Atemfläche. Beim Lungenödem handelt es sich um ein akutes Krankheitsgeschehen, das mit Angst, Unruhe und Atemnot einhergeht. Seröse Flüssigkeit sammelt sich aufgrund eines Rückstaus vor dem linken Herzen in den Alveolen. Die Folge ist eine Störung des Gasaustausches. Sinnvoll ist in diesem Falle auch die Tieflagerung der Beine. Dadurch wird ein „Versacken" des Blutes erzielt, das Blutvolumen vor der Lunge nimmt ab und die Begleiterscheinungen können gemildert werden.

2.13 **Lösung C**

Bettruhe → Diese dient der Schonung des Herzens und der Unterstützung des Kräftezustandes des Patienten.
Flüssigkeitsbilanzierung → Aufgrund der Herzleistungsschwäche (Pumpunvermögen) kann es zu einem Rückstau der Blutflüssigkeit kommen. Es besteht die Gefahr eines Lungenödems. Angestrebt wird bei diesen Patienten eine Minusbilanz (s. Kommentar zu Frage 1.40) zur Entlastung des Herzens und Ausschwemmung von Ödemen.

2.14 **Lösung E**

Leichte natriumarme Kost: Natrium hat die Eigenschaft, Wasser an sich zu binden. Die Folge ist die Zunahme des Blutvolumens. Dieses Mehrangebot kann einen Bluthochdruck verursachen, der wiederum eine zusätzliche Belastung für das schon „geschädigte" Herz darstellt.

2.15 **Lösung C**

Sie lagern den Oberkörper des Patienten möglichst hoch, dabei stützen Sie je nach Größe des Patienten die Beine ab → Durch die Emphysem-Bronchitis ist der Gasaustausch verringert. Zusätzlich zur Oberkörperhochlagerung sollte der Patient die Arme neben dem Gesäß aufstützen. Der Brustkorb erhält hierdurch eine zusätzliche Dehnung, die Atemhilfsmuskulatur kann zur Unterstützung der Ein- und Ausatmung besser ausgenutzt werden.
Sie meiden bei dem Patienten blähende Speisen und große Mengen → Bedingt durch die Emphysem-Bronchitis hat der Patient abgeflachte Zwerchfellkuppeln, das bedeutet, der Bauchraum ist verkleinert. Nimmt der Patient blähende Speisen und eine große Nahrungsmenge zu sich, bedeutet dies eine Zunahme des Bauchraumes bei gleichzeitiger Verkleinerung des Lungenvolumens, was eine Luftnot auslösen kann.
Der Patient sollte beim Bettenmachen möglichst passiv bleiben, um Anstrengungen zu vermeiden → Jede körperliche Anstrengung bedeutet einen Mehrverbrauch an Sauerstoff. Der Patient versucht, den erhöhten Sauerstoffbedarf durch vermehrte Atemarbeit zu kompensieren. Die vermehrte Atemarbeit kann eine Erschöpfung verursachen und eine Luftnot begünstigen.

2.16 **Lösung C**

Nykturie bei Patienten mit Herzinsuffizienz → Das tagsüber eingelagerte Wasser (Ödeme), in der Regel in den unteren Extremitäten, wird nachts als Folge der auftretenden Verbesserung der Herzfunktion durch die Ruhe rückresorbiert und dann ausgeschieden.

2.17 **Lösung B**

S. Kommentar zu Frage 2.11

2.18 Lösung C

Lungenödem/dünnflüssiges, seröses, hellrotes, schaumiges Sputum → Durch den Blutrückstau in den Lungengefäßen kommt es zu interstitiellen Ödemen (Ödeme in den Alveolarwänden). Tritt diese Flüssigkeit in den Alveolarraum über, vermischt sie sich mit Luft und erscheint beim Abhusten als dünnflüssiges, hellrotes schaumiges Sputum.
Asthma bronchiale/zähes, glasiges Sputum → Grund ist eine gestörte Schleimsekretion (Dyskrinie) in den Schleimdrüsen des Bronchialbaumes. Die Drüsen bilden vermehrt zähen, glasigen Schleim.
Bronchiektasen/dreischichtiges Sputum → Bei Patienten mit chronischer Bronchitis kann es zur sack- bzw. zylinderförmigen irreversiblen Aufweitung der Bronchien kommen. Folge ist u. a. das Unvermögen, Bronchialsekret ausreichend abzuhusten. Hiermit sind alle Voraussetzungen für eine bakterielle Besiedlung des Sekretes mit anschließender Infektion geschaffen. Aufgrund verminderter Hustenaktivität in der Nacht sammelt sich hier das Sekret, welches dann i. d. R. aus Eiter, Blutbeimengungen und ausgeschwitzter Flüssigkeit besteht. Am Morgen wird dieses Sputum abgehustet. Aufgrund der großen Menge nennt man es auch „maulvolles Expektorans". Durch die unterschiedlichen Dichten der Flüssigkeiten erkennt man drei Schichten des Sputums:
- unten die Eitermengen
- in der Mitte gelbliche, trübe Flüssigkeit
- oben eine schaumige Masse

2.19 Lösung B

Sofortmaßnahmen bei Lungenembolie:
Hochlagerung des Oberkörpers
S. Kommentar zu Frage 2.12
Gabe von Sauerstoff → Dies dient der besseren O_2-Sättigung des Blutes und somit der Bekämpfung der Atemnot.
Den Arzt benachrichtigen → Es handelt sich um eine lebensbedrohliche Situation, die ein sofortiges therapeutisches Vorgehen des Arztes bedarf.
Wenn eine Gerinnungsuntersuchung durchgeführt wird, dann interessiert vornehmlich die PTT (partielle Thromboplastinzeit) und nicht der Quick-Wert. Der Quick-Wert (Normalbereich: 70–120 %) dient der Beurteilung des „Extrinsic-Systems", welches besonders auf Vitamin-K-Antagonisten reagiert (Marcumar®). Die PTT (Normalbereich: 28 bis 40) misst u. a. die Gerinnung, die durch Heparin® und eine Lysetherapie (Streptokinase®/Urokinase®) beeinflusst wird, (s. auch Band 1, „Anatomie, Physiologie, Biologie", Kommentar zu Frage 4.6).

2.20 Lösung C

Perforation/plötzlicher, punktförmiger Schmerz → Dieser akut einsetzende Schmerz löst Flucht- und Abwehrreaktionen aus. Er ist gut lokalisierbar und weist auf ein Geschehen hin, das einer sofortigen Handlung bedarf, z. B. Perforation eines Magenulkus, Appendixperforation.
Herzinfarkt/Vernichtungsschmerz im Thorax, retrosternaler Schmerz → Dieser wird ausgelöst durch einen Sauerstoffmangel im Gewebe. Begleitet wird dieser Schmerz häufig durch ein Engegefühl in der Brust mit Atemnot und Todesangst. Ein Herzinfarkt kann je nach Lokalisation auch Schmerzen im Bauch, linken Arm, Rücken und Unterkiefer auslösen.
Von einem inneren Organ ausgehender Eingeweideschmerz/viszeraler Schmerz (viszeral; die Eingeweide betreffend) → Auslösend sind Dehnung, Krämpfe oder Sauerstoffdefizit an den Organen. Der Schmerz wird häufig als bohrend und dumpf empfunden. Er tritt in der Regel rhythmisch auf und geht mit vegetativen Symptomen wie Übelkeit, Erbrechen und Schweißausbrüchen einher.

2.21 Lösung B

Es ist wichtig, die Hautfarbe beider Beine regelmäßig zu beobachten → Die Hautbeobachtung lässt Rückschlüsse auf die Durchblutung der Extremität zu.
Die arteriellen Pulse sollten im Bereich beider Beine regelmäßig palpiert werden → Eine Seitendifferenz in der Pulsqualität kann auf arterielle Durchblutungsstörungen hinweisen. Ein weiterer Grund ist die frühzeitige Erkennung eines Verschlusses. In diesem Fall würde im Bereich distal des Verschlusses ein fehlender Puls auffallen.
Es ist festzustellen, ob ein lokaler Temperaturabfall im Bereich der betroffenen Extremität besteht → Ein Temperaturabfall lässt auf eine mangelnde Durchblutung schließen. Die Haut erscheint weiß, marmoriert und zum Teil auch zyanotisch.

2.22 Lösung D

Pneumonieprophylaxe → Ursachen für die Entstehung einer Pneumonie kann eine ungenügende Durchlüftung der Lungen sein. Folge einer Linksherzinsuffizienz ist ein gestörter Gasaustausch in der Lunge, da sich das Blut in die Lungengefäße zurückstaut. Diese Störung äußert sich in Form einer Dyspnoe.

2.23 Lösung E

Die Patientin klagt über Appetitlosigkeit, Übelkeit und zeitweises Erbrechen → Bei der Rechtsherzinsuffizienz kommt es zur Druckerhöhung in den zentralen Venen. Appetitlosigkeit, Übelkeit und zeitweises Erbrechen lassen auf eine venöse Stauung im Bereich des Magen-Darm-Kanals schließen.
Die Patientin gibt an, nachts kaum schlafen zu können, da sie häufig Wasser lassen muss → Ein charakteristisches Zeichen der Rechtsherzinsuffizienz ist das Auftreten der Beinödeme. Dieses tagsüber eingelagerte Wasser (Ödeme) wird nachts vermehrt mobilisiert und entsprechend auch vermehrt ausgeschieden (s. Kommentar zu Frage 2.16).
Die Patientin hat ausgeprägte Ödeme im Bereich der unteren Extremitäten → Durch die Pumpschwäche des rechten Herzen gelangt zuwenig Blut in den Lungenkreislauf. Es bleibt somit vor dem rechten Herzen und verursacht Rückstauungen im Körperkreislauf. Der osmotische Druck reicht nicht mehr aus, die anfallende Gewebeflüssigkeit in die Blutbahn zurückzuholen. Resultat ist, dass immer mehr Flüssigkeit im Gewebe verbleibt, es entstehen Ödeme. Aufgrund der Schwerkraft äußern sich die Ödeme im Bereich der unteren Extremitäten. Bei einem liegenden Patienten sind diese Ödeme im Bereich des Rückens vorzufinden.

2.24 Lösung B

Stufe I: Bettruhe/Der Patient führt Teilwäsche im Bett aus.
Stufe II: Lehnstuhl/Der Patient darf mit pflegerischer Unterstützung das Bett verlassen.
Stufe III: Gehen/Der Patient darf selbstständig zur Toilette gehen.
Stufe IV: Treppensteigen/Der Patient darf sich selbstständig im Krankenhaus bewegen.

Aufgrund des entstandenen Narbengewebes kommt es zu einer verminderten Herzleistung, die langsam den entsprechenden Bedürfnissen angepasst werden soll. Zur Behandlung des Herzinfarktes hat sich in den letzten Jahren das Stufenprogramm der Frühmobilisation bewährt. Wichtig sind hierbei die Berücksichtigung des Schweregrades, der Verlauf und der individuelle Zustand des Patienten. Die individuelle Stufe muss täglich vom behandelnden Arzt neu festgelegt werden. Diese Mobilisationsart verringert die Wahrscheinlichkeit möglicher Komplikationen.

Ziele der Frühmobilisation sind:
Pneumonie-, Thrombose-, Obstipationsprophylaxe, Erhaltung körperlicher Leistungsfähigkeit und Stabilisierung der psychischen Situation des Patienten.

2.25 Lösung D

Bei einer akuten Phlebothrombose muss man ...
... das betroffene Bein hoch lagern → Mit dieser Lagerung soll einer Druckerhöhung im Gefäßsystem vorgebeugt werden. Folge dieser Druckerhöhung könnte das Lösen des Thrombus sein. Zum anderen geht die Thrombose mit einer Schwellung des Beines einher, die durch eine Ödembildung infolge einer Abflussbehinderung ausgelöst wird.
Das Hochlagern dient somit auch als abschwellende Maßnahme.
... erschütterungsarm betten, bei der Darmentleerung nicht pressen lassen → Anstrengung löst einen erhöhten Muskeltonus aus, dieser führt zu einer erhöhten Venenkompression mit der Gefahr der Thrombuslösung (Embolieentstehung).

2.26 Lösung C

Sorge für eine ruhige Umgebung → Der Herzinfarkt ist eine lebensbedrohliche Situation. Jede physische und psychische Belastung führt zu einer vermehrten Beanspruchung des Herz-Kreislauf-Systems. Diese Belastung kann eine Verschlechterung des Zustands des Patienten hervorrufen.
Wichtig ist, Sicherheit und Ruhe zu gewährleisten und dem Patienten zu vermitteln, dass er nicht alleine ist.
Überwachung des Patienten → Um Komplikationen wie Herzrhythmusstörungen, akute Herzinsuffizienz, kardiogenen Schock, Perforation oder Klappenabriss frühzeitig zu erkennen.
Zu ergänzen ist, dass die Antwort 4 „Verabreichen von Analgetika" auch richtig ist, da ein Patient mit Herzinfarkt unter sehr starken Schmerzen leiden kann (Vernichtungsschmerz). Dies allerdings ist nicht eine „primär" pflegerische Maßnahme, sondern bedarf ärztlicher Anweisung.

2.27 Lösung E

Bei Pflege eines Patienten mit Linksherzinsuffizienz ist zu beachten, dass ...
... der Patient im hohem Maße pneumoniegefährdet ist → Bedingt durch die Linksherzinsuffizienz staut sich das Blut zurück in das interstitielle Lungengewebe und später in die Alveolen (Lungenödem). Die Flüssigkeit in der Lunge begünstigt ein Bakterienwachstum (Feuchtigkeit und Wärme) und hemmt den natürlichen Gasaustausch, was wiederum ein Kriterium für die Pneumonieentstehung ist.
... alles Pflegematerial für eine O_2-Verabreichung vorzubereiten ist → Kommt es aufgrund der Linksherzinsuffizienz zu einem Lungenödem, hat dies einen verringerten Gasaustausch, d. h. eine verringerte Sauerstoffsättigung des Blutes zur Folge. Es entsteht eine akute Luftnot, erkennbar durch Zyanose. Eine sofortige O_2-Gabe zur Kompensation des Sauerstoffmangels und der Milderung der Luftnot des Patienten mit der daraus resultierenden Angst ist notwendig.
... besonders im akuten Zustand eine Flüssigkeitsbeschränkung angezeigt ist → Das durch die Linksherzinsuffizienz verursachte Lungenödem würde durch eine noch größere Volumenbelastung (Flüssigkeitszufuhr) verstärkt. Besonders bei diesen Patienten ist eine genaue Flüssigkeitsbilanzierung anzustreben.
Die Oberkörperhochlagerung entlastet zum einen das linke Herz, da es nun nicht mehr gegen einen so starken Gegendruck in der Aorta anzupumpen hat. Andererseits gibt sie dem Patienten das subjektive Gefühl, besser durchatmen zu können.

2.28 Lösung D

Lagerung: Oberkörper halbhoch, bevorzugt auf der gesunden Seite: Nach einer Lobektomie (Lappenresektion, Abb. 2.28) ist eine atemerleichternde Lagerung indiziert. Der Patient sollte im zweistündigen Takt entweder auf dem Rücken oder auf der gesunden Seite gelagert werden. Nur so kann sich die operierte Seite wieder richtig entfalten.

Der Organismus soll sich allmählich auf die verminderte O_2-Aufnahme einstellen, da durch die Lobektomie (Entfernung eines Lungenlappens) die Fläche für die O_2-Aufnahme fehlt. Bei einer Lobektomie kann dies bis zu 30 % der Lungenfunktion in der postoperativen Phase bedeuten.

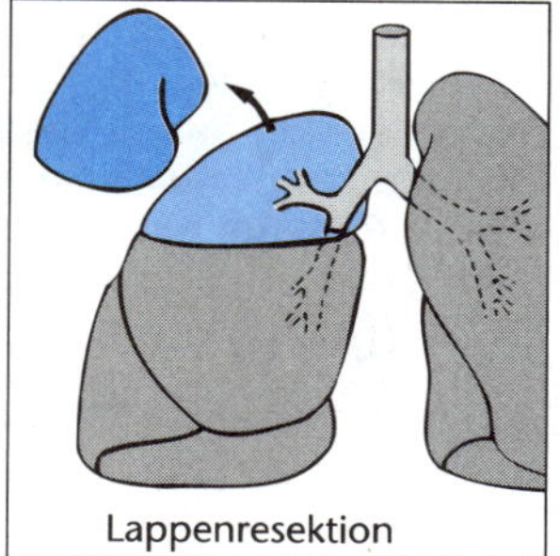

Abb. 2.28: Lappenresektion

2.29

- **tastbarer Femoralis-, Karotispuls, messbarer Blutdruck, spontane Bewegung, positive Hautfarbenveränderung, Pupillenreaktion, Einsetzen der Spontanatmung, zurückkehrendes Bewusstsein**

2.30 Lösung B

Von einem Pulsdefizit spricht man, wenn ...
... die über dem Herzen gezählte Pulsfrequenz höher ist als die in der Peripherie → Ursache ist eine frühzeitig ausgelöste Herzaktion z. B. durch Herzrhythmusstörungen. Der Ventrikel hat sich noch nicht mit einer ausreichenden Menge an Blut füllen können, somit gelangt weniger Blut in die Peripherie, und es ist keine Pulswelle tastbar.

Festgestellt wird ein Pulsdefizit durch Herzauskultation mit Stethoskop und gleichzeitiger peripherer Pulsmessung.

2.31 Lösung D

→ s. Kommentar zu Frage 2.23 (auch ein Aszites kann im Rahmen einer chronischen schweren Rechtsherzinsuffizienz auftreten).

2.32

Rötlich schaumiger Auswurf, rasselnde Atemgeräusche, Atemnot mit Zyanose → Gekennzeichnet ist das Lungenödem durch das Eindringen von seröser Flüssigkeit aus den Lungenkapillaren in die Alveolen. Eindeutiges Symptom ist rötlich schaumiger Auswurf, der durch eine Vermischung von Ödemflüssigkeit und Luft entsteht.
Rasselnde Atemgeräusche sind bedingt durch die unphysiologische Flüssigkeitsansammlung in der Lunge. Durch das Lungenödem kommt es zur Verschlechterung des pulmonalen Gasaustausches. Dieser führt zu einer erniedrigten Sauerstoffsättigung (Hypoxämie) und CO_2-Anreicherung (Hyperkapnie) des Blutes. Die Folge ist Atemnot mit Zyanose.

2.33 **Lösung E**

Das Entstehen einer Pneumonie wird begünstigt durch ...
... Erkrankungen und Operationen im Thorax und Oberbauch → Der Grund kann hier eine schlechte und ungenügende Durchlüftung der Lunge sein. Diese resultiert häufig aus einer Schonatmung, die die Patienten aufgrund von Schmerzen einnehmen.
... eine bestehende Immobilität → Auch hier ist der Grund die schlechte bzw. unzureichende Durchlüftung der Lungen.
... ein Koma → Durch das Koma wird bei einem Patienten der natürliche Hustenreiz herabgesetzt. Folge ist somit eine Ansammlung des Sekretes in den Luftwegen, was ein Bakterienwachstum begünstigt.
... Behandlung mit Immunsuppressiva → Die natürliche Immunabwehr ist bei diesen Patienten herabgesetzt. Sie sind besonders infektionsgefährdet. Die Körperöffnungen stellen gefährliche Eintrittsöffnungen für Erreger dar, beispielsweie gelangen bei der Nahrungsaufnahme Keime in den Mund-Rachen-Raum, die sich auf feuchtwarmen Schleimhäuten schnell vermehren können.

2.34 **Lösung B**

Cheyne-Stokes-Atmung (Abb. 2.34) → Gekennzeichnet ist diese Atemform durch ein periodisches An- und Abschwellen der Atemtiefe mit Atempausen. Sie ist Ausdruck einer schweren Schädigung des Atemzentrums. Der Atemrhythmus beginnt mit flachen kleinen Atemzügen, die dann in tiefere, keuchende Atemzüge übergehen. Die Atemzüge werden daraufhin immer kleiner, soweit bis der pCO_2-Gehalt im Blut nicht mehr ausreicht, um einen Atemreiz auszulösen. Dadurch setzt eine Atempause ein, die anhält, bis der CO_2-Spiegel angestiegen ist. Das Atemzentrum setzt, ausgelöst durch diesen Reiz, wieder mit kleinen, flachen Atemzügen ein. Dieser Atemrhythmus ist bei Erkrankungen des Gehirns, Vergiftungszuständen und vielfach als ein Anzeichen für das Herannahen des Todes zu beobachten.

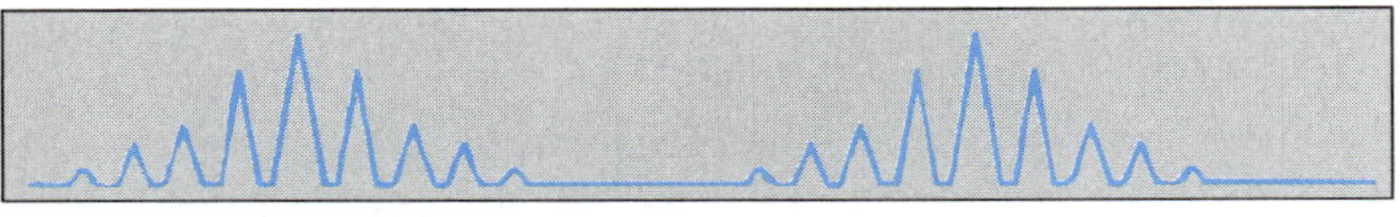

Abb. 2.34: Cheyne-Stokes-Atmung

2.35

Marcumar ist ein Vitamin-K-Antagonist und hemmt die Bildung bestimmter Gerinnungsfaktoren. Ziel ist die Herabsetzung der Gerinnungsfähigkeit des Blutes, insbesondere als Langzeittherapie bei bestimmten thrombosegefährdenden Erkrankungen. Näheres entnehmen Sie bitte dem Band 4 oder Ihrem Lehrbuch. Da Marcumarpatienten eine künstliche Blutungsneigung haben, sind bestimmte Richtlinien erstellt worden:

- **Keine i.m. Injektionen durchführen**: Bei intramuskulären Injektionen besteht die Gefahr, dass in der Tiefe des Muskels ein verletztes Gefäß eine Blutung verursacht. Die resultierenden Hämatome können enorme Ausmaße annehmen und hypovolämische Krisen herbeiführen.
- **Marcumar-Ausweis führen**: Der Marcumarausweis dient der Dokumentation der Quick-Wert-Einstellung für den Arzt, welcher die Therapie mit diesem Medikament überwacht. Ein Marcumarpatient sollte unbedingt mit Hilfe seines Marcumarausweises alle weiteren behandelnden Ärzte und auch Zahnärzte auf die Blutungsneigung aufmerksam machen. In Notfallsituationen kann ein solcher Ausweis Leben retten.
- **Regelmäßige Medikamenten-Einnahme:** Um möglichst gleichbleibende Wirkspiegel im Blut zu erzielen, sollte die Tabletteneinnahme immer zur gleichen Tageszeit stattfinden. Des Weiteren wird eine an den Tagesrhythmus gebundene Tabletteneinnahme selten vergessen.
- **Verletzungen, Blutungen, blaue Flecke genau beobachten** und ärztlich kontrollieren lassen.
- **Marcumargegenspieler Konakion (Vitamin K) bei sich führen:** Hiermit kann in Blutungssituationen die Wirkung des Marcumars eingeschränkt werden (die Wirkung tritt leider erst nach 6–10 Stunden ein).
- **Untersuchungstermine und Blutabnahmetermine genau einhalten:** Quickwerte im Blut können schwanken, Dosisanpassungen sind häufig notwendig.
- **Bewusst essen**: Der Verzehr von bestimmten Lebensmitteln (z. B. Kohlsorten) bewirkt eine vermehrte Aufnahme von Vitamin K. Die Wirkung von Marcumar wird hierdurch eingeschränkt, aus diesem Grund ist eine sorgfältige Patientenschulung notwendig.
- **Wechselwirkungen mit anderen Medikamenten beachten**: Marcumar ist ein Medikament, welches mit einer Vielzahl anderer Medikamente in Wechselwirkung tritt (meist wird die Wirkung beider Medikamente verstärkt!). Bei Marcumarpatienten sollte deshalb vor der Einnahme *jedes* neuen Medikaments grundsätzlich die Möglichkeit von Wechselwirkungen abgeklärt werden, um ggf. die Gerinnungskontrollen zu intensivieren und Dosisanpassungen rechtzeitig vornehmen zu können.

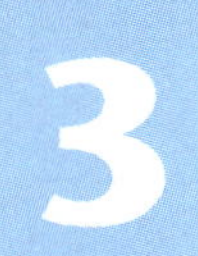

CHIRURGISCHE ERKRANKUNGEN

3.1 Lösung B

Kontrolle von Blutdruck, Puls und Hautfarbe → Nachblutungen in den Körper hinein machen sich durch Blutdruckabfall, Tachykardie und Blässe der Haut bemerkbar. Im Hoch- und Niederdrucksystem kommt es durch den Blutverlust zu einem Druckabfall, kompensatorisch nimmt die Pumpleistung des Herzens zu (Tachykardie). Die Folge ist eine Zentralisation, d.h. es erfolgt eine Vasokonstriktion in den weniger wichtigen Gebieten wie z. B. der Haut, um die Funktion der lebensnotwendigen Organe wie Herz und Gehirn aufrechtzuerhalten.
Die Temperaturkontrolle ist indiziert, um beispielsweise eine Entzündungsreaktion zu erkennen.

3.2 Lösung C

Ein T-Drain (Abb. 3.2.1) → **Gallengangdrainage** wird bei der Eröffnung des Ductus choledochus eingelegt. Sinn ist eine vorübergehende Gallenableitung bei papillennaher Abflussbehinderung, bedingt durch eine postoperative Schleimhautschwellung.
Bülau-Drain (Abb. 3.2.2) → **Absaugung von Blut, Ergussflüssigkeit, Luft aus dem Pleuraspalt:** Die Thoraxdrainage (Bülau-Drainage) ist eine Drainage mit kontrolliertem Sog. Größere Ansammlungen von Flüssigkeiten (Pleuraerguss) oder Luft (Pneumothorax) in der Pleurahöhle verhindern die Entfaltung der Lunge bei der Inspiration, der Gasaustausch wird somit beeinträchtigt.
Penrose-Drain: Wunddrainage ohne Ableitungssystem → Hierbei handelt es sich um einen kunststoffummantelten Mulldocht, der das Sekret durch kapilläre Saugwirkung ableitet. Er findet seine Anwendung in der Darmchirurgie, die Einlage erfolgt subfaszial oder subkutan.
Redon-Drainage (Abb. 3.2.3) → **Wunddrainage mit Sog:** Die Redon-Drainage ist eine Gewebedrainage mit unkontrolliertem Sog und dient der Ableitung von Wundsekret und der Adaption der Wundränder. Anwendungsgebiete sind die Weichteil-, Knochen- und die plastische Chirurgie.

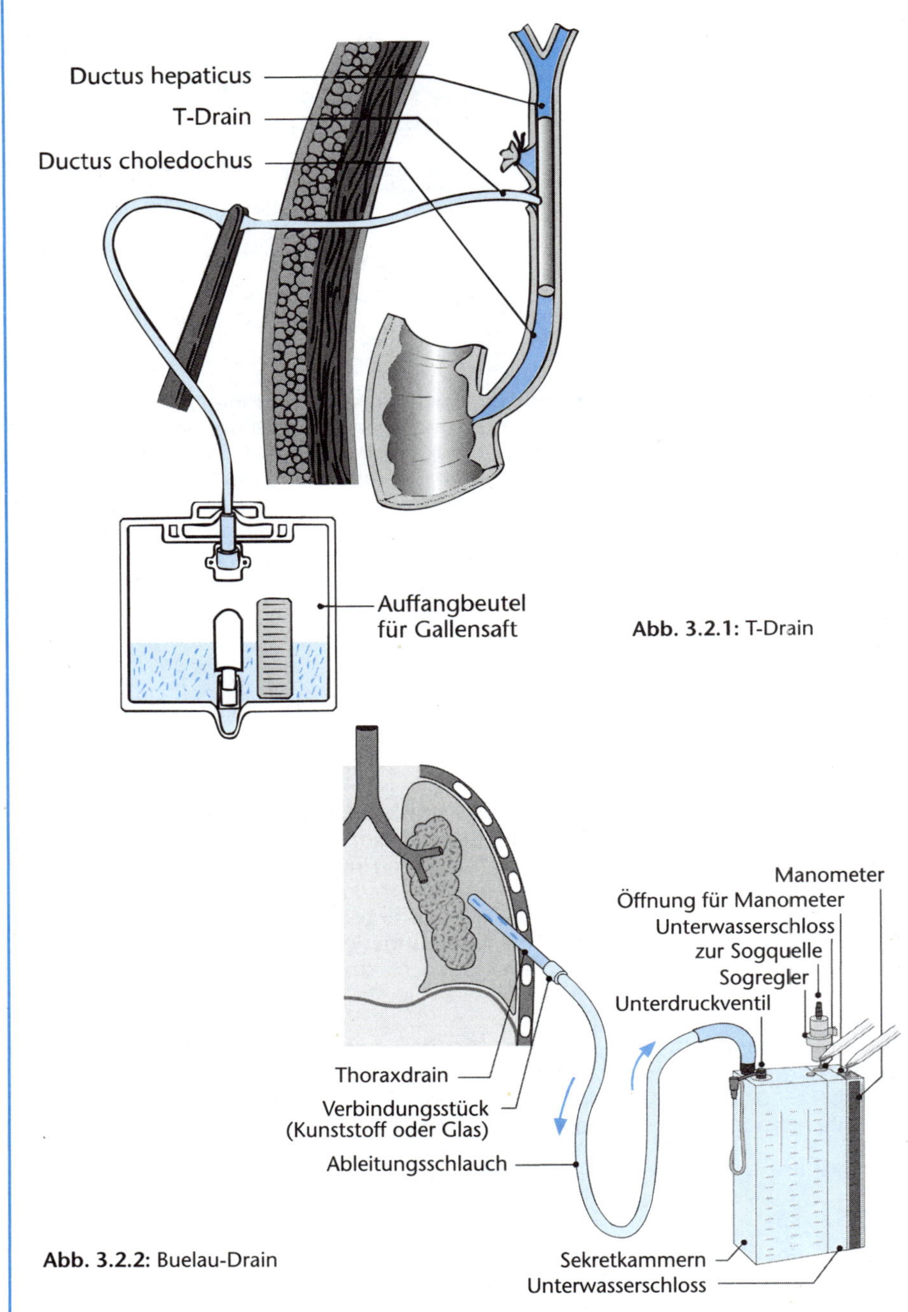

Abb. 3.2.1: T-Drain

Abb. 3.2.2: Buelau-Drain

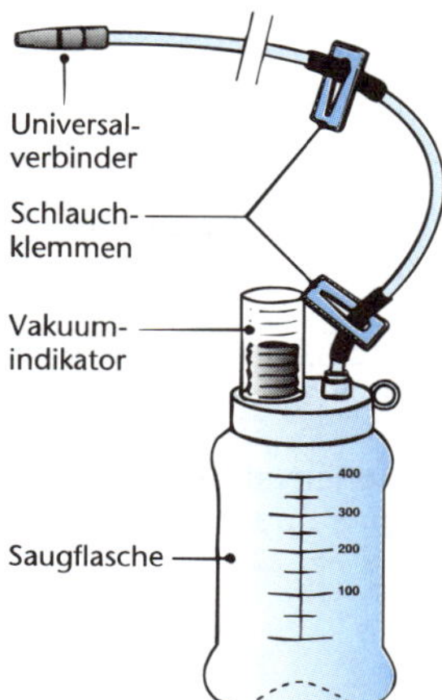

Abb. 3.2.3: offene Redon-Drainage

3.3 Lösung D

Die **Reinigung von innen nach außen** muss erfolgen, damit die Keime von der umliegenden Haut nicht auf die Wunde gebracht werden.
Die **Händedesinfektion** dient der Infektionsprophylaxe.

3.4 Lösung C

Appendektomie ist die Entfernung des Wurmfortsatzes.
Die **Frühmobilisation** ist indiziert, um unterschiedliche Komplikationen wie z. B. Thrombose, Dekubitus oder Pneumonie zu verhindern.
Infusionen und/oder Tee bis zum Einsetzen der ersten Darmtätigkeit sind indiziert, wenn es sich um eine „komplizierte" Appendizitis handelt. Die komplizierte Appendizitis beschreibt ein Krankheitsbild, wo der Appendix schon perforiert ist oder Begleitentzündungen verursacht hat. Aufgrund intraoperativer Manipulationen am Darm (Abszessausräumung, Teilresektion, Spülung u. Ä.) kann eine reflektorische Magen-Darm-Atonie ausgelöst werden, die postoperative Komplikationen (Subileus u. Ä.) bewirkt. Aus diesem Grund bleibt die Ernährung zunächst für die ersten drei bis vier Tage auf Tee und Infusionen beschränkt. Sollte bis dahin noch keine Darmtätigkeit eingesetzt haben, so kann man medikamentös mit Prostigmin® oder Tacus® nachhelfen.
Das Ziehen der Fäden erfolgt je nach operativem Zugang (Größe des Schnitts) am 5.–10. postoperativen Tag.

3.5 Lösung C

Die orthograde Magen-Darm-Spülung bedeutet Reinigung des Magen-Darm-Traktes mittels Spüllösung über eine Magen- bzw. Duodenalsonde zur Vorbereitung auf eine Darmoperation.
Je nach Arztanordnung werden **10 bis 12 Liter körperwarme physiologische Kochsalzlösung** in 3 bis 4 Stunden verabreicht, bis über den Darm eine wässrige klare Flüssigkeit ausgeschieden wird.
Die hohe Flüssigkeitsmenge in der relativ kurzen Zeit bedeutet eine **große Kreislaufbelastung** für den Organismus und Bedarf somit einer intensiven Kreislaufüberwachung.
Ziel der orthograden Magen-Darm-Spülung ist es, eine Bakterienverschleppung intraoperativ zu vermeiden und die Dauer der Darmatonie postoperativ zu verkürzen.

3.6 Lösung A

Das **Aufstehen am Abend** der Operation dient der Frühmobilisation, um Folgeschäden wie Thrombosen, Dekubitus, Kreislaufprobleme etc. vorzubeugen.
Stuhlfarbe zeigt die Passage des Gallensaftes an, d. h. der Stuhl wird acholisch (tonfarben). Die Farbe entsteht durch die fehlenden Gallenfarbstoffe, da die Galle direkt über das T-Drain nach außen abgeleitet wird.
Ableitung des Gallensaftes über das T-Drain: Postoperativ ist durch die intraoperative Manipulation mit einem Ödem an der Papilla Vateri zu rechnen. Dies kann eine Abflussbehinderung von Gallensaft zur Folge haben.
Die aufgefangene Gallensaftmenge wird mit in die Flüssigkeitsbilanz eingerechnet: Die von der Leber gebildete Galle wird nicht mehr in der Gallenblase eingedickt, d. h. es wird keine Flüssigkeit entzogen, die dem Organismus dann zu anderen Zwecken zur Verfügung steht. Die über das T-Drain aus dem Körper geleitete Galle muss aus diesem Grunde in der Bilanzierung berücksichtigt werden.

3.7 Lösung A

Extendierte Lagerung → Ziel ist das Auftreten von Gelenkkontrakturen, hauptsächlich die Beugefehlstellung der Hüfte, zu verhindern. Ein weiterer Grund für eine extendierte Lagerung ist, den Weichteilmantel am Stumpfende zu konisieren und somit eine passgenaue und für den Knochenstumpf optimal deckende Prothesenauflage zu erreichen.
Wickeln des Stumpfes in konischer Form → Dies bezweckt zum einen die Förderung des venösen Rückflusses und die Verhütung von Schwellung und Ödemen. Zum anderen ist eine konische Form für das Tragen von Prothesen wichtig, d. h. die Prothese lässt sich besser anmodellieren und Folgeschäden durch einen schlechten Sitz der Prothese werden vermieden.
Phantomschmerz → Der Betroffene empfindet den Schmerz in einem nicht mehr vorhandenen Körperteil. Auslösend dafür ist die Reizung der Nervenstümpfe, die vom Gehirn auf das nicht mehr vorhandene Körperteil projiziert wird.

3.8 Lösung E

Eine scharfe Abknickung zwischen Rumpf und Beinen wird vermieden, um den venösen Rückstrom ungehindert zu gewährleisten.
Das Passivverhalten beim Bewegen und Vermeiden von ruckartigen Bewegungen: soll ein Loslösen des Thrombus in der Vene verhindern.
Patient bekommt **keine blähende Kost, Obstipation verhindern:** Durch eine zu starke Bauchpresse kann sich der Thrombus lösen und eine Lungenembolie verursachen.
Regelmäßige Temperatur- und Pulskontrollen: Eine Thrombose geht mit einer leichten Temperatur- und Pulserhöhung einher, die engmaschige Kontrolle ist notwendig, um Veränderungen frühzeitig zu erkennen.

3.9 Lösung A

Wirbelfraktur → **flache Lagerung** → Bei Abknickung der Wirbelsäule besteht die Gefahr, dass das Rückenmark verletzt wird.
Varizen-OP → **Erhöhung des Fußendes** → um den venösen Rückfluss zu fördern.
Strumektomie → **Oberkörper-Hochlagerung** → Wundödem und -sekret können besser abfließen, ferner wird eine atemerleichternde Lagerung erzielt.
Arterielle Verschlusskrankheit → **Tieflagerung der Beine** → s. Kommentar zu Frage 1.2

3.10 Lösung D

Auffallende Blässe und kleiner schneller Puls: Der Organismus versucht, gegen die drohenden Folgen (Blutdruckabfall, Sauerstoff-Unterversorgung) anzukämpfen. Dies geschieht durch die Steigerung der Herzarbeit (schneller Puls). Gleichzeitig verengen sich die Gefäße, um den lebensnotwendigen Organen mehr Blut zukommen zu lassen.
Zunehmender Bauchumfang: Dieser ist ein Zeichen für eine intraabdominelle Blutung. Durch das Blut wird eine Peritonealreizung ausgelöst, die sich in einer Abwehrspannung der Bauchdecke mit Zunahme des Bauchumfangs äußert.

3.11 Lösung D

Nur kleine Mahlzeiten zu sich zu nehmen und die Speisen gut zu kauen: Dies dient der Vermeidung von Verdauungsstörungen, wie z. B. Druck- und Völlegefühl oder Appetitmangel, die durch eine Magenoperation auftreten können.

3.12 Lösung A

S. Kommentar zu Frage 3.7

3.13 Lösung A

Die Hochlagerung der betroffenen Extremität geschieht, um eine Anschwellung der Extremität zu vermeiden.
Schmerzäußerungen, Hinweise auf entstehende Druckgeschwüre: Kommt es zur Schwellung der betroffenen Extremität, so ist der Gips nicht in der Lage, sich auszudehnen und kann somit Druckgeschwüre auslösen. Erste Signale sind Spannungen, d. h. Engegefühl und Schmerzen.
Melden einer eventuell auftretenden Gefühllosigkeit: Aufgrund der zunehmenden Weichteilschwellung kann es vor allem in den ersten Stunden nach Gipsanlage zu Durchblutungsstörungen und Nervenschädigungen kommen.

Der Patient hat immer Recht!
Wenn ein Patient mit Gipsanlage Schmerzen angibt, so sind diese immer ernst zu nehmen. Eine Gipseröffnung kann eine eventuelle Thrombose oder eine Nekrose ausschließen. Die Bagatellisierung von Schmerzen durch medizinisches Personal kann massive Komplikationen, wenn nicht sogar lebensbedrohliche Folgen nach sich ziehen.

3.14 Lösung C

Da es nach Gefäßoperationen zu Gefäßverschlüssen kommen kann, ist es notwendig, das betroffene **Bein auf Durchblutung, Sensibilität und Beweglichkeit hin** zu **prüfen.**
Das arterielle Blutangebot wird durch die Gefäßprothese vergrößert, jedoch ist das venöse System noch nicht in der Lage, dieser veränderten Situation gerecht zu werden. Es kommt zu einer Schwellung im Bereich des Fußes und Unterschenkels. Komprimierende Verbände dürfen nicht angelegt werden. Das Bein muss flach gelagert werden, um den Blutstrom nicht herunterzusetzen durch eine Abknickung im Bereich des Beckens. Die Schaumstoffschiene ist wegen der Gefahr der Druckstellenbildung nicht mehr indiziert.

3.15 Lösung C

Bei jeder Wirbelsäulenfraktur bedarf es einer besonderen Beobachtung im Genesungsverlauf. Bei einer Lendenwirbelkörper (LWK)-Fraktur können Nervenbahnen und Rückenmark, die im Wirbelkanal verlaufen, irritiert oder geschädigt werden. **Motorik und Sensibilität der unteren Extremitäten werden gesteuert durch Nerven, die in Höhe der Lendenwirbelsäule austreten,** so dass eine Schädigung entsprechende Fehlfunktionen nach sich ziehen würde.
Auch die Innervation des Dünn- und Dickdarms wird nach dem Plexus myentericus (Darm) über das Rückenmark (Lendenwirbelsäule) in das zentrale Nervensystem weitergeleitet. Eine Irritation oder Störung kann eine Darmlähmung nach sich ziehen, es resultiert ein paralytischer Ileus. **So ist auf eine funktionierende Verdauung bei diesen Patienten unbedingt zu achten!** Gleiche Störungen können auch die Blase betreffen, so dass man hier auf Inkontinenz bzw. Harnverhalt achten sollte.
Die Patienten mit einer LWK-Fraktur bedürfen einer intensiven und einfühlsamen Hilfe der Pflegenden. Behutsame Lagerung, Hilfe bei den Dingen des täglichen Lebens, Geduld und eine emotionale Hilfestellung sind hier für die Genesung sehr wichtig.

3.16 Lösung B

Man unterscheidet Ileostoma- von Colostomapatienten. Bei Ersteren wird der letzte Dünndarmanteil (Ileum) als künstlicher Darmausgang vorwiegend im rechten Mittel- bis Unterbauch ausgeleitet. Colostomapatienten (Dickdarmausgang) besitzen den Anus praeter zumeist im linken Unterbauch. **Bei einer Gasansammlung im Stomabeutel wird diese durch Verschlussöffnung abgelassen.** Klammerbeutel mit Filterventil können auch eingesetzt werden, dies reduziert die Geruchsentwicklung. In Antwort C wird die Anlage eines geschlossenen Beutels empfohlen, ein Stuhlablass ist so nur umständlich durch den Wechsel des gesamten Systems möglich.
Grundsätzlich sollte ein Stomapatient seine Stomaversorgung selbstständig durchführen. Die geduldige und fachkompetente Unterrichtung der Stomapflege und die behutsame Anleitung unter Berücksichtigung der Patientenpsyche sind wichtige pflegerische Aufgaben. Es gilt Ängste abzubauen und dem Patienten im Umgang mit seinem Stoma eine gewisse Selbstverständlichkeit zu vermitteln. Für diese Tätigkeit sollte sich die betreffende Pflegeperson auf jeden Fall genügend Zeit nehmen!
Hinzuweisen wäre noch auf das Weglassen blähender Nahrungsmittel wie Hülsenfrüchte, Kohlarten, Zwiebeln u. Ä. Eine Diätberatung sollte unbedingt erfolgen.

3.17

Hämorrhoiden sind krampfaderartige, knotige venöse Gefäßerweiterungen im Analkanal. Bindegewebsschwäche, Leberkrankheiten oder chronische Obstipation zählen zu den häufigen Ursachen des Hämorrhoidalleidens. Bleibt der Erfolg konservativer Behandlungsverfahren (Regulierung des Stuhlgangs, sorgfältige Analhygiene, Schmerzlinderung mit Salben oder Zäpfchen) aus, so ist die operative Hämorrhoidektomie indiziert.
Postoperativ sollte in der Krankenbeobachtung auf mögliche **Nachblutungen** geachtet werden, die in manchen Fällen sogar eine notfallmäßige Operation erfordern. Insbesondere mit den neuen Verfahren der Stapler-Hämorrhoidektomie kann es leicht zu Blutungen kommen.
Nach jeder Stuhlentleerung ist aus hygienischen Gründen eine **Bidetanwendung** oder **Sitzbadanwendung** notwendig.
Das Wundgebiet mit einem **Salbentupfer** (Vaseline oder Panthenol) versorgen, der nach jedem Sitzbad oder dem Toilettengang frisch ausgewechselt wird. Insbesondere bei den herkömmlichen operativen Verfahren bleiben im Analkanal offene und schmerzhafte Wunden.
Weicher Stuhlgang ist eine Grundvoraussetzung für die schmerzfreie Genesung des Patienten.

3.18 **Lösung D**

Die präoperative Rasur ist ausschließlich aus hygienischen Gesichtspunkten notwendig. Der Rand der Rasur sollte einen ausreichenden Abstand vom Schnittgebiet aufweisen, dies ist auf entsprechenden Schemata nachzulesen. Eine glatte Hautoberfläche lässt eine gründliche Hautdesinfektion zu, da Haare Keimträger sind und durch Abwaschen allein keine erforderliche Keimfreiheit für das Operationsfeld gewährleistet werden kann.
Die Trockenrasur hat den entscheidenden Vorteil, dass der Rasierende erkennt, wo er rasiert. Bei Nassrasuren ist das Rasurfeld von Schaum bedeckt und somit können Hautunebenheiten verletzt werden.
Des Weiteren ist der postoperative Verbandswechsel auf rasiertem Untergrund weniger schmerzhaft als auf behaartem Grund. Gerade männliche Patienten werden den Pflegenden hier für vorausschauendes Verhalten sehr dankbar sein.

4 GASTRO-ENTEROLOGISCHE ERKRANKUNGEN

4.1 Lösung C

Bei der retrograden Darmspülung wird die Spüllösung mittels eines Darmrohrs mit angehängtem Schlauchsystem vom Rektum her in den Darm eingebracht. Der Patient befindet sich dabei in Linksseitenlage (s. a. Kommentar zu Frage 3.5).

4.2 Lösung B

Kontinuierliches Absaugen von Magensaft: Die Sekretion der Bauchspeicheldrüse wird zum einen durch den Nervus vagus und zum anderen durch die Hormone Sekretin und Cholezystokinin-Pankreozymin gesteuert. Beim Übertritt von saurem Mageninhalt bzw. Magensaft in das Duodenum wird die Freisetzung dieser Hormone stimuliert und hierdurch die Pankreassekretion in Gang gesetzt. Durch die Umstellung auf eine parenterale Ernährung wird therapeutisch eine größtmögliche Schonung des Pankreas angestrebt. Den Erfolg der Therapie spiegeln die Enzyme Amylase und Lipase sowie der Kalzium-Spiegel wider. Eine Erhöhung der Lipase zeigt vornehmlich an, dass eine Pankreatitis besteht, der Abfall des Kalziums den Schweregrad der Pankreatitis (Nekrosen ziehen Kalzium aus dem Blut).
Regelmäßige Nasenpflege zur Vermeidung eines Nasendekubitus aufgrund der längeren Verweildauer der Magensonde (Abb. 4.2). Sie bleibt liegen, bis sich die Pankreasenzyme wieder normalisiert haben.

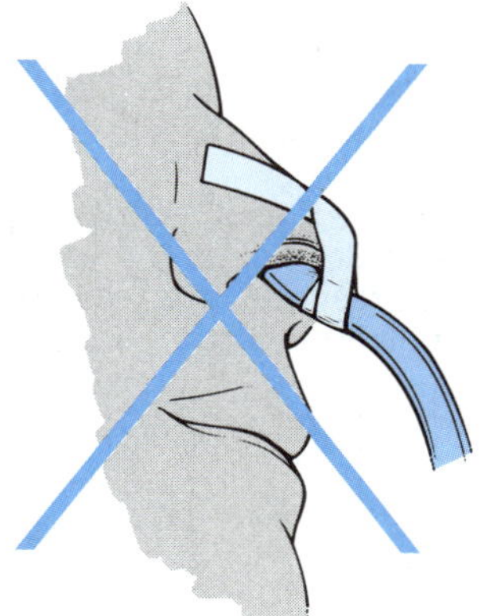

Abb. 4.2: Befestigung der Magenverweilsonde

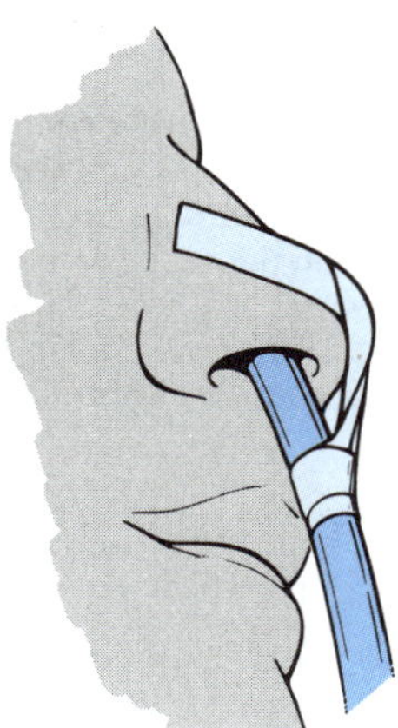

a falsch **b** richtig

4.3 **Lösung B**

Magenatonie → ist die Lähmung der motorischen Funktion der Magenmuskulatur, eine Komplikation, die nach einer Magenresektion auftreten kann. Prophylaktisch wird postoperativ eine Magenverweilsonde (s. Abb. 4.2) gelegt. Der Grund hierfür ist einmal, ein Überlauferbrechen von Galle-, Magen- und Darmsekretion zu verhindern und andererseits die Anastomosennaht zu entlasten. In den ersten zwei postoperativen Tagen ist eine Magenatonie normal. Grund hierfür sind die Folgen die Anästhesie und der Schutz des Magens gegen die außergewöhnliche Manipulation. Danach kann die Magenatonie ein Zeichen für einen Ileus oder aber einer Anastomosenschwellung sein. Besteht die Magen-Darm-Atonie fort, so wäre eine motorische Anregung durch Medikamente wie Ubretid® o. Ä. zu erreichen.

4.4 **Lösung A**

Die Obstipationsprophylaxe beinhaltet Maßnahmen, die die Tätigkeit der Stuhlpassage fördern:
ausgeglichene ballaststoffreiche Ernährung → Unter ballaststoffreich ist eine zellulosehaltige (schlackenreiche) Ernährung zu verstehen. Zellulose besitzt die Eigenschaft, die Verdauungstätigkeit im Dickdarm durch den Abbau der eingeschlossenen Stärke (in der Zellulose) anzuregen. Der Abbau bewirkt eine Erhöhung des osmotischen Drucks im Darm, wodurch ein vermehrtes Einströmen von Wasser erzielt wird. Die Folge ist eine Zunahme des Stuhlgewichts und daraus resultierend eine verstärkte Darmperistaltik.
gymnastische Übungen und Spaziergänge → Generell gilt: Bewegung fördert die Darmperistaltik/-entleerung.

4.5

- **Darmrohr** → Zum Ableiten der Darmgase
- **Fenchel-, Anis- und Kümmeltee, feuchte Wärme** → Diese besitzen eine entblähende Wirkung.

4.6 **Lösung A**

Gefahr des Bluterbrechens → Diese besteht infolge der Probeexzision. Es wird ein Gewebestück aus der Magenschleimhaut entfernt, die Entnahmestelle kann nach der Koagulation erneut anfangen zu bluten.
Nahrungskarenz für vier Stunden → Ein Grund ist die Prämedikation vor der Untersuchung, ein weiterer ist die Schonung der Exzisionsstelle.
Kreislaufüberwachung für drei bis vier Stunden → Diese dient der frühzeitigen Erkennung von Komplikationen, wie z. B. Auftreten einer Blutung.

4.7 Lösung = Alkoholverbot

Grund sind bereits vorliegende Leberzellschäden. Alkohol wird in den Leberzellen abgebaut. Dabei entstehen toxische Stoffwechselprodukte, Leberzellen werden zerstört, eine Fettleber entsteht. Würde weiter Alkohol bei bereits bestehenden Leberzellschäden konsumiert, kann als letzte Konsequenz eine Leberzirrhose entstehen, d. h. ein Einstellen der Leberfunktion.

4.8 Lösung B

Überprüfung der korrekten Lage der Sonde, z. B. durch Aspiration von Magensaft und Lackmuspapierkontrolle → Sondenkost darf erst verabreicht werden, wenn die korrekte Lage der Magensonde überprüft wurde; bei einer falschen Lage besteht die Gefahr der Aspiration von Sondenkost in die Atemwege. Die Überprüfung erfolgt über die Aspiration von Magensaft, der mit einem Lackmuspapierstreifen kontrolliert wird. Heute werden pH-Indikatorstreifen verwandt. Taucht man das Lackmuspapier in den Magensaft, so verfärbt sich dieser rot. Mit Hilfe des o. g. Indikatorstreifens kann man den pH-Wert ermitteln (pH-Wert des Magensaftes liegt bei 1,0 bis 1,5). Des Weiteren kann durch Einblasen von Luft (z. B. mit Blasenspritze) in die Magensonde ein „blubberndes Geräusch" über dem Magen auskultiert werden.

4.9 Lösung A

Für Nahrungskarenz sorgen → Dies dient der Operationsvorbereitung, aber auch der Entlastung des Magen-Darm-Traktes. Durch den Darmverschluss wird Darminhalt zurückgestaut.
Magen- oder Duodenalsonde legen → Dies dient dem Absaugen des gestauten Magen-Darm-Inhalts.
Den Patienten zur Operation vorbereiten → Bei einem mechanischen Ileus handelt es sich um ein akutes Krankheitsbild. Es bedarf der sofortigen OP, um die Ursachen des Darmverschlusses zu beseitigen. Ursachen können sein: Briden (Verwachsungen), Tumoren, Gallensteine, Wurmkonvolute oder ein Strangulationsverschluss mit Abschnürung der Mesenterialgefäße.

4.10 Lösung B und/oder E

Ösophagusvarizenblutung (B) und ein **blutendes Magenulkus** (E) → Man spricht von kaffeesatzartigem Blut (schwarz/braun), wenn dieses mit Magensaft in Berührung gekommen ist. Dies ist bedingt durch die Magensäure, die das Hämoglobin abbaut.
Bei der Ösophagusvarizenblutung gelangt neben dem plötzlich auftretenden Bluterbrechen auch eine Blutmenge in den Magen, die dann kaffeesatzartiges Aussehen bekommt. Aus diesem Grund ist auch Lösung B zulässig.

4.11

- **Erkennen einer Nachblutung** → Größere hellrote Blutverluste über die Magensonde geben einen Hinweis für eine Blutung aus der Anastomosennaht.
- **Entlastung des Restmagens** → Dies bedeutet Verhütung einer Magenüberfüllung mit Luft, Magensaft oder Dünndarmsekret, damit durch eine Magenüberdehnung nicht die Anastomosennaht gefährdet wird.
- **Erkennen einer Magenatonie** → Eine Magenatonie lässt sich durch die Nichtabnahme der Sekretmenge erkennen (s. Kommentar zu Frage 4.3).

4.12 **Lösung A**

Überwachung des konstanten Druckes im Ösophagusballon → Der Ballon dient der Komprimierung der blutenden Ösophagusvarizen. Nimmt der Druck ab, so besteht die Gefahr eines erneuten Blutungsbeginns, ein zu hoher Druck kann Nekrosen an den Schleimhäuten auslösen. Eine regelmäßige, kontrollierte Druckentlastung ist wegen der sonst bestehenden Nekrosegefahr unbedingt erforderlich.
Verhütung eines Nasenflügeldekubitus → Die Sonde wird durch die Nase in den Magen geschoben, sie ist dicklumig und kann aus diesem Grunde Druckulzera an den Schleimhäuten auslösen.
Kontinuierliche Vitalzeichenkontrolle → Eine Ösophagusvarizenblutung (Indikation für die Einlage einer Sengstaken-Blakemore-Sonde) ist eine lebensbedrohliche Situation für einen Patienten und geht vielfach mit einer Schocksymptomatik aufgrund der hohen Blutverluste einher.

4.13 **Lösung D**

Parenterale Ernährung → Der obere Verdauungstrakt soll „stillgelegt" werden. Nahrung übt einen Reiz auf die Pankreassaftproduktion aus, im Falle einer akuten Pankreatitis würde dies zur Selbstandauung des Organes führen (s. auch Kommentar zu Frage 4.2).

4.14 **Lösung A**

1 BE = 12 Gramm verdauliche Kohlenhydrate → Diese Zahl wurde von der Ernährungswissenschaft für die Berechnung der Kohlenhydratmenge im Rahmen der Diabetes-Diät festgelegt.

4.15

- **Es könnten Kreislaufprobleme auftreten** durch hohen Blutverlust.
- **Auftreten erneuter Blutung bei Drucknachlass:** Die Zeit der Komprimierung war nicht genügend lang.
- **Hautirritation an den Nasenflügeln** können durch die Sonde ausgelöst werden.
- **Druckulzera** können im Bereich der Nase und durch zu hohen Druck des Ösophagusballons im Bereich der Ösophagusschleimhaut ausgelöst werden.
- **Lageveränderung der Sonde:** Bei ungenügender Blockung im Bereich des Magenballons kann es zu einem Verschluss des Larynx (drohender Erstickungszustand) durch eine Verschiebung des Ösophagusballons kommen.
- **Aspiration/-pneumonie**: Speichel sollte beim Bewusstlosen aus dem Pharynx abgesaugt werden, um eine Aspiration zu verhindern. Ansprechbare Patienten sollten regelmäßig zum Schlucken angehalten werden, damit das Sekret nicht in die Trachea gelangen kann (Aspiration) und durch die Ansammlung in der Lunge eine Pneumonie auslöst.

4.16 **Lösung B**

Überwachung der Absaugung des Darmsekretes über die Duodenalsonde erfolgt auf Menge und Aussehen.
Über Stoma ausgeschiedene Flüssigkeit wird in die Bilanz eingerechnet: Normalerweise wird die Flüssigkeit über die Dickdarmschleimhaut resorbiert und geht dem Körper nicht verloren. Bei der Anlage eines Ileostoma ist dies nicht mehr möglich. Die verloren gegangene Flüssigkeit muss eventuell wieder substituiert werden.

4.17 **Lösung B**

Anregung der Darmtätigkeit am 3. postoperativen Tag → Der Organismus schaltet den Magen-Darm-Trakt ruhig (ca. zwei Tage). Dies ist eine Schutzfunktion des Körpers gegen die operative Manipulation. Um Komplikationen vorzubeugen, kann ab dem 3. postoperativen Tag die Darmtätigkeit angeregt werden (Tacus®, Prostigmin®, Ubretid®, u. a.), damit die Ruhigstellung nicht in eine Darmatonie übergeht.
Kontrolle des über die Magensonde ablaufenden Magensaftes auf Menge und Aussehen → Dies geschieht zur Beurteilung und Feststellung von Komplikationen wie Atonie oder Blutung.

4.18 **Lösung E**

S. Kommentar zu Frage 4.2 und 4.13

4.19 Lösung D

Lebererkrankungen können verschiedene Ursachen haben. Hierzu gehören chronische Intoxation (Alkohol u. Ä.), Infektionen (Hepatitis-Viren u. Ä.), Zu- oder Abflussstörungen.
Die Manifestation einer Hepatitis durchschreitet bei der symptomatischen Verlaufsform drei Stadien, welche vor allem bei infektiöser Genese beobachtet werden:
Präikterisches Stadium/Fett-, Alkohol-, Nikotinintoleranz, Erhöhung der Körpertemperatur, Mattigkeit, Leistungsminderung: Dieses Stadium wird auch Prodromalstadium bzw. Vorläuferstadium genannt. Die Leber ist druckempfindlich und evtl. vergrößert.
Ikterisches Stadium/starker Bilirubinanstieg im Serum nachweisbar, Patient fühlt sich subjektiv besser → Erkennbar ist dieses Stadium als Erstes an dem Sklerenikterus, die subjektiven Symptome lassen nach. Die Leber ist druckschmerzhaft und vergrößert, gelegentlich ist auch eine Milzschwellung vorhanden. Das Bilirubin erreicht im ikterischen Stadium seinen Höhepunkt, die Transaminasen im Blut steigen an, die Cholinesterase sinkt.
Postikterisches Stadium/Hautkolorit normalisiert sich, Stuhl- und Urinfarbe normal → Reparationsphase, die Gelbsucht (Ikterus) ist abgeklungen, die Laborwerte sinken langsam. Die Leber und Milz sind noch vergrößert, aber weniger schmerzhaft bei Druck.

4.20 Lösung E

Wünsche des Patienten: Die Anlage eines Stomas ist für die betroffene Person häufig mit schweren psychischen Belastungen, Angst vor der Beeinträchtigung gesellschaftlicher Beziehungen, Angst vor Rezidiven etc. verbunden. Es ist wichtig, die Wünsche eines Patienten zu berücksichtigen, damit er das Stoma akzeptiert und mit ihm leben und umgehen kann.
Chirurgische Technik der Anlage, Lokalisation der Stoma-Anlage richten sich nach der zugrunde liegenden Erkrankung. Das Gleiche gilt für die **Stuhlkonsistenz** (endständiges Kolostoma → fester Stuhl; Ileostoma → flüssiger Stuhl) → Nach diesen Kriterien werden die Beutel ausgewählt.
Hauttyp bzw. Allergiedisposition: Hier ist es wichtig, die Haut zu beobachten und gegebenenfalls die Materialien zu wechseln, da nicht jeder Patient mit dem gleichen Material zurecht kommt.

4.21 Lösung C

Die Patientin soll zu jeder Mahlzeit Obst und/oder Gemüse essen, möglichst roh. Diese enthalten viele Ballaststoffe.
Die Patientin soll viel Flüssigkeit zu sich nehmen, möglichst oft Obst- und Gemüsesäfte. Dies dient zum Aufquellen des Stuhles (s. auch Kommentar zu Frage 4.4).

4.22

- **Ösophagusvarizenblutung** → Innerhalb der Leber kommt es durch zirrhotischen Umbau zur Behinderung des Blutdurchflusses. Vor der Leber entsteht ein Bluthochdruck (Pfortaderhochdruck). Daher sucht sich der Blutfluss von der Pfortader Kollateralen. Diese führen zu den zarten Ösophagusvenen mit der Konsequenz der Varizenbildung. Gefahr ist das „Platzen" der sehr zarten Varizen, die eine lebensbedrohliche Blutung auslösen können. Andere Kollateralen werden durch Rektalvenen (Hämorrhoiden) und Umbilikalvenen rund um den Bauchnabel (Caput medusae) gebildet.
- **Aszites** → Durch den Pfortaderhochdruck kommt es zum Abpressen der flüssigen Blutbestandteile in den Bauchraum. Je nach Schwere der Leberzirrhose kann diese Flüssigkeit bis zu 20 Liter betragen.
- **Coma hepaticum** → Hierbei handelt es sich um ein hirnorganisches Syndrom als Folge der zunehmenden Leberinsuffizienz. Aus der Leberinsuffizienz resultiert eine Vergiftung, da die Leber ihre Aufgabe als Entgiftungsorgan nicht mehr wahrnehmen kann. Im Blut ist ein erhöhter Ammoniakspiegel nachweisbar, der eine Enzephalopathie mit Bewusstseinsstörungen bis hin zum Koma auslösen kann.
- **Gerinnungsstörungen** → Von der Leber werden neben Prothrombin und Fibrinogen viele der Gerinnungsfaktoren gebildet, die der Aufrechterhaltung des Gerinnungssystems dienen. Liegen schwere Leberzellschäden vor, wie das bei der Leberzirrhose der Fall ist, kommt es zu einer ungenügenden Eiweißsynthese und somit zu Störungen in der Blutgerinnung, d.h. die Blutungsneigung nimmt zu.
- **Splenomegalie** → Durch den Rückstau des Blutes in die Pfortader werden auch die zuführenden Venen mitbetroffen. Eine der zuführenden Venen ist die Vena lienalis (Milzvene), so dass der Rückstau eine Milzvergrößerung (Splenomegalie) verursacht.

Die Pfortader wird gebildet aus den Darmvenen (Vv. mesentericae) und der Milzvene (V. lienalis).

4.23 **Lösung B**

absolute Nahrungs- und Flüssigkeitskarenz → Es wird eine sofortige OP bzw. Sklerosierung durchgeführt.
engmaschige Kreislaufkontrolle → Je nach Ausmaß der Blutung kann es zu einem Schock kommen. Die engmaschige Kreislaufkontrolle dient der frühzeitigen Erkennung von Blutdruckabfall und Pulsfrequenzanstieg.

4.24 Lösung C

Schleimansammlungen im Nasen-Rachen-Raum erschweren das Einführen der Magensonde.
Nach Einführen der Magensonde wird sie **beim Schluckakt des Patienten über die Speiseröhre in den Magen vorgeschoben.** Hierzu sollte der Kopf des Patienten im Schluckvorgang auf seiner Brust liegen, der Patient die halbsitzende Position einnehmen!
In manchen Fällen kann das Vorschieben einer Magensonde einen Würgereiz hervorrufen, der von Erbrechen bis zu Aspiration viele Komplikationen hervorrufen kann. Im Rahmen der dann eingeleiteten Maßnahmen würde eine **Zahnprothese massiv stören, so dass diese unbedingt vorher zu entfernen ist.**
Die Inspektion des Rachenraumes durch den Mund nach jedem Legen einer Magensonde soll die korrekte Lage zeigen. **Bei aufgerollter Sonde ist diese zu ziehen und erneut zu legen.** Der richtige Sitz wird durch Luftinsufflation durch die Magensonde in den Magen bei gleichzeitiger Auskultation (Abhören) überprüft.

4.25 Lösung B

Sodbrennen wird verursacht durch den gastroösophagealen Reflux. Zwerchfellhernien, Adipositas, Stress oder Störungen des unteren Speiseröhrenschließmuskels lassen die saure Magensäure in die Speiseröhre zurücklaufen. Es folgt das typische Brennen in der Speiseröhre.
Langes Durchkauen der reizarmen und nicht scharfen Nahrung bewirkt eine Vorverdauung und beugt diesen Beschwerden vor. Viele kleine Mahlzeiten über den Tag verteilt sollen den Magen weniger belasten und dehnen. Weiterhin wird hierdurch eine geringere Menge an Magensäure gebildet.
Sodbrennen und Magenschmerzen, die länger als sechs Wochen trotz Behandlung bestehen, müssen gastroskopisch abgeklärt werden!

4.26 Lösung B

Die Colitis ulcerosa ist eine chronische Dickdarmentzündung, welche meist im Rektum beginnt, sich von anal nach oral („von unten nach oben“) ausbreitet und später den ganzen Dickdarm betreffen kann. Das Typische an dieser Erkrankung im Vergleich zum Morbus Crohn sind die kontinuierliche Ausbreitung und das vergleichsweise seltenere Auftreten von begleitenden Krankheitserscheinungen an anderen Organen. Die Patienten leiden unter häufigen, schleimig-blutigen Durchfällen. Wegen der hohen Stuhlfrequenzen ist es wichtig, die Toilettengänge zu zählen, um die Schwere des Schubs und den eventuellen Blutverlust abschätzen zu können. Im Entzündungsstadium ist die Körpertemperatur stetig erhöht. Eine genaue Fieberkurvendokumentation zeigt den Erfolg der Therapie an. Die anhaltenden Durchfälle können z. B. durch Kaliumverlust zu Elektrolytverschiebungen und zu Gewichtsverlust führen. Deswegen sind Labor- und Gewichtskontrollen bei diesen Patienten notwendig.
Ausführlich werden die Krankheitsbilder der Colitis ulcerosa und des Morbus Crohn in Band 3 und 4 erläutert. Diese Krankheiten sind übrigens gerne Bestandteil mündlicher Prüfungen.

4.27

Hier ist der Hiatus oesophageus gemeint. Dieser bezeichnet die Durchtrittsstelle der Speiseröhre vom Brustraum in den Bauchraum durch das Zwerchfell. Eine Hernie (Bruch) besteht, wenn die Durchtrittsöffnung durch das Zwerchfell erweitert ist und sich Magenanteile in den Brustraum verlagern (Abb. 4.27). Im Bereich der Hiatushernie werden die axiale Gleithernie, die paraösophageale Hernie und der Thoraxmagen (Upside-down-Magen) unterschieden. Eine genaue Erläuterung finden Sie in Band 3 im Kapitel Allgemein- und Viszeralchirurgie.
Resultat der Hernien ist, dass der untere Ösophagussphinkter nicht mehr richtig schließt. Hierdurch können Speisen aus dem Magen, die mit Salzsäure angereichert sind, in die Speiseröhre zurück fließen. Erste klinische Merkmale sind Sodbrennen, Aufstoßen u. Ä.
Folgende Ratschläge sollten dem Patienten bei konservativer (nicht operativer) Behandlung gegeben werden:

1. nach dem Essen keine flache Lagerung, am besten 30° Oberkörper-Hochlage
2. keine blähenden Speisen
3. keine großen voluminösen Mahlzeiten, sondern mehrere kleine Mahlzeiten
4. keine zu enge Kleidung (Mieder o. Ä.) tragen, da diese den Bauchinnendruck erhöht und die Refluxneigung verstärkt

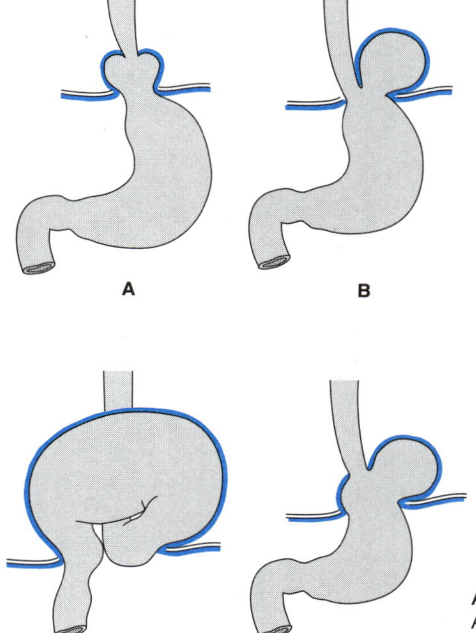

Abb. 4.27: Formen der Hiatushernien: A) axiale Gleithernie, B) paraösophageale Hernie, C) Upside-down-Magen (Thoraxmagen), D) Mischhernie.

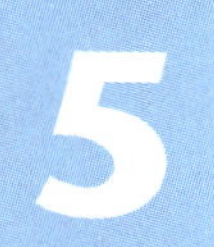

PSYCHISCHE UND NEUROLOGISCHE ERKRANKUNGEN

5.1 Lösung B

Ein **katatoner Stupor** kann zum Erscheinungsbild der Schizophrenie gehören. Dabei sind Motorik und Antrieb gestört, und der Patient bewegt sich kaum bzw. überhaupt nicht mehr. Er ist in dieser Phase der Bewegungs- und Sprachlosigkeit bewusstseinsklar, auch wenn er u. U. seine Augen geschlossen hält; ebenso ist er besonders empfindlich und beeindruckbar. Pflegende und Ärzte müssen daher große Feinfühligkeit und Umsicht im Umgang mit diesen Patienten zeigen.

5.2 Lösung A

Das Delirium tremens kommt bei Alkoholkranken durch den Entzug des „Giftes" vor. Zu den Entzugserscheinungen gehören u. a. vegetative Symptome mit Tachykardie, Hypertonus, Unruhe, Zittern, starkes Schwitzen. Bei der Pflege ist daher **eine exakte Beobachtung** in Bezug auf Vitalzeichen, Bewusstsein, Verhalten notwendig. Da zu den o. g. Entzugserscheinungen auch delirantes Verhalten hinzukommen kann, gehört zu den Maßnahmen ebenso **Dämpfung der starken motorischen Unruhe, vor Lärm und Licht schützen** (s. auch Kommentar zu Frage 5.9).

5.3 Lösung A

Patienten ernst nehmen, aktives Zuhören → Für den Patienten ist es hilfreich, wenn die Pflegenden ihm signalisieren, dass sie ihn mit seiner Krankheit, mit der großen Traurigkeit und inneren Leere akzeptieren. Der Patient soll spüren, dass jemand da ist, der die Krankheit als solche ernst nimmt.
Das Stellen von Fragen, die sein Gefühlsleben ansprechen → Depressive Patienten sind häufig Menschen, die sich im Alltag schlecht wehren können und Emotionen eher für sich behalten. Mit Fragen, die das Gefühlsleben des Patienten betreffen, kann man u. U. auslösen, dass der Patient seine Gefühle wahrnimmt und formuliert. Voraussetzung ist, dass hinter den Fragen echtes Interesse der fragenden Person steht.

5.4 Lösung B

Sie sprechen den Patienten sehr oft mit seinem Namen an und geben Hilfen zur Orientierung → Das Durchgangssyndrom ist eine Erscheinungsform der symptomatischen Psychosen. Es ist reversibel und dauert Stunden bis Tage. Dabei ergeben sich bei dem Patienten Gedächtnisstörungen, Störungen des Antriebs und der Affektivität. Ebenso kann er unter Wahneinfällen und Trugwahrnehmungen leiden.
In der Pflege des Patienten mit Durchgangssyndrom ist es wichtig, den Patienten Hilfen zur Orientierung zu geben. Einmal Hilfen zur persönlichen Orientierung, indem man ihn mit Namen anredet, aber auch durch Wiederholungen der Zeit, des Tages und der Örtlichkeit.
Sie sorgen dafür, dass der Patient möglichst von der gleichen Bezugsperson gepflegt wird → Um das Durchgangssyndrom und die Verwirrung des Patienten durch ohnehin sehr viele verschiedene Menschen an seinem Bett (Ärzte, Physiotherapeuten etc.) nicht noch weiter zu verstärken, sollte der Patient von einer Bezugsperson versorgt werden. Da dies aufgrund des Dreischichtendienstes in der Regel nicht möglich ist, sollte für diese Zeit der Dienst möglichst immer von der gleichen Pflegeperson innerhalb einer Schicht übernommen werden.
Sie geben Informationen mit einfachen Worten und nicht gehäuft → Die Informationen sollten kurz (Hauptsätze), präzise und einfach formuliert werden. Sprachlich komplizierte und grammatikalisch schwierige Satzgefüge sollten vermieden werden, da der Patient dem Gedankengang nicht mehr folgen kann.

5.5 Lösung A

Sie bleiben bei dem Patienten bis der Anfall beendet ist → Der Anfall dauert i. d. R. ein bis zwei Minuten. Anschließend verfällt der Patient in einen sog. Terminalschlaf, der Minuten bis Stunden dauern kann. Beim Erwachen ist der Patient müde und fühlt sich zerschlagen, evtl. hat er eingenässt, so dass pflegerische Hilfestellung nötig sein kann.
Sofern der Patient nicht in einen Status epilepticus fällt, besteht keine lebensbedrohliche Situation.
Sie lassen den Patienten liegen und entfernen Gegenstände, an denen er sich verletzen könnte → Bei einem generalisierten Krampfanfall stürzt der Patient zu Boden. Die Augen bleiben meist geöffnet, die Augäpfel sind nach oben oder zur Seite gedreht. Zunächst streckt sich der Körper des Patienten, die Beine sind gestreckt, die Arme können auch gebeugt sein. Das Gesicht ist zyanotisch (Apnoe). Nach einigen Sekunden kommt es zu rhythmischen, klonischen Zuckungen.
Gummikeil → Früher wurde dieser stets bereitgehalten und es wurde empfohlen, diesen dem Patienten zum Schutz vor einem Zungenbiss zwischen die Zähne zu stecken. Wegen der damit verbundenen Verletzungsgefahr für Mund-Rachenraum und Zähne wird dieses Vorgehen mittlerweile nicht mehr empfohlen.

5.6 Lösung C

S. Kommentar zu Frage 5.5

5.7 **Lösung B**

Im Stadium des Entzuges müssen die pflegerischen Maßnahmen der Stärke der Entzugserscheinungen angepasst sein. Patienten, die an einer Suchtkrankheit leiden, haben im Stadium des Entzugs je nach Substanz mehr oder weniger ausgeprägt vegetative Symptome wie z. B. Schlaflosigkeit, Tremor, Erbrechen, Durchfall, starkes Schwitzen. Sie leiden unter Unruhe und Angst. Nach Ausprägung dieser Erscheinungen richtet sich die Höhe des Pflegebedarfs.
Besucher muss man besonders aufmerksam beobachten. Da die Therapie der Sucht die Abstinenz ist, muss darauf geachtet werden, dass die Suchtkranken von ihren Besuchern keinerlei Drogen erhalten, da sonst ein Rückfall unvermeidbar ist.
Aufgrund der vorhandenen Appetitstörungen müssen regelmäßige Gewichtskontrollen durchgeführt werden. Somit ist frühzeitig eine drohende Mangel- oder Unterernährung zu erkennen und mit einer entsprechenden Diät oder gegebenenfalls medikamentösen Therapie entgegenzuwirken.

5.8 **Lösung C**

In der postoperativen Phase kann es bei Alkoholabhängigen zu einem Entzugsdelir kommen. Daher muss auf **tachykarde, hypertone Kreislaufwerte in Kombination mit Schweißausbrüchen und Unruhe** geachtet werden. Diese Symptome gehören zum Erscheinungsbild eines Delirs.

5.9 **Lösung D**

Die Schizophrenie ist eine Erkrankung, die die gesamte Persönlichkeit erfasst.
Zu den Symptomen gehören:
- Störungen des Denkens, zusammenhangloses und alogisches Denken, eine Zerfahrenheit im Denken, ebenso ein Gedankenabreißen und das Unvermögen, einen Gedanken zu beenden.
- Störungen der Affektivität und des Antriebs
- Ambivalenz
- Autismus
- Wahn und Halluzinationen
- katatone Störungen

Beim Umgang mit schizophrenen Patienten **kann es aufgrund von Geruchs- und Geschmackshalluzinationen zur Nahrungsverweigerung kommen.** Schizophrene Patienten leiden oft unter Halluzinationen. Dabei sind die akustischen Halluzinationen mit dem Hören unterschiedlicher Geräusche und Stimmenhören am häufigsten. Im Zusammenhang mit einem Verfolgungswahn kommt es oft auch zu Geruchs- und Geschmackshalluzinationen. Dabei befürchten die Patienten, dass sie vergiftet werden sollen und lehnen die Mahlzeiten ab.
Gefühlsausbrüche sind ohne erkennbaren Grund zu erwarten. Bei Schizophrenen ist die Stimmungslage instabil und kann von Weinerlichkeit zu Freundlichkeit oder Aggressivität wechseln. Es kann zu gehobenen Stimmungslagen kommen, wobei die Patienten oft enthemmt, laut und ausgelassen wirken. Häufiger sind depressive Verstimmungen als Ausdruck der Ängste, Ratlosigkeit und Hilflosigkeit. Die depressiven Verstimmungen Schizophrener sind unter Umständen von der Umwelt beeinflussbar, ein Versuch der Ablenkung kann dem Patienten Erleichterung verschaffen.

Das Pflegepersonal sollte Gespräche behutsam von krankhaften Gedanken weg zu anderen Themen lenken, die mit seiner Krankheit wenig zu tun haben. Damit wird versucht, den Patienten weg von seinen Wahnideen in die Alltagswelt zu führen, z. B. mit Gesprächen über ein Fernsehstück oder über Freizeitaktivitäten, an denen der Patient teilnimmt.

5.10

- **Tägliche Gewichtskontrolle durch den Patienten selbst** (mit leerer Blase): Die Maßnahme ist mit dem Patienten abgesprochen. Es gehört zum Therapieplan, dass der Patient lernt, sich an Absprachen zu halten.
- **Patienten zur Toilette begleiten,** damit das Pflegepersonal die Kontrolle darüber hat, ob der Patient evtl. die gerade zu sich genommene Nahrung wieder erbricht.
- **Gewichtskontrolle,** um den Verlauf der Krankheit zu beobachten und lebensbedrohliche Situationen durch die Unterernährung mit Verschiebungen im Elektrolythaushalt frühzeitig zu erkennen.
- **Hyperkalorische Kost,** um rasch eine Mangel- und Unterernährung zu bekämpfen.
- **Besuchsverbot bis zum Erreichen eines bestimmten Minimalgewichts** kann ein Anreiz für die Patienten sein, sich an die Therapie bezüglich der Gewichtszunahme zu halten.

5.11 **Lösung D**

Das Delirium tremens gehört zu den häufigsten metalkoholischen Psychosen (meta nach, zwischen). Es tritt nach längerer chronischer Alkoholintoxikation auf. Das Delir kommt auf der Höhe ununterbrochenen Trinkens vor oder wird hervorgerufen durch Infekte, körperlich-seelische Belastungen oder nach abruptem Alkoholentzug. Die Pathogenese ist unbekannt. Mögliche Ursachen der folgenden Symptome wie: **mehr oder minder ausgeprägte Störung der Orientiertheit und Verkennung der gegebenen Situation, Wahrnehmung von real nicht vorhandenen Gegebenheiten, Bewegungsunruhe (Nesteln, Zittern)** können eine Störung der Entgiftungsfunktion der Leber sein oder Störungen im intermediären Stoffwechsel oder der Homöostase, zu der es beim adaptierten Trinken kommt, wenn der Alkohol entzogen wird. Eine Alkoholhalluzination geht mit Sinnestäuschungen, z. B. Stimmenhören einher, weniger mit optischen oder haptischen Halluzinationen (haptisch: den Tastsinn betreffend). Zwischen Alkoholhalluzinationen und dem Delirium tremens gibt es fließende Übergänge. Daher werden beide Psychosen als akute, reversible Alkoholpsychosen zusammengefasst. Die Pathogenese der Alkoholhalluzinationen ist ebenfalls noch unbekannt.

5.12 **Lösung B**

S. Kommentar zu Frage 5.34

5.13 **Lösung D**

Zu den pflegerischen Maßnahmen bei einem Patienten nach Commotio cerebri gehören: **mehrtägige Bettruhe, kurzfristge Nahrungskarenz.** Zu den Sympto-

men der Commotio cerebri gehören: Bewusstlosigkeit (häufig), retrograde Amnesie und vestibuläre Symptome mit Schwindel, Erbrechen und Nystagmus. Nach dem Ereignis treten unspezifische Zeichen auf wie: Kopfschmerz, allgemeine Leistungsschwäche, Lichtscheu, Kreislauflabilität und Alkoholintoleranz. Um den Patienten mit seiner allgemeinen Leistungsschwäche zu schonen, ist eine mehrtägige Bettruhe angezeigt.
Die kurzfristige Nahrungskarenz empfiehlt sich, da der Patient durch die vestibuläre Symptomatik oft erbricht.

5.14 Lösung A

Das Bemühen, Fehlverhalten abzubauen und erwünschtes Verhalten aufzubauen; das Aufdecken von Konflikten und Problemen des Patienten und ihre Deutung: Dies sind die grundsätzlichen Regeln im Umgang mit psychisch Kranken, an die sich das gesamte therapeutische Team halten soll.

5.15 Lösung C

Ein manischer Patient befindet sich in gehobener Stimmung mit Antriebssteigerung und Denkstörungen (Ideenflucht). Die Patienten zeigen einen sehr starken Bewegungsdrang und scheinen in ihrer Aktivität unermüdlich zu sein. Für eine Beschäftigung dieser Patienten sind Tätigkeiten geeignet, die diesem großen Bewegungsdrang Rechnung tragen. In diesem Fall: **großflächiges Malen** und **mit der Krankenschwester im Garten Ball spielen.**

5.16 Lösung C

Eine akute Schlafmittelvergiftung kann eine lebensbedrohliche Situation darstellen. Die Symptomatik bei einer Schlafmittelvergiftung ist von der Menge des eingenommenen Mittels und vom Stadium abhängig. Zum Erscheinungbild gehören:

- Müdigkeit, Somnolenz, Schlaf, Bewusstlosigkeit, Koma
- Atemstörungen
- evtl. Krämpfe
- evtl. Erbrechen mit Gefahr der Aspiration.

Die Beobachtung der Atemwege → u. U. müssen die Atemwege gereinigt und frei gehalten werden.
Bei einer Schlafmittelintoxikation wirken die Substanzen auf den Kreislauf und führen zu einer Vasomotorenlähmung. Es kommt zum Blutdruckabfall. Sie führen weiterhin zu einer Depression des ZNS mit Bewusstseinsstörungen, Areflexie, Hypoventilation, Hypothermie. Daher ist **die Kontrolle der Vitalwerte** notwendig.
Kontrolle der Ausscheidung → Die Nieren werden bei einer akuten Vergiftung indirekt durch die Kreislaufbeeinträchtigung (Minderperfusion) mitbetroffen. Es ist besonders auf die Urinausscheidung pro Stunde zu achten. Zur sekundären Giftentfernung wird bei Schlafmitteln, die nierengängig sind, eine forcierte Diurese mit Bilanzierung durchgeführt. Zu den therapeutischen Maßnahmen gehört die Magenspülung, um das Gift aus dem Körper zu eliminieren. Pflegerische Aufgabe ist, **Hilfestellung bei der Magenspülung** zu leisten.

5.17 **Lösung D**

Vorsichtig Zweifel an seinem Wahn zu säen → Wahnkranken sollte man nicht versuchen, die Wahnideen auszureden, aber man sollte auch nicht Glauben an diese Wahnideen vorheucheln. Je nach Situation kann man dem Patienten vorsichtig vermitteln, wie schwierig es für ihn sein muss, dass nur er seine „Wirklichkeit" wahrnehmen kann.
In dieser für den Patienten schwierigen Situation hilft dem Patienten, wenn die Pflegenden **persönliches Interesse zeigen und einen Halt bieten** und den Schilderungen aufmerksam zuhören.

5.18 **Lösung C**

S. Kommentar zu Frage 5.4

5.19 **Lösung A**

Arbeits-, teilarbeits- und noch nicht arbeitsfähige psychisch Kranke → Viele Patienten, die längere Zeit, evtl. sogar Jahre in einer psychiatrischen Klinik behandelt wurden und nun die Pflege und Behandlung nicht mehr in vollem Umfang benötigen, können in einem Übergangswohnheim untergebracht werden.
Übergangswohnheime gehören zu den psychiatrischen Einrichtungen, die den Bewohnern vorübergehend (maximal zwei Jahre) eine Wohnung bieten.
Neben Schlafräumen gibt es Speise- und Aufenthaltsräume. Die Bewohner gehen am Tag ihrem Beruf oder einer Ausbildung nach.
Die Übergangswohnheime haben die sog. Nachkliniken abgelöst. Sie sind wohnungsähnlich gegliedert. Ziel ist es, Abnabelungs- und Autoritätsprobleme zu bearbeiten, zu einem Erwachsenendasein zu finden und Unabhängigkeit von Fremdhilfe zu erzielen.

5.20 **Lösung B**

Die medikamentöse Behandlung eines Patienten mit Alkoholdelir, der eine hohe Erregbarkeit oder delirante Unruhe zeigt, kann mit Distraneurin® durchgeführt werden. Dabei sind eine **genaue Überwachung und Dosierung von Clomethiazol (Diatraneurin®)** notwendig, da es durch eine Überdosierung zu Blutdruckabfall und Atemdepression kommen kann. Die **regelmäßige Kontrolle von Atmung, Puls** und Blutdruck ist also angezeigt.

5.21 Lösung C

Die Lagerung eines Hemiplegikers soll den Muskeltonus herabsetzen bzw. regulieren und damit die Spastizität hemmen. Dabei ist zu beachten:
Füße nie gegen harte, sondern gegen nachgiebige Unterlagen abstützen → Bei einem Druck auf den Fußballen wird der positive Stützreflex ausgelöst. Dabei kommt es bei lang ausgeübtem Druck zu einer Streckung von Hüfte, Knie und oberem Sprunggelenk.
Schulter und Becken der betroffenen Seite unterstützen (in der Rückenlage) → Bei einem hemiplegischen Patienten ist der Tonus der Rumpfmuskulatur nicht vollständig verloren, da sie über beide Seiten des Gehirns innerviert wird. Trotzdem tendiert der Patient dazu, sich auf die betroffene Seite zu neigen. Dies kann man mit einem flachen, kleinen Kissen, das unter Schulter und Becken geschoben wird, ausgleichen.
Knierotation aufheben → Mit der Lagerung des Beckens in der Symmetrie ist gleichzeitig die Knierotation aufzuheben.

5.22 Lösung C

Bei alten Menschen kann es zu psychischen Erkrankungen kommen, die verstärkt werden durch zunehmende Vereinsamung, wenn Freunde, Bekannte oder Ehepartner versterben. Durch den eingeschränkten sozialen Kontakt gerät der alte Mensch in die Isolierung. Die Symptomatik der psychischen Erkrankung kann ausgelöst werden, wenn die gewohnte Umgebung verlassen werden muss (Entwurzelung) und ein Umzug in ein Altersheim ansteht. Ursache der psychischen Alterskrankheiten ist ein hirnorganischer Abbauprozess mit **Unsicherheit, Angst, Depressionen, Verwirrtheitszuständen, Erinnerungsstörungen.**

5.23 Lösung D

Die Selbstmordabsichten eines depressiven Patienten sind sehr ernst zu nehmen. Alle an der Behandlung Beteiligten einschließlich Angehörige sind zu informieren, alle sollten ihren Kontakt zu dem Patienten intensivieren und Äußerungen und Handlungen des Patienten genau beobachten (s. auch Kommentar zu Frage 5.3).

5.24 Lösung A

Bei Mobilisation eines Patienten mit M. Parkinson berücksichtigen Sie, dass der Patient ...

... mit kurzen schleifenden Schritten geht; nur schwer in Bewegung kommt:
Die Parkinson-Erkrankung zeigt drei wesentliche Symptome: Akinese, Rigor und Tremor.

Die Akinese (Bewegungsarmut) äußert sich bei Parkinson-Patienten in der Schwierigkeit, eine Bewegung in Gang zu setzen bzw. sie zu beenden. Charakteristisch ist eine stark vornübergebeugte, etwas hängende Körperhaltung (Abb. 5.26). Der Gang ist kleinschrittig und schlurfend, Arme und Hände sind adduziert und im Ellenbogengelenk und in den Fingergelenken gebeugt. Ursache der o. g. Symptome sind Läsionen in den Stammganglien. Beim M. Parkinson kommt es zu Veränderungen in den motorischen Kerngebieten des Hirnstamms. Die Veränderungen liegen darin, dass die Neurone das Dopamin nicht mehr oder unzureichend produzieren. Dopamin ist ein Neurotransmitter, der die Aufgabe hat, einerseits emotional-geistige Reaktionen zu steuern, aber auch Bewegungsentwürfe zu erstellen. Es gibt eine Unterbrechung der Impulse von den prämotorischen Feldern der Hirnrinde über die Substantia nigra zum Vorderhorn des Rückenmarks. Der Akinese liegt ein Dopaminmangel zugrunde. Rigor und Tremor sind auf ein Übergewicht cholinerger Mechanismen des Striatums durch Dopaminmangel zurückzuführen.

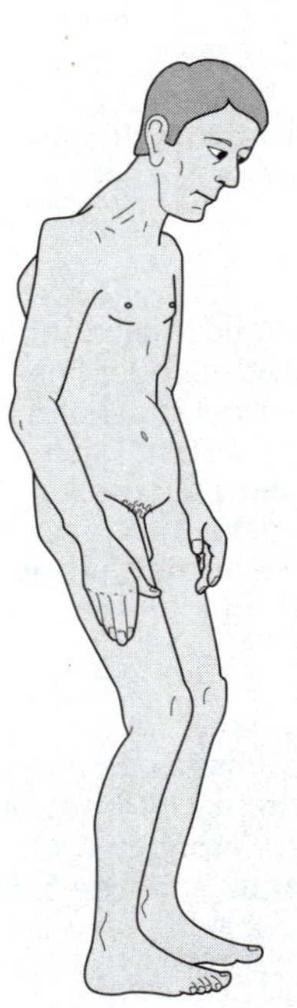

Abb. 5.26: Typische Körperhaltung beim Parkinson-Syndrom

5.25

S. Kommentar zu Frage 5.7 (die für andere Substanzabhängige geltenden Regeln sind auch auf Alkoholabhängige anwendbar).

5.26 Lösung C

S. Kommentar zu Frage 5.18

5.27

Die Überwachung eines Patienten nach Krampfanfall erfolgt, bis er bewusstseinsklar ist.
Die Überwachung eines Patienten nach einem Krampfanfall muss solange erfolgen, bis er bewusstseinsklar ist. Nach einem generalisierten Krampfanfall, der mit dem Terminalschlaf endet, ist der Patient zwar müde und erschöpft, aber wach und ansprechbar. Im Verlauf eines Krampfanfalls kann es zu einem Status epilepticus kommen. Dabei folgen die Krampfanfälle so häufig aufeinander, dass der Patient dazwischen nicht mehr zu Bewusstsein kommt. Der Status epilepticus ist lebensbedrohlich, entsprechende Maßnahmen sind einzuleiten.

5.28 **Lösung A**

Hirnorganisches Psychosyndrom/Orientierungs- und Gedächtnisstörungen → Das hirnorganische Psychosyndrom tritt auf bei einer Hirnschädigung, z. B. bei Arteriosklerose, Embolie, Syphilis, Traumen. Bei einem akuten Verlauf kommt es neben den oben genannten Symptomen zu Ratlosigkeit, fehlender Kritik- und Urteilsfähigkeit.
Manie/Antriebssteigerung und Größenideen → Bei einer Manie kommt es zu einer Steigerung aller psychischen Funktionen.
Paranoid-halluzinatorische Schizophrenie/akustische Halluzinationen in Form von „das Tun kommentierende Stimme" → s. Kommentar zu Frage 5.10.
Depression/Schlafstörungen und Niedergeschlagenheit → s. Kommentar zu Frage 5.3.
Phobische Neurose/Angst in geschlossenen Räumen → Neurosen sind seelische Störungen, bei denen die Persönlichkeit nicht primär mitbetroffen ist und die Wahrnehmung der Realität nicht verloren geht. Zu den verschiedenen Formen der Neurosen gehört die phobische oder Angstneurose. Dabei besteht eine unüberwindbare Angst, die sich auf bestimmte Objekte und Situationen bezieht. Eine dieser Situationen kann die Angst vor geschlossenen Räumen sein, z. B. die Angst, sich im Fahrstuhl aufzuhalten.

5.29 **Lösung B**

Bei einer Zwangsneurose drängen sich Denkinhalte oder Handlungsimpulse auf. Sie können nicht verdrängt oder unterdrückt werden. **Die Betroffenen empfinden ihre Gedanken/Handlungen als unsinnig/quälend, können sie aber nicht abstellen.**

5.30 **Lösung B**

Eine TIA ist eine neurologische Störung, die in der Regel 2 bis 15 Minuten dauert, weniger häufig bis zu 24 Stunden. Ursachen sind kurzandauernde Ischämien, z. B. ausgehend von Stenosen. Symptome sind: **Kraftlosigkeit einer Extremität (z. B. Arm), leichte Sprach- und Sehstörungen.**
Eine TIA wird in ihrer Bedeutung leicht unterschätzt, da **die neurologische Symptomatik sich innerhalb von 24 Stunden zurückbildet.** Sie gilt häufig als Vorbote einer Apoplexie.

5.31 **Lösung E**

Unter seniler Demenz versteht man einen altersbedingten Persönlichkeitsabbau durch eine fortschreitende Hirnatrophie. Beobachtet werden folgende Veränderungen:

- **unkontrollierte Nahrungsaufnahme: zuviel oder gar nichts**
- **vernachlässigtes Äußeres: z. B. werden Kleider falsch angezogen**
- **wechselhafte, eingeschränkte Wahrnehmung**
- **gestörte Orientierung: Zeit, Ort, Person**

Weitere Veränderungen sind zu erkennen bei den motorischen Fähigkeiten, der Sprache, bei der Aufmerksamkeit, beim Gedächtnis und beim Denken.

5.32 **Lösung B**

Bei der senilen Demenz kann durch medikamentöse oder andere Therapien keine Heilung oder Besserung erzielt werden. Umso wichtiger ist, die **restlichen Fähigkeiten zu fördern, um die Selbstständigkeit zu erhalten.**

5.33 **Lösung D**

S. Kommentar zu Frage 5.11

5.34 **Lösung B**

Bei der Pflege eines suizidgefährdeten depressiven Patienten ist zu beachten, dass **in der abklingenden Phase einer Depression Gefühle der Schuld oder Wertlosigkeit ungehemmt durchbrechen und sich im Suizidversuch entladen können.** Zum Krankheitsbild der Depression gehören Symptome, die das Erleben des Patienten beeinträchtigen. Der Patient ist unglücklich, niedergeschlagen, hoffnungslos, ängstlich und entmutigt. Hinzu kommen Symptome wie: Appetitlosigkeit mit Gewichtsverlust, Schlafschwierigkeiten, Müdigkeit, Energielosigkeit, Klagen über verminderte Denkleistung, Konzentrationsstörungen, Todes- und Suizidgedanken, Interessenverlust, Selbstvorwürfe. Wichtig zu wissen ist, dass es keine andere Krankheit gibt, bei der das Selbstmordrisiko so groß ist wie bei der Depression. Die Patienten leiden sehr unter ihrer Krankheit und meinen, dass sie allen zur Last fallen. Als Ausweg für ihre Situation sehen sie häufig nur noch den Tod. Die Phase, in der Suizidgedanken umgesetzt werden, liegt meist in der abklingenden Phase der Krankheit, wenn die akute Phase mit Antidepressiva oder anderweitig behandelt wurde. Die körperlich-seelische Gehemmtheit und Angespanntheit sind abgebaut, Schuld- und Minderwertigkeitsgefühle sind aber noch vorhanden. In dieser Phase bedarf der Patient einer sehr genauen Beobachtung, in der das gesamte Team und gegebenenfalls die Familienangehörigen einbezogen werden.

Nicht immer äußert der Patient seine Selbstmordabsichten.

5.35

Halluzinationen – abgeleitet von lat. alucinatio = gedankenloses Reden – sind Sinnestäuschungen, die jeden Sinn betreffen können.
Man unterscheidet:

- **Akustische Halluzinationen,** z. B. Stimmen hören.
- **Optische Halluzinationen,** z. B. Tiere sehen.
- **Taktile oder haptische Halluzinationen** (taktil oder haptisch: den Tastsinn betreffend), z. B. beschreibt der Patient, elektrisch oder magnetisch zu sein.
- **Kinästhetische Halluzinationen,** z. B. ein Gefühl, dass der Boden schwankt.
- **Geschmackshalluzinationen,** z. B. beim Essen den Geschmack von Giften wahrzunehmen.
- **Geruchshalluzinationen,** z. B. Gasgeruch wahrnehmen.

Sie sind Symptome bei allen endogenen und exogenen Psychosen, kommen jedoch vor allem bei der Schizophrenie vor.

5.36 **Lösung A**

Eine Therapieform bei psychischen Erkrankungen ist neben der Psychopharmaka- und der Psychotherapie die Sozial- und Milieutherapie. Bei der letzten Therapieform versucht man, die psychischen Krankheiten im sozialen Umfeld und in den sozialen Bezügen des Patienten zu verstehen und zu behandeln. In der Milieutherapie wird der Patient dabei unterstützt, seinen Alltag zu bewältigen. In diesem Zusammenhang ist die Unterbringung in **wohnlichen Ein- oder Zweibettzimmern** zu sehen. Der Patient wird dabei unterstützt, Entscheidungen zu treffen und für sich und sein Handeln Verantwortung zu übernehmen. Dazu gehört auch, dass der Patient lernt, **auf** sich, seinen Körper und **sein Äußeres** zu **achten** und auch damit eine Integration in die Gesellschaft zu erlangen. Ein weiterer Schwerpunkt in der Milieutherapie ist die Beziehungsarbeit. Dies bedeutet u. a., den Patienten als Individuum mit eigenen Bedürfnissen zu respektieren. Ressourcen fördern heißt in diesem Zusammenhang auch, den Patienten zu fordern. Voraussetzung hier ist der **partnerschaftliche Umgang** zwischen Patienten und Milieutherapeuten.

5.37 **Lösung B**

Vermehrter Speichelfluss, Neigung zu stärkerem Schwitzen, verstärkte Talgsekretion → Dies sind vegetative Begleitsymptome, wobei das stärkere Schwitzen seltener zu beobachten ist. Die starke Absonderung der Talgdrüsen führt zu dem sog. Salbengesicht, welches durch die Amimie (mimische Unbewegtheit) noch verstärkt wird.
Der vermehrte Speichelfluss ist zwar ein vegetatives Symptom, jedoch kann der Speichel durch die Bewegungsarmut der Gesichts- und Halsmuskulatur nur verzögert geschluckt werden und so eine vermehrte Speichelsekretion vortäuschen.

5.38 **Lösung A**

Die Pflegenden sind meist die ersten Personen, die der Patient nach dem Erwachen wahrnimmt und damit eine entscheidende Rolle in der nachfolgenden Zeit einnehmen. Zu den Hilfestellungen, die sie dem Patienten bieten können, gehört, **dem Patienten sein Handeln nicht zum Vorwurf zu machen,** sondern bereit zu sein, dem Patienten zuzuhören. Die Pflegenden sollten **wissen, dass der Suizidversuch in einem nicht bewältigten Lebensproblem begründet sein kann.** Sie sollten die Probleme des Patienten annehmen und nicht bagatellisieren oder „gute Ratschläge" erteilen.

5.39 **Lösung B**

Bei einem Patienten mit Multipler Sklerose (MS) kommt es zu einer herdförmigen Zerstörung der Markscheiden im ZNS. Dadurch wird die Weiterleitung von Erregungsimpulsen in den betroffenen Nervenfasern verlangsamt oder vollständig unterbrochen. Je nach Lokalisation der Entmarkungsherde können unterschiedliche Symptome, z. B. Sehstörungen, Sensibilitätsstörungen, Lähmungen, Störungen der Bewegungsabläufe und Gleichgewichtsstörungen auftreten. Bei der Pflege eines bereits bettlägerigen MS-Patienten ist zu achten auf **Blasenstörungen mit aufsteigender Infektionsgefahr sowie Harnträufeln und Inkontinenz.** Die Blasenstörungen treten häufig auf. Man beobachtet eine Retention oder Dranginkontinenz. Bei Restharnbildung infolge Retention ist die Gefahr einer Harnwegsinfektion gegeben.
Durchführung der Prophylaxen → Aufgrund der Immobilität ist auf Einhaltung der Prophylaxen, besonders der Dekubitus- und Kontrakturenprophylaxe, zu achten.
Ballaststoffreiche Kost → Es kann zu einer Darmentleerungsstörung kommen mit willkürlichem Drang bzw. unwillkürlicher Entleerung. Die Einhaltung von Stuhlentleerungszeiten ist hier von pflegerischer Bedeutung. Ansonsten gelten alle Maßnahmen zur Obstipationsprophylaxe.

5.40 **Lösung D**

häufig gründliche Gehörgangreinigung; weitgehende Schonung vor Aufregung und Anstrengung → Bei einer Schädelbasisfraktur kann es zu Komplikationen kommen, wenn die Hohlräume, die unter der Schädelbasis liegen, geöffnet sind. Zu den Hohlräumen gehören die Siebbeinzellen und die Keilbeinhöhle mit dem Zugang zur Nase und zum Rachen. Liquor kann über diese Wege (Liquorfistel) abfließen. Die Gefahr besteht, dass es zu einer aufsteigenden Infektion kommt. Daher bedarf dieser Patient **einer Beobachtung speziell auf Meningitiszeichen**, wie z. B. heftige Kopfschmerzen, Lichtempfindlichkeit, Nackensteifigkeit bis Opisthotonus, Bradykardie, Erbrechen, Hyperpathie der Haut.

5.41 Lösung C

In akuten Situationen und wenn die Gefahr der Wiederholung des Selbstmordversuchs droht, ist sicher eine psychiatrische stationäre Behandlung sinnvoll. Der Patient **sollte auf einer geschlossenen Station untergebracht werden.** Um eine Wiederholung des Selbstmordversuchs zu verhindern, **gehen Pflegende sehr häufig in das Zimmer des Patienten** und **bleiben bei akuter Suizidgefahr bei dem Patienten.** Die „Überwachung" des Patienten ist allerdings nur ein Notbehelf. Entscheidend ist, eine Vertrauensbeziehung zu dem Patienten herzustellen, in der sich der Patient verstanden fühlt, und **gesprächsbereit zu sein, ohne sich aufzudrängen** (s. auch Kommentar zu Frage 5.38).

5.42 Lösung A

Eine totale Aphasie (Aphasie: zentrale Sprachstörung; syn. globale Aphasie) gehört zu den schwersten Aphasieformen. Bei dieser Form ist das Sprechen für den Patienten sehr anstrengend, der Redefluss ist stockend und häufig reduziert sich die Spontansprache auf z. T. sinnlose Floskeln oder Automatismen. Die Wortfindung ist meist schwer gestört, oft werden Einzelwörter ohne Sinn aneinandergereiht. Einzellaute können nachgesprochen werden (Tendenz zur Echolalie). Das Sprachverständnis ist beeinträchtigt, z. T. werden aber einfache Aufforderungen verstanden.
Die Schwere der Sprachstörung ist abhängig vom Ausmaß der Hirnschädigung. Daraus ergeben sich für den Umgang einige Regeln: **Sie sprechen langsam in kurzen, einfachen Sätzen und begleiten ihre Sätze mit Gesten.** Dabei ist wichtig, dass sich die Pflegekraft im Blickfeld des Patienten befindet.
Sie vermeiden Überanstrengungen, denn bei Erschöpfung und emotionaler Belastung verschlimmert sich die Aphasie. Man soll nie therapeutische Fortschritte, die der Patient im Hinblick auf das Sprechen vorweisen kann, vorführen lassen, z. B. beim Besuch von Angehörigen oder bei der Arztvisite.

5.43 Lösung A

Um eine gute Ausgangslage für die Therapie bei depressiven Patienten zu haben, ist es wichtig, dass **der depressive Patient sich in der Behandlungssituation wohlfühlt** und **dass man dem Patienten zeigt, dass seine Traurigkeit und Leere von den Pflegenden ernst genommen werden** (s. auch Kommentar zu Frage 5.4).

5.44 Lösung A

„Verwirrter Patient", das ist ein weit dehnbarer Begriff – die Ursachen können alters- oder psychisch bedingt sein. Bei diesen Patienten ist viel Geduld gefragt. Gerade bei dementen alten Menschen ist das Kurzzeit-Gedächtnis oft überproportional stark beeinträchtigt. Deshalb ist es sinnvoll, z. B. die Namen der Pflegenden und des Krankenhauses immer wieder dem Patienten gegenüber zu erwähnen. Erfolgserlebnisse bei der Orientierung werden manchmal erst nach Tagen sichtbar. Auch für geistig gesunde Menschen ist ein **Lob für die richtig erbrachte Leistung** wichtig.

5.45 **Lösung E**

Die spezielle Bobath-Lagerung hat folgende Ziele:
Hemmung der Spastizität, Vermeiden von abnormen Haltungsmustern (hier: spastische Haltungsmuster) → Der primitiven Reflexaktivität, die nach einem Schlaganfall ausgelöst wird, kann mit der Bobath-Lagerung entgegengewirkt werden.
Vorbeugung gegen Haltungsschmerz (vorwiegend Schulterschmerz) → Um den Schulterschmerz und vor allem eine Luxation der Schulter zu vermeiden, soll nie an der Schulter, am Ellenbogengelenk oder an der Hand gezogen werden. Das Schultergelenk muss vorsichtig mobilisiert werden. Ist der Patient in der Rückenlage, wird das Schulterblatt flächig von der Achselhöhle aus umfasst und vorsichtig vorgezogen, d. h. weg von der Wirbelsäule. Dabei wird mit der anderen Hand am Sternum ein Gegendruck ausgeübt.
Bessere Orientierung am eigenen Körper → Bei der Lagerung auf der betroffenen Seite wird ein Druck auf diese Seite als taktile Stimulation ausgeübt, der Patient „spürt seine Seite".
In der Rückenlage wird der Kopf des Patienten zur gelähmten Seite hin gelegt. Dies hat u. a. den Vorteil, dass der Patient diese Seite wahrnimmt.
Der Patient lernt, seine Spastizität selber zu kontrollieren → Ist der Patient über den Sinn der einzelnen Lagen und Bewegungsabläufe informiert und kann er nach einer Übungsphase sich selbst in die verschiedenen Positionen bringen, hat er die Möglichkeit, seine Spastizität zu kontrollieren.

5.46 **Lösung: klare Bewusstseinslage**

S. Kommentar zu Frage 5.1

5.47 **Lösung B**

S. Kommentar 5.34

5.48 **Lösung A**

Die **Lagerung** und Mobilisation hemiplegischer Patienten **sind von entscheidender Bedeutung.** Viele Seiten mit Abbildungen finden Sie dazu in Ihrem Lehrbuch.
Man unterscheidet die Früh- von der Spätphase.
In der Frühphase ist der Tonus zumeist herabgesetzt (schlaff). Die therapeutische Lagerung sollte sofort nach dem akuten Geschehen einsetzen, die Umlagerung 2–3-stündlich erfolgen. Hierdurch werden abnorme Haltungsmuster, Schulterschmerzen und Kontrakturen vermieden.
In der Spätphase ist der Tonus meist erhöht, es haben sich spastische Muster entwickelt. Der Patient muss lernen, seine Spastizität selber zu kontrollieren und diese Kontrolle daheim auch weiterzuführen.
Hier eine Übersicht der Lagerungsmöglichkeiten mit Vor- und Nachteilen:

1. Lagerung auf der gesunden Seite:

Vorteil	Nachteil
• gezielte Lagerung des hemiplegischen Arms möglich • Sensorik der gesunden Seite fördern	• gesunde Seite ist blockiert • Lagerung der Schulter ist nicht günstig

2. Lagerung auf der hemiplegischen Seite:

Vorteil	Nachteil
• Stimulation der Wahrnehmung • Kontakt mit der gelähmten Seite, da der Arm im Gesichtsfeld liegt • Bewegungsfreiheit der gesunden Seite Angstabbau, auf der gelähmten Seite zu liegen	• Gewöhnung, auf betroffener Seite zu liegen • ungünstig bei Handschwellung • Vorsicht: Bei Lagerung zu nah an der Bettkante kann die gelähmte Extremität herausfallen!

5.49 Lösung E

Die Multiple Sklerose (MS) ist eine chronisch-entzündliche Erkrankung des zentralen Nervensystems, deren genaue Ursache bis heute nicht geklärt werden konnte. Erbliche Veranlagung und geographische Faktoren scheinen eine Rolle zu spielen, in neuerer Zeit wurden außerdem Infektionserreger als Verursacher dieser Erkrankung im Sinne einer Autoimmunerkrankung vermutet. Während der in der Mehrzahl der Fälle schubförmigen Verläufe kommt es zu neurologischen Ausfällen wie Sensibilitäts-, Seh- und motorischen Störungen. Blasen- und Darmfunktionsstörungen, Kleinhirnsymptome und Schwäche der Skelettmuskulatur bis hin zu spastischen und schlaffen Lähmungen beschreiben den Verlauf der schweren Erkrankung, auch psychische Veränderungen treten im Verlauf auf. Die MS ist nicht kausal therapierbar, kann aber während der Krankheitsschübe medikamentös eingedämmt werden.
Es sollte versucht werden, jedem Patienten mit MS so lange wie möglich ein „normales Leben" zu ermöglichen. Dazu ist es sinnvoll, die Aufgabe der Berufstätigkeit hinauszuzögern. Selbsthilfegruppen stellen einen wesentlichen Beitrag zur Bewältigung der Alltagsprobleme dar.
Die MS-Gesellschaft nimmt sich der Bedürfnisse dieser Patienten an. Hilfsmittel, die im Verlauf der Erkrankung notwendig werden, können beschafft, Rehabilitationsmöglichkeiten aufgezeigt und organisiert werden. Die Gesellschaft betreibt Öffentlichkeitsarbeit, hilft Angehörigen will die MS-Kranken ansprechen.

5.50 Lösung: motorische Aphasie

Die motorische Aphasie gehört zu den zentralen Sprachstörungen, z. B. nach einem Schlaganfall. Das Sprachverständnis dieser Patienten ist meist vollständig intakt. Die Artikulation der eigenen Sprache dagegen fällt dem Patienten schwer. Oft kann der Patient selbst nur wenige Worte sprechen und dies nur unter großer Anstrengung. Pflegende müssen hier viel Geduld aufbringen, da der Patient oft verzweifelt nach Worten ringt.

5.51 Lösung A

Wie im gesamten Bobath-Konzept dient auch die basalstimulierende Bobathwaschung dazu,die Wahrnehmung des Patienten zu fördern. Sie findet Anwendung bei Hemiplegikern und soll insbesondere die betroffene, unter Ausfällen leidende Körperhälfte fördern. Im Rahmen der Waschung wird von der nichtbetroffenen, gesunden zur betroffenen, kranken Körperseite gearbeitet, bei der die längsverlaufende Körpermittellinie besonders betont wird. Weitere Ziele sind die Hemmung der Spastizität und Regulierung des Muskeltonus. Der Patient muss lernen, seine kranke Körperhälfte zu akzeptieren, damit zu arbeiten und sie zu trainieren. Aus diesem Grunde ist die aktive Mithilfe des Patienten unbedingt zu fördern!

5.52 Lösung D

Der Begriff Kinästhetik stammt aus dem Bereich der Verhaltenskybernetik. Das Bewegungskonzept entwickelt die Handlungs- und Bewegungsfähigkeit der Pflegeperson, damit sie den Patienten zu gezielten Bewegungen und Organisationen seines Körpers führen kann. Sie enthält die Interaktion zwischen Patient und Pflegenden. Ziel ist es, die Aktivität und die Gesundheit des Patienten zu fördern, mit geringem Kraftaufwand schonend zu arbeiten und Bewegungen gemeinsam mit dem Patienten zu gestalten.

6 STOFFWECHSELERKRANKUNGEN

6.1

Coma uraemicum → trockene Zunge, fibrilläre Zuckungen → Endstadium einer chronischen Niereninsuffizienz ist das Coma uraemicum.
Gekennzeichnet ist die Urämie durch Abgeschlagenheit, Teilnahmslosigkeit bis Bewusstseinsstörungen, Kopfschmerz, Brechreiz und Übelkeit, Hyperreflexie, klonisch-tonische Krämpfe; die Haut ist gelblich-braun und trocken.
Die trockene Zunge ist ein Zeichen für die Dehydratation.
Die fibrillären Zuckungen (Zuckungen einzelner Muskelbündel) und die Hyperreflexie sind durch Störungen des Natrium- und Kalium-Haushalts zu erklären.
Coma diabeticum → tiefe Atmung, Acetongeruch → Die Atmung beim Coma diabeticum wird auch nach einem deutschen Internisten „Kussmaul-Atmung" genannt. Sie ist gekennzeichnet durch große, tiefe, regelmäßige Atemzüge (s. Kommentar zu Frage 2.2).
Beim Coma diabeticum gelangt trotz des hohen BZ-Spiegels keine Glucose in die Zelle (s. auch Kommentar zu Frage 6.6). Als Ersatz-Energielieferant sucht sich die Zelle nun das Fettgewebe, welches systematisch abgebaut wird. Überschüssige Stoffwechselprodukte werden bei diesem Vorgang umgebaut zu Ketonkörpern, denn diese können dann als „Abfallprodukte" über den Urin ausgeschieden werden.
Ketonkörper sind sauer, also wird auch das Blut durch den Stoffwechsel angesäuert – es entsteht eine metabolische Azidose.

Bei Stoffwechselentgleisungen stehen immer zwei Worte zur Verfügung:
1. **metabolisch** (durch Stoffwechsel) oder **respiratorisch** (durch Atmung).
2. **Alkalose** (pH-Wert > 7,42) oder **Azidose** (pH-Wert < 7,36) (s. a. Kommentar zu 4.22).

Coma hepaticum → verlangsamte oder fehlende Reflexe, Ikterus → S. auch Kommentar zu 4.22. Bei einem Coma hepaticum kommt es zu einem Stau der Gallenflüssigkeit. Das Bilirubin kann über die Nieren (Urobilinogen) bzw. über den Darm (Sterkobilinogen) nicht ausgeschieden werden. Dadurch steigt der Bilirubingehalt im Blut. Da die Entgiftungsfunktion der Leber fehlt und giftige Stoffwechselprodukte (z. B. Ammoniak) nicht abgebaut werden können, kommt es zu einer hepatischen Enzephalopathie mit verlangsamten oder fehlenden Reflexen.

6.2 **Lösung B**

Das **kontinuierliche Fieber → Temperatur-Tagesdifferenz weniger als 1 °C** zeigt nur wenig Tagestemperaturschwankungen und ist gleichbleibend hoch; z. B. Fieber bei einer Pneumonie.
Das **intermittierende Fieber → Temperatur-Tagesdifferenz höher als 2 °C** (intermittere, lat., aussetzen, unterbrechen): Dieses Fieber ist typisch bei septischen Prozessen und häufig verbunden mit Schüttelfrost. Daher wird es auch als septisches Fieber bezeichnet.
Das **remittierende Fieber → erhöhte Temperaturen wechseln mit fieberhaften Intervallen innerhalb eines Tages** (remittere, lat., zurückgehen, nachlassen): Diese Form des Fiebers ist bei Erkrankungen wie z. B. Nierenentzündung und Tuberkulose zu beobachten.

6.3 **Lösung D**

Typisch für Patienten mit Diabetes mellitus sind Wundheilungsstörungen infolge schlechter peripherer Durchblutung u.U. mit Neuropathien. Mikro- und Makroangiopathien sind besonders bei langandauerndem Diabetes mit schlecht einstellbarer Insulintherapie zu beobachten.
Da besonders an den Arterien der unteren Extremitäten die Mikroangiopathien neben den Makroangiopathien auftreten, ist darauf zu achten, dass gerade an den Füßen jegliche **Hautverletzung,** z. B. bei der Nagelpflege, **vermieden wird.** Dazu gehört, dass ein Einwachsen der **Nägel** durch das **Geradefeilen** verhütet wird.

6.4 **Lösung B**

Mit einem Antikoagulans wird die Gerinnungsfähigkeit des Blutes herabgesetzt. Ein entsprechendes Präparat erhalten z. B. Patienten nach Herzinfarkt oder mit Beinvenenthrombose.
Da bei Verletzungen die natürliche Gerinnung bei Einnahme dieses Medikamentes herabgesetzt ist, müssen Patienten mit Antikoagulanstherapie auf **Blutungen,** z. B. auf Einblutungen ins Gewebe (Hämatome), beobachtet werden.

Der Patient ist vor Verletzungen jeglicher Art zu schützen.
Vor einer Antikoagulanzientherapie sollte, soweit es die Zeit zulässt, eine vorherige Gastroskopie mögliche blutende Ulzera des Magens ausschließen.

6.5 Lösung C

Eine akute Komplikation des Diabetes mellitus ist der hypoglykämische Schock, wobei der Blutzuckerspiegel unter 40 mg/dl sinken kann. Ursachen dafür können eine Insulinüberdosierung, Insulingabe ohne nachfolgende Mahlzeit, starke Muskelarbeit oder massiver Alkoholkonsum sein.
Symptome sind:
Heißhunger aufgrund des erniedrigten Blutzuckerspiegels.
Eintrübung des Bewusstseins: Das Gehirn benötigt die meiste Glukose für seinen Stoffwechsel. Kommt es zu einer Reduzierung des Glukoseangebotes, verändert sich die Bewusstseinslage.
Schweißausbruch und Zittern: Ursache ist eine Gegenregulation des Organismus über eine Sympathikusstimulation.

6.6 Lösung D

Beim Coma diabeticum ist der Blutzuckerspiegel zu hoch. Dies entsteht z. B. durch Auslassen der Insulintherapie, Diätfehler oder Begleiterkrankungen (Infektionen).

Achtung! Da beim Diabetiker grundsätzlich zwei Formen von Koma auftreten können – Hyper- und Hypoglykämie – darf auch nur beim geringsten Zweifel an der Diagnose KEIN Insulin verabreicht werden. Den Patienten mit der Hypoglykämie bringt man damit um.

Symptome sind Benommenheit bis zur tiefen Bewusstlosigkeit, Kussmaul-Atmung, Erbrechen und Exsikkose (Austrocknung). Die Therapie besteht in Ausgleich des Flüssigkeitsverlusts und Insulingabe. Das Insulin wird beim Koma i. v. verabreicht; die Senkung des Blutzuckerspiegels sollte unbedingt langsam geschehen.
Ein Richtwert dazu wird **mit maximal 100 mg% pro Stunde** angegeben. Grund hierfür ist das sich durch die Senkung des Blutzuckerspiegels auch ändernde **osmotische Gleichgewicht** im Blut. Ein zu schnelles Absinken könnte dann beispielsweise ein Hirnödem zur Folge haben, da der osmotische Druck (Druck, mit dem Wasser angezogen wird) im Blut abfällt. Zudem gelangt mit der Glukose gleichzeitig Kalium in die Zelle. Dieses Phänomen nennt man „Symport" und heißt so viel wie: „der eine geht immer mit dem anderen". Eine zu schnelle Blutzuckersenkung hätte eine **Hypokaliämie** zur Folge – eine lebensbedrohliche Situation wegen möglicher Herzrhythmusstörungen.

6.7

Zytostatika sind Medikamente, die den Stoffwechsel der funktionell aktiven Zellen verzögern oder ihn verhindern. Sie werden in der Tumortherapie eingesetzt, um ein Tumorwachstum zu verhindern oder einzugrenzen.
Da Zytostatika auf alle sich in der Teilung befindlichen Zellen wirken, werden auch gesunde Zellen, besonders die mit hoher Teilungsrate, wie z. B. Haarbälge, Schleimhäute des Verdauungstraktes und das Knochenmark, angegriffen.

- Es kommt zu **Haarausfall, Erbrechen, Schleimhautaffektionen, Knochenmarkdepressionen.**
- Durch die Knochenmarkdepression mit Abfall der Leukozyten kommt es zu einer **Immunschwäche,** die u.a. auch häufig eine **Zystitis** oder Pneumonie zur Folge hat. Bei einem Abfall der Thrombozyten erhöht sich die **Blutungsneigung** der Patienten.

6.8 **Lösung B und C**

Bei Einzelzimmerpflege von Patienten mit AML ...
... führen Personal und Besucher eine Händedesinfektion durch, da der Schutz vor Infektionen im Vordergrund steht. Keime werden besonders über die Hände verbreitet. Deshalb ist eine sorgfältige Händehygiene für alle Personen, die mit dem Patienten in Kontakt treten, oberstes Gebot.
... dürfen Pflegeutensilien im Zimmer aufbewahrt werden, um eine Keimverschleppung zu verhindern.
Bei der AML tritt eine Vermehrung entarteter granulozytärer Vorstufen in Knochenmark und Blut auf. Die pathologischen und nicht abgebauten Myeloblasten verhindern die normale Markproduktion. Dadurch kommt es zu:

- Anämie
- Thrombozytopenie mit Blutungsneigung und
- Granulozytopenie mit Infektanfälligkeit.

6.9 **Lösung D**

Bei langanhaltendem Erbrechen kommt es zu einem unter Umständen hohen Wasserverlust im Körper (**Dehydratation**). Mit dem Wasserverlust geht ein Natrium- und Kaliumverlust einher. Je nach der Größe des **Natriumverlustes** im Verhältnis zum Wasserverlust unterscheidet man drei Formen der Dehydratation:

- hypotone Dehydratation = Verlust von Wasser und vor allem von Elektrolyten (Natrium)
- hypertone Dehydratation (Exsikkose) = Verlust von freiem Wasser
- isotone Dehydratation = Verlust von Wasser und Natrium in einem Verhältnis, das der osmolaren Zusammensetzung des Extrazellulärraumes entspricht.

Zudem kommt es durch langanhaltendes Erbrechen zum Verlust von sauren Valenzen (Magensäure), was wiederum zu einer metabolischen, nicht-respiratorischen Alkalose führt. Aus diesem Grund ist eine regelmäßige Elektrolytkontrolle indiziert (Arztaufgabe).

6.10 Lösung D

Die sog. Schleifendiuretika sind Medikamente, die zu einer vermehrten Harnausscheidung führen und im Bereich der Henle-Schleife wirken, indem sie vor allem die Natriumrückresorption reduzieren. Dies impliziert eine gleichzeitig verminderte Wasserrückresorption, da der Na^+- und Wasser-Haushalt gekoppelt sind. Damit erhöht sich die Urinmenge. Neben der erwünschten Wirkung der Entwässerung kommt es auch zu einem starken Kaliumverlust.
Bei der Gabe von Diuretika zur Entwässerung entsteht eine **Dehydratation** (Unterwässerung) mit einer Hyponatriämie.
Der **Hämatokritwert steigt,** weil die Wasserrückresorption vermindert ist und sich damit auch das Mengenverhältnis zwischen Plasma und festen Blutbestandteilen zu deren Gunsten verschiebt.
Aufgrund der verminderten Flüssigkeitsbelastung und der damit verbundenen Kreislaufentlastung kommt es zur Verbesserung der pulmonalen und der kardialen Leistung. Dies spiegelt sich besonders bei einem abklingenden Lungenödem in besseren Blutgaswerten wider.

6.11 Lösung C

Die Ausscheidungen von Patienten, die mit Zytostatika behandelt werden, können **Rückstände des Medikamentes** enthalten. Zu den Ausscheidungen gehören neben Urin, Stuhl, Erbrochenem auch **Schweiß.** Zum eigenen Schutz sollen Pflegekräfte im Umgang mit den Ausscheidungen Handschuhe tragen.

6.12 Lösung C

Patienten, die eine Zytostatikatherapie erhalten, **sollen zum Trinken angehalten werden,** da einige der Zytostatikapräparate nieren- bzw. harnblasenschädigende Nebenwirkungen haben und durch das Trinken ein Verdünnungseffekt erzielt wird. Ein weiterer Grund für das Pflegepersonal auf eine ausreichende Flüssigkeitszufuhr zu achten, sind das häufige Erbrechen oder die Durchfälle, unter denen die Patienten leiden. Einer Dehydratation der Patienten ist vorzubeugen.

6.13 Lösung C

Da es eine Vielzahl von Insulinpräparaten gibt, z. B. schnell bzw. verzögert wirkende Insuline, ist es notwendig, sich an die Anweisungen zu halten, die im **Beipackzettel** vermerkt sind.

6.14 Lösung E

Gefährdung durch unsachgemäße Nagelpflege → s. Kommentar zu Frage 6.3.
besondere Beobachtung der Hautfalten → Bei Diabetes-Patienten müssen besonders die Hautfalten, z. B. unter den Brüsten, in der Analfalte, am Damm und zwischen den Oberschenkeln beobachtet werden.
Durch Reibung und durch das feuchte Milieu kann es an diesen Stellen zum Wundwerden kommen mit z. T. offenen roten und juckenden Hautstellen.

Bei Diabetes-Patienten muss ein Wundwerden vermieden werden, da die Wundheilung aufgrund der diabetischen Mikroangiopathie erschwert ist.

6.15 Lösung C

Beim unblutigen Aderlass werden die Beine des Patienten tief gelagert und drei Staubinden an den Extremitäten rumpfnah angelegt, bei einer Extremität wird der venöse Rückfluss nicht gestaut. In einem bestimmten zeitlichen Rhythmus werden die Staubinden gewechselt. Dadurch vermindert sich der venöse Rückstrom.
Nach der offiziellen Lösungsvorgabe ist nur die Antwort C richtig: Als **Polyglobulie** wird ein Zustand beschrieben, bei dem eine starke Vermehrung der Erythrozyten festzustellen ist. Die Vermehrung der Erythrozyten kann als Ausgleich eines äußeren oder inneren Sauerstoffmangels, z. B. bei einem Aufenthalt in großen Höhen oder bei einer Behinderung des Sauerstoffaustauschs in den Lungen (z. B. Lungenfibrose), auftreten. Als Therapie wird der unblutige Aderlass vor allem bei der Polycythaemia vera angewendet, bei der die krankhafte Vermehrung der Erythrozyten ähnlich wie bei Leukämien auf einem bösartigen Prozess beruht. Sekundär tritt die Polyglobulie auch bei Nierentumoren auf, wobei die Sauerstoffsättigung normal ist. Bei der Polycythaemia vera wird ein „unblutiger" Aderlass durchgeführt, der allerdings nur vorübergehend helfen kann.

6.16 Lösung A

Bei Patienten mit Niereninsuffizienz sind je nach Stadium sehr unterschiedliche Richtlinien zu befolgen.

- Bei irreversibel geschädigten, nur noch eingeschränkt funktionierenden Nieren können Elektrolytverschiebungen der verschiedensten Formen und Ausmaße auftreten, die ohne Dialyse (fast) nur über Regulation der Zufuhr kontrolliert werden können. Dies bedeutet, dass sowohl Einschränkungen als auch verstärkte Zufuhr von **Elektrolyten** (z. B. als NaCl) angeordnet sein können! Auch die **Flüssigkeitszufuhr** muss bei noch funktionierender Ausscheidung nicht nur oft nicht eingeschränkt werden, sondern sie wird bei vielen Patienten für längere Zeit erhöht, um eine zu starke Harnstoffausscheidung zu erreichen. Nur die **Eiweißzufuhr** wird in der Regel bei allen Patienten stark eingeschränkt, um die Harnstoffwerte im Blut niedrig zu halten. Harnstoff ist ein Abbauprodukt im Eiweißstoffwechsel, wird über die Nieren ausgeschieden und verschlechtert bei zu hohen Blutspiegeln die restliche Nierenfunktion.

- Von einer **dekompensierten Niereninsuffizienz** spricht man, wenn eine noch in eingeschränktem Ausmaß vorhandene Nierenfunktion unter ungünstigen Umständen akut nicht mehr ausreicht, um das Auftreten von Symptomen zu verhindern. Je nach Symptomschwere muss eventuell dialysiert werden; gleichzeitig wird oft mit den oben beschriebenen diätetischen Maßnahmen noch versucht, das Stadium der terminalen Niereninsuffizienz mit Dialysepflichtigkeit hinauszuschieben.
- Beim terminal niereninsuffizienten Patienten an der **Dialyse** erfolgt die Ausscheidung von Harnstoff, Kreatinin, überschüssigen Elektrolyten und überschüssigem Wasser über die Dialyse. Bei diesen Patienten ist generell darauf zu achten, dass die Zufuhr von **Kalium** und **Flüssigkeit** eingeschränkt wird, da beides täglich in größeren Mengen mit jeder Form von Nahrung aufgenommen wird. **Eiweiß** und **Kohlenhydrate** dagegen dürfen und sollen von chronischen Dialyse-Patienten reichlich aufgenommen werden, um einer Mangelernährung vorzubeugen.

Die angeordneten Diäten für nierenkranke Patienten sind nicht einfach zu verstehen und erst recht nicht leicht umzusetzen. Dennoch ist es von entscheidender Wichtigkeit, alle Anordnungen genau einzuhalten: Dem Nierenkranken mit Restfunktion kann dadurch vielleicht für lange Zeit die Dialyse erspart werden, beim Dialyse-Patienten beugt man u. a. tödlichen Herzrhythmusstörungen vor!

6.17 Lösung B

Es besteht nicht automatisch durch die Diagnose „HIV-Infektion" die Notwendigkeit einer **Krankenhausbehandlung** und erst recht nicht einer Isolierung. Von AIDS spricht man erst, wenn eine der so genannten AIDS-definierenden Erkrankungen bei einem HIV-positiven Patienten aufgetreten ist (dies kann auch nach 10 Jahren HIV-Positivität bei völligem Wohlbefinden eintreten!). Bei diesen AIDS-definierenden Erkrankungen handelt es sich in der Regel um Infektionen, oft eine Lungen- oder Gehirnentzündung, mit einem bestimmten und für den Gesunden meist völlig harmlosen Erreger. Das Auftreten dieser Erkrankungen ist ein Anzeichen dafür, dass das Immunsystem dieses Menschen so schwer zerstört ist, dass es sehr viele andere Erreger auch nicht mehr abwehren kann.
Diese Infektionsgefahr für diese Patienten kann dabei von vielen Punkten ausgehen, auf die der gesunde Mensch normalerweise nicht achten muss: Erreger aus Katzenkot und Taubendreck können genau wie Grippeviren und Staphylokokken über vielerlei Wege auf den Patienten übertragen werden und verheerende Folgen haben. Deshalb wird bei den AIDS-Patienten in fortgeschrittenem Stadium, die bereits mehrere verschiedene halb oder gar nicht ausgeheilte Infektionen mit sich herumschleppen, eine vorsorgliche **Isolierung** durchgeführt. Diese Umkehrisolierung soll den Erkrankten vor weiteren Keimen schützen, da jede Infektion tödlich verlaufen kann.
Da AIDS nur durch Geschlechtsverkehr und Blutübertragungen, in Einzelfällen auch durch die Aufnahme größerer Mengen anderer infizierter Körpersekrete übertragbar ist, kann der Patient im immunstarken Status auf einer normalen **medizinischen Station** untergebracht werden, eine Isolierung zum Schutz der Umwelt ist nicht erforderlich.

Pflegende haben die Aufgabe, den Betroffenen und Angehörige über die Maßnahmen der allgemeinen **Hygiene** aufzuklären. Es muss sichergestellt werden, dass alle Beteiligten über die möglichen Übertragungswege informiert sind. Dies dient dem Eigen- und Fremdschutz, insbesondere dem möglichen Schutz vor Sekundärinfektionen. Weiterhin sollen falsche Ängste abgebaut werden.

6.18 Lösung E

Gicht (Hyperurikämie) ist definiert als eine Krankheit mit ständigem Harnsäurespiegel über 6,4 mg/dl. Bei der primären Urikämie sind renale oder stoffwechselbedingte Störungen die Ursache, die sekundäre Form verursachen andere Krankheiten wie Leukämien, Tumoren o. Ä. Pathogenetisch fallen bei zu hohem Harnsäurespiegel Uratkristalle in der Gelenkflüssigkeit aus. Diese werden von Granulozyten aufgenommen, die ihrerseits dann die Entzündungsstoffe freisetzen. Gewichtsabnahme, ausreichende Flüssigkeitsaufnahme zum Ausscheiden der Gifte, Vermeiden von Noxen wie Alkohol und Reduzieren des Fleischgenusses (purinarme Diät) stehen im Vordergrund der Therapie. Medikamentös helfen Urikostatika, Urikosurika, Antirheumatika und Colchicin. Letzteres hemmt die Granulozyten bei der Aufnahme der Harnsäurekristalle.

6.19 Lösung C

Resorptionsfieber entsteht, wenn der Körper eigenes zerstörtes Gewebe verarbeitet. Im Rahmen der Tumor- und Metastasenchirurgie können Lebermetastasen durch Gefrieren (Kryochirurgie) aufgelöst und zerstört werden. Wie auch im Rahmen einer nichtoperativen (D) Radiochemotherapie fallen hier massiv Gewebsgifte (-toxine) und Gewebselemente an. Die Temperaturen können Werte über 39° Celsius annehmen. Die Behandlung ist symptomatisch.
Sicherlich muss eine Infektion, insbesondere postoperativ ausgeschlossen werden. Wie man im Volksmund sagt: „Der Patient kann Läuse und Flöhe haben!". Grundsätzlich allerdings ist bei solch auffälligen Temperaturen unbedingt der Arzt zu informieren – auch nachts!

6.20 Lösung E

S. Kommentar zu Frage 1.4

7

ORTHOPÄDISCHE ERKRANKUNGEN

7.1 **Lösung C**

Bei der Fettembolie handelt es sich meist um eine postoperative Komplikation. Fetttröpfchen kommen als freigesetzte Gewebsfette und/oder Plasmafette in die Blutbahnen, z. B. nach Frakturen mit Knochenmarkbeteiligung. Diese Fettpartikel führen dann in den verschiedenen Organteilen zum Verschluss eines Blutgefäßes, vorwiegend ist hier die Lunge beteiligt. Symptome sind: Dyspnoe, Zyanose, Hustenreiz, Tachykardie, Fieber, Unruhe, Hyperventilation, evtl. blutiger Auswurf, Somnolenz und ein Hb-Abfall.
In den Becken- und **langen Röhrenknochen** befindet sich viel Knochenmark. Aus diesem Grunde sind Patienten mit Verletzungen in diesen Bereichen besonders gefährdet.

7.2 **Lösung B**

S. Kommentar zu Frage 7.1

7.3 **Lösung C**

Bei Patienten, die eine Totalendoprothese erhalten haben, darf das **Kopfteil nicht über 45°** gestellt, die **Hüfte nicht adduziert** und **das Bein nicht außenrotiert** werden, um eine Hüftluxation zu verhindern.

7.4 **Lösung A**

Die Spülflüssigkeit muss exakt dosiert sein und soll kontinuierlich einlaufen, um ein Verstopfen des Systems zu verhindern.
Ein- und auslaufende Flüssigkeitsmenge sollten gleich sein. Bei einer Verstopfung des ableitenden Systems käme es zu einer Flüssigkeitsansammlung im Gewebe, was Komplikationen hervorrufen könnte.
Aseptisches Wechseln von Ableitungsbesteck und Sekretflasche dient der Verhinderung einer aufsteigenden Infektion.

7.5 **Lösung A** (Abb. 7.5)

Freie Beweglichkeit des Extensionsbügels und des Gewichtes, um eine Frakturverschiebung durch den dann einsetzenden Muskelzug zu verhindern.
Zug des Extensionsgewichtes erfolgt achsengerecht: Bei der Anlage der Extension ist es wichtig, auf eine leichte Außenrotation zu achten. Diese erkennt man, indem man eine Hilfslinie (gedacht) vom Darmbeinstachel ausgehend über die Patellamitte zum Zwischenraum der ersten und zweiten Zehe zieht. Sie dient der korrekten Stellung der Frakturfragmente.
Spitzfußprophylaxe ist notwendig aufgrund der langen Ruhigstellung des Fußes durch die Extension.
Tägliche Kontrollen der Ein- und Ausstichstelle kommen einer aseptischen Wundbehandlung gleich; diese ist auf Entzündungszeichen hin zu überprüfen.

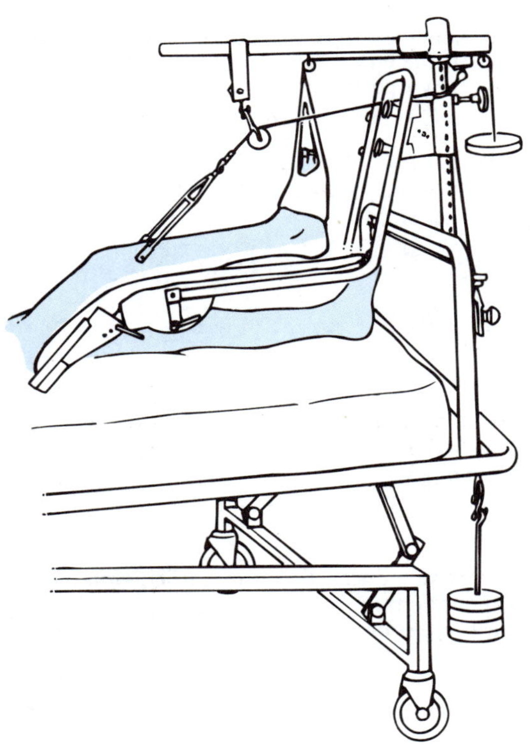

Abb. 7.5: Drahtextension

7.6 Lösung D

Die **Bettruhe** bei einer Beckenringfraktur **beträgt zwischen 6 bis 12 Wochen** unter ständiger Röntgenkontrolle. Grund ist zum einen die knöcherne Durchwachsung des Frakturspaltes, zum anderen könnte es bei einer zu frühen Mobilisation durch den Druck des Hüftgelenkes gegen den äußeren Frakturbereich zu einer Frakturverschiebung mit Verkürzung des Beines kommen.
Die erhöhte **Thrombosegefahr** resultiert aus der langen Bettruhe.
Da Beckenringfrakturen häufig mit Begleitverletzungen wie Harnröhrenabriss und/oder Harnblasenruptur verbunden sind, ist die Beobachtung von **Urinfarbe und -menge** äußerst wichtig, um Komplikationen früh zu erkennen.

7.7 Lösung: Paresen, Dekubitus, Spitzfußstellung, Achsenverschiebung, Ischämie / Durchblutungsstörungen

Die Extensionsbehandlung (Knochen unter Zug) wird bei Frakturen angewandt, die primär nicht operativ versorgt werden sollen oder können. In der Regel ist der Knochen derart instabil, dass eine Gipsbehandlung nicht möglich ist. Durch einen dauerhaften Zug werden die Fragmente gegen den Muskelzug auseinander gezogen und langsam reponiert (wieder in die physiologische Stellung gebracht). Die bekanntesten Extensionsbehandlungen sind wohl die Streckbehandlungen bei Erwachsenen und die Weber-Bockbehandlung bei Kindern. Die Patienten müssen über mehrere Wochen in dieser Extensionsvorrichtung liegen und stellen eine hohe Anforderung an eine Pflegeeinheit dar. Um Komplikationen zu vermeiden, muss die Lagerung des Patienten regelmäßig überprüft werden. Durch die permanente Rückenlage und die notwendige Schienung besteht deutlich erhöhtes Thrombose- und Dekubitusrisiko. Die Ferse sollte freigelagert sein, Gesäß und andere gewebsarme Hautareale müssen gut abgepolstert werden. Körperflächen mit oberflächlich liegenden Nervenbahnen (z. B. am Wadenbeinköpfchen/Peronaeusnerven) müssen gut gepolstert sein, da Nervenschäden und Paresen die Folge wären. Neben Nerven können auch Gefäße abgedrückt sein, Durchblutungsstörungen und Ischämien wie auch Thrombosen wären die Folge.
Zur Spitzfußprophylaxe wird ein Schlauchverband über den Fuß der betroffenen Extremität gestülpt und über Rollenzug mit einem Gewicht behängt. Man erreicht damit eine korrekte 90°-Stellung des Sprunggelenkes. Vom Kopfende des Patienten aus gesehen sollte das Bein eine leichte Außenrotation haben. Hierzu denkt man sich eine Hilfslinie vom vorderen oberen Darmbeinstachel des Patienten über die Patella zum Zwischenraum der ersten und zweiten Zehe. Verläuft die erdachte Linie anders, so ist die Lagerung falsch und muss korrigiert werden.

7.8

Bei Schulterluxationen (Auskugeln der Schulter) kommt es zu knöchernen und knorpeligen Verletzungen des Oberarmknochenkopfes (Humeruskopf) sowie zu Band- und Schultergelenkkapselverletzungen. Eine erste Luxation ohne Verletzungen kann konservativ behandelt werden. Rezidivierende Luxationen, gerade bei Vorliegen einer frischen knöchernen oder knorpeligen Verletzung, werden in der Regel operativ versorgt.

Anmerkung: Klassische Verletzungen bei typischer Luxation nach vorne-unten (ventral-kaudal) sind die Hill-Sachs-Delle und die Bankart-Läsion. Die Hill-Sachs-Delle stellt eine Impression (Eindrücken) der Humeruskopfes dar, die Bankart-Läsion ist eine Verletzung des unteren Gelenkpfannenrandes.
Primär steht in jedem Falle das schnellstmögliche Einrenken der Schulter im Vordergrund. Diese Maßnahme ist unmittelbar nach Feststellen der Luxation vorzunehmen. Klinisch äußert sich die Schulterluxation durch eine leere, tastbare Gelenkpfanne, eine schmerzhafte Bewegungseinschränkung und das passende Trauma zur Luxation. Besondere Eile ist geboten, wenn die Patienten über Missempfindungen in der betroffenen oberen Extremität klagen oder der Puls nicht tastbar ist. In solchen Fällen ist von einer Mitschädigung des Gefäß-Nerven-Apparates auszugehen. Verschiedene Methoden zum Einrenken werden heutzutage praktiziert. Nach lokaler Betäubung durch eine Plexus-Anästhesie oder durch Gabe stark schmerzlindernder Medikamente ist Reposition in der Regel problemlos möglich.
Nach Reposition ist das Schultergelenk in all seinen Bewegungsmöglichkeiten (drei Bewegungsrichtungen) ruhig zu stellen. Dies gelingt nur, wenn der betroffene Arm im Ganzen ruhig gestellt wird. Desault-Verband und Gilchrist-Verband gewährleisten diese Ruhigstellung. Sie unterscheiden sich lediglich in Form und Aussehen (Abb. 7.8.1 und 7.8.2).
Ruhig gestellt werden das Schultergelenk, das Ellenbogengelenk und das Handgelenk. Das Handgelenk allerdings wird besonders beim Desault-Verband nur bedingt ruhig gestellt.

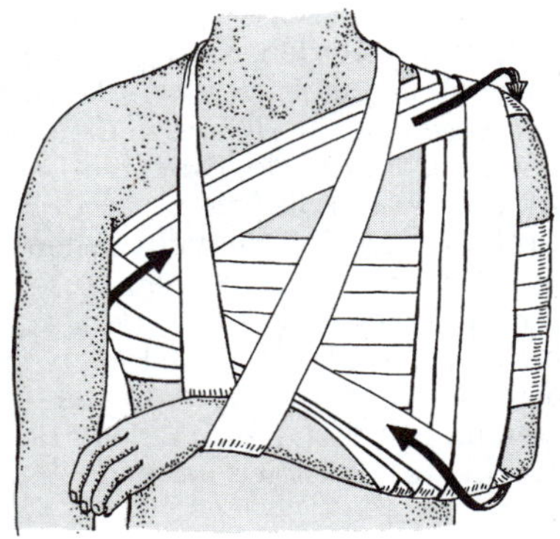

Abb. 7.8.1: Desault-Verband

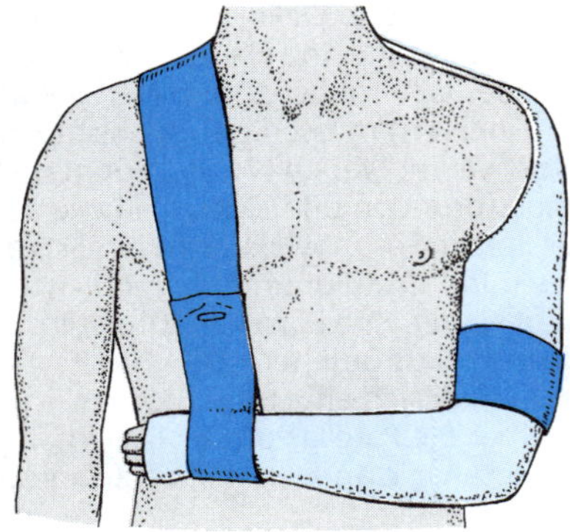

Abb. 7.8.2: Gilchrist-Verband

8

GYNÄKOLOGISCHE ERKRANKUNGEN UND WOCHENBETT

8.1 Lösung B

So früh wie möglich; an der noch weichen Brust (vor dem Milcheinschuss; Abb. 8.1) → Das Drüsengewebe der Brust ist in der Schwangerschaft unter dem Einfluss der Plazentahormone gewachsen und damit auf das Stillen vorbereitet worden. Die Milchproduktion wird in der Schwangerschaft durch die plazentären Steroidhormone gehemmt. Mit Ausstoßung der Plazenta kommt es zur Auslösung der Milchsekretion in den Drüsenzellen der Brust. Die Produktion der in der Schwangerschaft gebildeten Steroidhormone hört sofort auf und die Milchsekretion setzt ein. Der Saugreiz des Säuglings an der Mamille regt die Prolaktinausschüttung zur Steigerung der Milchproduktion an. Das Kind sollte aus diesem Grunde möglichst noch im Kreißsaal an der noch weichen Brust der Mutter angelegt werden.

- Brustwarze und Warzenvorhof müssen vollständig im Mund des Kindes sein.
- Die Zunge liegt unter der Brustwarze.

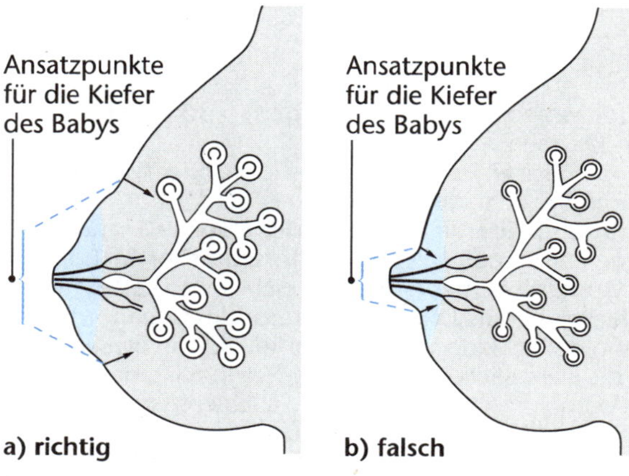

Abb. 8.1: Anlegen zum Stillen

- Die Mutter hält die Brust etwas zur Seite, damit das Kind gut durch die Nase atmen kann.
- Stilldauer beachten (maximal 20 Minuten, innerhalb der ersten fünf Minuten werden 80 bis 90 % der Gesamtmenge getrunken).

Eine Verhärtung der Brust findet um den 3. Wochenbetttag mit dem Milcheinschuss statt.
Vorher wird die so genannte Vormilch (Kolostrum) abgesondert.
Auch für die Rückbildungsvorgänge an der Gebärmutter hat das Stillen eine Bedeutung. Durch den Saugreiz an der Brustwarze wird die Bildung des Wehenhormons aus der Hirnanhangsdrüse ausgelöst, und damit werden die Nachwehen angeregt. Bei stillenden Frauen erfolgt somit eine schnellere Verkleinerung der Gebärmutter.

8.2 Lösung B

Die Frau weist bei der Messung einen niedrigen Blutdruck auf. Dieser ist mit den **Werten aus dem Kreißsaal zu vergleichen,** um Veränderungen feststellen zu können. Hatte die Frau im Kreißsaal vergleichbare Blutdruckwerte, so ist davon auszugehen, dass es sich hier um eine hypotone Patientin handelt. Lagen die ermittelten Werte im Kreißsaal höher, so lässt dieser Wert auf einen Volumenmangel schließen. Ursache kann eine vermehrte Nachblutung sein, deshalb **Kontrolle der Vulva-Vorlagen und Pulskontrolle.**
Der Puls wäre bei einer verstärkten Nachblutung tachykard.

Ursachen für eine vermehrte Nachblutung können atonische Nachblutung bei fehlender Gebärmutterkontraktion, Plazentareste oder sonstige Geburtsverletzungen (hoher Scheidenriss, Zervixriss) sein.

Niedriger Blutdruck, Tachykardie und vermehrte Nachblutung weisen auf einen drohenden Schock hin. Der Arzt ist sofort zu benachrichtigen.

8.3 Lösung B

Weißlicher Fluor neben weißlichen Belägen → Soorinfektion, häufig begleitet von Jucken und Brennen.
Gelblicher bis grünlicher Fluor → unspezifische oder spezifische Infektion, z. B. bei Entzündungen der Scheide.
Schaumiger, dünnflüssiger, übelriechender Fluor → Trichomonadeninfektion, verläuft oft lange Zeit symptomlos und führt später zur Trichomonadenkolpitis.
Fluor bedeutet Ausfluss. Gemeint ist die Ausscheidung von Scheidensekret. Die Sekretion geschieht über die Drüsen im Bereich des Gebärmutterhalses und durch die Transsudation der Scheide selbst. Der pH-Wert liegt im sauren Bereich (< pH 4) bedingt durch die Milchsäurebakterien (Döderlein-Bakterien). Dadurch soll ein Wachstum von pathologischen Keimen im Scheidensekret verhindert werden.
Farbe, Konsistenz und Menge sind von den einzelnen Zyklusphasen abhängig. Er kann weiß bis klar, krümelig oder fadenziehend, gering bzw. vermehrt auftreten.
Die Farbe des Fluors lässt Rückschlüsse auf eventuell zugrunde liegende Erkrankungen zu.

8.4 Lösung B

Brust hochbinden und kühlen → Dies sind lokale Maßnahmen, um die Brust ruhig zu stellen. Durch die Kühlung verengen sich die Milchgänge, der Milchfluss reduziert sich. Mit diesen Maßnahmen soll eine Resorption des Entzündungsherdes erzielt werden.
Bei der Mastitis puerperalis handelt es sich um eine akute Infektion der laktierenden Brust, häufig bedingt durch kleine Verletzungen an der Mamille. Unbehandelt kann es zu eitrigen Einschmelzungen mit umschriebener Abszessbildung kommen.

8.5 Lösung C

Bei dieser Frage wurde vorausgesetzt, dass die Lymphknoten aus der rechten Achsel entfernt wurden. Durch die reduzierten Lymphabflusswege kann es somit zu einem Lymphödem kommen. Die abfließende Lymphe muss durch die übrig gebliebenen Wege abgeleitet werden.
Ziel der Vorbeugung eines Lymphödems ist es, die Lymphproduktion möglichst gering zu halten und den Abfluss nicht zusätzlich durch z. B. **einengende Kleidung zu stören.** Durch **krankengymnastische Übungen** soll der Lymphabfluss gefördert werden. Unterstützen kann dies noch eine Lymphdrainage, bei der man mit den Fingerkuppen auf der Haut in Richtung der Lymphbahnen streicht, um diese zu entstauen (Streichmassage).

8.6 Lösung B

Mit zu den wichtigsten pflegerischen Aufgaben in der Wochenpflege gehört die Überwachung der Blasenentleerung. Diese sollte **6 bis 8 Stunden post partum** erstmalig eingesetzt haben. Nach der Geburt setzt die so genannte „Harnflut" ein, bedingt durch die Hormonveränderungen.
Trat in dem Zeitraum keine Spontanentleerung der Blase ein, so ist an einen Harnverhalt mit Gefahr der Blasenüberfüllung zu denken.
Ursachen für einen post partum auftretenden Harnverhalt können intra partum entstandene Läsionen an der Harnröhre und Blase sein. Diese werden durch den hohen Druck, den der Kopf des Kindes mit Eintritt in das Becken auf die Organe ausübt, ausgelöst. Die Folge sind eine Schleimhautschwellung des Blasenhalses und Bluteinlagerungen in der Blasenwand. Ein weiterer Grund kann der reflektorische Sphinkterkrampf sein. Er wird ausgelöst, wenn Urin mit der Episiotomienaht in Berührung kommt. Die auftretenden Schmerzen können somit zur Verkrampfung und zu Entleerungsstörungen führen.

8.7 Lösung E

Prinzip der Reihenfolge: „Erst Brust, dann Bauch" → Lochialsekret ist potentiell von Bakterien besiedelt. Bei umgekehrter Reihenfolge käme es zu einer Keimverschleppung mit der Gefahr der Infektion der Brust.
Nach dem Stillen wird die Brust mit weichem, sauberem Tuch abgedeckt → Diese Maßnahme dient dem Schutz der Mamille vor Wundwerden und Infektion. Sterile Wäsche ist dabei sicher nicht notwendig.
Die Lochien sind auf Farbe, Menge und Geruch zu beobachten → Eine unphysiologisch geringe Lochialmenge kann Hinweis auf einen Lochialstau geben. Treten verstärkte Lochien auf, so ist an eine Nachblutung zu denken (s. Kommentar zu Frage 8.2). Farbe und Geruch des Lochialsekretes können auf eine beginnende Infektion hinweisen.
Vorlagen sind mit Handschuhen oder Pinzetten wegzunehmen → Dies geschieht, um eine Keimverschleppung/-übertragung zu verhindern. Der Keimgehalt der Vagina ist nach der Geburt verändert. Der Gehalt an Döderlein-Bakterien nimmt ab, und es kommt zur Zunahme anderer Mikroorganismen. Ab dem 3. Tag post partum ist das Cavum uteri mit Mikroorganismen der Vaginalflora besiedelt. Das Lochialsekret gilt deshalb als potentiell infektiös.

8.8 Lösung C

Die Menge des Lochialsekretes ist in den ersten Tagen nach der Geburt recht hoch (bis 250 ml) und nimmt dann zunehmend ab. **Insgesamt dauert der Wochenfluss ca. 4 bis 6 Wochen post partum.**
Die Farbe des Lochialsekretes ist als Spiegel der Gebärmutterwunde anzusehen. Vom 1. bis ca. 3. Tag ist das Lochialsekret **blutig** (Lochia rubra). Die Blutstillung in der Gebärmutter ist noch unvollständig. In der zweiten Hälfte der ersten Woche wird er dann braun/rot bzw. bräunlich (Lochia fusca). Dies ist ein Zeichen der beginnenden Wundheilung in der Gebärmutter. Die Lochialmenge wird geringer und heller durch Zumischung von Serum, Lymphe und Leukozyten. Ende der 2. Woche erscheint das Lochialsekret **gelblich** (Lochia flava) mit rahmiger Konsistenz.
Es kommt zur Abstoßung von meist verflüssigtem, nekrotischem Zellmaterial. Ab dem Ende der 3. Woche ist die Sekretfarbe **grau/weiß** (Lochia alba). Dies ist ein Zeichen für die zunehmende Wundheilung. Nach etwa 4 bis 6 Wochen versiegt der Wochenfluss, die Wundheilung ist abgeschlossen.

8.9

Der eklamptische Anfall ist eine gefürchtete Komplikation der schwangerschaftsinduzierten Hypertonie (früher: EPH-Gestose E = engl. edema = Ödem; P = Proteinurie; H = Hypertonus). Beim eklamptischen Anfall handelt es sich um tonisch-klonische Anfälle mit tiefer Bewusstlosigkeit.

- Er ist für die Mutter und das ungeborene Kind außerordentlich gefährlich und geht mit einer hohen Mortalität einher: **Arzt benachrichtigen.**
- Zunächst treten tonische Krämpfe auf mit Aufeinanderbeißen der Zähne, Atemstillstand, blauer Verfärbung des Gesichtes: **Atmung beobachten, Situation auf Verletzungsgefahr überprüfen.** Der tonische Krampf geht dann in klonische Zuckungen über, die den ganzen Körper erfassen können.
- **Sedativa bereithalten** zur Bekämpfung des Krampfanfalles.
- **Für Ruhe sorgen.** Dieser Punkt ist sehr wichtig, da der Krampf ansonsten noch eine Verstärkung erfahren könnte.

8.10 **Lösung B**

Die Patientin bekommt für eine Abrasio eine Narkose. Es gelten die allgemeinen präoperativen Maßnahmen wie
Rasur des Op-Gebietes, in diesem Falle die **Schamgegend,** da die Operation durch die Vagina durchgeführt wird.
Patientin nüchtern lassen wegen der Aspirationsgefahr.
Blasenentleerung: Die Blase befindet sich in unmittelbarer Nähe der Gebärmutter, eine volle Blase verändert ihre Lage. Bei der Abrasio findet neben der Kürettage durch die Vagina eine manuelle Tastung des Uterus durch die Bauchdecke statt. Dies ist wichtig für die korrekte Durchführung des Eingriffes. Eine volle Blase würde dies verhindern.

8.11 **Lösung C**

Sie dient der Festigkeit der Bauchmuskulatur → Durch die vorausgegangene Schwangerschaft ist die Bauchmuskulatur überdehnt, die Gymnastik führt zu ihrer Straffung und Festigung und vor allem zur Festigung des Beckenbodens. Übungen zur Anregung des Kreislaufs (z. B. Fußkreisen in Rückenlage) werden in den ersten Stunden bis Tagen nach der Geburt ebenfalls durchgeführt. Nach einer komplikationslosen Entbindung kann und sollte die Wöchnerin jedoch bald aufstehen (s. a. Kommentar zu Frage 8.24).

8.12 **Lösung B**

S. Kommentar zu Frage 8.1

8.13 **Lösung C**

Vor einer gynäkologischen Untersuchung durchzuführende Maßnahmen: Die Patientin soll vorher die Toilette aufsuchen und anschließend eine Intimtoilette durchführen → Die Blasenentleerung ist notwendig, um den Uterus beurteilen zu können. Eine volle Blase würde den Uterus verlegen. Die Intimtoilette soll einer Keimverschleppung vorbeugen.

8.14 Lösung A

S. Kommentar zu Frage 8.5

8.15 Lösung B

Eine Wöchnerin ...
... kann sofort nach der Entbindung aufstehen, um eine Thrombose zu vermeiden → Durch die hormonelle Steuerung während der Schwangerschaft kommt es zur Gefäßerweiterung. Die Folge kann ein Blutstau mit der Konsequenz der Thrombusbildung im venösen System sein. Die frühzeitige Bewegung soll dem Stau im Gefäßsystem entgegenwirken und den venösen Rückfluss fördern.
... sollte in den ersten Stunden nach der Entbindung intensiv überwacht werden → Nach der Geburt des Kindes ereignen sich die meisten geburtshilflichen Komplikationen, z. B. Nachblutungen. Zunächst sollten alle 10 bis 15 Minuten Hautfarbe, Atmung, Temperatur, Puls, Blutdruck, Ausmaß der Blutung, Fundusstand und die Kontraktion der Gebärmutter kontrolliert werden.

8.16 Lösung D

Bei einer Patientin nach Mamma-Amputation ...
... soll die aktive assistierte Bewegungstherapie so früh wie möglich durchgeführt werden → Die Bewegungstherapie des Schultergürtels und des Armes soll zur Erhaltung der Beweglichkeit des Armes und zur Prophylaxe des Lymphödems eingesetzt werden (s. auch Kommentar zu Frage 8.5).
... muss auf besonders gute Hautpflege geachtet werden, wenn eine Bestrahlungstherapie angeschlossen werden soll → Eine Bestrahlung darf nur bei intakten Hautverhältnissen vorgenommen werden, da sie eine besondere Belastung für die Haut darstellt. Die Haut kann zunächst mit sonnenbrandähnlichen Symptomen reagieren. Bei vorgeschädigter Haut könnte somit die Bestrahlung schwerwiegende Komplikationen hervorrufen.

8.17

Beseitigung der Lordose, Bauchdeckenentspannung, die inneren Organe nähern sich dem Introitus vaginae → Die Steinschnittlage findet im Allgemeinen auf einem speziellen Untersuchungsstuhl statt. Die Patientinnen befinden sich in der Rückenlage mit dem Becken am Vorderrand des Stuhles. Knie und Hüften sind stark gebeugt, wobei zur Bauchdeckenentspannung die Unterschenkel auf Fußstützen gelagert sind, die Beine sind dabei leicht gespreizt.
Diese Lagerung ist notwendig, um die inneren Organe wie Uterus, Zervix, Vagina und Adnexe untersuchen und beurteilen zu können.

8.18 Lösung A

Die erste Darmentleerung des Neugeborenen erfolgt in der Regel 12 bis 24 Stunden nach der Geburt. Dieser **unmittelbar nach der Geburt abgesetzte Stuhl wird Mekonium** oder Kindspech **genannt.** Der Name weist auf eine schwarz/braun/grüne Farbe und eine zähklebrige Konsistenz hin. Das Mekonium besteht aus verschlucktem Fruchtwasser, Schleim, Darmepithelien, Fettsubstanzen, Gallepigment und Lanugohaaren. Ab dem 4. Tag nach der Geburt erfolgen die so genannten „Übergangsstühle", die gelblich-grün und ziemlich dünnflüssig sind. Bei einem **gestillten Kind können zwischen 4 und 6 Darmentleerungen täglich stattfinden. Sie sind hellgelb (goldgelb) gefärbt, weich (pastenartig)** und weisen einen säuerlichen Geruch auf.

8.19

- **Blutungen** → Diese erfolgen am häufigsten in unmittelbarem Anschluss an die Geburt. Ursachen für eine postpartale Blutung können Plazentareste in der Gebärmutter, Tumoren (in erster Linie Myome), Verletzungen der Vagina und der Zervix oder die Subinvolution des Uterus sein.
- **Infektionen** → Aus der Vagina stammende Mikroorganismen stehen als Auslöser der postpartalen genitalen Infektion im Vordergrund. Die wichtigsten Infektionen sind Infektionen des Genitaltraktes wie Endometritis, Endomyometritis, Infektionen im Bereich des Dammes und der Vagina oder Harnwegsinfektionen.
- **Lochialstauung** → s. Kommentar zu Frage 8.20
- **Mastitis puerperalis** → Keime gelangen durch die Milchkanälchen oder durch kleine Einrisse/Rhagaden an der Mamille in das Drüsenparenchym der Brust und führen zur Infektion. Sie tritt in der 1. Woche post partum sehr selten auf, häufiger erst in der 2. bis 3. Woche nach Beginn des Stillens.
- **Thrombose/Embolie** → Ein erhöhtes Thromboserisiko im Wochenbett resultiert durch die schwangerschaftsbedingte Erhöhung des Venendruckes und die geburtsbedingte Einschwemmung von thromboplastinhaltigem Material in die mütterliche Blutbahn. Eine eingeschränkte Mobilität der Wöchnerin erhöht dieses Risiko noch zusätzlich. Es können im Wochenbett zwei Formen von thromboembolischen Prozessen beobachtet werden:
  - die oberflächliche Venenthrombose
  - die tiefe Beinnerven- und Beckenvenenthrombose mit Gefahr der Embolie
- **Laktationsstörungen** → Sie können z. B. auf verstärktem, verzögertem oder unzureichendem Milcheinschuss beruhen. Auch psychische Faktoren wie unrealistische Erwartungen bezüglich der zu erwartenden Milchmenge, Stress und innere Ambivalenz der Mutter spielen eine gewichtige Rolle. Es ist Aufgabe von Hebammen und Pflegenden, durch Aufklärung, Geduld und Zuwendung eine Basis für die spätere Stillbeziehung zu schaffen. Dies ist oft ebenso entscheidend wie die kritische Beobachtung des Neugeborenen; hierzu kann z. B. die Gewichtszunahme als objektiver Parameter herangezogen werden (s. Kommentar zu Frage 8.33).

8.20 Lösung C

Gänzliches bzw. teilweises Versiegen der Lochien → Aufgrund eines Hindernisses staut sich das Sekret in die Gebärmutter zurück. Solche Hindernisse können auftreten z. B. nach einer primären Sectio, bei der noch keine Muttermundseröffnung stattgefunden hat, bei Verklebungen des Muttermundes, bedingt durch eine Infektion, bei Muskelschwäche der Gebärmutter, d. h. die Gebärmutter kontrahiert sich nicht vollständig, bei Eihautresten vor dem Muttermund oder bei Retroflexio eines erschlafften Uterus.
Erhöhte Körpertemperatur → Der Lochialstau kann zur Entzündung des Uterus (infektiöser Wochenfluss) führen. Anzeichen für eine Entzündung ist die erhöhte Körpertemperatur als Abwehrmechanismus des Organismus.

8.21 Lösung B

Die Gewichtszunahme errechnet sich aus der täglichen Trinkmenge des Säuglings. Sie soll 900 bis 1000 ml pro Tag nicht überschreiten und den somit notwendigen Kalorienbedarf von 110 bis 120 kcal abdecken. Bei dieser Flüssigkeits- und Kalorienzufuhr beträgt die durchschnittliche **tägliche Gewichtszunahme im ersten Vierteljahr 25 bis 30 g.** Das Kind nimmt im 2. **Vierteljahr** ca. 20 g, im 3. Vierteljahr ca. 15 g und im 4. Vierteljahr ca. 10 g täglich zu. Dabei hat sich das **Geburtsgewicht mit ca. 4 bis 5 Monaten verdoppelt und mit 12 Monaten verdreifacht.**

8.22 Lösung B

Entfernung der Schambehaarung → Schamhaare sind Keimträger und daher eine Infektionsquelle für Mutter und Kind. Sie wurden früher rasiert, heute zumeist gekürzt. Anschließend erfolgt noch eine Desinfektion der äußeren Genitalien.
Blasen- und Darmentleerung → Die Blasen- und Darmentleerung fördert die Wehentätigkeit. Zum anderen soll einer unwillkürlichen Darmentleerung während der Geburt vorgebeugt werden, da diese wiederum eine potentielle Infektionsquelle darstellen würde. Außerdem würde der Kopfeintritt des Kindes bei voller Blase und vollem Mastdarm erschwert.
warmes Vollbad → Durch das warme Vollbad (es darf kein Blasensprung vorliegen) erfährt die Gebärende eine Entspannung und somit eine bessere Verträglichkeit der Wehen. Des Weiteren fördert das Vollbad die Muttermundseröffnung.

8.23 Lösung A

Weiße Beläge und weißlicher krümeliger Fluor ...
... lassen eine Infektion durch Soorpilze vermuten → Dies hängt mit dem Erscheinungsbild des Soors zusammen. Soor ist eine Entzündung durch Befall mit Hefepilzen der Gattung Candida. Am häufigsten sind die Schleimhäute befallen (feuchtwarmes Milieu). Man sieht weiße Beläge, die zum größten Teil aus Pseudomyzel und abgestorbenen Epithelzellen bestehen. Die Patientinnen werden vielfach stärker durch den starken Juckreiz im Bereich des Introitus und der Vulva belästigt als durch den weißlich-krümeligen Fluor.
... erfordern bei der Pflegeplanung die Berücksichtigung von Maßnahmen, die eine Ausbreitung der Krankheit verhindern sollen → Prädisponiert für einen Soorbefall sind Patientinnen mit einer herabgesetzten Immunabwehr, z. B. Diabetikerinnen oder Immunsupprimierte nach einer Antibiotikabehandlung. Hinzu kommt, dass die Sporen sehr widerstandsfähig sind. Durch unsachgemäße Körperpflege oder mangelnde Intimhygiene können die Hefen an andere Körperstellen gelangen und hier einen weiteren Pilzbefall auslösen.

Pflegende sollten bei Patienten mit Soorpilzen immer mit Handschuhen arbeiten, um eine Infektionsausbreitung auf den eigenen Körper und auf andere Patienten zu verhindern.

8.24 Lösung E

Die Wochenbettgymnastik besitzt eine große Bedeutung. Sie dient der **Straffung der Bauch- und Beckenbodenmuskulatur** (während der Schwangerschaft wurden die Bauchmuskeln, während der Geburt die Beckenbodenmuskulatur überdehnt) und **der Anregung des Kreislaufs und des Stoffwechsels.** Sie wirkt sich **positiv auf die Rückbildung des Uterus** aus und beugt somit Gebärmuttervorfall- und Senkungsbeschwerden vor. Es handelt sich um eine behutsame Form der Gymnastik, diese darf auch **nach geburtshilflichen Eingriffen wie Dammschnitt oder Kaiserschnitt durchgeführt werden**. Begonnen wird mit kreislaufanregenden Übungen. Allmählich erfolgt dann die Steigerung der körperlichen Belastung der Wöchnerin.
Unterschieden werden:
Übungen zur Anregung der Blutzirkulation in den Gliedmaßen, die **den venösen Rückfluss aus den Beinen fördern**, Atemübungen und Übungen für die Beckenboden-, Bauch- und Rückenmuskulatur.
Die Rückbildungsgymnastik sollte über den Klinikaufenthalt hinaus noch für 3 bis 4 Monate fortgeführt werden, um erfolgreich zu sein.

8.25 Lösung C

In den ersten Stunden nach der Entbindung ...
... wird die Wöchnerin mit gekreuzten Beinen gelagert, um eine Nachblutung besser erkennen zu können → Blutmenge kann besser beurteilt werden, da sie sich zwischen den Schenkeln und dem Schamberg ansammelt. In den ersten Stunden nach der Geburt ist die Gefahr einer Nachblutung besonders hoch. Die Lagerung wird auch Fritsch-Lagerung genannt.
... sind die Vitalzeichen zu kontrollieren → Dient der frühzeitigen Erkennung von geburtshilflichen Komplikationen, z. B. der Nachblutung.
... soll die Wöchnerin eine Ganzkörperwaschung erhalten → Die Ganzwaschung dient somit der Erfrischung und Wiederherstellung des Wohlbefindens der Wöchnerin. Die Geburt ist sehr anstrengend für die Frau, dies äußert sich in einem vermehrten Schwitzen. Ferner erfolgt häufig ein Dammschnitt. Die Ganzwaschung ist auch notwendig, da das Kind der Mutter direkt nach der Geburt auf den Bauch oder die Brust gelegt wird. Das Kind ist noch umgeben von Käseschmiere und Blut.

8.26 Lösung A

Eine Blasensenkung ist häufig die Folge einer Gebärmuttersenkung und Senkung der Scheidenwände. Durch die Erschlaffung der Beckenbodenmuskulatur und des Bindegewebes senkt sich die Gebärmutter. Die Genitalsenkung wird häufig bei Mehrgebärenden mit schneller Geburtsfolge und schwer arbeitenden Frauen, die bereits vor Abschluss der Rückbildungsvorgänge wieder körperlichen Belastungen ausgesetzt waren, beobachtet.
Es muss in bestimmten Situationen mit unkontrolliertem Harndrang gerechnet werden (Lachen, Husten etc.) → Bei diesem unkontrollierten Harndrang handelt es sich um eine Stress- oder Belastungsinkontinenz Grad 1 (Einteilung findet statt von Grad 1 bis Grad 3). Beim Husten, Niesen, Lachen etc. kommt es zu einer Steigerung des intraabdominellen Druckes und somit auch zum Druckanstieg in der Harnblase. Gleichzeitig müsste dieser passive Druck von einer Steigerung des urethralen Verschlussdruckes begleitet sein. Liegt ein insuffizienter Verschlussapparat (Störung des Schließmuskelmechanismus) vor, reicht diese Reaktion nicht mehr aus, den unwillkürlichen Abfluss kleiner Harnmengen zu verhindern.
Unkontrollierter Harndrang kann u. a. durch gezieltes Training der Beckenbodenmuskulatur gebessert werden → Der Einsatz der Beckenbodengymnastik hat nur bei einer rein muskulösen Überdehnung Aussicht auf Erfolg. Wird sie kontinuierlich über einen längeren Zeitraum ausgeführt, kann die Muskulatur im Scheiden-Damm-Bereich erstaunlich gekräftigt werden. Die Beschwerden des unkontrollierten Harndranges bessern sich.
Das Einhalten von festen Miktionszeiten hilft, unkontrollierten Harndrang zu reduzieren → Ziel ist es, den individuellen Miktionsrhythmus zu finden, da eine Inkontinenz häufig Auswirkungen auf die Psyche und das soziale Umfeld (Vereinsamung) mit sich bringt. Die Intervalle der einzelnen Toilettengänge richten sich nach dem Schweregrad der Inkontinenz, der Trinkmenge und nach den Gewohnheiten der Patientin. Begonnen wird in der Regel mit zweistündlichen Intervallen. Ist die Betroffene bei diesem Rhythmus eine Woche kontinent, so können die

Intervalle langsam gesteigert werden. Wichtig ist, dass die Patientin in der Trainingsphase zu den angegebenen Zeiten die Toilette aufsucht, egal ob ein Harndrang besteht oder nicht. Dies ist notwendig, um die Harnblase an die festen Zeiten zu gewöhnen.

8.27 Lösung A

Die Zystitisprophylaxe muss besonders beachtet werden → Harnwegsinfektionen sind oft Komplikation bei gynäkologischen Patientinnen. Nach einer vaginalen Hysterektomie mit Einlage eines Katheters ist eine Zystitisprophylaxe von hoher Bedeutung. In diesem Falle bildet der Katheter eine doppelbahnige Keimstraße. Die Keime können zwischen Katheterwand und Urethra nach oben wandern, aber auch durch das Katheterlumen. Aus diesem Grunde ist eine gründliche Intimhygiene und gegebenenfalls eine medikamentöse Zystitisprophylaxe durchzuführen.
Mit Miktionsstörungen ist auch nach Dauerkatheterentfernung zu rechnen → Die Miktionsstörungen resultieren durch die enge Nachbarschaft von Niere, Blase und Harnleiter zum weiblichen Genitale. Ausgelöst werden können sie durch entzündliche Reizungen bedingt durch die gynäkologische Operation.

8.28 Lösung B

Eine gewisse Anzahl von Keimen gelangt immer in die Wunde. Ob es zum Ausbruch einer Infektion kommt, ist von lokalen Faktoren und dem allgemeinen Gesundheitszustand der Patientin, der Virulenz und der Menge der Keime abhängig. Die pflegerischen Tätigkeiten haben nach den allgemein gültigen Prinzipien der Hygiene zu erfolgen, die der Infektionsprophylaxe dienen, d. h. **peinliche Sauberkeit von Bettwäsche, Pflegemitteln und Hilfsmitteln. Häufiges Wechseln der Vorlagen ist notwendig.** Gynäkologische Operationen gehen vielfach mit Nachblutungen einher, z. B. bei Wundheilung der Gebärmutter nach einer Abrasio. Das aufgefangene Blut und Sekret in der Vorlage stellen einen idealen Nährboden für das Wachstum von Keimen dar. Deshalb ist **eine exakte Intimpflege** nötig, um aufsteigende Infektionen in den Genitaltrakt zu vermeiden. Erzielt wird dies in der gynäkologischen Pflege häufig durch das Abspülen des äußeren Genitale nach z. B. Toilettengängen.

8.29 Lösung B

Hinter dem Begriff EPH-Gestose (heute wird der Terminus Schwangerschaftsinduzierte Hypertonie verwendet) verbirgt sich ein komplexes schwangerschaftsbedingtes Krankheitsbild.
Eine gefürchtete Komplikation der hypertensiven Erkrankung sind Präeklampsie und Eklampsie mit der Gefahr des Auftretens von Krampfanfällen, welche eine große Gefahr für Mutter und Kind bedeuten.
Von den Hauptsymptomen Ödeme, Proteinurie, Hypertonie (s. a. Kommentar zu Frage 8.9) lassen sich die pflegerischen Maßnahmen ableiten:
Regelmäßige Blutdruckkontrollen dienen der Überwachung der Hypertonie. Diastolische Werte über 85 mmHg sind als pathologisch anzusehen.
Flüssigkeitsbilanzierung dient der Überwachung der Ödeme.

Kontrolle der Diät: Die Ernährung soll eiweiß- (zum Ausgleich der Proteinurie) und vitaminreich, sowie kohlenhydratarm sein. Ferner ist eine Kochsalzreduzierung indiziert, um einer vermehrten Wassereinlagerung vorzubeugen.
Information über die Notwendigkeit der Bettruhe: Jede Belastung kann einen Blutdruckanstieg bedeuten. Der Anstieg des Blutdruckes birgt die Gefahr der Unterversorgung des Feten, die sich ungünstig auf die Entwicklung des Kindes auswirken kann.

8.30 Lösung E

Bei der Pflege nach vaginaler Hysterektomie ...
... muss auf die Durchgängigkeit der Drainage geachtet werden → Bei einer vaginalen Hysterektomie wird der Urin über einen Katheter abgeleitet, bis die postoperative Schwellung abgeklungen ist. Zur Verringerung der aufsteigenden Infektionen legt man aus diesem Grunde heute vielfach einen suprapubischen Katheter. Die Beobachtung der Durchgängigkeit ist notwendig, da es durch die enge Nachbarschaft von Niere, Blase und Harnleiter zu den weiblichen Organen zu Blutkoageln im Drainagesystem kommen kann (Folge der Hysterektomie). Diese können das System verstopfen, der Urin kann nicht mehr abfließen bzw. geht seinen natürlichen Weg, wodurch es zu Wundkomplikationen kommen kann.
... wird eine Restharnbestimmung vor Entfernung der Drainage durchgeführt → Die Restharnbestimmung dient der Kontrolle der vollständigen Blasenentleerung. Verbleibt Urin nach einer Miktion in der Harnblase, so ist diese Restmenge eine potentielle Infektionsquelle.
... muss der Verbandwechsel steril erfolgen → Der sterile Verbandwechsel erfolgt zur Infektionsprophylaxe. Keime können entlang dem Katheter in die Blase wandern und eine Infektion auslösen.

8.31 Lösung A

Die Urinausscheidung ist postoperativ ...
... nur über einen Blasenkatheter gewährleistet: Da es im Operationsgebiet zu einer Schwellung kommen kann und somit der Urin nicht mehr störungsfrei abfließen könnte (der Grund ist die enge Nachbarschaft der inneren Genitalorgane zu den harnbildenden und -ableitenden Organen).
Des Weiteren können Operationen im kleinen Becken eine Lage- und Funktionsveränderung des unteren Harntraktes zur Folge haben. Es kann z. B. zum Abkippen der Blase und des Blasenhalses in die leere Kreuzbeinhöhle kommen, bei zusätzlicher operationsbedingter Funktionsstörung durch partielle Nervenläsionen. Typische Beschwerden wie Miktionsstörungen und Restharnbildung sind die Folge.
... zu Beginn stündlich zu kontrollieren, um eventuelle Blasenverletzungen und ein postoperatives Nierenversagen frühzeitig zu erkennen.
... manchmal gestört: s. Kommentar zu „nur über einen Blasenkatheter gewährleistet"
... nur bei Mengen von 20 ml/h unbedenklich: Weniger würde auf ein postoperatives Nierenversagen hindeuten bzw. auf Komplikationen wie bei dem Punkt „nur über einen Blasenkatheter gewährleistet" beschrieben.

8.32 **Lösung B**

Wiegen des Kindes vor und nach jeder Mahlzeit → Dies dient der Ermittlung der getrunkenen Menge. Die so ermittelten Werte werden notiert und für jeweils einen Tag zusammengerechnet. Notwendig ist das Vorgehen, da die getrunkenen Milchmengen von Mahlzeit zu Mahlzeit unterschiedlich sind. Somit wird überprüft, ob die getrunkene Tagesmenge dem Soll entspricht. Heute wird teilweise darauf verzichtet und vorwiegend auf die Sättigungszeichen des Säuglings geachtet, da das Wiegen und der Wunsch, „Trinksoll-Werte" zu erreichen, eine Belastung für die Mutter darstellt.
Sättigungszeichen des Säuglings → In der Regel schläft ein Säugling nach der Nahrungsaufnahme ein. Der Bauch ist rundlich und überragt etwas das Niveau des Brustkorbes. Als weitere Kriterien für ein Sättigungszeichen sind anzusehen: normaler Hautturgor, eine gut durchblutete Haut, der altersentsprechende Muskeltonus, ein ungestörter Schlaf-Wach-Rhythmus und die Vitalität des Säuglings.

8.33 **Lösung B**

S. Kommentar zu Frage 8.7 und 8.15

8.34 **Lösung A**

S. Kommentar zu Frage 8.9

8.35 **Lösung A**

S. Kommentar zu Frage 8.1

8.36 **Lösung C**

Unter Fluor genitalis versteht man den Ausfluss aus dem weiblichen Genitale als Folge gesteigerter Sekretion → Eine gesteigerte Sekretion kann die Folge einer mechanischen oder chemischen Reizung (Scheidenspülung) sein. Ferner kann Fluor bei Infektionen wie Soor, Trichomonaden, Bakterien auftreten.
Fluor genitalis kann von höher oder tiefer gelegenen Genitalabschnitten stammen → Orte für eine gesteigerte Sekretion können sein: Vestibulum, Vulva, Vagina, Zervix, Korpus und Tuben.
Fluor genitalis kann eine Infektionsquelle darstellen → Da der Fluor durch verschiedene Infektionen (siehe oben) ausgelöst werden kann, besteht hier bei mangelnder Hygiene und Behandlung eine Keimverschleppung (s. auch Kommentar zu Frage 8.3).

8.37 **Lösung E**

Strenge Bettruhe → Eine drohende Frühgeburt manifestiert sich in der Regel mit Blutungen und evtl. einsetzenden leichten Wehen, die von einer Muttermundseröffnung begleitet sein können. Die Bettruhe dient der Entlastung und Ruhigstellung der Gebärmutter und somit dem Erhalt der Schwangerschaft.
Für weichen Stuhl sorgen → Harter Stuhl, z. B. bei Obstipation, löst einen verstärkten intraabdominellen Druck aus. Dieser stellt wiederum eine zusätzliche Belastung für die Gebärmutter mit dem Fetus dar und kann eine Blutung fördern.
Für ruhige Atmosphäre sorgen → Die Frau soll sich entspannen können, weitere Aufregungen sind von ihr fernzuhalten.

8.38

Wärmezufuhr, Rotlichtbestrahlung, Brustmassage und Ausdrücken der Milch, Verstreichen der Milch um die Brustwarzen, richtiges Ergreifen von Brustwarze und Vorhof beim Stillen, Brusthütchen und Pflegemittel:
Die Brüste der Wöchnerin müssen vor dem Eintritt von Krankheitskeimen und einem Milchstau geschützt werden. Alle oben genannten Maßnahmen dienen dem Schutz der Brustwarze, um Einrisse und Verletzungen zu verhindern, die zu einer Mastitis führen könnten.

8.39 **Lösung B**

Der Nabelschnurrest ist täglich steril zu verbinden → Die Nabelpflege eines Neugeborenen wird unter der Berücksichtigung von zwei Aspekten ausgeführt:
- Es soll eine Eintrocknung des Nabelschnurrestes erreicht werden.
- Eine Infektion der kleinen Wunde ist unbedingt zu verhindern. Keime könnten über die Nabelwunde eintreten und über sie direkt in die Blutbahn des Neugeborenen gelangen.

Der Nabel wird aus diesem Grunde täglich mit einem trockenen, sterilen und luftdurchlässigen Verband versehen.

8.40 **Lösung B**

Zur Unterstützung des venösen Rückflusses sollten Antithrombosestrümpfe getragen werden. → Die Patientinnen sind aufgrund des postoperativen Bewegungsmangels thrombosegefährdet. Ein weiterer Grund ist die operationsbedingte Verlangsamung des Blutstromes.
Schmerzfreie Intervalle – z. B. nach Gabe eines Analgetikums – sollten für Atemübungen und Abhusten von Sekret benutzt werden. → Bedingt durch die Schmerzen nach einer abdominellen Operation neigen die Patientinnen zu einer Schonatmung. Diese begünstigt neben unzureichendem Abhusten die Sekretansammlung in den Bronchien mit der Gefahr einer Pneumonie.
Nachdem die Patientin abgeführt hat, kann sie wieder feste Nahrung zu sich nehmen. → Durch die Narkose kommt es zu einer Darmlähmung. Diese besteht für ca. 2 bis 3 Tage nach der Operation. Zur Anregung des Darmes wird in der Regel am 2. postoperativen Tag ein leichtes Abführmittel verabreicht. Hat die Patientin abgeführt, wird stufenweise mit einem Ernährungsaufbau begonnen.

8.41 Lösung D

Vollständige Entleerung der Brust: Diese erfolgt, um einen Milchstau zu verhindern, da dieser bei den ersten Anzeichen einer Mastitis die Brustentzündung verschlimmern würde.
Kühlende Umschläge zwischen den Stillzeiten sind ein lokale Maßnahme. Die Milchgänge verengen sich, der Milchfluss wird reduziert. Die Brust soll durch diese Maßnahmen eine Ruhigstellung erfahren.
Körperliche Schonung: Hierdurch soll eine schnellere Abheilung der Mastitis erreicht werden (s. Kommentar zu Frage 8.4).

8.42 Lösung A

Abduktion – Innenrotationsstellung → Wichtig nach einer Mammaamputation mit Ausräumung der axillären Lymphknoten ist die Lymphödemprophylaxe. Diese Lagerung des betroffenen Armes soll einer Abknickung und somit Begünstigung der Lymphansammlung mit der Folge des Ödems entgegenwirken.

8.43 Lösung A

Pulsrhythmusstörungen, Schlaflosigkeit, Händezittern → Wehenhemmende Medikamente gehören in die Wirkungsgruppe der $ß_2$-Sympathomimetika. Sie werden eingesetzt, um die Tätigkeit der Gebärmuttermuskulatur zu hemmen. Gleichzeitig besitzen diese Medikamente wie z. B. Partusisten® kardiale Nebenwirkungen, da sie die entsprechenden Nerven am Herzen aktivieren. Sie machen sich bei einer Überdosierung durch Pulsrhythmusstörungen mit Tachykardien, Händezittern und Schlaflosigkeit bemerkbar.

8.44 Lösung D

S. Kommentar zu Frage 8.17

8.45 Lösung E

Strikte Trennung der Versorgung von Brust und Genitalbereich; Spülungen des äußeren Genitale sind nach jeder Blasen- und Darmentleerung in den ersten 7 Tagen durchzuführen: Die Maßnahmen dienen der Infektionsprophylaxe. Der Wochenfluss ist potentiell infektiös, er fließt über Vulva und Damm und kann hier zu schmerzhaften Verkrustungen führen. **Vollbäder sind erst nach ca. 6 Wochen ratsam,** da nach dieser Zeit der Wochenfluss, sprich die Wundheilung der Gebärmutter, abgeschlossen ist. Aufgrund der Infektiosität des Wochenflusses ist ein Kontakt mit der Brust zu vermeiden, dieser würde allerdings im Badewasser zustande kommen.
Sitzbäder sind bei der Entbindung mit Episiotomienaht nach Anordnung des Arztes durchzuführen: Sie können eine Linderung der Spannungsschmerzen an der Episiotomienaht bewirken. Ferner besitzen Zusätze wie z. B. Kamille eine heilende Wirkung.
Duschen ist schon nach 1 bis 2 Tagen erlaubt: Das Lochialsekret wird heruntergespült. Die Gefahr einer Keimverschleppung ist somit nicht gegeben.

8.46 Lösung B

Nach der Entbindung setzt die Harnflut durch Ausscheidung eines in der Schwangerschaft vermehrt eingelagerten Gewebewassers ein → Im Wochenbett, speziell im Frühwochenbett, setzt die so genannte „Harnflut" ein. Man könnte auch von einer Entödematisierung der Wöchnerin sprechen. Das Wasser, das in der Schwangerschaft eingelagert wurde, wird jetzt durch die Nieren wieder ausgeschieden. Die Menge kann bis zu 2 bis 4 Liter pro Tag betragen.
Eine gefüllte Blase hindert den Uterus an seiner Kontraktion. → Der Grund liegt in der engen Nachbarschaft von Blase und Uterus.
Der Blasentonus ist noch durch die Schwangerschaft vermindert. → Ursache für den verminderten Blasentonus ist eine Überdehnung des Beckenbodens. Diese schwindet im Laufe der nächsten Wochen und Monate post partum.

8.47 Lösung A

Der Abortus imminens ist definiert als drohender Abort mit leichten Blutungen und wehenartigen Schmerzen. Der Muttermund ist geschlossen. Strengste Bettruhe soll weitere Wehentätigkeiten vermeiden. Erst nach dem Aussetzen der Wehen oder Blutungen kann mit einer leichten Mobilisation begonnen werden. Natürlich ist dies eine besondere psychische Belastung für die werdenden Mütter, so dass entsprechende Sedierung durchaus erforderlich und nützlich sein kann. Neben regelmäßigen Sonographiekontrollen liegt der therapeutische Schwerpunkt in der medikamentösen Wehenhemmung. Die Pflegenden können durch Reden mit der Patientin und aufmerksame Beobachtung beruhigend auf die Patientin einwirken und abschätzen, ob sie fachpsychologische Betreuung benötigt. Ärzte verbringen oft weniger Zeit mit den Patientinnen als Pflegende. Jeder Arzt, der ihre Beobachtungen oder Überlegungen anhört, findet darin eine wesentliche Hilfe!

8.48 Lösung C

Zur EPH-Gestose, die heute als SIH (Schwangerschaftsinduzierte Hypertonie) bezeichnet wird, s. a. Kommentar zu den Fragen 8.9 und 8.29.
Wichtige Maßnahmen und ihre Begründung:

- Gewichtskontrollen und Ein- und Ausfuhrkontrolle: Überwachung der Ödembildung
- Blutdruckkontrolle: Ein erhöhter Blutdruck ist das Kardinalsymptom der Erkrankung, stellt per se eine Gefährdung für Mutter und Kind dar und kann jederzeit noch weiter entgleisen
- Eiweißreiche Kost: Ausgleich der vermehrten Eiweißausscheidung im Urin
- Salzarme Kost: Eine weitere Maßnahme gegen die hohen Blutdruckwerte und das weitere Einlagern von Flüssigkeit

8.49 Lösung C

Bei der Placenta praevia handelt es sich um eine atypische Plazentalokalisation im unteren Teil der Gebärmutter. Die Plazenta bedeckt hierbei teilweise oder komplett den Muttermund; spätestens zu Beginn der Geburtsvorgänge an der Gebärmuttermuskulatur (Wehen, Öffnung des Muttermundes!) kommt es zum Abscheren der Plazenta von der Wand. Logische Folge ist das Leitsymptom der Placenta praevia, die schmerzlose Blutung. Diese stammt sowohl aus dem mütterlichen als auch fetalen Kreislauf und stellt eine akute Bedrohung für beide dar. Ab der 36. SSW ist die Sectio caesarea indiziert.
Die Placenta praevia findet man häufig bei Vielgebärenden oder Frauen, bei denen eine frühere Schädigung der Gebärmutterschleimhaut vorliegt (z. B. durch Entzündungen). Die drei Formen werden ausführlich in Band 3 beschrieben.

8.50 Lösung

Muttermilch ist ein wichtiger und wertvoller Beitrag zur Säuglingsernährung. Immunschutz durch übertragene Antikörper, optimaler Nährstoffgehalt, Schutz vor Allergien u. v. m. qualifizieren das Stillen als bestmögliche Ernährungsform in den ersten 6 Lebensmonaten.
Die Mutter sollte aber auch darüber informiert werden, dass **viele Bestandteile ihrer Nahrung in** die **Muttermilch** abgegeben werden und somit über das Stillen auch dem Säugling zugeführt werden. Eine **vitamin- und eiweißreiche Ernährung** kommt auch dem Säugling zugute, blähende Kost (Hülsenfrüchte, Zwiebeln u. Ä.) dagegen sollte gemieden werden. Exzessive Aufnahme von Fruchtsäuren kann zu Durchfall und wundem Po führen. **Alkohol und Nikotin** sollten selbstverständlich weder über die Muttermilch noch sonstwie zum Kind gelangen. Auch **Medikamente** gehen in die Muttermilch über, deswegen sollte eine stillende Mutter vor der Einnahme jedes Präparats vorher den Arzt befragen. Die Stillende sollte bedenken, dass sie 2–3 Liter **Flüssigkeit** zu sich nehmen muss, um ausreichend Muttermilch bilden zu können.
Zusammenfassend besteht ein **Kalorien-Mehrbedarf** von ca. 600–800 kcal und einem Liter Flüssigkeit pro Tag. Grundsatz ist: Das Kind nimmt sich, was es braucht. Diese Ernährungsvorschläge dienen also nicht allein dem Säugling, sondern auch der Mutter!

8.51 Lösung C

Das Vena-cava-Kompressionssyndrom ist einfach zu beschreiben. Sollte eine hochschwangere Frau z. B. beim Zahnarzt auf dem Rücken liegen, so lastet das gesamte Uterus- und Fetusgewicht rückenwärts. Hier liegen die großen Gefäße, die Aorta links, die Vena cava rechts der Wirbelsäule. Der Blutdruck in der Aorta hält das Gefäßlumen trotz der komprimierenden Gewichtsbelastung offen, die Vena cava dagegen kollabiert. Folglich staut das Blut distal der Kompression, am Herzen ist der venöse Rückfluss drastisch reduziert. Tachykardie, Schwindel, Übelkeit und Benommenheit bis zur Synkope sind die Folge. Die Therapie ist denkbar einfach und sollte rasch erfolgen: Die Schwangere ist in Linksseitenlage zu bringen, schon lässt die Kompression auf die Vena cava inferior nach und die Symptome verschwinden!

8.52 **Lösung A**

Die glatte Muskulatur des Uterus wird durch Parasympathikus und Sympathikus in seiner Funktion gesteuert. Beim Parasympathikus wird die Erregung durch Acetylcholin übertragen, an den sympathischen Nervenenden durch Adrenalin und Noradrenalin. Die Überträgerstoffe (Transmitter) greifen an sog. Alpha- und Beta-Rezeptoren der Muskelzelle an.

Die Stimulation der Alpha-Rezeptoren z. B. durch Noradrenalin wie auch durch Östrogene bewirkt eine Kontraktion der Muskelfasern und somit der Uterusmuskulatur. Die Stimulation der Beta-Rezeptoren z. B. durch Adrenalin oder Progesteron führt eher zur Ruhigstellung der Muskelfasern und somit zur Entspannung des Uterus (Tokolyse). Insbesondere die Beta-2-Rezeptoren bewirken eine Wehenhemmung. Sympathische Transmitter wie Adrenalin, die also wehenhemmend wirken, führen im Herz-Kreislauf-System dagegen eher zu einer Steigerung der Aktivität. Erhöhung des Herzschlages und Blutdrucks sowie Verengung der Gefäße sind nur einige der Wirkungen auf das Kreislaufsystem. Eine Überdosierung wehenhemmender Medikamente (Tokolytika) kann somit zu Herzrhythmusstörungen, Unruhe mit Schlaflosigkeit und Händezittern führen. Näheres entnehmen Sie bitte Ihrem Gynäkologiebuch und Band 3 zum Thema Tokolyse.

9

FALLBEISPIELE UND PFLEGEPLANUNG

Hinweise zu den Fallbeispielen

Zum schriftlichen Krankenpflegeexamen gehört neben den Multiple-choice-Fragen auch die Bearbeitung eines Fallbeispiels. Das vorgegebene Lösungsschema ist ein möglicher Lösungsvorschlag. Auf eine weitere Kommentierung wurde verzichtet, da sich dies durch die Bearbeitung der Multiple-choice-Fragen erübrigt. Bei den Fallbeispielen **Pflege einer Patientin nach Sectio caesarea, Pflege eines Patienten mit Herzinfarkt, Pflege bei Verbrennungen** werden Einzelfragen gestellt, die sich auf den Pflegeprozess beziehen. Bei dem Lösungsschema zum Fallbeispiel **Pflege eines Patienten mit Parkinson-Syndrom** wird darauf hingewiesen, dass das Pflegeproblem und die Begründung teilweise austauschbar sind. Als Beispiel möchten wir an dieser Stelle auf die ATL „sich bewegen" hinweisen. Hier ist die **eingeschränkte Beweglichkeit** einerseits ein Pflegeproblem, andererseits die Begründung zu dem Pflegeproblem **Thrombosegefahr.**

9.1 Fallbeispiel: Pflege einer Patientin nach Sectio caesarea

9.1.1

Grund für das Bedrücktsein der Patientin ist in erster Linie:
- **Furcht vor erneuten Komplikationen**, z. B. vor einem geschädigten/nicht gesunden Kind, vor intrauterinem Fruchttod

Begründungen für die Ursachen in Bezug auf den Zustand der Patientin könnten sein:
- **Alter der Mutter**
- **Fruchttod bei der 2. Schwangerschaft**
- **Nikotinabusus**
- **EPH-Gestose**
- **Plazentainsuffizienz**

9.1.2

Infektionsbereich **Blasenkatheter**
Prophylaktische Maßnahmen:
- Refluxvermeidung
- tägliche Katheterpflege
- regelmäßiges Abspülen des äußeren Genitale und/oder Waschen
- häufiges Wechseln der Vorlagen
- Fixierung des Katheters
- Dekonnektierung des Katheters vermeiden

Infektionsbereich **zentraler Venenkatheter**
Prophylaktische Maßnahmen:
- steriler Verbandwechsel bzw. steriler Umgang mit dem Venenkatheter
- kein unnötiges Manipulieren z. B. am Anschlusskonus
- Kontrolle der Einstichstelle
- steriler Wechsel der Infusionslösung
- täglicher Wechsel des Infusionssystems

Infektionsbereich **Operationswunde**
Prophylaktische Maßnahmen:
- steriler Verbandwechsel
- Wundbeobachtung auf optische Entzündungszeichen bzw. Rötung, Schwellung
- Schmerzäußerung der Patientin beobachten
- steriles Wechseln der Redon-Flasche
- Verbandkontrolle (Sekretion)
- Körpertemperaturkontrolle

9.1.3

Pflegeprobleme, die in den nächsten 14 Tagen auftreten könnten (mit Begründung):
- **Sorge um die Gesundheit des Kindes** → Atemnotsyndrom des Kindes
- **Trauer der Mutter** → Trennung vom Kind
- **Nachblutung** (Wundbereich, Vagina), **Lochialstauung** → große Operationswunde, mangelnde Rückbildung, mangelnde Mobilisation
- **Thrombose** → Bauchdeckenentlastung durch Operation, Mobilisationseinschränkung
- **Pneumonie** → Schonatmung (Schmerzen), Raucherin
- **Kollaps** → Verlust von Flüssigkeit, veränderte vegetative Situation durch hormonelle Veränderung
- **Obstipation** → veränderte Druckverhältnisse, Immobilität, Atonie durch Narkose
- **Milchstauung** (Mastitis) → Kind ist in der Kinderklinik, Milch muss gegebenenfalls abgepumpt werden
- **Schmerz** → Wundschmerzen bedingt durch die Operationswunde.

9.1.4

Ressourcen, die den Genesungsverlauf von Frau Sch. begünstigen:
- Das Kind **lebt.**
- Das Kind **weist keine** äußerlich sichtbaren **Missbildungen auf.**
- Der **Mann** und der **ältere Sohn sind versorgt.**
- Die **Sectio** ist bisher **normal verlaufen.**

9.2 Fallbeispiel: Pflege eines Patienten mit Herzinfarkt

9.2.1

Risikofaktoren, die zu dem jetzigen Zustand des Patienten geführt haben:
- **Beruflicher Stress, familiäre Belastungen**
- **Übergewicht**
- **Hypertonie**
- **Nikotinabusus**

9.2.2

Folgende Bereiche sind, bezogen auf die „Aktivitäten des täglichen Lebens", bei Herrn K. eingeschränkt:
- **Schlafen und Ruhen**
- **Sich bewegen**
- **Essen und Trinken**
- **Waschen und Kleiden**
- **Ausscheiden**
- **Für Sicherheit sorgen**
- **Atmen**

9.2.3

Aktuelle Pflegeprobleme, die sich bei Herrn K. ergeben haben:
- **Existenzangst bzw. finanzielle Sorgen**
- **Probleme innerhalb der Familie**
- **Abhängigkeit vom Pflegepersonal**
- **Schmerzen**
- **Atemnot**
- **Übergewicht**
- **Einhalten des Rauchverbotes**

9.2.4

Aktuelle Pflegeprobleme, dazugehörige Maßnahmen und deren Begründung:

Problem	Maßnahmen	Zweck
Existenzangst bzw. finanzielle Sorgen	• aktives Zuhören • Gesprächspartner vermitteln • Abschirmung gegen negative Einflüsse	• Beruhigung • von den Sorgen ablenken • fühlt sich ernst genommen und verstanden
Probleme innerhalb der Familie	• Einbeziehung der Angehörigen • Info über Schweregrad der Erkrankung • Info, dass nur „gefilterte" Nachrichten an den Patienten herangetragen werden sollen/dürfen	• Beruhigung • Stressabbau
Abhängigkeit vom Pflegepersonal	• Begründung der Notwendigkeit, sich vorübergehend pflegen zu lassen • Hinweis, dass die Selbstständigkeit schrittweise erreicht werden kann • behutsame Information über mögliche Komplikationen mit in die Therapie	• Beruhigung • Stressabbau • Akzeptanz erreichen • fühlt sich gut informiert und in die Pflege einbezogen
Schmerzen	• Verabreichung von Analgetika auf Anordnung	• Schmerzfreiheit • Entspannung wird möglich
Atemnot	• Oberkörperhochlagerung • Sauerstoffgabe auf Anordnung • Frischluftzufuhr • Abführen	• Verbesserung des Sauerstoffgehaltes im Blut • Beruhigung
Übergewicht	• Einsicht der Notwendigkeit einer Gewichtsreduzierung durch Gespräche erzeugen • Info über Möglichkeiten einer sinnvollen Gewichtsabnahme	• Gewichtsreduktion • Risikofaktoren für einen weiteren Infarkt vermeiden

9.2.5

Potientielle Pflegeprobleme, die sich bei Herrn K. aus der jetzigen Situation in der ersten Woche ergeben:

- **Pneumoniegefahr**
- **Thrombosegefahr**
- **Obstipationsgefahr**
- **Dekubitusgefahr**
- **Nikotinabhängigkeit**
- **Gefahr von Rhythmusstörungen**
- **Gefahr von Atemstörungen**
- **Gefahr eines Lungenödems**
- **Gefahr eines Re-Infarkts**

9.3 Fallbeispiel Verbrennungen

9.3.1

In der Frage ist lediglich nach den Aktivitäten gefragt und nicht nach einer Begründung. Die einzelnen Aktivitäten werden jedoch begründet, um zu verdeutlichen, dass ein Problem verschiedenen Aktivitäten zugeordnet werden kann. Es kommt dann auf die Begründung des Problems an.
Aktivitäten des täglichen Lebens, die bei Frau B. eingeschränkt sind:

- **Essen und Trinken** → Gründe für diese Einschränkung sind die Verbrennung im Gesicht, besonders im Lippenbereich, da es hier bei der Nahrungsaufnahme zu Schmerzen kommen kann. Durch die Verbände an den Händen ist Frau B. in ihrer Bewegung eingeschränkt und muss evtl. Hilfe und Unterstützung bei der Nahrungsaufnahme durch das Pflegepersonal erfahren.
- **Für Sicherheit sorgen** → Die Patientin hat klopfende Schmerzen im linken Oberschenkel. Der Verband ist feucht und weist eine grün-braune Färbung auf. Weiterhin hat die Patientin eine erhöhte Körpertemperatur (38,3 °C). Betrachtet man diese Symptome, so ist davon auszugehen, dass sich die Oberschenkelwunde infiziert hat. Auch der Blasenkatheter stellt eine potentielle Infektionsgefahr dar.
- **Kommunikation** → Die Patientin ist in ihrer Kommunikation eingeschränkt. Begründet ist dies durch die Verbrennung im Gesicht. Jede Kommunikation geht mit mimischen Bewegungen einher, die bei Frau B. zu Schmerzen führen können. Ein weiterer Grund ist, dass noch keinerlei Kontakt mit ihrer Familie stattgefunden hat. Es scheint für Frau B. sehr belastend, da sie insgesamt innerlich unruhig und traurig verstimmt wirkt.
- **Waschen und Kleiden** → Frau B. kann ihre Körperpflege nicht selbstständig übernehmen. Sie hat Verbände an den Händen und Unterarmen. Die Mundpflege ist bei ihr auch erschwert. Sie wird zum einen schmerzhaft (Verbrennung an den Lippen) und zum anderen nicht alleine durchzuführen sein (Verbände an den Händen).
  Beim An- und Auskleiden braucht Frau B. die Unterstützung einer Pflegekraft (Schmerzen bei Bewegung der Arme und Hände und die Verbände an den Armen schränken die Beweglichkeit ein).

- **Sich bewegen** → Die Patientin ist in der Bewegung von Unterarmen und Händen eingeschränkt (Schmerzen bei der Bewegung und Einschränkung durch die Verbände). Aufgrund des Bewegungsmangels und der Narbenschrumpfung ist Frau B. weiterhin kontrakturgefährdet.
  Da Frau B. fiebrig und tachykard ist und Schmerzen im linken Oberschenkel angibt, wird sie nicht mehr aus dem Bett aufstehen können.
- **Atmen** → Bei Frau B. besteht eine Pneumoniegefährdung. Es ist mit einem Inhalationstrauma durch die Verbrennung an den Lippen und im Gesichtsbereich zu rechnen, außerdem ist sie Raucherin (20 bis 30 Zigaretten am Tag). Weitere Gründe können eine Schonatmung und ein mangelndes Abhusten sein (Schmerzen durch Einsatz der Gesichtsmuskulatur beim Husten).
- **Temperatur regulieren** → Die Patientin hat eine erhöhte Körpertemperatur von 38,3 °C axillar gemessen. Diese Tatsache hat einen Einfluss auf den Allgemeinzustand und das Wohlbefinden der Patientin.
- **Sich als Frau fühlen** → Frau B. benötigt bei fast allen Verrichtungen des täglichen Lebens Unterstützung durch die Pflegekräfte. Sie muss gewaschen werden, ihr muss bei der Nahrungsaufnahme, beim An- und Auskleiden etc. geholfen werden. Insbesonders ist eine gründliche Intimhygiene indiziert, da die Patientin einen Blasenkatheter hat. Beim Ausführen der pflegerischen Tätigkeiten findet immer wieder eine Verletzung der Intimsphäre der Patientin statt. Dies muss dem Pflegepersonal bewusst sein und verlangt ein behutsames Vorgehen.
- **Ausscheiden** → Der Blasenkatheter könnte auch an dieser Stelle unter ATL „Ausscheidung" genannt werden. Nach dem Stuhlgang benötigt die Patientin Hilfe, um die Intimhygiene durchführen zu können. Außerdem ist bei dieser Frau mit einer vermehrten Schweißabsonderung zu rechnen, bedingt durch die erhöhte Körpertemperatur.

9.3.2

Probleme, die sich für den heutigen Tag aus der vorliegenden Informationssammlung ableiten lassen:

- **Frau B. kann sich nicht selbstständig waschen und kleiden** → Schmerzen bei der Bewegung von Armen und Händen und die eingeschränkte Bewegung dieser Extremitäten durch die Verbände.
- **Die Patientin hat einen erhöhten Flüssigkeitsbedarf** → Durch die Verbrennung kommt es zu einer starken Exsudation aus den Wunden und durch die erhöhte Körpertemperatur zu einer vermehrten Schweißabsonderung.
- **Kontrakturgefährdung an den Unterarmen und Händen** → Bewegungsmangel und Narbenschrumpfung.
- **Infektion am linken Oberschenkel** → erhöhte Körpertemperatur, klopfende Schmerzen im linken Oberschenkel und der feuchte grün-braun verfärbte Verband weisen darauf hin.
- **Frau B. erscheint traurig verstimmt** → Es hat noch keinerlei Kontakt zu ihrer Familie stattgefunden.
- **Die Patientin kann nicht selbstständig essen und trinken** → Verbände an den Unterarmen und Händen.
- **Schmerzen bei der Nahrungsaufnahme** → Verbrennung I° im Gesicht, besonders an den Lippen.

- **Gefahr der aufsteigenden Infektion** → Patientin hat einen Blasenkatheter, durch eine Keimverschleppung vom linken Oberschenkel können Keime aufsteigen.
- **Die Patientin ist pneumoniegefährdet** → Inhalationstrauma, 20–30 Zigaretten am Tag, eventuell mangelndes Abhusten von Sekret durch die Schmerzen beim Abhusten.

9.3.3

Zu planende Maßnahmen im Zusammenhang mit der Wunde am Oberschenkel
a) im Hinblick auf die chir./pfleg. Versorgung:
Bei Frau B. ist davon auszugehen, dass sich die Wunde am Oberschenkel infiziert hat. Als Erstes sollte der Arzt informiert werden, um die Wunde zu beurteilen und den Therapieplan festzulegen. Der Verbandwechsel am Oberschenkel erfolgt nach den Prinzipien, die für einen septischen Verbandwechsel gelten, da die Wunde mit Keimen besiedelt ist. Der septische Verbandwechsel hat zum Ziel, vorhandene Keime zu bekämpfen und eine Verschleppung zu verhindern. Er erfordert somit ein aseptisches Handeln.
Die Wundbehandlung erfolgt nach einem festgelegten Verfahren, welches vom Arzt angeordnet wird. Vorgegangen wird beim Verbandwechsel nach folgenden Prinzipien:

1. **Reinigung** der Wunde **von außen nach innen**, damit einer Keimverschleppung auf das gesunde Hautareal vorgebeugt wird.
2. **Bekämpfung der Wundinfektion.** Um ein wirkungsvolles Medikament verabreichen zu können, ist es notwendig, vor der Behandlung einen Wundabstrich zu entnehmen.
3. **Granulation und Epithelisierung fördern.** Hiermit kann erst begonnen werden, wenn die Wundreinigung abgeschlossen ist.

Zu beachten ist:

- Die Häufigkeit des Verbandwechsels richtet sich nach dem Zustand der Wunde (z. B. feucht; sehr nässend) und nach dem Dosierungsschema des angeordneten Medikaments. Er kann mehrmals täglich notwendig sein.
- Der Bedarf an Verbandmaterial ist entsprechend den Wundverhältnissen auszuwählen.
- Nach Anlage des Verbandes sind die benutzten Materialien ordnungsgemäß zu entsorgen.

zu b) im Hinblick auf die Hygiene:
Ganz wichtig ist, darauf zu achten, dass eine Keimverschleppung vom linken Oberschenkel vermieden wird. Das heißt, von den pflegerischen Tätigkeiten, die an der Patientin auszuführen sind, hat der Verbandwechsel am linken Oberschenkel als Letztes zu erfolgen.

Eine septische Wundbehandlung **muss immer** zum Schluss erfolgen. Ebenso ist bei der Lagerung des Ableitungssystems des Katheters darauf zu achten, dass hier keine Keimbesiedlung mit der Gefahr der aufsteigenden Infektion stattfindet.

9.4

Pflegeplanung: Pflege eines Patienten mit Parkinson-Syndrom.

LA/ATL	• Pflegeprobleme/*Begründungen	Pflegeziele	Maßnahmen	Begründung der Maßnahmen
1 Wachsein und Schlafen	• wacht in der Nacht häufiger auf * *starkes Schwitzen* * *macht sich Sorgen um die Zukunft*	– schläft in der Nacht durch	– tagsüber den Pat. mehr am tägl. Geschehen beteiligen – 3- bis 4-mal täglich mit ihm über den Flur laufen, seine Angehörigen bitten, dies auch zu tun – vor dem Schlafen dem Pat. beruhigende Waschung zukommen lassen – ist der Pat. in der Nacht wach, ein kurzes, beruhigendes Gespräch führen	– Steigerung der Anteilnahme am Tagesablauf – Schlafbedarf für die Nacht fördern – Steigerung des Wohlbefindens – ablenken und beruhigen
2 Sich bewegen	• eingeschränkte Bewegungsfähigkeit • Koordinationsstörung * *motorische Antriebshemmung* * *Tremor*	– Patient kann sich weitgehend uneingeschränkt bewegen und mit dem Tremor umgehen	– Anleitung und Unterstützung zur gezielten aktiven Bewegung – aktive und passive Bewegungsübungen während der Pflegemaßnahmen – in der Absprache mit der Physiotherapeutin unterstützen bei speziellen Übungen, z. B. Steckspielen – Hilfsmittel anbieten und einsetzen, für eine ruhige Umgebung sorgen – kleine Erfolge bestätigen/loben – Überwachung und Verabreichung der verordneten Medikamente	– Förderung des Antriebs/ Unterstützung der Motorik – trainiert die Grob- und Feinmotorik – gezieltes Muskeltraining – Förderung der Konzentrationsfähigkeit – Steigerung der Motivation
	• Thrombosegefahr * *verminderter venöser Rückfluss durch Bettruhe und eingeschränkte Bewegungsfähigkeit*	– physiologischer venöser Rückfluss ist gewährleistet – wird gefördert	– Ausstreichen der Beine – Ausüben des Fußsohlendrucks – zum Fahrradfahren im Bett anleiten – beim Anziehen der Antithrombosestrümpfe helfen – regelmäßige s.c. Antikoagulanziengabe nach Arztanordnung	– Fördern des venösen Rückflusses – gezieltes Training der Muskelpumpe – Erhöhung der Viskosität des Blutes
	• Dekubitusgefahr * *mangelnde selbstständige Druckentlastung* * *eingeschränkte Bewegungsfähigkeit* * *starkes Schwitzen*	– Pat. hat intakte Haut	– 2-stdl. Umlagern – Beobachten der Haut – Einsetzen von Lagerungshilfsmitteln – zu den Mahlzeiten an den Tisch setzen	– Druckentlastung – frühzeitiges Erkennen von Hautveränderungen – Gesunderhaltung der Haut – Wohlbefinden fördern

LA/ATL	• Pflegeprobleme/*Begründungen	Pflegeziele	Maßnahmen	Begründung der Maßnahmen
3 Waschen und Kleiden	• mangelnde selbstständige Körperpflege • Pat. kann sich nicht selbstständig an- und auskleiden * *Koordinationsstörung* * *z. Z. bestehende Bewegungsunfähigkeit*	– Pat. kann seine Körperpflege selbstständig durchführen – Pat. kann sich ohne Hilfe an- und auskleiden	– der Situation des Pat. entsprechend Hilfe anbieten – dem Pat. Zeit lassen – Selbstständigkeit fördern (Maßnahmen als Hilfe zur Selbsthilfe konkret nennen, z. B. den ausgewrungenen Waschlappen über die Hand ziehen) – Gleiches gilt für den Bereich An- und Ausziehen – über Anziehhilfen informieren	– Förderung des Selbstwertgefühls und der Selbstständigkeit – fördert das Wohlbefinden – Motivation zur Steigerung der Eigenleistung
	• starkes Schwitzen • eingeschränktes Wohlbefinden * *Unwohlsein aus vegetativer Ursache*	– Pat. fühlt sich wohl	– in Absprache mit dem Pat. für entsprechende Kleidung sorgen – bei Bedarf (feuchte Kleidung) Wechseln der Kleidung – zwei- bis dreimal täglich das Gesicht, Arme und Brust des Pat. waschen	– Vermeiden von Erkältungen und Wundwerden
4 Essen und Trinken	• keine selbstständige Nahrungs- oder Flüssigkeitsaufnahme * *antriebsarm* * *Tremor an den Händen*	– Pat. kann selbstständig essen und trinken	– motivieren, die Mahlzeiten möglichst selbst einzunehmen – Hilfestellung beim Essen und Trinken, Hilfsmittel anbieten (z. B. Schnabelbecher)	– Förderung des Selbstwertgefühls und der Selbstständigkeit – gewährleistet die Nahrungs- und Flüssigkeitsaufnahme
	• Pat. nimmt nicht genügend Nahrung und Flüssigkeit zu sich * *bewegungseingeschränkt*	– ausreichende Nahrungs- und Flüssigkeitszufuhr gewährleisten	– kleine Portionen appetitlich anrichten/ Wunschkost – Hilfsmittel benutzen, z. B. spezielles Geschirr u./o. entsprechende Hilfsmittel – Benutzen eines Speiseschutztuches – Überwachung der tägl. Nahrungs- und Flüssigkeitszufuhr	– Appetitanregung – Erleichterung der Nahrungsaufnahme – um eine ausreichende Flüssigkeitszufuhr zu gewährleisten
	• Aspirationsgefahr * *Schluckstörung* * *starker Speichelfluss*	– Komplikationen vermeiden	– Schlucktraining – Anleiten, langsam zu essen und genügend zu kauen – Informieren, dass nur kleine Essensportionen in den Mund geführt werden sollen	– lernt, mit seinen Schluckstörungen umzugehen – fühlt sich im Beisein seiner Pflegeperson sicher

LA/ATL	• Pflegeprobleme/*Begründungen	Pflegeziele	Maßnahmen	Begründung der Maßnahmen
5 Ausscheiden	• kann nicht selbstständig zur Toilette gehen • kann die Ausscheidungsgefäße nicht selbstständig benutzen * *Bewegungseinschränkung* * *Koordinationsstörung*	– kann die Toilette nutzen – benutzt Ausscheidungsgefäße ohne fremde Hilfe	– Begleitung zur Toilette – im Toilettenstuhl zur Toilette fahren – zur Selbstständigkeit anleiten – Ausscheidungsgefäße anreichen, in Reichweite stellen – Hilfestellung bei der Intimtoilette – Intimsphäre wahren	– vermittelt Sicherheit – stärkt Selbstwertgefühl – wahrt Intimsphäre
	• ist häufig nassgeschwitzt * *vermehrter Flüssigkeitsverlust*	– ausgeglichener – Flüssigkeitshaushalt	– regelmäßig zum Trinken auffordern und dabei unterstützen – Getränke in Reichweite stellen – siehe auch „3 Waschen und Kleiden"	– Gewährleistung der erforderlichen Flüssigkeitszufuhr
	• hat starken Speichelfluss * *Aspirationsgefahr* * *vermindertes Wohlbefinden*	– Patient toleriert die Symptomatik	– Möglichkeiten zur Reinigung und Pflege der Haut anbieten – Schlucktraining	– Gesunderhaltung der Haut – fördert das Wohlbefinden
6 Körpertemperatur regulieren	• Pat. deckt sich häufig ab * *Erkältungsgefahr* * *das Wärmeempfinden ist durch das starke Schwitzen eingeschränkt*	– kann sein eingeschränktes Empfinden einschätzen und damit umgehen	– in einem Gespräch den Sachverhalt erklären – darauf achten, dass der Pat. immer einen Schlafanzug trägt – ihm eine dünne Decke für den Tag und eine dickere für die Nacht anbieten	– Wissen über das Krankheitsbild steigern – Gefahr einer Erkältung u. evtl. damit verbundenen Lungenentzündung entgegenwirken
7 Atmen	• oberflächliche Atmung * *Gefahr der Pneumonie*	– ausreichende Belüftung der Lunge – keine zusätzlichen Komplikationen, z. B. Pneumonie	– zum tiefen Ein- und Ausatmen anhalten – Vibrationsmassage 3 x tgl. – rhythmische Einreibung morgens und abends – Abklopfen bei jedem Betten – zu den Mahlzeiten an den Tisch setzen – Oberkörperhochlagerung	– bessere Belüftung der Lungen – Atemberuhigung – fördert subjektives Wohlbefinden – vermeidet Sekretanstauung
8 Sich sicher fühlen und verhalten	• ist beim Laufen und Essen unsicher * *Tremor* * *starke Speichelproduktion*	– ist angstfrei – traut sich etwas zu	– dem Pat. Hilfestellung beim Laufen und bei der Nahrungsmittelaufnahme geben – Hilfsmittel anbieten und den Umgang damit erklären (z. B. Laufwagen)	– Pat. verliert die Angst und bewegt sich freier – die Nahrungs- und Flüssigkeitsaufnahme ist leichter zu steigern und zu gewährleisten

LA/ATL	• Pflegeprobleme/*Begründungen	Pflegeziele	Maßnahmen	Begründung der Maßnahmen
9 Raum und Zeit gestalten – arbeiten und spielen	• kann seiner beruflichen Tätigkeit nicht nachgehen • reduziert Kontakte zu seinen Kollegen * *Antriebsarmut* * *verlangsamtes Denken*	– akzeptiert berufliche Einschränkung – reaktiviert die Sozialkontakte	– Information zur Krankheit, Prognose – Rehabilitation in Absprache mit dem Arzt – Hilfe zur Problembewältigung anbieten, z. B. Kontakte vermitteln zum Sozialarbeiter u. Therapeuten – Kontakte zu Freunden u. Kollegen ermöglichen – Bekannte durch die Ehefrau anrufen lassen, damit sie zu Besuch kommen	– Patient lernt seine Krankheit kennen und weiß um Möglichkeiten der Rehabilitation Bescheid – Isolation wird verringert – Lebensfreude des Patienten fördern
10 Kommunikation	• kann sich schwer verständlich machen • kann seine Wünsche dem Pflegepersonal u. den Ärzten gegenüber nur schwer deutlich machen * *verlangsamtes Denken* * *antriebsarm* * *spricht sehr leise u. monoton*	– kann sich besser verständigen – kann seine – Wünsche äußern	– Auffordern, trotz der Einschränkung seine Wünsche zu äußern – sich Zeit nehmen zum Zuhören und Zurückfragen – langsam und deutlich sprechen, evtl. wiederholen – visuelle Maßnahmen einsetzen, d. h. Dinge, die er gemeint haben könnte, z. B. Kleidungsstücke, Pflegeartikel etc. zeigen	– Patient lernt, trotz Behinderung, sich mitzuteilen – verhindert, dass die beginnende Isolation fortschreitet
	• eingeschränkte Sozialkontakte (Kinder/Enkel/Kollegen) * *weint häufig* * *Sprachstörung* * *antriebsarm*	– nimmt wieder Sozialkontakt auf	– Sozialkontakte fördern: Gespräche mit Angehörigen/Kontakte zu Mitpatienten ermöglichen – Hilfsmittel zur besseren Verständigung einsetzen, z. B. Buchstaben aus Holz, die zu Worten zusammengelegt werden können	
11 Kind, Frau, Mann sein	• Verlust d. Selbstwertgefühls * *Abhängigkeit vom Pflegepersonal* * *ist auf Hilfe angewiesen*	– hat positives Selbstwertgefühl	– in die täglichen Pflegehandlungen einbeziehen – ihm kleine Aufgaben geben, die er bewältigen kann	– fühlt sich als Individuum anerkannt
12 Sinn finden	• hat Sorgen um Zukunft * *weint viel* • stellt bisherige Rolle im Beruf und in der Familie in Frage * *Verlust der Eigeninitiative*	– setzt sich mit Krankheit auseinander – sieht positive Lösungswege – kann die neue Rollensituation akzeptieren	– Aktivitäten fördern, siehe auch „10 Kommunikation“ – Pat. ablenken, auf andere Gedanken bringen z. B. Radio oder Fernsehen anbieten – Pat. durch Gespräche deutlich machen, dass er „noch etwas wert ist“	– Steigerung des Lebensmutes – Fördern der aktiven Teilnahme am Leben

Sachverzeichnis

C

D

I

K

Krankenpflege-Examen 3

Originalfragen und Kommentare

Chirurgie • Gynäkologie • Pädiatrie • Urologie • Orthopädie

Abbildungsnachweis

Aus Bliemeister/Broll/Bruch (Hrsg.), Chirurgie, München: Urban & Schwarzenberg, 1996, wurde entnommen: Abb. 1.8-1, Abb. 1.10-1, Abb. 1.43-1 – Abb. 1.55-1, Abb. 1.72-1 – 1.105-1, Abb. 1.113-1 und Abb. 1.113-2, Abb. 1.154-1 und Abb. 1.154-2, Tab. 1.154, Abb. 3.7-1, Abb. 5.8-1

Aus Bohlscheid/Bohlscheid, Kardiologie, München: Urban & Schwarzenberg, 1996, wurde entnommen: Abb. 1.22-1

Aus Kirschnick, Pflegeleitfaden für Auszubildende und Tutoren, München: Urban & Schwarzenberg, 2. Auflage 1996, wurden entnommen: Tab. 2.49, Abb. 2.71-1, Abb. 2.76-1, Abb. 2.78-1, Abb. 3.3-1, Abb. 4.1-1, Abb. 4.7-1, Abb. 4.12-1

Aus Menche, Bazlen, Kommerell (Hrsg.), Pflege heute, München: Urban & Fischer, 2001, wurden entnommen: Abb. 1-39-1, Abb. 1.61-1, Abb. 1-132-1, Abb. 2.94-1, Abb. 2.117-1

Aus Schmidt/Zimmer (Hrsg.), Pflege konkret Chirurgie Orthopädie Urologie, München: Urban & Fischer, 2000, wurde entnommen: Abb. 1.182-1

Aus Stegner, Verbandlehre, München: Urban & Schwarzenberg, 6. Aufl., 1997, wurde entnommen: Abb. 1.161-1, Abb. 1.168-1 und 1-1.68-2

Aus Rössler/Rüther: Orthopädie, München: Urban & Schwarzenberg, 17. Aufl., 1997, wurde entnommen: Abb. 1.171-1.

Inhaltsverzeichnis

Fragen

Lösungen und Kommentare

Fragen

1

CHIRURGIE

Allgemein- und Viszeralchirurgie

Allgemeines

1.1 **Grund für eine medikamentöse Vorbereitung des Patienten vor einer Operation (Prämedikation) ist**

- ❑ A Herabsetzung der Gehirndurchblutung
- ❑ B Verkürzung der Operationsdauer
- ❑ C Hemmung der Speichelsekretion
- ❑ D schnellere Ansprechbarkeit des Patienten nach der Operation
- ❑ E Euphorisierung des Patienten

1.2 **Ein Erysipel ist**

- ❑ A eine Eiteransammlung in einer vorgegebenen Höhle
- ❑ B eine Pilzinfektion im Bereich der Mundhöhle
- ❑ C eine durch hämolysierende Streptokokken hervorgerufene Infektion, die mit Fieber und weiteren Allgemeinsymptomen einhergeht
- ❑ D eine eitrige, durch Staphylokokken hervorgerufene Infektion der Talgdrüse
- ❑ E eine großflächige abszedierende Entzündung von Haarbälgen

1.3 **Welche Aussagen sind zutreffend?**

1. Abszesse werden meist durch Staphylokokken verursacht.
2. Das Erysipel wird durch Streptokokken verursacht.
3. Die Phlegmone ist eine eitrige diffuse Entzündung der Kutis und Subkutis.
4. Eine eitrige Entzündung im Kniegelenk bezeichnet man als Koxitis.

❑ A 1 + 2
❑ B 1 + 2 + 3
❑ C 2 + 3
❑ D Alle Antworten sind richtig.

1.4 **Eine Infektion, die sich in einer anatomisch vorgebildeten Höhle ausbreitet, nennt man**

❑ A Abszess
❑ B Empyem
❑ C Phlegmone
❑ D Karbunkel

1.5 **Am 4. postoperativen Tag nach einer Gallenoperation ist die OP-Wunde gerötet, überwärmt und schmerzhaft. Woran ist am ehesten als Ursache zu denken?**

❑ A Allergie und Antibiotika
❑ B normaler Heilungsprozess (so genannte Reparationsphase der Wundheilung)
❑ C Pflasterallergie
❑ D Entzündung im Wundgebiet
❑ E lokale Verbrennung

1.6 **Allgemeine Ursachen für Wundheilungsstörungen sind**

1. Stoffwechselerkrankungen
2. Hypoproteinämie
3. feuchte Kammern durch falsche Verbandstechnik
4. arterielle und venöse Durchblutungsstörungen

❑ A 1 + 2 + 4
❑ B 1 + 2 + 3
❑ C 1 + 3 + 4
❑ D Alle Antworten sind richtig.

1.7 **Zum primären Wundverschluss gehören folgende Voraussetzungen:**

1. Es dürfen keine zusätzlichen Verletzungen vorliegen.
2. Die Wunde darf nicht durch einen Biss verursacht sein.
3. Der Zeitpunkt der Wundentstehung muss beachtet werden.
4. Die Wunde darf nicht länger als 4 cm und nicht breiter als 2 cm sein.
5. Mindestens sechs Stunden vorher muss eine Tetanus-Impfung durchgeführt werden.

❑ A 1 + 5
❑ B 3 + 4
❑ C 2 + 3
❑ D nur 5
❑ E Alle Antworten sind richtig.

1.8 **Leitsymptom des „akuten Abdomens" ist**

❑ A der Schock
❑ B die Anurie
❑ C der Schmerz
❑ D die Extrasystolie
❑ E die Tachykardie

1.9 **Welche der unten aufgeführten Erkrankungen können zum klinischen Bild des „akuten Abdomens" führen?**

1. Ileus
2. Appendizitis
3. Extrauteringravidität (EU)
4. Magenperforation
5. Gallenblasenentzündung

❑ A 1 + 2 + 4
❑ B 1 + 3 + 4 + 5
❑ C 1 + 3 + 4
❑ D 1 + 2 + 3 + 4
❑ E Alle Antworten sind richtig.

1.10 **Bei welchen Erkrankungen ist eine sofortige chirurgische Therapie erforderlich?**

1. Magenperforation
2. paralytischer Ileus
3. mechanischer Ileus
4. Pylorospasmus
5. Achalasie

❑ A 1 + 3
❑ B 2 + 4
❑ C 3 + 5
❑ D Alle Antworten sind richtig.

1.11 **Der Bridenileus**

❑ A stellt eine sofortige Operationsindikation dar
❑ B kommt häufig als Folge falscher Ernährung vor
❑ C kann zur Nekrose des eingestülpten Darms führen
❑ D wird mit einem Langzeitileostoma versorgt

1.12 **Sicheres Zeichen eines paralytischen Ileus ist/sind**

❑ A Bauchschmerzen
❑ B Abwehrspannung der Bauchdecke
❑ C spitze, kalte Nase
❑ D fehlende Darmgeräusche („Totenstille")
❑ E Erbrechen

1.13 **Ein paralytischer Ileus**

❑ A entsteht primär durch Einklemmung des Darms in eine Bruchpforte
❑ B entsteht primär durch die Drehung der Darmschlingen untereinander
❑ C entsteht primär durch Hindernisse im Darm (z.B. Gallensteinileus)
❑ D entsteht oft durch toxische oder ischämische Schädigung des Darms

1.14 **Zu den typischen Symptomen des paralytischen Ileus gehören**

1. akut auftretende heftige Schmerzen
2. vermehrte Peristaltik
3. starker Meteorismus
4. Totenstille im Bauchraum
5. Teerstuhl

❑ A 1 + 2 + 3 + 4
❑ B 1 + 2
❑ C 3 + 4
❑ D 1 + 3 + 5
❑ E Alle Antworten sind richtig.

1.15 **Der mechanische Ileus ist gekennzeichnet durch**

1. Stille über dem Abdomen
2. kolikartige Schmerzen mit basalem Dauerschmerz
3. hörbare Widerstandsperistaltik
4. sichtbare Gas- und Flüssigkeitsspiegel im Röntgenbild
5. Abgang von wässrig-blutigen Stühlen

❑ A 2 + 3 + 4
❑ B 1 + 2 + 3
❑ C 2 + 3 + 5
❑ D nur 5

1.16 **Zu den klinischen Zeichen eines mechanischen Ileus gehören**

1. Bauchschmerzen
2. fehlende Darmgeräusche
3. Erbrechen
4. Durchfall

❑ A 1 + 2
❑ B 1 + 3
❑ C 1 + 2 + 3
❑ D 3 + 4
❑ E Alle Antworten sind richtig.

1.17 **Die Therapie des mechanischen Ileus besteht aus**

❑ A Schwenkeinläufen
❑ B Gabe von Prostigmin® i.v. und Darmrohr
❑ C operativer Beseitigung der Ileusursache
❑ D oraler Zufuhr von Rizinusöl und anderen Laxanzien
❑ E Peritoneallavage

1.18 **Symptome für einen akuten Arterienverschluss der Extremitäten sind**

1. Blässe der Extremität
2. Schmerz
3. Schwellung
4. Parästhesie
5. Pulsverlust

❑ A 1 + 2 + 4 + 5
❑ B 4 + 5
❑ C 2 + 3
❑ D 1 + 2 + 3
❑ E Alle Antworten sind richtig.

1.19 **Was versteht man unter einer zweizeitigen Milzruptur?**

❑ A eine doppelte Milzruptur
❑ B eine Verletzung der Milz während eines operativen Eingriffs
❑ C ein subkapsuläres Hämatom, wobei es nach einem symptomfreien Intervall zum Kapselriss kommt
❑ D eine Ruptur auf der Dorsal- und Ventralfläche der Milz

1.20 **Was kann bei einem stumpfen Bauchtrauma die Ursache für eine Blutung in die freie Bauchhöhle sein?**

1. Nierenruptur
2. Verletzung des Mesenteriums
3. Milzruptur
4. Leberruptur

❑ A 1 + 2 + 3
❑ B 2 + 3 + 4
❑ C 3 + 4
❑ D 1 + 3 + 4

1.21 **Die Einpflanzung und Einheilung eines Fremdkörpers in den menschlichen Körper nennt man**

- ❑ A Transplantation
- ❑ B Implantation
- ❑ C Exstirpation
- ❑ D Extension

1.22 **Bei einer 50-jährigen Patientin besteht 4 Tage nach der Cholezystektomie der Verdacht auf eine tiefe Beinvenenthrombose. Folgende Befunde bzw. Symptome werden bei dieser Patientin festgestellt:**

1. Tachykardie
2. absolute Arrhythmie
3. Wadenödem
4. Dehnungsschmerz bei Dorsalflexion des Fußes
5. Druckschmerz bei der Palpation der Wadenmuskulatur

- ❑ A 1 + 2 + 3
- ❑ B 1 + 3 + 4 + 5
- ❑ C 1 + 2 + 4 + 5
- ❑ D 2 + 3 + 4 + 5

1.23 **Maßnahmen zur postoperativen Thromboseprophylaxe sind**

1. Frühmobilisation
2. strikte Bettruhe für eine Woche
3. Physiotherapie
4. Applikation kalter Wadenwickel
5. subkutane Verabreichung niedriger Heparin-Dosen

- ❑ A 1 + 3 + 5
- ❑ B 2 + 4
- ❑ C 1 + 2 + 3
- ❑ D nur 1
- ❑ E Alle Antworten sind richtig.

1.24 Eine generalisierte Furunkulose tritt oft auf bei

- ❑ A Alkoholikern
- ❑ B Rauchern
- ❑ C Diabetes mellitus
- ❑ D Kindern
- ❑ E Schuppenflechte

1.25 Eine Peritonitis ist

- ❑ A häufig Folge einer Lungentuberkulose
- ❑ B eine Rippenfellentzündung
- ❑ C eine diffuse oder lokale Entzündung des Bauchfells
- ❑ D eine häufige Komplikation nach Frakturen

1.26 Typisch für eine Peritonitis sind folgende Symptome:

1. Teerstühle
2. Erbrechen
3. Darmatonie
4. Leukozytenanstieg
5. bretthartes Abdomen

- ❑ A 1 + 2 + 3
- ❑ B 2 + 3 + 5
- ❑ C 3 + 4 + 5
- ❑ D 2 + 3 + 4 + 5
- ❑ E Alle Antworten sind richtig.

1.27 Ordnen Sie die aufgeführten Begriffe der beiden Listen einander zu, und kreuzen Sie die richtige Aussagekombination an:

Liste 1	*Liste 2*
A Appendizitis	1. Gewichtsverlust
B Milzruptur	2. Leukozytenanstieg
C Dickdarmtumor	3. Schock

- ❑ A A2, B1, C3
- ❑ B A1, B2, C3
- ❑ C A3, B2, C1
- ❑ D A2, B3, C1

1.28 **Unter dem Begriff „portaler Metastasierungsweg", z.B. bei einem Dickdarmkarzinom, wird welche Reihenfolge der hämatogenen Streuung von Tumorzellen verstanden?**

- ❑ A Lebervenen – Leber – Portalvene – Untere Hohlvene – Lunge
- ❑ B Portalvene – Lunge – Lebervenen – Leber – Untere Hohlvene
- ❑ C Portalvene – Leber – Untere Hohlvene – Lebervenen – Lunge
- ❑ D Portalvene – Leber – Lebervenen – Untere Hohlvene – Lunge

1.29 **Ein Patient wird an einem Leistenbruch in „Rückenmarknarkose" operiert. Auf welche Parameter haben Sie postoperativ innerhalb der ersten 24 Stunden besonders zu achten?**

- ❑ A Stuhlgang
- ❑ B Blutzucker
- ❑ C Urinausscheidung
- ❑ D Schnelle Mobilisation
- ❑ E Da die Patienten keine Vollnarkose hatten, ist eine besondere Überwachung nicht nötig

1.30 **Ein Patient am 5. postoperativen Tag klagt kurz nach dem Aufstehen über Luftnot. An welche Ursache denken Sie als erstes?**

- ❑ A Kollaps
- ❑ B Herzinfarkt
- ❑ C Asthma bronchiale
- ❑ D Lungenembolie
- ❑ E Pneumonie

1.31 **Nach welcher Zeit darf eine Wunde nicht mehr verschlossen werden?**

- ❑ A nach 1 Stunde
- ❑ B nach 3 Stunden
- ❑ C nach 6 Stunden
- ❑ D eine Wunde muss immer verschlossen werden
- ❑ E die Zeit spielt für das Verschließen einer Wunde keine Rolle

1.32 **Ein Karbunkel ist**

- ❑ A eine aseptische Nekrose
- ❑ B eine Fingereiterung
- ❑ C eine eitrige Infektion im subkutanen Gewebe
- ❑ D ein lymphatisches Ödem

1.33 **Zu einer Verzögerung der Wundheilung tragen bei:**

1. Infektion des Wundgebietes
2. Minderdurchblutung
3. Bewegungen
4. Eiweißmangel

❏ A 1 + 2
❏ B 1 + 4
❏ C 1 + 3
❏ D 1 + 3 + 4
❏ E Alle Antworten sind richtig.

1.34 **Als Schock bezeichnet man:**

❏ A Das Missverhältnis zwischen angebotenem und benötigtem Stromzeitvolumen
❏ B Einen Zustand der Bewusstlosigkeit
❏ C Eine Tachykardie mit Blutdruckerhöhung
❏ D Eine Erinnerungslücke an den Unfall
❏ E Eine große Blutung in einer der Körperhöhlen

1.35 **Der akute arterielle Verschluss**

❏ A ist immer symptomlos
❏ B bedarf einer konservativen Therapie
❏ C stellt eine Operationsindikation dar
❏ D heißt, die betroffene Extremität muss immer amputiert werden
❏ E wird durch Hochlagerung und Hypothermie durch Eispackungen am sinnvollsten behandelt

1.36 **Welche Aussagen über chirurgische Infektionen sind richtig?**

1. Bei „Dolor" handelt es sich um das Symptom Schmerz.
2. Sie gehen immer von einer Wunde aus.
3. Streptokokkeninfektionen erkennt man an dem typisch blau-grünlichen und süßlich riechenden Eiter.
4. Es sind solche Infektionen, die aufgrund einer Wunde entstehen bzw. einer chirurgischen Therapie bedürfen.
5. Sie sind gut mit Antibiotika zu behandeln.

❑ A 1 + 2
❑ B 1 + 2 + 3
❑ C 1 + 4
❑ D 3 + 4
❑ E 2 + 5

1.37 **Rote Streifen an der Beugeseite des Unterarms bei einem bestehenden Panaritium sind Zeichen für:**

❑ A Sepsis
❑ B Lymphangitis
❑ C Phlegmone
❑ D Thrombophlebitis
❑ E Beginnende Bakteriämie

1.38 **Eine Phlegmone**

1. ist eine flächenhafte infiltrativ-eitrige Entzündung
2. ist gekennzeichnet durch einen verdickten roten Striemen in der Haut
3. ist eine Fingervereiterung
4. wird als Wundrose bezeichnet
5. breitet sich in den Spalten des Subkutan- und Muskelgewebes aus
6. sondert einen schmutzig-wässrigen Eiter ab

❑ A 1 + 2 + 3 + 5
❑ B 1 + 5 + 6
❑ C 3 + 4 + 5
❑ D 4 + 5 + 6
❑ E Alle Antworten sind richtig.

1.39 **Ordnen Sie die aufgeführten Begriffe der beiden Listen einander zu und kreuzen Sie die richtige Aussagekombination an:**

Liste 1	*Liste 2*
A Cholezystektomie	1. Schilddrüse
B Strumektomie	2. Arterie
C Thrombarteriektomie	3. Gallenblase

- ❑ A A2, B3, C1
- ❑ B A1, B3, C2
- ❑ C A1, B2, C3
- ❑ D A2, B1, C3
- ❑ E A3, B1, C2

1.40 **Welche der nachstehend genannten Behandlungen sind bei einem fortgeschrittenen Nackenkarbunkel anzuwenden?**

1. Lokale Antibiotikaapplikation
2. Exzision aller Nekrosen
3. Stichinzision
4. Systemische Antibiotikagabe
5. Zugsalbenverband

- ❑ A 1 + 2
- ❑ B 1 + 3
- ❑ C 1 + 3 + 5
- ❑ D 2 + 4
- ❑ E 3 + 4 + 5

1.41 **Welche klinischen Symptome gehören zu den klassischen Entzündungszeichen?**

1. Schmerz (Dolor)
2. Schwellung (Tumor)
3. Rötung (Rubor)
4. Bluterguss (Hämatom)
5. Überwärmung (Calor)

- ❑ A 1 + 2 + 3 + 5
- ❑ B 1 + 2 + 3
- ❑ C 4 + 5
- ❑ D 3 + 4 + 5
- ❑ E Alle Antworten sind richtig.

1.42 **Welche Aussagen zum „akuten Abdomen" treffen zu?**

1. Es bestehen akut einsetzende starke Bauchschmerzen, die durch forciertes Zuwarten meist wieder spontan verschwinden.
2. Der Bauchschmerz ist das wichtigste Leitsymptom.
3. Ein perforiertes Ulkus kann zu einem akuten Abdomen führen.
4. Eine Operationsindikation kann dringend gegeben sein, ohne dass man die Ursache der Erkrankung kennt.
5. Eine akute Pankreatitis löst nie ein akutes Abdomen aus und muss deshalb vor der Operation nicht ausgeschlossen werden.

❑ A 1 + 2 + 3
❑ B 2 + 3 + 4
❑ C 2 + 3 + 5
❑ D 3 + 4 + 5
❑ E Alle Antworten sind richtig.

1.43 **Ordnen Sie die aufgeführten Begriffe der beiden Listen einander zu und kreuzen Sie die richtige Aussagekombination an:**

Liste 1	*Liste 2*
A T-Drainage	1. Ductus choledochus
B Redon-Drainage	2. Douglas-Raum
C Silikonschlauchdrainage	3. Subkutangewebe

❑ A A1, B2, C3
❑ B A3, B1, C2
❑ C A1, B3, C2
❑ D A2, B3, C1
❑ E A2, B1, C3

1.44 **Neben den klassischen Entzündungszeichen findet man beim Abszess ein weiteres Zeichen, nämlich:**

❑ A Krepitation
❑ B Seneszenz
❑ C Fluktuation
❑ D Flatulenz
❑ E Knistern

1.45 **Ordnen Sie die aufgeführten Begriffe der beiden Listen einander zu und kreuzen Sie die richtige Aussagekombination an:**

Liste 1	*Liste 2*
A Infektion in anatomisch vorgebildeter Höhle	1. Abszess
B Im Organismus generalisierte Infektion mit Beteiligung von Blut- und Lymphgefäßen	2. Phlegmone
C Abgeriegelter, eingeschmolzener Infektionsherd	3. Empyem
D Diffus in der Umgebung sich ausbreitender, flächenhafter Infektionsherd	4. Sepsis

- ❑ A A1, B2, C3, D4
- ❑ B A3, B2, C1, D4
- ❑ C A2, B4, C1, D3
- ❑ D A3, B4, C1, D2
- ❑ E A1, B3, C4, D2

1.46 **Was ist eine Gynäkomastie?**

- ❑ A Die Brustdrüsenentzündung in der Stillzeit
- ❑ B Eine Präkanzerose
- ❑ C Die ein- oder beidseitige Vergrößerung des männlichen Brustdrüsenkörpers
- ❑ D Eine Sekretion der Brustdrüse beim Mann
- ❑ E Ein Tumor der männlichen Mamille

1.47 **Nach operativen Eingriffen kommt es häufig in den ersten postoperativen Tagen zum Anstieg der Körpertemperatur. Dies wird bezeichnet als:**

- ❑ A Septisches Fieber
- ❑ B Resorptionsfieber
- ❑ C Remittierendes Fieber
- ❑ D Undulierendes Fieber
- ❑ E Kontinuierliches Fieber

Schilddrüse

1.48 **Ordnen Sie die aufgeführten Begriffe der beiden Listen einander zu, und kreuzen Sie die richtige Aussagekombination an:**

Liste 1	*Liste 2*
A Schilddrüsenkarzinom	1. totale Resektion
B kalter Schilddrüsenknoten	2. Funktionssteigerung
C Hyperthyreose	3. im Szintigramm nicht speichernder Bezirk

- ❑ A A1, B2, C3
- ❑ B A2, B3, C1
- ❑ C A1, B3, C2
- ❑ D A3, B2, C1

1.49 **Kennzeichen der Struma maligna sind**

1. Heiserkeit
2. Halsvenenstauung
3. rasches Wachstum
4. Schluckverschieblichkeit
5. normale Stoffwechsellage

- ❑ A 1 + 2 + 4 + 5
- ❑ B 1 + 2 + 3 + 4
- ❑ C 1 + 3 + 4
- ❑ D 1 + 2 + 3
- ❑ E Alle Antworten sind richtig.

Magen

1.50 **Welche Aussagen zum Magenkarzinom treffen zu?**

1. Häufigste Lokalisation sind Antrum, kleine Kurvatur und Fundus.
2. Häufigste Lokalisation sind Korpus und Kardia.
3. Die hämatogene Aussaat erfolgt zuerst über die Leber, dann in die Lunge.
4. Eine lymphogene Metastasierung ist sehr selten.
5. Das Magenkarzinom ist meist ein Plattenepithelkarzinom.

- ❑ A 1 + 3 + 5
- ❑ B 1 + 3 + 4
- ❑ C 2 + 4 + 5
- ❑ D 1 + 3
- ❑ E Alle Antworten sind richtig.

1.51 **Bei einem kardianahen Magenkarzinom wird folgende Therapie durchgeführt:**

- ❑ A eine Magenresektion nach Billroth I
- ❑ B eine selektiv proximale Vagotomie
- ❑ C eine Entfernung des gesamten Magens (Gastrektomie)
- ❑ D eine Magenresektion nach Billroth II
- ❑ E eine Zytostatikabehandlung

1.52 **Bei der Magenresektion nach Billroth II wird der Magenstumpf anastomosiert mit**

- ❑ A dem Duodenum
- ❑ B der obersten Jejunumschlinge
- ❑ C dem Ileum
- ❑ D dem Zökum
- ❑ E dem Colon transversum

1.53 **Die am meisten gefürchtete Komplikation der Magenresektion ist**

- ❑ A Magenatonie
- ❑ B Nahtinsuffizienz
- ❑ C Dumping-Syndrom
- ❑ D Kreislaufversagen

1.54 **Warum wird bei Verdacht auf ein perforiertes Magenulkus eine Röntgenaufnahme des Abdomens im Stehen oder in Linksseitenlage angefertigt?**

- ❑ A um den Abfluss des Kontrastbreis zu beschleunigen
- ❑ B zum Nachweis von Speiseresten in der freien Bauchhöhle
- ❑ C zum Nachweis der Luftsicheln unter dem Zwerchfell
- ❑ D zum Nachweis der genauen Lokalisation der Perforationsstelle

1.55 **Mögliche Komplikationen des Magengeschwürs sind**

1. akute Blutung
2. Perforation in die freie Bauchhöhle
3. Penetration in andere Organe
4. Magenausgangsstenose
5. maligne Entartung

- ❑ A 1 + 2
- ❑ B 2 + 3 + 4 + 5
- ❑ C 1 + 3 + 5
- ❑ D 1 + 2 + 3
- ❑ E Alle Antworten sind richtig.

1.56 **Indikation zur Operation bei Magen- und Duodenalulkus sind**

1. die Perforation
2. chronisch rezidivierende Gastritis
3. Pylorusstenose
4. häufige rezidivierende Blutungen

- ❑ A 1 + 2
- ❑ B 1 + 2 + 3
- ❑ C 1 + 3 + 4
- ❑ D 2 + 3 + 4
- ❑ E Alle Antworten sind richtig.

1.57 **Welche Kennzeichen gehören zum „agastrischen Syndrom" (Postgastrektomiesyndrom)?**

1. Gewichtsabnahme
2. Refluxbeschwerden
3. Dumping
4. Diarrhö
5. perniziöse Anämie

❑ A 1 + 2 + 3
❑ B 2 + 4
❑ C 1 + 3
❑ D 4 + 5
❑ E Alle Antworten sind richtig.

1.58 **Bei einem Patienten ist vor 14 Tagen eine Gastrektomie (Entfernung des ganzen Magens) durchgeführt worden. Welche Empfehlung ist richtig?**

1. häufig kleine Mahlzeiten
2. große Portionen
3. reichlich Süßspeisen
4. parenterale Gabe von Vitamin B_{12}
5. kalorien- und vitaminreiche Kost

❑ A 1 + 4
❑ B 1 + 2
❑ C 1 + 4 + 5
❑ D 1 + 5
❑ E Alle Antworten sind richtig.

1.59 **Was verstehen Sie unter dem Begriff „Früh-Dumping-Syndrom" nach einer Magenteilresektion?**

- ❑ A Schnelle Entleerung des Speisebreis in die unteren Darmabschnitte und Subileussymptomatik mit Erbrechen.
- ❑ B Nach etwa 2–3 Stunden kommt es zu einer Schocksymptomatik aufgrund erhöhter Wasserresorption aus dem umliegenden Gewebe in den Darm.
- ❑ C Nach etwa 2–3 Stunden kommt es zu einem hypoglycämischen Schock aufgrund einer überschießenden Insulinfreisetzung.
- ❑ D Nach ca. 30 Minuten kommt es zu einer hypovolämischen Schocksymptomatik, da hyperosmolare Lösung im Darm das Wasser aus dem umliegenden Gewebe in den Darm resorbiert hat.
- ❑ E Besonders in den frühen Morgenstunden haben die Patienten Magenprobleme.

1.60 **Der Unterschied zwischen einer Erosion und einem Ulkus ist:**

- ❑ A die Erosion ist größer als das Ulkus
- ❑ B die Erosion heilt im Gegensatz zum Ulkus narbig ab
- ❑ C das Ulkus betrifft alle Wandschichten, die Erosion nur die oberste Wandschicht
- ❑ D das Ulkus entartet im Gegensatz zur Erosion niemals
- ❑ E die beiden Begriffe werden synonym verwendet, ein Unterschied besteht nicht

1.61 **Was ist ein Zenker-Divertikel?**

- ❑ A Eine Aussackung am Übergang des Pharynx in den Ösophagus
- ❑ B Eine Aussackung am Colon sigmoideum
- ❑ C Eine Vorwölbung des Peritoneums durch den Hiatus oesophageus in den Thoraxraum
- ❑ D Eine Erweiterung der Bauchaorta

1.62 **Welches Operationsverfahren ist bei Ösophagusvarizen und abgelaufener Blutung Erfolg versprechend?**

- ❑ A Cimino-Shunt
- ❑ B Arteriovenöser Shunt
- ❑ C Porto-cavaler Shunt
- ❑ D Scribner-Shunt
- ❑ E Buselmeier-Shunt

1.63 **Auf eine freie Perforation eines Ulcus ventriculi lassen schließen**

1. langjährige Einnahme, von Antirheumatika
2. plötzlich massiver Blutdruckabfall mit Volumenmangelschock
3. umschriebener Druckschmerz und Abwehrspannung im Epigastrium
4. freie Luftsichel unter den Zwerchfellkuppen in der Abdomenübersichtsaufnahme
5. „bretthartes Abdomen"

❏ A 1 + 2 + 3
❏ B 1 + 2 + 4
❏ C 1 + 3 + 4
❏ D 1 + 4 + 5
❏ E 2 + 3 + 4

1.64 **Warum wird bei Verdacht auf ein perforiertes Magenulkus eine Röntgenaufnahme des Abdomens im Stehen oder in Linksseitenlage angefertigt?**

❏ A Um den Abfluss des Kontrastbreis zu beschleunigen
❏ B Zum Nachweis von Speiseresten in der freien Bauchhöhle
❏ C Zum Nachweis der Luftsicheln unter dem Zwerchfell oder der Bauchhöhle
❏ D Zum Nachweis der genauen Lokalisation der Perforationsstelle
❏ E Zum Nachweis von Flüssigkeitsspiegeln im Darm

1.65 **Bei einer Magenoperation nach Billroth I wird**

❏ A der Magen mit einer hochgezogenen Dünndarmschlinge verbunden
❏ B lediglich der Pylorus geweitet
❏ C der Magen mit dem Duodenalstumpf verbunden
❏ D der Magen total entfernt
❏ E die Pylorusmuskulatur durchtrennt

1.66 **50 % aller Magenkarzinome sind lokalisiert**

❏ A an der kleinen Kurvatur
❏ B an der großen Kurvatur
❏ C an der Cardia
❏ D im Antrum
❏ E im Pylorus

1.67 **Bei der Magenresektion nach Billroth I wird durchgeführt:**

- ❑ A Antrumresektion und Gastrojejunostomie
- ❑ B Resektion des gesamten Magens und Oesophagojejunostomie
- ❑ C ⅔-Resektion des Magens und Gastroduodenostomie
- ❑ D ⅔-Resektion des Magens und Gastrojejunostomie
- ❑ E ⅓-Resektion des Magens und Gastrojejunostomie

1.68 **Eine hypertrophe Pylorusstenose des Säuglings**

1. äußert sich in schwallartigem Erbrechen, unabhängig von der Nahrungsaufnahme
2. ist an der sichtbaren Hyperperistaltik des Magens erkennbar
3. wird immer konservativ behandelt
4. erfordert eine Pyloromyotomie
5. wird auch als Pylorospasmus bezeichnet

- ❑ A 1 + 3
- ❑ B 2 + 3 + 5
- ❑ C 2 + 4 + 5
- ❑ D 3 + 5
- ❑ E 1 + 2 + 3 + 5

1.69 **Ordnen Sie nach Ausschöpfen der konservativen Behandlungsmöglichkeiten die indizierten Operationsverfahren der Liste 2 den Krankheiten der Liste 1 zu und kreuzen Sie die richtige Aussagekombination an:**

Liste 1	*Liste 2*
A Rezidivierendes Ulcus duodeni	1. Selektive proximale Vagotomie (SPV)
B Blutendes Ulcus duodeni	2. Billroth-I-Resektion mit SPV
C Rezidivierendes Ulcus ventriculi	3. Umstechung

- ❑ A A2, B1, C3
- ❑ B A1, B3, C2
- ❑ C A3, B1, C2
- ❑ D A3, B2, C1
- ❑ E A1, B2, C3

1.70 **Ordnen Sie den Diagnosen die Operation zu und kreuzen Sie die richtige Aussagekombination an:**

Liste 1	*Liste 2*
A Magenkarzinom	1. Whipple-Operation
B Pankreaskopfkarzinom	2. Pylorotomie nach Weber-Ramstedt
C Pylorospasmus	3. Totale Gastrektomie

- ❑ A A1, B2, C3
- ❑ B A1, B3, C2
- ❑ C A2, B3, C1
- ❑ D A3, B2, C1
- ❑ E A3, B1, C2

Leber und Galle

1.71 **Die Behandlung einer Leberverletzung besteht in**

- ❑ A Gabe von blutgerinnungshemmenden Medikamenten
- ❑ B strenger Bettruhe in rechter Seitenlage
- ❑ C beständigen Eiswickeln
- ❑ D sofortiger Laparotomie und Blutstillung

1.72 **Folgende Aussagekombinationen treffen für die Gallenwege zu:**

1. Gallenwegskarzinome werden in der Regel früh erkannt und sind gut zu behandeln.
2. Gallenwegstumoren können durch einen Ikterus ohne Koliken in Erscheinung treten.
3. Die Therapie des Gallensteinleidens besteht bei wiederholten Koliken in der Entfernung der Gallenblase zur Vermeidung ernsthafter Komplikationen.
4. Die Letalität der Cholezystektomie (Entfernung der Gallenblase) ist hoch.
5. Die Gallenblasenperforation ist durch Auftreten einer galligen Peritonitis eine lebensbedrohliche Komplikation.

- ❑ A 1 + 2 + 3 + 5
- ❑ B 3 + 4
- ❑ C 2 + 3 + 5
- ❑ D 1 + 2 + 4 + 5
- ❑ E 1 + 3 + 4 + 5

1.73 **Eine 40-jährige, adipöse Patientin klagt über wiederholte rechtsseitige Oberbauchkoliken. Ein operativer Eingriff wurde bei ihr bisher nicht vorgenommen.**

Welche Diagnose ist am wahrscheinlichsten?

❑ A Pankreaskopfkarzinom
❑ B Cholezystolithiasis
❑ C Gastritis
❑ D Harnleiterstein
❑ E Appendizitis

1.74 **Als Komplikation der Cholelithiasis können auftreten:**

1. Gallenblasenentzündung
2. Gallenblasenempyem
3. Gallenblasenperforation
4. Gallensteinileus
5. Pankreatitis

❑ A 1 + 2 + 3
❑ B 1 + 2 + 3 + 5
❑ C 1 + 2 + 3 + 4
❑ D 1 + 3 + 5
❑ E Alle Antworten sind richtig.

1.75 **Eine Entfernung der Gallenblase ist bei folgenden Erkrankungen dringend anzustreben:**

1. Gallenblasentumor
2. Gallensteinleiden
3. Gallenblasenempyem
4. Bilirubinstoffwechselstörungen

❑ A 1 + 4
❑ B 2 + 3
❑ C 1 + 2 + 3
❑ D 3 + 4
❑ E Alle Antworten sind richtig.

1.76 **Nach einer Choledochotomie liegt der so genannte „T-Drain" mit dem kleinen Querteil**

- ❑ A im Duodenum
- ❑ B im Ductus cysticus
- ❑ C im Ductus choledochus
- ❑ D in Gallenblase/Dünndarm

1.77 **Der so genannte „schmerzlose Ikterus" kann ein Zeichen welcher Krankheit sein?**

- ❑ A Gallengangsverschluss durch einen Gallenstein
- ❑ B Schwere Hepatitis
- ❑ C Gallenblasen- oder Gallengangstumor
- ❑ D Leberzirrhose
- ❑ E der Ikterus ist immer schmerzhaft

1.78 **Welche Veränderungen erwarten Sie bei einem Patienten mit verlegten Gallengängen?**

1. Koterbrechen
2. Teerstuhl
3. Dunkelbraunen Urin
4. Acholischen, hellen Stuhl
5. Uhrglasnägel

- ❑ A 1 + 5
- ❑ B 1 + 4
- ❑ C 2 + 3
- ❑ D 2 + 4
- ❑ E 3 + 4

1.79 **Welche Aussagen über Gallensteine treffen zu?**

1. Bei jeder Cholecystektomie wird ein T-Drain eingelegt.
2. Bei großen Solitärsteinen wird nur der Stein entfernt und die Gallenblase belassen.
3. Sie werden in ihrer Entstehung gefördert durch häufige Schwangerschaften und Adipositas.
4. Sie sollten nur bei häufigen Beschwerden entfernt werden.
5. Sie können einen posthepatischen Ikterus und eine Pankreatitis verursachen.

❑ A 1 + 2 + 3
❑ B 2 + 3 + 5
❑ C 3 + 5
❑ D 4 + 5
❑ E Alle Antworten sind richtig.

1.80 **Das Pankreaskarzinom**

1. zeigt sehr frühe Symptome
2. kann einen posthepatischen Ikterus verursachen
3. ist operativ gut zu therapieren
4. äußert sich durch Abneigung gegen bestimmte Speisen, z.B. Fleisch
5. geht meist einher mit Gewichtsverlust und Schmerzen, die in den Rücken ausstrahlen

❑ A 1 + 2 + 3
❑ B 1 + 2 + 3 + 4
❑ C 2 + 5
❑ D 2 + 3 + 5
❑ E Alle Antworten sind richtig.

1.81 **Eine Patientin klagt über heftige kolikartige Schmerzen im rechten Oberbauch, verbunden mit Erbrechen. Unter dem rechten Rippenbogen ist eine druckschmerzhafte Resistenz zu tasten. Es besteht keine Gelbsucht, kein Fieber. Welche Ursache ist am ehesten anzunehmen?**

❑ A Akute Cholezystitis
❑ B Steineinklemmung im Ductus cysticus
❑ C Steineinklemmung in der Vater-Papille
❑ D Akute Pankreatitis
❑ E Pankreaskopfkarzinom mit Kompression des Ductus choledochus

Dünndarm

1.82 **Das Meckel-Divertikel tritt auf**

- ❑ A am Ileum
- ❑ B am Duodenum
- ❑ C als Ausstülpung des Gallengangs
- ❑ D häufig nach Appendizitis
- ❑ E am Colon ascendens

1.83 **Zu den Komplikationen des Zwölffingerdarmgeschwürs gehören**

1. Magenausgangsstenose
2. Blutungen als Teerstuhl
3. kolikartige Schmerzen im mittleren Oberbauch
4. der Durchbruch des Geschwürs in die freie Bauchhöhle

- ❑ A 1 + 2 + 3
- ❑ B 1 + 2
- ❑ C 2 + 4
- ❑ D 3 + 4
- ❑ E 1 + 2 + 4

1.84 **Eine chirurgische Verbindung zwischen Dünndarm und Kolon bezeichnet man als**

- ❑ A Duodenostomie
- ❑ B Ileostomie
- ❑ C Witzel-Fistel
- ❑ D Ileokolostomie
- ❑ E Gastroenterostomie
- ❑ F porto-kavale Anastomose

1.85 **Die zwei häufigsten Ursachen eines Dünndarmileus sind:**

1. Hernien
2. Große Speisebrocken, Fremdkörper
3. Entzündungen
4. Briden

- ❑ A 1 + 4
- ❑ B 1 + 3
- ❑ C 2 + 4
- ❑ D 3 + 4

1.86 **Welche Aussagen zum Meckel-Divertikel treffen zu?**

1. Es handelt sich um den Rest des embryonalen Dottergangs.
2. Es liegt im Jejunum.
3. Es liegt im Ileum.
4. Die Symptomatik der Entzündung des Meckel-Divertikels ähnelt stark derjenigen der Appendizitis.
5. Außer der Entzündung sind keine weiteren Komplikationen des Meckelschen Divertikels bekannt.

❑ A 1 + 2
❑ B 2 + 4
❑ C 1 + 2 + 5
❑ D 1 + 3 + 4
❑ E 3 + 4 + 5

Dickdarm

1.87 **Ein 65-jähriger Patient klagt über Blutbeimengungen zum Stuhl und über Wechsel von Obstipation und Diarrhö.**
Welcher Krankheitsverdacht muss diagnostisch vollständig abgeklärt werden?

❑ A Colitis ulcerosa
❑ B Morbus Crohn
❑ C Kolonkarzinom
❑ D Sigmadivertikulitis

1.88 **Ein Dickdarmkarzinom findet sich am häufigsten**

❑ A im Rektum (Enddarm)
❑ B im Colon transversum (Querdarm)
❑ C im Zökum (Blinddarm)
❑ D im Colon descendens (absteigender Dickdarm)

1.89 **Leitsymptome eines Rektumkarzinoms können sein**

1. Ikterus
2. Ileussymptome
3. blutige Stühle
4. Gewichts- und Appetitverlust

- ❏ A 1 + 4
- ❏ B 1 + 2
- ❏ C 1 + 2 + 3
- ❏ D 1 + 2 + 3 + 4
- ❏ E 2 + 3 + 4

1.90 **Bei welcher der aufgeführten Erkrankungen müssen die Patienten engmaschiger kontrolliert werden, da die Gefahr des Übergangs in eine maligne Entartung besteht?**

1. erosive Gastritis
2. atrophische Gastritis
3. Dickdarmdivertikulose
4. Colitis ulcerosa
5. chronische Pankreatitis
6. Polyposis des Dickdarms

- ❏ A 2 + 4 + 6
- ❏ B 3 + 4 + 5
- ❏ C 2 + 5 + 6
- ❏ D Alle Antworten sind richtig.

1.91 **Eine Appendizitis ist zu erkennen an**

1. Leukozytose
2. 0,5 °C erhöhter Temperatur axillär gegenüber rektal
3. Druckschmerzhaftigkeit am McBurney-Punkt
4. schleimig-blutigen Diarrhön
5. Blutauflagerung auf dem Stuhl

- ❏ A 1 + 2
- ❏ B 1 + 3
- ❏ C 2 + 3
- ❏ D 3 + 4 + 5
- ❏ E Alle Antworten sind richtig.

1.92 **An welche Differentialdiagnose ist bei dem Verdacht auf Appendizitis noch zu denken?**

1. Adnexitis
2. Nierenkolik
3. Zystitis (Blasenentzündung)
4. Gallenblasenentzündung
5. Entzündung des Meckel-Divertikels
6. Eileiterschwangerschaft

❑ A 1 + 2 + 3 + 6
❑ B 1 + 3 + 5
❑ C 2 + 3 + 6
❑ D 4 + 5 + 6
❑ E Alle Antworten sind richtig.

1.93 **Ein Patient am 7. Tag nach einer Dickdarmoperation entwickelt Fieber mit Schüttelfrost. Aus der Bauchraumdrainage fließt trübes, zähes Sekret. Woran ist in erster Linie zu denken?**

❑ A Entzündung im Bauchraum
❑ B Nahtinsuffizienz im Operationsgebiet
❑ C Die Drainage liegt falsch.
❑ D Die Drainage fördert richtig, da sie im Dickdarm liegt.
❑ E Eine Pneumonie oder ein Harnwegsinfekt ist die wahrscheinlichste Ursache.

1.94 **Analfissuren sind**

❑ A Hämorrhoiden
❑ B Analfisteln
❑ C Erweiterung der Mastdarmvenen
❑ D Einrisse der Analringschleimhaut

1.95 **Typische Zeichen einer Appendizitis sind:**

1. Temperaturen von 39 – 40 °C
2. Loslassschmerz
3. Erbrechen
4. Psoasschmerz
5. Abwehrspannung im linken Unterbauch
6. Rückenschmerzen

❑ A 1 + 2 + 5
❑ B 2 + 4
❑ C 2 + 3 + 5
❑ D 4 + 5
❑ E Alle Antworten sind richtig.

1.96 **Was ist zur Sicherung der Verdachtsdiagnose „Appendizitis" zu unternehmen?**

1. Leukozytenzählung
2. Temperaturmessung
3. Messung des Bauchumfanges
4. Palpation der Bauchdecke
5. Anfertigung einer i.v.-Gallensystemdarstellung

❑ A 1 + 3 + 4
❑ B 2 + 5
❑ C 1 + 2 + 4
❑ D 3 + 5
❑ E Alle Antworten sind richtig.

1.97 **Ursache eines periproktitischen Abszesses sind häufig**

1. eine infizierte Hämorrhoide
2. eine Geburtsverletzung
3. eine Analfistel
4. eine Analfissur

❑ A 1 + 2
❑ B 1 + 2 + 3
❑ C 2 + 3 + 4
❑ D 1 + 3
❑ E Alle Antworten sind richtig.

Hernien

1.98 **Welche der folgenden Aussagen zu indirekten Leistenhernien sind zutreffend?**

1. Sie treten vorwiegend im 5. bis 6. Lebensjahrzehnt auf.
2. Sie treten unterhalb (distal) eines Leistenbandes auf.
3. Sie verlaufen in ganzer Länge im Leistenkanal.
4. Bei der Operation einer indirekten Leistenhernie kann der Samenstrang verletzt werden.
5. Indirekte Leistenhernien werden auch mediale Leistenhernien genannt.

- ❑ A 1 + 3 + 4
- ❑ B 2 + 4 + 5
- ❑ C 3 + 4
- ❑ D 3 + 5
- ❑ E 1 + 3 + 5

1.99 **Symptomatik bei Hiatushernien sind**

1. Schmerzen im Epigastrium
2. verstärkte Schmerzen im Stehen
3. verstärkte Schmerzen im Liegen
4. verstärkte Schmerzen nach reichlicher Nahrungsaufnahme
5. Loslassschmerz

- ❑ A 1 + 3
- ❑ B 1 + 3 + 4
- ❑ C 1 + 5
- ❑ D 3 + 4 + 5
- ❑ E Alle Antworten sind richtig.

1.100 **Die inkarzerierte Leistenhernie beim Erwachsenen wird behandelt durch**

- ❑ A Reposition
- ❑ B Operation
- ❑ C Bruchband
- ❑ D konservativ

1.101 **Beim eingeklemmten Leistenbruch**

- ❑ A spritzt man krampflösende Mittel
- ❑ B ist eine sofortige Operation angezeigt
- ❑ C macht man einen hohen Einlauf
- ❑ D wird zunächst abgewartet, ob der Bruch von selbst zurückgeht

Unfallchirurgie

Allgemeines

1.102 Ordnen Sie die aufgeführten Begriffe der beiden Listen einander zu und kreuzen Sie die richtige Aussagekombination an:

Liste 1	*Liste 2*
A pathologische Fraktur	1. Marschfraktur
B traumatische Fraktur	2. Karzinommetastasen
C Ermüdungsfraktur	3. einmalige Gewalteinwirkung

- ❏ A A2, B3, C1
- ❏ B A1, B2, C3
- ❏ C A1, B3, C2
- ❏ D A3, B2, C1

1.103 Beweisend für eine Fraktur sind

1. Nervenstörungen
2. Fehlstellungen
3. abnorme Beweglichkeit
4. Schwellung
5. Rötung
6. kalte, lokale Hautpartien
7. federnde Fixation
8. Krepitation

- ❏ A 1 + 2 + 3
- ❏ B 1 + 2 + 4 + 7 + 8
- ❏ C 2 + 3 + 8
- ❏ D 4 + 5 + 6 + 7 + 8
- ❏ E 2 + 3 + 4 + 7

1.104 Ein sicheres Frakturzeichen ist

- ❏ A Krepitation
- ❏ B Schmerzen
- ❏ C Funktionsausfall
- ❏ D Schwellung
- ❏ E Hämatombildung

1.105 **Welche Aussagen zur Grünholzfraktur treffen zu?**

1. Das Periost bleibt erhalten.
2. Wie bei jeder Fraktur wird das Periost zerstört.
3. Der Knochen bleibt intakt.
4. Ist eine typische Fraktur betagter Menschen.
5. Tritt bei Kindern auf.

❑ A 1 + 5
❑ B 2 + 4
❑ C 3 + 4
❑ D 3 + 5
❑ E Alle Antworten sind richtig.

1.106 **Was versteht man unter einer Distorsion?**

❑ A Gelenkquetschung
❑ B Gelenkverstauchung
❑ C Gelenkprellung
❑ D besondere Fraktur des Oberschenkelschaftes im oberen Drittel

1.107 **Welche Osteosynthesen sind in der Regel belastungsstabil?**

1. Winkelplatten-Osteosynthesen
2. Ender-Nägel
3. DC-Plattenosteosynthesen
4. AO-Marknagelungen
5. Zuggurtungen

❑ A 1 + 2 + 3
❑ B 1 + 3 + 4
❑ C 2 + 4
❑ D 1 + 3
❑ E Alle Antworten sind richtig.

1.108 **Bei Schmerzen und Zirkulationsstörungen einer Extremität im Gipsverband ist folgende Maßnahme dringend erforderlich:**

❑ A Spalten und Aufbiegen des Gipsverbandes
❑ B Hochlagerung und Gabe von Analgetika
❑ C Eisblase lokal
❑ D durchblutungsfördernde Mittel
❑ E Alle sind falsch.

1.109 **Was ist eine häufige Ursache der Fettembolie?**

- ❑ A Thrombose der tief liegenden Beinvenen
- ❑ B Frakturen der langen Röhrenknochen
- ❑ C fettreiche Ernährung
- ❑ D generalisierte Arteriosklerose
- ❑ E eine Fettleber

1.110 **Bei der Verbandsvisite sieht man am Oberschenkel rote, schmerzhafte Stränge bei einer Bagatellverletzung am Unterschenkel. Es handelt sich um einen/ein/eine**

- ❑ A Abszess
- ❑ B Furunkel
- ❑ C Empyem
- ❑ D Phlegmone
- ❑ E Lymphangitis

1.111 **Ordnen Sie die aufgeführten Begriffe der beiden Listen einander zu und kreuzen Sie die richtige Aussagekombination an:**

Liste 1	*Liste 2*
A Schürfwunde	1. äußerlich klein und glattrandig, jedoch tief, Infektionsgefahr
B Schnittwunde	2. glatte, meist klaffende Wundränder
C Stichwunde	3. oberflächliche Hautläsionen

- ❑ A A3, B2, C1
- ❑ B A2, B1, C3
- ❑ C A2, B3, C1
- ❑ D A1, B3, C2

1.112 **Welche Aussagen zur Wunde sind richtig?**

1. Schnittwunden haben eine gute Heilungstendenz.
2. Bisswunden sind besonders infektionsgefährdet.
3. Bei Bisswunden ist eine primäre Wundheilung nicht möglich.
4. In der Regenerationsphase der Wundheilung wird Granulationsgewebe durch Narbengewebe ersetzt.
5. Keloidbildung wird durch eine Infektion während der Wundheilung verursacht.

❑ A 3 + 4 + 5
❑ B 1 + 2 + 4
❑ C 2 + 3 + 4 + 5
❑ D 1 + 4
❑ E Alle Antworten sind richtig.

1.113 **Bei der Wundreinigung achtet man darauf, dass**

1. bei aseptischen Wunden von innen nach außen gereinigt wird
2. bei den septischen Wunden von außen nach innen gereinigt wird
3. sowohl die aseptische als auch die septische Wunde von außen nach innen gereinigt wird

❑ A 1 + 3
❑ B 2 + 3
❑ C 1 + 2
❑ D Alle Aussagen sind richtig.

1.114 **Welche Wunden neigen zu einer primären Wundheilung?**

1. Schnittwunden
2. Bisswunden
3. Quetschwunden
4. Schusswunden
5. Operationswunden

❑ A 1 + 5
❑ B 2 + 4
❑ C 1 + 4
❑ D 3 + 5
❑ E Alle Antworten sind richtig.

1.115 **Ordnen Sie die aufgeführten Begriffe der beiden Listen einander zu und kreuzen Sie die richtige Aussagekombination an:**

Liste 1	*Liste 2*
A Verbrennung I. Grades	1. Blasenbildung
B Verbrennung II. Grades	2. Rötung
C Verbrennung III. Grades	3. Verkohlung, Nekrose

- ❑ A A1, B2, C3
- ❑ B A2, B1, C3
- ❑ C A3, B1, C2
- ❑ D A2, B3, C1

1.116 **Wie groß ist der Prozentsatz bei einer Verbrennung der gesamten Vorder- und Rückseite des Rumpfes?**

- ❑ A 18%
- ❑ B 50%
- ❑ C 27%
- ❑ D 25%
- ❑ E 36%

1.117 **Gefürchtete Komplikationen bei Verbrennungen sind**

1. Ulcus cruris
2. Tetanus
3. Erysipel
4. Sepsis

- ❑ A 1 + 2 + 3
- ❑ B 1 + 2 + 4
- ❑ C 2 + 3 + 4
- ❑ D 1 + 3 + 4
- ❑ E Alle Antworten sind richtig.

1.118 **Die Tetanusprophylaxe bei Verbrennungen ist erforderlich**

- ❑ A grundsätzlich nein
- ❑ B grundsätzlich ja, ab Verbrennungen II. Grades
- ❑ C nur bei Verbrennungen mit trockener Hitze
- ❑ D nur bei Verbrennungen mit feuchter Hitze
- ❑ E nur bei Verbrennungen III. Grades

1.119 **Der Tetanus**

- ❑ A wird durch einen akuten Kalziummangel verursacht
- ❑ B stellt eine harmlose Infektionskrankheit dar
- ❑ C wird durch widerstandsfähige Sporenbildner verursacht
- ❑ D wird durch das Clostridium perfringens verursacht

1.120 **Welches Frühsymptom kennzeichnet am häufigsten einen Tetanus?**

- ❑ A Trismus
- ❑ B Opisthotonus
- ❑ C klonische Krämpfe
- ❑ D Parästhesien
- ❑ E Paralysen

1.121 **Was wird bei Tetanuskranken als Trismus bezeichnet?**

- ❑ A der grinsende Gesichtsausdruck
- ❑ B die Spannung der Nackenmuskulatur
- ❑ C die Spannung der Wirbelsäulenmuskulatur
- ❑ D die schmerzhafte Kieferklemme
- ❑ E die Verkrampfung der Atemmuskulatur

1.122 **Tetanus-Toxoid (z.B. Tetanol®) bewirkt nach i.m. Injektion**

- ❑ A eine aktive Immunisierung gegen Tetanus
- ❑ B eine passive Immunisierung gegen Tetanus
- ❑ C eine Immunisierung gegen Tollwut
- ❑ D einen Schutz gegen AIDS
- ❑ E einen lebenslangen Schutz gegen Tetanus

1.123 **Tetanol-Impfstoff enthält**

- ❑ A abgeschwächte Erreger
- ❑ B abgetötete Erreger
- ❑ C entgiftete Bakterien-Ektotoxine
- ❑ D Antigenkonzentrat
- ❑ E vermehrungsfähige Viren

1.124 **Die optimale Immunisierung eines Verletzten, der nicht gegen Tetanus geimpft ist, beginnt mit**

- ❑ A 250 I.E. homologem Antitoxin
- ❑ B mehrfacher Toxoidgabe
- ❑ C Impfung mit 250 – 500 I.E. Human-Tetanusimmunglobin i.m. und simultan 0,5 ml Tetanustoxoidimpfstoff
- ❑ D Human-Tetanus-Antitoxin
- ❑ E Keine Antwort ist richtig.

1.125 **Ordnen Sie die aufgeführten Begriffe der beiden Listen einander zu und kreuzen Sie die richtige Aussagekombination an:**

Liste 1	*Liste 2*
A Allgemeine Betäubung	1. Cholezystektomie und Relaxierung
B Spinalanästhesie	2. Osteosynthese
C Kurznarkose	3. Radiusreposition

- ❑ A A1, B2, C3
- ❑ B A3, B2, C1
- ❑ C A2, B3, C1
- ❑ D A2, B1, C3

1.126 **Unter „Phantomschmerzen" versteht man**

- ❑ A Schmerzangaben des Patienten im Bereich des Abdomens ohne genaue Lokalisation
- ❑ B ein schmerzhaftes Gefühl in den nach Amputation nicht mehr vorhandenen Gliedmaßen
- ❑ C heftige Schmerzattacken mit Todesangstgefühlen des Patienten
- ❑ D unwahre Schmerzangaben des Patienten zum Erlangen eines Vorteils

1.127 **Eine Halsrippe**

- ❑ A ist eine vom Zungenbein ausgehende zusätzliche Rippe
- ❑ B kann zu Störungen der Arminnervation führen
- ❑ C wächst nach erfolgter Resektion oft wieder nach
- ❑ D kann zu Verletzungen des Ösophagus führen

1.128 **Ein Patient wird in die Notfallambulanz mit einer Stichverletzung eingeliefert. Die Wunde erscheint klein. Wie ist das weitere Vorgehen?**

1. Röntgen des Bauchraumes, um eine Hohlorganperforation durch freie Luft im Röntgenbild auszuschließen
2. Ultraschalluntersuchung des Bauches, um freie Flüssigkeit als Hinweis auf eine innere Verletzung auszuschließen
3. Hämatokrit und Erythrozytenzahl bestimmen, um gegebenenfalls eine innere Blutung zu erkennen
4. Sondieren des Stichkanals und operative Eröffnung desselben
5. Tetanusschutz überprüfen und Blutdruckmessung
6. Begleitung des Patienten zu den Untersuchungen wegen drohender Schockgefahr

- ❑ A 1 + 3 + 5 + 6
- ❑ B 1 + 2 + 5 + 6
- ❑ C 2 + 4
- ❑ D 1 + 2 + 3 + 5 + 6
- ❑ E Alle Antworten sind richtig.

1.129 **Ein Patient wird in die Ambulanz mit Verbrennungen 2. bis 3. Grades über 30% der Körperoberfläche eingeliefert. Welche Maßnahmen sind primär erforderlich?**

1. Verband mit Brandsalben
2. Ausreichende Flüssigkeitszufuhr mit Mengen bis zu fünf Litern
3. Angehörige informieren
4. Tetanusschutz
5. Intensivmedizinische Überwachung
6. Ausreichende Schmerzbekämpfung, eventuell direktes Einleiten einer Narkose

- ❑ A 1 + 4 + 5
- ❑ B 2 + 4 + 5 + 6
- ❑ C 1 + 3 + 4
- ❑ D 3 + 5 + 6
- ❑ E Alle Antworten sind richtig.

1.130 **Der Schock bei einer frischen Verbrennung 3. Grades ist aufzufassen als:**

- ❑ A Hämorrhagischer Schock
- ❑ B Anaphylaktischer Schock
- ❑ C Endotoxinschock
- ❑ D Volumenmangelschock

1.131 **Folgende Punkte haben entscheidenden Einfluss darauf, ob ein Knochenbruch fest verheilt:**

1. Ruhigstellung
2. Durchblutung
3. Infektion
4. Lokalisation des Bruches

- ❑ A 1 + 2 + 3
- ❑ B 1 + 3
- ❑ C 2 + 4
- ❑ D 3 + 4
- ❑ E Alle Antworten sind richtig.

1.132 **Bei Osteosynthesen zählen zu den intramedullären Kraftträgern:**

1. Ender-Nägel
2. Winkelplatten
3. Zuggurtungen
4. Marknägel
5. DC-Platten

- ❑ A 1 + 4
- ❑ B 2 + 4 + 5
- ❑ C 3 + 4 + 5
- ❑ D 1 + 2 + 3 + 4
- ❑ E Alle Antworten sind richtig.

1.133 **Welche akute Komplikation kann bei Wirbelfrakturen auftreten?**

- ❑ A Osteomyelitis
- ❑ B Fistelbildung
- ❑ C Querschnittlähmung
- ❑ D Kalter Abszess
- ❑ E Facialislähmung

1.134 **Welches ist der wichtigste Vorteil einer operativen Frakturbehandlung?**

- ❑ A Schnellere Frakturheilung
- ❑ B Frühzeitige Wiederherstellung der Beweglichkeit
- ❑ C Schnelles Erreichen der Arbeitsfähigkeit
- ❑ D Geringe Infektionsgefahr
- ❑ E Sofortige Belastungsstabilität

1.135 **Welche drei Phasen der Wundheilung kennen Sie?**

1. Exsudationsphase
2. Reparationsphase
3. Desquamationsphase
4. Reaktivierungsphase
5. Proliferationsphase

- ❑ A 1 + 2 + 4
- ❑ B 1 + 4 + 5
- ❑ C 1 + 2 + 5
- ❑ D 1 + 2 + 3
- ❑ E 2 + 4 + 5

1.136 **Für die Beurteilung der Prognose des manifesten Tetanus ist wichtig**

1. Die Inkubationszeit
2. Die Zeit zwischen den ersten Symptomen und den ersten Krampfanfällen
3. Die Schwere der Krämpfe
4. Die Körpertemperatur

- ❑ A 1 + 4
- ❑ B 1 + 2 + 4
- ❑ C 2 + 3 + 4
- ❑ D 1 + 2 + 3
- ❑ E Alle Antworten sind richtig.

1.137 **Gefahren des „stumpfen Bauchtraumas" bestehen in**

1. Leber- und Milzruptur
2. Peritonitis
3. Blutungen in die freie Bauchhöhle
4. Nervenläsionen

❑ A 1 + 2
❑ B 2 + 3
❑ C 3 + 4
❑ D 1 + 3
❑ E Alle Antworten sind richtig.

1.138 **Welche Symptome weisen auf eine Milzruptur nach stumpfem Bauchtrauma hin?**

❑ A Tachykardie, Blutdruckabfall, Abwehrspannung der Bauchdecke
❑ B Zunahme des Bauchumfanges, Bradykardie, Blutdruckabfall
❑ C Rippenserienbruch links, Hypertonie, Tachykardie
❑ D Abwehrspannung im rechten Oberbauch, Schmerzausstrahlung bis in die rechte Schulter
❑ E Freie Luft unter der Zwerchfellkuppel bei der Röntgenaufnahme des Abdomens

1.139 **Welche Aussagen zur Verbrennungskrankheit treffen zu?**

1. Sie entsteht nur bei Verbrennungen 3. Grades ab 20 % Verbrennung der Körperoberfläche.
2. Es entstehen auf dem Verbrennungsbereich begrenzte Ödeme.
3. Durch toxische Lipoproteine aus dem verbrannten Gewebe kommt es zu einer generalisierten Kapillarschädigung.
4. Es entstehen Mikrothromben an wichtigen Organen.
5. Von einer Verbrennungskrankheit spricht man, wenn Komplikationen wie z.B. Sepsis, Pneumonie oder Ileus den Zustand des Patienten erheblich verschlechtern.
6. Für die generalisiertern Ödeme ist die Hypalbuminämie verantwortlich.

❑ A 2 + 3
❑ B 3 + 4 + 6
❑ C 4 + 6
❑ D 1 + 4 + 5
❑ E Alle Antworten sind richtig.

1.140 **Eine Milzruptur**

1. kann organerhaltend operiert werden
2. kann in ihrem Verlauf ein- oder zweiseitig sein
3. erfordert immer eine Splenektomie
4. ist eine seltene Komplikation eines stumpfen Bauchtraumas
5. wird mittels Laparoskopie diagnostiziert

❑ A 1 + 2
❑ B 1 + 2 + 4
❑ C 2 + 3
❑ D 2 + 3 + 5
❑ E 2 + 3 + 4 + 5

1.141 **Bei einer offenen Fraktur 1. Grades**

1. ist der Knochen in mehrere Teile zersplittert
2. ist die Infektionsgefahr stark erhöht
3. ist die Behandlung nur durch Extension möglich
4. sind die Knochenfragmente nach außen durchstoßen
5. ist immer auch ein Gelenk verletzt

❑ A 1 + 2
❑ B 2 + 4
❑ C 3 + 5
❑ D 1 + 2 + 3
❑ E Alle Antworten sind richtig.

1.142 **Primäre Knochenheilung oder Kontaktheilung**

1. kann nur durch Osteosynthese auftreten
2. geht immer mit Kallusbildung einher
3. gibt keine Kallusbildung
4. entsteht durch Verkalkung im Frakturhämatom

❑ A 1 + 2
❑ B 1 + 2 + 3
❑ C 3 + 4
❑ D 2 + 4
❑ E 1 + 3

1.143 **Die Osteomyelitis**

1. ist eine rheumatische Erkrankung
2. führt zu aseptischen Knochennekrosen
3. kann im Kindesalter durch eine hämatogene Streuung entstehen
4. kann sekundär bei offenen Frakturen entstehen
5. ist immer auf mangelnde Asepsis zurückzuführen

❑ A 1 + 3
❑ B 2 + 4
❑ C 3 + 4
❑ D 4 + 5
❑ E 2 + 3 + 4

1.144 **Ein Gipsverband**

1. darf nie länger als 6 Wochen belassen werden
2. muss immer zirkulär angelegt werden
3. kann Lähmungen verursachen
4. muss nur ein benachbartes Gelenk einschließen
5. muss regelmäßig kontrolliert werden

❑ A 1 + 2 + 3
❑ B 2 + 3
❑ C 3 + 5
❑ D 4 + 5
❑ E Alle Antworten sind richtig.

Schädel

1.145 **Bei den Schädel-Hirn-Traumen unterscheidet man prinzipiell zwischen offenen und geschlossenen Schädel-Hirn-Verletzungen. Wann spricht man von einer offenen Schädel-Hirn-Verletzung?**

❑ A bei breit klaffendem Frakturspalt
❑ B wenn eine längere Bewusstlosigkeit vorliegt
❑ C wenn die harte Hirnhaut eröffnet ist
❑ D wenn A) und B) zutreffen

1.146 **Nennen Sie Untersuchungsmethoden mit guter Aussagekraft bei einem frischen, schweren Schädel-Hirn-Trauma!**

1. Zerebrale Angiographie
2. Hirnszintigraphie
3. EEG
4. Computertomographie
5. Myelographie

❑ A 1 + 2 + 3
❑ B 4 + 5
❑ C 2 + 4
❑ D 1 + 4
❑ E Alle Antworten sind richtig.

1.147 **Welche Symptome können bei einem Hirnverletzten auf eine Hirndrucksteigerung hinweisen?**

1. Druckpuls
2. Blutdruckabfall
3. Pupillenstarre
4. kleiner fadenförmiger Puls
5. positiver Babinski-Reflex

❑ A 1 + 2 + 5
❑ B 1 + 4 + 5
❑ C 3 + 4 + 5
❑ D 1 + 3 + 5

1.148 **Das typische Symptom für ein epidurales Hämatom nach einem Unfall ist**

❑ A die andauernde Bewusstlosigkeit
❑ B eine Hypothermie
❑ C die sekundäre Bewusstlosigkeit
❑ D eine andauernde Somnolenz

1.149 **Eine operative Behandlung ist unerlässlich bei**

❑ A Commotio cerebri
❑ B Schädelbasisfraktur
❑ C Gehirnerschütterung
❑ D Impressionsfraktur des Schädels

1.150 Bei einem subduralen Hämatom

1. handelt es sich um eine venöse Blutung
2. ist vielfach das so genannte „freie Intervall" zu beobachten
3. ist die Blutung zwischen Schädelkalotte und Dura mater zu beobachten
4. ist eine Hirndrucksteigerung zu beobachten

❑ A 1 + 4
❑ B 1 + 2 + 3
❑ C 1 + 3
❑ D 1 + 2 + 4
❑ E Alle Antworten sind richtig.

1.151 Welche charakteristischen Symptome verursacht das subdurale Hämatom?

1. Blutung aus den Ohren
2. Schwindel, Erbrechen
3. Druckpuls
4. Miosis auf der Herdseite
5. Mydriasis auf der Herdseite
6. Fadenförmiger, tachykarder Puls

❑ A 1 + 2 + 3
❑ B 2 + 3 + 5
❑ C 2 + 3 + 4
❑ D 1 + 4 + 5
❑ E Alle Antworten sind richtig.

1.152 Eine Meningitis nach geschlossenem Schädel-Hirn-Trauma lässt am ehesten schließen auf eine/einen

❑ A intrakranielle Blutung
❑ B Contusio cerebri
❑ C Liquorfistel
❑ D Commotio cerebri
❑ E Hydrocephalus occlusus

1.153 **Kommt es durch traumatische Einwirkung auf den Schädel zu einer vorübergehenden Funktionsstörung des Gehirns ohne Beschädigung des Gehirngewebes, so handelt es sich um eine/ein**

❑ A Contusio cerebri
❑ B Encephalomyelitis disseminata
❑ C Compressio cerebri
❑ D Commotio cerebri
❑ E posttraumatisches Liquorsyndrom

Thorax

1.154 **Welche Aussagen zum Pneumothorax treffen zu?**

1. Beim Pneumothorax handelt es sich um eine Blutansammlung im Pleuraraum.
2. Die Notfallbehandlung eines Ventil-(Spannungs-)Pneumothorax besteht in der Umwandlung in einen offenen Pneumothorax durch Pleurapunktion.
3. Die Entstehung eines Pneumothorax ist durch Riss einer Emphysemblase möglich.
4. Beim Ventil-(Spannungs-)Pneumothorax handelt es sich um die am wenigsten bedrohliche Form des Pneumothorax.
5. Die Behandlung eines Pneumothorax erfolgt durch Einbringen einer Thoraxdrainage und Absaugen mit begrenztem Sog. Bei ganz geringer Ausprägung kann zunächst abgewartet werden.

❑ A 1 + 3 + 4 + 5
❑ B 2 + 3 + 5
❑ C 3 + 4 + 5
❑ D 3 + 5
❑ E 1 + 4

1.155 **Bei einem Verletzten mit einem offenen Pneumothorax müssen Sie am Unfallort (als wichtigste Erste-Hilfe-Maßnahme)**

❑ A mit einer weitlumigen Kanüle punktieren
❑ B eine provisorische Saugdrainage anlegen
❑ C eine assistierte Mund-zu-Mund-Beatmung durchführen
❑ D den Patienten sofort in Seitenlage bringen
❑ E die Wunde mit einem luftdichten Verband abdichten

1.156 **Ordnen Sie die aufgeführten Begriffe der beiden Listen einander zu und kreuzen Sie die richtige Aussagekombination an:**

Liste 1	*Liste 2*
A Spannungspneumothorax	1. sofortige Umwandlung des offenen in einen geschlossenen Pneumothorax und evtl. Anlegen einer Bülau-Drainage
B Rippenserienfraktur mit instabilem Thorax	2. Thoraxdrainage nach Bülau
C offener Pneumothorax	3. Intubation und Beatmung

- ❑ A A3, B2, C1
- ❑ B A2, B1, C3
- ❑ C A2, B3, C1
- ❑ D A1, B2, C3

1.157 **Die Behandlung eines Pneumothorax erfordert**

- ❑ A die sofortige endotracheale Intubation
- ❑ B eine Thorakotomie
- ❑ C eine Pleurapunktion
- ❑ D das Anlegen einer Bülau-Drainage

1.158 **Ein instabiler Thorax**

1. kann durch eine isolierte Rippenfraktur verursacht werden
2. führt zur Einziehung der instabilen Thoraxwand bei Inspiration
3. kann durch Rippenstückfrakturen verursacht werden
4. wird mit einer Bülau-Drainage behandelt
5. wird durch Überdruckbeatmung behandelt

- ❑ A 1 + 3 + 5
- ❑ B 2 + 3 + 5
- ❑ C 1 + 4
- ❑ D 2 + 4
- ❑ E Alle Antworten sind richtig.

1.159 **Ein Hautemphysem kann auftreten bei**

- ❑ A Pneumonie
- ❑ B Rippenfraktur
- ❑ C Bronchialkarzinom
- ❑ D Lungenemphysem

1.160 **Was ist ein Chylothorax?**

- ❑ A eine Ansammlung von Lymphflüssigkeit aus dem Abdominalraum im Pleuraspalt
- ❑ B eine fassartige Thoraxform
- ❑ C ein Pleuraerguss bei akuter Cholezystitis
- ❑ D eine Röntgenaufnahme des Thorax mit gleichzeitigem Bariumbreischluck

1.161 **Die Fraktur des Schlüsselbeins wird**

- ❑ A immer operativ therapiert
- ❑ B immer konservativ therapiert
- ❑ C kann mittels Rucksackverband behandelt werden
- ❑ D kann mittels Schildkrötenverband behandelt werden

1.162 **Folgen eines geschlossenen Thoraxtraumas können sein:**

1. Pneumothorax
2. Rippenfraktur
3. Lungenkontusion
4. Lungenemphysem
5. Hämatothorax

- ❑ A 2 + 3 + 4 + 5
- ❑ B 1 + 2 + 3
- ❑ C 1 + 2 + 3 + 4
- ❑ D 1 + 2 + 3 + 5
- ❑ E 1 + 2 + 5

1.163 **Komplizierte Begleitverletzungen bei der Klavikularfraktur sind Verletzungen:**

1. im Schultergelenk
2. des Nervengeflechts
3. der A. subclavia
4. am Sternum

- ❑ A 1 + 2
- ❑ B 2 + 3
- ❑ C 3 + 4
- ❑ D 2 + 4
- ❑ E Alle Antworten sind richtig.

1.164 **Bei einer Rippenserienfraktur (instabil)**

1. wird immer eine operative Behandlung erforderlich
2. kann eine Beatmungstherapie für wenige Wochen erforderlich sein
3. ist eine paradoxe Atmung zu beobachten
4. wird auf der verletzten Seite eine Thoraxdrainage gelegt

❑ A 1 + 3
❑ B 2 + 3
❑ C 2 + 4
❑ D 1 + 4
❑ E Alle Antworten sind richtig.

1.165 **Wie behandelt man eine durch Rippenbrüche entstandene Instabilität des Thorax?**

❑ A durch operative Sanierung der Rippen
❑ B durch Überdruckbeatmung
❑ C durch Anlegen eines Gipskorsetts
❑ D durch Pflasterverbandfixation
❑ E durch operative Entfernung der Knochenteile

1.166 **Zu den neurogenen Mediastinaltumoren zählen:**

1. Thymome
2. Neurofibrome
3. Lymphome
4. Teratome
5. Sympathikoblastome

❑ A 2 + 3
❑ B 1 + 3 + 4
❑ C 2 + 5
❑ D 4 + 5
❑ E Alle Antworten sind richtig.

Obere Extremität

1.167 Welche Komplikation wird bei der geschlossenen Oberarmschaftfraktur am häufigsten gesehen?

- ❑ A Schädigung des N. medianus
- ❑ B Schädigung des N. radialis
- ❑ C Schädigung des N. ulnaris
- ❑ D Schädigung des N. brachialis
- ❑ E Ostitis

1.168 Eine subkapitale Humerusfraktur

- ❑ A wird meist konservativ behandelt
- ❑ B wird grundsätzlich operiert
- ❑ C braucht keine Therapie
- ❑ D wird mit externem Fixateur stabilisiert

1.169 Ein zirkulärer Unterarmgips bei geschlossener Fraktur muss

- ❑ A längere Zeit feucht gehalten werden
- ❑ B über der Bruchstelle quergespalten werden
- ❑ C in voller Länge gespalten werden
- ❑ D zur Verhinderung einer Ödembildung besonders eng anliegen

1.170 Welcher Nerv wird beim Karpaltunnelsyndrom geschädigt?

- ❑ A N. ulnaris
- ❑ B N. femoralis
- ❑ C N. medianus
- ❑ D N. radialis
- ❑ E N. axillaris

1.171 Komplikation einer Kahnbeinfraktur an der Hand kann sein

- ❑ A eine Osteomyelitis
- ❑ B eine Fallhand
- ❑ C eine Krallenhand
- ❑ D eine Versteifung des Daumengrundgelenks
- ❑ E eine Pseudarthrose

Untere Extremität/Rumpf

1.172 Welches ist die häufigste Verletzung einer vorderen Beckenringfraktur?

- ❑ A Verletzung der Blase und der Harnröhre
- ❑ B Verletzung der A. femoralis
- ❑ C Verletzung des N. ischiadicus
- ❑ D Verletzung des Uterus
- ❑ E Verletzung des Rektums

1.173 Bei einem Unfallverletzten mit offener, stark blutender Oberschenkelfraktur kann es kommen zum

- ❑ A toxischen Schock
- ❑ B kardiogenen Schock
- ❑ C hämorrhagischen Schock
- ❑ D allergischen Schock
- ❑ E anaphylaktischen Schock

1.174 Welche der genannten Erkrankungen oder Verletzungen kann zu einer Gelenksperre führen?

- ❑ A der Meniskusabriss
- ❑ B der Seitenbandriss
- ❑ C der Kreuzbandriss
- ❑ D der Morbus Osgood-Schlatter
- ❑ E die Kniegelenkentzündung

1.175 Warum sollte eine Tibiakopffraktur mit Kniegelenkbeteiligung operativ behandelt werden?

- ❑ A damit der Knochen an der Frakturstelle schneller heilt
- ❑ B weil an dieser Stelle eine Heilung ohne Osteosynthese nicht möglich ist
- ❑ C weil die Tibiavorderkante direkt unter der Haut liegt und durch die mangelnde Weichteildeckung oft Komplikationen bestehen
- ❑ D weil schon geringste Stufen der Gelenkfläche zu einer frühzeitigen Arthrose im Kniegelenk führen können
- ❑ E weil es immer zu einem Meniskusabriss kommt

1.176 Der Küntscher-Nagel kommt zur Anwendung bei Frakturen

1. des Oberschenkelhalses
2. des Oberschenkelschaftes
3. des Schienbeinschaftes
4. des Fersenbeins
5. der Patella

- ❑ A 1 + 2 + 3
- ❑ B 2 + 4 + 5
- ❑ C 1 + 3 + 5
- ❑ D 2 + 3
- ❑ E Alle Antworten sind richtig.

1.177 Zur Vermeidung einer Peroneuslähmung ist beim Gips besonders abzupolstern

- ❑ A die Tuberositas tibiae (Schienbeinrauigkeit)
- ❑ B das Fibulaköpfchen
- ❑ C die Fersengegend
- ❑ D der laterale Knöchel

1.178 Ein Schubladenphänomen ist ein charakteristisches Zeichen für

- ❑ A Eine Pseudarthrose des Schienbeins
- ❑ B Einen Bandscheibenvorfall
- ❑ C Eine Meniskusschädigung
- ❑ D Eine Schädigung der Kreuzbänder des Kniegelenks

1.179 Die glatte Olecranonabrissfraktur wird typischerweise behandelt durch:

- ❑ A Bohrdrahtosteosynthese
- ❑ B Zuggurtung
- ❑ C Verschraubungen
- ❑ D Ruhigstellung in Gips ohne Operation
- ❑ E Plattenosteosynthese

1.180 **Ein 30-jähriger Patient wird mit einer frischen, geschlossenen Unterschenkeltrümmerfraktur eingeliefert. Die beste konservative Behandlung ist:**

❑ A Zirkulärer Oberschenkelliegegips
❑ B Reposition und Streckverband
❑ C Zirkulärer Unterschenkelgips
❑ D Frühfunktionelle Behandlung auf der Bewegungsschiene
❑ E Hochlagerung, elastische Binde

1.181 **Der Achillessehnenriss**

1. macht den aktiven Zehenstand unmöglich
2. ist eine Krankheit des Jugendalters
3. erfordert eine Gipsruhigstellung in Spitzfußstellung
4. wird operativ mittels Durchflechtungsnaht nach „Bunnel" versorgt
5. zeigt sich äußerlich als schmerzhafte Schwellung im Rissbereich

❑ A 1 + 2 + 4
❑ B 1 + 3 + 4
❑ C 1 + 4 + 5
❑ D 2 + 3 + 4
❑ E 3 + 4 + 5

1.182 **Ordnen Sie den aufgeführten Frakturen die meist angewandte Behandlungsform zu und kreuzen Sie die richtige Aussagekombination an:**

Liste 1	*Liste 2*
A Offene Unterschenkelfraktur	1. Overhead-Extension
B Oberschenkelfraktur des Kleinkindes	2. Fixateur externe
C Radiusgrünholzfraktur an typischer Stelle	3. Gipsschiene

❑ A A1, B2, C3
❑ B A2, B1, C3
❑ C A3, B2, C1
❑ D A1, B3, C2
❑ E A3, B1, C2

2 GYNÄKOLOGIE

Allgemeines

2.1 Die Patientin soll nach einer Hysterektomie

- ❑ A 24 Stunden strenge Bettruhe halten
- ❑ B am Abend des OP-Tages mobilisiert werden
- ❑ C 48 Stunden strenge Bettruhe halten
- ❑ D erst dann mobilisiert werden, wenn sie es wünscht

2.2 Eine vaginale Hysterektomie

- ❑ A ist die Entfernung der Gebärmutter durch die Bauchdecke
- ❑ B ist die Therapie beim fortgeschrittenen Kollumkarzinom
- ❑ C ist die Entfernung der Gebärmutter durch die Scheide
- ❑ D umfasst die Resektion des oberen Drittels der Vagina
- ❑ E kann bei Myomen des Uterus nicht durchgeführt werden

2.3 Unter einer Uterusexstirpation versteht man

- ❑ A eine Lageveränderung des Uterus
- ❑ B ein Uterusmyom
- ❑ C eine operative Entfernung des Uterus
- ❑ D eine Uterus-Radiumeinlage

2.4 **Ordnen Sie die Begriffe der beiden Listen einander zu und kreuzen Sie die richtige Aussagekombination an:**

Liste 1	*Liste 2*
A Endometriose	1. Blutungsanomalien, evtl. Sterilität
B Descensus uteri	2. atypische Uterusschleimhaut
C Myome	3. Rektozele, Zystozele

- ❏ A A1, B2, C3
- ❏ B A2, B3, C1
- ❏ C A3, B2, C1
- ❏ D A2, B1, C3
- ❏ E A3, B1, C2

2.5 **Unter einer Amenorrhö versteht man**

- ❏ A eine zu seltene Regelblutung
- ❏ B eine zu schwache Regelblutung
- ❏ C ein Fehlen der Regelblutung
- ❏ D eine verstärkte, schmerzhafte Regelblutung
- ❏ E eine unregelmäßige Regelblutung

2.6 **Wodurch wird die Erhöhung der Basaltemperatur hervorgerufen?**

- ❏ A durch die Prolaktinausschüttung
- ❏ B durch die Oxytocinausschüttung
- ❏ C durch die Progesteronausschüttung
- ❏ D durch die Östrogenausschüttung

2.7 **Die Bartholinitis**

- ❏ A ist eine Entzündung im Bereich des Ovars
- ❏ B tritt häufig nach der Menopause auf
- ❏ C ist eine Entzündung im Bereich der Vulva
- ❏ D geht mit eitrigem Ausfluss aus der Vagina einher
- ❏ E tritt typischerweise im Wochenbett auf

2.8 **Ordnen Sie die aufgeführten Begriffe der beiden Listen einander zu und kreuzen Sie die richtige Aussagekombination an:**

Liste 1	*Liste 2*
A Metrorrhagie	1. erste Uterusblutung
B Menarche	2. schmerzhafte Menstruation
C Dysmenorrhö	3. seltene Uterusblutung
D Oligomenorrhö	4. azyklische Uterusblutung

❑ A A2, B1, C3, D4
❑ B A2, B3, C1, D4
❑ C A4, B1, C2, D3
❑ D A1, B3, C4, D2
❑ E A3, B1, C2, D4

2.9 **Ordnen Sie die aufgeführten Begriffe der beiden Listen einander zu und kreuzen Sie die richtige Aussagekombination an:**

Liste 1	*Liste 2*
A Menorrhö	1. keine Menstruation
B Amenorrhö	2. Menstruation mit stärkeren Schmerzen
C Polymenorrhö	3. normale Menstruation
D Eumenorrhö	4. regelmäßige, zu häufige Menstruation
E Dysmenorrhö	5. regelmäßige, zu starke Menstruation

❑ A A1, B2, C3, D4, E5
❑ B A5, B1, C4, D3, E2
❑ C A4, B5, C1, D3, E2
❑ D A2, B3, C5, D1, E4

2.10 **Die Menarche ist**

❑ A die Entwicklung der weiblichen Brust
❑ B der erste ovulatorische Zyklus
❑ C die erste Regelblutung bei Mädchen
❑ D die letzte Regelblutung
❑ E der Beginn der Fruchtbarkeit

2.11 **Die Befruchtung findet normalerweise statt**

❑ A in der Bauchhöhle
❑ B im Ovar
❑ C in der Tube
❑ D in der Gebärmutter

2.12 **Welches Symptom ist u.a. kennzeichnend für eine Eklampsie?**

- ❑ A Kussmaul-Atmung
- ❑ B plötzlicher Blutdruckabfall
- ❑ C tonisch-klonische Krämpfe
- ❑ D retrograde Amnesie

2.13 **Eine Tubenligatur verhindert**

- ❑ A die Einnistung des befruchteten Eies in den Uterus
- ❑ B die Befruchtung der Eizelle
- ❑ C die Menstruation
- ❑ D die Ovulation
- ❑ E die Sekretionsphase des Uterus

2.14 **Zu den Krebsvorsorgeuntersuchungen der Frau gehören folgende Maßnahmen:**

1. rektale Untersuchungen
2. Phosphatasebestimmungen
3. Tomographie
4. gynäkologische Untersuchungen und Zellabstrich von der Portio
5. Tastuntersuchungen der Brust
6. Blutbild und BSG

- ❑ A 1 + 2 + 3
- ❑ B 2 + 3 + 4
- ❑ C 1 + 4 + 5
- ❑ D 1 + 3 + 6

2.15 **So genannte Schokoladenzysten entstehen bei**

- ❑ A Myomen
- ❑ B Dermoiden
- ❑ C Kystomen
- ❑ D Bartholinitis
- ❑ E Endometriosen

2.16 **Infektionserreger einer Bartholinitis können sein**

- ❑ A Staphylokokken
- ❑ B Streptokokken
- ❑ C Gonokokken
- ❑ D Alle Antworten sind richtig.

2.17 **Für die Entstehung entzündlicher Prozesse der weiblichen Beckenorgane steht folgender Infektionsweg im Vordergrund:**

- ❑ A aufsteigende Infektion
- ❑ B lymphogene Infektion
- ❑ C hämatogene Infektion
- ❑ D absteigende Infektion

2.18 **Weißliche, trockene, abwischbare Beläge in der Vagina und geruchloser weißlicher Fluor lassen auf eine Infektion durch welchen Erreger vermuten?**

- ❑ A Gonokokken
- ❑ B Trichomonaden
- ❑ C Spirochäten
- ❑ D Soorpilz
- ❑ E Staphylokokken

2.19 **Welche Symptomatik macht eine Soorkolpitis?**

- ❑ A hohe BSG, hohes Fieber, Leukozytose
- ❑ B Jucken und Brennen in der Vagina
- ❑ C Blutungen aus der Vagina
- ❑ D gelblicher, schaumiger Fluor vaginalis
- ❑ E Sie verläuft symptomlos.

2.20 **Bei einer schmerzhaften entzündlichen Rötung und Schwellung im Bereich der großen Labien ist es eine**

- ❑ A Adnexitis
- ❑ B Parametritis
- ❑ C Bartholinitis
- ❑ D Urethritis
- ❑ E Kolpitis

2.21 **Welche Bakterien sind in der Vagina physiologisch?**

- ❑ A Streptokokken
- ❑ B Staphylokokken
- ❑ C Colibakterien
- ❑ D Döderlein-Milchsäurebakterien (Stäbchen)
- ❑ E Klebsiellen
- ❑ F Salmonellen

2.22 **Wodurch kommt eine Menstruationsblutung zustande?**

- ❑ A Eisprung
- ❑ B Verletzung der Gebärmutter
- ❑ C Zerfall und Abstoßung der Uterusschleimhaut
- ❑ D Befruchtung

2.23 **Welches Zeichen deutet darauf hin, dass eine Ovulation stattgefunden hat?**

- ❑ A Unwohlsein
- ❑ B Ausbleiben der Regelblutung
- ❑ C positiver Progesterontest
- ❑ D Erhöhung der Basaltemperatur um 0,4–0,6 °C

2.24 **Eine Abrasio ist bei einer 40-jährigen Patientin dringend indiziert bei folgender Störung:**

- ❑ A Dysmenorrhö
- ❑ B Metrorrhö
- ❑ C Oligomenorrhö
- ❑ D Amenorrhö

2.25 **Welches ist die erste Behandlungsmethode einer Blutung aus der Gebärmutter in der Menopause?**

- ❑ A Hysterektomie
- ❑ B Kürettage
- ❑ C Östrogenbehandlung
- ❑ D das Legen von Radium
- ❑ E Keine Aussage trifft zu.

2.26 **Ordnen Sie die aufgeführten Begriffe der beiden Listen einander zu und kreuzen Sie die richtige Aussagekombination an:**

Liste 1	*Liste 2*
A Parametritis	1. Ovarialendometriose
B Adnexitis	2. gutartiger Tumor
C Teerzyste	3. extraperitoneale Reizung
D Myom	4. Entzündung der Eileiter und der Eierstöcke

- ❑ A A3, B4, C1, D2
- ❑ B A3, B1, C2, D4
- ❑ C A2, B3, C1, D4
- ❑ D A4, B3, C2, D1

2.27 **Ein typisches Symptom der Endometriose sind/ist**

- ❑ A Zwischenblutungen
- ❑ B Dysmenorrhö
- ❑ C verlängerter Zyklus
- ❑ D Hypermenorrhö

2.28 **Ordnen Sie die aufgeführten Begriffe der beiden Listen einander zu und kreuzen Sie die richtige Aussagekombination an:**

Liste 1	*Liste 2*
A Vulvitis	1. Muskelgeschwulst der Gebärmutter
B Endometriosis externa	2. Entzündung der äußeren Geschlechtsteile
C Myom	3. Schleimhautinseln in den Eierstöcken, z.B. auf dem Bauchfell des kleinen Beckens, in der Vagina

- ❑ A A1, B2, C3
- ❑ B A3, B1, C2
- ❑ C A2, B3, C1

2.29 **Was versteht man unter Endometriose?**

- ❑ A Verletzung des Endometriums bei einer Abrasio
- ❑ B eine bakterielle Entzündung des Endometriums
- ❑ C eine pathologische Lokalisation von Uterusschleimhaut (Korpusendometrium)
- ❑ D eine verstärkte Blutungsneigung des Endometriums
- ❑ E Keine Antwort ist richtig.

2.30 **Ordnen Sie die diagnostischen Maßnahmen den jeweiligen Untersuchungsmethoden zu und kreuzen Sie die richtige Aussagekombination an:**

Liste 1	*Liste 2*
A Zytologie	1. Abrasio
B Histologie	2. Krebsvorsorgeabstrich
	3. Konisation
	4. Knipsbiopsie

- ❑ A A1, B2, B3, A4
- ❑ B B1, A2, A3, A4
- ❑ C B1, A2, B3, B4
- ❑ D A1, B2, A3, B4

2.31 **Eine akute Mastitis ist**

1. eine bösartige Erkrankung der Brustdrüse
2. eine vorwiegend in der Stillzeit auftretende Erkrankung
3. eine durch Bakterien hervorgerufene Entzündung der Brustdrüse (meist Streptokokken oder Staphylokokken)
4. eine gutartige Vergrößerung der Brustdrüse
5. eine bindegewebige Umwandlung der Brustdrüse im Alter

❑ A 1 + 2 + 3
❑ B 1 + 5
❑ C 2
❑ D 2 + 3
❑ E 4

2.32 **Ordnen Sie die aufgeführten Begriffe der beiden Listen einander zu und kreuzen Sie die richtige Aussagekombination an:**

Liste 1	*Liste 2*
A Stillamenorrhö	1. Stress, Angstsituation
B Amenorrhö in der Postmenopause	2. Prolaktinerhöhung
C Primäre Amenorrhö	3. erloschene Ovarialfunktion
D Sekundäre hypothalamische Amenorrhö	4. Chromosomenanomalie

❑ A A1, B2, C3, D4
❑ B A3, B1, C2, D4
❑ C A2, B3, C4, D1
❑ D A4, B2, C1, D3
❑ E A2, B3, C1, D4

2.33 **Ordnen Sie die aufgeführten Begriffe der beiden Listen einander zu und kreuzen Sie die richtige Aussagekombination an:**

Liste 1	*Liste 2*
A Amnioskopie	1. Beurteilung des Uterus und der Eileiter
B Kolposkopie	2. Beurteilung des Fruchtwassers
C Hysterosalpingographie	3. Beurteilung der Scheide

- ❑ A A3, B2, C1
- ❑ B A2, B1, C3
- ❑ C A1, B2, C3
- ❑ D A1, B3, C2
- ❑ E A2, B3, C1

2.34 **Ordnen Sie die aufgeführten Begriffe der beiden Listen einander zu und kreuzen Sie die richtige Aussagekombination an:**

Liste 1	*Liste 2*
A Zystozele	1. Austreten des Collum uteri aus der Vulva
B Rektozele	2. Aussackung der hinteren Scheidenwand
C Enterozele	3. Tiefertreten des vorderen Teils der Vaginawand
D Descendus uteri 2. Grades	4. Darmbruch in das Septum vaginalis

- ❑ A A1, B2, C3, D4
- ❑ B A3, B2, C4, D1
- ❑ C A2, B1, C4, D3
- ❑ D A4, B3, C2, D1
- ❑ E A2, B3, C1, D4

2.35 **Bei der Radikaloperation nach Wertheim-Meigs werden entfernt**

1. der gesamte Uterus
2. die Parametrien
3. eine Scheidenmanschette
4. ggf. die Ovarien
5. die entsprechenden Lymphabflusswege

- ❑ A 1
- ❑ B 1 + 3
- ❑ C 1 + 2 + 3
- ❑ D 1 + 2 + 3 + 4
- ❑ E Alle Antworten sind richtig.

2.36 **Die Adnexitis**

- ❑ A ist eine seltene Erkrankung des weiblichen Genitale
- ❑ B wird operativ behandelt
- ❑ C kann als Komplikation eine sekundäre Sterilität hervorrufen
- ❑ D ist in der Regel eine Entzündung eines Ovars
- ❑ E wird meist durch hämatogene Streuung verursacht

2.37 **Bei der Adnexitis sind entzündlich verändert**

- ❑ A Tube und Uterus
- ❑ B Ovar und Tube
- ❑ C Parametrium
- ❑ D Portio und Tube
- ❑ E Portio und Zervix

2.38 **Die häufigste Folge nach wiederholter Adnexitis ist:**

- ❑ A Endometriose
- ❑ B Korpuspolyp
- ❑ C Sterilität
- ❑ D Eileiterkarzinom
- ❑ E Fehlgeburt

2.39 **Die Galaktographie ist:**

- ❑ A Die röntgenologische Milchgangsdarstellung mit Hilfe eines Kontrastmittels
- ❑ B Die thermographische Untersuchung der Brust
- ❑ C Die röntgenologische Weichteilaufnahme der weiblichen Brust
- ❑ D Die Untersuchung der weiblichen Brust im Ultraschallbild
- ❑ E Die szintigraphische Untersuchung der weiblichen Brust

2.40 **Bei der Trichomonadenkolpitis handelt es sich um**

- ❑ A eine parasitäre Infektion der Scheide
- ❑ B eine meldepflichtige Geschlechtskrankheit
- ❑ C ein Vorstadium des Scheidenkrebses
- ❑ D eine bakterielle Infektion der Scheide

2.41 **Ursachen von Vaginalfluor können sein:**

1. Gonokokken-Infektion
2. Trichomoniasis = Trichomonaden-Infektion
3. Candidiasis = Vagina-Candidose
4. Hormonverschiebungen

❑ A 1 + 2 + 3
❑ B nur 3
❑ C 2 + 3 + 4
❑ D nur 1
❑ E Alle Antworten sind richtig.

2.42 **Ordnen Sie die aufgeführten Begriffe der beiden Listen einander zu und kreuzen Sie die richtige Aussagekombination an:**

Liste 1	*Liste 2*
A Schmerzen während der Menstruation	1. primäre Amenorrhö
B Ausbleiben der Menstruation, länger als drei Monate während der Geschlechtsreife	2. sekundäre Amenorrhö
C Ausbleiben der Menarche bis zum 18. Lebensjahr	3. Dysmenorrhö

❑ A A1, B2, C3
❑ B A2, B3, C1
❑ C A3, B1, C2
❑ D A3, B2, C1
❑ E A2, B3, C1

2.43 **Was trifft für die Blasenmole zu?**

1. Hoher HCG-Titer
2. Zu kleiner Uterus
3. Fetale Herzaktion nachweisbar
4. Bläschenartige Degeneration des Trophoblasten
5. Kann maligne entarten

❑ A 1 + 2 + 4
❑ B 1 + 2 + 5
❑ C 1 + 4 + 5
❑ D 2 + 3 + 5
❑ E 2 + 4

2.44 **Zu dem Krankheitsbild der EPH-Gestose zählen unter anderem folgende pathologische Veränderungen:**

1. Ödeme
2. Anämie
3. Hypertonus
4. Varikosis
5. Proteinurie

❑ A 2 + 3 + 4 + 5
❑ B 2 + 3 + 5
❑ C 2 + 4 + 5
❑ D 1 + 2 + 3
❑ E 1 + 3 + 5

Gravidität

2.45 **Zu den möglichen physiologischen Veränderungen des Organismus der Schwangeren gehören**

1. Vermehrung des Blutvolumens der Schwangeren bis zu 30 %
2. verstärkte Pigmentierung (z.B. Brustwarze, Schamlippen, Linea alba)
3. Lividität von Portio und Scheidenschleimhaut
4. Erhöhung des Blutdrucks in Ruhe über 140/90 mmHg bzw. 12–19 kPa
5. tonogene Dilatation (Erschlaffung) der Ureteren

❑ A 1 + 2
❑ B 1 + 3
❑ C 1 + 2 + 3 + 4
❑ D 1 + 2 + 3 + 5
❑ E Alle Antworten sind richtig.

2.46 **Welche Methoden dienen der Erkennung einer chronischen Plazentainsuffizienz?**

1. Bestimmung von Östriol und HPL im Plasma
2. Kardiographie
3. Ultraschallfetometrie (Messung der Kindsgröße)
4. Amnioskopie
5. Bestimmung des Fundusstandes (1. Leopold-Handgriff)

❑ A 1 + 2
❑ B 1 + 3
❑ C 3 + 5
❑ D 1 + 2 + 3 + 4
❑ E 1 + 3 + 4 + 5

2.47 **Welche Aussage zur Injektion von Anti-D (z.B. Rhesogam) trifft zu?**

1. Es zerstört bei der Geburt übergetretene Rh-positive Erythrozyten im Blut der Mutter.
2. Es ist indiziert bei Abort einer Rh-positiven Mutter.
3. Es ist indiziert bei Abort einer Rh-negativen Mutter.
4. Es sollte möglichst vor Ablauf von 72 Stunden gegeben werden, damit eine Sensibilisierung verhindert wird.

❑ A Alle Antworten sind richtig.
❑ B 3 + 4
❑ C 1 + 3 + 4
❑ D 1 + 2

2.48 **Unter der Eröffnungsphase der Geburt versteht man**

❑ A Eröffnen der Fruchtblase
❑ B Eröffnen des Muttermundes
❑ C Eröffnen der Vagina
❑ D die Zeit der Presswehen

2.49 **Nach dem Apgar-Index werden beim Neugeborenen folgende Kriterien beurteilt**

1. Körpergröße
2. Hautfarbe
3. Geburtsgewicht
4. Körpertemperatur
5. Atmung
6. Reflexe

❑ A 3 + 4 + 5
❑ B 1 + 2 + 6
❑ C 2 + 5 + 6
❑ D 1 + 3
❑ E Alle Antworten sind richtig.

2.50 **Blutungen in der letzten Zeit der Schwangerschaft sind verdächtig auf**

❑ A Extrauteringravidität
❑ B Uteruskarzinom
❑ C Eklampsie
❑ D Abortus imminens
❑ E Placenta praevia

2.51 **Als Ausgangspunkt für die Bestimmung des Geburtstermins mit Hilfe der Naegele-Regel gilt**

- ❑ A der erste Tag der letzten Menstruation
- ❑ B der letzte Tag der letzten Menstruation
- ❑ C der Ovulationstermin
- ❑ D der Konzeptionstermin

2.52 **Vorzeitige Wehen können verhindert werden durch**

- ❑ A Prostaglandin $F_{2\alpha}$
- ❑ B Prostaglandin E_2
- ❑ C Sympathomimetika (z.B. Partusisten®)
- ❑ D Oxytocin
- ❑ E Methergin

2.53 **Ein sicheres Schwangerschaftszeichen ist**

- ❑ A ständig erhöhte Basaltemperatur
- ❑ B HCG im Urin
- ❑ C Ausbleiben der Menstruation
- ❑ D Uterusvergrößerung

2.54 **Sichere Schwangerschaftszeichen sind**

1. Kindsbewegungen
2. Amenorrhö
3. Übelkeit und morgendliches Erbrechen
4. Nachweis kindlicher Herztöne
5. Zunahme des Bauchumfangs
6. vermehrte Spannung in der Brust
7. palpatorischer Nachweis von Kindsteilen
8. Zunahme der Hautpigmentierung

- ❑ A 2 + 4 + 7
- ❑ B 1 + 4 + 7
- ❑ C 2 + 3 + 4
- ❑ D Alle Antworten sind richtig.

2.55 **Sichere Schwangerschaftszeichen sind**

1. abnormale Essgelüste
2. fetale Herztöne
3. Amenorrhö
4. morgendliches Erbrechen
5. Ultraschallnachweis

❑ A 1 + 4
❑ B 2 + 5
❑ C 2 + 3 + 4
❑ D 4 + 5
❑ E 1 + 2 + 3

2.56 **Ein sicheres Schwangerschaftszeichen ist**

❑ A Vergrößerung der Gebärmutter
❑ B Ausbleiben der Menstruationsblutung
❑ C das Hören der kindlichen Herztöne
❑ D morgendliches Erbrechen
❑ E Gewichtszunahme

2.57 **Welche Untersuchungen sind in der Schwangerschaft im Rahmen der Schwangerenvorsorge wichtig?**

1. Urinuntersuchungen
2. Blutdruckkontrollen
3. Blutgruppen- und Rh-Faktor-Bestimmungen
4. Gewichtskontrollen
5. Blutsenkungskontrollen
6. Stuhluntersuchungen

❑ A 1 + 2 + 3
❑ B 1 + 2 + 3 + 4
❑ C 1 + 2 + 3 + 4 + 5
❑ D 1 + 3 + 4
❑ E Alle Antworten sind richtig.

2.58 **Welche Ursachen können für eine Eileiterschwangerschaft in Betracht kommen?**

1. Chronische Eileiterentzündung
2. Endometriose der Eileiter
3. Retroflexio uteri
4. Anomalien des Eileiters

❑ A 1 + 2 + 3
❑ B 2 + 4
❑ C 1 + 3 + 4
❑ D 1 + 2 + 4
❑ E Alle Antworten sind richtig.

2.59 **Worauf beruht der normale Schwangerschaftstest?**

❑ A auf dem Nachweis von Östrogenen im Urin
❑ B auf dem Nachweis von Gestagenen im Urin
❑ C auf dem Nachweis von Choriongonadotropin im Urin
❑ D auf dem Nachweis von Choriongonadotropin im Blut
❑ E auf dem Nachweis von FSH im Urin

2.60 **Welche Erkrankung der Mutter in der frühen Schwangerschaft kann beim Kind eine angeborene Linsentrübung zur Folge haben?**

❑ A Masern
❑ B Windpocken
❑ C Röteln
❑ D Poliomyelitis

2.61 **Welche Schwangerschaftskomplikationen treten gehäuft auf, wenn die Mutter an Diabetes mellitus erkrankt ist?**

1. kindliche Missbildungen
2. kindliches Übergewicht
3. Hydramnion
4. EPH-Gestose

❑ A 1 + 2
❑ B 1 + 3
❑ C 2 + 4
❑ D 2 + 3 + 4
❑ E Alle Antworten sind richtig.

2.62 **Eine Schwangere legt sich zur geburtshilflichen Untersuchung auf die Untersuchungsliege. Nach ein bis zwei Minuten verspürt sie Beklommenheit, Herzklopfen, Schwindelgefühle. Der Puls ist beschleunigt. Was liegt vermutlich vor?**

- ❑ A eklamptischer Anfall
- ❑ B vorzeitige Plazentalösung
- ❑ C Lungenembolie
- ❑ D Vena-cava-Syndrom
- ❑ E Uterusruptur

2.63 **In der Geburtshilfe spricht man von der Eröffnungsphase, wenn**

- ❑ A die Frau 4 Wochen vor dem errechneten Geburtstermin unregelmäßige Kontraktionen beobachtet
- ❑ B die Fruchtblase ohne gleichzeitiges Auftreten von Wehen springt
- ❑ C regelmäßig Wehen auftreten und der Muttermund etwa 1–4 cm eröffnet ist
- ❑ D eine Zervixinsuffizienz besteht, die eine Cerclage erforderlich macht

2.64 **Welche Aussage über die Placenta praevia trifft zu?**

- ❑ A Die normal sitzende Plazenta löst sich vorzeitig von der Uteruswand.
- ❑ B Sie ist charakterisiert durch Blutungen in der ersten Schwangerschaftshälfte.
- ❑ C Das Vorliegen einer Placenta praevia muss unbedingt in der Praxis durch eine vaginale Untersuchung diagnostisch gesichert werden.
- ❑ D Die Plazenta verlegt komplett oder teilweise den Muttermund.

2.65 **Ordnen Sie die aufgeführten Begriffe der beiden Listen einander zu und kreuzen Sie die richtige Aussagekombination an:**

Liste 1	*Liste 2*
A 16. SSW	1. zwei Querfinger unter dem Rippenbogen
B 24. SSW	2. zwei Querfinger über der Symphyse
C 40. SSW	3. Nabelhöhe

- ❑ A A1, B2, C3
- ❑ B A3, B1, C2
- ❑ C A3, B2, C1
- ❑ D A2, B3, C1

2.66 **In der Eröffnungsphase der Geburt**

1. löst sich der Zervixschleimpfropf
2. wird evtl. eine Episiotomie durchgeführt
3. verstreicht der Muttermund bis zur vollständigen Eröffnung
4. ist das kindliche Köpfchen in der Wehe in der Vulva sichtbar

❏ A 1 + 4
❏ B 2 + 4
❏ C 1 + 3
❏ D 3 + 4
❏ E 1 + 3 + 4

2.67 **Die normale Wochenbettphase dauert**

❏ A 2 – 3 Wochen
❏ B 6 – 8 Wochen
❏ C 4 Wochen
❏ D 3 Monate
❏ E 1 Woche

2.68 **Wo steht der Uterusfundus in der 24. Schwangerschaftswoche?**

❏ A drei Querfinger oberhalb der Symphyse
❏ B zwei Querfinger unterhalb des Nabels
❏ C drei Querfinger oberhalb des Nabels
❏ D in der Nabelhöhle

2.69 **Ordnen Sie die aufgeführten Begriffe der beiden Listen einander zu und kreuzen Sie die richtige Aussagekombination an:**

Liste 1	*Liste 2*
A Erkrankung des Chorionepithels	1. Endometriose
B fetale Einstülpung der Keimblätter im Bereich embryonaler Spalten	2. Blasenmole
C funktionstüchtige Uterusschleimhaut außerhalb des normalen Bereichs	3. Dermoidzyste

❏ A A1, B3, C2
❏ B A2, B3, C1
❏ C A3, B2, C1
❏ D A1, B2, C3
❏ E A2, B1, C3

2.70 **In einer unkompliziert verlaufenden Geburt sollte die kürzeste Dauer aufweisen**

- ❑ A die Eröffnungsperiode
- ❑ B die Austreibungsperiode
- ❑ C die Pressperiode
- ❑ D die Nachgeburtsperiode

2.71 **Die Überwachung des Feten unter der Geburt geschieht heute am sichersten durch**

- ❑ A laufendes Abhören der kindlichen Herztöne durch die Hebamme
- ❑ B vaginale Untersuchung der Kreißenden durch den Arzt
- ❑ C Kardiotokographie (CTG)
- ❑ D Hormonanalyse des mütterlichen Blutes

2.72 **Das Kardiotokogramm (CTG)**

1. ist eine Spiegelung der Bauchhöhle
2. dient dem Nachweis der kindlichen Herzaktionen
3. ist eine röntgenologische Darstellung von Uterus und Tuben
4. dient dem Nachweis von Wehen

- ❑ A 1
- ❑ B 2 + 4
- ❑ C 2 + 3
- ❑ D 2

2.73 **Welche Aufgaben hat die Plazenta?**

1. Gasaustausch
2. Hormonproduktion
3. Nahrungsaufnahme
4. Ausscheidung von Stoffwechselprodukten
5. Fruchtwasserproduktion

- ❑ A 1 + 3 + 4
- ❑ B 1 + 2 + 4
- ❑ C 1 + 2 + 4 + 5
- ❑ D 1 + 2 + 3 + 4
- ❑ E Alle Antworten sind richtig.

2.74 **Wozu dient das Fruchtwasser?**

1. Es erlaubt die freie Beweglichkeit des Feten.
2. Es dient als Schutz gegen Trauma.
3. Es deckt den gesamten Flüssigkeitsbedarf des Feten.
4. Es dient zur Ernährung des Feten.

- ❑ A 1 + 3
- ❑ B 1 + 2
- ❑ C 1 + 2 + 4
- ❑ D 2 + 3
- ❑ E Alle Antworten sind richtig.

2.75 **Wie lange dauert bei regelmäßigen Wehen in der Regel die Austreibungsphase bei Erstgebärenden?**

- ❑ A ca. 10 Minuten
- ❑ B ca. 8–10 Stunden
- ❑ C genauso lange wie die Eröffnungsphase
- ❑ D normal 1 Stunde
- ❑ E ca. 3–5 Stunden

2.76 **Welche Kindeslage ist für die Geburt am günstigsten?**

- ❑ A Stirnlage
- ❑ B vordere Hinterhauptslage
- ❑ C Gesichtslage
- ❑ D Steißlage

2.77 **Ordnen Sie die aufgeführten Begriffe der beiden Listen einander zu und kreuzen Sie die richtige Aussagekombination an:**

Liste 1	*Liste 2*
A Lochia rubra	1. in den ersten 3–4 Tagen nach der Entbindung
B Lochia sanguinolenta	2. braun-schwarzer Wochenfluss
C Lochia alba	3. blutig-roter Wochenfluss
	4. klarer, schleimiger Wochenfluss
	5. ca. 4.–8. Tag nach der Entbindung
	6. ca. 2.–6. Woche nach der Entbindung

- ❑ A A1 + 3, B2 + 5, C4 + 6
- ❑ B A1 + 2, B2 + 5, C4 + 5
- ❑ C A2 + 3, B2 + 5, C4 + 6
- ❑ D A1 + 3, B2 + 6, C4 + 5

2.78 **Die reife Milch hat sich gebildet**

- ❑ A gleichzeitig mit dem Beginn der Schwangerschaft
- ❑ B sofort nach der Geburt
- ❑ C nach der so genannten Vormilch (etwa am 15. Tag nach der Geburt)
- ❑ D im Anschluss an die Bildung der so genannten Hexenmilch
- ❑ E unter dem Einfluss von FSH und LH

2.79 **Wann ist die Anti-D-Prophylaxe erforderlich?**

1. Nach der Geburt, wenn Mutter Rh-positiv und Kind Rh-negativ ist
2. Nach der Geburt, wenn Mutter Rh-negativ und Kind Rh-positiv ist
3. Nach jedem Abort bzw. nach einer Extrauteringravidität bei einer Rh-negativen Mutter
4. Erst, wenn bei einer Rh-negativen Mutter Rhesusantikörper nachgewiesen wurden

- ❑ A 2 + 4
- ❑ B 2 + 3 + 4
- ❑ C 1 + 4
- ❑ D 1 + 3
- ❑ E 2 + 3

2.80 **Der erste Tag der letzten Regel (LR) war der 11.05.2001, die Zyklusdauer betrug 31 Tage. Welcher Entbindungstermin ergibt sich mit Hilfe der Naegele-Regel?**

- ❑ A 11.02.2002
- ❑ B 18.02.2002
- ❑ C 21.02.2002
- ❑ D 14.02.2002
- ❑ E 15.02.2002

2.81 **Die Naegele-Regel lautet?**

- ❑ A 1. Tag der letzten Regel + 7 Tage – 3 Monate + 1 Jahr
- ❑ B letzter Tag der letzten Regel – 3 Monate + 1 Jahr
- ❑ C Monat der ersten ausfallenden Regel + 7 Tage – 3 Monate + 1 Jahr
- ❑ D letzter Tag der letzten Regel + 7 Tage – 3 Monate + 1 Jahr
- ❑ E 1. Tag der letzten Regel – 7 Tage – 3 Monate + 1 Jahr

2.82 **Unter dem Begriff „Senkwehe" versteht man**

- ❑ A regelmäßige Geburtswehen
- ❑ B Austreibungswehen nach Eröffnen des Muttermundes
- ❑ C unkoordinierte Wehen in den letzten 4 Wochen vor der Geburt
- ❑ D Uteruskontraktionen, die zur Geburt der Plazenta führen
- ❑ E Wehen bei der Eröffnung des Muttermundes vor der 36. Schwangerschaftswoche

2.83 **Von einer Frühgeburt wird gesprochen bei**

1. einer Tragzeit von 42 Wochen oder weniger
2. einer Tragzeit von 37 Wochen oder weniger
3. einem Gewicht von 2500 g und weniger
4. einem Gewicht von 2800 g und weniger
5. einer Scheitel-Fersen-Länge von 48 cm und weniger
6. einer Scheitel-Fersen-Länge von 50 cm und weniger

- ❑ A 1 + 3 + 6
- ❑ B 2 + 4 + 5
- ❑ C 2 + 3
- ❑ D 1 + 4 + 6
- ❑ E 2 + 4

2.84 **Extrauterine Schwangerschaften können vorkommen**

1. im freien Teil der Tube
2. in der Bauchhöhle
3. in der Muskelschicht des Uterus
4. im Eierstock
5. in der Scheide

- ❑ A 1 + 5
- ❑ B 4 + 5
- ❑ C 2 + 4
- ❑ D 1 + 2
- ❑ E 3 + 5

2.85 **Welche Aussage trifft zu?**

1. Harnwegsinfekte sind in der Schwangerschaft seltener als außerhalb der Schwangerschaft.
2. Harnwegsinfekte müssen behandelt werden, auch wenn sie keine Beschwerden verursachen.
3. Eine Pyelonephritis sollte in der Schwangerschaft nicht behandelt werden (Missbildungsgefahr).
4. Bei Schwangeren mit Diabetes mellitus sind Harnwegsinfekte besonders häufig.

❏ A 1 + 2
❏ B 2 + 3 + 4
❏ C 2 + 4
❏ D 1 + 2 + 3
❏ E Alle Antworten sind richtig.

2.86 **Welche Faktoren können den normalen Geburtsablauf behindern? Eine/ein**

1. Lageanomalie des Kindes
2. Plazenta praevia
3. verengtes mütterliches Becken
4. Nabelschnurvorfall

❏ A 1 + 2
❏ B 2 + 3
❏ C 1 + 2 + 3
❏ D 2 + 4
❏ E Alle Antworten sind richtig.

2.87 **Ordnen Sie die aufgeführten Begriffe der beiden Listen einander zu und kreuzen Sie die richtige Aussagekombination an:**

Liste 1	*Liste 2*
A Kardiotokographie (CTG)	1. Entnahme des Fruchtwassers durch Punktion des Uterus durch die Bauchdecke
B Amniozentese	2. Graphische Darstellung der kindlichen Herztöne und der Wehentätigkeit
C Amnioskopie	3. Untersuchung des Fruchtwassers durch eine Optik

❑ A A2, B1, C3
❑ B A3, B2, C1
❑ C A1, B3, C2
❑ D A1, B2, C3

2.88 **In einer unkomplizierten Geburt sollte die längste Dauer aufweisen die:**

❑ A Eröffnungsperiode
❑ B Austreibungsperiode
❑ C Nachgeburtsperiode
❑ D Wochenbettperiode
❑ E Stillperiode

2.89 **Die häufigste Anämie in der Schwangerschaft ist die**

❑ A hämolytische Anämie
❑ B Eisenmangelanämie
❑ C Blutungsanämie
❑ D perniziöse Anämie
❑ E renale Anämie

2.90 **Was spricht für eine Plazentainsuffizienz am Ende der Schwangerschaft?**

❑ A Zunahme der Gonadotropine
❑ B Gewichtszunahme der Schwangeren
❑ C vermehrte Kindsbewegungen
❑ D Zervixinsuffizienz
❑ E Abnahme des Leibesumfanges

2.91 **Für die Ernährung der Schwangeren gelten folgende Grundsätze:**

1. Es besteht ein erhöhter Proteinbedarf.
2. Der Mehrbedarf an Kalorien beträgt 60 – 80%.
3. Der Fettbedarf ist erheblich gesteigert.
4. Es liegt ein erheblicher Mehrbedarf für Kalzium vor.
5. Der Eisenbedarf ist deutlich erhöht.

❑ A 1 + 3 + 4
❑ B 1 + 2 + 3
❑ C 1 + 4 + 5
❑ D 3 + 4 + 5
❑ E Alle Antworten sind richtig.

2.92 **Fruchtwasser einer schwangeren Frau**

1. ist die einzige Nahrungsquelle des ungeborenen Kindes
2. hat einen hohen Anteil an Glukose
3. wird zu einem Teil vom Feten getrunken
4. hat die Funktion eines Wasserkissens, zum Schutz des Feten vor Druck von außen
5. ist eine alkalische sterile Flüssigkeit, in der der Fetus schwimmt

❑ A 1 + 3 + 5
❑ B 3 + 4 + 5
❑ C 2 + 4 + 5
❑ D 1 + 2 + 3
❑ E 1 + 2 + 3 + 4
❑ F Alle Antworten sind richtig.

2.93 **Welche Umstände führen in der Regel zur Geburt untergewichtiger Kinder?**

1. Diabetes mellitus der Mutter
2. Röteln im 2. Trimenon
3. Chronische Plazentainsuffizienz
4. Nikotin- und Alkoholabusus der Mutter
5. Quer- und Schräglage des Kindes

❑ A 3 + 4
❑ B 2 + 4
❑ C 1 + 2 + 5
❑ D 3 + 4 + 5
❑ E Alle Antworten sind richtig.

2.94 **Aus welchem Grund wird eine Episiotomie durchgeführt? Zur**

- ❑ A Einleitung der Geburt
- ❑ B Verhütung eines Dammrisses
- ❑ C Blasensprengung
- ❑ D Entleerung eines geburtsbedingten Scheidenhämatoms
- ❑ E Verkürzung der Geburt

2.95 **Welche der folgenden Schädigungen während der Schwangerschaft lösen Embryopathien aus?**

1. Röteln
2. Mütterlicher Diabetes
3. Toxoplasmose
4. Alkoholabusus
5. Plazentainsuffizienz

- ❑ A 1 + 3 + 4
- ❑ B 2 + 3 + 4 + 5
- ❑ C 1 + 2 + 3 + 5
- ❑ D 1 + 2 + 4
- ❑ E Alle Antworten sind richtig.

Abort

2.96 **Der Abortus imminens**

- ❑ A kann nur mit dem Gelbkörperhormon behandelt werden
- ❑ B geht mit der sichtbaren Ausstoßung des Schwangerschaftsproduktes einher
- ❑ C hat noch nicht zur Öffnung des Muttermundes geführt
- ❑ D führt immer zur vorzeitigen Beendigung der Schwangerschaft
- ❑ E bezeichnet eine drohende Fehlgeburt nach der 20. Schwangerschaftswoche

2.97 **Abort-Ursachen können sein:**

1. Endometriumnarben
2. Plazentannomalien
3. Gelbkörperinsuffizienz
4. Uterusmissbildungen oder Uterusveränderungen
5. Immunologische Abwehrreaktion des mütterlichen Gewebes gegen das kindliche Gewebe

- ❑ A 1 + 2
- ❑ B 1 + 3
- ❑ C 1 + 2 + 3
- ❑ D 1 + 2 + 3 + 4
- ❑ E Alle Antworten sind richtig.

2.98 **Ordnen Sie die aufgeführten Begriffe der beiden Listen einander zu und kreuzen Sie die richtige Aussagekombination an:**

Liste 1	*Liste 2*
A habitueller Abort	1. mehrere aufeinander folgende Aborte
B missed abortion	2. verhaltene Fehlgeburt
C Abortus completus	3. vollständige Fehlgeburt

- ❑ A A2, B3, C1
- ❑ B A2, B1, C3
- ❑ C A1, B2, C3
- ❑ D A1, B3, C2

2.99 **Ordnen Sie die aufgeführten Begriffe der beiden Listen einander zu und kreuzen Sie die richtige Aussagekombination an:**

Liste 1	*Liste 2*
A drohender Abort	1. missed abortion
B verhaltener Abort	2. Abortus incipiens
C beginnender Abort	3. Abortus imminens

- ❑ A A1, B2, C3
- ❑ B A2, B1, C3
- ❑ C A3, B1, C2
- ❑ D A3, B2, C1

2.100 **Unter Tubarabort versteht man**

- ❑ A Versagen des Ei-Transportmechanismus
- ❑ B Implantation des Eies in der Tubenschleimhaut
- ❑ C Ausstoßung des Schwangerschaftsproduktes aus dem Ampullenende in die Bauchhöhle
- ❑ D Tubenruptur durch Größenwachstum der Frucht
- ❑ E Vorstülpung der Tube in das Cavum uteri

2.101 **Wann ist eine Cerclage (McDonald, Shirodkar) angebracht?**

- ❑ A Blutung in der Frühschwangerschaft
- ❑ B Blutung in der Spätschwangerschaft
- ❑ C Zervixinsuffizienz (isthmo-zervikale Insuffizienz)
- ❑ D vorzeitige Wehentätigkeit
- ❑ E Amnioninfektionssyndrom

Hormone

2.102 **Östrogene**

- ❑ A bewirken den Aufbau der Uterusschleimhaut in der Proliferationsphase
- ❑ B bewirken den Aufbau der Uterusschleimhaut in der Sekretionsphase
- ❑ C fördern die Funktion der Eileiter
- ❑ D werden im Uterus gebildet

2.103 **Welche(s) Hormon(e) wird (werden) in der Hypophyse gebildet?**

- ❑ A LH und FSH
- ❑ B Östrogene und Gestagene
- ❑ C Choriongonadotropin
- ❑ D Testosteron

2.104 **Östrogen/Gestagen enthaltende Ovulationshemmer bewirken**

1. eine Hemmung der Hypothalamus- bzw. Hypophysenfunktion
2. eine Änderung der Vaginalzytologie
3. eine Veränderung der Tubenmotilität
4. eine Veränderung des Endometriums
5. eine Änderung der Beschaffenheit des Zervixsekretes

- ❑ A 2 + 4
- ❑ B 3 + 5
- ❑ C 1 + 2 + 4
- ❑ D 1 + 3 + 4 + 5
- ❑ E Alle Antworten sind richtig.

2.105 Kontraindikationen für Ovulationshemmer sind

1. Lebererkrankungen
2. Thrombosen
3. Nierensteine
4. Ovarialinsuffizienz
5. Endometriosen

❑ A 1 + 2
❑ B 1 + 4 + 5
❑ C 3 + 5
❑ D 1 + 3 + 5
❑ E 3 + 4 + 5

2.106 Welche Kombination von Hormonen des Hypophysenvorderlappens induziert eine Ovulation?

❑ A LH, LTH
❑ B LH, ACTH
❑ C FSH, TSH
❑ D FSH, LH
❑ E MSH, ACTH

2.107 Welche Hormone werden in den Eierstöcken gebildet?

1. Gonadotrope Hormone
2. Östrogene
3. Prolaktin
4. Gestagene

❑ A 1+ 3
❑ B 2 + 4
❑ C 4
❑ D 1
❑ E Alle Antworten sind richtig.

2.108 **Die hormonalen Kontrazeptiva**

1. hemmen die Gonadotropinausschüttung aus dem HVL
2. bewirken eine vorzeitige Erhöhung der Viskosität des Zervixschleimes
3. unterdrücken die Ovulation
4. verhindern die Einnistung des befruchteten Eies
5. zerstören die Samenzellen

❑ A 1 + 2 + 4
❑ B 1 + 2 + 3
❑ C 2 + 3 + 4
❑ D 1 + 2 + 5
❑ E 3 + 4 + 5

2.109 **An der hormonellen Steuerung des Zyklus sind folgende Hormone beteiligt:**

1. LTH
2. T4
3. FSH
4. LH
5. TSH

❑ A 1 + 5
❑ B 2 + 4 + 5
❑ C 1 + 3 + 4
❑ D 2 + 4

2.110 **Welche Kombination von Hormonen des Hypophysenvorderlappens induziert eine Ovulation?**

❑ A LH, LTH
❑ B LH, ACTH
❑ C FSH, TSH
❑ D FSH, LH
❑ E MSH, ACTH

2.111 **Eine Plazentainsuffizienz kann zu verminderter Bildung folgender Hormone führen:**

1. Kortisol
2. Progesteron
3. Aldosteron
4. Prolaktin
5. Choriongonadotropin (HCG)

❑ A 1 + 2
❑ B 2 + 3
❑ C 2 + 5
❑ D 3 + 5
❑ E 4 + 5

Tumoren

2.112 Zur Lymphödemprophylaxe nach Mammaablatio gehören

1. Hochlagerung des betroffenen Armes
2. spezielle Gymnastik
3. salzreiche Kost
4. Vermeidung von Überbelastung des betroffenen Armes
5. Vorsicht vor Verletzungen des betroffenen Armes

- ❑ A 1 + 2 + 3
- ❑ B 3 + 4 + 5
- ❑ C Alle Antworten sind richtig.
- ❑ D 1 + 2 + 4 + 5
- ❑ E 1 + 2 + 5

2.113 Der häufigste gutartige Tumor der weiblichen Brust ist das

- ❑ A Lipom
- ❑ B Fibrom
- ❑ C Adenom
- ❑ D Fibroadenom
- ❑ E Lipoadenom

2.114 Durch welchen Eingriff/welche Untersuchung gelangt man zur sicheren Diagnose des Mammakarzinoms?

- ❑ A Ablatio der Mamma ohne Ausräumung der axillären Lymphknoten
- ❑ B Ablatio der Mamma mit Ausräumung der axillären Lymphknoten
- ❑ C Konisation im Mamillenbereich
- ❑ D Tumorexstirpation mit nachfolgender histologischer Untersuchung

2.115 Ein lobuläres Karzinom der Mamma ist ein

- ❑ A von den Drüsenlobuli der Mamma ausgehendes Karzinom
- ❑ B peripher unscharf gelapptes Karzinom
- ❑ C in akzessorischem Mammagewebe entstandenes Karzinom
- ❑ D segmental begrenztes Karzinom der Mamma

2.116 **Für Brustdrüsenkarzinom gilt:**

1. Jeder malignomverdächtige Drüsenbezirk muss durch Probeexzision abgeklärt werden.
2. Das Mamma-Ca ist der z.Zt. häufigste bösartige Tumor bei Frauen.
3. Die Nachbehandlung nach der OP eines Karzinoms erfolgt immer mittels Zytostatika-Gabe und Bestrahlung.
4. Die hämatogene Metastasierung erfolgt vor allem in Leber, Lunge, Gehirn und Knochen.

- ❏ A Alle Antworten sind richtig.
- ❏ B 2 + 4
- ❏ C 3 + 4
- ❏ D 1 + 2 + 4

2.117 **Das Kollumkarzinom entsteht bevorzugt**

- ❏ A im Cavum uteri
- ❏ B im hinteren Scheidengewölbe
- ❏ C im hinteren Muttermund
- ❏ D an der Plattenepithel-Zylinderepithel-Grenze der Zervix

2.118 **Eine 65-jährige Patientin hat nach 15-jähriger Amenorrhö eine uterine Blutung. Welche Ursache kann zugrunde liegen?**

- ❏ A Korpuskarzinom
- ❏ B Leukämie
- ❏ C Uterus myomatosus
- ❏ D Adnexitis

2.119 **Bei einer 60-jährigen Patientin, die sich wegen einer vaginalen Schmierblutung vorstellt, muss man bis zum Beweis des Gegenteils am ehesten denken an:**

- ❏ A Fehlgeburt
- ❏ B hormonelle Blutungsursachen
- ❏ C mechanische Manipulation
- ❏ D Korpuskarzinom
- ❏ E verspätete Periodenblutung

2.120 **Das Zervixkarzinom**

- ❑ A kommt am häufigsten im 6. Lebensjahrzehnt vor
- ❑ B kann im Spätstadium zur Urämie führen
- ❑ C muss primär bestrahlt werden
- ❑ D ist meistens ein Siegelringzellkarzinom
- ❑ E wird immer durch die alleinige Entfernung der Gebärmutter operativ behandelt

2.121 **Welche Untersuchungen werden bei der Krebsfrüherkennungsuntersuchung durchgeführt?**

1. Bestimmung des Blutfarbstoffgehaltes
2. Entnahme eines zytologischen Abstrichs von der Portio
3. Messung des Blutdruckes
4. Brustuntersuchung
5. Ultraschalluntersuchung
6. Erhebung des Tastbefundes durch bimanuelle Untersuchung

- ❑ A 1 + 3 + 4 + 6
- ❑ B 2 + 4 + 5 + 6
- ❑ C 2 + 4 + 6
- ❑ D 3 + 5 + 6
- ❑ E Alle Antworten sind richtig.

2.122 **Fibromyome bestehen aus**

1. Endometrium
2. Perimetrium
3. Myometrium
4. Bindegewebe

- ❑ A 1 + 3
- ❑ B 2 + 4
- ❑ C 2 + 3 + 4
- ❑ D 1 + 2
- ❑ E Alle Antworten sind richtig.

2.123 **Unter einer Konisation versteht man**

- ❑ A einen operativen Verschluss des Zervixkanals
- ❑ B die Entfernung von Vulva und Vagina
- ❑ C die Entnahme eines kegelförmigen Gewebestückes aus den Adnexen
- ❑ D die Entnahme eines kegelförmigen Gewebestückes aus der Portio

2.124 **Intramurale Myxome können folgende Symptome bzw. Folgen zeigen:**

- ❑ A Druckerscheinungen auf Blase und Rektum
- ❑ B starke Schmerzen im Unterbauch
- ❑ C verstärkte Menstruationsblutungen
- ❑ D bösartiges Wachstum
- ❑ E mögliche Nidationshindernisse für das befruchtete Ei

2.125 **Bezeichnen Sie unter folgenden Ovarialtumoren denjenigen, der Östrogene produziert:**

- ❑ A Granulosazelltumor
- ❑ B seröses Kystadenom
- ❑ C Dermoidkystom
- ❑ D Ovarialfibrom
- ❑ E Brenner-Tumor

2.126 **Myome sind gutartige Muskelgeschwülste im Myometrium. Die Lokalisation kann sein**

1. intramural
2. subserös
3. submukös
4. intravaginal
5. rektal

- ❑ A 1 + 2 + 3
- ❑ B 1 + 3 + 4
- ❑ C 2 + 3 + 4
- ❑ D 1 + 4 + 5
- ❑ E Alle Antworten sind richtig.

2.127 **Ordnen Sie die Stadien des Kollumkarzinoms dem Organbefall zu und kreuzen Sie die richtige Aussagekombination an:**

Liste 1	*Liste 2*
A Karzinom ist auf die Zervix beschränkt	1. Stadium 0
B Anfangsteil der Parametrien und obere ⅔ der Vagina sind befallen, ohne dass die Beckenwand erreicht wird	2. Stadium I
C Carcinoma in situ	3. Stadium II
D Unteres Drittel der Vagina ist befallen, Wachstum bis zur Beckenwand	4. Stadium III
E Karzinom wächst in Blase oder Rektum, Ausbreitung außerhalb des kleinen Beckens	5. Stadium IV

❑ A A1, B3, C2, D5, E4
❑ B A2, B3, C1, D4, E5
❑ C A5, B4, C2, D3, E1
❑ D A3, B2, C5, D4, E1
❑ E A2, B1, C4, D3, E5

2.128 **Die Früherkennung eines Kollumkarzinoms**

❑ A erfordert regelmäßig zytologische Abstrichkontrollen vom 50. Lebensjahr an
❑ B gehört nur bei Risikogruppen zur Routinediagnostik
❑ C ist nicht möglich, weil das Kollumkarzinom meist schmerzlos ist und selten blutet
❑ D wird ab dem 3. Lebensjahrzehnt durch zytologische Abstrichkontrollen durchgeführt
❑ E lässt sich routinemäßig anhand eines Blutabstriches leicht und schnell durchführen

2.129 **Welcher Ovarialtumor ist bei jungen Frauen während der Geschlechtsreife am häufigsten?**

❑ A Dysgerminom
❑ B Dermoidzyste
❑ C Schokoladenzyste
❑ D Gelbkörperzyste
❑ E Zystadenokarzinom

2.130 **Wodurch wird die Diagnose Portiokarzinom sichergestellt?**

- ❑ A Kolposkopie
- ❑ B Spiegeluntersuchung
- ❑ C Zytologie
- ❑ D Histologie
- ❑ E Schillersche Jodprobe

2.131 **Welche Aussage über Myome des Uterus trifft zu?**

- ❑ A Subseröse Myome entwickeln sich in das Cavum des Uterus hinein.
- ❑ B Intramurale Myome sind häufig gestielt und können bei Stieldrehung eine akute Symptomatik auslösen.
- ❑ C Myome entarten in der Regel zum Sarkom.
- ❑ D Myome bilden sich in der Schwangerschaft zurück.
- ❑ E Submuköse Myome können aus dem Halskanal der Gebärmutter herauswachsen („geboren werden").

2.132 **Die Wertheimsche Operation ist meist angezeigt bei**

- ❑ A Korpuskarzinom (Stadium I)
- ❑ B Ovarialkarzinom
- ❑ C Kollumkarzinom
- ❑ D Vaginalkarzinom
- ❑ E Mammakarzinom

3

PÄDIATRIE

3.1 **Der Ductus arteriosus Botalli verschließt sich funktionell normalerweise**

- ❑ A kurz vor der Geburt
- ❑ B am 2. bis 5. Lebenstag
- ❑ C in der 2. Lebenswoche
- ❑ D mit der ersten Inspiration

3.2 **Die normale Atemfrequenz eines Neugeborenen beträgt**

- ❑ A 30–60 Atemzüge pro Minute
- ❑ B 35–45 Atemzüge pro Minute
- ❑ C 20–30 Atemzüge pro Minute
- ❑ D 12–16 Atemzüge pro Minute

3.3 **Komplikationen der Lippen-Kiefer-Gaumen-Spalte sind**

1. erschwerte Nahrungsaufnahme
2. Infektionsanfälligkeit
3. Aspiration
4. Phonationsstörungen
5. Liquorfistel

- ❑ A 1 + 3 + 4
- ❑ B 2 + 3 + 4 + 5
- ❑ C 1 + 3 + 5
- ❑ D 1 + 2 + 4
- ❑ E Alle Antworten sind richtig.

3.4 **Ein großer Tumor im Abdomen bei einem Kleinkind kann sein:**

1. eine Zystenniere
2. ein Wilms-Tumor
3. ein Neuroblastom

❑ A 1 + 2
❑ B 1 + 3
❑ C 2 + 3
❑ D Alle Antworten sind richtig.

3.5 **Was spricht für eine so genannte angeborene Hüftgelenkluxation?**

1. Außenrotation
2. Abspreizhemmung
3. Asymmetrie der Gesäßfalten
4. Zwangsbeugehaltung

❑ A 1 + 2 + 3
❑ B 1 + 3
❑ C 2 + 4
❑ D 1 + 3 + 4
❑ E Alle Antworten sind richtig.

3.6 **Nennen Sie typische Symptome des Down-Syndroms**

1. Vierfingerfurche
2. spezifischer Körpergeruch
3. Überstreckbarkeit der Gelenke
4. schräggestellte Lidachsen
5. Neigung zu Krampfadern

❑ A 1 + 3
❑ B 1 + 2 + 4
❑ C 1 + 3 + 4
❑ D 3 + 4 + 5
❑ E Alle Antworten sind richtig.

3.7 **Spastisches Erbrechen bei einem drei Wochen alten Säugling weist hin auf**

- ❑ A Kuhmilch-Unverträglichkeit
- ❑ B passagere Kardiainsuffizienz
- ❑ C hypertrophische Pylorusstenose

3.8 **Welches Risiko unter den folgenden tritt bei einer akuten Durchfallerkrankung des Säuglings am ehesten in solchem Ausmaß in Erscheinung, dass eine Therapie erforderlich wird?**

- ❑ A Hypoglykämie
- ❑ B Flüssigkeitsverlust
- ❑ C Elektrolytstörung
- ❑ D Verschiebung des Säure-Basen-Status
- ❑ E Übermäßige Temperaturerhöhung

3.9 **Ordnen Sie die aufgeführten Begriffe der beiden Listen einander zu und kreuzen Sie die richtige Aussagekombination an:**

Liste 1	*Liste 2*
A Kruppanfall	1. Himbeerzunge, Tonsillitis
B Scharlach	2. Laryngitis (Kehlkopfentzündung)
C Herpesinfektion	3. Stomatitis

- ❑ A A1, B2, C3
- ❑ B A2, B1, C3
- ❑ C A2, B3, C1
- ❑ D A1, B3, C2
- ❑ E A3, B1, C2

3.10 **Die Inkubationszeit bei Scharlach beträgt**

- ❑ A 2–7 Tage
- ❑ B 8–10 Tage
- ❑ C 11–15 Tage
- ❑ D 8–21 Tage
- ❑ E 21–28 Tage

3.11 **Wann wird die Veloplastik bei der Lippen-Kiefer-Gaumenspalte durchgeführt?**

- ❑ A mit 0–6 Monaten
- ❑ B mit 7–12 Monaten
- ❑ C mit 13–18 Monaten
- ❑ D mit 19–24 Monaten
- ❑ E nach Vollendung des 2. Lebensjahres

3.12 **Ordnen Sie zu und kreuzen Sie die richtige Aussagekombination an:**

Liste 1	*Liste 2*
A Scharlach	1. Düster-rote Tonsillen, „Himbeerzunge"
B Diphtherie	2. Bei Berührung blutende Beläge, süßlicher Mundgeruch
C Soor	3. Großflächig weiße Auflagerungen auf Tonsillen und Pharynxschleimhaut

- ❑ A A1, B2, C3
- ❑ B A1, B3, C2
- ❑ C A3, B1, C2
- ❑ D A2, B1, C3
- ❑ E A3, B2, C1

3.13 **Die medikamentöse Rachitisprophylaxe**

- ❑ A besteht in Vitamin-C-Gaben
- ❑ B besteht in Vitamin-D-Gaben
- ❑ C darf im ersten Lebensjahr noch nicht durchgeführt werden
- ❑ D soll eine Hemmung der vorzeitigen Verkalkung an der Epidiaphysengrenze bewirken

3.14 **In welcher Zeit tritt der Neugeborenenikterus physiologisch auf?**

- ❑ A Vor der Geburt
- ❑ B Unmittelbar nach der Geburt
- ❑ C Am 2.–5. Lebenstag
- ❑ D Am 5.–6. Lebenstag
- ❑ E In der 2. Lebenswoche

3.15 **Welche Aussagen zur angeborenen Hüftluxation treffen zu?**

1. Sie betrifft männliche Patienten häufiger als weibliche.
2. Die Behandlung sollte frühestens bei der Einschulung beginnen.
3. Sie führt unbehandelt oft zu frühzeitigem Hüftgelenkverschleiß.
4. Die Abspreizbehandlung ist eine sinnvolle Therapiemaßnahme.

❏ A 1 + 2 + 4
❏ B 1 + 3 + 4
❏ C 1 + 4
❏ D 3 + 4
❏ E Alle Antworten sind richtig.

4

UROLOGIE

4.1 **Ein Patient klagt über rechtsseitige kolikartige Bauchschmerzen, die in die rechte Leistengegend ausstrahlen. Wahrscheinlich handelt es sich um**

- ❑ A einen Gallenstein
- ❑ B einen Harnleiterstein
- ❑ C eine akute Appendizitis
- ❑ D eine Thrombose der Arteria iliaca interna rechts

4.2 **Für die Harnleiterkolik sind typisch**

1. wellenförmig an- und abschwellender Schmerz
2. gürtelförmiger Druckschmerz im Oberbauch
3. periphere Ödeme durch Harnstauung
4. Schmerzausstrahlung in den Unterbauch

- ❑ A 1 + 3 + 4
- ❑ B 1 + 4
- ❑ C 1 + 2
- ❑ D Alle Antworten sind richtig.

4.3 **Zu den Symptomen einer Harnleiterkolik zählen**

1. Ausstrahlungsschmerz in die Leiste
2. Fieber
3. Hämaturie
4. Übelkeit und Erbrechen

- ❑ A 3 + 4
- ❑ B 2 + 3
- ❑ C 1 + 3 + 4
- ❑ D 1 + 2
- ❑ E Alle Antworten sind richtig.

4.4 **Für die Steinerkrankung der Niere und der ableitenden Harnwege treffen zu:**

1. Die steinbildungsfördernden Faktoren sind Abflussbehinderungen, erhöhte Harnsäureausscheidung und Harnwegsinfekte.
2. Kleine Uretersteine können in jeder Lokalisation mit einer Zeiss-Schlinge entfernt werden.
3. Die medikamentöse Steinauflösung ist nur bei Harnsäure- und Zystinsteinen möglich.
4. Eine wichtige Rolle, besonders in der Rezidivprophylaxe, spielt die Ernährung.
5. Koliken bei Harnleitersteinen strahlen typisch in die Leistengegend aus.

❑ A 2 + 5
❑ B 1 + 2 + 3
❑ C 3 + 4
❑ D 1 + 3 + 4 + 5
❑ E Alle Antworten sind richtig.

4.5 **Worin besteht die Sofortbehandlung bei einer Nierenkolik?**

❑ A Antazida
❑ B Sedativa
❑ C Spasmolytika
❑ D Antibiotika
❑ E Hypnotika

4.6 **Ordnen Sie die aufgeführten Begriffe der beiden Listen einander zu und kreuzen Sie die richtige Aussagekombination an:**

Liste 1	*Liste 2*
A Hydronephrose	1. Nierensack- und Nierenbeckenentzündung
B Hypoplasie	2. Wassersackniere
C Pyelonephritis	3. verkleinerte Nierenanlage

❑ A A1, B2, C3
❑ B A2, B3, C1
❑ C A3, B2, C1

4.7 **Welches Symptom tritt bei einer plötzlichen Hodentorsion auf?**

- ❑ A hohe Temperatur, sich allmählich entwickelnde, schmerzlose Anschwellung des Hodens
- ❑ B Entzündungsreaktion der Haut des Skrotums, hohe Temperatur, keine Schwellung von Hoden oder Skrotum
- ❑ C plötzlich einsetzende heftigste Schmerzen, ödematöse Schwellung der betreffenden Hodensackhälfte, keine Temperaturerhöhung
- ❑ D Schüttelfrost mit hohem Fieber, klopfschmerzhafte Nierenlager, erhebliche Miktionsbeschwerden

4.8 **Welche Aussage trifft zu?**

- ❑ A Bei der Geburt von Knaben liegen in nur 50 % beide Hoden im Sakrotum.
- ❑ B Leistenhoden sind frühestens im Schulalter behandlungsbedürftig.
- ❑ C Die wichtigste Therapie bei Leistenhoden ist die Gabe von männlichenKeimdrüsenhormonen.
- ❑ D Eine physiologische Hodenentwicklung und Spermiogenese erfolgen nur bei Lage des Hodens im Skrotum.

4.9 **Welche Aussage trifft zu?**

- ❑ A Ein Prostataadenom neigt zur malignen Entartung.
- ❑ B Ein typisches Symptom des Prostataadenoms ist die Pneumaturie.
- ❑ C Durch Vergrößerung des im Rektum anliegenden Prostataadenoms kann es zum paralytischen Ileus kommen.
- ❑ D Durch Harnstauung kann sich beim Prostataadenom eine Hydronephrose entwickeln.

4.10 **Zu den frühen Symptomen eines Prostataadenoms gehören**

1. verzögerter Miktionsbeginn
2. dünner Harnstrahl
3. Hämaturie
4. terminales Nachträufeln
5. Überlaufblase
6. Fieber

- ❑ A 1 + 2 + 3 + 4 + 5
- ❑ B 1 + 2 + 4 + 5
- ❑ C 1 + 2 + 4
- ❑ D 2 + 4 + 5 + 6
- ❑ E 1 + 4 + 5

4.11 **Welche Aussage zur akuten Zystitis trifft zu?**

- ❑ A Blasenspülungen mit Kamillenlösung führen schnell zur Ausheilung der Entzündung.
- ❑ B Fieber bis 39 °C ist ein typischer Befund.
- ❑ C Durch Wärmewirkung (z.B. Wärmflasche) wird die Entzündung noch verstärkt.
- ❑ D Ein typisches Symptom ist der starke Schmerz am Ende der Miktion.

4.12 **Was ist eine Hypospadie?**

- ❑ A das untere Drittel einer Blase
- ❑ B eine obere Harnröhrenspalte
- ❑ C eine Unterfunktion der Niere
- ❑ D Miktionsprüfung
- ❑ E eine untere Harnröhrenspalte

4.13 **Leukozyten und Bakterien im Urin sind Kennzeichen**

- ❑ A der diffusen Glomerulonephritis
- ❑ B der Nephrose
- ❑ C der Pyelonephritis
- ❑ D einer Nierenzyste
- ❑ E von Nierensteinen

4.14 **Mit welcher Maßnahme kann man die Diagnose des Prostatakrebses sichern?**

- ❑ A Feinnadelbiopsie
- ❑ B Urogramm
- ❑ C Rektale Untersuchung
- ❑ D Ultraschalldiagnostik

4.15 **Die Hodentorsion**

- ❑ A hat immer eine traumatische Ursache
- ❑ B ist eine spontane Verlagerung des Hodens in den Leistenkanal
- ❑ C verlangt sofortige chirurgische Intervention
- ❑ D hat eine entzündliche Ursache
- ❑ E löst man mit krampflösenden Mitteln

4.16 **Ein 75-jähriger Patient kann seit mehreren Stunden kein Wasser lassen. Er klagt über starke Schmerzen im Unterbauch. Bei der Ursache des Harnverhalts handelt es sich am ehesten um**

- ❏ A Nierenkolik
- ❏ B Pankreatitis
- ❏ C Magengeschwür
- ❏ D Divertikulitis
- ❏ E Prostataadenom

4.17 **Unter einer Hydrozele versteht man**

- ❏ A eine Flüssigkeitsansammlung innerhalb der Hodenhüllen
- ❏ B eine Verminderung der Harnproduktion
- ❏ C eine Entzündung am Hoden
- ❏ D die Entwicklung eines Hodens
- ❏ E eine Entzündung der Prostata

5

ORTHOPÄDIE

5.1 **Welche Aussage über die Dupuytren-Kontraktur trifft zu?**

- ❑ A Es handelt sich um eine Streckkontraktur der Finger.
- ❑ B Sie tritt bevorzugt im Zusammenhang mit einer diabetischen Polyneuropathie auf.
- ❑ C Therapie der Wahl ist die Gabe von Vitamin-E-Präparaten.
- ❑ D Sie ist bedingt durch eine Schrumpfung der Palmaraponeurose der Hand.

5.2 **Welche Aussagen zur Bechterew-Krankheit sind richtig?**

1. Leitsymptom ist die so genannte Säbelscheidentibia.
2. Der Versteifungsprozess setzt sich von kranial nach kaudal fort.
3. Typisch ist die „Bambusstab"-Wirbelsäule.
4. Im Verlauf der Erkrankung kommt es zu einer schwer wiegenden Skoliose.
5. Eine Entzündung führt zu einer fortschreitenden Verknöcherung der Wirbelsäule und anderer Gelenke.

- ❑ A 1 + 3 + 4
- ❑ B 2 + 4 + 5
- ❑ C 2 + 5
- ❑ D 3 + 5
- ❑ E Alle Antworten sind richtig.

5.3 **Der Morbus Bechterew**

1. ist eine rheumatisch bedingte Erkrankung
2. entsteht durch Überlastung der Wirbelsäule
3. kann zur Versteifung der Wirbelsäule führen
4. zeichnet sich durch seinen schmerzhaften Verlauf aus

❑ A 1 + 2
❑ B 1 + 3 + 4
❑ C 1 + 3
❑ D 2 + 3
❑ E Alle Antworten sind richtig.

5.4 **Die Spondylarthritis ankylopoetica (Morbus Bechterew) ist eine**

❑ A wachstumsbedingte Störung der Wirbelsäule
❑ B tuberkulöse Knochenerkrankung
❑ C chronische Gelenkentzündung im Bereich der Wirbelsäule
❑ D tuberkulöse Erkrankung der Gelenke

5.5 **Welche Aussage zur akuten hämatogenen Osteomyelitis trifft zu?**

❑ A Sie tritt fast immer nach offener Knochenverletzung auf.
❑ B Sie befällt bevorzugt die Metaphysen der Knochen von Kindern und Jugendlichen.
❑ C Röntgenologisch sind Skelettveränderungen vor dem Auftreten klinischer Symptome zu beobachten.
❑ D Eine antibiotische Therapie ist wirkungslos und wird daher nicht durchgeführt.

5.6 **Bei der Perthes-Krankheit handelt es sich um eine aseptische Knochennekrose**

❑ A der Wirbelsäule
❑ B des Hüftkopfes
❑ C des Os naviculare
❑ D des Schienbeinkopfes
❑ E des Olekranons

5.7 Prüfen Sie folgende Aussagen zum Morbus Perthes!

1. Es handelt sich um eine bakterielle Entzündung des Kniegelenks.
2. Die Erkrankung wird meistens in den ersten zwei Lebensjahren diagnostiziert.
3. Die Therapie besteht in einer Entlastung des betroffenen Gelenks.

- ❑ A 1 + 2 + 3
- ❑ B 1 + 3
- ❑ C 2 + 3
- ❑ D 3

5.8 Beim Klumpfuß ist

- ❑ A der Fuß in Supinations- und Adduktionsstellung
- ❑ B der Fuß in Pronations- und Abduktionsstellung
- ❑ C der Vorfuß nach innen abgeknickt
- ❑ D der Fuß stark nach oben angehoben
- ❑ E der Nervus peroneus geschädigt

5.9 Die Arthrosis deformans im Kniegelenk mit Valgus-(X)-Fehlstellung

1. zeigt Gelenkverschleiß mit innerem Gelenkspalt
2. zeigt Gelenkverschleiß mit äußerem Gelenkspalt
3. kann durch varisierende Umstellungsosteotomie behandelt werden
4. sollte bei jungen Patienten durch Implantation einer Kniegelenkprothese behandelt werden

- ❑ A 1 + 3
- ❑ B 1 + 4
- ❑ C 2 + 3
- ❑ D 2 + 4
- ❑ E 3 + 4

5.10 Welches Krankheitsbild gehört zu den aseptischen Knochennekrosen?

- ❑ A Morbus Scheuermann
- ❑ B Osteomyelitis
- ❑ C Osteoporose
- ❑ D Rachitis
- ❑ E Sudeck-Syndrom

5.11 **Die Koxarthrose**

- ❑ A ist eine entzündliche Gelenkerkrankung durch Ansiedlung von Erregern auf dem Lymphweg
- ❑ B tritt nur bei Personen auf, die älter als 60 Jahre sind
- ❑ C ist ein Gelenkleiden, das langsam verläuft
- ❑ D ist die Folge eines Morbus Schlatter
- ❑ E geht mit Leukozytose und Linksverschiebung einher

5.12 **Die häufigste Ursache der Arthrosis deformans ist**

- ❑ A Gelenkentzündung
- ❑ B Minderwertigkeit des Gelenkknorpels
- ❑ C Dysfunktion der Schilddrüse
- ❑ D Über- bzw. Fehlbelastung

5.13 **Ordnen Sie die aufgeführten Begriffe der beiden Listen einander zu und kreuzen Sie die richtige Aussagekombination an:**

Liste 1	*Liste 2*
A Kyphose	1. spitzwinklige Knickung der Wirbelsäule
B Gibbus	2. Verkrümmung der Wirbelsäule nach hinten konvex
C Skoliose	3. seitliche Verbiegung der Wirbelsäule

- ❑ A A1, B2, C3
- ❑ B A2, B1, C3
- ❑ C A3, B2, C1
- ❑ D A3, B1, C2
- ❑ E A1, B3, C2

5.14 **Zu welcher Komplikation kommt es häufig am Schultergelenk nach längerer Ruhigstellung?**

- ❑ A Muskelabbau
- ❑ B Versteifung des Schultergelenks
- ❑ C Durchblutungsstörung
- ❑ D Schwellung im ruhig gestellten Gelenk

5.15 **Unter Skoliose versteht man**

- ❑ A eine Rückgratverbiegung nach hinten, physiologisch angedeutet in der Brustwirbelsäule
- ❑ B eine seitliche Verbiegung der Wirbelsäule
- ❑ C eine unnatürliche Neigung des Beckens nach vorne
- ❑ D eine Verbreiterung des Hüftgelenkspaltes infolge einer früheren traumatischen Luxation

5.16 **Ordnen Sie die bösartigen Knochentumoren den jeweiligen Ausgangsgeweben der Liste 2 zu!**

Liste 1	*Liste 2*
A Fibrosarkom	1. Knorpel
B Chondrosarkom	2. Knochen
C Osteosarkom	3. Bindegewebe

- ❑ A A2, B1, C3
- ❑ B A1, B3, C2
- ❑ C A3, B1, C2
- ❑ D A1, B2, C3
- ❑ E A3, B2, C1

5.17 **Die „habituelle Luxation“ kommt häufiger vor am**

- ❑ A Hüftgelenk
- ❑ B Ellenbogengelenk
- ❑ C Schultergelenk
- ❑ D Iliosakralgelenk
- ❑ E Sprunggelenk

Lösungen und Kommentare

1 CHIRURGIE

Allgemein- und Viszeralchirurgie

Allgemeines

1.1 Lösung C

Die Prämedikation ist Bestandteil der Operationsvorbereitung. Die psychische und körperliche Dämpfung bewirkt u.a. die **Reduktion der Speichelsekretion.** Dies dient der Aspirationsprophylaxe postoperativ und der leichteren Führung des Patienten intraoperativ.

1.2 Lösung C

Hier einige Grundbegriffe der chirurgischen Krankheitslehre:

Infektion	Erläuterung
Erysipel	Akute phlegmonöse Entzündung der Haut durch hämolysierende Streptokokken. Flächenhafte und scharf begrenzte Hautrötung, kann mit hohen Temperaturen einhergehen
Empyem	Eiteransammlung in präformierter Höhle (Pleura- oder Gallenblasenempyem)
Abszess	Eiteransammlung in nicht präformierter Höhle (Schweißdrüsenabszess)
Soor	Pilzinfektion, z.B. der Mundhöhle
Furunkel	Haarbalgfollikelentzündung
Karbunkel	Entzündung und Verschmelzung mehrerer Haarbälge (Furunkel)
Phlegmone	Diffuse, teils nekrotisierende Entzündung der Kutis und Subkutis

1.3 Lösung B

Eine eitrige Entzündung im Kniegelenk nennt man Kniegelenkempyem. Abszesse werden meist durch Staphylokokken, das Erysipel wird durch Streptokokken verursacht. Die Phlegmone ist eine eitrige diffuse Entzündung der Kutis und der Subkutis.

1.4 Lösung B

S. Kommentar zu Frage 1.2.

1.5 Lösung D

Die fünf klassischen Entzündungszeichen sind:
- Rubor (Rötung)
- Dolor (Schmerz)
- Tumor (Schwellung)
- Calor (Überwärmung)
- Functio laesa (Funktionseinschränkung z.B. durch Bewegungsschmerz)

1.6 Lösung A

Wundheilungsstörungen sind das Grauen eines jeden Chirurgen. Sterilität im Operationssaal und Desinfektion der Hände vor dem Verbandswechsel sollen dies verhindern. Prädisponierend für die Wundheilungsstörung sind mehrere Faktoren:
Allgemeine **Stoffwechselerkrankungen** wie Diabetes mellitus bewirken eine **Minderdurchblutung** im Narbengebiet, verursacht durch die diabetische Vasopathie. Proteine sind Grundbausteine der Wundheilung. Eine **Hypoproteinämie** verzögert dementsprechend den Heilungsvorgang. Feuchte Kammern sollten ebenfalls vermieden werden, da hier beste Voraussetzungen für eine Keimbesiedlung herrschen. Damit wäre Antwort D richtig, nach dem Prüfungsamt ist es jedoch Lösung A.

1.7 Lösung C

Man unterscheidet die primäre von der sekundären Wundheilung.
Bei der primären Wundheilung sind die Wundränder glatt adaptiert (Naht/Klammer), die Wundfläche ist klein, dementsprechend ist auch die Narbenbildung gering. Die Wunde ist nicht infiziert, trotzdem besteht bei Infektion eine große Abszessgefahr.
Bei der sekundären Wundheilung liegt immer eine infizierte Wunde vor. Die Wundränder klaffen auseinander, sodass eventuell auftretendes Wundsekret gut abfließen kann. Hier besteht keine Abszessgefahr. Die Wundheilung kommt aus der Tiefe der Wunde, die Narbenbildung ist groß.

Die Grundregeln zum primären Wundverschluss lauten: Die Wunde darf nicht älter als sechs Stunden sein. Es darf keine Biss- oder Fleischermesserverletzung sein, da hier die Kontamination mit Keimen zu hoch ist. Ausnahme ist die Gesichtsbissverletzung. Nach sorgfältigster Säuberung kann hier aus kosmetischen Gründen ein primärer Wundverschluss unter der Bedingung einer täglichen Wundkontrolle versucht werden.

1.8 Lösung C

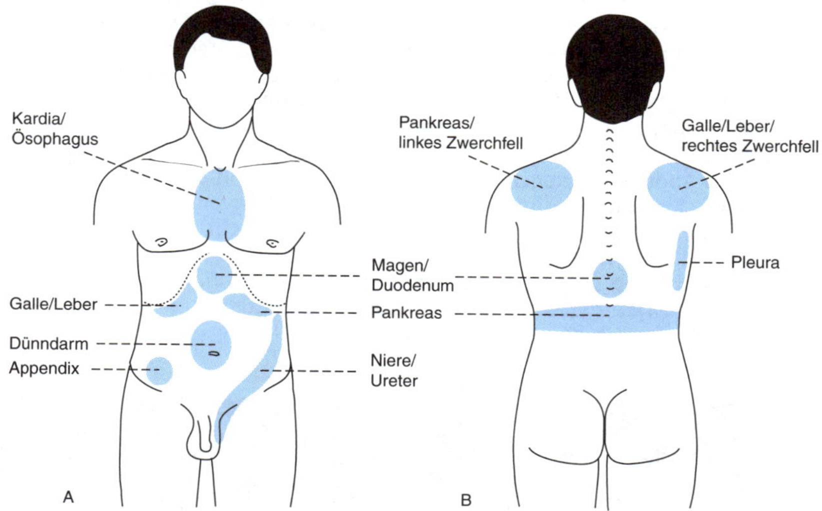

Abb. 1.8-1: Schmerzausstrahlung bei Erkrankungen intraabdomineller Organe. A) Brust und vordere Bauchwand, B) Rücken.

1.9 Lösung E

1.8–1.9

Das **akute Abdomen** (Abb. 1.8-1) beschreibt ein extrem, meist kontinuierlich schmerzhaftes Abdomen. Häufig steht dies im Einklang mit einer Bauchfellentzündung (Peritonitis).
Gründe können u.a. ein Ileus (Darmverschluss), eine Hohlorganperforation (Durchbruch), eine akute Appendizitis (Wurmfortsatzentzündung), eine Cholezystitis (Gallenblasenentzündung) oder eine Divertikulitis sein. Auch die Extrauteringravidität, besonders noch innerhalb des Eileiters, zeigt das akute klinische Bild. Nieren- und Gallenkoliken sind zwar auch extrem schmerzhaft, verursachen aber meist keine Beteiligung des gesamten Bauches.

Manches akute Abdomen entpuppt sich während der Diagnostik als Überlaufblase, die ebenfalls sehr schmerzhaft ist. Hier kann der Patient keine genaue Schmerzlokalisation angeben.
Neben der manuellen Untersuchung stehen die Ultraschall- und die Röntgenuntersuchung des Abdomens im Stehen oder in Linksseitenlage als gängige Methoden der Diagnostik zur Verfügung (s. auch Kommentar zu Frage 1.10).

1.10 Lösung A

Die **Magenperforation** ist ein Hohlorgandurchbruch, häufig auf dem Boden eines nekrotisierenden Ulkus. Magensäfte laufen in die freie Bauchhöhle und bewirken eine Peritonitis (Bauchfellentzündung). Die Patienten entwickeln ein akutes Abdomen (Abb. 1.10-1). Zur diagnostischen Abklärung legt man eine Magensonde und pumpt etwa 50 ml Luft in den Magen. Im Röntgenbild des Abdomens im Stehen oder in Linksseitenlage erkennt man dann unter den Zwerchfellsicheln homogene sichelförmige Schwärzungen entsprechend der freien Luft im Abdomen. Hier ist die absolute OP-Indikation gegeben.
Der **mechanische Ileus** (Darmverschluss) kann durch Verwachsungen (Briden-Ileus) oder Verengungen (Stenosen) bei Tumoren verursacht werden. Prästenotisch findet sich eine massive Dilatation (Erweiterung) der Darmabschnitte. Kolikartige Schmerzen sind die Regel, besonders beim Dünndarmileus klagen die Patienten über kotiges Erbrechen (Miserere). Zur Entlastung des Darms ist auch hier eine sofortige chirurgische Intervention nötig.

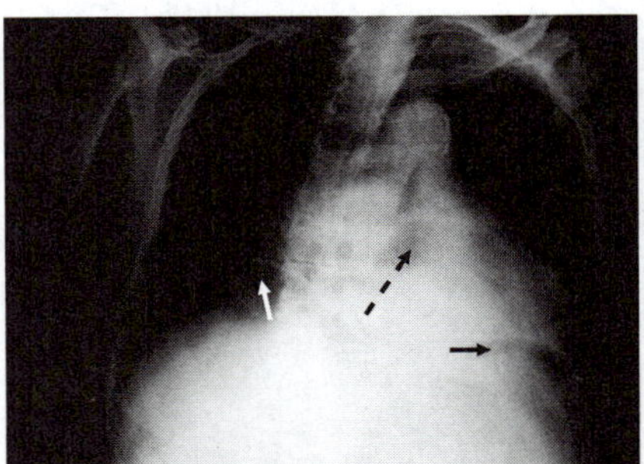

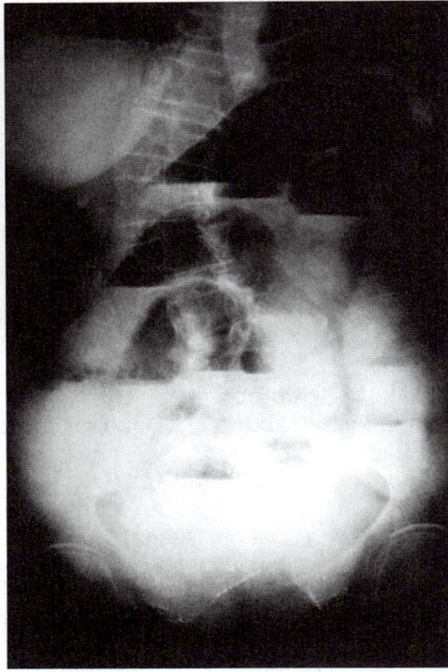

Abb. 1.10-1: Röntgendiagnostik beim akuten Abdomen.
Oben: Abdomenübersichtsaufnahme im Stehen: freie Luft (Pfeil) nach Perforation eines Magengeschwürs unter dem Zwerchfell. Nebenbefund: Zwerchfellbruch (Hiatushernie) mit Verlagerung von Magenanteilen in den Thorax (gestrichelter Pfeil).
Rechts: Abdomenübersicht im Stehen: multiple Spiegelbildungen bei Ileus.

Der paralytische Ileus ist eine postoperative Komplikation durch toxische oder ischämische reversible Darmwandschäden. Die Darmanteile sind vorübergehend „gelähmt" und mit viel Luft (Blähungen) aufgetrieben (Meteorismus), ab dem 3. postoperativen Tag bedarf es einer medikamentösen Stimulation durch beispielsweise Prostigmin® oder Ubretid®. Hier besteht keine OP-Indikation.
S. Kommentar zu Frage 1.12.
Der Pylorospasmus ist eine Verkrampfung des Magenausgangs, die Achalasie des unteren Ösophagussphinkters. Eine primäre endoskopische Bougierung (Aufdehnung) lindert meist die Symptomatik.

Absolute OP-Indikation: Nur durch den operativen Eingriff können das Leben des Patienten gerettet und lebensbedrohliche Schäden vermieden werden.
Relative OP-Indikation: Die Operation ist nicht zwingend notwendig, das Leben des Patienten ist derzeit nicht bedroht.

1.11 Lösung A

S. Kommentar zu Frage 1.10.

1.12 Lösung D

Durch die Darmatonie (Lähmung) fehlen auskultatorisch (mit dem Stethoskop hörbare) Darmgeräusche (Knurren, Quatschen etc.). Man bezeichnet diese Erscheinung als **Totenstille.** Sie ist kennzeichnend für den paralytischen Ileus. Liegt eine Stenose vor, so hört man an der Verengungsstelle ein „blechernes Plätschern", ähnlich einem Wassertropfen, der in eine leere Blechdose fällt. Widerstandsperistaltik ist der Fachbegriff für dieses für einen mechanischen Ileus typische Phänomen.

1.13 Lösung D

S. Kommentar zu Frage 1.10.
Der **Gallensteinileus,** eine Sonderform des mechanischen Ileus, entwickelt sich folgendermaßen: Nach Penetration (Durchwandern) des Gallensteins von der Gallenblase in den Darm über den Weg einer Fistel (abnormer Verbindungsgang) kann er die Ileozäkalklappe nicht passieren. Er verstopft somit den Übergang vom Dünn- in den Dickdarm und verursacht einen Ileus (Darmverschluss). Die Drehung der Darmschlingen und den daraus resultierenden Ileus nennt man **Volvulus** oder Darmtorquierung. Diese lässt sich häufig koloskopisch durch Luftinsufflation (-einblasen) entwirren.

1.14 Lösung C

1.15 Lösung A

1.16 Lösung B

1.17 Lösung C

1.14 – 1.17

Lesen Sie bitte die Kommentare zu den Fragen 1.10 und 1.12.

1.18 Lösung A

Der akute Arterienverschluss stellt eine absolute OP-Indikation dar. Jenseits des Verschlusses ist die Sauerstoffversorgung auf Grund der Durchblutungsunterbrechung nicht mehr gewährleistet. Der akute Arterienverschluss ist extrem schmerzhaft.
Verantwortlich sind vorwiegend arterielle Embolien (70%) mit dem Herzen als Emboliequelle (90%). Arteriosklerose (Verkalkung) und arterielle Thrombosen auf dem Boden einer arteriellen Verschlusskrankheit (AVK) sind seltener. Die Schwellung findet sich bei einer venösen Thrombose.

- Thrombosen sind Blutgerinnsel an Engstellen im Gefäß, die zum Verschluss führen.
- Embolien sind verschleppte Blutgerinnsel, die Engstellen aufgrund ihrer Größe plötzlich verschließen.

Die Symptome beim akuten Arterienverschluss werden mit den 6 P beschrieben:

Pain	plötzlicher starker Schmerz
Pulslessness	Pulslosigkeit
Prostration	Schock
Paleness	Blässe (distal des Verschlusses nahezu weiß)
Paresthesia	Gefühllosigkeit, Missempfindung (Parästhesie)
Paralysis	Bewegungsunfähigkeit

1.19 Lösung C

Die Milzruptur stellt eine lebensgefährliche Verletzung dar. Meist nach stumpfen Bauchtraumen kann der Patient innerhalb kürzester Zeit innerlich verbluten.
Es werden zwei Formen unterschieden:
- **Einzeitige Milzruptur:** Die Milz und die Milzkapsel, eine Art derbe Hülle, rupturieren (zerreißen). Es folgt eine massive innerliche Blutung, mit der Gefahr des lebensbedrohenden hämorrhagischen Schocks. Absolute, sofortige OP-Indikation! Hier werden aus zeitlichen Gründen die OP-Vorbereitungsmaßnahmen nur auf das Wichtigste beschränkt.

– **Zweizeitige Milzruptur:** Nach dem primären Trauma reißt die Milz, die Kapsel allerdings bleibt unversehrt. Demnach erfolgt erst die Einblutung in die Milzkapsel mit Ausbildung eines **Kapselhämatoms.** Die Blutung hört allmählich auf, ohne dass der Patient etwas bemerkt hat. Durch eine spätere Traumatisierung oder auf Grund einer ungeschickten Bewegung **platzt zeitlich versetzt die Milzkapsel** und bewirkt die klinische Situation der o.a. einzeitigen Milzruptur. Diese Patienten verbluten häufig innerlich, da sie zum Zeitpunkt des Kapselrisses nicht im Krankenhaus sind. Typisch ist diese Verletzung nach einem Fahrradsturz oder Autounfall mit Lenker-/Lenkrad-beteiligung.

1.20 Lösung B

Die Betonung liegt auf freie Bauchhöhle! **Mesenterium** (Aufhängebänder des Darms mit großen Gefäßen), **Leber** und **Milz** liegen **intraperitoneal,** die Nieren retroperitoneal.

1.21 Lösung B

Transplantation	Organ- oder Gewebeverpflanzung
Implantation	Einpflanzung
Exstirpation	Herauslösen
Extension	Strecken
Exzision	Herausschneiden

1.22 Lösung B

1.23 Lösung A

1.22–1.23

Die Thrombose, vorwiegend venös aus dem Einflussgebiet der unteren Hohlvene (30% Beckenvenen, 60% Beinvenen), ist eine gefürchtete Komplikation während des postoperativen Verlaufs. Immobilität, Entzündungen, Thrombozytosen und Zirkulationsstörungen begünstigen die Entstehung. Rudolf Virchow, ein Berliner Pathologe aus dem 19. Jh., definierte drei Hauptursachen, die, besonders in Kombination, das Thromboserisiko deutlich steigern.

Virchow-Trias:
1. **Endothelveränderungen:** Veränderungen der innersten Gefäßwand durch Entzündungen, Arteriosklerose oder Traumen
2. **Blutstromveränderungen:** Wirbelbildungen (Varizen) oder Strömungsverlangsamungen (Bettruhe)
3. **Veränderung der Blutzusammensetzung:** Thrombozytose oder Mangel an gerinnungshemmenden Stoffen (z.B. AT III)

Der **Abscheidungsthrombus** entsteht durch Anlagerungen und Zusammenballungen von Thrombozyten. Er haftet fest an der Gefäßwand, füllt nicht das gesamte Gefäßlumen aus und wird wegen seiner Erythrozytenarmut auch als weißer Thrombus bezeichnet.
Gefährlicher ist der rote Thrombus, ein **Gerinnungsthrombus.** Durch Strömungsverlangsamung gerinnt das Blut. Der Thrombus, der das gesamte Gefäßlumen ausfüllt, haftet nur locker an der Gefäßwand und kann sich beim morgendlichen Aufstehen lösen. Die Folge ist eine Lungenembolie. Therapeutisch steht neben einer Lysetherapie die operative Embolektomie zur Verfügung. Hier schiebt man nach Gefäßeröffnung einen dünnen Katheter durch den Thrombus hindurch. Hinter dem Thrombus blockt man einen kleinen Ballon und zieht den Katheter geblockt mit dem Thrombus heraus.
Die **Antithromboseprophylaxe** erstreckt sich von der Frühmobilisation über Antithrombosestrümpfe oder -wickel (Abb. 1.22-1) bis hin zur subkutanen Verabreichung niedriger Heparindosen (Low-dose-Heparinisierung). Auch die Physiotherapie, gerade bei bettlägerigen Patienten, hat hier wesentliche Bedeutung.

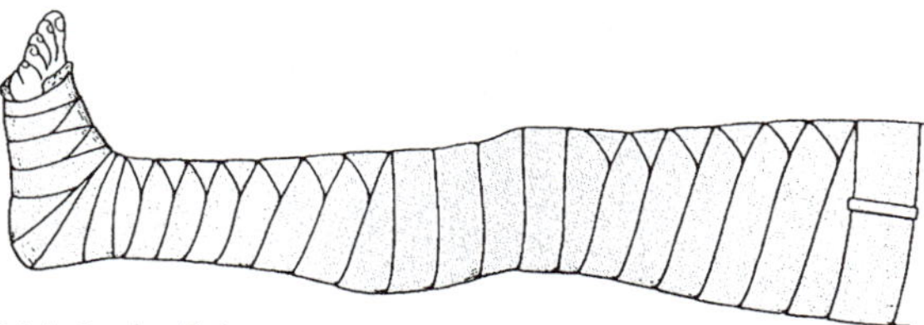

Abb. 1.22-1: Wickeln der Beine.

1.24 Lösung C

Hauterscheinungen wie Pruritus, bakterielle und mykotische Hautveränderungen (Candidamykose und Furunkulose) gehören zum Erscheinungsbild des Diabetikers. Schwankende Stoffwechsellagen und diabetische Gefäßveränderungen mit Minderdurchblutungen begünstigen das Geschehen.

1.25 Lösung C

1.26 **Lösung D**

1.25–1.26

Das Peritoneum hüllt den Bauchraum mit einem Teil der Organe ein. Ein Organ kann also intraperitoneal, extraperitoneal oder retroperitoneal gelegen sein. Die Peritonitis entsteht vorwiegend sekundär nach Entzündung eines Organs (Appendizitis etc.). Extremer Druckschmerz über dem Abdomen mit deutlicher Abwehrspannung charakterisieren das klinisch akute Bild des bretthartem Abdomens. Erbrechen, Leukozytose und Darmatonie können ebenfalls beobachtet werden. In den meisten Fällen besteht bei Patienten mit Peritonitis eine OP-Indikation, insofern sollte in der Ambulanz immer ein Chirurg hinzugezogen werden. Die Therapie besteht bei unklarer Ursache in einer Probelaparotomie und nachfolgender Beseitigung der Peritonitisursache bei gleichzeitiger antibiotischer Abschirmung. Der Fachterminus für eine Rippenfellentzündung lautet Pleuritis.

1.27 **Lösung D**

Milzruptur/Schock → S. Kommentar zu Frage 1.19.
Dickdarmtumor/Gewichtsverlust → Kolontumoren, wie alle Tumoren, gehen mit Gewichtsverlust einher. S. Kommentar zu Frage 1.19.
Appendizitis/Leukozytenanstieg → Die Appendizitis ist die häufigste Ursache für das akute Abdomen (Abb. 1.27-1). Die Entzündung wird begünstigt durch Kotsteine, die das kleine Lumen des Wurmfortsatzes verschließen.
Darminfektionen oder auch Abknickungen im Verlauf des Darms können zu dem Erscheinungsbild führen.
Leitsymptom ist der Abdominalschmerz mit höchster Ausprägung (Punctum maximum) im rechten Unterbauch. Erbrechen, Übelkeit, Druck- und Klopfschmerz treten mitunter auf. Laborchemisch weisen eine Leukozytose, eine CRP-Erhöhung und eine BSG-Beschleunigung auf das Geschehen hin, dies ist aber nicht zwingend notwendig. Mittlerweile umstritten, aber immer noch von Bedeutung ist die Temperaturdifferenz von 1 °C zwischen rektaler und axillärer Messung. Klinisch bestärken bestimmte Zeichen die Verdachtsdiagnose: McBurney (Druck- und Loslassschmerz), Lanz-Punkt (Druckschmerz), Rovsing-Zeichen (Schmerzen beim retrograden Ausstreichen des Dickdarms) und das Psoas-Zeichen (bei retrozäkaler Lage der Appendix Zunahme der Schmerzen bei Beugung und Streckung des rechten Beines). Differentialdiagnostisch kommen eine Adnexitis, Nierensteine, die Cholezystitis und die einfache Obstipation in Frage. Die Therapie der Wahl ist die Appendektomie, die in vielen Fällen als eine absolute OP-Indikation anzusehen ist. Bei nur geringer Beschwerdesymptomatik können eine lokale Kühlung (Eisblase auf den rechten Unterbauch) sowie abführende Maßnahmen Besserung bewirken.
In jedem Falle besteht zum einen so lange der Appendizitisverdacht, bis das Gegenteil bewiesen ist, zum anderen sollten diese Patienten unbedingt stationär überwacht werden. In seltenen Fällen findet sich intraoperativ als Ursache ein entzündetes Meckel-Divertikel (Aussackung des Dünndarms; s. Kommentar zu Frage 1.82).

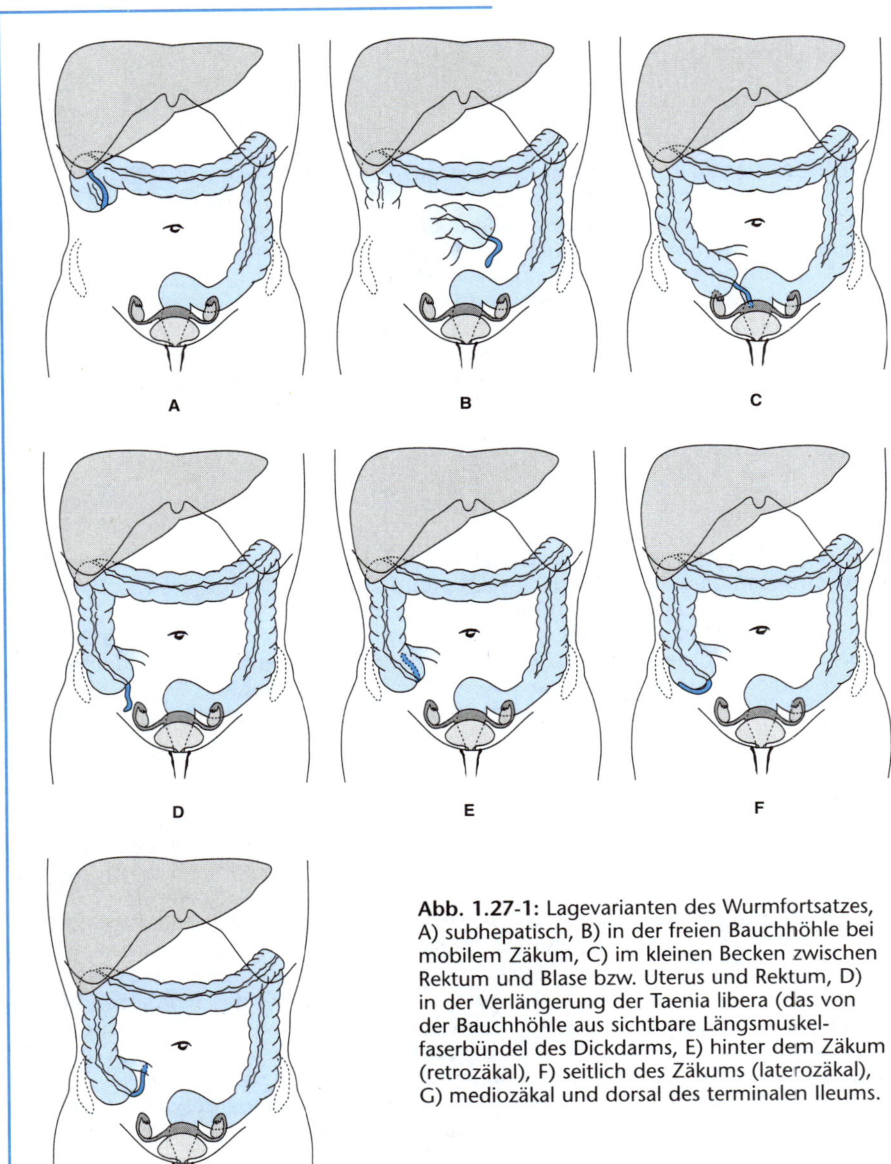

Abb. 1.27-1: Lagevarianten des Wurmfortsatzes, A) subhepatisch, B) in der freien Bauchhöhle bei mobilem Zäkum, C) im kleinen Becken zwischen Rektum und Blase bzw. Uterus und Rektum, D) in der Verlängerung der Taenia libera (das von der Bauchhöhle aus sichtbare Längsmuskelfaserbündel des Dickdarms, E) hinter dem Zäkum (retrozäkal), F) seitlich des Zäkums (laterozäkal), G) mediozäkal und dorsal des terminalen Ileums.

Eine Verschleierung der Symptomatik ist durch die Lagevariabilität der Appendix vermiformis gegeben. Innerhalb von sechs Stunden kann die Appendix perforieren, der Patient verspürt dann plötzliche Erleichterung.
Histologisch werden drei Formen der Appendizitis unterschieden:

1. Appendicitis catarrhalis: entzündliche Wandverdickung mit ödematöser Schwellung
2. Appendicitis ulcerophlegmonosa: eitrige Entzündung aller Wandschichten mit Eiterbelägen
3. gangränöse Appendizitis: frühzeitiger Gewebszerfall mit möglicher Perforation und Abszedierung

1.28 Lösung D

Der Begriff „portale Metastasierung" beschreibt die hämatogene Metastasierung von Tumoren mit portalem Abflussgebiet. Hierzu gehören die Verdauungsorgane Magen, Dünndarm, Dickdarm, Rektum. Auch das Pankreas und die Milz führen über die Vv. pancreaticae und die V. lienalis das Blut der Leber zu. Entsprechend der anatomisch venösen Flussrichtung ist die Reihenfolge in Lösung D richtig beschrieben.

1.29 Lösung C

Bei der Rückenmarknarkose (oder besser: bei rückenmarknaher Anästhesie) werden Anästhetika über einen dünnen Katheter entweder in den Subarachnoidalraum oder in den Periduralraum injiziert und dadurch die rückenmarknahen Nerven betäubt. Diese Narkoseform wird besonders bei perianalen, genitalen und bei Leistenhernien-Operationen durchgeführt. Der Patient bleibt dabei wach.
Von der Anästhesie betroffen ist immer auch die Schließmuskelfunktion der Blase. Bei einer länger dauernden Anästhesie kann es durch Blockade der entsprechenden Nerven zu einer Überlaufblase kommen, die nicht selten als akutes Abdomen fehlgedeutet wird. Somit ist auf die Urinausscheidung besonders zu achten, im Zweifelsfall sollte eine Einmalkatheterisierung vorgenommen werden.
Der Blutzucker ist bei der rückenmarknahen Anästhesie nicht verändert, da diese Narkoseform die Hormonregulation nicht beeinflusst.

1.30 Lösung D

Einen ausführlichen Kommentar finden Sie in Band 4 zu Frage 1.63.
Postoperativ sollte plötzliche Luftnot nach Mobilisation immer an eine Lungenembolie denken lassen. Bei Herzinfarkt stehen retrosternale Schmerzen im Vordergrund, eine Pneumonie geht mit Fieber einher und entwickelt sich nicht schlagartig.

1.31 **Lösung C**

Grundregel in der Chirurgie bezüglich der primären Wundheilung ist die **Sechs-Stunden-Regel.** Hiernach dürfen Wunden nach einem Zeitraum von sechs Stunden nicht mehr primär verschlossen werden, da von einer zu hohen Keimkontamination auszugehen ist. Eine Ausnahme stellen Wunden im Gesichtsbereich dar. Aus kosmetischen Gründen darf nach Ermessen des Chirurgen ein Wundverschluss auch noch nach sechs Stunden erfolgen. Kurzfristige Wundkontrollen bestimmen dann den weiteren Verlauf, bei ersten Entzündungszeichen wird die Wunde wieder eröffnet.

1.32 **Lösung C**

S. Kommentar zu Frage 1.2.

1.33 **Lösung E**

S. Kommentar zu Frage 1.6.

1.34 **Lösung A**

S. Kommentar zu Frage 1.22 in Band 4.

1.35 **Lösung C**

S. Kommentar zu Frage 1.18.

1.36 **Lösung C**

Chirurgische Infektionen gehen nicht immer von einer Wunde aus. Infektionen innerer Organe mit bakterieller Streuung, Anastomosennähte etc. können einen Infektionsherd darstellen.
Bitte seien Sie vorsichtig bei Antwortmöglichkeiten mit den Attributen „immer, niemals, müssen", denn in der Medizin ist fast alles möglich!
Antibiotika sind Mittel, die systemisch wirken. Grundsätzlich sollte man nicht mit Kanonen auf Spatzen schießen. Bei jedem Einsatz von Antibiotika werden Resistenzen „gezüchtet"; der Einsatz muss sorgfältig überlegt sein.
Streptokokken (3) bilden einen übel riechenden Eiter; blau-grünlich erscheinender, süßlich riechender Eiter aber ist typisch für eine Pseudomonas-Infektion!

1.37 **Lösung B**

S. Kommentar zu Frage 1.110.

1.38 **Lösung B**

Die Phlegmone ist eine diffuse, teils nekrotisierende Entzündung der Kutis (Haut) und Subkutis (Unterhaut). Punkt 2 beschreibt eine Lymphangitis, Punkt 3 ein Panaritium. Näheres entnehmen Sie bitte auch dem Kommentar zu Frage 1.2.

1.39 Lösung E

Cholezystektomie und Strumektomie dürften bekannt sein.
Hier eine kurze Erläuterung der **Thrombarteriektomie.** Indikation ist der Gefäßverschluss durch einen Thrombus. Nachfolgende Gefäßgebiete werden nicht mehr durchblutet und sterben ab. Ziel der Thrombarteriektomie ist die Entfernung des Thrombus. Hierzu eröffnet der Chirurg das betroffene Gefäß proximal (körpernah) des Thrombus und schiebt einen so genannten „Fogarty-Katheter" (Abb. 1.39-1) durch das Gefäß an dem Thrombus vorbei. Anschließend wird mittels Blockerspritze der Gummiballon aufgepumpt und der Katheter zurückgezogen. So wird auch der Thrombus von seiner Position gelöst und durch die Gefäßöffnung herausgezogen.

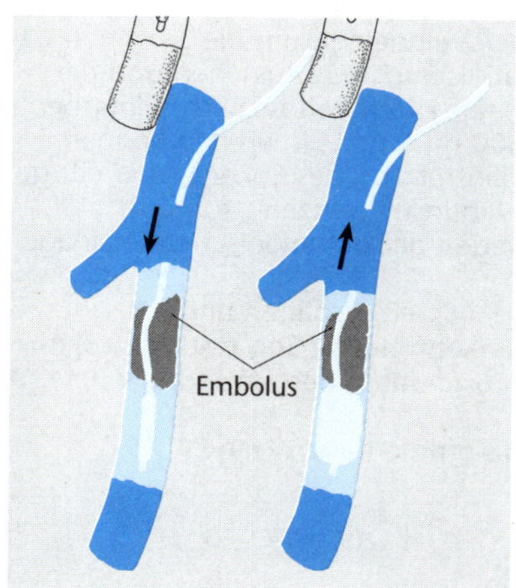

Abb. 1.39-1: Embolektomie mit einem Fogarty-Katheter.

1.40 Lösung D

Die Behandlung eines fortgeschrittenen (reifen) Nackenkarbunkels ist hier meiner Meinung nach fehlerhaft beantwortet. Zunächst muss man wissen, dass ein Karbunkel in Kopfnähe, besonders im fortgeschrittenen Stadium, äußerst gefährlich ist. Die vorsorgliche Antibiotikagabe ist somit unerlässlich. Die Exzision aller Nekrosen allerdings ist eine zweifelhafte Methode. Zunächst gilt es, den Eiterherd mittels Stichinzision zu entlasten und konservativ zu verkleinern. Der regelmäßige Verbandswechsel mit Wundreinigung ist eine gängige Methode.
Bei einer Karbunkelgröße von ca. 4 cm und totaler Nekroseausräumung wird ein sehr großer und tiefer Weichteildefekt am Hals entstehen. Für mich wären die Punkte 3 und 4 als richtig anzusehen, das Prüfungsamt allerdings besteht auf Lösung D. Nehmen wir diese Lösung einfach an und denken uns unseren Teil!

1.41 Lösung A

Das Hämatom (Bluterguss) ist kein Entzündungszeichen, sondern die Folge eines Traumas. Näheres entnehmen Sie bitte dem Kommentar zu Frage 1.5.

1.42 Lösung B

S. Kommentar zu Frage 1.9 und 1.10.

1.43 Lösung C

Drainagen sind in der Chirurgie sehr wichtig. Sie dienen zum Ableiten von Flüssigkeiten aus dem Körper. Nach Operationen im Bauchraum werden Drainagen (Silikon- oder Robinsondrainage) ohne Sog gezielt an operierte Organe oder in den Douglas-Raum (tiefster Punkt der Körpers) eingelegt, um die Sekretion zu beobachten. Sowohl die Menge der Flüssigkeit als auch das Aussehen und der Geruch sind von Bedeutung. Normale peritoneale Flüssigkeit ist bernsteinfarben und klar. Die zulässige Menge misst 200 bis 300 ml. Beurteilt werden können u.a. Blutungen (Rotfärbung), Entzündungen (Eintrübung des Sekrets) und eitrige Beimengungen mit z.B. Stuhl oder Galle bei Nahtinsuffizienzen (trüb und riechend). Häufig werden Re-Laparotomien wegen der pathologischen Drainageflüssigkeit durchgeführt.
Die Redon-Drainage wird im Subkutangewebe, in Gelenkspalten und z.B. nach Strumektomien verwandt. Hier soll der unkontrollierte Sog restliches Blut/ Gelenkflüssigkeit aus dem Wundgebiet ziehen und durch den Unterdruck für eine angemessene Wundadaption sorgen.
Eine Erläuterung der T-Drainage finden Sie im Kommentar zu Frage 1.76.

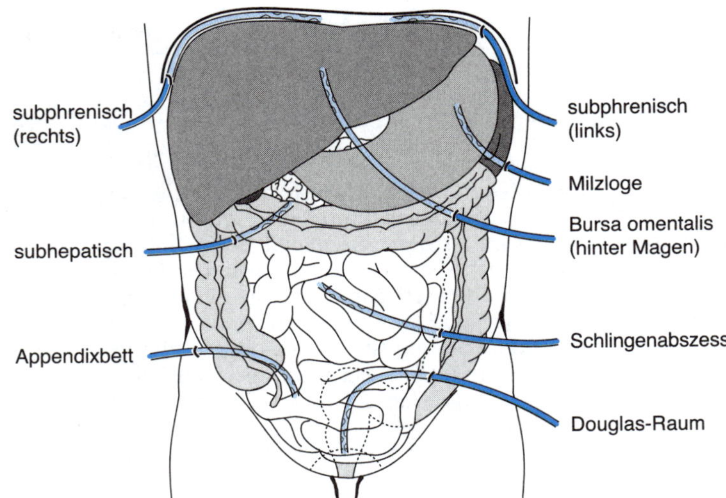

Abb. 1.43-1: Häufige Lokalisationen von Drainagen in der Bauchhöhle.

1.44 **Lösung C**

Die Fluktuation ist kein typisches Entzündungszeichen, man findet sie aber häufig als begleitende Reaktion. Fluktuation beschreibt die flächenhafte Mitentzündung des umliegenden Gewebes, die Rötung nimmt vom Zentrum zur Peripherie hin ab.

1.45 **Lösung D**

S. Kommentar zu Frage 1.2.

1.46 **Lösung C**

Gynäkomastie ist die Vergrößerung der männlichen Brustdrüse. Hiervon betroffen ist der Brustdrüsenkörper, der zumeist derb und schmerzhaft angeschwollen ist. Selten ist ein Tumor die Ursache, gerade bei beidseitiger Schwellung liegen vorwiegend hormonelle Gründe vor. Therapeutisch werden die Brustdrüsenkörper operativ ohne weitere Folgen für den Patienten entfernt.

1.47 **Lösung B**

Ursache für Resorptionsfieber ist eine Stoffwechselsteigerung durch Gewebselemente und Toxine. Postoperative Gewebsschädigungen, die bei jeder Operation in unterschiedlichem Umfang anfallen, können so vom Körper verarbeitet werden. Beim Resorptionsfieber wird eine Temperatur von 38,5 °C nicht überschritten, und es dauert nicht länger als fünf Tage. Die übrigen Fieberformen werden ausführlich in Band 2 erläutert.

Schilddrüse

1.48 **Lösung C**

Bitte lesen Sie das Thema der Schilddrüsenerkrankungen in Ihrem Lehrbuch nach.
Schilddrüsenkarzinom / totale Resektion → Schilddrüsenkarzinome (papillär, follikulär, medullär oder aplastisch) erfordern eine radikale und totale beidseitige Resektion, ggf. erweitert durch eine Lymphknotenausräumung.
Kalter Schilddrüsenknoten/im Szintigramm nicht speichernder Bezirk → Der kalte Schilddrüsenknoten speichert kein jodhaltiges Kontrastmittel und zeigt sich szintigraphisch blau. Er besteht aus unspezifischem Gewebe. Da neben subjektiven Beschwerden wie Schluck- oder Atemstörungen auch die Möglichkeit einer bösartigen Entartung besteht, sollte eine subtotale Strumektomie als elektiver Eingriff geplant werden. Hier werden die veränderten Areale unter Belassung eines Schilddrüsenrestes reseziert.
Hyperthyreose / Funktionssteigerung → Die Hyperthyreose steht für eine Funktionssteigerung, die Hypothyreose für eine Funktionsminderung. S. Kommentar zu Frage 1.159 in Band 4.

1.49 **Lösung D**

Mögliche Zeichen einer bösartigen Struma (Struma maligna) sind:
- Heiserkeit durch Irritation oder Beteiligung des N. recurrens (Stimmbandnerv)
- Halsvenenstauung durch Verwachsungen mit Gefäßen
- Rasches Wachstum ist immer verdächtig für eine maligne Entartung.
- geringe Schluckverschieblichkeit durch Tumorinfiltration in die Luftröhre oder Haut
- Lymphknotenschwellungen im Halsbereich
- harter, einseitiger, uneben tastbarer Knoten.

Magen

1.50 **Lösung D**

1.51 **Lösung C**

1.50–1.51

Das **Magenkarzinom,** zu 50–80% im Antrum und präpylorisch lokalisiert, macht etwa 20% aller Karzinome aus. Die kleine Kurvatur und der Kardiabereich sind nur mit 10–25% vertreten. Die Lösung 1 der Frage 2.30 wäre also nochmals mit dem Prüfungsausschuss zu diskutieren. Prädisponierende Faktoren sind u.a. die atrophische Gastritis, das Ulcus ventriculi und der häufige Verzehr geräucherter Speisen.
Das Magenfrühkarzinom bleibt definitionsgemäß auf die Mukosa und Submukosa beschränkt, kann aber trotzdem schon metastasiert sein.
Das Magenkarzinom durchbricht die Submukosa, beide unterliegen der gängigen TNM-Klassifikation:

T bedeutet Tumor	
T1	Mukosa und Submukosa
T2	Infiltration der Muscularis propria
T3	Penetration der Serosa
T4	Infiltration benachbarter Strukturen
N steht für Node, englisch für (Lymph-)knoten	
N0	kein Lymphknotenbefall
N1–N3	Lymphknotenbefall verschiedener Ausdehnung
M bedeutet Metastase	
M0	keine Metastasen
M1	Fernmetastasen
Ein kleines „p“ vor den Buchstaben, z.B. pT1, bedeutet „vom Pathologen gesichert“.	

Hämatogen metastasiert das Adeno-Ca (Drüsentumor) über die Pfortader in die Leber, häufig lymphogen in die regionären Lymphknoten entlang der Magenarterien über den Truncus coeliacus Richtung Aorta.
Die klinischen Zeichen sind neben den allgemeinen Tumorsymptomen (Gewichtsverlust, Leistungsknick etc.) die Aversion gegen Fleisch, die Tumoranämie und Stenosekomplikationen wie Erbrechen. Etwa 50% der Karzinome bleiben allerdings asymptomatisch, was die Heilungschancen erheblich reduziert.
Palliativ (erleichternd) stehen neben einer Tubuseinlage, der PEG-Sonde und der Witzel-Fistel die Gastroenterostomie (Kurzschlussverbindung zwischen Magen und Darm) zur Verfügung.
Kurativ (heilend) sind die totale Gastrektomie (Magenentfernung) unter Mitnahme des großen und kleinen Netzes (hier sind viele Lymphknoten) sowie die eventuelle Entfernung der Milz (Splenektomie) die Regel. Der anschließende Magenersatz ohne Wiederherstellung der Duodenalpassage nach Roux-Y oder Billroth II wird von den Patienten meist gut toleriert (Abb. 1.50-1).

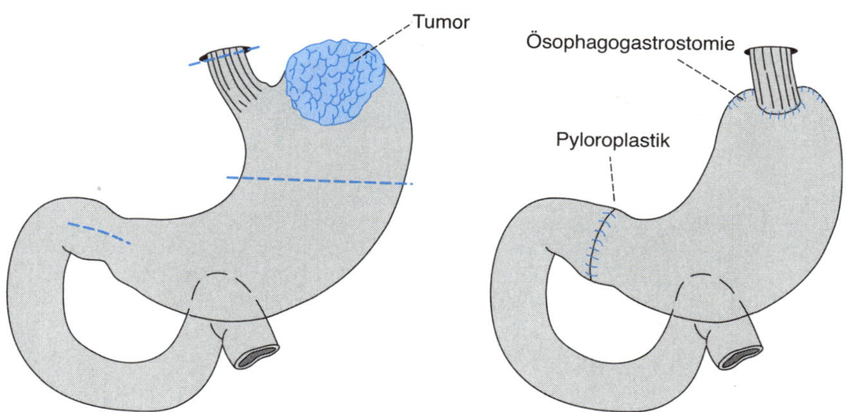

Abb. 1.50-1: Proximale Magenresektion und Rekonstruktion mittels Ösophagogastrostomie und Pyloroplastik.

1.52 Lösung B

Hier Abbildungen zu den geläufigsten Magenoperationen (Abb. 1.52-1 bis 1.52-4), die Theorie lesen Sie bitte in Ihrem Chirurgiebuch nach.

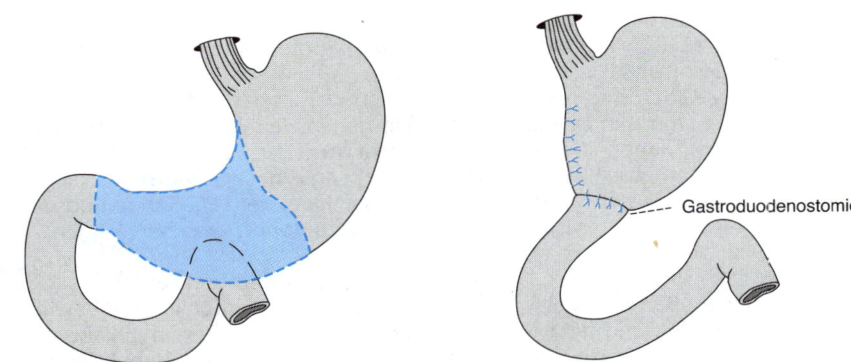

Abb. 1.52-1: Operation nach Billroth I: distale Magenresektion mit Gastroduodenostomie.

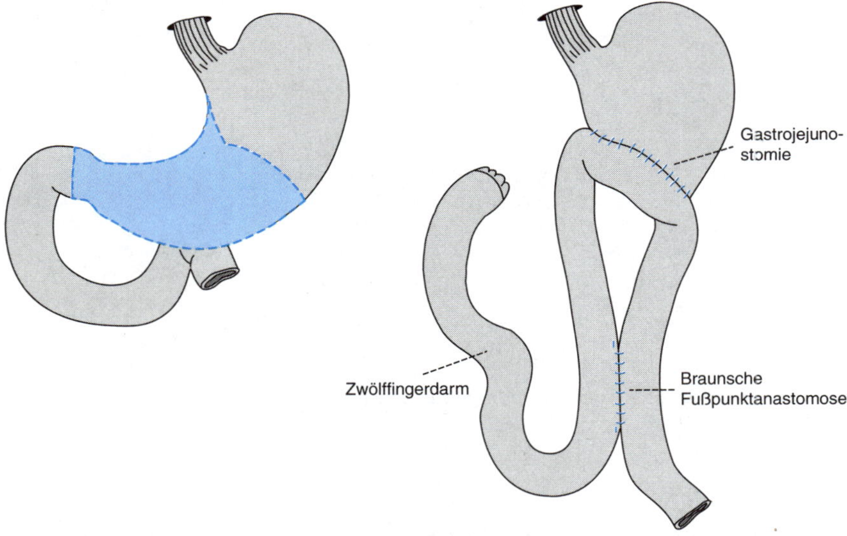

Abb. 1.52-2: Operation nach Billroth II: distale Magenresektion mit Gastrojejunostomie (vor dem Querkolon) oder retrokolisch (hinter dem Querkolon) und Braun-Fußpunkt-anastomose.

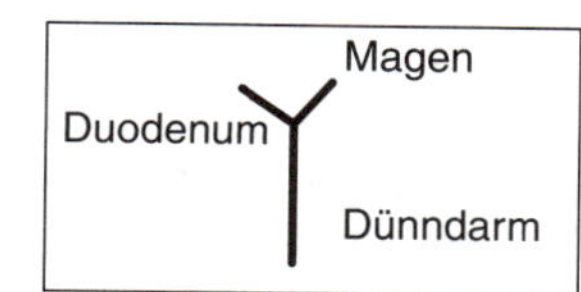

Abb. 1.52-3: Distale Magenresektion und Rekonstruktion einer Y-förmig ausgeschalteten Jejunumschlinge (Roux-Y-Technik).

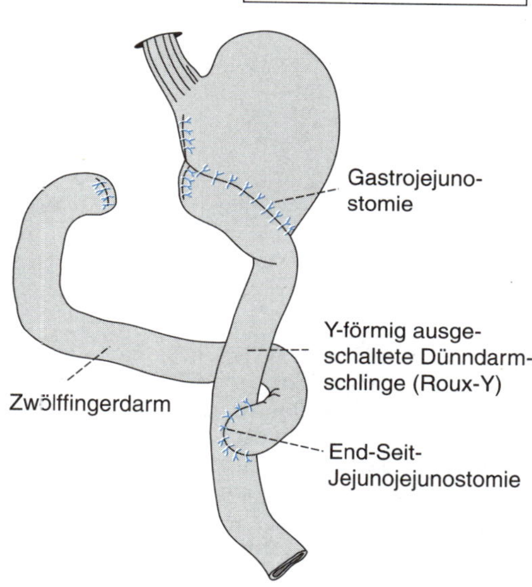

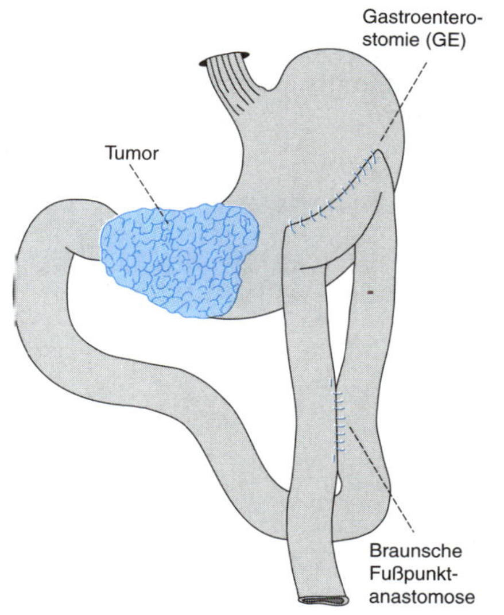

Abb. 1.52-4: Gastroenterostomie. Die durch den Tumor behinderte Nahrungspassage wird durch eine direkte Verbindung zwischen Magen und Jejunum (Gastrojejunostomie) wiederhergestellt.

1.53 **Lösung B**

Nicht nur bei der Magenresektion, sondern bei allen anastomosierenden Operationen (Darm, Gefäße etc.) ist die **Nahtinsuffizienz** sehr gefürchtet. Effektiv bedeutet dies eine Reoperation mit erneuter Anastomosierung!

1.54 **Lösung C**

S. Kommentar zu Frage 1.10.

1.55 **Lösung E**

1.56 **Lösung C**

1.55–1.56

S. Kommentar zu Frage 1.77 in Band 4.
Bitte unterscheiden Sie grundsätzlich zwischen einer **Erosion** und einem **Ulkus.** Die Erosion ist ein Defekt der Mukosa und heilt narbenlos ab, das Ulkus dagegen kann alle Wandschichten betreffen und heilt i.d.R. narbig ab.
Stress, Medikamente (bes. Antirheumatika) und der Helicobacter pylori sind einige der Risikofaktoren, die durch die reaktive Übersäuerung (Hyperazidität) für Magengeschwüre sorgen. Die konservative Therapie sieht die medikamentöse Pufferung und Unterdrückung der Magensäuresekretion und seiner Produktion vor. Hier kommen u.a. Antazida, H2-Blocker und Protonenpumpenhemmer zum Einsatz. Unterstützend sollten Noxen wie Alkohol und Nikotin weggelassen werden.

Jede Ulkuskrankheit, die nach sechs Wochen medikamentöser Therapie nicht zum Stillstand kommt, muss gastroskopisch zum Karzinomausschluss abgeklärt werden.

Gastroskopie und die röntgenologische Kontrastmitteldarstellung sind heute gängige Diagnoseverfahren.
Die Indikation zur operativen Versorgung steht bei rezidivierenden Blutungen, der Perforation (Notfall!), der Stenosierung und dem Verdacht auf maligne Entartung.

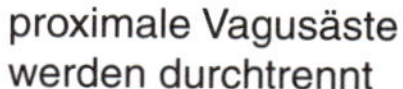

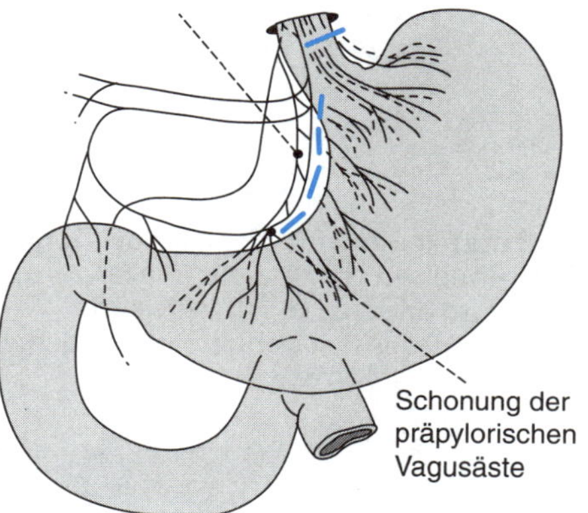

Abb. 1.55-1: Selektiv proximale Vagotomie (SPV). Die Vagusäste zur Leber, zum Duodenum, Pylorus und präpylorisch sind erhalten.

Operativ stehen folgende **Möglichkeiten** zur Verfügung:
- Vagotomie (Abb. 1.55-1)
- Billroth I
- Billroth II
- Roux-Y-Anastomose

Mögliche Komplikationen der Ulkuskrankheit:
- Blutungen (Sonderform: Dieulafoy-Ulkus mit spritzender submuköser Arterie im Ulkus)
- Stenosierungen
- Penetration in andere Organe
- Perforation
- maligne Entartung

Die Klinik des Magengeschwürs unterscheidet sich von der des Zwölffingerdarmgeschwürs (Duodenalulkus) wie folgt:

Magenulkus	Duodenalulkus
Sofortschmerz nach Nahrungsaufnahme	Nüchternschmerz
diffuser Schmerz, der Patient kann keine genaue Lokalisation angeben	Nachtschmerz
Übelkeit und Völlegefühl	Nachlassen der Schmerzen nach Nahrungsaufnahme
Erbrechen von Hämatin (oxidiertes Hämoglobin)	Der Patient kann den Schmerzpunkt lokalisieren und mit dem Finger andeuten
möglicherweise Teerstuhl	möglicherweise Teerstuhl

1.57 Lösung E

1.58 Lösung C

1.57–1.58

Agastrische Syndrome (= **Dumping-Syndrome**) kommen nach Teil- oder Totalentfernung des Magens vor. Dies resultiert zum einen durch die schnellere unverdaute Nahrungspassage in den Darm, zum anderen durch vermehrte Besiedlung mit Bakterien, die vorher durch die Magensäure abgetötet wurden. Hier eine tabellarische Aufstellung der einzelnen Syndrome:

Syndrom	Definition
Frühdumping-Syndrom	Hyperosmolare (hohe Anziehungskraft auf Wasser), unverdünnte Nahrung gelangt ins Jejunum; Flüssigkeit wird aus den umliegenden Geweben und Blutgefäßen in den Darm gezogen; möglicher Volumenmangelschock. 10–30 Minuten nach Nahrungsaufnahme treten auf: – Bauchschmerzen – Diarrhö – Schocksymptomatik
Spätdumping-Syndrom	Nach kohlenhydratreicher Nahrung; schnelle Resorption durch fehlende Verzögerung im Magen; plötzlicher hoher Blutzuckerspiegel; überschießende Insulinausschüttung; Hypoglykämiegefahr und Katecholaminausschüttung (Adrenalin). 1–4 Stunden nach Nahrungsaufnahme treten auf: – Kaltschweißigkeit, Übelkeit, Schock
Syndrom der zuführenden Schlinge (Afferent-loop-Syndrom)	Stau in zuführender Billroth-II-Schlinge führt zu Gallenstau, Keimbesiedlung – galliger Reflux, Diarrhö, Völlegefühl
Syndrom der abführenden Schlinge (Efferent-loop-Syndrom)	Restmagenentleerung ist durch Enge behindert – Erbrechen, Völlegefühl
Syndrom der blinden Schlinge (Blind-loop-Syndrom)	Massive Keimbesiedlung der blinden Schlinge nach Billroth II; Verdauung von Gallensäuren und Vitamin B_{12} durch Darmbakterien – fettiger Stuhl (Steatorrhö) – perniziöse Anämie – Gewichtsverlust

Die Empfehlung für alle Patienten lautet:
- häufig kleine Mahlzeiten
- nichtblähende Mahlzeiten
- vitaminreiche Kost
- regelmäßige parenterale Gabe von Vitamin B_{12} wegen fehlenden Intrinsic-Faktors
- Oberkörperhochlagerung um 30°

1.59 Lösung D

S. Kommentar und Tabelle zu den Fragen 1.57–1.58.

1.60 Lösung C

S. Kommentar zu den Fragen 1.55–1.56.

1.61 Lösung A

Das Divertikel ist eine Ausstülpung an einem Hohlorgan, auftretend vom Ösophagus bis zum Kolon. Das echte Divertikel ist definiert als eine Aussackung, an der alle Wandschichten beteiligt sind. Dadurch bleibt es überwiegend stabil und ist relativ ungefährlich. Lediglich bei subjektiven Beschwerden besteht eine Operationsindikation. Als Beispiel wäre das „Traktionsdivertikel" des Ösophagus zu nennen.

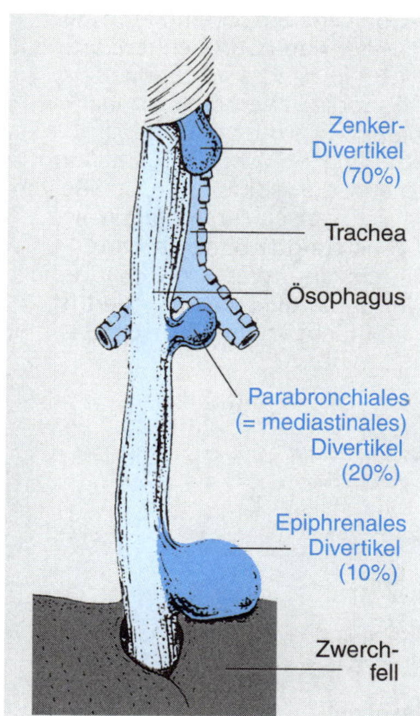

Abb. 1.61-1: Lokalisation von Ösophagusdivertikeln.

Weitaus gefährlicher sind die „unechten" oder „falschen" Divertikel. Hier stülpt sich nur die Mukosa als innerste Schicht des Hohlorgans durch eine Muskellücke nach außen. Dementsprechend dünn und vulnerabel (verwundbar) ist die Wand des Divertikels. Entzündungen oder härtere Speisestücke können dann leicht zu Perforationen führen. Die Aussackungen am Sigma (Sigmadivertikel) wie auch das Zenker- und epiphrenale Divertikel sind falsche Divertikel.
Das **Zenker-Divertikel** ist eine Aussackung im Bereich einer Muskellücke, die sich am Übergang des Rachens (Pharynx) zur Speiseröhre (Ösophagus) befindet. In manchen Fällen findet sich an der linken Halsseite eine Vorwölbung. Typischerweise berichten die Patienten vom morgendlichen Geschmack der am Vorabend verzehrten Speisen. Diese sammeln sich im Divertikel und treten morgens geschmacklich wieder in Erscheinung.
Die operative Sanierung besteht lediglich in Abtragung der Aussackung und Einengung der Muskellücke.
Die Vorwölbung des Peritoneums (C) durch den Hiatus oesophageus (Durchtrittsöffnung der Speiseröhre durch das Zwerchfell vom Thorax ins Abdomen) nennt man Hernie. Die Erweiterung der Aorta (D) wird als Aneurysma bezeichnet.

1.62 Lösung C

Zäumen wir das Pferd von hinten auf: Bei Veränderungen der Leber, z.B. bei Leberzirrhose, ist die Durchblutung der Leber wegen der Parenchym- und Gefäßschäden deutlich herabgesetzt. Trotzdem muss die gleich gebliebene Menge an Blut aus der V. portae irgendwie die untere Hohlvene erreichen. Bei „Stau" in der Leber wird einfach eine Umleitung wie auf der Autobahn benutzt. Drei stehen zur Verfügung und sind in Kommentar 1.89 in Band 4 ausführlich beschrieben. Die Umgehung erfolgt entweder über die Venen des Ösophagus zur oberen Hohlvene oder über den Hämorrhoidalplexus oder die Umbilikalvenen (alte Nabelvenen) als Spider naevi zur unteren Hohlvene. Bei „Stau" in der Leber werden diese Umgehungen also vermehrt durchblutet, die Gefäße vergrößern sich dementsprechend – es entwickeln sich Varizen (Krampfadern). Ösophagusvarizen sind sehr gefährlich, da bei Verletzung (z.B. durch harte Speisen) eine Sickerblutung sogar zum Tode führen kann. Was also tun? Da die Verbindung von der V. portae zur V. cava inferior durch die Leber blockiert ist, legt der Chirurg eine „Umgehung" der Leber an, indem er eine Kurzschlussverbindung (Shunt) herstellt–den porto-cavalen Shunt.

Cimino-Shunt	Hämodialyse-Shunt zwischen A. radialis und V. cephalica am Unterarm ohne Kunststoffersatz
Arteriovenöser Shunt	Verbindung zwischen Arterie und Vene
Porto-cavaler Shunt	Verbindung zwischen V. portae und V. cava
Scribner-Shunt	Verbindung zwischen Arterie und Vene an untere oder obere Extremität aus Kunststoff
Buselmeier-Shunt	Modifikation des Scribner-Shunts

1.63 **Lösung D**

1.64 **Lösung C**

S. Kommentar zu Frage 1.10 in Band 3 und zu Frage 1.77 in Band 4.

1.65 **Lösung C**

1.66 **Lösung D**

1.67 **Lösung C**

S. Kommentar zu Frage 1.31 in Band 3 sowie zu Frage 1.78 in Band 4.

1.68 **Lösung C**

S. Kommentar zu Frage 3.7 mit Abbildung.

1.69 **Lösung B**

S. Kommentar zu Frage 1.36 in Band 3 und zu Frage 1.77 in Band 4.

1.70 **Lösung E**

Das Magenkarzinom ist eine häufige und schwerwiegende Erkrankung. Der Grad der Magenresektion hängt von Faktoren wie Tumorgröße, -art, -typ und dem Tumorstadium ab. Operationen nach Billroth und Roux-Y werden wie alles zum Thema Magenkarzinom ausführlich im Kommentar zu Frage 1.50 – 1.51 in diesem Band erklärt. Die totale Gastrektomie, besonders bei hoch sitzenden Magenkarzinomen, ist in der Regel ein kurativer Eingriff. Nach Entfernen des Magens mit allen Anhangsstrukturen und den befallenen Lymphknotenstationen werden Ileum und Ösophagus anastomosiert. Die Wiederherstellung der Darmpassage entspricht den Anastomosen der Operation nach Roux-Y. Näheres finden Sie auf der Abbildung 1.52-3 – lediglich die Gastrojejunostomie wird als Ösophagojejunostomie anastomosiert.
Im Kommentar zu Frage 1.80 wird das Thema Pankreaskarzinom und Whipple-Operation näher erläutert.
Der Pylorospasmus ist eine Erkrankung von Säuglingen, bei der eine Entleerungsstörung des Magens infolge Spasmus und Hypertrophie der Ringmuskulatur des Pylorus (Magenausgang/Magenpförtner) vorliegt. Näheres finden Sie im Kommentar zu Frage 3.7, in dem auch die operative Versorgung nach Weber-Ramstedt erläutert wird.

Leber und Galle

1.71 Lösung D

Leberverletzungen sind lebensbedrohlich. Schon der Verdacht einer meist traumatisch bedingten Leberruptur bedarf einer **sofortigen operativen Sanierung** (absolute OP-Indikation). Hier besteht hohe **Verblutungsgefahr!**

1.72 Lösung C

Gallengangskarzinome (Häufigkeit < 1%) zeigen erst spät eine klinische Symptomatik und sind demnach häufig nur noch palliativ zu therapieren.
Der **schmerzlose Ikterus** bei tastbar vergrößerter Gallenblase ist das klassische Zeichen (= Courvoisier-Zeichen). Die Therapie besteht in der Einlage einer Gallengangsdrainage oder in der **operativen Kurzschlussverbindung** (Biliodigestive Anastomose; Abb. 1.72-1) zwischen Lebergallengang und Dünndarm (Hepatikojejunostomie).
Die gallige Peritonitis bei Gallenblasenperforation bedarf einer sofortigen operativen Versorgung, die **Letalität** beträgt **30–40%.** Demgegenüber ist die Letalität nach einer Cholezystektomie sehr gering, dieser Eingriff ist eine „Routineoperation".

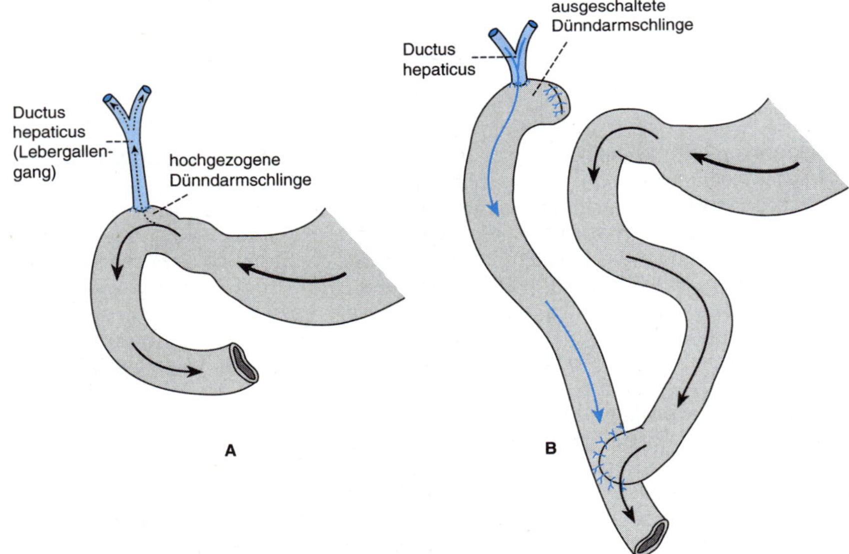

Abb. 1.72-1: Biliodigestive Anastomosen. A) End-zu-Seit-Anastomose zwischen Ductus hepaticus (Ende) und hochgezogener Dünndarmschlinge (Seite). Anteile des vorbeiziehenden Speisebreis können in die Gallenwege aufsteigen (Pfeile) und Entzündungen hervorrufen. B) End-zu-Seit-Anastomose zwischen Ductus hepaticus (Ende) und ausgeschalteter Dünndarmschlinge (Seite). Es kommt kein Speisebrei an der Anastomose vorbei (Pfeile) und eine aufsteigende Cholangitis ist seltener.

1.73 Lösung B

Koliken im rechten Oberbauch sind am wahrscheinlichsten **Gallensteinkoliken.** Differentialdiagnostisch kommen eine Pankreatitis, ein perforiertes Magenulkus, eine Appendizitis, Nierenkoliken sowie eine Peritonitis in Betracht.
Das Pankreaskopfkarzinom und das Papillenkarzinom gehen ohne kolikartige Beschwerden einher. Hier bestünde ein positives Courvoisier-Zeichen.
Der Harnleiterstein und die Appendizitis sollten zuvor ausgeschlossen werden.

1.74 Lösung E

Gallensteine entstehen infolge eines Lösungsungleichgewichts der Lebergalle (Lecithin, Bilirubin, Cholesterin und Calcium). Bilirubin und Cholesterin wirken lithogen (steinbildend).

Prädisponierende Faktoren für Gallensteine sind die 5 F:
fat (dick) – fertile (schwanger) – female (weiblich) – fourty (vierzig) – fair (blond)

Nur symptomatische Steinträger müssen therapiert werden. Koliken, besonders nach voluminösen und fettreichen Mahlzeiten, quälen die Patienten besonders. Um Komplikationen wie eine Cholezystitis (Gallenblasenentzündung), ein Gallenblasenempyem, eine Gallenblasenperforation oder einen Gallensteinileus zu vermeiden, ist der elektive Eingriff laparoskopisch (durch Bauchschnitt = Laparotomie) oder konventionell (Abb. 1.74-1) vorzunehmen. Hier werden die Gallenblase und ein Teil des Ductus cysticus entfernt. Die Galle fließt nach der Operation aber weiterhin von der Leber über den D. choledochus in das Duodenum. Lediglich das Speicherorgan, die Gallenblase, fehlt.

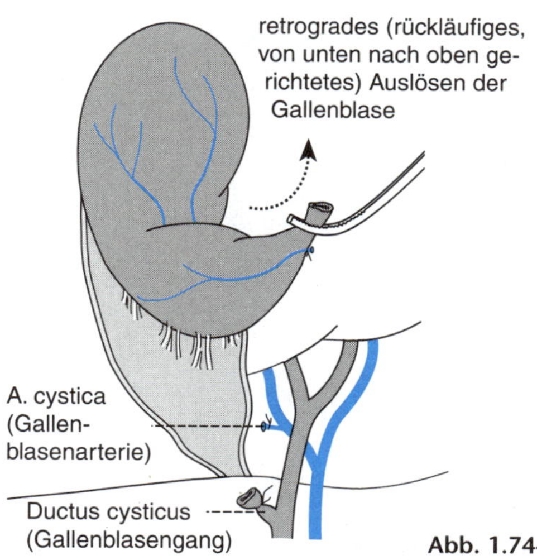

Abb. 1.74-1: Technik der Cholezystektomie.

Verschließt ein kleiner Gallenstein die Vater-Papille (Einmündung des Gallengangs in das Duodenum), staut sich das Sekret auch in die Bauchspeicheldrüse mit der Gefahr einer biliären Pankreatitis. S. Kommentar zu Frage 1.98 in Band 4.

1.75 Lösung C

Die Bilirubinstoffwechselstörung liegt auf Leberebene und kann nur medikamentös behoben werden. Die übrigen Indikationen **(Gallenblasentumor, Gallensteinleiden** und **Gallenblasenempyem)** sind richtig. S. Kommentar zu Frage 1.74.

1.76 Lösung C

Sollte nach operativer Entfernung der Gallenblase die Durchgängigkeit des D. choledochus nicht klar sein, so ist dies intraoperativ zu überprüfen. Zu diesem Zweck wird der D. choledochus über eine Länge von etwa 1 cm längs eröffnet. Anschließend kann mittels einer speziellen Optik (Choledochoskopie) oder einer speziellen Röntgenaufnahme die Durchgängigkeit geprüft werden. Ist der Abfluss durch entzündliche Schwellung des Gallenganges oder durch eine Verengung im Papillenbereich nicht sicher gewährleistet, so legt man eine

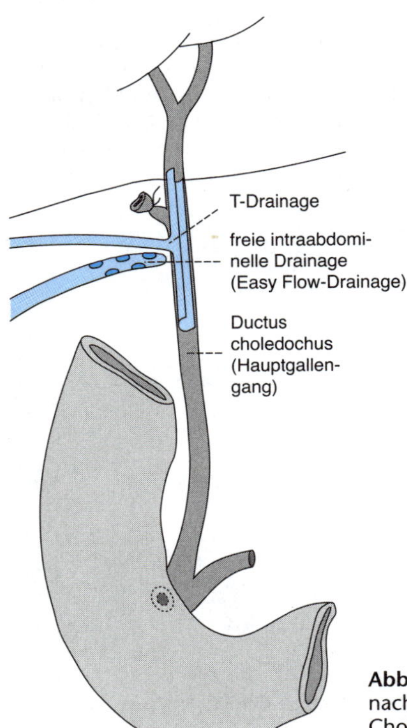

Abb. 1.76-1: Drainagen nach Gallenblasenentfernung und Choledochusrevision.

T-Drainage in den **D. choledochus.** Hierüber fließt die gestaute Galle in einen extrakorporalen Beutel. Die Drainage kann nach wenigen Tagen problemlos gezogen werden (Abb. 1.76-1).

1.77 Lösung C

S. Kommentar zu Frage 1.72.

1.78 Lösung E

Verlegte, also verstopfte Gallengänge verhindern den Gallenabfluss in den Darm. Somit fehlt hier der Gallenfarbstoff und die Fettverdauung ist gestört. Folglich klagen die Patienten über helle, fettige Stühle (4). Wohin mit dem Gallenfarbstoff? Dieser wird über das Blut zur Niere transportiert und dort vermehrt ausgeschieden, es resultiert dunkelbrauner Urin (3).
Koterbrechen (1) finden Sie bei Ileus (Darmverschluss), Teerstuhl (2) bei einer Blutung des oberen Gastrointestinaltraktes, Uhrglasnägel (5) sind Zeichen eines Herzfehlers.

1.79 Lösung C

S. Kommentar zu Frage 1.42.

1.80 Lösung C

Das Pankreaskarzinom ist meist ein Adeno-Ca und befindet sich in 70% der Fälle im Pankreaskopf (Abb. 1.80-1). Die Erkrankung verläuft meist tödlich, da es sehr früh zu einer lymphogenen und hämatogenen Metastasierung kommt und Symptome erst sehr spät auftreten (1). Die Symptome sind Gewichtsverlust, Schwäche und Schmerzen (5). Zudem kann der Tumor den Gallengang verlegen, woraus sich ein posthepatischer Ikterus entwickelt. Häufig liegt auch eine prallelastische und schmerzlose Gallenblase vor (= „Courvoisier-Zeichen“) als Hinweis auf einen Tumor der Gallenorgane.
Diagnostische Verfahren sind Sonographie, Kontrastmitteldarstellungen der Gallengänge, ERCP und Computertomographie.
Die palliative operative Therapie (häufig) besteht in der Protheseneinlage in den Gallengang oder in operativer Anlage einer „biliodigestiven Anastomose“, einer Kurzschlussverbindung von Gallengang zum Jejunum als Umgehung des Tumors.
Als kurative Therapie (eher selten) kommt die Radikaloperation nach Whipple in Frage (Abb. 1.80-2):
- Teilentfernung des Pankreas bis auf den Schwanz
- Entfernung des Duodenums, der Gallenblase und der Lymphknoten
- Teilentfernung des Magens
- Bei erweiterter Operation nach Whipple auch Entfernung der Milz.

Magenrest, Pankreasschwanz, Ductus choledochus und Jejunum werden wieder miteinander verbunden, die Anastomose erfolgt dabei wie bei der Operation nach Billroth II oder nach Roux.

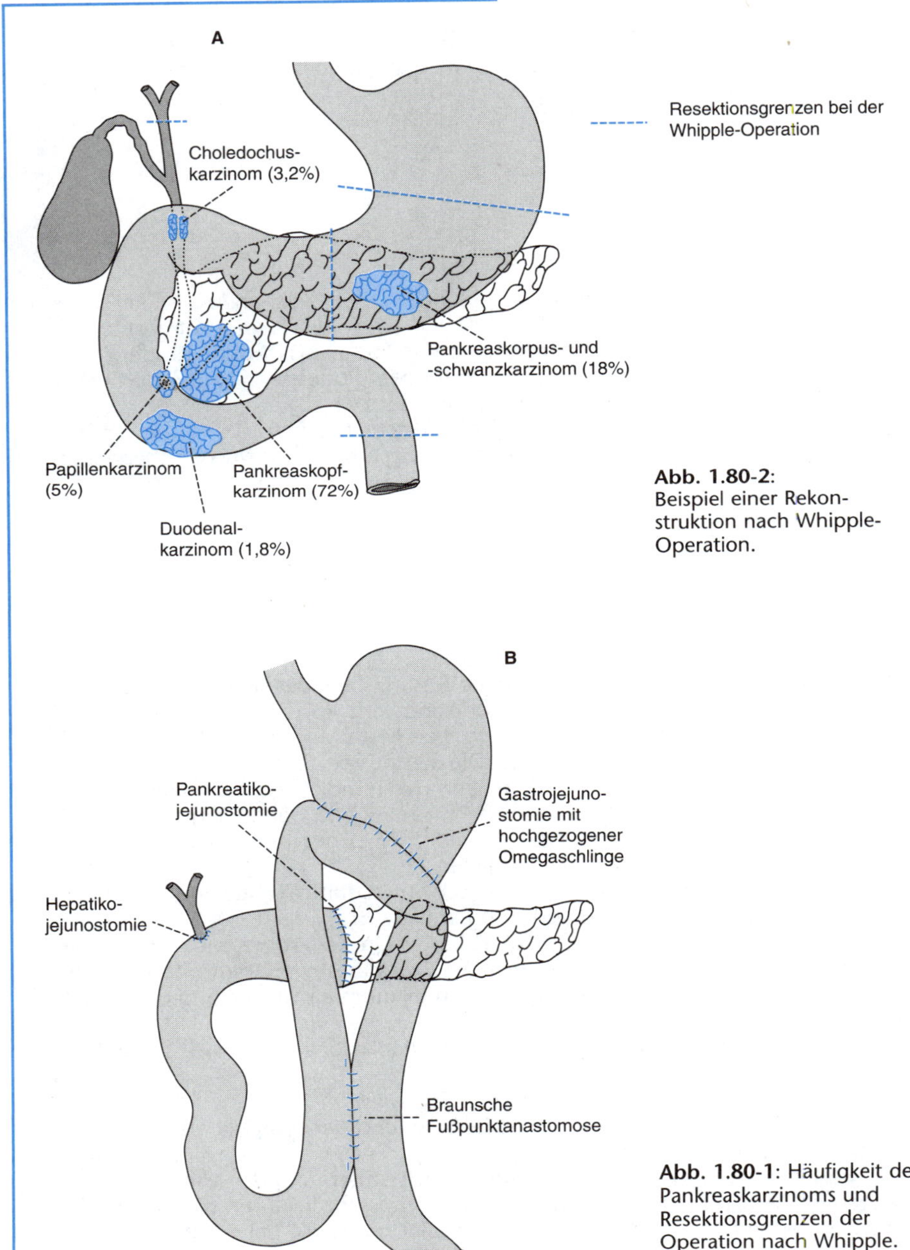

Abb. 1.80-2: Beispiel einer Rekonstruktion nach Whipple-Operation.

Abb. 1.80-1: Häufigkeit des Pankreaskarzinoms und Resektionsgrenzen der Operation nach Whipple.

1.81 **Lösung B**

Der Ductus cysticus ist die Verbindung der Gallenblase zum Ductus choledochus. Bei großen Gallensteinen kann der Abfluss aus der Gallenblase so verlegt werden, dass Symptome wie bei einem Choledochusstein auftreten. Der entscheidende Unterschied ist, dass bei Verschluss des D. cysticus ein massiver Stau innerhalb der Gallenblase auftritt. Diese wird dementsprechend groß und ist als „Resistenz" im rechten Oberbauch schmerzhaft zu tasten. Der Gallenblaseninhalt besteht häufig aus so genannter weißer Galle, da der Gallenfarbstoff resorbiert wurde. Eine akute Cholezystitis (A) geht im Allgemeinen mit Fieber, die Steineinklemmung in der Papille mit Gelbsucht (C) einher. Die akute Pankreatitis (D) verursacht ebenfalls Schmerzen mit Vernichtungsgefühl, in der Regel ist aber keine Resistenz palpabel. Beim Pankreaskopf-Ca (E) ist das führende Symptom der „schmerzlose Ikterus".

Dünndarm

1.82 **Lösung A**

Das Meckel-Divertikel ist ein Rest des embryonalen Dotterganges (Ductus omphaloentericus). Er bildet sich normalerweise in der 6. bis 7. Fetalwoche zurück. In seltenen Fällen (< 3%) verbleibt der proximale, darmnahe Anteil etwa einen Meter von der Ileozäkalklappe **(Ileum)**, und neigt zu Entzündungen. Bei einer Entzündungssymptomatik täuscht er das Bild einer Appendizitis vor, aus diesem Grunde wird i.d.R. nach Appendektomie der distale Dünndarmanteil inspiziert. Die Abtragung des Meckel-Divertikels ist ein kleiner Eingriff.

1.83 **Lösung E**

S. Kommentar zu Frage 1.56.

1.84 **Lösung D**

Das Suffix „-stomie" steht für Verbindung. Das Stoma ist ein künstlicher Darmausgang. Dies bitte nicht verwechseln! Bei der **Ileokolostomie,** z.B. nach der Entfernung des aufsteigenden (rechts gelegenen) Kolons (Hemikolektomie rechts), verbindet man das Ileum mit dem Colon transversum. Die Duodeno- oder Ileostomie beschreibt eine Verbindung unter sich. Die Gastroenterostomie ist die Verbindung des Magens (Gaster) mit einem Darmanteil (Dick- oder Dünndarm), vorwiegend palliativ (s. Kommentar zu Frage 1.51).

1.85 **Lösung A**

Große Speisebrocken können einen Ileus verursachen, häufigste Ursache allerdings sind Hernien und Briden. Ein eingeklemmter Darm beim Leistenbruch oder Narbenbruch verschließt die Darmpassage vollständig. Briden sind strangartige Verwachsungen im Bauch, in die sich eine Darmschlinge hineinlegen und abgeklemmt werden kann. In beiden Fällen treten Koterbrechen, pralles Abdomen und teilweise heftigste Schmerzen auf. Hier besteht eine absolute Operationsindikation.

1.86 **Lösung D**

S. Kommentar zu Frage 1.82.

Dickdarm

1.87 **Lösung C**

1.88 **Lösung A**

1.89 **Lösung E**

1.87–1.89

Zum Thema Colitis ulcerosa und Morbus Crohn s. Kommentar zu Frage 1.96 in Band 4.
Die in Frage 1.87 beschriebene klinische Symptomatik kann einer Sigmadivertikulitis (Entzündung bei Darmwandausstülpungen) entsprechen. Da ein Kolonkarzinom aber nicht ausgeschlossen werden kann, bedarf es unbedingt weiterer Abklärung.

Kolonkarzinom
Das Kolonkarzinom ist in etwa 70% der Fälle ein Adeno-Ca. Risikofaktoren sind Kolonadenome, hier besonders die villösen Adenome, schlackenarme Ernährung, familiäre Prädisposition, Colitis ulcerosa und M. Crohn. Die **familiäre Polyposis** (Adenomatosis coli), eine vererbbare Darmerkrankung mit vielen Polypen im gesamten Dickdarm, nimmt eine Sonderstellung ein. Hier beträgt das Karzinomrisiko ab 30. Lebensjahr 100%! Die einzige Therapie besteht in der totalen oder subtotalen Kolektomie. Sollte ein Patient Geschwister haben, so sind auch diese potentiell gefährdet und müssen sich einer Untersuchung unterziehen.
60% der kolorektalen Tumoren liegen im Rektum, die Metastasierung erfolgt hämatogen über den Portalkreislauf zur Leber und lymphogen. Bei sehr tief sitzenden Rektumkarzinomen können die Tumorzellen über die Hämorrhoidalvenen und die V. iliaca die Leber umgehen. Demzufolge sind dann die Metastasen in der Lunge zu suchen.

Die Tumoren wachsen vorwiegend zirkulär und engen somit das Lumen ein. Es besteht eine Ileusgefahr. Hieraus resultiert das Symptom der **paradoxen Diarrhö.** Nach primärer Verstopfung folgt ein dünnflüssiger Stuhl, wie im Fallbeispiel der Frage erläutert.
Die Blutung gilt ebenfalls als Alarmzeichen. Bei tief sitzenden Tumoren vermischt sich das Blut mit dem Stuhl und es erscheinen rötliche, schleimige Schleier. Mitunter sind auch Blutstropfen dem Stuhl aufgelagert. Viele Patienten schieben dieses Phänomen dann auf ihre Hämorrhoiden, manchmal ein fataler Irrtum! Häufig fallen allgemeine Tumorsymptome wie Leistungsknick, Gewichtsverlust etc. auf.
Hoch sitzende Karzinome bluten ebenfalls, dies ist aber im Stuhl nicht sichtbar. Klärung bringt der **Haemoccult®-Test.** Hämoglobin besitzt zentral ein Eisenatom. Mittels des Haemoccult®-Testes wird das Eisen, wenn vorhanden, chemisch in eine blaue Farbe verwandelt. Diese Art nicht sichtbarer Blutung bezeichnet man als **okkulte Blutung.**

Viele Rektumtumoren lassen sich bei rektaler Untersuchung tasten, so gehört diese Untersuchung in jede Anamneseuntersuchung und zu jeder Krebsvorsorgeuntersuchung!

Endoskopisch klärt man den Verdacht ab, entnimmt zur Sicherheit PEs zur histologischen Sicherung. In der Kolondoppelkontrastdarstellung lassen sich die Ausmaße und eventuelle Zweittumoren erkennen. Sonographisch sind Lebermetastasen auszuschließen, durch eine Röntgenaufnahme des Thorax Lungenmetastasen. Laborchemisch beobachtet man den Verlauf prä- und postoperativ anhand der Tumormarker CEA, CA 19-9, CA 50 und CA 72-4.
Nach entsprechender Vorbereitung soll der kranke, tumoröse Darmabschnitt mit gebührendem Sicherheitsabstand reseziert werden (Abb. 1.87-1). Ziel ist es, die freien Darmabschnitte wieder zu vernähen (anastomosieren). In diesem Falle operiert man kontinenzerhaltend. Manchmal, besonders bei sehr nahe am Schließmuskel gelegenen Tumoren oder bei Tumoren, die das Becken mit ihren Verwachsungen auskleiden, ist die Anlage eines künstlichen Darmausganges unvermeidbar. Eine Sonderstellung bildet das vorgeschaltete Kolo- oder Ileostoma. Nach Anlage einer riskanten kontinenzerhaltenden Anastomose (z.B. sehr tief sitzend) will man diese wegen einer möglichen Nahtinsuffizienz oder sonstigen Komplikation schonen. Man schaltet einen künstlichen Darmausgang vor und vermeidet damit die Stuhlberührung mit der Anastomosestelle. Nach einer Latenzzeit von etwa sechs Monaten kann das protektive Stoma zurückverlagert werden.
Postoperativ sollten sich die Patienten in regelmäßigen Abständen einer Kontrolluntersuchung unterziehen. Bei histologisch gesichertem Lymphknotenbefall ist eine adjuvante (unterstützende) Chemotherapie sinnvoll.

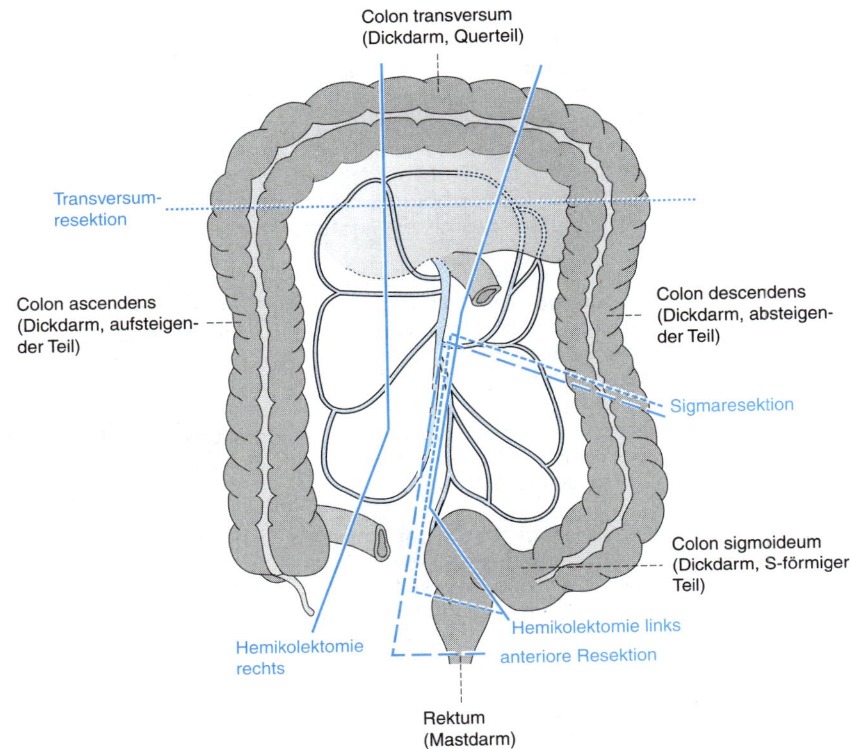

Abb. 1.87-1: Operationsverfahren beim Kolonkarzinom.

Mögliche Kolonoperationen:

Operation	Bedeutung
Kolonteilresektion	Dickdarmteilentfernung
Hemikolektomie rechts	Entfernung des Colon ascendens mit Ileokolostomie
Hemikolektomie links	Entfernung des Colon descendens mit Transversosigmoidostomie
erweiterte Hemikolektomie links	Entfernung des Colon descendens und des Colon sigmoideum mit Transversorektostomie

(Fortsetzung nächste Seite)

Operation	Bedeutung
Sigmaresektion	Entfernung des Colon sigmoideum mit Descendorektostomie
Rektumresektion	Entfernung des größten Anteils des Rektums mit einer Sigmoido- oder Descendorektostomie
Rektumamputation/abdomino-perineale Rektumresektion/ Operation nach Quenue	Entfernung des Colon sigmoideum, des Rektums und des Schließmuskels mit Anlage eines endständigen dauerhaften Kolostomas
Operation nach Hartmann	Belassen des distalen Kolons und dessen Verschluss, Stomaanlage mit dem proximalen Kolonanteil

1.90 **Lösung A**

Weiterhin überwacht werden sollten Patienten mit Krankheiten, bei denen die Wahrscheinlichkeit einer malignen Entartung erhöht ist. Dies sind u.a. Patienten mit atrophischer Gastritis, Colitis ulcerosa, M. Crohn, Kolonadenomen und Barrett-Ösophagus. Die familiäre Polyposis nimmt mit einem 100%igen Entartungsrisiko ab dem 30. Lebensjahr eine Sonderstellung ein.

1.91 **Lösung B**

S. Kommentar zu Frage 1.27.

1.92 **Lösung E**

S. Kommentar zu Frage 1.27.

1.93 **Lösung B**

Trübes Sekret am 7.–9. postoperativen Tage bei Patienten mit einer Darmnaht weist auf eine Nahtinsuffizienz (-undichtigkeit) hin. Diese kann durch Reißen einer Naht oder durch Nekrosen im Nahtbereich entstehen. Als Notoperation ist eine Re-Laparotomie mit erneuter Anlage einer Darmnaht angezeigt.

1.94 **Lösung D**

Analfissuren sind äußerst schmerzhafte Einrisse der Analschleimhaut vorwiegend bei 6 Uhr in Steinschnittlage. Häufig erfolgt auf Grund der schmerzhaften Defäkation ein Stuhlverhalt, so dass der Stuhl verhärtet und sich die Schmerzen bei der nachfolgenden Defäkation noch zusätzlich verstärken. Operativ sollte der Schleimhautdefekt exzidiert oder einfach verödet werden.

1.95 **Lösung B**

1.96 **Lösung C**

S. Kommentar zu Frage 1.27.

1.97 **Lösung D**

Analfisteln (abnorme Gänge zwischen Rektum und perianalem Gewebe) sowie infizierte Hämorrhoiden verursachen einen Stuhl- oder Eiterverhalt. Der periproktitische Abszess wird inzidiert und später durch Entfernung der Ursache (Fistelexzision oder Hämorrhoidektomie) saniert. Selten sind Geburtsverletzungen die Ursache, hier kommt es eher zum Dammriss. Analfissuren sind oberflächlich, eine Eiterhöhle entsteht nicht.

Hernien

1.98 **Lösung C**

Man unterscheidet direkte von indirekten Leistenhernien (Abb. 1.98-1). Die direkte Leistenhernie verläuft medial der epigastrischen Gefäße, die indirekte **lateral**. Eine ausführliche Erklärung ist hier nicht angebracht, da die Unterscheidungsmerkmale sehr detailliertes anatomisches Grundwissen voraussetzen. Betroffen sind vor allem Personen, die schwer heben oder eine Bindegewebsschwäche haben.
Der **indirekte Leistenbruch** verläuft **entlang des Samenstranges**, somit besteht eine **erhöhte intraoperative Verletzungsgefahr.**

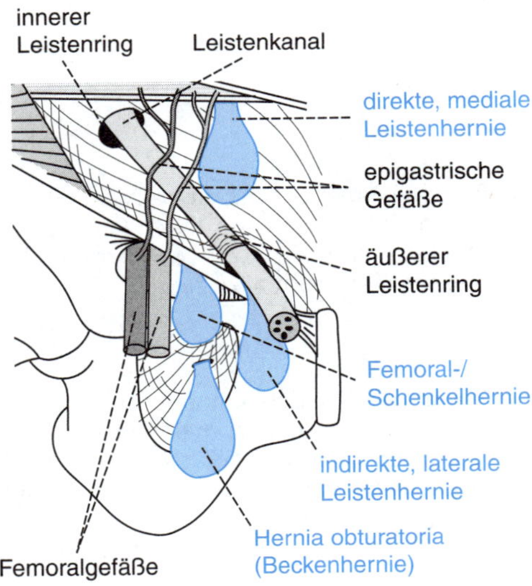

Abb. 1.98-1: Lage der verschiedenen Leistenhernien.

1.99 **Lösung B**

Die Hiatushernie bezieht sich auf die Zwerchfelllücke, wo der Ösophagus in den Bauchraum eintritt. Ist diese Lücke zu groß, können Magenanteile in den Brustraum gleiten, es entsteht eine Hiatushernie. Drei Formen werden unterschieden (Abb. 1.99-1):

- **Axiale Gleithernie:** Hier gleitet der Kardiaanteil des Magens unter Zug des Ösophagus in den Thoraxraum. Axial bedeutet, dass Ösophagus und Magen hintereinander eine Linie bilden. OP-Indikation nur bei Beschwerden.
- **Paraösophageale Hernie:** Hier zwängt sich der Fundusanteil des Magens an dem Ösophagus vorbei in den Thorax. Ösophagus und thorakaler Magenanteil liegen also nebeneinander. Es besteht Einklemmungsgefahr, eine operative Sanierung ist zu empfehlen.
- **Thoraxmagen/Upside-down-stomach:** Der gesamte Magen hat sich am Ösophagus vorbei in den Thorax verlagert. OP-Indikation.

Die Symptomatik beläuft sich von **verstärkten Schmerzen im Liegen, Sodbrennen** über **Dysphagie** bis hin zum **retrosternalen Druckgefühl**, dies besonders **nach den Mahlzeiten.**

Die Operation besteht in der Rekonstruktion ursprünglicher Verhältnisse. Im Rahmen einer Laparotomie (Bauchschnitt) werden die Thoraxanteile des Magens zurück in den Bauchraum gezogen, die Bruchlücke verschlossen und

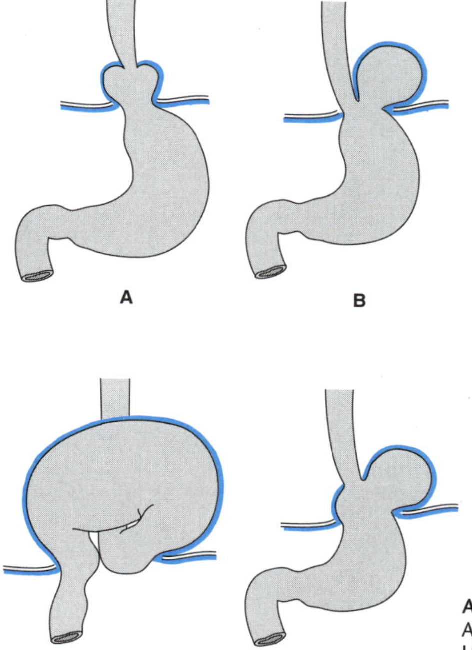

Abb. 1.99-1: Formen der Hiatushernien: A) axiale Gleithernie, B) paraösophageale Hernie, C) Upside-down-stomach (Thoraxmagen), D) Mischhernie.

der Magen von unten mit Nähten am Zwerchfell fixiert (Fundopexie). Weiterhin kann man, besonders nach Vagotomie, eine Mageneingangsplastik anlegen. Zu diesem Zweck werden Fundusanteile um den Ösophagus geschlungen und vernäht (Fundoplicatio; Abb. 1.99-2).
Genaueres entnehmen Sie Ihrem Lehrbuch und den Abbildungen.

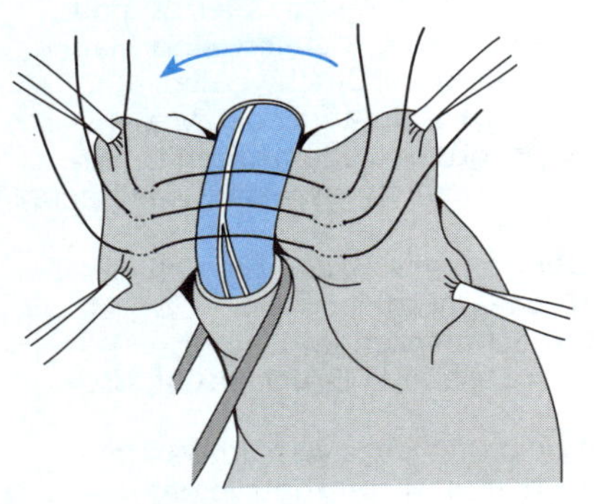

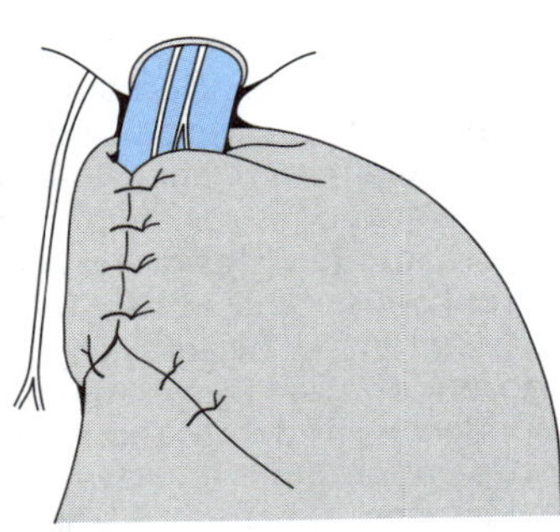

Abb. 1.99-2: Fundoplicatio: A) Eine Falte aus der Magenfundusvorderwand wird hinten um den Ösophagus gezogen und vorne vernäht; B) die fertig gestellte, locker angelegte Fundoplicatio.

1.100 **Lösung B**

1.101 **Lösung B**

1.100–1.101

Bei einer **inkarzerierten** oder auch **eingeklemmten Leistenhernie** besteht die Gefahr, dass der Bruchsackinhalt (vornehmlich Darm- oder Netzanteile) abgeschnürt wird. Durch die Unterbrechung der Blutzufuhr kann der Bruchsackinhalt absterben.
Die **Reposition** (manuelles Zurückdrücken) kann präoperativ vorsichtig versucht werden, der Patient muss aber auf jeden Fall überwacht werden. Die reponierten Anteile können bluten, verletzt oder gar schon nekrotisch sein.
Das Bruchband ist die konservative Leistenhernientherapie. Hiermit soll das Austreten des Bruches verhindert werden.

Unfallchirurgie

Allgemeines

1.102 Lösung A

Pathologische Fraktur/Karzinommetastasen → Knochen, deren Stabilität durch pathologische Prozesse wie osteolytische (knochenauflösende) Metastasen oder hochgradige Osteoporose vermindert ist, brechen schneller. Die möglichen Frakturen, ohne Hinweis auf ein adäquates Trauma, bezeichnet man als pathologische Fraktur (Abb. 1.102-1).
Traumatische Fraktur/einmalige Gewalteinwirkung → Jedes Knochentrauma (Gewalteinwirkung) kann Verletzungen verursachen. Die traumatische Fraktur ist die häufigste Form der Frakturen.
Ermüdungsfraktur/Marschfraktur → Schleichende Frakturen bei Überbelastungen ohne äußere Gewalteinwirkung nennt man Stress-, Marsch- oder Ermüdungsfrakturen. Ursächlich ist eine chronische Schwächung des Knochengewebes durch rezidivierende Mikrotraumen. Häufig sind das Fersenbein und der Schenkelhals betroffen.

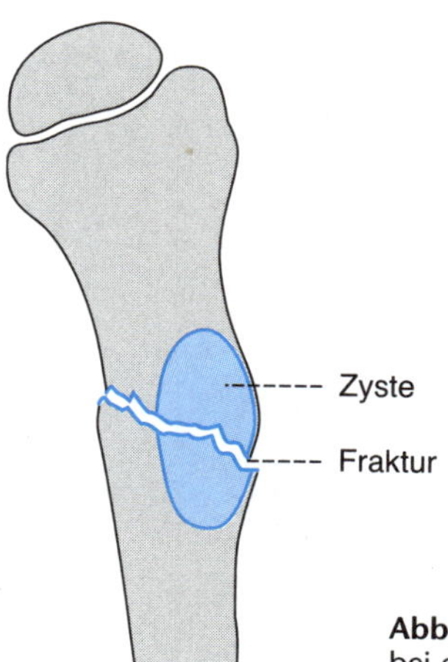

Abb. 1.102-1: Beispiel für eine pathologische Fraktur bei einer Knochenzyste.

1.103 Lösung C

1.104 Lösung A

1.103– 1.104

Zur Unterscheidung sicherer von unsicheren Frakturzeichen:

Sichere (beweisende) Frakturzeichen	Unsichere (mögliche) Frakturzeichen
– abnorme Beweglichkeit – Fehlstellung der Fragmente – Krepitation (Knochenknirschen) – sichtbare freie Knochenenden – Röntgennachweis	– Schmerz – Hämatom – Schwellung – gestörte Funktion

1.105 Lösung A

Die Grünholzfraktur ist eine typische Verletzung im **Kindesalter.** Bei dieser Verletzung bleibt der kindliche, kräftige **Periostschlauch** (Knochenhaut) **vollständig oder teilweise erhalten,** während die Kortikalis ganz oder teilweise durchbrochen ist. Der Wulst- oder Stauchungsbruch ist eine Sonderform. Hier werden die beiden Frakturenden ineinander gepresst, was eine wulstige Verbreiterung in Höhe der Fraktur ohne Periostbeteiligung bewirkt. Vorwiegende Lokalisation der Grünholzfraktur sind die Unterarmknochen.
Je nach Ablauf des traumatischen Geschehens (Biegung, Stauchung, Drehung, Scherung) können Knochenbrüche in **verschiedene Formen** eingeteilt werden (Abb. 1.105-1).

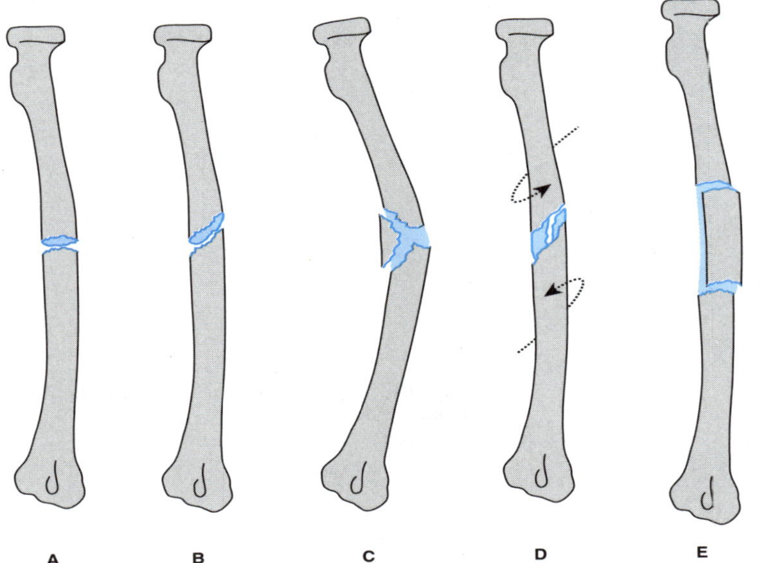

Abb. 1.105-1: Frakturformen: A) Querfraktur, B) Schrägfraktur, C) Biegungsbruch, D) Drehbruch, E) Etagenbruch, F) Trümmerbruch.

1.106 Lösung B

Die Distorsion steht für eine Zerrung und Drehung mit eventuellen Teileinrissen des Bandapparates, vom Laien auch **Verstauchung** genannt. Die stumpfe Gewalteinwirkung auf ein Gelenk wird als Gelenkprellung bezeichnet. Ein eventuell blutiger Gelenkerguss (Hämarthros) kann die Folge sein.

1.107 Lösung C

Osteosynthesen werden vorwiegend durch Metallimplantate erzielt, die den Knochen nach einer Fraktur in richtiger Position stabilisieren sollen. Je nach dem Grad der erzielten Stabilität der Fraktur ist diese unterschiedlich belastbar.

Lagerungsstabil	– zusätzliche Fixation mit Gips ist nötig, um eine erneute Dislokation (Verschiebung) zu vermeiden – Spickdrahtosteosynthese – Bohrdrahtosteosynthese
Übungsstabil	– freie Bewegung, allerdings ohne Belastung möglich – Verschraubungen – Plattenosteosynthese – Zuggurtung – Fixateur externe
Belastungsstabil	– Belastung am 1. postoperativen Tag möglich – **Marknagelung** – **Ender-Nägel** – Verbundosteosynthese – Endoprothese (TEP)

1.108 Lösung A

Nach Anlage eines Gipses muss die Vitalität der Extremität regelmäßig überwacht werden. Gerade postoperativ können Schwellungen im Operationsgebiet zu einer ungewollten Kompression der Extremität führen und somit die Durchblutung oder Sensibilität stören.

Der klagende Gipspatient hat immer recht!

Eine **Spaltung** oder das **leichte Aufbiegen des Gipses** bringt zumeist die gewünschte Erleichterung. In diesem Zusammenhang sollten Sie das Kapitel über das Kompartmentsyndrom (Einengung von Gefäßlogen) in Ihrem Lehrbuch nachlesen.

1.109 Lösung B

Die häufigsten Ursachen einer Fettembolie sind Frakturen der langen Röhrenknochen. Es handelt sich hierbei um eine schwere Komplikation einer Fraktur mit möglichem letalen Ausgang.
Hier als Ergänzung eine Liste möglicher Komplikationen einer Fraktur:

Komplikationen	Erläuterung
Wundinfektionen	besonders bei offenen Frakturen Osteomyelitisgefahr
Verletzungen von Gefäßen und Nerven	Sensibilitäts- und Durchblutungsstörungen
Frakturkrankheit	durch Ruhigstellung bedingte Schwellung und Versteifung mit Muskelatrophie (-verkümmerung)
Thrombose, Dekubitus, Nekrosen	bedingt durch Immobilisation
Kompartmentsyndrom	Muskellogenkompression mit resultierender verminderter Durchblutung (s. Lehrbuch)
Sudeck-Dystrophie	neurovaskuläre Fehlregulation mit resultierenden Durchblutungs- und Stoffwechselstörungen
Überschießende Kallusbildung	Frakturspalt verknöchert überschießend
Pseudarthrose	Falschgelenkbildung im Frakturbereich durch mangelnde Ruhigstellung oder als Folge verminderter Vitalität im Fragmentgebiet
Arthrose	Gelenkversteifung

1.110 Lösung E

Gerade nach Bagatellverletzungen im Hand- oder Fußbereich induzieren eintretende Keime eine Entzündung der Lymphgefäße. Die **Lymphangitis** erkennt man an den roten Streifen, die den Verlauf der Lymphgefäße markieren. Neben Ruhigstellung zur Verhinderung einer Ausdehnung ist die antibiotische Therapie maßgebend.
Zu den Punkten A–D s. Kommentar zu Frage 1.2.

1.111 Lösung A

Ist die Haut oder Schleimhaut an einer Stelle durchtrennt oder auch nur oberflächlich beschädigt, so wird dies als Wunde bezeichnet.

Wundarten	Erläuterung
Schürfwunde	– **oberflächlich** mechanisch – Heilung ohne Narbenbildung
Schnittwunde	– **glatte Wundränder** – Narbenbildung möglich – Untersuchung auf mögliche Gefäß- und Nervenverletzungen
Stichwunde	– **klein** und **tief** – innere Organe können verletzt sein – große **Infektionsgefahr** – keine primäre Wundadaption – evtl. Operation
Platzwunde	– durch Gewalteinwirkung – unregelmäßige Wundränder – hohe Infektionsgefahr
Quetschwunde	– stumpfe Gewalteinwirkung – Wundtaschenbildung – hohe Infektionsgefahr – großzügige operative Wundausschneidung wegen möglicher Nekrosebildung
Ablederungswunde (= Décollement)	– schichtweise Ablösung ausgedehnter Hautbezirke durch tangentiale Scherkräfte
Bisswunde	– Stich- und Quetschwunde – hohe Infektionsgefahr – keine primäre Hautnaht, die Wunde muss offen bleiben

1.112 Lösung B

S. Kommentar zu Frage 1.111.
Graphische Übersicht der Wundheilung und ihrer Phasen s. Abb. 1.112-1.

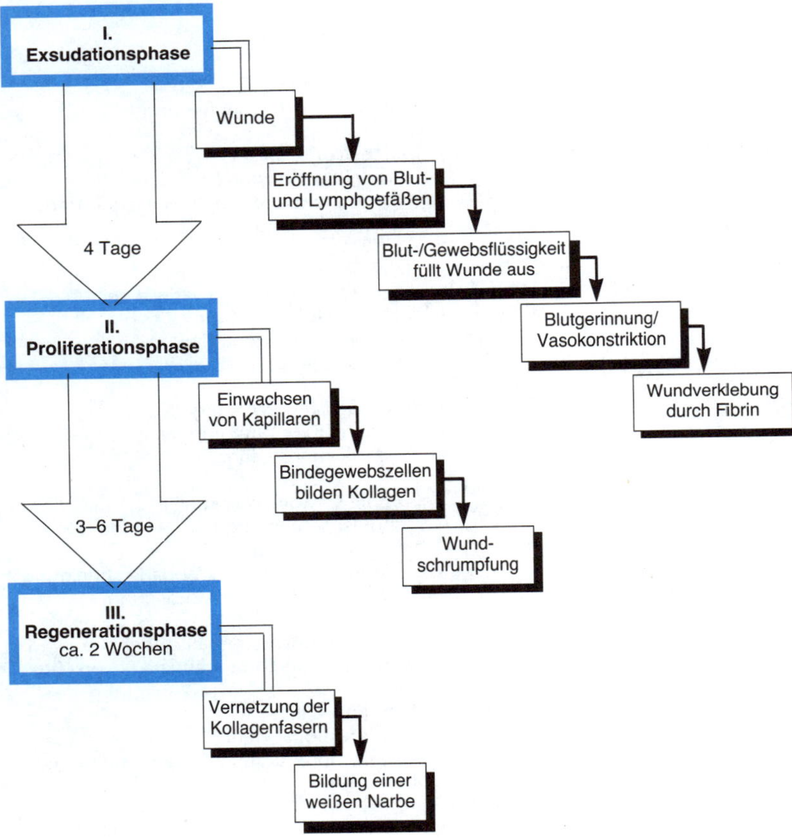

Abb. 1.112-1: Wundheilungsphasen.

1.113 Lösung C

Aseptische (keimfreie) Wunden werden von innen nach außen gereinigt, um die Wunde nicht mit Hautkeimen zu kontaminieren (Abb. 1.113-1). Bei septischen Wunden ist die Wunde schon kontaminiert, die Verschleppung soll durch Reinigung von außen nach innen vermieden werden (Abb. 1.113-2).

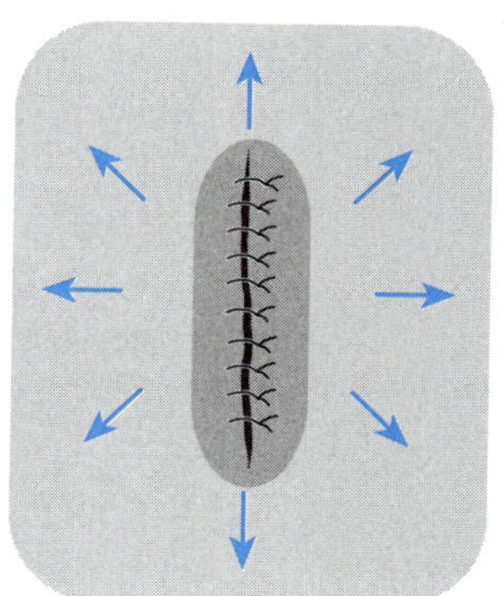

Abb. 1.113-1: Reinigung einer aseptischen Wunde.

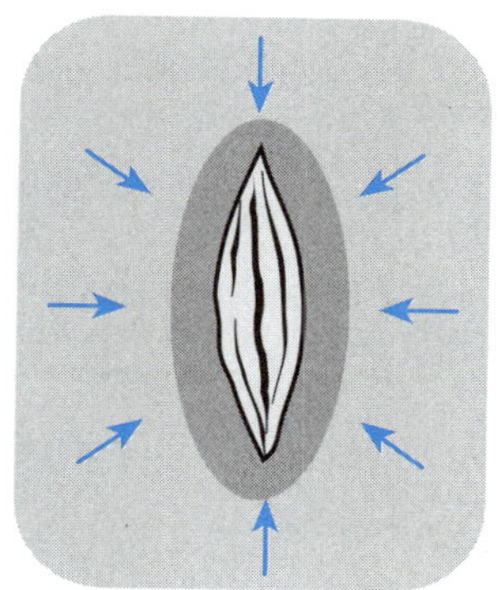

Abb. 1.113-2: Reinigung einer septischen Wunde.

1.114 Lösung A

S. Kommentar zu Frage 1.7.
Alle Wunden, die verletzungsbedingt keimbesiedelt sind, neigen zu sekundärer Wundheilung!

1.115 Lösung B

1.116 Lösung E

1.117 Lösung C

1.115–1.117

Verbrennungen können lebensgefährlich sein. Sie sollen im Folgenden ausführlicher erklärt werden. Verbrennungen werden nach ihrer Tiefenausdehnung in vier Grade eingeteilt:

Grad der Verbrennung	Schädigung	Symptomatik	Heilung
1. Grad	Oberste Hautschicht (Epidermis)	Rötung, Schwellung, Schmerz	Ohne Narbenbildung
2. Grad	Epidermis und Korium	Rötung, Blasenbildung, Schmerzen	Meist ohne Narbenbildung
3. Grad	Epidermis, Korium und Subkutis	Nekrosen, Verkohlungen, keine Schmerzen, da Nervenenden zerstört sind	Keine Spontanheilung, Narbenbildung
4. Grad	Haut, Muskel, Knochen und Organe können betroffen sein.	Verkohlung	Operation, Narbenbildung

Die Ausdehnung der Verbrennung errechnet sich nach der **Neuner-Regel** (Abb. 1.116-1). Die kritische Verbrennungsfläche liegt bei 50 bis 70% bei Erwachsenen und 60 bis 80% bei Kindern. Die akute Notfallsituation der Verbrennung besteht im Ausfall der Hautatmung, in dem massiven Flüssigkeitsverlust (besonders Eiweiße = Albumine) und der Infektionsgefahr.
Therapie: Die Therapie bei Verbrennungen 1. Grades ist konservativ.
Bei Blasenbildungen (2. Grades) werden diese steril eröffnet.

Bei Verbrennungen 2. Grades an die Tetanusimpfung denken!

Verbrennungen 3. oder 4. Grades bedürfen einer operativen Nekroseabtragung, einer ausreichenden Flüssigkeitszufuhr und der antibiotischen Abschirmung. Diese Patienten sollten intensivmedizinisch überwacht werden. Ein mögliches Inhalationstrauma (Einatmen von heißen Dämpfen) äußert sich unter anderem durch Lungenödem, Blutungen und eine nekrotisierende Bronchitis.
Sehr gefürchtet ist auch die **Verbrennungskrankheit:**

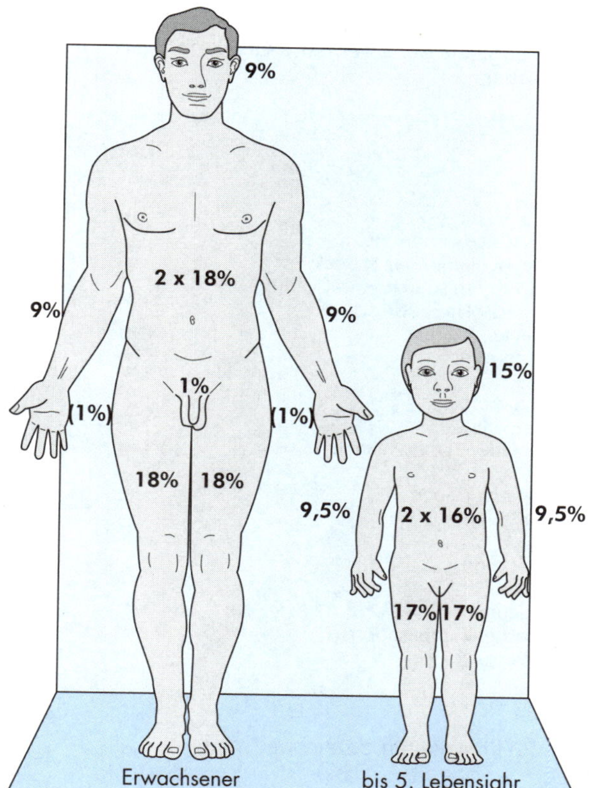

Abb. 1.116-1 Neuner-Regel zur Abschätzung des Ausmaßes der verbrannten Haut.

In ihrer **1. Phase** (1.–3. Tag) sind lebensbedrohende Komplikationen zu behandeln. Das Hirnödem entwickelt sich, da durch den massiven Eiweißverlust (Albumin) der onkotische Druck („Magnetwirkung" auf Wasser) im Blut so gemindert ist, dass die Flüssigkeit ins Hirngewebe übertritt.
Die starke Wundsekretion von bis zu 10 Litern/Tag kann einen hypovolämischen Schock mit Schockniere herbeiführen. Durch die Viskositätserhöhung (Hämatokrit steigt stark an) bestehen akute Thrombosegefahr und Beeinträchtigung der Mikrozirkulation, die zudem noch durch die erhöhte Freisetzung von Stresshormonen (Katecholamine u. Ä.) verschlimmert wird. Die resultierende Gewebsazidose durch CO_2-Überschuss (Sauerstoff erreicht nicht die Zellen) verschärft die Allgemeinsituation dramatisch.
Die Verbrennungsgifte bewirken einen Proteinzerfall in der **2. Phase** (2. Tag bis zu zwei Wochen). Urämie durch Nierenversagen, ein Stoffwechselzusammenbruch durch Leberversagen und die hämolytische Anämie werden meist nicht überlebt. Tritt allerdings eine Stabilisierung ein, so werden die Ödeme zurück in den Gefäßraum resorbiert. Daraus resultiert dann eine Hypervolämie mit Polyurie und Hypertonie.

In der **3. Phase** (nach zwei bis drei Wochen) bergen Sekundärinfektionen (Tetanus), Pneumonie und eine mögliche Sepsis erneute Gefahren. Narbenkomplikationen werden jetzt sichtbar.

Phasen der Verbrennungskrankheit	Kennzeichen in den Phasen
1. Phase	– Schockniere – Viskositätserhöhung – Hypovolämischer Schock – Hirnödem (durch Eiweißverlust) – Katecholaminüberschuss – Gewebsazidose – Thrombose
2. Phase	– Hypertonie – Polyurie – Reaktive Hypervolämie
	– Leberversagen – Urämie
3. Phase	– Infektion – Sepsis – Pneumonie – Narbenkomplikationen – Stressulkus

Verbrennungen mit Flüssigkeiten bezeichnet man als Verbrühungen.

1.118 **Lösung B**

1.119 **Lösung C**

1.120 **Lösung A**

1.121 **Lösung D**

1.122 **Lösung A**

1.123 Lösung C

1.124 Lösung C

1.118–1.124

S. die Kommentare zu den Fragen 1.131 und 1.136 in Band 4.

1.125 Lösung A

Allgemeine Betäubung und Relaxation/Cholezystektomie → Die laparoskopisch oder laparotomisch durchgeführte Cholezystektomie bedarf einer sehr guten Relaxation der gesamten Bauchmuskulatur. Des Weiteren muss der viszerale Schmerz (Organschmerz) ausgeschaltet sein. Dies erreicht man bei der Gallenblasenentfernung nur mit Vollnarkose und ausreichender Relaxation.
Spinalanästhesie/Osteosynthese → Die Osteosynthese bezieht sich vornehmlich auf die Knochen der Extremitäten. Hier kann die Spinalanästhesie eine sehr gute Schmerzbetäubung und Relaxation erreichen, ohne dass der Patient in Vollnarkose versetzt werden muss.
Kurznarkose/Radiusreposition → Die Radiusreposition ist eine unblutige (d.h. ohne Schnitt) Methode, dislozierte (verschobene) Knochenfragmente wieder zueinander zu stellen, um sie dann im Gips zu fixieren. Der Vorgang nimmt nur wenige Minuten in Anspruch, wäre aber ohne eine Kurznarkose nicht realisierbar.

1.126 Lösung B

Der Phantomschmerz ist definitionsgemäß eine qualvolle, verschiedenartige, durch Reizung von Nervenstümpfen z.B. in Höhe der Amputation ausgelöste und vom Gehirn auf ein nicht mehr vorhandenes Körperteil projizierte Empfindung. Hierdurch wird das fehlende Glied durch den Patienten noch als vorhanden erlebt.
Schmerzangaben ohne genaue Lokalisation sind diffuse Schmerzen.

1.127 Lösung B

Halsrippen sind rippenähnliche Knochen, die am Übergang der Hals- zur Brustwirbelsäule in Form von rippentragenden Halswirbelkörpern erscheinen. Bei einer größeren Halsrippe kann es durch ein- oder doppelseitige Kompression der A. subclavia zu den Symptomen eines Schultergürtelsyndroms kommen. Werden Nerven komprimiert (besonders bei Drehungen des Kopfes), so kann dies zu Störungen der Arminnervation führen.

1.128 **Lösung E**

Jede Stichverletzung ist zu sondieren. Wenn die Stichtiefe hiermit nicht exakt ermittelt werden kann, ist die operative Sanierung angezeigt. Stichverletzungen sind klein, können aber im Bauchraum zu Hohlorganverletzungen und starken Blutungen führen. Somit ist durch Röntgen freie Luft, durch Ultraschall freie Flüssigkeit und durch ein kleines Blutbild (KBL) eine stärkere Blutung in erster Linie auszuschließen. Der Patient ist bei ungeklärter Stichverletzung unbedingt zu den Untersuchungen zu begleiten.

1.129 **Lösung B**

1.130 **Lösung D**

S. Kommentar zu Frage 1.15.

1.131 **Lösung A**

Ruhigstellung ist die wichtigste Voraussetzung für eine gute Frakturheilung, da sonst eine Pseudarthrose (Falschgelenk) die Folge sein kann. Infektionen schaden, eine gute Durchblutung fördert die Knochenheilung. Die Lokalisation des Bruches ist relativ unerheblich, da es um das „feste" Verheilen eines Bruches geht und nicht um die Heilungsgeschwindigkeit.

1.132 **Lösung A**

Man unterscheidet intra- von extramedullären Kraftträgern. Die intramedullären (Nägel) befinden sich innerhalb, die extramedullären (Platten) außerhalb des Knochens.
Eine Tabelle soll die Zuordnung verdeutlichen:

Intramedulläre Kraftträger	Beispiel	Extramedulläre Kraftträger	Beispiel
Marknagel	Oberschenkelbruch im mittleren Drittel	Zugschraube	Abbruch Epicondylus ulnaris
Verriegelungs-nagel	Oberschenkel-stückbruch	Platten (AO, Kondylen)	Oberarmbruch
Ender-Nagel	Oberarmbruch	Fixateur externe	Trümmerbruch Unterschenkel
		Dynamische Hüftschraube (DHS)	Pertrochantäre Femurfraktur
		Drähte/Spickung	Radiusfraktur

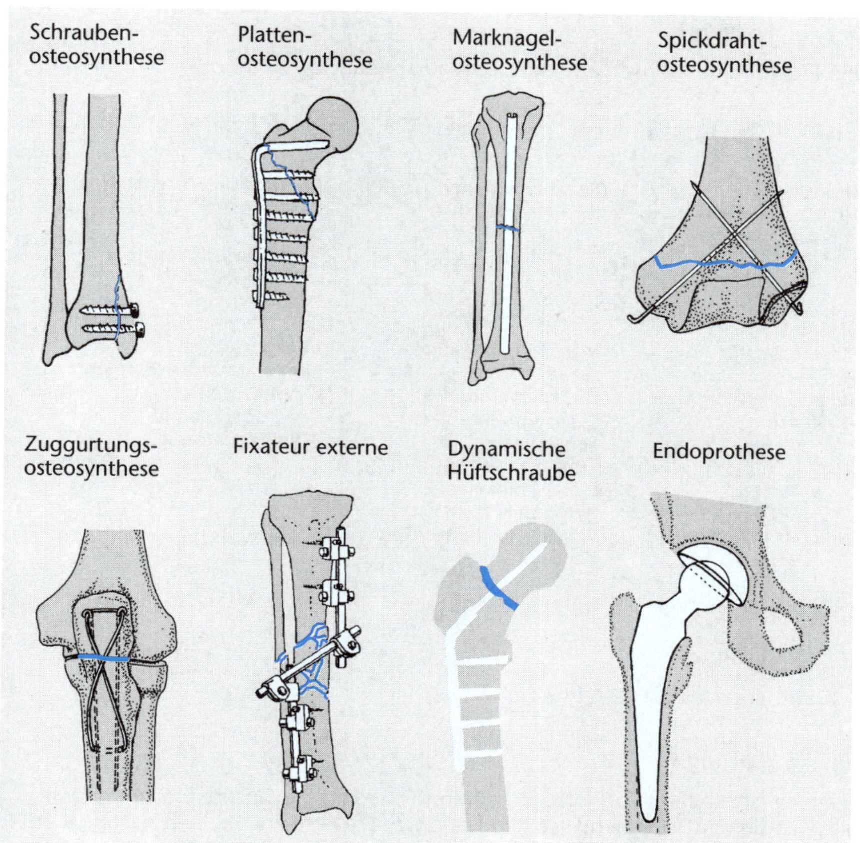

Abb. 1.132-1: Osteosyntheseverfahren.

1.133 Lösung C

Die größte und bekannteste Komplikation einer Wirbelkörperfraktur ist die Querschnittlähmung. Hier folgt nach Durchtrennung des Rückenmarks die Lähmung aller Gebiete, die der distalen Rückenmarkversorgung unterliegen. So unterscheidet man den hohen vom tiefen Querschnitt.

1.134 Lösung B

Eine Fraktur kann konservativ oder operativ behandelt werden:

Methode	Vorteil	Nachteil
Konservativ (Gips, Extensionsbehandlung)	– Keine Infektionen – Kein Narkoserisiko	– Immobilisationsschaden mit Atrophie von Muskulatur und Sehnen etc. – Thrombose, Embolie – Fehlstellung – Kallusbildung
Operativ (intra- oder extramedullärer Kraftträger)	– Kein Immobilisationsschaden – Gute Adaptation der Fragmente – Senkung des Thromboserisikos – Frühe Krankengymnastik, frühe Bewegungsmöglichkeit – Kaum Atrophien	– Infektionsrisiko – Durchblutungsstörungen des Knochens – Zweitoperation für Metallentfernung

1.135 Lösung C

S. Kommentar zu Frage 1.112.

1.136 Lösung D

Wie weit ist die Infektion fortgeschritten (3), wo ist die Eintrittspforte und wie lange ist dementsprechend die Inkubationszeit? Diese Fragen sind natürlich entscheidend für die Prognose der Infektionskrankheit. Insbesondere bei Tetanus, der unbehandelt zum Tode führt, ist eine frühe Therapie entscheidend. Weitere Informationen zu Tetanus finden Sie im Kommentar zu Frage 1.131 in Band 4.

1.137 Lösung D

Stumpfes Bauchtrauma bedeutet, dass ein Gegenstand (Lenkrad, Autofront, Boxhieb etc.) den Bauch ohne äußerlich erkennbare Verletzungen tangiert hat. Auswirkung auf innere Organe können lebensgefährliche Zustände hervorrufen, nicht nur durch Prellung eines Organs mit späterem Einriss. Mögliche Verletzungen bei einem stumpfen Bauchtrauma sind:

- Aortenaneurysma
- Verletzung der Mesenterialgefäße
- Milzruptur
- Leberruptur

– Verletzung der Beckenorgane
– Verletzung der Nieren

Allein die enorme intraabdominelle Druckerhöhung bei einem solchen Trauma führt zu schwer wiegenden Verletzungen. Somit sind diese Patienten unbedingt zu überwachen. Kleines Blutbild (KBL) und Ultraschalluntersuchung des Bauchraumes sind die primären apparativen Untersuchungsmethoden. Leber- und Milzruptur (Einriss) kommen bei dieser Art der Verletzung häufig vor und können zu einer massiven Blutung in die freie Bauchhöhle führen. Hier besteht dann eine absolute Operationsindikation. Nervenläsionen sind möglich, zählen aber nicht zu den unmittelbaren Gefahren. Die Peritonitis ist ein Zustand, der durch Verletzungen von z.B. des Darmes herrühren kann. Diese entwickelt sich aber nicht unmittelbar wie der Blutungsschock!

1.138 Lösung A

Bei einer Milzruptur kommt es zu einem massiven Blutverlust mit hypovolämischem Schock und reflektorisch zu einer Abwehrspannung der Bauchdecke. Die Therapie besteht bei kleiner Verletzung in der organerhaltenden Operation, bei größerer Milzverletzung in der Splenektomie.
Zur Milzruptur lesen Sie bitte den Kommentar zu Frage 1.19.

1.139 Lösung B

S. Kommentar zu Frage 1.117.

1.140 Lösung A

S. Kommentar zu Frage 1.138.

1.141 Lösung B

Als offene Frakturen werden Verletzungen bezeichnet, bei denen ein oder mehrere Knochenfragmente die Hautbarriere in unterschiedlichem Maße durchbrochen haben. Es werden drei Schweregrade unterteilt:

Grad 1	Durchspießung der Weichteilgewebe von innen nach außen durch ein Knochenfragment. Geringfügiger Weichteilschaden.
Grad 2	Zerreißung der Haut von außen nach innen, größere Wunde, mäßige Kontusion (Quetschung) der Haut.
Grad 3	Breitflächige Zerstörung der Haut. Beteiligung der Muskulatur, häufig auch Nerven- und Gefäßschäden.

Allen Schweregraden gemeinsam ist die hohe Infektionsgefahr für den Knochen; die offene Verletzung gilt immer als mit Keimen kontaminiert. Die Versorgung läuft in der Regel operativ unter Antibiotikaprophylaxe.

1.142 **Lösung E**

Die Primärheilung oder Kontaktheilung bei Frakturen setzt voraus, dass die Frakturenden sehr eng zueinander stehen. Hierdurch wird eine Kallusbildung (wucherndes Knochengewebe in Frakturspalten) vermieden. Ein solch enger Kontakt lässt sich nur durch eine Osteosynthese herstellen. Die Sekundärheilung, z.B. bei gegipsten Brüchen, geht mit einer Kallusbildung einher, da hier die Frakturenden weiter auseinander stehen.

1.143 **Lösung C**

Offene Frakturen sind die Hauptursache der „exogenen" Osteomyelitis. Streptokokken und Staphylokokken gelangen nach Markraumeröffnung in das Knochenmark. Um die Keimbesiedlung so gering wie möglich zu halten, erfolgt die operative Versorgung offener Frakturen sofort als Notoperation. Hier wird keine Nüchternheitsgrenze o.ä. abgewartet. Die Patienten sollten perioperativ antibiotisch behandelt werden.
Näheres entnehmen Sie bitte dem Kommentar zu Frage 5.5.

1.144 **Lösung C**

Nach Ruhigstellung einer Fraktur mittels Gipsverband ist eine engmaschige Kontrolle notwendig. Der Gips wird feucht angewickelt und nach Abtrocknen mit einer Gipssäge längsgespalten. Nur so besteht die Möglichkeit einer geringfügigen Elastizität. Dies ist notwendig, da zum einen der Gips innerhalb der ersten 24 Stunden durch weitere Ausdünstung schrumpft, zum anderen die Weichteile um den zu versorgenden Bruch teilweise erheblich anschwellen. Sonst können Drucknekrosen (absterbendes Gewebe durch erhöhten Druck und verminderte Durchblutung) und Lähmungen durch Kompression eines Nerven entstehen. Merken Sie sich: Ein klagender Patient mit Gips hat immer Recht.
Noch etwas: Antworten, in denen die Worte nie, niemals oder muss verwendet werden, sind nahezu immer falsch. Spezielle Gipse werden auch 12 Wochen belassen. Frakturen der Mittelhandknochen werden mittels umgreifender Unterarmgipsschiene und selten zirkulär versorgt.

Schädel

1.145 **Lösung C**

Diese Definition kann man nur lernen.

Mit **Eröffnung der Dura mater** (harte Hirnhaut) liegt ein offenes Schädel-Hirn-Trauma vor.

Hier sind die intensivmedizinische Bewachung und, wenn der Zustand des Patienten dies zulässt, auch die operative Versorgung angezeigt.

1.146 Lösung D

Bei einem **frischen Schädel-Hirn-Trauma** sind zunächst eine knöcherne Verletzung und eine Hirnblutung auszuschließen. Die **Computertomographie** und die **Gefäßdarstellung mittels** Kontrastmittel sind die Mittel der Wahl. Das EEG misst die Hirnströme, also die Hirnaktivität. Beim akuten Schädel-Hirn-Trauma würde dies im Rahmen der Hirntoddiagnostik (z.B. für eine geplante Explantation) in Frage kommen. Myelographie und Szintigraphie sind diagnostische Mittel der zweiten oder dritten Wahl.

1.147 Lösung D

Jede **intrakranielle Volumenzunahme** hat einen Druckanstieg zur Folge, der zunächst Kopfschmerzen, Erbrechen und eine Bewusstseinsstörung verursacht, um bei weiter zunehmendem Hirndruck ein lebensbedrohliches Einklemmungssyndrom hervorzurufen. Mit dem Druckanstieg sinkt der Perfusionsdruck. Folgen sind eine anhaltende Hypoxie im Gehirn (geringer Sauerstoffgehalt), der Verlust der Autoregulation der Hirngefäße und ein Hirnödem, was wiederum den intrakraniellen Druck verstärkt.
In zwei Drittel der Fälle mit progredientem Hirndruck entwickelt sich innerhalb von Stunden bis Tagen eine Stauungspapille mit evtl. Einblutungen in die Netzhaut. **Weite, lichtstarre Pupillen** sind prognostisch sehr ungünstig. Weitere Symptome der Dysregulation sind **Druckpuls** und ein **positiver Babinski-Reflex** (Zehenheben bei Bestreichen der Ferse).

Bei Verdacht auf erhöhten Hirndruck sind die Pupillen und der Augenhintergrund zu untersuchen!

1.148 Lösung C

Es werden das epidurale und das subdurale Hämatom unterschieden. Beide können mit lebensbedrohlichen Zuständen einhergehen. Die **sekundäre Bewusstlosigkeit** ist typisch für das epidurale, die langsame Eintrübung für das subdurale Hämatom. S. Kommentare zu den Fragen 2.11 bis 2.14 in Band 4.

1.149 Lösung D

In allen Fällen sollten zur Diagnostik bei dem Verdacht auf ein geschlossenes oder offenes Schädel-Hirn-Trauma (SHT) neben Röntgenuntersuchungen auch differenzierte neurologische Untersuchungen vorgenommen werden. Teilweise lässt sich schon anhand der Anamnese (Erbrechen, Bewusstlosigkeit etc.) der Hinweis auf ein Trauma ermitteln.
Folgende geschlossene Schädel-Hirn-Traumata werden unterschieden:

SHT	Definition	Klinik	Therapie
Commotio cerebri	Hirnerschütterung	– Bewusstlosigkeit von Sekunden bis zu einer Stunde – Übelkeit – Erbrechen – Kopfschmerz – Schwindel	stationäre Überwachung für 24 Stunden
Contusio cerebri	Hirnprellung (immer mit Gewebeschäden wie Rinden-prellungsherden)	– Bewusstlosigkeit > 1 Std. bis zu Tagen – Dämmerzustand – neurologische Ausfälle bis zum Koma – mögl. sichtbare äußere Verletzungen	Überwachung und Diagnostik der neurologischen Ausfälle
Compressio cerebri	Hirnquetschung	s.o., kann auch mit äußeren Verletzungen einhergehen	s.o.
Schädelbasis-fraktur	Längs- oder Querbruch	– Brillenhämatom – Liquor/Blut aus Nase bzw. Ohr – möglicher Hirnnerven-ausfall	– konservativ antibiotische Abschirmung – Überwachung

Die Impressionsfraktur ist in der Regel ein offenes Schädel-Hirn-Trauma, also mit Verletzung der Dura mater. Hier sollten unter antibiotischer Abschirmung eine operative Wundreinigung und eine Hebung der Impression erfolgen.

1.150 Lösung D

Das „freie Intervall" kann Tage bis Wochen betragen, je nach Stärke der venösen Blutung. Erst bei entsprechender Hirndrucksteigerung fällt die klinische Symptomatik auf. Lesen Sie dazu bitte auch den Kommentar zu Frage 2.9 und 2.12 in Band 4.

1.151 Lösung B

Eine ausführliche Kommentierung und eine tabellarische Differenzierung der verschiedenen Schädelhämatome finden Sie in Band 4 im Kommentar zu den Fragen 2.9 – 2.12. Hier werden das epidurale und subdurale Hämatom sowie die Subarachnoidalblutung in Entstehung und Symptomatik beschrieben.
Eine Blutung aus den Ohren ist nach Schädeltrauma immer ein Hinweis auf eine Schädelbasisfraktur.

1.152 **Lösung B**

Bei einer Schädelbasisfraktur (geschlossenes Schädel-Hirn-Trauma) können Hohlräume, die unter der Schädelbasis liegen (Siebbeinzellen, Keilbeinhöhle), eröffnet sein. Liquor (Gehirnflüssigkeit) kann über diese Wege in Ohr, Nase oder Rachenraum abfließen (Liquorfistel). Die größte Gefahr dabei ist eine aufsteigende Infektion. Deshalb müssen solche Patienten speziell auf Meningitiszeichen regelmäßig untersucht werden. Eine vorsorgliche antibiotische Medikation ist unbedingt empfehlenswert.

1.153 **Lösung D**

Eine Differenzierung von Commotio, Contusio, Compressio cerebri wie auch der Schädelbasisfraktur finden Sie im Kommentar zur Frage 1.149. Nur bei der Commotio cerebri (Gehirnerschütterung) fehlt eine Schädigung des Gehirngewebes. Bei allen anderen Formen kann eine Schädigung vorliegen.
Die Encephalomyelitis disseminata ist ein Synonym für die Multiple Sklerose (MS). Sie ist eine Entmarkungskrankheit von Gehirn und Rückenmark unbekannter Ätiologie. Diskutiert werden eine virale Genese und Autoimmunmechanismen.

Thorax

1.154 **Lösung B**

1.155 **Lösung E**

1.156 **Lösung C**

1.157 **Lösung D**

1.158 **Lösung B**

1.159 **Lösung B**

1.154–1.159

Der **Pneumothorax** ist ein durch innere oder äußere Verletzung der Pleura visceralis oder parietalis herbeigeführter Lufteintritt in den Pleuraspalt mit einem Teil- oder Totalkollaps (Abb. 1.154-1) der Lunge.

Ursachen des Pneumothorax:

Pneumothorax	Ursache
traumatisch	äußere Gewalteinwirkung mit (offener Pneumothorax) oder ohne (geschlossener Pneumothorax) Perforation der Brustwand
iatrogen	ärztliche Maßnahmen (fehlerhafte Punktion der V. subclavia, Mediastinoskopie, Zwerchfellverletzung bei abdominellen Eingriffen usw.)
spontan	meist ein geplatztes Lungenbläschen (Bulla) bei vorliegendem Emphysem (Überblähung der Lunge; Abb. 1.154-2), selten Durchbruch einer Infektion oder karzinomatösen Kaverne (Hohlraum)

Nach anfänglich plötzlich stechendem Schmerz folgen Symptome wie Dyspnoe, evtl. Zyanose und Thoraxschmerz als Zeichen des lebensbedrohlichen Pneumothorax.
Radiologisch lässt sich die freie Luft im Brustraum als homogen schwarzes Areal erkennen. In diesem Bereich finden sich keine Lungenzeichnungen. Durch den Lufteintritt von innen **(Spannungspneumothorax)** oder außen **(traumatischer Pneumothorax)** kann eine Mediastinalverschiebung die Folge sein.
Die Therapie ist die sofortige Entlastung am Unfallort mit einer großen Ventilkanüle und/oder einem luftdichten Verband, in der Klinik mittels eines Drainagesystems (Bülau-Drainage). Bei der Ausatmung (Exspiration) erhöht sich durch Zusammenpressen des Brustkorbes der Druck im Pleuraspalt, die freie Luft wird durch die Drainage nach außen gepresst. Bei der Inspiration will die Luft erneut in den Pleuraraum eintreten (hier herrscht jetzt Unterdruck). Durch den Ventilmechanismus der Pleuradrainage (Luft kann nur von innen nach außen entweichen) wird dies verhindert, die Entfaltung der Lunge ist gewährleistet.
Die Intubation und Beatmung, besonders bei größerem traumatisch bedingtem Pneumothorax, stellen ebenfalls eine sichere Methode der Primärbehandlung dar.
Die häufig erwähnte Pleurapunktion wird bei der Versorgung eines Pleuraergusses durchgeführt.
Das **Emphysem** ist eine Erweiterung der Lungenbläschen und führt oft aufgrund zunehmender Instabilität nach seinem Platzen zum Spannungspneumothorax. Bedingt durch den Luftkanal vom Pleuraspalt durch die Haut nach außen sind vielfach Luftansammlungen im Subkutangewebe zu beobachten. Die Haut erscheint dann leicht aufgetrieben und „knistert" bei Druck. Besonders bei Rippenfrakturen und folgendem Pneumothorax ist das Hautemphysem wiederholt anzutreffen.

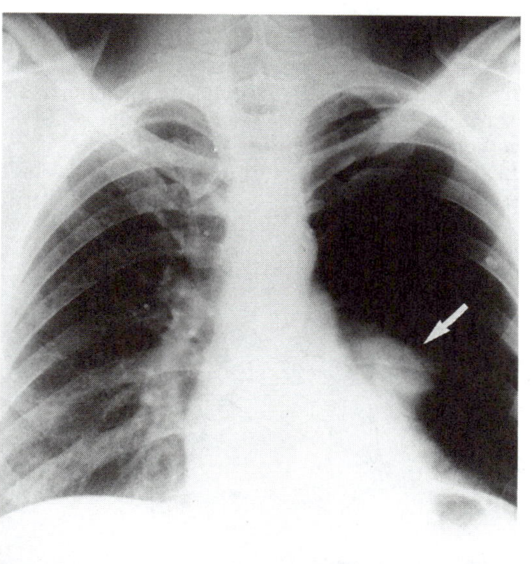

Abb. 1.154-1: Pneumothorax mit Totalkollaps der linken Lunge (Pfeil).

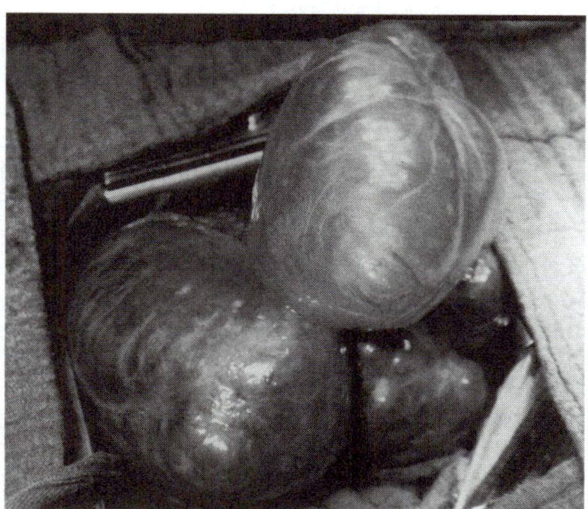

Abb. 1.154-2: Riesenbullae bei Emphysem als Ursache eines Spontanpneumothorax.

1.160 Lösung A

„Chylo" ist der Fachausdruck für Lymphflüssigkeit. Der große Lymphgang, Ductus thoracicus (Milch-Brust-Gang), verläuft links längs der Wirbelsäule (links paravertebral) und mündet in den linken Venenwinkel (V. jugularis / V. subclavia / V. brachiocephalica). Im Verletzungsfall sammelt sich die Lymphe in der freien Brusthöhle und **im Pleuraspalt**, bildet also einen Lympherguss, den Chylothorax.

1.161 Lösung C

Die Schlüsselbein- oder Klavikulafraktur ist eine häufige traumatische Verletzung nach einem Sturz auf den Arm. Die Fraktur, zu 80% in Schaftmitte lokalisiert, wird vornehmlich konservativ versorgt, es sei denn, die Verletzung von Gefäßen oder Nerven machen die operative Versorgung notwendig. Der **Rucksackverband** (Abb. 1.161-1) für drei bis vier Wochen erwirkt durch das Zurückziehen der Schultern die richtige Stellung der Frakturenden.

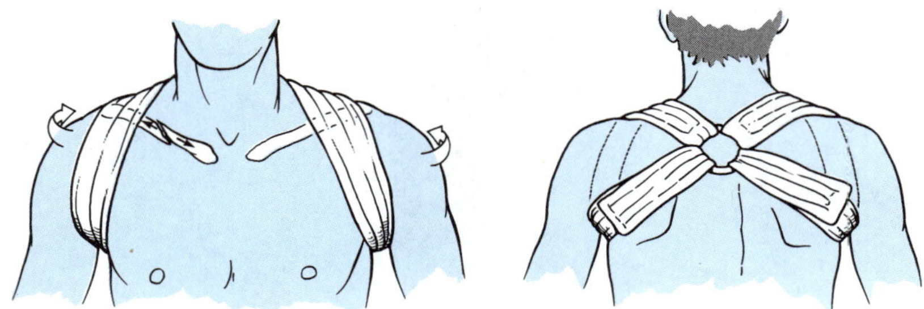

Abb. 1.161-1: Rucksackverband (von vorne und von hinten).

1.162 Lösung D

Das Lungenemphysem besteht unabhängig von einem Trauma und ist eine pathologische chronische Erweiterung der Lungenbläschen. Alle übrigen Punkte treffen zu. Lesen Sie hierzu auch Kommentar zu Frage 1.159.

1.163 Lösung B

Die Schlüsselbeinfraktur befindet sich vornehmlich im mittleren Drittel, so dass Schultergelenk und Sternum im Sinne einer Begleitverletzung weniger betroffen sind. Unter dem Schlüsselbein verlaufen die A. und V. subclavia, ebenfalls in unmittelbarer Umgebung befindet sich das große Armnervengeflecht (Plexus brachialis). Hier können durchaus teils lebensgefährliche Verletzungen auftreten, die sogar operatives Vorgehen induzieren. Normalerweise erfolgt die Therapie konservativ mittels Rucksackverband. Lesen Sie auch den Kommentar zu Frage 1.161.

1.164 Lösung B

Von einer Rippenserienfraktur spricht man, wenn mehr als drei Rippen auf einer Seite gebrochen sind. Wie Sie wissen wird bei Einatmung (Inspiration) die Lunge dadurch entfaltet, dass im Pleuraraum ein Unterdruck gebildet wird. Die Atemmuskulatur zieht den Thorax nach oben, die Rippen heben sich, der gesamte Thorax vergrößert so sein Volumen. Bedingt durch den Unterdruck im Pleuraspalt muss sich die Lunge mit ausdehnen. Durch diese Entfaltung kommt es zur Einatmung. Wenn die Rippen instabil sind, fallen Sie bei Heben des Brustkorbes (Unterdruck) nach innen und beim Ausatmen (Überdruck) nach außen (paradoxe Atmung). Solange kein Pneumothorax ersichtlich ist, wird auch keine Thoraxdrainage (4) gelegt. Bei instabilem Thorax ist die Beatmung (2) oder Überdruckbeatmung angezeigt.

1.165 Lösung B

Bei instabilem Thorax durch Rippenserienfraktur Beatmung und eventuell operative Sanierung indiziert.

1.166 Lösung C

Prägen Sie sich die Antwort ein, eine Erklärung halte ich für überflüssig. Warum muss eine Krankenschwester eine solche Frage beantworten können?

Obere Extremität

1.167 Lösung B

Der N. radialis zieht im Bereich des Humerus (Oberarmknochen) über weite Strecken direkt am Knochen entlang. Die Nervi medianus und ulnaris dagegen sind durch Muskeln und Fettgewebe geschützt. Bei einer dislozierten (verschobenen) Oberarmfraktur kann deshalb der N. radialis geschädigt werden. Der N. radialis versorgt die Strecker des Oberarms und die radialen (speichenseitigen) und dorsalen Muskeln des Unterarms motorisch. Bei Durchtrennung des Nerven im Rahmen einer Fraktur können Arm und Hand nicht gestreckt werden. Das typische Bild der Fallhand (Abb. 2.22-1 in Band 4) entsteht. Bei Einlieferung eines Verletzten mit Oberarmfraktur sind grundsätzlich die Armfunktionen zum Ausschluss einer Nervenläsion zu testen.
Gemäß dem Zustand des Patienten resultieren zwei operative Versorgungsmethoden: Bei dem wachen und neurologisch untersuchten Patienten kann bei regelrechtem Nervenstatus eine intramedulläre Bruchversorgung mittels eines Nagels vorgenommen werden. Besteht der Verdacht einer Nervenläsion oder ist z.B. bei dem narkotisierten Patienten (der schon am Unfallort durch den Notarzt narkotisierte Patient kann nicht nach Sensibilitätsausfällen befragt werden) eine entsprechende präoperative Untersuchung nicht möglich, muss der Nerv operativ dargestellt und eine Verletzung „offen" ausgeschlossen werden!

1.168 Lösung A

Die subkapitale Humerusfraktur ist eine typische Verletzung des älteren Menschen. „Subkapital" heißt so viel wie „unter dem Kopf" und befindet sich vorwiegend am Collum chirurgicum (chir. Hals). 80% der Frakturen werden mittels eines **Desault- oder Gilchrist-Verbandes** konservativ versorgt (Abb. 1.168-1, 1.168-2). Die operative Versorgung ist nur bei stark dislozierten (verschobenen) oder stark zerstörten Frakturen notwendig.

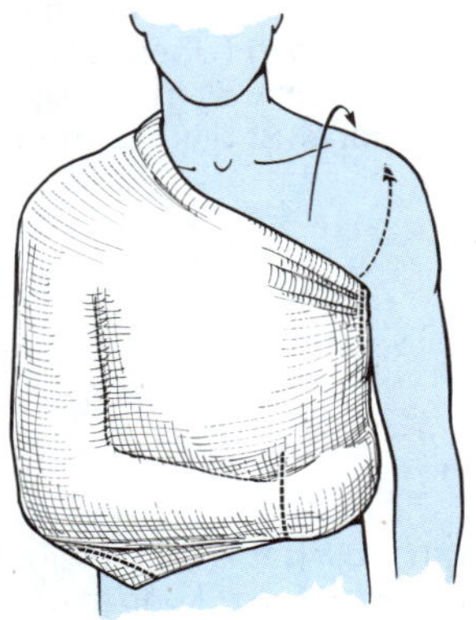

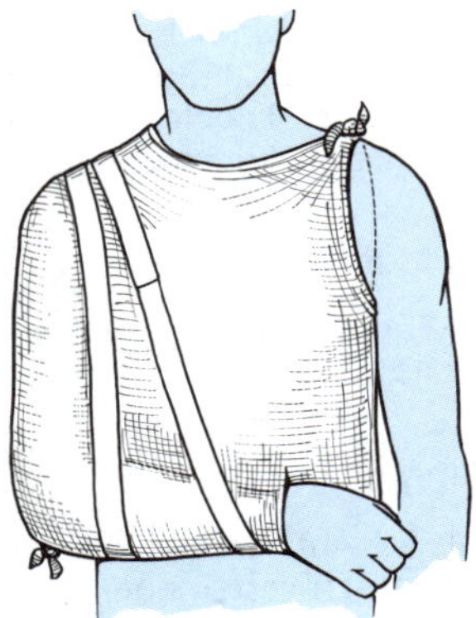

Abb. 1.168-1: Desault-Verband
a) Primäranlage;
b) Ausleiten der Hand.

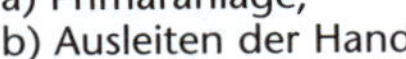

Abb. 1.168-2: Gilchrist-Verband von vorne und hinten.

1.169 Lösung C

Zirkuläre Gipsverbände bei Frakturen sind immer **in voller Länge zu spalten.** Die posttraumatische Schwellung kann ansonsten durch ihre Druckentwicklung die Gefäß- und Nervenversorgung gefährden.

1.170 Lösung C

Der Karpaltunnel wird gebildet von den Handwurzelknochen und dem darüberliegenden Ligamentum carpi transversum. Er enthält alle Sehnen der langen Fingerbeuger und den **N. medianus.**
Eine entzündlich bedingte Schwellung des Tunnels (z.B. nach Überanstrengung) bewirkt eine Kompression des Nervs mit den typischen Zeichen eines **Karpaltunnelsyndroms.** Schmerzen und Mißempfindungen der Finger I–III, insbesondere nachts, sowie das positive Hoffmann-Tinel-Zeichen (schmerzhaftes Beklopfen des Karpaltunnels) prägen das Beschwerdebild. Sollte die konservative Ruhigstellung keinen Erfolg bringen, ist die frühzeitige operative Spaltung des Ligamentum carpi transversum zur Druckentlastung angezeigt.

1.171 Lösung E

Die Kahnbeinfraktur (Os naviculare) entsteht als indirekte Fraktur beim Sturz auf die ausgestreckte Hand und ist mit 50 bis 80% die häufigste Fraktur der Handwurzelknochen. Wegen der akuten Gefahr einer **Pseudarthrosenbildung** (Falschgelenk) ist die Ruhigstellung mit Gips (Unterarm, Daumen und Zeigefingergrundgelenk für sechs bis acht Wochen) oder bei Dislokation (Verschiebung) die operative Versorgung angezeigt.
Neurologische Störungen des Unterarms zeigen folgende typische Klinik (Abb. 1.171-1):

N. medianus: Schwurhand
N. ulnaris: Krallenhand
N. radialis: Fallhand

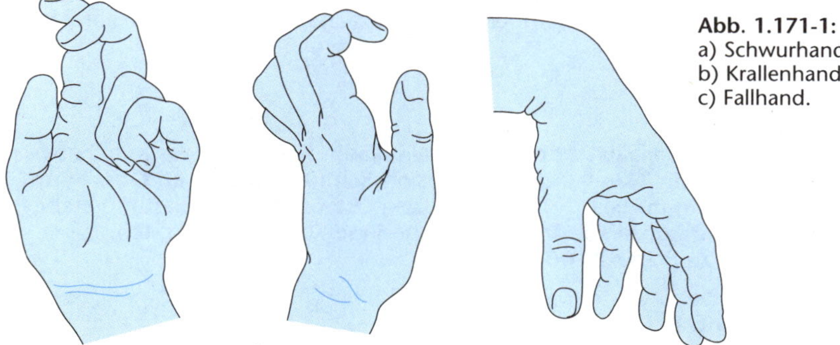

Abb. 1.171-1:
a) Schwurhand
b) Krallenhand
c) Fallhand.

Untere Extremität/Rumpf

1.172 Lösung A

Die vordere Beckenringfraktur ist eine schwerwiegende Verletzung. Besonders gefürchtet sind hierbei Verletzungen der **Harnblase** und ein eventueller **Abriss der Harnröhre** (kein Wasserlassen möglich). Im Rahmen der Untersuchung ist dementsprechend immer auf eine Hämaturie zu achten.

1.173 Lösung C

Jede stark blutende Wunde kann einen **hämorrhagischen (Blutungs-) Schock** auslösen. S. Kommentar zu Frage 1.21 in Band 4.

1.174 Lösung A

Meniskusverletzungen (Teil- oder Totalabriss) können zu einer sehr schmerzhaften Gelenksperre führen. Manchmal gelingt durch Ausschütteln des Kniegelenks eine vorübergehende Linderung, die operative Versorgung ist jedoch indiziert.
Bänderrisse führen zu einer Instabilität mit vermehrter Aufklappbarkeit im Bereich des verletzten Bandes. Je nach Beanspruchung (z.B. Sportler) kann zwischen konservativer und operativer Versorgung entschieden werden.
Eine Kniegelenkentzündung (-empyem) zeigt die typischen Entzündungszeichen und reduziert sicherlich die Beweglichkeit, verursacht aber i.d.R. keine Gelenksperre.
Der Morbus Osgood-Schlatter ist eine zwischen dem 10. und 15. Lebensjahr vorwiegend bei Jungen vorkommende aseptische Nekrose im Bereich des Tibiakopfes.

1.175 Lösung D

Die Tibiakopffraktur geht sehr häufig mit einer Gelenkflächenbeteiligung einher. In diesem Fall muss die anatomisch genaue operative Rekonstruktion eine problemlose postoperative Bewegung gewährleisten. Andernfalls wäre die **Gefahr einer Arthrose** mit entsprechender Bewegungseinschränkung die problematische Folge!

1.176 Lösung D

Der Küntscher-Nagel zählt zu den intramedullären (innerhalb des Knochens) Kraftträgern. Für die Nagelung geeignet sind **Schaftfrakturen an Ober- und Unterschenkel** im mittleren Drittel. Da diese Osteosynthese belastungsstabil ist, gewährt eine frühzeitige Mobilisation geringe Komplikationsraten.
S. Kommentar zu Frage 1.106.

1.177 Lösung B

Der N. peroneus verläuft in unmittelbarer Nähe des **Fibulaköpfchens.** Bei z.B. gipsbedingter Kompression des Nervs klagen die Patienten über eine Fuß- und Zehenhebeschwäche sowie eine Sensibilitätsstörung des Unterschenkel- und Fußrückens. Aus diesem Grunde ist die Abpolsterung der Region sehr wichtig.

1.178 Lösung D

Das **Schubladenphänomen** ist bei Verletzungen des Kniebandsystems zu finden. Das Kniegelenk ist ein Drehscharniergelenk. Menisken sorgen für reibungsloses Gleiten des Oberschenkels auf dem Unterschenkel, die Seitenbänder verhindern das seitliche Abgleiten. Die Kreuzbänder befinden sich im Inneren des Gelenks und verhindern ein Abgleiten nach vorn oder hinten. Das vordere Kreuzband zieht von hinten lateral oben nach vorne medial unten, das hintere von vorn medial oben nach mittig/hinten lateral unten. Diese anatomischen Verhältnisse sind schwer zu verstehen und sollten unterstützend in einem Lehrbuch nachgeschlagen werden. Bei Verletzung eines der Bänder zeigt sich das Schubladenphänomen. In 60–90 Grad Beugestellung wird am Unterschenkel nach vorn oder hinten gezogen. Bei entsprechender Bandverletzung lässt sich der Unterschenkel im Kniegelenk abnormal weit in die jeweilige Richtung wie eine Schublade ziehen.
Die Meniskusläsion zeigt sich u.a. durch schmerzhafte Beugung oder Streckung im Kniegelenk bei Innen- oder Außenrotation. Näheres entnehmen Sie bitte Ihrem Lehrbuch.

1.179 Lösung B

Die Olekranonfraktur (Ellenbogenfraktur) „reisst" ab, da am Olekranon der M. triceps befestigt ist und durch Zug von der Ulna (Elle) nach kranial disloziert. Diese Patienten können gegen Widerstand kaum eine Streckung des Unterarms ausführen. Die Therapie der Wahl ist die Zuggurtungsosteosynthese, bei der mit einem Draht die Frakturenden aneinander gefügt werden.

1.180 **Lösung B**

Der wichtigste Schritt bei einer Trümmerfraktur ist die Reposition. Hierdurch soll eine Knochenfehlstellung und somit auch eine Quetschung des umliegenden Gewebes verhindert werden. Ein Streckverband verhindert das muskelbedingte Zusammenschieben des Unterschenkels; auch ein Fixateur ist zur Ruhigstellung geeignet. In jedem Fall ist der Befund klinisch und auch röntgenologisch zu kontrollieren!

1.181 **Lösung B**

Die Achillessehne befindet sich im Fersenbereich und verbindet Teile der Unterschenkelbeugemuskulatur (M. gastrocnemius und M. soleus) mit dem Fersenbein. Nur hierdurch ist der Zehenspitzenstand möglich. Degenerative Veränderungen oder indirekte Traumen bei Überbelastung führen zu einer Ruptur. Die Patienten berichten einen peitschenden, stechenden Schmerz mit tastbarer Delle im Sehnenbereich sowie eine Resistenz im Unterschenkelmuskelbereich. Bei kompletter Ruptur ist ein Zehenspitzenstand nicht mehr möglich.
Konservativ wird der Fuß in „Spitzfußstellung" fixiert, da hierdurch die Sehnenenden am nächsten zueinander stehen. Bessere Variante ist die operative Durchflechtungsnaht nach Bunnel (Naht in Form einer Acht) und anschließende Ruhigstellung in Spitzfußposition.

1.182 **Lösung B**

Die Versorgung einer offenen Unterschenkelfraktur stellt eine absolute OP-Indikation dar. Das heißt, die Versorgung hat unverzüglich zu erfolgen, unabhängig von Nüchternheit des Patienten oder Tageszeit (s. Abb. 1.132-1). Die Schweregradeinteilung der offenen Fraktur finden Sie in Tabelle zu Frage 1.141. Offene Frakturen II. und III. Grades werden noch mit dem Fixateur externe versorgt. Die Marknagelosteosynthese mit dem UTN hat den Fixateur externe allerdings bei offenen Unterschenkelfrakturen I. Grades und teilweise auch II. Grades abgelöst.

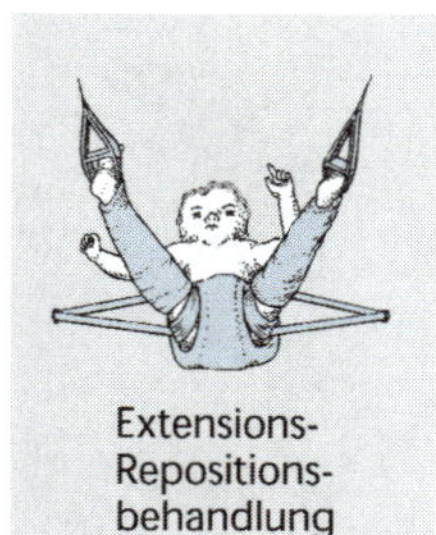

Abb. 1.182: Overheadextension.

Die Oberschenkelfraktur des Kleinkindes, in der Regel eine Oberschenkelschaftfraktur, kann mit einer Overheadextension konservativ behandelt werden (s. Abb 1.182-1). Dennoch favorisiert man heute, besonders um eine schnellere Mobilisierung des Kindes zu erzielen, die Osteosynthese mittels Prevot-Nägeln. Hier werden zwei Drähte durch kleine Hautinzisionen in den Knochen gebohrt und über den Markraum im anderen Frakturende verankert.
Die Grünholzfraktur ist im Kommentar zu Frage 1.105 ausführlich erläutert und wird konservativ mit Gips versorgt.

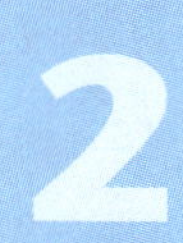

GYNÄKOLOGIE

Allgemeines

2.1 **Lösung B**

2.2 **Lösung C**

2.3 **Lösung C**

2.1–2.3

Die Hysterektomie (Gebärmutterentfernung) ist vaginal (durch die Scheide) oder abdominal (durch Bauchschnitt) möglich. Synonym kann auch der Begriff Uterusexstirpation (-entfernung) verwandt werden. In jedem Falle sollte, wie nach jeder Operation, die Mobilisation so früh wie möglich begonnen werden. 24 Stunden Bettruhe ist z.B. nach einer Rückenmarknarkose indiziert. Das Uterusmyom wird als gutartige Muskelgeschwulst nur bei Beschwerden operativ therapiert oder wenn die Geschwulst zu voluminös wird.

2.4 **Lösung B**

Endometriosen / atypische Uterusschleimhaut → Endometriosen sind außerhalb des Cavum uteri gelegene Endometriumherde (atypische Uterusschleimhaut). Je nach Lokalisation der versprengten Schleimhautherde werden eine Endometriosis genitalis (Tube, Ovar, z.B. Teerzyste, Douglasraum) und eine E. extragenitalis (Blase, Nabel, Darm) unterschieden. Hormonabhängigkeit und Lokalisation bestimmen die Symptomatik. Je nach Zyklusphase können sich schmerzhafte Konglomerattumoren und das Leitsymptom Dysmenorrhö (schmerzhafte Menstruation) sowie Kreuz- oder Leibschmerzen bilden.

Operation und Hormonbehandlung stehen therapeutisch zur Verfügung. Die Wahl der Methode hängt vom Lebensalter und Sitz der Endometriose ab. Soll die Fertilität (Fruchtbarkeit) erhalten bleiben und sind die Herde klein, so wird eine Gestagentherapie durchgeführt. Ansonsten bringt die operative Versorgung Aussicht auf Beschwerdefreiheit.
Descensus uteri/Rektozele, Zystozele → Rekto- und Zystozelen (zele = Bruch) sind Aussackungen der hinteren Scheidenwand im Sinne eines Bruches. Banderschlaffungen des Uterus lassen das Scheidengewölbe absacken und bei pressorischen Akten hervortreten.
Myome/Blutungsanomalien, evtl. Sterilität → Myome, gutartige Tumoren der Uteruswand, zeigen ihre Klinik u.a. in Form von Blutungsanomalien.

2.5 Lösung C

Die Regelblutung (Menstruation) kam verschiedene Verlaufsformen zeigen. Hier eine tabellarische Zusammenfassung:

Menstruationsstörung	Definition
Amenorrhö	Fehlen oder Ausbleiben der Menstruation
Dysmenorrhö	schmerzhafte Menstruation
Eumenorrhö	normale Menstruation
Hypermenorrhö	zu starke Menstruation
Hypomenorrhö	zu schwache Menstruation
Menorrhagie	verstärkte und verlängerte Menstruation
Menarche	erste Menstruation
Metrorrhagie	azyklische Uterusblutung (häufig Karzinome)
Oligomenorrhö	Menstruationsintervall verlängert (> 35 Tage)
Polymenorrhö	Menstruationsintervall verkürzt (< 25 Tage)
Vorbluten/Nachbluten	Schmierblutungen vor/nach der Menstruation
Zwischenblutungen	Menstruationszeitunabhängige Blutungen

2.6 Lösung C

In Band 1 werden die Hormonfunktionen und der weibliche Hormonzyklus sehr ausführlich beschrieben.
Durch den basaltemperaturerhöhenden Effekt des Progesterons (Umwandlung des Endometriums vom Proliferations- zum Sekretionsstadium, Verengung des Muttermundes, zäher Zervikalschleim, Erhöhung der Basalkörpertemperatur) zeigt die Basalkörpertemperatur der Frau einen zweiphasigen Verlauf. Die morgens nach dem Erwachen rektal gemessenen Werte liegen präovulatorisch zwischen 36,2 und 36,7 °C. Ein bis zwei Tage post ovulationem steigt die Temperatur um 0,4 bis 0,7 °C. Diese hypertherme Phase dauert 10 bis 14 Tage. Mit erneutem Beginn der Menstruation sinkt die Temperatur wieder ab.

2.7 Lösung C

Die Bartholinitis ist eine meist einseitige Entzündung der Bartholin-Drüse oder ihres Ausführungsganges. Die zwei kleinen tubulomukösen Drüsen liegen im unteren Drittel der großen Labien. Sie sind die Sekretdrüsen für das Vestibulum (Öffnung).
Staphylokokken, Streptokokken, Gonokokken oder Escherichia coli induzieren eine schmerzhafte Schwellung mit Eiteransammlung. Bei Verklebungen der Ausführungsgänge bildet sich häufig ein Empyem, aber kein Abszess. Die Therapie ist antibiotisch und antiphlogistisch (gegen Entzündungen) und reicht bis zur operativen Versorgung.

2.8 Lösung C

2.9 Lösung B

2.10 Lösung C

S. Kommentar zu Frage 2.5.

2.11 Lösung C

Die Fertilisation (Befruchtung), d.h. die Vereinigung von Ei- und Samenzelle, erfolgt **im ampullären Tubenteil.** Das Ei bleibt nach dem „Sprung" für etwa 24 Stunden befruchtungsfähig, bevor es dann verkümmert, falls keine Befruchtung erfolgt. Die Befruchtung löst in der Eizelle die zweite Reifeteilung aus. Nach einer Latenzzeit von zwei Tagen beginnt die Einnistung der Blastozyste in das Endometrium. Die Schleimhaut ist während der Nidation (22./23. Zyklustag) stark ödematös aufgelockert.

2.12 Lösung C

Die Eklampsie gehört zum Symptomkomplex der EPH-Gestose und ist durch den **tonisch-klonischen Krampfanfall** charakterisiert. Da die EPH-Gestose zu den häufigsten und schwer wiegendsten Komplikationen in der Schwangerschaft gehört, soll eine kurze Zusammenfassung erfolgen:
Die EPH-Gestose steht für E = Edema (= Ödem), P = Proteinurie und H = Hypertonie und ersetzt ältere Bezeichnungen wie Toxikose oder Spätgestose. Da sie als prädisponierende Störung der Eklampsie mit lebensbedrohendem tonisch-klonischem Krampfzustand vorausgehen kann, wird die EPH-Gestose auch als Präeklampsie bezeichnet. Die monosymptomatische EPH-Gestose zeigt nur ein Kardinalsymptom (E oder P oder H), bei der polysymptomatischen Verlaufsform finden sich alle Symptome. Der eklamptische Anfall als folgenschwerster Zwischenfall kündigt sich vielfach an: Kopfschmerzen, Schwindel, Sehstörungen und Übelkeit sind subjektive Symptome. Treten Hyperreflexie, motorische Unruhe, Erbrechen und Bewusstseinstrübungen auf, ist schnelles Handeln erforderlich. Denn der dann häufig blitzartig folgende eklamptische Anfall (vorwiegend Spätschwangerschaft) ist ein kurzfristiger (bis eine Minute andauernder) tonisch-klonischer Krampfzustand (Zungenbiss!), bei dem die Atmung sistiert, Schaum aus dem Mund tritt und die Patientinnen schnell zyanotisch werden. Der folgende komatöse Zustand kann über Stunden bis Tage anhalten. Die Folge des Anfalls ist eine durch Minderdurchblutung bedingte Ischämie des Uterus und der Plazenta mit all ihren Komplikationen.
Aus diesem Grunde ist die Schwangerschaftsvorsorge so bedeutungsvoll. Hier können die Symptome frühzeitig erkannt und behandelt werden!
Die Therapie beschränkt sich auf die Behandlung der Symptome. Hiermit soll die Gefahr einer plazentaren Minderdurchblutung gebannt werden.

2.13 Lösung B

Die Tubenligatur ist eine Form der **Sterilisation.** Nach dem Eisprung ist der Transport der Eizelle durch die Tube in den Uterus nicht mehr möglich. Die Tubenligatur wird mittlerweile laparoskopisch durchgeführt und ist somit als kleiner Eingriff mit großer Wirkung zu werten.

2.14 Lösung C

Frauen ab dem 20. Lebensjahr haben einmal im Jahr den gesetzlichen Anspruch (§§ 181 und 181a (1981) und den §§ 8 und 9 KVLG) auf eine Früherkennungsuntersuchung (fälschlich auch „Krebsvorsorge" genannt).
Diese umfasst:

- Äußere Inspektion
- Gynäkologische Untersuchung
- Spekulum-Einstellung
- Zytologische Diagnostik mit Zellabstrich von der Portio
- Rektale Untersuchung
- Tastuntersuchung der Brust
- Blutdruckmessung
- Urinuntersuchung
- Stuhluntersuchung (ab dem 50. Lebensjahr).

Die regelmäßige Überwachung ließ die Sterblichkeitsziffern für gynäkologische Karzinome drastisch sinken.

2.15 Lösung E

Die genitale Form der **Endometriose** manifestiert sich unter anderem am Ovar. Im Rahmen der Menstruation werden die Blutungen aus den multiplen Schleimhautherden anfänglich zwar resorbiert, bilden aber letztendlich Retentionszysten. Ihrer Farbe nach werden sie auch Blut-, Teer- oder Schokoladenzysten genannt. S. Kommentar zu Frage 2.4.

2.16 Lösung D

S. Kommentar zu Frage 2.7.

2.17 Lösung A

Aufsteigende Infektionen kommen Zustande indem Erreger, ausgehend von den Labien und dem Ostium, über die Scheide die Portio erreichen.

2.18 Lösung D

Tabellarische Zusammenstellung der Entzündungen, ihrer Erreger und der typischen klinischen Symptomatik:

Entzündung	Erreger	Symptomatik
Unspezifisch	– Escherichia coli – Staphylokokken – Streptokokken	– Vulvovaginitis – Brennen, Jucken, Dysurie – Gelblich-eitriger Fluor, z.T. übelriechend
Gonorrhö	Gonokokken	– Rötung der Vagina und Vulva – Eitriger Fluor – Penicillintherapie erforderlich
Soormykosen	**Hefepilz**	– **Abwischbare weißliche Beläge von Vagina** und Vulva – Kein übler Geruch – Ödematöse Schwellung des äußeren Genitale, Juckreiz
Soorkolpitis	Hefepilz	– Vaginales Jucken und Brennen – Schwellung und Rötung der äußeren Genitale – In Pubertät und „Pillenalter"

2.19 Lösung B

S. Kommentar zu Frage 2.18.

2.20 Lösung C

S. Kommentar zu Frage 2.7.

2.21 Lösung D

Die **Döderlein-Stäbchen** gehören zur physiologischen (natürlichen) „Besatzung" der vaginalen Flora. Ihre Funktion ist überaus wichtig. Durch die Produktion von Milchsäure schaffen sie ein saures Scheidenmilieu. Pathogene Keime haben hier keine Chance, die Döderlein-Stäbchen verhindern also u.a. Infektionen. Durch die Einnahme hormoneller Präparate (z.B. Pille) wird die Flora gestört, die Stäbchenzahl reduziert und somit die Schutzwirkung geschwächt. Dementsprechend werden in diesen Fällen vermehrt Infektionen beobachtet.
Das saure Milieu ist aber auch für die männlichen Spermien von Bedeutung. Das Ejakulat ist basisch und wird durch Kontakt mit saurem Scheidenmilieu in genau den pH-Bereich gepuffert, in dem die Spermien am lebensfähigsten sind.

2.22 Lösung C

Die menstruelle Blutung sollte in einem Zyklus von 28 Tagen regelmäßig stattfinden. Bleibt sie aus, kann das ein Zeichen von Schwangerschaft, Alter oder Krankheit sein.
Auslösender Faktor ist der steile Abfall der Östrogen- und Progesteronkonzentration im Blut. Hierdurch kommt es zur **Abstoßung der Uterusschleimhaut.** Diese Phase dauert normalerweise 5 bis 6 Tage.

2.23 Lösung D

S. Kommentar zu Frage 2.6.

2.24 Lösung B

2.25 Lösung B

2.24–2.25

Metrorrhagien sind azyklische Blutungen und gerade bei älteren Frauen dringend abklärungsbedürftig. Unklare azyklische Blutungen sind so lange karzinomverdächtig, bis das Gegenteil bewiesen ist. Dazu gehören besonders Blutungen in der Menopause. Die Schleimhaut von Zervix und Korpus wird bei der fraktionierten Abrasio getrennt aufgefangen und getrennt histologisch beurteilt.
Die Fraktionierung ist erforderlich, um im Falle einer malignen Entartung die Lokalisation der Geschwulst bestimmen zu können. Dies ist für die spätere operative Versorgung und radiologische Therapie relevant, da unterschiedliche Lymphabflussgebiete eine differenzierte Metastasenlokalisation nach sich ziehen können.

2.26 **Lösung A**

„-itis" ist immer die Endung für eine Entzündung, „-om" steht i.d.R. für einen meist gutartigen Tumor.

Adnexitis/Entzündung der Eileiter und der Eierstöcke → Die Adnexitis ist vorwiegend (80%) eine aufsteigende (aszendierende) Infektion mit unspezifischen Keimen (Strepto-, Staphylokokken, Escherichia coli u.a.). Da es sich um eine isolierte Entzündung handelt, sind erst im chronischen Stadium die Ovarien i.d.R. beteiligt.
Klinisch leiden die Patientinnen neben einer Temperaturerhöhung (teilweise hochfebril) an Unterleibsschmerzen, Obstipation und Übelkeit. Differentialdiagnostisch ist, besonders bei einseitiger Adnexitis rechts, immer auch an eine Appendizitis zu denken und diese auszuschließen!
Parametritis/extraperitoneale Reizung → Das Parametrium ist ein extraperitonealer Raum, der mit dem so genannten Beckenbindegewebe und zahlreichen Blut- und Lymphgefäßen ausgekleidet ist. Seine Entzündung (Parametritis) kann zu Eiteransammlungen in diesem Bereich führen und ist antibiotisch zu therapieren.
Unterschieden werden muss die Parametritis von der Perimetritis, einer Entzündung des Peritoneumanteils, der den Uterus überzieht.
Myom/gutartiger Tumor → S. Kommentar zu Frage 2.122.
Teerzyste/Ovarialendometriose → S. Kommentar zu Frage 2.4.

2.27 **Lösung B**

S. die Kommentare zu den Fragen 2.4 und 2.5.

2.28 **Lösung C**

S. die Kommentare zu den Fragen 2.4 und 2.18.

2.29 **Lösung C**

S. Kommentar zu Frage 2.4.

2.30 **Lösung C**

Im Rahmen der Zytologie werden einzelne Zellen untersucht. Die Zytologie findet Verwendung bei Abstrichen oder flüssigen Proben (Abrasio, Rachenabstriche etc.). Die Histologie arbeitet mit Geweben, die beispielsweise aus einer PE oder einem Organ entnommen werden.

2.31 **Lösung D**

Die Mastitis wird überwiegend durch Staphylococcus aureus verursacht. Besonders bei Wöchnerinnen gelangen diese Keime über kleinste Hauteinrisse (Fissuren) im Brustwarzenbereich in das Drüsengewebe und verursachen dort eine Entzündung. Wegen der vorwiegend lymphogenen Ausbreitung spricht man hier von einer interstitiellen Entzündung. Schüttelfrost, hohes Fieber und lokale Entzündungszeichen wie Rötung, Schwellung und Druckschmerz reduzieren den Allgemeinzustand der Patientin erheblich. Lokal kühlende Maßnahmen und Umschläge sowie eine antibiotische Unterstützung lindern die Beschwerden. Im Spätstadium kann mittels Rotlicht der Abszess reifen um dann indiziert zu werden.

2.32 **Lösung C**

Eine Übersicht der Menstruationsstörungen zeigt die Tabelle zu Frage 2.5.
Von einer primären Amenorrhö spricht man, wenn das normale Menarchealter (erste Regelblutung) um mehr als zwei Jahre überschritten ist. Ursache können Fehlentwicklungen, Hormonentgleisungen oder Chromosomenanomalien sein. Sekundäre Amenorrhö liegt bei einer Regelpause von mehr als drei Monaten vor. Auch hier sind vorwiegend hormonelle Schwankungen die Ursache.
Wie Sie wissen unterliegt die Regelblutung einem hormonellen Regelkreis, der vom Hypothalamus (LRH) über die Hypophyse (LH/FSH/Prolaktin) bis zu den Ovarien (Östrogene) reicht. Eine Störung in einem der Regelkreisbereiche beeinträchtigt immer auch die folgenden Bereiche.
Das in der Hypophyse gebildete Prolaktin hält die Milchsekretion in Gang. Durch Saugen an der Brustwarze wird der prolaktinhemmende Faktor unterdrückt, so dass das Hormon in vollen Mengen gebildet und aktiv werden kann. Gleichzeitig abgesondertes Oxytocin aus der Hypophyse verursacht eine Kontraktion der Milchgänge, so dass die Milch eingepresst wird. Da Oxytocin auf die glatte Muskulatur der Milchgänge und des Uterus wirkt, bildet sich auch der Uterus durch die Kontraktionsförderung zurück. Nebeneffekt dieser Hormone ist die „Stillamenorrhö".

2.33 **Lösung E**

Gynäkologische Untersuchungen:

Untersuchung	Ziel der Untersuchung
Amnioskopie	Optische Beurteilung des Fruchtwassers
Amniozentese	Punktion der Amnionhöhle zur Beurteilung des Fruchtwassers
Hysteroskopie	Optische Beurteilung des Uteruskavums
Hysterosalpingographie	Röntgen mit Kontrastmittel zur Beurteilung des Uterus und der Eileiter mit ihrer Durchgängigkeit
Kolposkopie	Optische Beurteilung der Scheide und des Muttermundes
Laparoskopie	Optische Beurteilung der Organe intraabdominell

2.34 **Lösung B**

Sämtliche Beckenorgane werden durch einen Stütz- und Halteapparat in Form von Bändern fixiert. Adipositas, Lageanomalien des Uterus, Geburtsverletzungen u.Ä. führen zur Erschlaffung durch Bindegewebsschwäche, dem folgt eine topographische Lageveränderung mit entsprechender klinischer Symptomatik. Beim Prolaps tritt ein Teil oder der ganze Uterus mit Scheidenwand durch die Scheide aus. Hier eine Zusammenstellung der wichtigsten topographischen Veränderungen und ihrer Folgen:

Veränderung	Folgen
Zystozele	Senkung des Blasenbodens zusammen mit der vorderen Scheidenwand aufgrund anatomischer Fixierung beider Organe
Rektozele	Aussackung der hinteren Scheidenwand, die mit dem Rektum anatomisch fixiert ist
Enterozele	Neben Rekto- und Zystozele ist hier auch der Douglas-Raum (Excavatio rectouterina) von der Senkung betroffen
Descensus uteri	Tiefertreten des Uterus durch die Scheide nach außen, hier immer kombiniert mit Descensus vaginae
Descensus vaginae	Tiefertreten der Vagina mit äußerlich sichtbarer Umstülpung

2.35 Lösung E

Die **Radikaloperation nach Wertheim-Meigs** ist ein großer gynäkologischer Eingriff, der bei Zervix- oder Korpuskarzinomen in bestimmten Stadien als kurative Operationsmethode empfohlen wird. Bei Karzinomen in weiter fortgeschrittenen Stadien wird dagegen z.T. nur noch bestrahlt. Die genaue Indikation zur Operation lesen Sie bitte in Ihrem Lehrbuch nach. Der Eingriff umfasst die Entfernung des Uterus, der Parametrien und einer mindestens 3 cm langen Scheidenmanschette, außerdem die Entfernung der voraussichtlich befallenen Lymphknoten; bei der erweiterten Operation werden auch die Ovarien entfernt.

2.36 Lösung C

2.37 Lösung B

2.38 Lösung C

Die **Adnexitis** (Entzündung von Tube, Trichter und Ovarien) wird überwiegend durch aufsteigende bakterielle Infektionen verursacht. Im akuten Stadium bestehen erhebliche Unterbauchschmerzen in Kombination mit hohen Temperaturen und einem ausgeprägten Krankheitsgefühl. Unbedingt ist hier differentialdiagnostisch auch an eine Appendizitis oder Tubargravidität zu denken! Durch die entzündliche Verdickung lassen sich die Adnexe unter Schmerzen relativ gut tasten. Schmerzmittel, fiebersenkende Mittel sowie Antibiotika bilden den Grundstein der Behandlung. Eine unterstützende Kortikoidtherapie wirkt entzündungshemmend und fördert die lokale Durchblutung. So können Medikamente am Ort des Geschehens besser wirken. Durch die Fibrinausschwitzung können Tube und Fimbrien verkleben, eine Sterilität wäre die Folge. So ist die Adnexitis frühestmöglich intensiv zu behandeln, häufig wird dies aber durch die abwartende Haltung der Patientinnen verhindert. Eine akute Phase kann in ein chronisches Stadium übergehen. Hier stellen Verwachsungen und rezidivierende Schmerzen eine relative Operationsindikation dar.

2.39 Lösung A

Jegliche pathologische Sekretion der Mamma oder der Verdacht auf ein intraduktales tumoröses Geschehen sollte mittels Galaktographie abgeklärt werden. Die Kontrastmitteldarstellung der Milchgänge ermöglicht eine Beurteilung über Gangverlegungen, abnorme Sekretstaus etc. Die Mammographie als einfache Röntgendarstellung der Brust kann diese Informationen nicht liefern.

2.40 Lösung A

2.41 Lösung E

Das saure Milieu der Scheide verhindert normalerweise eine Infektion durch eintretende Keime. Hormonelle Schwankungen mit Veränderungen des Scheiden-pH-Milieus oder Keimbesiedlungen stören die natürliche Flora. Befinden sich die Keime bei normaler Scheidenflüssigkeit und normalen Abwehrmechanismen in der Überzahl, so spricht man von „primärer Kolpitis“. Der „sekundären Kolpitis“ liegt ein bereits gestörtes Scheidenmilieu zu Grunde, welches die Infektionsgefahr deutlich erhöht. Eine Scheidenentzündung geht normalerweise mit Fluor (Ausfluss) einher.
Erreger der Scheidenentzündung (Kolpitis), s. hierzu auch die Tabelle zu Frage 2.18:

Erreger	Symptome	Bemerkung
E. coli	übelriechender Fluor	Schmierinfektion
Staphylokokken/ Streptokokken	eitriger, übelriechender Fluor	Entzündung
Trichomonas vaginalis	– weißlich-gelblicher Fluor, teilweise schäumend – Juckreiz – Entzündungszeichen wie Rötung der Scheide	– häufige begleitende Entzündung des Urogenitaltraktes – Kontaktübertragung bei Geschlechtsverkehr, daher Mitbehandlung des Partners!
Candida albicans	– Pilzinfektion mit geruchlosem weißlichem Ausfluss – Juckreiz	häufig symptomlos

2.42 Lösung D

S. Kommentar und Tabelle zu Frage 2.5 und 2.32.

2.43 Lösung C

Die Ätiologie der Blasenmole (Erkrankung des Chorionepithels) ist noch weitgehend ungeklärt. Man weiß, dass hier in 50% der Fälle eine maligne Entartung in Form eines Chorionkarzinoms erfolgen kann. Der hohe HCG-Titer bei fehlender Schwangerschaft ist immer ein Alarmzeichen, dem man nachgehen muss. Näheres s. Kommentar zu Frage 2.69.

2.44 Lösung E

S. Kommentar zu Frage 2.12.

Gravidität

2.45 Lösung D

Der mütterliche und der kindliche Kreislauf müssen sich im Verlauf der Schwangerschaft anpassen. Die extreme Vergrößerung des Uterus und die Entwicklung des Plazentakreislaufs führen zu einem zusätzlichen Blutfluss von 400 bis 600 ml/Min.
Hier eine kurze Zusammenfassung der Veränderungen:

Parameter	Veränderungen
Blut	Zunahme des Plasmavolumens stärker als die der Blutkörperchen, darum niedriger Hämatokrit. Möglicher Eisenmangel (Hämoglobin < 11 g/dl; Normwert 12–16 g/dl)
Blutdruck	bei möglichem Anstieg im III. Trimenon immer an mögliche Spätgestosen denken
Blutgerinnung	– steigende Gerinnungsneigung mit Zunahme der Thrombosegefahr – Quick-Wert reduziert
Harnwege	– **tonogene Dilatation (Erschlaffung) der Ureteren,** dadurch erhöhte Gefahr von Harnwegsinfektionen – **Lividität von Portio- und Scheidenschleimhaut** – Pollakisurie durch Uterusdruck auf die Harnblase
Herzminutenvolumen	Steigerung um 40–50% bis zum 6. Monat, dann wieder Rückkehr zum Normalwert
Hormone	– Vergrößerung des Hypophysenvorderlappens – Abnahme an FSH und LH – Zunahme an ACTH, Prolaktin und dem Wachstumshormon STH, parallel verlaufende **Hyperpigmentierung** – Erhöhte Kortisolwerte im Blut bei Vergrößerung der Nebennierenrinde – Vergrößerung der Schilddrüse mit Funktionssteigerung (T3 und T4) um 20%
Lungen	Steigerung der Ruheventilation um 40% ohne Änderung der Vitalkapazität
Nieren	– Zunahme der Nierendurchblutung um 25 bis 30% – Mögliche Glukosurie
Pulsfrequenz	Erhöhung um 10 Schläge/Min. bis zum 6. Monat

(Fortsetzung nächste Seite)

Parameter	Veränderungen
Stoffwechsel	– Steigerung des O_2-Verbrauchs um 30% – Mögliche diabetogene Stoffwechsellage – Zunahme des Lipidspiegels im Blut um 30% – Trotz Zunahme der Eiweiße resultiert durch überproportionale Zunahme des Plasmavolumens eine relative Erniedrigung des Plasmaeiweißanteils, was Ödemneigung bedeutet
Venendruck	Zunahme in unteren Extremitäten auf bis zu 25 cm H_2O (Norm: bis 19 cm H_2O)
Verdauungstrakt	– Karies- und Parodontosegefahr – Reizungen der Mundschleimhaut – Vermehrte Speichelsekretion – Sodbrennen – Obstipation
Zirkulierende **Blutmenge**	**Zunahme um etwa 30%**

2.46 Lösung D

Die chronische Plazentainsuffizienz ist eine gefürchtete Komplikation in der Schwangerschaft. Die Minderversorgung wird durch eine Reduktion der hormonellen und ernährenden Plazentafunktion bewirkt. Die chronische Form kann schnell in eine akute Notfallsituation mit Lebensgefahr für den Feten übergehen. Ursachen sind:
- Organveränderung durch Überalterung, Verkalkungen etc.
- Zirkulationsstörungen
- Entwicklungsstörungen
- Mehrlingsschwangerschaft
- Diabetes mellitus
- EPH-Gestose
- Übertragung
- Intoxikationen (Alkohol, Nikotin)
- erhöhtes Alter der Mutter
- abnormer Plazentasitz

Daraus resultieren feto-embryonale Störungen wie:
- Untergewicht
- Wachstumsretardierung (körperlich und geistig)

Methoden der Diagnostik sind technischer und klinisch-chemischer Natur:
- Ultraschallfetometrie (Messung der Kindsgröße)
- Kardiotokographie (CTG)
- Untersuchung mit Hinweisen auf Wachstumsverzögerung
- Amnioskopie
- Bestimmung der Serumöstriolwerte und Östriolkonzentration im Urin (Abfall)
- Bestimmung der HPL-Konzentration im Serum (Stagnation oder Abfall)

Die Leopold-Handgriffe erlauben der Hebamme, die ihre Hände flach auf den Bauch der Schwangeren legt, eine Aussage zum Fundusstand des Uterus und zur Kindslage, geben aber keinen Aufschluss über die Funktion der Plazenta.
S. Kommentar zu Frage 2.65.

2.47 Lösung C

Bei Blutgruppenunverträglichkeit (Inkompatibilität) zwischen Mutter und Kind kann eine intrauterine Schädigung durch übertretende mütterliche Blutgruppenantikörper (IgG) ausgelöst werden. Es folgt eine Hämolyse der fetalen Erythrozyten. Dieses Phänomen wird als Morbus haemolyticus neonatorum bezeichnet. Man unterscheidet die Rhesus- und die AB0-Erythroblastose.
„D" steht für Rh-positiv, „d" für Rh-negativ. Beispiel: Die Mutter ist Rh-negativ, der Fetus Rh-positiv. Vor oder während des Geburtsvorganges gelangen Rh-positive Erythrozyten des Feten in den mütterlichen Kreislauf (0,1 ml Blut genügen!). Dieser erkennt sie als „fremd" und behandelt sie als Antigen (körperfremder Stoff, der zu bekämpfen ist). Das mütterliche Immunsystem bildet nun Antikörper mit „Langzeitwirkung" (Memory-Effekt; Erläuterungen zur Immunologie s. Band 1). Bei erneutem Kontakt, also während der zweiten Schwangerschaft, treten dann mütterliche Antikörper gegen „D" in den kindlichen Kreislauf und bewirken eine Immunreaktion mit dem Resultat der Hämolyse **(Zerstörung der roten Blutkörperchen).** Symptome sind Anämie, Icterus gravis (Bilirubin kann von der kindlichen Leber noch nicht verstoffwechselt werden) und Hydrops congenitus universalis.
Während der Schwangerschaft ist im Blut Rh-negativer Frauen in der Mitte der Schwangerschaft und sechs bis acht Wochen vor dem Entbindungstermin mittels Coombs-Test nach den Antikörpern zu fahnden. Bei positivem Test steht die Verhinderung eines intrauterinen Fruchttodes an erster Stelle.
Die Therapie der Wahl sind die Austauschtransfusion und die Fototherapie beim Neugeborenen. Hierdurch werden die antikörperbesetzten Erythrozyten entfernt und das nicht nierengängige Bilirubin ausscheidungsfähig gemacht (Fototherapie).
Vorbeugend unterziehen sich **Rh-negative Mütter** einer **Anti-D-Prophylaxe.** Durch Injektion von Anti-D-Gammaglobulin unmittelbar nach der Geburt (bis max. 48 bis 72 Stunden post partum) ist es möglich, eingeschwemmte kindliche Erythrozyten vorzeitig abzubauen und damit eine Sensibilisierung der Mutter zu verhindern. Diese Behandlung ist **auch nach Aborten** durchzuführen.
Erläuterungen zu Blutgruppen s. auch Band 1

2.48 Lösung B

Tabellarische Zusammenstellung der Geburtsphasen:

Geburtsphase	Definition	Dauer
Eröffnungsphase	– Beginn: mit dem Einsezten regelmäßiger Wehen – Ende: mit vollständiger Eröffnung des Muttermundes – Lösung des Zervixschleimpfropfes	7 bis 12 Stunden
Austreibungsphase	– Beginn: mit vollständiger Eröffnung des Muttermundes – Ende: mit der Geburt	20 bis 60 Minuten
Nachgeburtsperiode	– Beginn: nach Geburt des Kindes – Ende: mit Abstoßung der Plazenta	20 bis 30 Minuten

2.49 Lösung C

Das Apgar-Schema dient der Vitalitäts- und Reifebeurteilung des Neugeborenen. Die folgenden Untersuchungen werden eine, fünf und zehn Minuten nach der Geburt durchgeführt und nach dem folgenden Schema bewertet:

	0 Punkte	1 Punkt	2 Punkte	Gesamtpunkte
Hautfarbe	blau oder weiß	Stamm rosig, Extremitäten blau	Rosig	
Atmung	keine	Schnappatmung oder unregelmäßig	Regelmäßig, kräftig, schreiend	
Muskeltonus	schlaff	mittel, träge, Flexionsbewegung	Gut, Spontanbewegungen	
Reflexe beim Absaugen	keine	„Grimassen"	Husten oder Niesen	
Herzschlagfrequenz	keine	< 100	> 100	
			Asphyxie-Index (Summe):	

70% aller Neugeborenen erreichen eine Apgar-Punktzahl von sieben und mehr Punkten.

2.50 Lösung E

Blutungen innerhalb und nach der Schwangerschaft sind ernst zu nehmende Komplikationen mit teilweise lebensbedrohlichem Charakter. Bitte lesen Sie zu den einzeln aufgeführten Ursachen die erklärenden Kapitel in Ihrem Lehrbuch nach.

Mögliche Ursachen einer gravidalen Blutung können sein:
- Abort
- Extrauteringravidität
  (die Frage bezieht sich auf die letzte Zeit der Schwangerschaft, so dass im Fallbeispiel die Extrauteringravidität nicht zutrifft)
- Placenta praevia
- Vorzeitige Plazentaablösung
- Uterusruptur
- Geburtsverletzung
- Plazentaretention nach Geburt
- Uterusatonie nach Geburt

Die Placenta praevia ist in 25% aller Fälle Ursache für eine vorgeburtliche Blutung. Je nach Lage werden drei Formen unterschieden:

– Placenta praevia totalis	Vollständige Auskleidung des inneren Muttermundes
– Placenta praevia partialis	Teilweise Auskleidung des inneren Muttermundes
– Placenta praevia marginalis	Plazentarand erreicht inneren Muttermund

Das Leitsymptom der Placenta praevia ist die schmerzlose Genitalblutung. Diese stammt sowohl aus dem mütterlichen als auch aus dem fetalen Kreislauf und stellt somit eine akute Bedrohung dar. Nach diagnostischen Maßnahmen durch Einstellung und Ultraschall besteht Handlungsbedarf. Vor der 36. Schwangerschaftswoche therapiert man konservativ durch Bettruhe, Tokolyse (Wehenhemmung) und evtl. notwendige Transfusionen. Danach besteht zusätzlich die Möglichkeit einer Sectio caesarea.

2.51 Lösung A

Die Naegele-Regel dient zur Bestimmung des Geburtstermins. Der Zeitpunkt der letzten Regelblutung ist Bezugspunkt für die Bestimmung des Schwangerschaftsalters. Vom 1. Tag der letzten Regelblutung an dauert die normale Schwangerschaft 281 Tage, zur Vereinfachung 10 Monate à 28 Tage = 280 Tage = 40 Wochen.

Naegele-Regel:
1. Tag der letzten Menstruation minus 3 Kalendermonate plus 7 Tage (plus 1 Jahr) = Geburtstermin

Bei verkürzten oder verlängerten Zyklen (Norm = 28 Tage) sind die abweichenden Tage zu addieren oder zu subtrahieren.

2.52 **Lösung C**

Die sympathische und parasympathische Innervation der glatten Uterusmuskulatur reguliert die Bewegung. Die Überträgerstoffe Adrenalin und Noradrenalin wirken antagonistisch (gegeneinander). Noradrenalin bewirkt wie Östrogen an den α-Rezeptoren eine Kontraktion. Adrenalin **(Sympathomimetikum)** induziert wie Progesteron an den β-Zellen eine Erschlaffung und Hemmung. Dies macht man sich bei vorzeitigen Wehen zunutze (Tokolyse). Das natürliche wehenstimulierende Hormon ist übrigens Oxytocin.

2.53 **Lösung B**

2.54 **Lösung B**

2.55 **Lösung B**

2.56 **Lösung C**

2.53–2.56

Im Rahmen der Schwangerschaftsdiagnostik unterscheidet man zwischen sicheren und unsicheren Schwangerschaftszeichen:

Sichere Schwangerschaftszeichen	Unsichere Schwangerschaftszeichen
Kindliche Herztöne	Amenorrhö
Positives Ultraschallbild	Übelkeit und Erbrechen
Palpatorischer Nachweis	Spannungsgefühl in den Brüsten
Röntgennachweis von Skelettstrukturen	Uterusvergrößerung
HCG im Serum und Urin Achtung! Auch Tumoren bilden HCG.	Laktation der Mammae Hautpigmentierung

2.57 **Lösung B**

S. Kommentar zu Frage 2.12.
Urinuntersuchungen zeigen mögliche Infektionen und Stoffwechselerkrankungen. Durch regelmäßige Kontrollen wird die Gewichtszunahme der schwangeren Frau überprüft. Des Weiteren ist frühzeitig eine EPH-Gestose an der Proteinurie und an erhöhten Blutdruckwerten zu erkennen.
Blutgruppeninkompatibilität kann schwere Folgen haben (s. Kommentar zu Frage 2.47). BSG und Stuhluntersuchungen gehören nicht zwingend in die Schwangerschaftsvorsorge.

2.58 Lösung D

Die ektope Schwangerschaft (Extrauteringravidität) ist die Befruchtung und Einnistung der Frucht außerhalb des Cavum uteri. Häufigste Variante ist die Tubarschwangerschaft. Die klinische Symptomatik ist unterschiedlich. Vorzeitige, nicht sistierende Blutungen (Schmierblutung) und der akute Unterleibsschmerz bei Tubarruptur mit möglicher Schocksymptomatik deuten auf das Geschehen hin. Die Notfall-OP wird laparoskopisch oder durch Bauchschnitt durchgeführt. Prädisponierend für Tubargravidität sind chronische Eileiterentzündungen, große ampulläre Tuben, Endometrioseherde in den Tuben und Uteruslageanomalien.

2.59 Lösung C

Humanes **C**horion**g**onadotropin (HCG) wird bereits in den ersten Tagen nach Implantation des Keimes in relativ großen Mengen von den Trophoblastzellen gebildet. Es existieren die Untereinheiten α und β. Sie kennen aus dem Labor den Nachweis von β-HCG. Der Nachweis ist unter anderem im Urin schnell zu erbringen (Schwangerschaftsteststreifen).

2.60 Lösung C

Mütterliche Infektionen und ihre Folgen für den Fetus:

Mütterliche Infektion	Fetale Symptome
Listeriose	– Granulome im Nasen-Rachen-Raum – Pneumonie/Dyspnoe – Erbrechen/Krämpfe
Röteln	– Herzmissbildungen – **Augendefekte** – Hörschäden – Intrakranielle Verkalkungen – Mikrozephalie („Minihirn")
Syphilis	– serös-eitriger blutiger Schnupfen – Hautexantheme – Knochenentzündungen
Toxoplasmose (nur bei Erstinfektion der Mutter)	– Hydrozephalus – Chorioretinitis – zerebrale Verkalkungen – Hepatosplenomegalie (Leber-Milz-Vergrößerung) – Ikterus (Gelbfärbung)
Zytomegalie (CMV) (häufigste Infektion)	– Meningoenzephalitis (Hirnhautentzündung) – Hepatosplenomegalie – Ikterus – Anämie – Bronchitis – Bronchopneumonie

2.61 Lösung E

Der Diabetes mellitus zählt zu den Risikofaktoren jeder Schwangerschaft. Zum Diabetes mellitus s. Kommentar zu Frage 1.150 in Band 4. Angiopathien (Gefäßveränderungen) der uterinen und plazentaren Gefäße führen in bis zu 18% der Fälle zu Spontanaborten. Die Missbildungsrate ist ebenfalls mit 4 bis 12% erhöht. Die häufigste Komplikation der diabetischen Schwangerschaft ist das **Hydramnion** (Fruchtwasserüberangebot) wegen der gestörten Produktions-Resorptions-Bilanz. Auch **EPH-Gestosen** (s. Kommentar zu Frage 2.12) sind häufiger anzutreffen als bei gesunden Schwangeren. Die perinatale Sterblichkeit ist um das 8- bis 10fache erhöht (10 bis 20%). „Riesenkinder" (Makrosomie) mit Geburtsgewichten von mehr als 4000 Gramm sind keine Seltenheit. Diabetikerinnen sind also in der Schwangerschaft besonders intensiv zu betreuen.

2.62 Lösung D

In Rückenlage wird die V. cava inferior (untere Hohlvene) derart komprimiert, dass das zum Herzen führende Blut deutlich im Blutfluss reduziert wird. Durch das verminderte Blutangebot sinkt auch der systolische Blutdruck. Dies führt dann zu Kollapsneigungen (Zahnarztstuhl!), dem sog. Vena-cava-Syndrom.

Drehen Sie beim Vena-cava-Syndrom die Patientin einfach auf die linke Seite. Der Blutfluss ist damit wieder gewährleistet und der Blutdruck steigt.

Die Lagerung auf die linke und nicht die rechte Seite ist erforderlich, da rechts der Wirbelsäule die V. cava, links die Aorta verläuft!

2.63 Lösung C

S. Kommentar zu Frage 2.48.

2.64 Lösung D

S. Kommentar zu Frage 2.50.

2.65 Lösung D

Der Fundusstand (obere Begrenzung des Uterus) lässt Rückschlüsse auf das regelrechte Wachstum des Feten zu. Hier eine tabellarische Darstellung des Fundusstandes vor und nach der Geburt:

Zeitpunkt	Normaler Fundusstand (QF = Querfinger)
Ende der 12. Woche	obere Symphysenkante
Ende der 16. Woche	**2 QF über Symphyse**
Ende der 20. Woche	3 QF unter Nabel
Ende der 24. Woche	**Nabel**
Ende der 28. Woche	3 QF über Nabel
Ende der 32. Woche	zwischen Nabel und Proc. xiphoideus (Schwertfortsatz)
Ende der 36. Woche	Rippenbogen
Ende der 40. Woche	**2 QF unter Rippenbogen**
1. Wochenbettstag	1 QF unter Nabel
2. Wochenbettstag	2 QF unter Nabel
3. Wochenbettstag	3 QF unter Nabel
Ende 1. Woche	2 QF über Symphyse
10. Wochenbettstag	Symphysenhöhe

2.66 Lösung C

S. Kommentar zu Frage 2.48.

2.67 Lösung B

Das Wochenbett beginnt unmittelbar nach der Geburt und endet mit der vollständigen Rückbildung der durch die Schwangerschaft bedingten genitalen und extragenitalen Veränderungen (Stoffwechsel u. Ä.). Es dauert ca. 5 bis 8 Wochen. Hormonell ist diese Periode vornehmlich durch einen relativen Östrogenmangel bei ruhendem Ovarialzyklus gekennzeichnet. Die zyklische Ovarialfunktion kommt auch bei nicht stillenden Frauen normalerweise nicht vor Ablauf von sechs Wochen wieder in Gang. Zum Fundusstand und zu seiner Rückbildung s. Kommentar zu Frage 2.65.

2.68 Lösung D

S. Kommentar zu Frage 2.65.

2.69 Lösung B

Endometriose/funktionstüchtige Uterusschleimhaut außerhalb des normalen Bereichs → S. die Kommentare zu den Fragen 2.4 und 2.15.
Der Trophoblast ist ein Baustein in der Entwicklung der Plazenta. Fehlentwicklungen wie überschießende Wucherungen werden unter dem Begriff Trophoblasttumoren zusammengefasst. Zu diesen zählen die Blasenmole und das Chorionkarzinom.
Blasenmole/Erkrankung des Chorionepithels → Die Ätiologie ist noch weitgehend ungeklärt, Ursprung ist das Chorionepithel. Vaginale Blutungen nach mehrwöchiger Amenorrhö können erste Hinweise sein. Erbrechen, Unterleibsschmerzen und wechselnd starke Blutungen zählen zu den unspezifischen Symptomen. Im Ultraschall lässt sich als typischer Hinweis das sog. „Schneegestöber" in Form wolkiger Strukturen finden, das darauf hinweist, dass kein Fetus vorhanden ist. Therapeutisch ist der medikamentös induzierte Abort der chirurgischen Alternative vorzuziehen, da der Uterus sehr weich ist und somit erhöhte Perforationsgefahr besteht. In etwa 50% der Fälle kann sich ein Chorionkarzinom entwickeln.
Die Symptome des Chorionkarzinoms sind ähnlich unspezifisch wie bei der Blasenmole. Nach Ausschluss einer Gravidität besteht die Therapie der malignen Trophoblasttumoren in Zytostatikagaben. Im Stadium M0 (keine Metastasen) ist eine Heilungschance von nahezu 100% zu erreichen. Vor der Ära der Chemotherapie waren es lediglich ca. 5%.
Dermoidzysten / fetale Einstülpung der Keimblätter im Bereich embryonaler Spalten → Die Dermoidzysten (Teratome) gehören in die Gruppe der gutartigen Tumoren. Sie treten vorwiegend bei jüngeren Frauen auf. Die zystische Form (viele Bläschen) ist wesentlich häufiger vertreten als die solide (einzelne) Form. Als Tumoren aller drei Keimblätter beinhalten diese Tumoren auch verschiedene Gewebe. Haare, Knochen, Haut und vollentwickelte Zähne sind zu finden.

2.70 Lösung C

S. Kommentar zu Frage 2.48.
Vor-, Senk-, Eröffnungs- und Presswehen werden unterschieden. Die **Presswehen** werden nach vollständiger Eröffnung des Muttermundes durch den tiefertretenden führenden Körperteil des Kindes reflektorisch ausgelöst. Durch das aktive Mitpressen der Frau wird der intrauterine Druck auf das 4- bis 5-fache gesteigert.

2.71 Lösung C

2.72 Lösung B

2.71–2.72

Das CTG (Kardiotokogramm; Abb. 2.71-1) überwacht den Feten während der Geburt. Herzfrequenz (Kardio-) und gleichzeitig die Wehentätigkeit (-toko-) werden aufgezeichnet. Abweichungen von der normalen Herzfrequenz, besonders während der Wehen, können auf eine Geburtskomplikation hinweisen.

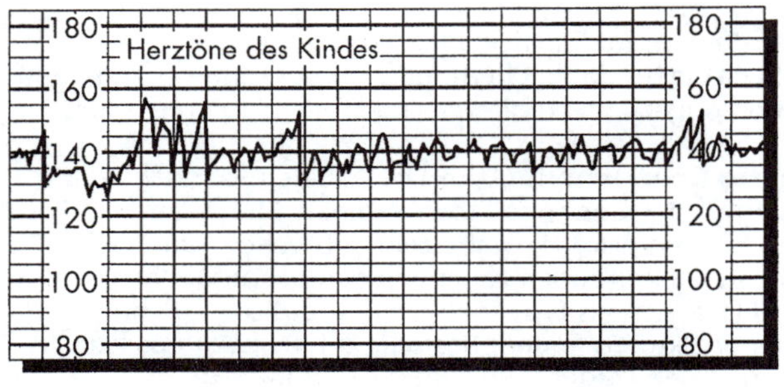

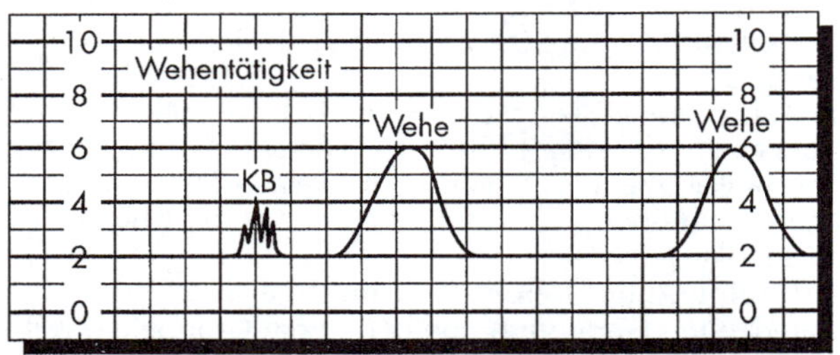

Abb. 2.71-1:
Normales CTG.
a) Herztöne des Ungeborenen,
b) Wehentätigkeit (KB: Kindesbewegung).

2.73 **Lösung D**

Die Plazenta (Mutterkuchen) entwickelt sich, nachdem der Trophoblast die Gebärmutterschleimhaut durchdrungen hat. Hierdurch soll der engste Kontakt zum mütterlichen Gefäßsystem hergestellt werden, um später nutritive (ernährende) Funktionen zu erfüllen. Während der Entwicklung zur reifen Plazenta werden mehrere Entwicklungsstufen durchlaufen, Genaueres entnehmen Sie bitte Ihrem Lehrbuch.
Zum fetalen Blutkreislauf müssen Sie eine wichtige Abweichung beachten (s. auch Darstellung des fetalen Kreislaufs in Band 1): Der Fetus kann nicht selbstständig atmen, d.h. er erhält sauerstoffreiches Blut von der Mutter. Definitionsgemäß sind Venen Gefäße, die zum Herzen (des Feten) ziehen, Arterien Gefäße, die vom Herzen wegführen. Also sind die Nabelvenen Gefäße, die zum fetalen Herzen hinführen. Sie befördern aber sauerstoffreiches Blut von der Mutter, um den Feten zu versorgen. Sauerstoffarmes Blut pumpt der Fetus mittels seiner Herzschlagkraft von seinem Herzen zur Plazenta zurück. Die beiden Nabelarterien befördern also sauerstoffarmes Blut. Die zwischengeschaltete

Plazenta können Sie sich wie einen Grenzposten vorstellen. Nur nach Kontrolle passiert das mütterliche Blut die Grenze (Plazentaschranke) und darf den fetalen Kreislauf durchfließen.

Funktionen der Plazenta	Hormone der Plazenta
Gasaustausch	Östrogen
Nahrungsaufnahme	Progesteron
Abgabe von Abbauprodukten	HCG
Eiweißsynthese	HPL (humanes Plazentalakton)
Vitaminspeicher	
Hormonproduktion	

2.74 Lösung B

Fruchtwasser besitzt eine ernährende und schützende Funktion. Es erlaubt die freie Beweglichkeit des Feten und schützt ihn gegen Traumata. Nach primärer Transsudation (Ausschwitzen) aus mütterlichem Serum und durch aktive Sekretion der Amnionzellen reguliert und produziert der Fetus mit zunehmender Entwicklung die Fruchtwassermenge selbst. Mit Beginn der fetalen Nierenfunktion wird Urin in das Fruchtwasser abgegeben. Die Fruchtwassermenge steigt von der 10. Woche mit 30 ml auf ca. 1000 ml in der 40. Woche an. Der pH ist mit 7,0 leicht sauer, der pCO_2 liegt bei 50 bis 60 mmHg. Das Fruchtwasser enthält verschiedene Zellarten, Proteine, Glukose, Bilirubin, Hormone und Lipide. Die Nährfunktion wird durch die Nabelschnur gewährleistet, das Fruchtwasser besitzt hier im Rahmen des fetalen Schluckens höchstens unterstützende Funktion.

2.75 Lösung D

S. Kommentar zu Frage 2.48.

2.76 Lösung B

95% aller Geburten erfolgen aus Längslage mit vorangehendem kindlichem Kopf. Im Ablauf der Geburt versucht das Kind, sich den mütterlichen anatomischen Verhältnissen anzupassen und wählt den Weg des geringsten Widerstandes. Wichtig zu wissen ist, dass der Beckeneingang queroval, der Beckenausgang aber längsoval geformt ist. Der Kopfteil des Kindes passt sich diesen Verhältnissen geschickt an. Die Schädelknochen sind noch nicht fest miteinander verwachsen, sondern werden lediglich durch Nähte zusammengehalten. Zudem gewähren zwei Fontanellen die Verschieblichkeit der Schädelknochen, um eine Anpassung an den Geburtskanal zu ermöglichen. Die regelrechte Geburt in **vor-**

derer Hinterhauptslage (Abb. 2.76-1) wird in vier Phasen eingeteilt, die Sie im Lehrbuch nachlesen sollten. Jede Abweichung von dieser Lage (Beckenendlage, Querlage oder Schräglage) erhöht das Geburtsrisiko.

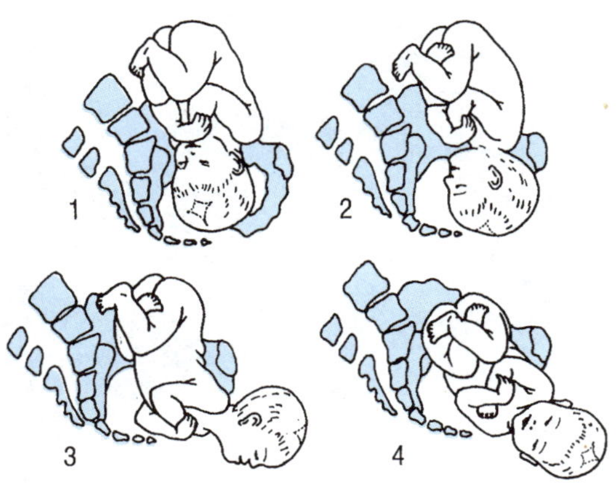

Abb. 2.76-1: Verlauf der normalen Entbindung bei Hinterhauptslage.
1 Durchtritt durch die Beckenhöhle
2 Austritt aus dem Geburtskanal
3 Austritt vollendet, Geburt des Kopfes
4 äußere Drehung des Kopfes vollendet, Geburt der hinteren Schulter.

2.77 Lösung A

Nach der Geburt stellt die Uterusinnenfläche eine Art Wundfläche dar. Im Rahmen der Wundheilung entleert sich das keimbesiedelte Lochialsekret in unterschiedlicher Menge und Zusammensetzung:

Sekret	Zeitraum	Aussehen
Lochia rubra (rot)	1. Woche	blutig-rot
Lochia fusca/sanguinolenta	2. Woche	braun-schwarz
Lochia flava	Ende 2. Woche	gelb
Lochia alba	ca. 3. Woche	klar, schleimig

2.78 Lösung C

Nach der Geburt führen der rasche Abfall der plazentaren Hormonproduktion und die zunehmende hypophysäre Bildung von Prolaktin zur Milchproduktion. Saugreize an der Mamille erhöhen die hypophysäre Absonderung von Oxytocin zur Anregung der kontraktilen Elemente in der weiblichen Brust. Die Milchproduktion setzt recht plötzlich am 3. bis 4. Tag post partum ein. Schnelles Anlegen des Säuglings oder der Saugglocke verhindert ein schmerzhaftes Spannungsgefühl. Die Muttermilch ist ein bestens abgestimmtes Nahrungsmittel und entspricht der jeweiligen Entwicklung des Säuglings (Abb. 2.78-1). Zudem erreichen Immunstoffe der Mutter den Säugling und schützen ihn vor Infektionen. Die Muttermilch ist im Gegensatz zur Kuhmilch reicher an Kohlenhydraten, aber ärmer an Proteinen. Die reife Milch bildet sich nach der Vormilch etwa zwei Wochen nach der Geburt und enthält 12 g/l Proteine, 35 g/l Fett, 70 g/l Milchzucker, 330 mg/l Calcium und 200 mg/l Phosphat. Ihr Brennwert beträgt 281 Kilojoule pro 100 ml (= 67 Kilokalorien / 100 ml).

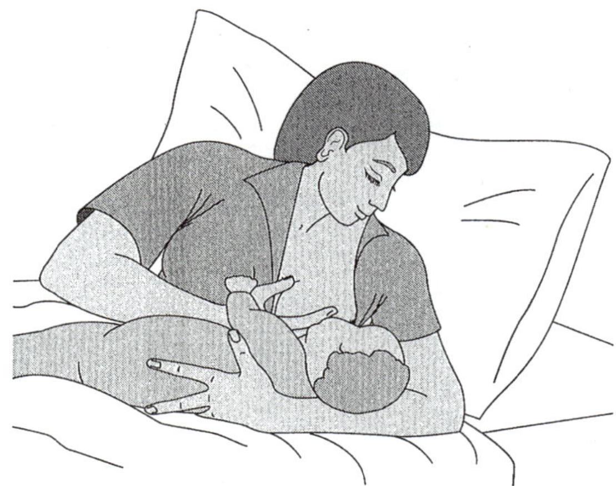

Abb. 2.78-1: Stillen im Bett.

2.79 Lösung E

S. Kommentar zu Frage 2.47.

2.80 Lösung C

2.81 Lösung A

In dem Fallbeispiel beträgt die Zyklusdauer 31 Tage, also drei Tage mehr als normal. Diese sind in der entsprechenden Rechnung zu berücksichtigen. Näheres zur Naegele-Regel entnehmen Sie bitte dem Kommentar zu Frage 2.51.

2.82 Lösung C

Wehen sind autonome (selbstständige) rhythmische Muskelkontraktionen des Uterus zur Austreibung der Frucht. Das Erregungszentrum für die Impulse ist der gesamte Uterus, die Erregung breitet sich vom Fundus zum Cavum aus. Die Wehen und ihre Intensität können exakt gemessen und beurteilt werden. Zur einheitlichen Wehendifferenzierung dient die sog. Montevideo-Einheit (ME). Die ME errechnet sich aus dem Produkt der Wehenanzahl in 10 Minuten (Frequenz/10 Min.) und der Wehenintensität.

Montevideo-Einheit (ME) = Wehenanzahl in 10 Minuten × Wehenintensität

Zur medikamentösen Wehenregulation bei Regelwidrigkeiten der Wehentätigkeit stehen Stimulanzien wie Oxytocin oder hemmende Mittel wie Adrenalin zur Verfügung.

Man unterscheidet verschiedene Wehentypen:

Wehentyp	Erläuterung	ME
Senkwehe	– 2–3 Wochen vor Geburtstermin – Zählt zu den Schwangerschaftswehen, nicht zu den Geburtswehen – Kurze Dauer	nicht relevant
Vorwehe	Wehe in Vorgeburtsphase	bis 50 ME
Eröffnungswehe	Eröffnungsphase	bis 200 ME
Presswehe	Austreibungsphase	> 250 ME

Die Geburtsphasen entnehmen Sie bitte der Tabelle zu Frage 2.48.

2.83 Lösung C

Man unterscheidet Früh- von Mangelgeburten.
Frühgeburten sind definiert als Kinder bis zu einem Gewicht von 2500 Gramm oder einer Tragzeit von 37 Wochen und weniger. Das Geburtsgewicht darf aber nicht als alleiniges Kriterium herangezogen werden, da auch andere Ursachen, wie z.B. erhöhtes Alter der Mutter, vorzeitiger Blasensprung, Mehrlingsschwangerschaften, EPH-Gestose, Nikotinabusus, Plazentainsuffizienz etc. zu einem Untergewicht bei normaler Tragzeit führen können.
Als **Mangelgeburten** bezeichnet man Kinder, deren Geburtsgewicht unterhalb des für die Schwangerschaftsdauer erwarteten Normgewichtes liegt. Die Größe eines Kindes zählt nicht zu den Kriterien der Definition.

2.84 Lösung D

S. Kommentar zu Frage 2.58.

2.85 Lösung C

Jegliche Infektion der ableitenden Harnwege sollte behandelt werden. Es gibt selbstverständlich Medikamentengruppen, die auch während der Schwangerschaft verabreicht werden können. Die „asymptomatischen Harnwegsinfekte" werden unterschiedlich therapiert. Während der Schwangerschaft muss therapiert werden, um Folgeerscheinungen zu vermeiden.

2.86 Lösung E

Viele Faktoren können den normalen Geburtsablauf behindern. Genauere Informationen entnehmen Sie bitte Ihrem Lehrbuch, in dem alle Anomalien erklärt sind.
Hier eine Auflistung der Risikofaktoren:
- Plazentalageanomalie
- Beckenanomalie
- Lageanomalie des Kindes
- Krankheiten der Mutter
- Vorausgegangene OP am Uterus

2.87 Lösung A

S. Kommentar zu Frage 2.33 und 2.72.

2.88 Lösung A

Vorsicht Fangfrage! Stillperiode (E) und Wochenbettperiode (D) zählen nicht zur Geburtsphase.
S. Tabelle zu Frage 2.48.

2.89 Lösung B

Während der Schwangerschaft tritt als Folge eines erhöhten Plasmavolumens eine leichtgradige Anämie auf. Diese ist bis hinab zu einem Hämoglobingehalt von 11 g/dl und Serumeisenwerten von 60% des Normwertes physiologisch. Erst Werte unterhalb dieses Niveaus sind behandlungsbedürftig. Die Patientinnen fühlen sich abgeschlagen und müde. Bei höhergradigen Anämien folgen Symptome wie Dyspnoe, Kopfschmerzen etc.
Prophylaktisch wird ab der zweiten Schwangerschaftshälfte Eisen verordnet. Wichtig ist die vorherige Diagnostik, da die Anämie bei Schwangeren auch auf pathologischen Ursachen beruhen kann.

2.90 Lösung E

Die Plazentainsuffizienz stellt eine Minderleistung der ernährenden und hormonellen Funktion dar; bitte lesen Sie dazu auch den Kommentar zu Frage 2.73. Im chronischen Stadium entwickeln sich Reife- und Wachstumsstörungen mit Untergewichtigkeit des Kindes (E). Bei Übergang in eine akute Plazentainsuffizienz kann die Sauerstoffunterversorgung zu einer vitalen Bedrohung des Feten führen und ist unbedingt behandlungsbedürftig. Der beschriebene Rückgang des Leibesumfanges entspricht einem Rückgang der Fruchtwassermenge (s. Frage 2.92) und ist im Regelfall Zeichen einer übertragenen Schwangerschaft.
Hinweise auf eine Plazentainsuffizienz liefert die Sonographie oder Ultraschallfetometrie, mit der die Größe des Kindes und der Fundusstand (s. Tabelle 2.65) gemessen werden. Neben der Bluthormonuntersuchung lassen sich auch im Kardiotokogramm (CTG) unter dem Oxytocin-Belastungstest pathologische Befunde als Hinweis auf eine Insuffizienz erheben.

Ursachen der Plazentainsuffizienz sind:

- Übertragung
- Mehrlingsschwangerschaft
- Antikörperfehlfunktion
- EPH-Gestose
- Diabetes mellitus
- Drogenkonsum
- (Fortgeschrittenes) Alter der Mutter

Je nach Zeitpunkt ist ein Schwangerschaftsabbruch oder eine Sectio zu diskutieren, hier sollten jedoch unbedingt mehrere Untersuchungen die Diagnose bestätigen!

2.91 Lösung C

„Schwangere essen für Zwei", das ist falsch. Schwangere sollen das essen, worauf sie Appetit haben. Bekannterweise nimmt sich der Körper alles, was er braucht. Dies gilt besonders für den Feten. Dieser bekommt eigentlich alles, was er für sein Wachstum benötigt. Sollte die Mutter beispielsweise unter Kalziummangel leiden, wird Kalzium für den Feten aus den Zähnen und Knochen der Mutter mobilisiert. Aus diesem Grunde besteht ein Mehrbedarf an Kalzium (Knochenbildung), Jod (Hormone), Eisen und Vitamin B_{12} mit Folsäure (Blutbildung). Besonderer ärztlicher Überwachung bedürfen diabetische Mütter.

2.92 Lösung B

Fruchtwasser hat ernährende und schützende Funktion. Zunächst wird das Fruchtwasser nur von der Amnionhaut gebildet, später tragen auch die Urinausscheidung und die Lungenflüssigkeit des Feten zur Bildung der sterilen und alkalischen Flüssigkeit bei. Die Fruchtwassermenge beträgt in der 10. SSW ca. 30 ml, in der 20. SSW ca. 500 ml und zum Geburtstermin ca. 1000 ml. Werte über der Norm bezeichnet man als „Hydramnion", Verminderungen als „Oligohydramnie".

Die Zusammensetzung des Fruchtwassers ersehen Sie aus folgender Tabelle:

Bestandteil	Bemerkung
Proteine	– Normbereich: 250–500 mg/dl – Untergruppen wie beim Erwachsenen
Harnstoff	– Normbereich: 3,9–6,6 mmol/l (= 23–33 mg/dl) – Werte steigen mit zunehmender Abgabe von fetalem Urin
Glukose	Konzentration nimmt im Verlauf der Schwangerschaft ab
Bilirubin	Bei Morbus hämolyticus neonatorum sind die Werte hoch
Hormone	Werte steigen im Verlauf der Schwangerschaft, auch HCG
Lipide	Mit Reifung der fetalen Lunge erhöhen sich die Fettwerte
Verschiedene Zellen	Ermöglichen durch Anfärbung Chromosomen- und Geschlechtsbestimmung

2.93 Lösung A

S. Kommentar zu Frage 2.83.

2.94 Lösung B

Der Dammschnitt (Episiotomie) dient der Entlastung des Dammes und der Vorbeugung eines Dammrisses unter der Geburt. Weiterhin ist die Gefahr kindlicher Verletzungen, besonders im leicht deformierbaren Schädelbereich, deutlich herabgesetzt.
Die mediane Episiotomie bei 12 Uhr in Steinschnittlage ist zwar weniger schmerzhaft, kann unter Umständen aber zur Zerreißung des analen Schließmuskels führen. Besser ist die laterale (seitliche) Schnittführung, besonders wenn eine größere Entlastung indiziert ist.

Es werden drei Grade des Dammrisses unterschieden:

Grad	Definition
I	Einriss der Haut und des Subkutangewebes
II	Einriss der Muskulatur ohne Beteiligung des analen Schließmuskels
III	Zerreißung der Damm- und analen Schließmuskulatur

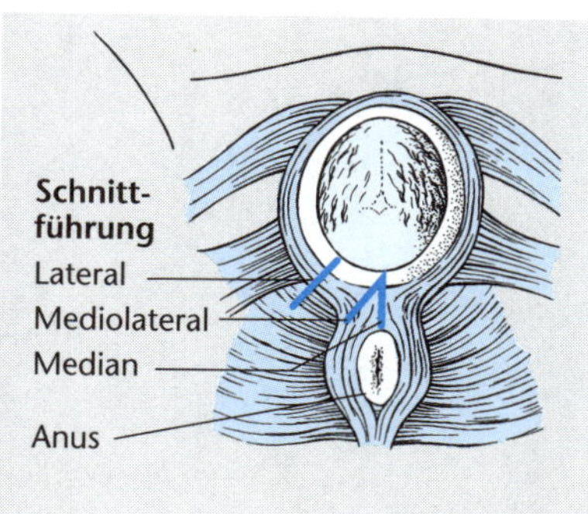

Abb. 2.94-1: Schnittführung der Episiotomie.

2.95 **Lösung E**

Die Folgen von Röteln und Toxoplasmose während der Schwangerschaft sind in der Tabelle zu Frage 2.60 aufgeführt. Der mütterliche Diabetes zählt zu den Risikofaktoren jeder Schwangerschaft. In 18% der Fälle erfolgt ein Spontanabort, die häufigste Komplikation ist das Hydramnion. Eine ausführliche Erläuterung zum Diabetes in der Schwangerschaft lesen Sie im Kommentar zu Frage 2.61. Jeder weiß, Alkohol und Nikotin in der Schwangerschaft sollten nicht sein. Insbesondere bis zur 6. Woche treten schwerste Schäden auf, weil in diesem Zeitraum die Organe entstehen (Organogenese). Die Embryogenese ist mit Ende des dritten Monats abgeschlossen. Auch in der anschließenden Fetogenese treten Fehlbildungen (Fetopathien) auf.
Art und Ausmaß einer Entwicklungsstörung werden von Zeitpunkt und Dauer der Einwirkung einer schädigenden Noxe bestimmt. Zwischen der 2. und 6. Woche treten multiple , von 6. – 12. Woche treten einzelne und ab der 12. Woche besonders funktionelle Fehlbildungen auf.

Abort

2.96 **Lösung C**

2.97 **Lösung E**

2.98 **Lösung C**

2.99 **Lösung C**

2.100 **Lösung C**

2.96–2.100

Der **Abort** (Fehlgeburt) ist definiert als ein Schwangerschaftsabbruch bis zum Ende der 28. Schwangerschaftswoche. Bis zur 16. Schwangerschaftswoche spricht man von Früh-, danach von Spätaborten. Die Ursachen können verschieden sein:

Ursachen des Aborts	Erläuterung
Anatomisch	– Uterusfehlbildungen – Lageanomalien – Plazentaanomalien – Tumoren – Insuffizienz der Zervix – Endometriumnarben
Stoffwechsel	– Gelbkörperinsuffizienz (Progesteronabfall) – Diabetes mellitus – Schilddrüsenfehlfunktion – Nebennierenfehlfunktion – Immunologische Fehlreaktionen
Trauma	– Unfall – Intoxikationen (Nikotin/Alkohol) – Emotionen (Stress)
Genetisch	– Chromosomenaberrationen von Mutter oder Vater – Fehlerhafte Zellteilung des Feten
Infektionen (s. Frage 2.60)	– Röteln – Hepatitis – Grippe – CMV – Toxoplasmose – Listeriose

Der Abort wird mit zahlreichen Attributen belegt, die den Vorgang differenzieren sollen. Hier eine Übersicht über die Abortformen:

Abortform	Erläuterung
Abortus completus	– Vollständige Abstoßung – Kürettage
Abortus complicatus	– Infektionen (meist durch kriminelle oder unsachgemäße Abtreibungsversuche) – Befall des Endo-, Myo- und Parametriums
Abortus imminens	– Drohender Abort – Leichte Blutungen – Wehenartige Schmerzen – Geschlossener Zervikalkanal – Bettruhe – Medikamentöse Therapie
Abortus incipiens	– In Gang befindlicher Abort – Stärkere Blutungen – Starke Schmerzen – Eröffnung des Zervikalkanals – Medikamentöse Dämpfung oder medikamentöse Ausstoßung mit anschließender Kürettage
Abortus incompletus	– Möglicherweise sehr starke Blutungen – Zervikalkanal weit offen – Plazentaanteile im Zervikalkanal – Kürettage
Abortus septicus	– Keiminvasion in mütterliche Blutbahn – Septische Temperaturen, Schüttelfrost – Schockgefahr – Kürettage – Antibiotika – Symptomatische Therapie
Artifizielle Aborte	Vorsätzliche Schwangerschaftsabbrüche
Habitueller Abort	drei und mehr aufeinanderfolgende Spontanaborte ohne zwischenzeitliche Geburt
Missed abortion	– Verhaltene Fehlgeburt – Zurückhalten einer abgestorbenen Frucht – Abfall der HCG-Werte
Spontanaborte	Aborte ohne äußerliche Einwirkung
Tubaraborte	Aborte aus der Tube in die freie Bauchhöhle

2.101 Lösung C

Eine ernste Bedrohung der Schwangerschaft ist die Zervixinsuffizienz. Bei klinischem Hinweis ist die Zervix operativ so zu stabilisieren, dass der Verschluss erhalten bleibt. Nach „Shirodkar“ wird ein Fascienstreifen nach Abpräparieren von der Blase geknüpft, nach „McDonald“ eine Tabaksbeutelnaht um die Zervix gelegt. Näheres entnehmen Sie bitte Ihrem Lehrbuch.

Hormone

2.102 **Lösung A**

2.103 **Lösung A**

2.104 **Lösung D**

Im Rahmen der hormonellen Schwangerschaftsverhütung (Kontrazeption) unterscheidet man drei Typen:

- **Ovulationshemmer.** Hier bietet die Pharmaindustrie verschiedene Präparate an. Die Einphasenpräparate oder auch Kombinationspräparate stellen die klassische Pille dar. 21 bis 22 Tage lang nimmt die Frau eine Östrogen-Gestagen-Kombination, anschließend für 6 bis 7 Tage eine wirkungslose Pille (Placebo-Präparat). Ziel ist es, die LRH-, LH- und FSH-Produktion (Hypothalamus/Hypophyse) zu verhindern und somit den Aufbau des Endometriums, die Tubarmotilität (-bewegung) und die Verflüssigung des Zervixschleims zu hemmen.
  Zweiphasenpräparate, auch Sequenzpräparate genannt, enthalten in der ersten Phase ausschließlich Östrogene zur Verhinderung des Eisprunges, in der zweiten Phase eine Östrogen-Gestagen-Kombination. Der Gestagenanteil in den letzten 5 bis 6 Tagen dient der Provokation einer Abbruchblutung (Gestagen-Entzugsblutung). Erläuterungen zur Hormonlehre s. auch Band 1.
- **Minipille.** Die Sicherheit einer Kontrazeption ist bei der Minipille geringer als bei Ovulationshemmern. Die geringere Gestagenmenge verhindert hier nicht die Ovulation, sondern hemmt lediglich die Tubenmotilität, die Bildung eines flüssigen Zervixschleims und den nidationsfähigen Aufbau des Endometriums.
- **Postkoitalpille.** Die „Pille danach“ oder „Notfallpille“ sollte innerhalb der ersten 24 Stunden nach einer möglichen Befruchtung genommen werden. Der hochdosierte Östrogenstoß soll die Tubenpassage stören und somit ein Zusammentreffen von Eizelle und männlicher Samenzelle verhindern.

2.105 **Lösung A**

Absolute und relative Kontraindikationen zeigt die Tabelle:

Absolute Kontraindikationen	Relative Kontraindikationen
– **Thrombosen**	– Hypertonie
– **Lebererkrankungen**	– Diabetes mellitus
– Hormonabhängige Tumoren	– Thrombophlebitis
– Enzymkrankheiten	– Chronische Nierenerkrankungen
– Sichelzellanämie	– Multiple Sklerose
– Porphyrie	– u.a.

2.106 **Lösung D**

2.107 **Lösung B**

2.106–2.107

FSH (Follikelstimulierendes Hormon) wird im Hypophysenvorderlappen gebildet, regt im Ovar die Östrogenbildung an, ist für den Eisprung verantwortlich und stimuliert das Follikelwachstum und dessen Reifung vom Primär- zum Tertiärfollikel.
LH (Luteinisierendes Hormon), ebenfalls im Hypophysenvorderlappen gebildet, regt zusammen mit FSH das Heranreifen des Eies zum Graaf-Follikel und die Östrogenbildung an. Es bewirkt den Follikelsprung und ist für die Gelbkörperbildung zuständig. Die Gelbkörper wiederum produzieren Gestagene (Erhöhung der Basalkörpertemperatur).
Hormonlehre s. auch Band 1.

2.108 **Lösung B**

S. Kommentare zu den Fragen 2.104 und 2.105.

2.109 **Lösung C**

2.110 **Lösung D**

S. Kommentar zu Frage 2.106 und 2.107. Eine ausführliche Auflistung der Hormone, ihrer Wirkungen und die allgemeine Hormonlehre finden Sie in Band 1 der Examensreihe.

2.111 **Lösung C**

Die Plazenta bildet die Hormone Östrogen, Progesteron, HCG und HPL (Plazentalaktogen). Die Hormonproduktion, eine wichtige Aufgabe der Plazenta, ist bei Insuffizienz vermindert. Kortisol wird (neben Kortison und Kortikosteron) in der Nebennierenrinde (Zona fasciculata) gebildet. Aldosteron, ein Mineralokortikoid, ist an der Regulation des Elektrolyt- und Wasserhaushaltes beteiligt und wird in der Nebennierenrinde (Zona glomerulosa) gebildet. Prolaktin wird in der Hypophyse produziert und seine Sekretion u.a. durch den Hypothalamus (PIH) gesteuert. Beim Menschen bewirkt das Hormon die Ingangsetzung und Erhaltung der Laktation. Prolaktinrezeptoren finden sich aber in fast allen anderen Organen des Menschen, die Wirkung ist noch unbekannt.

Tumoren

2.112 **Lösung D**

S. Kommentar zu den Fragen 2.114 bis 2.116.

2.113 **Lösung D**

Das **Fibroadenom** ist die häufigste gutartige Geschwulst der Brustdrüse. Adenome, Fibrome und Lipome haben Seltenheitswert.
Derb, aber gegen den Untergrund der Mamma verschieblich, macht sich das Fibroadenom in Knötchenform bemerkbar. Sein Auftreten, besonders in jüngerem Alter, kann multilokulär (an vielen Stellen) sein. Trotz Gutartigkeit ist eine Exstirpation empfehlenswert, da der Beweis der Benignität letztlich nur histologisch erbracht werden kann.

2.114 **Lösung D**

2.115 **Lösung A**

2.116 **Lösung D**

2.114–2.116

Das Mammakarzinom, einer der häufigsten bösartigen weiblichen Tumoren, entsteht zu 85% im Bereich der Milchgänge. Die histologisch undifferenzierten Tumoren sind häufiger als die hochdifferenzierten. Leitsymptom sind derbe, schlecht verschiebliche, teils höckrige Knoten, die am häufigsten im oberen äußeren Quadranten auftreten. Schnelles Wachstum des Knotens, Einziehungen der Mamille oder der Haut sind weitere sehr ernste Hinweise auf eine maligne Geschwulst. Weiterhin gehören blutige Sekretion der Mamille, Hautödeme und axilläre Lymphknotenvergrößerungen zum Symptomkomplex. Prognostisch wichtig neben der Größe und der Ausdehnung ist der Grad der **Metastasierung.** Lymphknoten, die befallen sein können, liegen axillär (am häufigsten), supraklavikulär (über dem Schlüsselbein) sowie retrosternal (hinter dem Brustbein). **Lymphknotenmetastasen** sind häufig, prognostisch ungünstiger allerdings ist die nicht seltene hämatogene (über den Blutweg) Metastasierung. Lungen-, Hirn-, Knochen- und Lebermetastasen können sich frühzeitig oder als Spätmetastasen (erst nach mehreren Jahren) zeigen.
Die manuelle Untersuchung und die Inspektion (Betrachten) sind die ersten Untersuchungsmethoden, die den Verdacht auf Mammakarzinom aufkommen lassen. Die **Mammographie** liefert mit der Bestätigung der Verdachtsdiagnose zumeist eine Trefferquote von annähernd 90%. Sonographie und Galaktographie

(Kontrastmitteldarstellung der Milchgänge besonders beim lobulären Karzinom) gehören ebenfalls zu den angewandten Diagnoseverfahren. Die **endgültige Diagnose** ist nur durch die histologische Aufarbeitung möglich. Dabei sind Sekretzytologie, Stanzbiopsie und Exzisionsbiopsie gebräuchliche Verfahren. Bei starkem Verdacht auf einen bösartigen Tumor ist eine Schnellschnittuntersuchung im Rahmen einer Operation zu diskutieren.
Jede Manipulation an einem Tumor, unabhängig von seiner Lokalisation, kann zu einer Streuung von Krebszellen führen. Nach **Mastektomie** (Entfernung der Brust) spielt die anschließende Chemotherapie eine wesentliche Rolle in der Tumornachsorge. Plastische Rekonstruktionen der Mamma sind heute keine Schwierigkeit mehr, die Implantation von Fremdstoffen wie Silikon allerdings ist bekanntlich umstritten. Eine weitere Klassifizierung der Mammakarzinome ist hier nicht möglich, Sie sollten diese in Ihrem Lehrbuch nachlesen.

2.117 Lösung D

Das **Kollumkarzinom** entsteht bevorzugt an der Plattenepithel-Zylinderepithel-Grenze der Zervix. Hierdurch ist die Differenzierung zum **Zervixkarzinom** möglich, welches in 90% ein reines Plattenepithelkarzinom ist. Die Grenze verläuft im Normalfall am äußeren Muttermund. S. Kommentar zu Frage 2.120.

2.118 Lösung A

2.119 Lösung D

2.118–2.119

Das **Korpuskarzinom** (Endometrium-Ca), ist der zweithäufigste maligne genitale Tumor der Frau. Bevorzugt im Fundus und in den Tubenecken (80%) findet man es als Adenokarzinom (Drüsen-Ca). Der Grad an bereits bestehender lymphogener und hämatogener (Knochen, Lunge, Hirn, Leber) Metastasierung ist ein entscheidender prognostischer Faktor für den postoperativen Verlauf. Bevorzugt Frauen um das 60. Lebensjahr in der Postmenopause bemerken als Leitsymptom die vaginale Blutung. Vor der Menopause gelten Menometrorrhagien als das entscheidende Alarmsignal. Schmerzen, Miktions- und Defäkationsschmerzen, treten vornehmlich bei fortgeschrittenen Tumorstadien auf. Begünstigend wirken kontinuierlich bestehende Östrogenspiegel nach der Menopause.

Jede uterine Blutung nach der Menopause erfordert eine Abklärung durch diagnostische Abrasio.

Entscheidend für die Prognose ist auch die Stadieneinteilung nach der FIGO-Klassifizierung. Ausgehend vom Stadium 0 (Carcinoma in situ) bis zum Stadium IV (Infiltration über das kleine Becken hinaus sowie Befall der Nachbarorgane) können die therapeutischen Wege palliativer oder kurativer Natur sein.

Stadieneinteilung des Korpuskarzinoms:

Stadium	Definition	Therapie	5-Jahres-Überlebensrate
0	Carcinoma in situ	Hysterektomie	Nahe 100%
I	Karzinom auf Uterus beschränkt	totale Hysterektomie (mit Adnexen)	74%
II	Karzinom in Zervix eingewachsen	Operation nach Wertheim-Meigs*	56%
III	Karzinomwachstum bis in das kleine Becken	Strahlentherapie und evtl. Chemotherapie	31%
IV	Karzinomwachstum über das kleine Becken hinaus oder Infiltration der Schleimhaut von Harnblase oder Rektum	Strahlentherapie und evtl. Chemotherapie	9%

* Erweiterte Radikaloperation nach Wertheim-Meigs: Uterusexstirpation, Entfernung der Parametrien und einer mindestens 3 cm breiten Scheidenmanschette, Entfernung der Lymphknoten verschiedener Abflussgebiete

2.120 Lösung B

Das **Zervixkarzinom** ist der häufigste maligne weibliche Genitaltumor. In nahezu 90% der Fälle imponiert es als Plattenepithel-Ca mit einem ausladenden höckrigen oder einem einwachsenden (Tumorkrater) Wachstum. Es entsteht überwiegend im Grenzbereich vom Plattenepithel zum Drüsenepithel der Cervix uteri. Die Symptomatik ist ähnlich der des Korpuskarzinoms. Zwischenblutungen, Schmerzen beim Geschlechtsverkehr und ein blutiger Fluor sind verdächtig. Häufig existieren schon über einen längeren Zeitraum Epithelmetaplasien, die später in ein infiltrierendes Karzinom übergehen. **Im Spätstadium,** in dem verdrängendes Wachstum herrscht, kann die Kompression oder Stenosierung der ableitenden Harnwege zu einer **Urämie** führen. Deswegen ist die gynäkologische Krebsfrüherkennungsuntersuchung so wichtig. Hier werden Abstriche histologisch untersucht und nach einer Klassifikation von Papanicolaou bewertet. Beim frühinvasiven Karzinom (St. Ia) ist die Hysterektomie ausreichend. Aber bereits im leicht erweiterten Stadium Ib ist die radikale Operation nach Wertheim-Meigs indiziert. Von Stadium II an (Karzinom ist über Zervix hinausgewachsen ohne Infiltration von Nachbarorganen) ist zusätzlich eine präoperative Strahlentherapie das Mittel der Wahl, ab dem III. Stadium kommt nur noch Strahlentherapie in Frage. Die Prognose ist ähnlich der des Korpuskarzinoms. S. auch den Kommentar zu Frage 2.119.

2.121 Lösung C

S. Kommentar zu Frage 2.119.

2.122 **Lösung E**

Fibromyome sind Tumoren des **Myometriums** und des restlichen **Bindegewebes** sowie des **Endo**- und **Perimetriums.** Das Uterusmyom ist der häufigste gutartige Tumor des weiblichen Genitale. Es entsteht und wächst unter dem Einfluss von Östrogen und zählt somit zu den hormonabhängigen Tumoren. Sein Ursprung liegt in glatter Muskulatur, weshalb es ein Leiomyom ist (Rhabdomyome = bei quergestreifter Muskulatur). Es kann intramural (innerhalb der Muskulatur), subserös und submukös (unter der Schleimhaut) gelegen sein.

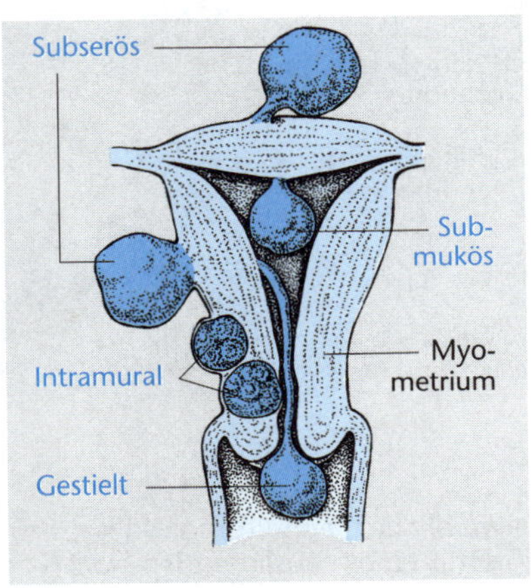

Abb. 2.122-1: Uterusmyome.

2.123 **Lösung D**

Die Konisation ist eine zuverlässige Methode zur Abklärung eines fraglichen Zervixbefundes. In Narkose schneidet man einen Kegel unterschiedlicher Größe aus der Portio und gewinnt so genügend Material zur histologischen Beurteilung.

2.124 **Lösung B**

„Myxo-“ steht für Schleim. Intramural (innerhalb der Muskulatur) befindliche Myxome des Uterus zeigen unterschiedliche Symptomatik. Manche sind symptomfrei, andere bewirken starke Schmerzen im Unterbauch.
Der klinische Verlauf ist nicht spezifisch und kann auch andere Ursachen haben. Zur Differentialdiagnose gehören Adnexitis, Appendizitis u.Ä.

2.125 **Lösung A**

Ovarialtumoren sind ein extrem umfangreiches Thema. Es werden unter den epithelialen Tumoren allein acht, unter den Keimzelltumoren sieben und ansonsten weitere vier Arten unterschieden. Von diesen imponiert der Granulosazelltumor als östrogenproduzierende Geschwulst. Näheres lesen Sie bitte im Lehrbuch nach.

2.126 Lösung A

S. Kommentar zu Frage 2.122.

2.127 Lösung B

2.128 Lösung D

Das Zervix- oder Kollumkarzinom wird im Kommentar zu Frage 2.115 erläutert. Schon während der Vorsorgeuntersuchung ab dem 3. Lebensjahrzehnt werden Abstriche entnommen, um frühzeitig einen Tumor erkennen zu können. Ein bösartiger Tumor gilt dann als geheilt, wenn innerhalb von 5 Jahren nach Therapiebeginn kein Rezidiv und keine Metastasen aufgetreten sind (5-Jahres-Überlebensrate). Hier ergänzend die FIGO-Klassifikation des Zervixkarzinoms mit Therapie und Prognose:

Stadium	Definition	Therapie	5-Jahres-Überlebensrate
0	Carcinoma in situ	Konisation, bei Frauen ab 40. Lebensjahr ggf. Hysterektomie	90–100%
I	Karzinom auf Zervix beschränkt	Hysterektomie oder Konisation	nahe 80%
Ia	Frühinvasives Karzinom	Hysterektomie oder Konisation	nahe 80%
Ib	Alle anderen Fälle des Stadium I	Radikal-OP nach Wertheim-Meigs	nahe 80%
II	– Wachstum über Zervix hinaus, ohne die Beckenwand zu erreichen – Vaginabefall obere ⅔	Primäre Strahlentherapie, anschließend operative Versorgung	55–59%
III	Befall Beckenwand und gesamte Vagina	Strahlentherapie	29–31%
IV	– Nachbarorgane (Blase, Rektum) befallen – Fernmetastasen	Strahlentherapie, evtl. Chemotherapie	9%

2.129 Lösung D

Ovarialtumoren können palpatorisch nicht als gut- oder bösartig differenziert werden. Somit ist ein Ovarialtumor erst dann als benigne anzusehen, wenn mehrere Untersuchungsmethoden dies bestätigen. Bis auf Retentionszysten sollten alle Ovarialtumoren operativ therapiert werden. Hier eine tabellarische Auflistung der häufigsten **benignen Ovarialtumoren** und ihrer wesentlichen Merkmale:

Ovarialtumoren	Merkmale
Ovarialzysten (Retentionszysten)	– Gutartig – Flüssigkeitsansammlung in präformierten Räumen – Follikelzysten, Corpus-luteum-Zysten (Gelbkörperzysten), Schokoladenzysten (endometroide Zysten)
Ovarialblastome	– Zu ca. 25% bösartig – Selbstständige Proliferation von geschwulstbildenden Zellen – Acht Untergruppen
Zystadenome	– Häufigste gutartige Geschwülste – Entartung möglich
Fibrome	– Selten mit ca. 5% – Entartung selten – In Kombination mit Hydrothorax (Wasserthorax) und Ascites spricht man vom „Meigs-Syndrom"
Teratome	– Vorwiegend bei jungen Frauen – Ursprung der Geschwulst aus allen drei Keimblättern möglich; daher kann sie u.a. Zähne, Knochen oder Haare enthalten – Nahezu immer gutartig

2.130 **Lösung D**

Die Diagnose eines Karzinoms kann nur durch Histologie oder Zytologie gesichert werden! Lesen Sie den Kommentar zu Frage 2.30.

2.131 **Lösung E**

Myome können kindskopfgroß werden und sowohl im Abdomen als auch außerhalb des Körpers gefunden werden. Submuköse (unter der Schleimhaut befindliche) Myome werden häufig „geboren", d.h. sie ragen aus der Scheide heraus. Lesen Sie auch den Kommentar zu Frage 2.122.

2.132 **Lösung C**

Eine Fangfrage! Natürlich wird auch bei einem Korpuskarzinom eine radikale Operation nach Wertheim-Meigs durchgeführt – aber erst im Stadium II. Im Stadium I erfolgt die totale Hysterektomie, d.h. die Adnexe werden mit entfernt. Somit bleibt als Lösung nur das Kollumkarzinom (indiziert im Stadium Ib). Eine ausführliche Beschreibung der Operation nach Wertheim-Meigs finden Sie im Kommentar zu Frage 2.35. Ich empfehle weiterhin das Lesen der Tabellen im Kapitel „Gynäkologische Tumoren" in diesem Buch!

3

PÄDIATRIE

3.1 Lösung D

(S. auch Erläuterungen zum fetalen Kreislauf in Band 1) Der Ductus Botalli ist eine Kurzschlussverbindung zwischen der A. pulmonalis und dem Aortenbogen. Fetal soll so das Blut die Lunge umfließen, da sie intrauterin keine Atmungsfunktion besitzt. Bestimmte hormonelle Einflüsse sollten mit dem ersten Atemzug, spätestens aber 24 Stunden nach der Geburt den Verschluss des Ductus Botalli bewirkt haben, so dass das Blut in vollem Volumen die Lunge zur Sauerstoffanreicherung passieren muss. Bei verbleibendem offenem Ductus Botalli ist ggf. eine operative Sanierung erforderlich.

3.2 Lösung B

Alter	Atemfrequenz
Neugeborene	**38 (± 10)**
Säuglinge	23–35
Kleinkinder	18–22
Schulkinder	19–29
Erwachsene	15

3.3 Lösung D

Die Lippen-Kiefer-Gaumenspalte (Abb. 3.3-1) ist eine angeborene Spaltbildung im Bereich von Oberlippe, Kiefer und Gaumen. Verantwortlich ist eine Hemmung der Gesichtsverschmelzung im 2. Embryonalmonat.
Erschwerte Nahrungsaufnahme, Infektanfälligkeit der Luftwege und Störungen der Sprachentwicklung (Phonation) gehören zu den Komplikationen. Aber auch die Aspiration, obwohl hier im Lösungsschema nicht aufgeführt, gehört zum Katalog der möglichen Komplikationen. Einwandfreie kosmetische und funktionelle Ergebnisse lassen sich durch eine kieferorthopädische Behandlung erzielen.

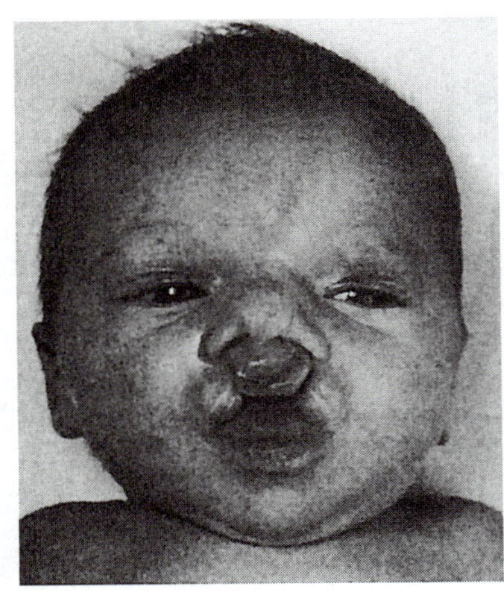

Abb. 3.3-1: Beidseitige Lippen-Kiefer-Gaumenspalte.

3.4 Lösung D

Beim **Wilms-Tumor** (Nephroblastom) handelt es sich um einen hochmalignen Nierentumor aus embryonalem Mischgewebe. Bei relativ gutem Allgemeinbefinden imponieren diese Tumoren als große, raumfordernde Prozesse mit Vorwölbung des Abdomens. In der Regel wird der Tumor im Alter von zwei bis drei Jahren diagnostiziert. Bei beschränkter Größe steht nach operativer Entfernung eine zytostatische Therapie an. Voluminöse Tumoren therapiert man zunächst zytostatisch und mittels Radiatio.
Das **Neuroblastom,** ein maligner Tumor aus sympathischen Nervenzellen, produziert Katecholamine (Adrenalin). Der Kindstumor wächst vorwiegend parallel zur abdominellen Wirbelsäule und kann Fieber, Schmerzen, Erbrechen, Durchfall, Anämie und Gewichtsverlust auslösen. Therapeutisch ist nach Resektion des Primärtumors eine zytostatische Therapie angezeigt.
Die **Zystenniere** ist die häufigste Form der renalen Missbildungen. Unterschiedliche Zahlen an Zysten innerhalb der Niere bewirken je nach Größe und Lage verschiedene Symptome, eine spezielle Symptomatik existiert nicht.

3.5 Lösung A

Im Rahmen von Entwicklungsstörungen der Hüftgelenkpfanne (dysplastische Hüftentwicklungsstörung) stellt die Hüftgelenkluxation eine Komplikation dar. In der zu flachen Gelenkpfanne findet der Hüftkopf keinen ausreichenden Halt und gleitet über den Pfannenrand durch Muskelzug oder später bei Belastung nach oben ab. Bewegungen wie **Außenrotation** und **Abspreizhemmung** zeigen die Luxation an. **Ungleich hohe Gesäßfalten** sind ein sichtbares Zeichen der Verschiebung.
Die Zwangsbeugehaltung ist eher ein Phänomen der Ellenbogenluxation, im Speziellen der Chassaignac-Lähmung. Typisch ist das Ausrenken des Speichenköpfchens im Ellenbogengelenk nach Hochziehen des Kindes am ausgestreckten Arm. Diese Luxation kann problemlos wieder eingerenkt werden.

3.6 Lösung C

Das Down-Syndrom, früher als Mongolismus bezeichnet, ist eine chromosomale Sonderform (Aberration) mit 47 statt der gewöhnlichen 46 Chromosomen. Die betroffenen Kinder besitzen 3-mal das Chromosom 21, wovon sich auch der Name Trisomie 21 ableitet. Dadurch kommt es zu intra- und extrauterinen Fehlentwicklungen. Klinisches Bild:

- rundlicher Minderwuchs
- kurzer, kleiner Schädel
- schräge Augenstellung („Mongolismus")
- mangelhaft modellierte Ohren
- Vierfingerfurche
- Herzfehler in 75% der Fälle
- Überstreckbarkeit der Gelenke.

3.7 Lösung C

Die **spastisch-hypertrophe Pylorusstenose** („Pychen"; Abb. 3.7-1) ist eine Entleerungstörung des Magens infolge Spasmus und Hypertrophie der Ringmuskulatur des Pylorus (Magenausgang/Magenpförtner). Knaben sind fünfmal häufiger betroffen als Mädchen, eine familiäre Häufung ist gesichert. Die Pathogenese ist unklar. Nicht vor Beginn der 3. Lebenswoche, zunächst nur gelegentlich, bald aber nach jeder Mahlzeit erbrechen die Säuglinge. Das Erbrochene ist hyperazid, enthält jedoch niemals Galle. Ein Gallereflux ist aufgrund der verengten Pyloruspassage unmöglich. Greisenhaftes Aussehen und sichtbare Magenperistaltik sind erkennbar. Die Verdachtsdiagnose wird in der Regel sonographisch gesichert.

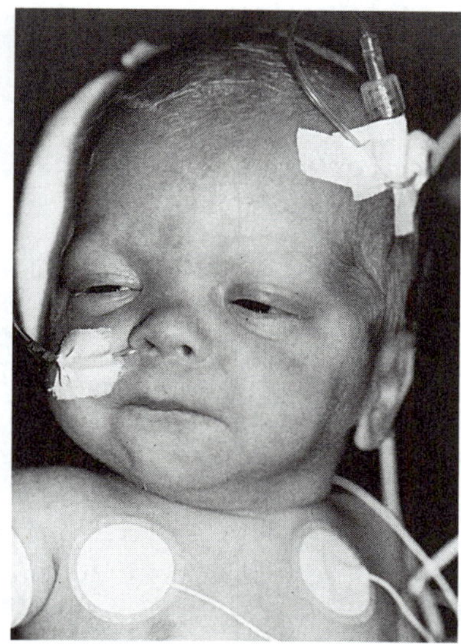

Abb. 3.7-1: Gesichtsausdruck eines Säuglings mit Pylorusstenose.

Die Therapie ist operativ. Hier wird die hypertrophe Muskulatur ohne Verletzung der Schleimhaut gespalten. Die Operation ist ein kurzer Eingriff von etwa 20 bis 30 Minuten ohne Ein- und Ausleiten. Ohne Behandlung versterben die Säuglinge meist am Coma pyloricum aufgrund der massiven Flüssigkeits- und Elektrolytverluste.
Die Kuhmilchunverträglichkeit, eine Intoleranz auf den Milchzucker, die Laktose, ist eine enzymatische Störung des Darms und macht sich durch Stuhlveränderungen bemerkbar.

3.8 Lösung B

Schon leicht erhöhte **Flüssigkeitsverluste,** egal auf welche Weise, können lebensbedrohliche Folgen für Säuglinge haben. Ihr Körper- und Blutvolumen ist so gering, dass schon geringfügige Verschiebungen sich schnell bemerkbar machen.

3.9 Lösung B

Scharlach/Himbeerzunge, Tonsillitis → S. Kommentar zu Frage 1.140 in Band 4.
Kruppanfall/Laryngitis → Das Kruppsyndrom ist die kleinkindertypische Manifestation der Laryngitis (Rachenentzündung) und Tracheitis (Luftröhrenentzündung), die infolge der kleinen anatomischen Gegebenheiten schnell zur Obstruktion führen. Bellender Husten ist das klassische Symptom, welches über Stridor bis hin zu akuter Atemnot verschiedene Verläufe zeigen kann. Liegt ein viraler Infekt als Ursache vor, so spricht man auch vom Infektkrupp.
Herpesinfektion/Stomatitis → Eine Erstinfektion mit dem Herpes-simplex-Virus kann von Haut- und Schleimhautläsionen bis hin zu einer generalisierten Erkrankung führen. Die häufigste Manifestation ist die Stomatitis aphthosa. Sie beginnt akut mit hohem Fieber, Erbrechen und Abgeschlagenheit. Auf der geröteten Mundschleimhaut bilden sich zügig schmerzhafte Bläschen, die platzen. Perorale Ausbreitung und schmerzhafte Nahrungsaufnahme sind typisch. Das Krankheitsbild schwächt sich nach sieben bis zehn Tagen wieder ab.

3.10 Lösung A

S. Kommentar zu Frage 1.140 in Band 4.

3.11 Lösung C

Die Lippen-Kiefer-Gaumenspalte ist eine angeborene Spaltbildung im Bereich von Oberlippe, Kiefer und Gaumen. Diese Hemmungsfehlbildung bei der Gesichtsverschmelzung im 2. Embryonalmonat tritt in verschiedenen Variationen mit einer Häufigkeit von 1:1000 auf. Neben kosmetischen Problemen treten besonders Trinkprobleme aufgrund fehlender Saugfähigkeit auf. Die operative Versorgung der Weichteile von Lippe und Gaumen wird mit 2 bis 3 Monaten, die von Kiefer und hartem Gaumen mit 2 bis 4 Jahren durchgeführt. Im Rahmen der Veloplastik wird Spongiosamaterial zum Verschluss der knöchernen Spalte verwendet. Bei ausschließlich operativer Versorgung des weichen Gaumens ist der Operationszeitpunkt zwischen dem 13. und 18. Lebensmonat anzusetzen. Eine komplizierte Frage, die genauer gestellt werden sollte!
S. auch Kommentar zu Frage 3.3.

3.12 Lösung A

Diphtherie ist eine durch Corynebakterien hervorgerufene schwere, akute Infektionskrankheit. Pseudomembranöse, leicht blutende Beläge im Rachenbereich sowie neurologische Störungen prägen das Krankheitsbild. Nach einer Inkubationszeit von zwei bis sechs Wochen tritt süßlich-fauliger Mundgeruch in Verbindung mit leichten Blutungen als erstes Symptom auf. Myokarditis (Herzmuskelentzündung) sowie Schädigungen an Leber und Nieren zählen zu den gefürchteten Komplikationen. Die hohe Letalität (Sterblichkeit) von 10–20% zeigt deutlich die Notwendigkeit einer Impfung im Säuglings- und Kindesalter. Bei klinischem Verdacht auf eine Infektion ist die sofortige Antitoxinbehandlung indiziert.
Soor ist eine Pilzinfektion vorwiegend des Rachenraumes mit großflächigen weißlichen Belägen im Mund- und Rachenraum.
Informationen zu weiteren Infektionskrankheiten, insbesondere Scharlach, entnehmen Sie bitte der Tabelle zu Frage 1.140 in Band 4.

3.13 Lösung B

Die Vitamin-D-Mangelrachitis stellt eine Störung des Knochenwachstums dar. Bedingt durch einen Mangel an Vitamin D bzw. fehlende Umwandlung des Provitamins (Vorstufe) bei fehlender UV-Bestrahlung der Haut, ergibt sich eine Störung des Calcium-Phosphat-Haushaltes. Der Name Rachitis weist auf eine Verkrümmung der Wirbelsäule als ein Spätsymptom hin; der Name leitet sich nämlich vom griechischen Rachis ab, was so viel wie Wirbelsäule bedeutet. Weitere Symptome sind verspäteter Zahndurchbruch, Minderwuchs, verzögerter Fontanellenschluss, erhöhte Infektanfälligkeit sowie allgemein verminderte Knochenfestigkeit. Die Prophylaxe besteht in regelmäßigen Vitamin-D-Gaben (oral) im Säuglingsalter (C).

3.14 Lösung C

Beim Neugeborenen ist physiologischerweise die Hämoglobinkonzentration hoch, die Lebenszeit der Erythrozyten hingegen gering. Somit fällt durch den vermehrten Katabolismus (Abbau) auch eine höhere Konzentration des Abbauproduktes Bilirubin an. Dieses ist primär nicht nierengängig, erlangt diese Fähigkeit aber durch einen speziellen Stoffwechselvorgang in der Leber: die so genannte Glucuronidierung. Sie verleiht dem Blutfarbstoff Bilirubin seine Nierengängigkeit und somit kann er ausgeschieden werden.
Die Leber eines Neugeborenen kann die Menge an anfallendem Gesamt-Bilirubin (Werte bis 255 μmol/l, der Normwert liegt unter 17μmol/l) noch nicht verarbeiten, so dass sich der Überschuss in der Haut ablagert. Der resultierende Ikterus (Gelbfärbung) ist vom 2. bis zum 5. Tag physiologisch.
Lesen Sie hierzu auch den Kommentar zu Frage 1.91 in Band 4.

3.15 Lösung D

Man unterscheidet die angeborene Hüftdysplasie von der Hüftluxation. Bei der Dysplasie liegen Entwicklungsstörungen der Hüftpfanne vor, die Luxation hingegen ist eine spätere Komplikation oder Folge dieser Erscheinung. Somit ist der Begriff „angeborene Hüftluxation" nicht ganz richtig. Der Hüftkopf findet in der zu flachen Gelenkpfanne keinen Halt und gleitet nach oben hin ab. Mädchen sind hiervon fünfmal häufiger betroffen als Jungen. Grundsätzlich gilt: Je früher die Diagnosestellung und somit der Therapiebeginn erfolgt, desto besser sind die Heilungschancen! Die bekannte „Spreizhose" über mehrere Monate, abhängig vom Alter des Kindes, stellt die primäre Therapie dar. In Einzelfällen muss eine operative Korrektur vorgenommen werden.

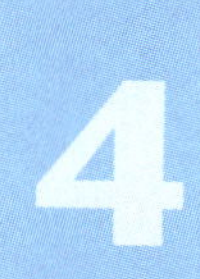

UROLOGIE

Urologische Begriffe	Erklärung
Algurie	schmerzhafte Miktion
Dysurie	erschwerte, schmerzhafte Miktion
Enuresis	Einnässen
Fäkalurie	Stuhlbeimengungen
Hämaturie	Blutbeimengungen
Nykturie	nächtliches Wasserlassen
Palmurie	gespaltener Harnstrahl
Pneumaturie	Luftbeimengungen
Pollakisurie	erhöhte Miktionsfrequenz mit kleineren Mengen
Polyurie	vermehrtes Harnvolumen
Strangurie	heftigste Miktionsschmerzen der Blase

4.1 **Lösung B**

4.2 **Lösung B**

4.3 **Lösung C**

4.4 **Lösung D**

4.5 **Lösung C**

4.1–4.5

Harnleitersteine (Abb. 4.1-1) setzen sich zu 98% aus anorganischen kristallinen und zu 2% aus organischen Bestandteilen zusammen, die ein Netzwerk bilden. Die genaue Kenntnis der Steinart ist Voraussetzung für das weitere therapeutische Vorgehen. 74% aller Steine sind kalziumhaltig und somit röntgenologisch sichtbar, der häufigste ist der Kalziumoxalatstein. Die Ursachen sind multifaktoriell. Stress, falsche Ernährung, Störungen der Urodynamik, Harnwegsinfektionen verschieben das Löslichkeitsprodukt. Hierdurch fallen Salzkristalle aus, der „Grundstein" ist gelegt.
Liegt der Urin-pH-Wert unter 5,75, überwiegt die freie Harnsäure, die leicht auskristallisiert. Besonders bei **Gicht** (Hyperurikämie) sind Harnsäuresteine mit 20% vertreten. Die **Zystinurie** ist eine angeborene tubuläre Transportstörung für Zystin, Lysin, Arginin und Ornithin. Zystin ist besonders schwer löslich und Grundbaustein des Zystinsteins. Beide Arten an Steinen können medikamentös aufgelöst werden. Medikamente, die den pH-Wert des Urins auf Werte zwischen 6,8–7,0 korrigieren, bewirken dessen Auflösung.
Harnleitersteine **gehen in mehr als 80% der Fälle spontan ab,** solange die **Grenzgröße von 1 cm** nicht überschritten ist. Die Patienten klagen über heftigste **Koliken.** Wellenartige, krampfartige Schmerzen von wechselndem Charakter mit Ausstrahlungen in den Unterbauch und in die Leistengegend (Hoden) sind typisch. Die Patienten sind teilweise schweißgebadet und zeigen Kollapsneigung. Die Primärtherapie besteht in der **Schmerzdämpfung** (Analgesie) z.B. mit Novalgin® und in **Krampflösung** (Spasmolyse), z.B. mittels Buscopan® oder

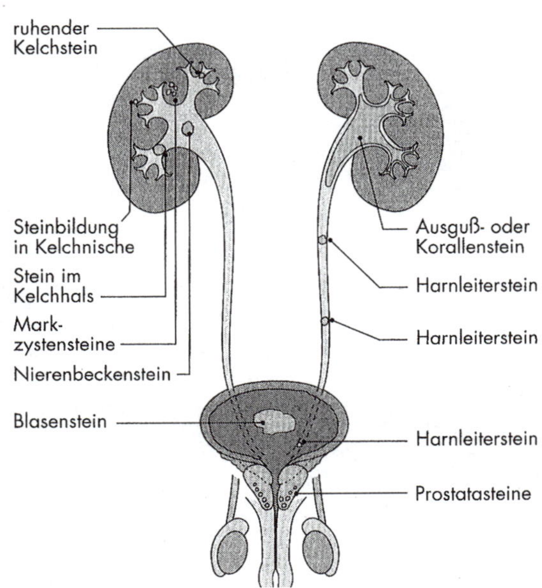

Abb. 4.1-1: Steinlokalisationen.

Spasmex®. Sonographisch und röntgenologisch mittels Kontrastmittel (Urogramm) lassen sich Steine und Abflussbehinderungen lokalisieren. Tiefsitzende Steine im Harnleiter können durch die **Schlingenextraktion** geborgen werden. Hierbei wählt man den Zugang durch die Harnröhre über die Blase in den Harnleiter und umschlingt gezielt den Harnleiterstein. Hochsitzende, z.T. im Nierenbecken liegende oder gar das Nierenbecken ausfüllende Steine sind entweder durch ESWL (extrakorporale Stoßwellenlithotripsie) oder PNL (perkutane Nephrolithotomie) zu entfernen. Operative Behandlungen sind heute nur noch in Ausnahmefällen nötig.
Übrigens: Der in Frage 4.2 unter 2. beschriebene Schmerz ist typisch bei einer Pankreatitis!

4.6 Lösung B

Hypoplasie/verkleinerte Nierenanlage → Die hypoplastische Niere (Zwergniere) ist eine zumeist sehr kleine Niere. Die einseitige Form fällt nicht selten als Zufallsbefund sonographisch auf, da die kontralaterale Niere durch Hyperplasie die Funktionseinschränkung ausgleicht. Sind beide Nieren betroffen, so können Symptome der Niereninsuffizienz (s. den Kommentar zu den Fragen 1.171–1.176 in Band 4) das Krankheitsbild prägen.
Hydronephrose/Wassersackniere → Die Hydronephrose (Wassersackniere, Harnstauungsniere), z.B. als Folge von Abflussbehinderungen, zeigt eine irreversible Erweiterung des Nierenbeckens und des Kelchsystems. Je nach Ausprägung schwindet das Nierenparenchym druckbedingt.
Pyelonephritis/Nierensack- und Nierenbeckenentzündung → S. Kommentar zu den Fragen 1.171–1.176 in Band 4.

4.7 Lösung C

Im Normalfall reagieren die Hoden selbst bei Belastung schon mit einer gewissen Druckempfindlichkeit, da die Tunica albuginea (Teil der Hodenhülle) Abkömmling des schmerzsensiblen Peritoneums ist.

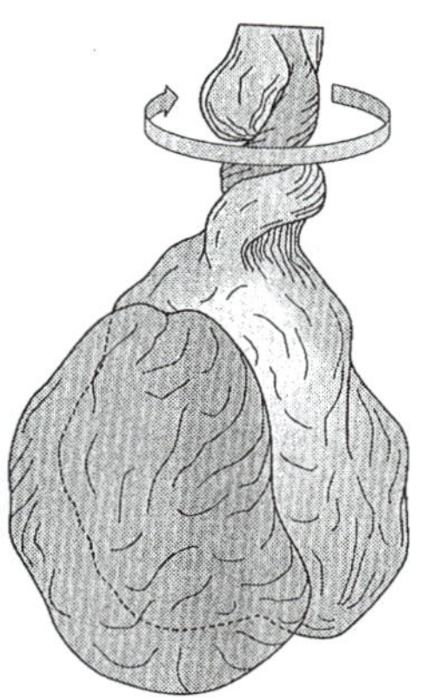

Abb. 4.7-1: Hodentorsion.

Die Hodentorsion (Abb. 4.7-1), ein echter Notfall, kommt vorwiegend bei Männern unter 25 Jahren, bevorzugt in der Pubertät vor. Durch eine plötzliche Verdrehung (Torsion) des Hodens torquieren (verdrehen) die Gefäße. Bei Verlegung der Venen mit nachfolgendem Ödem kommt es zur Venenthrombose und zum hämorrhagischen Infarkt, bei einer 360°-Verdrehung zur Infarzierung (Infarkt mit kompletter Unterbrechung jeglicher Gefäßversorgung). So ist es erklärlich, dass ohne eine therapeutische Intervention innerhalb der ersten sechs Stunden der Hoden abstirbt. Ein **plötzlich auftretender, hochakuter Schmerz** mit einer peritonealen Symptomatik von Übelkeit mit Erbrechen zeigt das akute Geschehen an. Normalerweise erfährt der Patient mit Hodenschmerzen bei Anheben desselben eine Erleichterung (Phren-Zeichen). In unserem Falle ist das Phren-Zeichen negativ. Sollte die manuelle Detorquierung nicht gelingen, ist die operative Sanierung erforderlich. Soll der Hoden erhalten bleiben, wird er vorsorglich am Hodensack fixiert (Orchidopexie).

4.8 Lösung D

Zu den Lageanomalien des Hodens zählen die Hodenretention (Hoden bleibt bei Wanderung im Leistenkanal stecken), die Hodenektopie (Hoden befindet sich an falscher Stelle) und der Pendelhoden (Hoden bewegt sich bei nicht verschlossenem Processus vaginalis zwischen Becken und Skrotum). Der Scheidepunkt für eine normale oder eingeschränkte Hodenfunktion befindet sich im 2. Lebensjahr. Die normale Entwicklung findet im Skrotum (Hodensack) statt, hier existiert eine Temperaturdifferenz zur Kerntemperatur.

4.9 Lösung D

Das Prostataadenom ist eine gutartige (**b**enigne) **P**rostata**h**yperplasie (BPH), von der mehr als 50% der Männer über 50 Jahre betroffen sind. Als Ursachen werden vor allem hormonelle Schwankungen und Dysfunktionen angeführt. Im Gegensatz zum Prostatakarzinom geht die BPH **immer von der inneren Zone aus,** welche die äußere komprimiert. Im Rahmen der operativen Entfernung schält man das Adenom einfach aus und belässt die äußere Hülle als Kapsel. Dies kann endoskopisch als TUR (transurethrale Resektion) oder laparotomisch erfolgen. Bei anwachsender Größe des Adenoms wird die Harnröhre komprimiert, sodass die Miktion zunehmend schwierig wird. Im frühen Stadium zeigen abgeschwächter Harnstrahl, verzögerter Miktionsbeginn, Nachträufeln und Nykturie eine Prostatavergrößerung an. Im Rahmen der späteren Dekompensation führen Harnverhalt, Überlaufblase und Hydronephrose zu einer akuten Symptomatik. Die Pneumaturie ist Zeichen einer vesikointestinalen Fistel (zwischen Blase und Kolon), bei der man miktionsunterbrechend Harn lässt (Luft und Harnstrahl wechseln sich ab).

4.10 Lösung C

Die Symptome sind in Frage 4.9 beschrieben. Achten Sie bitte genau auf die Formulierung der Frage! Hier wird nach den frühen Symptomen gefragt. Die Überlaufblase ist Zeichen einer späten Dekompensation mit akuter Symptomatik!

4.11 Lösung D

Die Zystitis (Blasenentzündung) ist eine häufige Erkrankung. Auf Grund ihrer kurzen Harnröhre sind vorwiegend Frauen betroffen. Bakterien suchen sich ihren Weg im Rahmen von aufsteigenden Infektionen und verursachen Pollakisurie, Nykturie und Algurie. Im fortgeschrittenen Stadium fällt manchmal eine Hämaturie auf, diese allerdings ist zystoskopisch zum Tumorausschluss weiter abzuklären. Typisch ist das Brennen am Miktionsende! Die bakterielle Zystitis ist antibiotisch gut behandelbar. Andere Formen wie die tuberkulöse oder virale Zystitis, erfordern spezielle Behandlungen.

4.12 Lösung E

Die Hypospadie ist eine **untere Harnröhrenspalte** bei beiden Geschlechtern (Abb. 4.12-1). Die Urethra ist unvollkommen verschlossen und stellt eine embryonale Fehlbildung dar. Zu differenzieren ist die Epispadie, hier liegt die Spalte an der dorsalen (oberen oder rückwärtigen) Seite. Der operative Verschluss oder die Deckung stellt regelrechte anatomische Verhältnisse her.

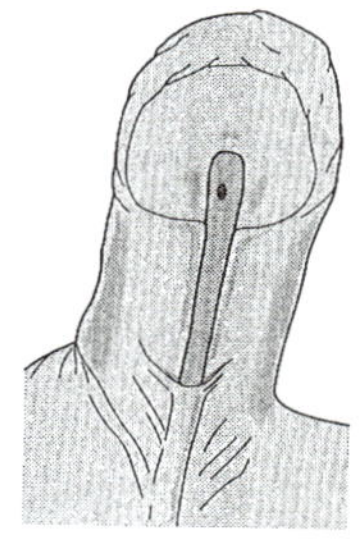

Abb. 4.12-1: Penile Hypospadie.

4.13 Lösung C

Die Pyelonephritis (PN) ist eine bakterielle Entzündung der Nieren und des Nierenkelchsystems. Als häufigste Form der Nierenentzündung wird sie vorwiegend durch E. coli und Enterokokken verursacht. Leukozyten und Bakterien im Urin deuten auf eine PN hin. Die Therapie erfolgt gezielt antibiotisch. Näheres, auch zur Glomerulonephritis, entnehmen Sie bitte dem Kommentar zu Frage 1.176 in Band 4.

4.14 Lösung A

Sicherung und Beweisführung über Gut- oder Bösartigkeit gelingt ausschließlich histologisch. Hierzu müssen Proben (PEs) aus dem Tumor gewonnen werden. Bei der Prostata geschieht dies mittels eines „Schussapparates", der einen kleinen Gewebszylinder aus dem Gewebe entnimmt. Diesen Vorgang nennt man auch „Feinnadelbiopsie" oder „Stanzbiopsie". Die rektale Untersuchung (B) kann den Verdacht auf einen Tumor der Prostata oder des Rektums aufkommen lassen, beweisend ist diese Untersuchung allerdings nicht. Sonographie und Urographie können unterstützende Untersuchungsmethoden sein.

4.15 Lösung C

S. Kommentar zu Frage 4.7.

4.16 Lösung E

Das Prostataadenom ist eine häufige Erkrankung bei Männern ab dem 50. Lebensjahr. Die vergrößerte Prostata engt die Harnröhre so stark ein, dass ein schmerzhafter Harnverhalt mit Überlaufblase die Folge ist. Die Überlaufblase äußert sich vor allem in Schmerzen im Unterbauch mit tastbarer, prall gefüllter Blase. Die Therapie besteht in der Blasenentlastung durch Einmalkatheterisierung und der folgenden Verkleinerung des Adenoms. Hier ist die TUR-Prostata (transurethrale Prostataresektion) die am wenigsten belastende Methode. Man schält die Prostata von innen durch die Harnröhre wie eine Apfelsine aus und lässt nur die Hülle stehen.
Koliken (A) verursachen vernichtende Schmerzen ohne Harnverhalt. Pankreatitis und Magengeschwür sowie Divertikulitis behindern die Diurese nicht.

4.17 Lösung A

Innerhalb der Hodenhüllen (Bauchfellhüllen) kann eine Wasseransammlung durch fehlerhafte Verklebung des Processus vaginalis zu Beschwerden führen. In vielen Fällen wird die Hydrozele verkannt als Leistenbruch, die operative Versorgung der Hydrozele gestaltet sich jedoch einfacher. Vom Hoden aus wird die Hülle entfernt oder „gefenstert", die wässrige Flüssigkeit kann austreten und resorbiert werden.
Die Verminderung der Harnproduktion wird je nach Menge als Oligurie oder Anurie bezeichnet. Orchitis (C) bzw. Prostatitis (E) sind schmerzhafte Entzündungen des Hodens oder der Prostata.

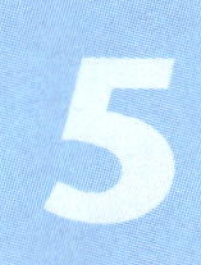

ORTHOPÄDIE

5.1 **Lösung D**

Die Dupuytren-Kontraktur ist eine schmerzlose hypertrophe **Schrumpfung der Hohlhandfaszie** mit daraus resultierender Beugekontraktur der Finger. Die Ursachen sind unbekannt, vorwiegend sind Männer jenseits des 40. Lebensjahres betroffen. Einzig mögliche Therapie ist die operative Entfernung des betroffenen Areals, die Amputation des betroffenen Fingers ist selten notwendig.

5.2 **Lösung D**

5.3 **Lösung C**

5.4 **Lösung C**

5.2–5.4

Der **Morbus Bechterew** (Spondylarthritis ankylopoetica) zählt zu den entzündlich-rheumatischen Erkrankungen und betrifft im Verhältnis 10:1 das männliche Geschlecht im Alter zwischen dem 15. und dem 35. Lebensjahr. Vorwiegend befallen sind die Wirbelsäule und die Iliosakralgelenke. Röntgenologisch erkennt man im fortgeschrittenen, verknöcherten Stadium die Wirbelsäulenversteifung (Leitsymptom) als **Bambusstabform.** In 95% der Fälle zeigt die Krankheit eine genetische Verbildung zum HLA-B-27. Was zunächst mit diffusen Kreuzschmerzen beginnt, entpuppt sich bei chronisch progredientem (fortschreitendem) Verlauf zu der sich von oben (kranial) nach unten (kaudal) ausbreitenden Krankheit. Antiphlogistika und Krankengymnastik zählen zu Eckpunkten der Therapie, eine Heilung gibt es nicht.
Die in Frage 5.2 unter (1) angeführte Säbelscheidentibia gilt als ein Symptom des Morbus Paget (Osteodystrophia deformans).

5.5 Lösung B

Die primär im Markraum lokalisierten Knocheninfektionen sind eine Allgemeinerkrankung mit Organmanifestation und werden als hämatogene Osteomyelitis bezeichnet. Davon werden die lokalen Knochenentzündungen nach Traumen oder Operationen als Osteitis abgegrenzt. Die Entzündung eines Gelenks heißt Arthritis.
In über 90% der Fälle verursacht **Staphylococcus aureus** (physiologischer Hautkeim) die sehr therapieresistente und gefürchtete Infektion. Nach hämatogener Aussaat der Bakterien kommt es zur Bildung von Markabszessen mit allgemeinen Entzündungsparametern im Blut. Gelenkinfekte und Sequestrierung (Kapselung abgestorbener Organanteile) sind die Folge. Bei Kindern und Jugendlichen sind zumeist die Metaphysen befallen.
Je jünger die Kinder sind, desto häufiger kommt es zu Gelenkinfekten. Die infizierten Knochenhöhlen heilen schlecht und sind auch für Antibiotika schlecht zu erreichen. Dies erklärt die Therapieresistenz, die Rezidivgefahr und die Notwendigkeit der operativen Sanierung bei chronischem Verlauf.

5.6 Lösung B

5.7 Lösung D

5.6–5.7

Bei **Morbus Perthes** (juvenile Hüftkopfnekrose) handelt es sich um eine meist zwischen dem 5.–7. Lebensjahr auftretende aseptische (nicht entzündlich bedingte) Osteochondrose des Hüftkopfes (Epiphyse). Die Gefäßversorgung des kindlichen Hüftkopfes ist kritisch. Traumen oder andere Ursachen (z.B. angeborene Mindergefäßversorgung) können eine Minderdurchblutung mit folgender Nekrose induzieren. In verschiedenen, wenig belastungsfähigen Stadien ablaufend, resultiert schließlich ein Knochenneuaufbau. Dieser entspricht aber oft nicht dem anatomischen Grundaufbau, sodass Bewegungseinschränkungen entstehen können. Die Dauer der Erkrankung kann in Abhängigkeit von der Ausdehnung des Hüftkopfballens wenige Monate bis mehr als fünf Jahre betragen.
Behandlungsziele sind die Verhinderung einer Deformierung während der Phase der verminderten Belastbarkeit sowie die Wiederherstellung der Gelenkformation.

5.8 Lösung A

Der Klumpfuß (Abb. 5.8-1) wird durch die folgenden vier Komponenten definiert:
- Spitzfuß (Equinus)
- O-Stellung **(Supination)** des Fersenbeins (Varus)
- Hohlfuß (**Adduktionsstellung**/Exkavatus)
- Sichelfuß (Adduktus)

Der angeborene Klumpfuß gilt als eigenständige Erkrankung, von der Jungen doppelt so häufig wie Mädchen betroffen sind. Hierbei ist die Beschaffenheit des M. tibialis posterior (Klumpfußmuskel) von entscheidender Bedeutung. Ohne sofortige Therapie mittels Gips und späterer Operation (Verlängerung der Achillessehne usw.) gehen die Patienten später auf dem Außenballen.

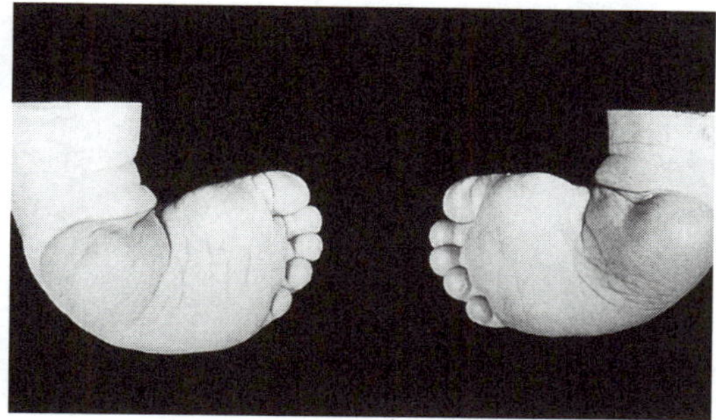

Abb. 5.8-1: Klumpfüße bei einem Säugling, Ansicht der Fußsohle.

5.9 Lösung C

Die Arthrosis deformans (im allgemeinen Sprachgebrauch „Arthrose“) ist eine degenerative Gelenkerkrankung, bei der Knorpel verkümmert und sekundäre Knochenläsionen mit entzündlich bedingter Schrumpfung der Gelenkkapsel die Folge sind (Gelenkverschleiß mit äußerem Gelenkspalt). Schmerzen, Schwellungen, Muskelverspannungen und Bewegungseinschränkungen im Gelenkbereich machen vielen Menschen zu schaffen. Zunächst zeigen sich belastungsabhängige Schmerzen (typisch ist der Schmerz nach längerem Sitzen), die sich dann über Bewegungsschmerzen bis zum Ruheschmerz entwickeln können. Achsenfehlstellungen (X-Beine = Valgusstellung) und Instabilität der Gelenke sind Begleiterscheinungen. Ursache ist eine Über- und Fehlbelastung über viele Jahre hinweg. Operative (Umstellungsosteotomie) und konservative Behandlungsmethoden stehen zur Verfügung.

5.10 Lösung A

Der **Morbus Scheuermann,** zur Gruppe der aseptischen Knochennekrosen gehörend, ist eine vermehrte Kyphose der Brustwirbelsäule (Krummrücken) oder der tiefen Lendenwirbelsäule (Flachrücken). Folgen sind Bandscheibenverschmälerung, Keilwirbel- und Rundrückenbildung. Diese Erkrankung zählt zu den

häufigsten Wirbelsäulenerkrankungen. Die lumbosakralen Schmerzen äußern sich meist in einer kompensatorischen Hyperlordose (Überstreckung) der Hals- und Lendenwirbelsäule. Krankengymnastik, Haltungsturnen und ein Korsett bilden die Eckpunkte der Behandlung.
Der Morbus Sudeck, eine chronische Erkrankung, wird durch eine Störung der vegetativen Innervation am betroffenen Skelettabschnitt, endokrine Fehlsteuerungen oder psychomotorische Störungen verursacht. Dystrophie und Atrophie (Verkümmerung) von Weichteilen und Knochen, ausgehend von einem entzündlichen Stadium mit schmerzhafter Funktionsminderung bis zum Endstadium, der Gelenkversteifung, sind die Folge.

5.11 Lösung C

Die Koxarthrose ist ein **schleichendes, degeneratives Gelenkleiden** vorwiegend bei alten Menschen, bei dem verschiedene mechanische und biologische Faktoren zum Verschleiß des Hüftgelenks führen. Die Erkrankung ist gekennzeichnet durch eine Schmerzsymptomatik (Belastungs- und Ruheschmerz) und Bewegungseinschränkungen. Als therapeutische Maßnahmen kommen Krankengymnastik und seltener auch Medikamente zum Einsatz.

5.12 Lösung D

S. Kommentar zu Frage 5.9.

5.13 Lösung B

Tabellarische Aufstellung und Erläuterung orthopädischer Fachbegriffe (manche Erklärungen sind so formuliert, dass Sie sich diese im Sinne einer Eselsbrücke leichter merken können):

Fachbegriff	Übersetzung	Erläuterung mit „Eselsbrücke"
Abduktion	Wegführen	Extremität vom Körper wegführen → „ab-" führen
Adduktion	Hinführen	Extremität zum Körper hinführen → „ad-" dieren
Gibbus	Buckel	Spitzwinklige Knickung der Wirbelsäule
Konkav	Hohl	Biegung nach innen, sodass man „Kaffee" einschütten kann
Konvex	Erhaben	Gegenteil von konkav; Biegung nach außen, „weg" von innen
Kyphose	**Vorwärts gebeugt**	**WS-Verbiegung wie Krummrücken (dorsal konvex)**

(Fortsetzung nächste Seite)

Fachbegriff	Übersetzung	Erläuterung mit „Eselsbrücke"
Lordose	Rückwärts gekrümmt	WS-Verbiegung wie Hohlrücken (ventral konvex)
Pronation	Abwärtsdrehung	Gegenteil von Supination; Handhaltung wie beim „Brot-Greifen"
Rotation	Drehung	Drehung ganz allgemein
Skoliose	**Krumm, gebogen**	**Seitliche Verbiegung der Wirbelsäule**
Supination	Aufwärtsdrehung	Z.B. Drehung der Handfläche nach innen, sodass man „Suppe einschütten" kann

5.14 Lösung B

Jedes Gelenk, das für längere Zeit ruhig gestellt wird, zeigt eine Tendenz zur Versteifung. Aus diesem Grund ist frühestmöglich Krankengymnastik sehr sinnvoll. Gelenkschwellungen sind Zeichen einer Entzündung, eines Ergusses oder eines Hämatoms, werden in der Regel aber nicht durch Ruhigstellungen verursacht.

5.15 Lösung B

S. Kommentar zu Frage 5.13.

5.16 Lösung C

Diese Frage ist einfach. Allein an den ersten Silben ersehen Sie die Lösung. Osteo = Knochen, Chondro = Knorpel und Fibro = Bindegewebe. An diese Gewebearten lassen sich Endungen wie -Sarkome, -Adenome, -Klasten (abbauende Zellen), -Blasten (aufbauende Zellen) u. Ä. anhängen.

5.17 Lösung C

Die habituelle Luxation beginnt ohne vorausgehendes Trauma im Kindesalter. Bereits bei der Geburt kann eine Schultergelenkluxation bestehen. Ursache ist meist eine Fehlentwicklung des Schultergelenks, sodass diese Luxation rezidivierend (immer wiederkehrend) ist. Die Operationsindikation ist abhängig von den Beschwerden und dem Unsicherheitsgefühl des Patienten.

Sachverzeichnis

Notizen

Krankenpflege-Examen 4

Originalfragen und Kommentare

Innere Medizin
Neurologie/Psychiatrie
HNO • Dermatologie
Augenheilkunde

Abbildungsnachweis

Aus Bliemeister/Broll/Bruch (Hrsg.), Chirurgie, München: Urban & Schwarzenberg, 1996, wurden entnommen: Abb. 1.78-1, Abb. 1.131-1, Abb. 1.150-1, Abb. 159-1, Abb. 4.4-1

Aus Kirschnick, Pflegeleitfaden für Auszubildende und Tutoren, München: Urban & Schwarzenberg, 2. Auflage 1996, wurde entnommen: Abb. 1.123-1

Aus Schäffler, Menche, Bazlen, Kommerell (Hrsg.), Pflege heute, Stuttgart: Gustav Fischer, 1998, wurden entnommen: Abb. 1.105-1, Abb. 1.162-1, Abb. 2.12-1

Aus Bohlscheid/Bohlscheid: Kardiologie, München: Urban & Schwarzenberg, 1996, wurde entnommen: Abb. 1.32-1

Aus Rössler/Rüther: Orthopädie, München: Urban & Schwarzenberg, 17. Aufl., 1997, wurde entnommen: Abb. 2.22-1

Aus Speckmann/Wittkowski: Bau und Funktionen des menschlichen Körpers, München: Urban & Schwarzenberg, 18. Aufl., 1994, wurde entnommen: Abb. 5.1-1

Aus Hillebrand, Krankenpflege-Examen 1, München: Urban & Schwarzenberg, 2. Aufl. 1996, wurde entnommen: Abb. 3.6-1.

Inhaltsverzeichnis

Fragen

Lösungen und Kommentare

Fragen

1

INNERE MEDIZIN

Herz – Kreislauf

1.1 **Bei der Angina pectoris**

1. geht ein Bezirk Herzmuskelgewebe zugrunde
2. sind EKG-Veränderungen zu beobachten
3. hilft Nitrolingual prompt
4. bessern sich die Beschwerden bei körperlicher Belastung

- ❑ A 1 + 2 + 3
- ❑ B 2 + 3
- ❑ C 2 + 4
- ❑ D 1 + 2 + 4

1.2 **Definition des Infarktes**

- ❑ A plötzliche Herzmuskelschädigung durch Gifte
- ❑ B akuter Schmerz unter dem Sternum
- ❑ C Unterbrechung der Blutversorgung eines Gewebebezirks mit umschriebener Nekrose
- ❑ D Thrombusbildung
- ❑ E plötzliche Minderdurchblutung der Lunge (Schock)

1.3 **Ordnen Sie die aufgeführten Begriffe der beiden Listen einander zu und kreuzen Sie die richtige Aussagekombination an:**

Liste 1	*Liste 2*
A Herzinfarkt	1. Defibrillation
B Lungenödem	2. Linksherzinsuffizienz
C Kammerflimmern	3. Nitroglycerin
D Angina pectoris	4. Vernichtungsschmerz

- ❑ A A4, B2, C1, D3
- ❑ B A3, B1, C4, D2
- ❑ C A2, B3, C1, D3
- ❑ D A1, B2, C3, D4

1.4 **Beim Herzinfarkt treffen folgende Aussagen zu:**

1. Es entsteht eine Herzmuskelnekrose durch unzureichende Sauerstoffversorgung.
2. Es kann ein klinisch stummer Verlauf vorkommen.
3. Die Schmerzen sind stärker als beim Angina-pectoris-Anfall.
4. Nitrate führen meist zu einer schnellen Beseitigung der Symptomatik.
5. Es können lebensbedrohliche Rhythmusstörungen auftreten.

- ❑ A 1 + 2 + 3
- ❑ B 3 + 4 + 5
- ❑ C 2 + 3 + 5
- ❑ D 1 + 2 + 5
- ❑ E Alle Antworten sind richtig.

1.5 **Welche der angegebenen Maßnahmen eignen sich zur Therapie eines Myokardinfarktes?**

1. sofortige intensivmedizinische Überwachung mit Monitoring
2. vollständige Bettruhe in den ersten Tagen
3. Schmerzbekämpfung
4. Zufuhr von Infusionen bis zu einem ZVD (zentraler Venendruck) von mindestens 8 cm H_2O
5. vollständige Antikoagulation mit Heparin über Dauerinfusion
6. bei frischem Infarkt und keinen Kontraindikationen Lysetherapie mit Streptokinase

- ❑ A 1 + 3 + 4 + 5
- ❑ B 3 + 4 + 5
- ❑ C 1 + 2 + 4 + 5 + 6
- ❑ D 1 + 2 + 3 + 5 + 6

1.6 **Folgende Medikamente werden bei der Therapie des Herzinfarktes eingesetzt:**

1. Analgetika
2. Antihistaminika
3. Streptokinase
4. Antazida
5. Sedativa

- ❑ A 1 + 5
- ❑ B 1 + 4 + 5
- ❑ C 1 + 3 + 5
- ❑ D 1 + 4
- ❑ E 2 + 3 + 4 + 5

1.7 **Ursachen einer Herzinsuffizienz sind**

1. Herzinfarkt
2. Herzklappenfehler
3. Herzrhythmusstörungen
4. Panzerherz
5. Myokarditis

- ❑ A 1 + 2 + 4
- ❑ B 1 + 2 + 5
- ❑ C 3 + 5
- ❑ D 1 + 2 + 3
- ❑ E Alle Antworten sind richtig.

1.8 **Wie wird eine Herzinsuffizienz behandelt?**

1. nur vorsichtige Mobilisation
2. Flüssigkeitszufuhr
3. Digitalis-Präparate
4. Beinhochlagerung
5. Diuretika

❑ A 2 + 3 + 4
❑ B 3 + 5
❑ C 3 + 4 + 5
❑ D 1 + 3

1.9 **Typische Symptome einer Digitalisüberdosierung sind**

1. Übelkeit und Erbrechen
2. Durchfall
3. Gelbsehen
4. Tachykardie
5. retrosternaler Schmerz

❑ A 1 + 3
❑ B 1 + 2 + 4
❑ C 4 + 5
❑ D 3 + 5
❑ E Alle Antworten sind richtig.

1.10 **Welche Aussage trifft zu?**

❑ A Der Ventrikelseptumdefekt ist ein zyanotischer Herzfehler.
❑ B Es kommt bei einem Ventrikelseptumdefekt zu einer starken Verminderung der Lungendurchblutung.
❑ C Der Ventrikelseptumdefekt tritt nie in Kombination mit anderen Herzfehlern auf.
❑ D Beim Ventrikelseptumdefekt kann es durch Erhöhung des Lungengefäßwiderstandes zur Shuntumkehr mit Ausbildung eines Rechts-Links-Shunts kommen.

1.11 **Welche Aussagen einer Aortenklappeninsuffizienz treffen zu?**

1. Die Aortenklappeninsuffizienz ist häufig mit einem Mitralvitium kombiniert.
2. Die Insuffizienz ist an verschiedenen Lokalisationen äußerlich sichtbar.
3. Das Pendelvolumen spielt hämodynamisch eine wichtige Rolle.
4. Die Karotisdruckkurve kann eine diagnostische Hilfe sein.
5. Klinische Symptome treten erst bei Überschreiten des kritischen Herzgewichtes auf.

❑ A 1 + 2 + 4
❑ B 2 + 3 + 4
❑ C 3 + 4
❑ D Alle Antworten sind richtig.
❑ E Alle Antworten sind falsch.

1.12 **Erworbene Herzklappenfehler entstehen zu 90 % durch eine**

❑ A Endokarditis
❑ B Myokarditis
❑ C Perikarditis
❑ D Cholezystitis
❑ E Dermatitis

1.13 **Zu den Herzrhythmusstörungen zählen**

1. kardiogener Schock
2. Bradykardie
3. absolute Arrhythmie
4. Endokarditis
5. Kammerflimmern

❑ A 1 + 2 + 3
❑ B 1 + 3 + 4
❑ C 1 + 2 + 3 + 5
❑ D 2 + 3 + 5
❑ E 2 + 3

1.14 **Zur Behandlung des arteriellen Hypertonus sind geeignet**

❑ A Diuretika
❑ B Antazida
❑ C Digitalis-Präparate
❑ D Benzodiazepine

1.15 **Die Diagnose „Hypertonie" ist gesichert, wenn**

❑ A beide Elternteile an Hochdruck leiden
❑ B der Patient adipös ist
❑ C der Blutdruck bei einmaliger Messung erhöht ist
❑ D der Blutdruck bei mehrmaliger Messung erhöht ist
❑ E Beinödeme vorliegen

1.16 **Zu erhöhten arteriellen Blutdruckwerten kommt es im Rahmen**

1. einer Hyperthyreose
2. eines Phäochromozytoms
3. einer Nierenarterienstenose
4. eines Volumenmangelschocks
5. einer Nebennierenrindeninsuffizienz (M. Addison)

❑ A 1 + 2 + 3
❑ B 1 + 3 + 5
❑ C 2 + 3 + 4
❑ D 1 + 4 + 5
❑ E 3 + 5

1.17 **Welche Ursachen kommen für eine arterielle Hypertonie in Frage?**

1. Aortenstenose
2. Aortenisthmusstenose
3. Schrumpfniere
4. Unterfunktion der Nebennierenrinde (M. Addison)
5. intrazerebrale Massenblutung

❑ A 1 + 2 + 3
❑ B 2 + 3
❑ C 3 + 4 + 5
❑ D 2 + 3 + 5

1.18 **Zu den Folgekrankheiten der Hypertonie gehören**

1. Schlaganfall
2. Varizen
3. Herzinfarkt
4. Leberentzündung

- ❑ A 1 + 2 + 3
- ❑ B 2 + 3 + 4
- ❑ C 1 + 4
- ❑ D 2 + 3
- ❑ E 2 + 4
- ❑ F 1 + 3

1.19 **Ein Medikament, welches die Arteriolen erweitert,**

- ❑ A senkt die Vorlast des Herzens
- ❑ B senkt die Nachlast des Herzens
- ❑ C verstärkt die Vorlast des Herzens
- ❑ D verstärkt die Nachlast des Herzens

1.20 **Ordnen Sie den Krankheiten der Liste 1 verschiedene Hautveränderungen der Liste 2 zu und kreuzen Sie die richtige Aussagekombination an:**

Liste 1	*Liste 2*
A Hypertonie	1 Blässe
B Anämie	2 Gelbfärbung
C Unterfunktion der Nebenniere	3 Rötung
D Hepatitis	4 Blauviolette Verfärbung
E Herz-Lungen-Erkrankung	5 Stärkere Pigmentierung

- ❑ A A1, B4, C5, D2, E3
- ❑ B A3, B1, C5, D2, E4
- ❑ C A5, B1, C3, D2, E4

1.21 **Klinische Zeichen eines Schocks sind**

1. Tachykardie
2. Blässe
3. Polyurie
4. Heißhunger
5. Tachypnoe

❑ A 1 + 2 + 5
❑ B 2 + 3 + 5
❑ C 2 + 3 + 4
❑ D 1 + 3 + 5

1.22 **Die Infusionstherapie des Schockpatienten lässt sich am besten überwachen mittels**

❑ A stündlicher Serum-Natrium-Messung
❑ B häufiger Messung von Puls und Blutdruck
❑ C Registrierung des ZVD
❑ D Bestimmung des Hämatokritwertes

1.23 **Was versteht man unter einem Pulsdefizit?**

❑ A eine Pulsdifferenz zwischen linkem und rechtem Arm
❑ B eine Pulsdifferenz zwischen Armen und Beinen
❑ C eine Differenz zwischen Herzschlag und peripherer Pulsfrequenz
❑ D eine Differenz zwischen 2 Pulsmessungen an derselben Stelle

1.24 **Komplikationen einer Endokarditis können sein**

1. Herzklappenstenose
2. arterielle Embolie
3. Angina pectoris
4. Ventrikelaneurysma
5. AV-Block

❑ A 1 + 2
❑ B 1 + 5
❑ C 2 + 3 + 4
❑ D 1 + 4
❑ E 2 + 5

1.25 **Zur arteriellen Verschlusskrankheit (AVK) Stadium II gehören:**

- ❑ A Ruheschmerz
- ❑ B Gangrän
- ❑ C unbegrenzte Gehstrecke
- ❑ D eingeschränkte Gehstrecke

1.26 **Zu den akuten Erkrankungen des tiefen Venensystems gehören:**

1. Ulcus cruris
2. Phlebothrombose
3. Stauungsdermatitis
4. Varikosis
5. Thrombophlebitis

- ❑ A 1 + 2 + 5
- ❑ B 4 + 5
- ❑ C nur 2
- ❑ D 3 + 5
- ❑ E Alle Antworten sind richtig.

1.27 **Parenteral verabreicht werden:**

1. Spritzen intramuskulär
2. Spritzen subkutan
3. Suppositorien
4. Inhalationssprays
5. Tabletten

- ❑ A 1 + 3 + 5
- ❑ B 1 + 2 + 5
- ❑ C 1 + 2 + 4
- ❑ D 3 + 4 + 5
- ❑ E Alle Antworten sind richtig.

1.28 **Was versteht man unter „Defibrillation"?**

- ❑ A Ein Verfahren zur Behandlung einer Schilddrüsenüberfunktion
- ❑ B Eine andere Bezeichnung für Mitralinsuffizienz
- ❑ C Einen Stromstoß, um bestimmte Herzrhythmusstörungen zu behandeln
- ❑ D Eine häufig zu beobachtende Komplikation bei Myokarditis
- ❑ E Ein Verfahren zur Darstellung der Herzmuskelbeweglichkeit

1.29 **Die koronare Herzkrankheit kann sich in folgenden Ausprägungen äußern:**

Sie kann
1. klinisch stumm (d.h. symptomlos) sein
2. Angina pectoris hervorrufen
3. sich allein durch Rhythmusstörungen zeigen
4. erstmalig ohne Vorwarnung Ursache für einen plötzlichen Herztod (Sudden death) sein

❑ A 2 + 3 + 4
❑ B 2 + 3
❑ C 2 + 4
❑ D 3 + 4
❑ E Alle Antworten sind richtig.

1.30 **Betäubungsmittel dürfen verschreiben:**

1. Ärzte
2. Apotheker
3. Tierärzte
4. Zahnärzte
5. Heilpraktiker mit gültiger Erlaubnis

❑ A 1 + 2 + 3 + 4
❑ B 1 + 3 + 4
❑ C 1 + 4
❑ D 1 + 3 + 5
❑ E 1 + 3 + 4 + 5

1.31 **Eine mechanisch bedingte Herzinsuffizienz ist möglich durch:**

1. Erhöhten Widerstand im kleinen oder großen Kreislauf
2. Ausfall von Myokardfasern bei Herzmuskelentzündung oder Herzinfarkt
3. Gestörte Diffusion von Sauerstoff von den Kapillaren in die Muskulatur
4. Langdauernde Volumenbelastung durch Herzklappenfehler
5. Mangelnde Glucoseaufnahme in die Herzmuskulatur

❑ A 1 + 3
❑ B 1 + 4
❑ C 2 + 3
❑ D 2 + 4
❑ E 1 + 2

1.32 **Welche der nachfolgenden Enzyme sind nach einem Herzinfarkt in der Regel im Serum erhöht?**

1. SGOT
2. Gamma-GT
3. LDH
4. CK
5. Amylase

- ❑ A 1 + 2 + 3
- ❑ B 1 + 3 + 4
- ❑ C 3 + 4
- ❑ D 2 + 4 + 5
- ❑ E Alle Antworten sind richtig.

1.33 **Welche Erkrankung führt häufig zu Ödemen?**

1. entgleister Diabetes mellitus
2. Herzinsuffizienz
3. Hypoproteinämie (Eiweißmangel)
4. Beinvenenthrombose
5. arterielle Embolie

- ❑ A 1 + 2 + 3 + 5
- ❑ B 2 + 3
- ❑ C 1 + 2 + 4
- ❑ D 2 + 3 + 4
- ❑ E Alle Antworten sind richtig.

1.34 **Unkontrollierte Langzeitbehandlung mit Diuretika kann zu einem Kaliummangel führen. Als mögliche Folge können auftreten:**

1. Durchfälle (verstärkte Peristaltik)
2. Erhöhter Muskeltonus
3. Herzrhythmusstörungen
4. Magen-Darm-Atonie
5. Gestörter Knochenaufbau

- ❑ A 1 + 3
- ❑ B 1 + 2 + 3
- ❑ C 3 + 4
- ❑ D 3 + 4 + 5
- ❑ E Alle Antworten sind richtig.

1.35 **Was kann anhand der Herzstromkurve festgestellt werden?**

1. Reizleitungsstörungen
2. Herzrhythmusstörungen
3. Herzinfarkt und seine Lokalisation
4. Herzfrequenz

- ❑ A 1 + 2 + 3
- ❑ B 2 + 3
- ❑ C 2 + 3 + 4
- ❑ D 1 + 3 + 4
- ❑ E Alle Antworten sind richtig.

1.36 **Bei welchem der folgenden Krankheitsbilder hört man am häufigsten perikarditisches Reiben?**

- ❑ A Aortenaneurysma
- ❑ B Hiatushernie
- ❑ C Herzinfarkt
- ❑ D Mitralklappenfehler
- ❑ E Lungenentzündung

1.37 **Welcher pathophysiologische Mechanismus führt bei bestehender koronarer Herzkrankheit mit stabiler Angina pectoris zur Auslösung eines Angina-pectoris-Anfalls z.B. durch körperliche Belastung?**

- ❑ A Steigerung des Sauerstoffbedarfs
- ❑ B Verringerung der koronaren Durchblutung durch Vasokonstriktion
- ❑ C Anstieg des arteriellen Blutdrucks mit Abfall der Sauerstoffsättigung des Blutes in der Lunge
- ❑ D Unterschreiten der Koronarreserve
- ❑ E Unterschreiten des kritischen Herzgewichtes

1.38 **Bei der Aortenstenose wird besonders belastet:**

- ❑ A Die linke Herzkammer
- ❑ B Die rechte Herzkammer
- ❑ C Der linke Vorhof
- ❑ D Der rechte Vorhof
- ❑ E Das Vorhofseptum

1.39 **Welche Erreger sind prozentual am häufigsten Ursache einer bakteriellen Endokarditis?**

- ❑ A Escherichia coli
- ❑ B Streptokokken
- ❑ C Klebsiellen
- ❑ D Pneumokokken
- ❑ E Salmonellen

1.40 **Welches ist die häufigste Ursache einer arteriellen Embolie im großen Kreislauf? Die Ablösung eines Thrombus aus**

- ❑ A dem linken Vorhof
- ❑ B den großen Beckenvenen
- ❑ C dem rechten Vorhof
- ❑ D der linken Herzkammer
- ❑ E der rechten Herzkammer

1.41 **Welche Symptome sind charakteristisch für die Rechtsherzinsuffizienz?**

1. Nykturie (nächtliches Wasserlassen)
2. Periphere Ödeme
3. Brodelndes Atemgeräusch
4. Stauung der Halsvenen
5. Stauungsbronchitis

- ❑ A 1 + 3 + 5
- ❑ B 2 + 4 + 5
- ❑ C 1 + 2 + 4
- ❑ D 2 + 3 + 4
- ❑ E 1 + 2 + 4 + 5

1.42 **Welches ist ein typisches Symptom der koronaren Herzkrankheit?**

- ❑ A Beinödeme
- ❑ B Zyanose
- ❑ C Druckgefühl im Thorax
- ❑ D Luftnot
- ❑ E Herzstolpern

1.43 **Zur Therapie der Asystolie gehören:**

1. Defibrillation
2. Schrittmacherstimulation
3. Äußere Herzmassage
4. Adrenalin
5. Antiarrhythmika

- ❑ A 1 + 3
- ❑ B 1 + 2 + 5
- ❑ C 2 + 3 + 4
- ❑ D 3 + 4
- ❑ E Alle Antworten sind richtig.

1.44 **Folge der Endokarditis ist oft**

- ❑ A eine Herzmuskelnarbe
- ❑ B ein Herzklappenfehler
- ❑ C ein Ventrikelseptumdefekt
- ❑ D ein Panzerherz
- ❑ E ein AV-Block

1.45 **Das Risiko, einen Herzinfarkt zu bekommen, ist überdurchschnittlich hoch bei chronischem Missbrauch von**

- ❑ A Schlafmitteln
- ❑ B Kaffee
- ❑ C Tabak
- ❑ D Ethylalkohol (Ethanol)
- ❑ E Schmerzmitteln

1.46 **Risikofaktoren für einen Herzinfarkt sind:**

1. Nikotinabusus
2. Fettstoffwechselstörungen
3. Alkoholabusus
4. Hypotonie
5. Kachexie

- ❑ A 1 + 2
- ❑ B 1 + 2 + 3
- ❑ C 3 + 4 + 5
- ❑ D 2 + 3
- ❑ E Alle Antworten sind richtig.

1.47 **Welche der folgenden Symptome gehören zum frischen Herzinfarkt?**

1. Pulsunregelmäßigkeit
2. Bluterbrechen
3. Brustschmerzen
4. Kaltschweißige Haut
5. Blutdruckabfall

- ❑ A 1 + 2 + 3
- ❑ B 4 + 5
- ❑ C 2 + 3 + 4
- ❑ D 1 + 3 + 4 + 5
- ❑ E Alle Antworten sind richtig.

1.48 **Die kurzfristige Bewusstlosigkeit beim AV-Block wird bezeichnet als**

- ❑ A Petit mal
- ❑ B Adams-Stokes-Anfall
- ❑ C Jackson-Anfall
- ❑ D Cheyne-Stokes-Anfall
- ❑ E Absence

1.49 **Welche Aussage über die Myokarditis trifft zu?**

1. Es handelt sich um eine Entzündung des Knochenmarks.
2. Absolute Bettruhe ist angezeigt.
3. In fast allen Fällen ist eine latente Rechtsherzinsuffizienz feststellbar.
4. Die Ursachen können rheumatischer oder toxischer Art sein.
5. Als „Begleitmyokarditis“ kommt sie bei verschiedenen Infektionskrankheiten vor.

- ❑ A 1 + 2 + 5
- ❑ B 2 + 4 + 5
- ❑ C 2 + 3 + 4
- ❑ D 1 + 3 + 5
- ❑ E Alle Aussagen sind richtig.

1.50 **Eine Bradykardie kann folgende Ursachen haben:**

1. einen totalen AV-Block
2. eine Herzinsuffizienz
3. eine Myokarditis
4. eine Digitalisüberdosierung
5. eine intrakraniale Druckerhöhung

❑ A 1 + 2 + 3
❑ B 1 + 4 + 5
❑ C 3 + 4 + 5
❑ D 1 + 2 + 4
❑ E 4 + 5

Lunge

1.51 **Beim Asthma bronchiale**

1. kann es zu einer Ateminsuffizienz kommen
2. kann es zu einer Überblähung der Lunge kommen
3. husten die Patienten in der Regel ein seröses Sputum ab
4. kann es zu einem Cor pulmonale kommen

❑ A 1 + 3
❑ B 2 + 4
❑ C 1 + 2 + 4
❑ D 2 + 3
❑ E Alle Antworten sind richtig.

1.52 **Symptom für das Asthma bronchiale ist**

❑ A die „große und tiefe" Atmung
❑ B eine verlängerte Einatmungsphase
❑ C eine verlängerte und erschwerte Ausatmungsphase
❑ D die Blutungsneigung
❑ E eine Vermehrung der Leukozyten

1.53 **Beim Status asthmaticus**

1. werden Kortikoide verabreicht
2. besteht ein inspiratorischer Stridor
3. besteht ein exspiratorischer Stridor
4. wird Morphium zur Beruhigung gegeben

❑ A 1 + 2
❑ B 2 + 3
❑ C 1 + 3
❑ D 3 + 4
❑ E Alle Antworten sind richtig.

1.54 **Zu den sekundären Pneumonien zählt:**

- ❑ A Aspirationspneumonie
- ❑ B Pleuritis sicca
- ❑ C Bakterielle Pneumonie
- ❑ D Pneumokoniose
- ❑ E Lungentuberkulose

1.55 **Das Lungenemphysem**

1. ist durch Überdehnung des Lungengewebes gekennzeichnet
2. ist meist eine Primärerkrankung
3. ist durch rasche Ermüdbarkeit und Fixierung des Brustkorbes in der Inspirationsstellung symptomatisiert
4. kann zur Linksherzüberbelastung führen
5. kann zur Rechtsherzüberbelastung führen
6. hat im Großen und Ganzen eine günstige Prognose

- ❑ A 1 + 2 + 3
- ❑ B 2 + 3 + 4
- ❑ C 3 + 4 + 5 + 6
- ❑ D 1 + 3 + 5

1.56 **Das Lungenemphysem**

1. heißt „Entzündung der Lunge“
2. führt zu einer Verkleinerung der Atemfläche
3. entsteht durch Schwund der Alveolarscheidewände und durch Elastizitätsverlust
4. tritt im Alter sehr häufig auf
5. führt zu einem so genannten „Fassthorax“

- ❑ A 1 + 2
- ❑ B 1 + 3 + 4
- ❑ C 2 + 3 + 4 + 5
- ❑ D 4 + 5
- ❑ E Alle Antworten sind richtig.

1.57 **Bronchiektasen sind:**

- ❑ A Aussackungen der Bronchienwand
- ❑ B Entzündungen der Bronchialschleimhaut
- ❑ C Verschlüsse der Bronchien
- ❑ D Verkrampfungen der kleinen Bronchien

1.58 **Dreischichtiges Sputum ist typisch bei Patienten mit**

❏ A Tuberkulose
❏ B Pneumonie
❏ C chronischer Bronchitis
❏ D Bronchiektasen
❏ E Bronchialkrebs

1.59 **Bei einem Patienten wurde das Primärstadium einer Lungentuberkulose festgestellt. Was ist die Behandlungsform der Wahl?**

❏ A Bestrahlung
❏ B Operation
❏ C medikamentöse Behandlung
❏ D regelmäßige Sekretabsaugung mit dem Bronchoskop

1.60 **Ordnen Sie die Aussagen den Krankheitsbildern zu und kreuzen Sie die richtige Aussagekombination an:**

Liste 1	*Liste 2*
A Verstärkung des Lungengerüstes durch Neubildung von Bindegewebe	1. Asthma bronchiale
B Durch Mikroorganismen, die eine bisher intakte Lunge befallen, hervorgerufene Erkrankung	2. Lungenfibrose
C Nicht mehr rückbildungsfähige Erweiterung einzelner oder mehrerer Bronchien	3. Primäre Pneumonie
D Rückbildungsfähige, generalisierte Verengung der Atemwege	4. Bronchiektasen

❏ A A2, B3, C4, D1
❏ B A3, B4, C1, D2
❏ C A1, B2, C3, D4
❏ D A4, B1, C2, D3
❏ E A2, B3, C1, D4

1.61 **Folgende Aussagen über die Lungenembolie treffen zu:**

1. Häufigste Ursachen einer Lungenembolie sind tiefe Bein- und Beckenvenenthrombosen.
2. Nach einer Lungenembolie ist die vorübergehende Antikoagulation sinnvoll.
3. Bei einer schweren Lungenembolie kann es zum Absinken des arteriellen Sauerstoffpartialdrucks (pO_2) kommen.
4. Bei einer Lungenembolie finden sich im EKG charakteristische Veränderungen.

❑ A 1
❑ B 1 + 2
❑ C 1 + 2 + 3
❑ D 1 + 2 + 4
❑ E 2 + 3 + 4

1.62 **Zu den Symptomen einer Lungenembolie gehören:**

1. Thoraxschmerz
2. Dyspnoe
3. Zyanose
4. Einflussstauung
5. RR-Abfall und Anstieg von Puls und Venendruck

❑ A 1 + 3 + 4
❑ B 2 + 3 + 4
❑ C 1 + 2 + 3 + 4
❑ D 1 + 2 + 5
❑ E Alle Antworten sind richtig.

1.63 **Bei welcher der folgenden Krankheiten haben Sie eine exspiratorische Dyspnoe?**

❑ A Nasenpolypen
❑ B Asthma bronchiale
❑ C Diphtherie
❑ D Stridor
❑ E Akute Laryngitis

1.64 **Unter dem Begriff „Lungenembolie“ versteht man:**

- ❑ A Verschleppung eines Thrombus in die Pulmonalvenen
- ❑ B Verlegung eines Lappenbronchus und dessen Verzweigung
- ❑ C Verlegung der Bronchiolen durch Bronchialspasmus und verstärkte Schleimproduktion
- ❑ D Verschleppung eines Thrombus in die Pulmonalarterie bzw. deren Aufzweigung
- ❑ E Verschleppung eines Thrombus aus der Lungenstrombahn in den großen Kreislauf

1.65 **Die wichtigste Untersuchung, um eine Pneumonie zu diagnostizieren, ist:**

- ❑ A Auskultation des Thorax
- ❑ B Beurteilung der Atemqualität
- ❑ C Röntgenaufnahme des Thorax
- ❑ D Erregernachweis im Sputum

1.66 **Hämoptoe bedeutet**

- ❑ A Blut aus der Nase
- ❑ B Blut aus dem Magen-Darm-Trakt
- ❑ C Bluthusten
- ❑ D Bluterbrechen
- ❑ E Blut im Urin

1.67 **Zur Dauertherapie des Asthma bronchiale gehören**

1. Inhalation von Dinatriumcromoglicat, z.B. Intal®
2. Inhalation von Steroiden, z.B. Sanasthmax®
3. Anstreben einer möglichst hohen Steroid-Erhaltungsdosis
4. Gabe von Xanthinderivaten wie Theophyllin® mit Einstellung auf einen optimalen Spiegel
5. Gabe von Codein wegen des Hustenreizes

- ❑ A 1 + 2
- ❑ B 1 + 3
- ❑ C 3 + 4 + 5
- ❑ D 1 + 2 + 4
- ❑ E Alle Antworten sind richtig.

1.68 **Welche Symptome werden bei einer massiven Lungenembolie beobachtet?**

1. Zyanose
2. Schock
3. Bradykardie
4. Tachykardie
5. Kussmaul-Atmung
6. Dyspnoe

- ❑ A 1 + 3 + 5 + 6
- ❑ B 1 + 2 + 4 + 6
- ❑ C 1 + 4 + 5 + 6
- ❑ D 2 + 3 + 5 + 6
- ❑ E 2 + 4 + 5

1.69 **Welche therapeutischen Maßnahmen sind beim Lungenödem indiziert?**

1. Sauerstoffzufuhr
2. Nitrat-Infusionen
3. Diuretika
4. Unblutiger Aderlass

- ❑ A 1 + 2 + 3
- ❑ B 1 + 3
- ❑ C 2 + 4
- ❑ D 3 + 4
- ❑ E Alle Antworten sind richtig.

1.70 **Zu den Sofortmaßnahmen beim Lungenödem gehören**

1. Kopftieflage
2. Plasmaexpander
3. Sedierung (z.B. Morphium® i.v.)
4. Diuretika (z.B. Lasix® i.v.)
5. Sauerstoffgabe

- ❑ A 2 + 3 + 4
- ❑ B 2 + 4 + 5
- ❑ C 1 + 4 + 5
- ❑ D 3 + 4 + 5
- ❑ E Alle Antworten sind richtig.

1.71 **Leitsymptom bei allen Pneumonien sind:**

1. Rasselgeräusche beim Abhorchen
2. Schmerzen beim Atmen
3. Fieber
4. Husten
5. Bronchialspasmus
6. Schnupfen

- ❏ A 1 + 3 + 4
- ❏ B 1 + 2 + 3
- ❏ C 4 + 5 + 6
- ❏ D 1 + 3 + 6
- ❏ E 2 + 4 + 6

1.72 **Eine restriktive Ventilationsstörung findet sich bei**

- ❏ A Lungenembolie
- ❏ B Asthma bronchiale
- ❏ C Lungenemphysem
- ❏ D Lungenfibrose
- ❏ E Hyperventilationstetanie

1.73 **Ordnen Sie den aufgeführten Symptomen der Liste 1 die entsprechenden Lungen- und Bronchialerkrankungen der Liste 2 zu und kreuzen Sie die richtige Aussagekombination an:**

Liste 1	*Liste 2*
A Asthma bronchiale	1. Husten, Auswurf, Fieber, Schmerzen bei der Atmung
B Bronchialkarzinom	2. Anfallsweise auftretende schwere Atemnot mit pfeifenden Atemgeräuschen
C Chronische Bronchitis	3. Spärliche Frühsymptome: hartnäckiger Husten, besonders nachts; spärlicher Auswurf
D Pneumonie	4. Husten und Auswurf, vor allem morgens; schleimiges, z.T. eitriges Sputum; im weiteren Verlauf zunehmende Atemnot und Zyanose

- ❏ A A1, B4, C2, D3
- ❏ B A2, B3, C4, D1
- ❏ C A3, B1, C4, D2
- ❏ D A2, B4, C1, D3
- ❏ E A2, B3, C1, D4

1.74 **Ordnen Sie den Erkrankungen die mögliche Ursache zu und kreuzen Sie die richtige Aussagekombination an:**

Liste 1	*Liste 2*
A Pleuramesotheliom	1. Arbeiten mit Asbest
B Silikose	2. Quarzstaub/Steinstaub
C Chronische Bronchitis	3. Rauchen

- ❑ A A1, B2, C3
- ❑ B A2, B1 , C3
- ❑ C A2, B3, C1
- ❑ D A3, B1, C2
- ❑ E A1, B3, C2

1.75 **Ursache einer primären Lungenentzündung (Pneumonie) kann sein:**

- ❑ A Bronchialkarzinom
- ❑ B Lungenstauung
- ❑ C Streptokokken (Bakterien)
- ❑ D Aspiration (Mageninhalt, Fremdkörper)
- ❑ E Lungenödem

Gastrointestinaltrakt

1.76 Für welche Erkrankung spricht Sodbrennen?

- ❑ A Magenkarzinom
- ❑ B Magenpolyp
- ❑ C Refluxösophagitis
- ❑ D Ösophagusdivertikel
- ❑ E Anazidität des Magens

1.77 Ordnen Sie die Oberbauchbeschwerden aus Liste 1 den entsprechenden Erkrankungen aus Liste 2 zu und kreuzen Sie die richtige Aussagekombination an:

Liste 1	*Liste 2*
A vorwiegend Nüchternschmerz mit Ausstrahlung in den Rücken	1. Ulcus ventriculi
B gürtelförmiger Dauerschmerz oder wellenförmige Schmerzen im rechten Oberbauch mit Ausstrahlung in den Rücken und die rechte Schulter	2. Ulcus duodeni
C häufige Schmerzen nach dem Essen	3. Gallenkolik

- ❑ A A1, B2, C3
- ❑ B A3, B2, C1
- ❑ C A3, B1, C2
- ❑ D A2, B3, C1
- ❑ E A2, B1, C3

1.78 **Ordnen Sie den Erkrankungen in Liste 1 die entsprechenden Symptome und möglichen Komplikationen in Liste 2 zu und kreuzen Sie die richtige Aussagekombination an:**

Liste 1	*Liste 2*
A Ulcus duodeni B Ulcus ventriculi C Magenkarzinom	1. uncharakteristische Beschwerden, mitunter Abneigung gegen Fleisch, oft erst Spätsymptome wie Erbrechen nach den Mahlzeiten 2. Nüchternschmerz, Besserung nach Nahrungsaufnahme, selten maligne Entartung 3. diffuser Schmerz nach Nahrungsaufnahme, Gefahr der malignen Entartung

- ❑ A A2, B3, C1
- ❑ B A2, B1, C3
- ❑ C A1, B2, C3
- ❑ D A3, B1, C2
- ❑ E A3, B2, C1

1.79 **Hinweis auf eine Magenblutung kann sein:**

- ❑ A Hämatemesis
- ❑ B Druckschmerz am McBurney-Punkt
- ❑ C Hämaturie
- ❑ D Leukozytopenie
- ❑ E Obstipation

1.80 **Auf welche Lokalisation der Blutung im Verdauungstrakt lässt Teerstuhl schließen?**

1. Kolon
2. Bulbus duodeni
3. Magen
4. Ileum (terminal)
5. Ösophagus

- ❑ A 1 + 2 + 4
- ❑ B 3 + 5
- ❑ C 2 + 3
- ❑ D 2 + 3 + 5

1.81 **Kaffeesatzartiges Erbrechen kann auftreten bei**

1. Magengeschwür
2. Baucharterienembolie
3. Ösophagusvarizen
4. Magenkarzinom
5. Magensäuremangel

❑ A 1 + 3 + 4
❑ B 1 + 2 + 5
❑ C 2 + 3 + 4
❑ D 3 + 4 + 5
❑ E Alle Antworten sind richtig.

1.82 **Anazidität bedeutet:**

❑ A Erhöhung der Gesamtazidität des Magensaftes
❑ B verminderter Gehalt an freier Salzsäure im Magen
❑ C Fehlen von freier Salzsäure im Magen

1.83 **Welche Untersuchung wird beim Verdacht auf Magenkarzinom durchgeführt, um die Diagnose zu sichern?**

❑ A Ultraschall
❑ B Röntgen der Magen-Darm-Passage
❑ C Enteroklysma
❑ D Gastroskopie mit Biopsie
❑ E Untersuchung des Stuhls auf pathologische Zellen

1.84 **Von Miserere spricht man, wenn**

❑ A sich der Patient erbärmlich fühlt
❑ B der Patient kein Verständnis beim Pflegepersonal findet
❑ C der Patient kaffeesatzartiges Erbrechen hat
❑ D der Patient Kot erbricht
❑ E wenn der Patient unwillkürlichen Stuhlabgang hat

1.85 **Welche therapeutischen Maßnahmen sind bei der akuten Pankreatitis angebracht?**

1. strenge Pankreasschonkost
2. viel Flüssigkeit trinken
3. Magensonde
4. komplettes Infusionsprogramm

- ❑ A 1 + 3 + 4
- ❑ B 1 + 2
- ❑ C 2 + 3 + 4
- ❑ D 3 + 4
- ❑ E Alle Antworten sind richtig.

1.86 **Eine akute Pankreatitis kann ausgelöst werden durch:**

1. Choledocholithiasis
2. Ulcus ventriculi
3. portale Hypertonie
4. Alkoholabusus
5. Herpes-Viren

- ❑ A 1 + 2 + 4
- ❑ B 2 + 3 + 4
- ❑ C 4 + 5
- ❑ D 3 + 4 + 5
- ❑ E 1 + 4

1.87 **Bei der akuten Pankreatitis ist das akute Nierenversagen eine gefürchtete Komplikation. Seine Ursache ist der intravasale Flüssigkeitsmangel. Wodurch kommt er zustande?**

1. Erbrechen
2. Retroperitoneales Ödem
3. Paralytischer Ileus

- ❑ A 1 + 2 + 3
- ❑ B 2 + 3
- ❑ C 1 + 3

1.88 **Welche Komplikationen können bei einer akuten Pankreatitis auftreten?**

1. Ileus
2. Pankreaspseudozysten
3. Blutzuckerentgleisung
4. Pleuraerguss
5. Schock

- ❑ A 1 + 3
- ❑ B 1 + 2 + 3
- ❑ C 1 + 2 + 3 + 5
- ❑ D 2 + 3 + 4 + 5
- ❑ E Alle Antworten sind richtig.

1.89 **Häufige Ursachen einer Leberzirrhose sind**

1. Diabetes mellitus
2. jahrzehntelanger Zigarettenmissbrauch
3. chronischer Alkoholabusus
4. Adipositas
5. nicht ausgeheilte Virushepatitis B

- ❑ A 3 + 4 + 5
- ❑ B 2 + 4
- ❑ C 3 + 5
- ❑ D 1 + 3
- ❑ E 4 + 5

1.90 **Patienten mit einer chronischen Lebererkrankung und Funktionseinschränkung des Organs bieten typische Merkmale:**

1. Palmarerythem
2. Uhrglasnägel
3. Spider naevi (Gefäßspinnen)
4. Trommelschlegelfinger
5. Anasarka

- ❑ A 1 + 3
- ❑ B 2 + 4
- ❑ C 2 + 4 + 5
- ❑ D 1 + 3 + 5
- ❑ E Alle Antworten sind richtig.

1.91 **Wann ist das indirekte Bilirubin typischerweise erhöht?**

- ❑ A Hepatitis A
- ❑ B Hämolyse
- ❑ C Hepatitis B
- ❑ D Gallengangsverschluss (extrahepatisch)
- ❑ E Pankreaskarzinom

1.92 **Welche Untersuchungsmethode eignet sich besonders zur Unterscheidung einer intra- und extrahepatischen Cholestase?**

- ❑ A Kontrasteinlauf
- ❑ B Bestimmung der Gamma-GT (GGT) und der alkalischen Phosphatase im Blut
- ❑ C Abdomenübersichtsaufnahme
- ❑ D Sonographie
- ❑ E Keine Antwort ist richtig.

1.93 **Ein intrahepatischer Ikterus kann verursacht sein durch**

- ❑ A einen Verschluss des Ductus cysticus
- ❑ B eine Hämolyse
- ❑ C eine Cholangitis (Entzündung der Gallenwege)
- ❑ D einen Tumor der Vater-Papille
- ❑ E ein Pankreaskopfkarzinom

1.94 **Welches Symptom ist typisch beim Verschlussikterus?**

- ❑ A Aszites
- ❑ B dunkelbrauner Urin
- ❑ C Ödeme
- ❑ D dunkelbrauner Stuhl

1.95 **Komplikationen bei der Cholelithiasis sind:**

1. Perforation mit Peritonitis
2. innere Fisteln mit Gallensteinileus
3. Cholangitis mit Leberparenchymschaden
4. Pankreatitis
5. Karzinomentstehung

❑ A 1 + 2 + 5
❑ B 1 + 3 + 4 + 5
❑ C 1 + 3 + 5
❑ D 2 + 3 + 4 + 5
❑ E Alle Antworten sind richtig.

1.96 **Das Risiko, Gallensteine zu bilden, ist erhöht bei**

1. Vegetariern
2. Mehrgebärenden
3. Männern
4. Patienten mit Hämolyse

❑ A 1 + 2 + 3
❑ B 1 + 3 + 4
❑ C 1 + 3
❑ D 2 + 4
❑ E Alle Antworten sind richtig.

1.97 **Welche der folgenden Faktoren begünstigen die Entstehung von Gallensteinen?**

1. Übergewicht
2. Nikotinabusus
3. weibliches Geschlecht
4. Leberzirrhose

❑ A 2 + 4
❑ B 1 + 3
❑ C 1 + 2 + 3

1.98 **Welche Aussage zur Cholezystitis trifft zu?**

- ❑ A Sie geht mit einem Ikterus einher.
- ❑ B Ursache ist eine Choledocholithiasis.
- ❑ C Fieber wird nur sehr selten beobachtet.
- ❑ D Typisch sind kolikartige Schmerzen.
- ❑ E Häufig liegt gleichzeitig eine Cholezystolithiasis vor.

1.99 **Die Behandlung des Morbus Crohn besteht aus**

1. faserarmer Mischkost
2. ballaststoffreicher Kost
3. Gabe von Penicillin
4. Gabe von Salofalk®, Azulfidine®, evtl. chirurgischer Resektion des erkrankten Dickdarms
5. chirurgischer Resektion des gesamten Dickdarms

- ❑ A 1 + 3 + 5
- ❑ B 1 + 2 + 5
- ❑ C 4 + 5
- ❑ D 1 + 4

1.100 **Welche Merkmale treffen für die Colitis ulcerosa zu?**

1. kontinuierliche Ausbreitung
2. Ulzerationen
3. Pseudopolypen
4. häufige Fistelung
5. Analabszesse

- ❑ A 1 + 2 + 3
- ❑ B 2 + 3 + 5
- ❑ C 4 + 5
- ❑ D 1 + 3 + 5
- ❑ E Alle Antworten sind richtig.

1.101 **Wann kommt es zum „Miserere"?**

- ❑ A beim Ikterus
- ❑ B beim Ileus
- ❑ C bei Ösophaguskarzinom
- ❑ D beim Magenulkus
- ❑ E bei einer Pylorusstenose

1.102 **Welches ist die häufigste Erkrankung des Magens?**

- ❑ A Chronisch-atrophische Gastritis
- ❑ B Ulcus ventriculi
- ❑ C Pylorusstenose
- ❑ D Akute Gastritis
- ❑ E Magenkarzinom

1.103 **Welche Aussagen zur Pankreatitis treffen zu?**

1. Die Patienten sollten nur Schonkost erhalten.
2. Intensive Überwachung des Patienten ist wichtig.
3. Der Schock ist eine gefährliche Komplikation.
4. Die nekrotisierende Pankreatitis ist eine OP-Indikation.

- ❑ A 1 + 2 + 4
- ❑ B 2 + 3 + 4
- ❑ C 1 + 3
- ❑ D 3 + 4
- ❑ E Alle Antworten sind richtig.

1.104 **Für einen extrahepatischen Gallenwegsverschluss spricht/sprechen:**

- ❑ A kolikartige Schmerzen im Oberbauch und Ikterus mit stark erhöhter Phosphatase und erhöhtem Gamma-GT
- ❑ B eine infektiöse Hepatitis
- ❑ C gürtelförmig nach links ausstrahlende Schmerzen im Oberbauch
- ❑ D ein unkompliziertes Gallensteinleiden

1.105 **Welche Merkmale treffen für den Morbus Crohn zu?**

1. Segmentaler Befall
2. Fissuren
3. Häufig Fistelbildung
4. Selten Blutungen
5. Keine wesentliche Karzinomdisposition

- ❑ A 1 + 3
- ❑ B 3 + 4 + 5
- ❑ C 2 + 3 + 5
- ❑ D 2 + 5
- ❑ E Alle Antworten sind richtig.

1.106 **Ein Verschlussikterus kann auftreten bei**

1. Cholezystolithiasis
2. Karzinom der Vater-Papille
3. Choledocholithiasis
4. Akuter Cholezystitis
5. Ulcus duodeni

❏ A 1 + 3
❏ B 1 + 2
❏ C 2 + 3
❏ D 3 + 4 + 5
❏ E 3 + 5

1.107 **Welche der folgenden Darmerkrankungen neigt zur malignen Entartung?**

1. Polyposis coli
2. Morbus Crohn
3. Divertikulose
4. Colon irritabile
5. Colitis ulcerosa

❏ A 1 + 2 + 4
❏ B 1 + 5
❏ C 2 + 3 + 4
❏ D 1 + 2 + 5
❏ E Alle Antworten sind richtig.

1.108 **Das Endstadium einer Ösophagitis ist gekennzeichnet durch:**

❏ A Ulzerationen
❏ B Nekrosen
❏ C Blutungen
❏ D narbige Stenosen
❏ E Perforationen

1.109 Ordnen Sie die aufgeführten Begriffe der beiden Listen einander zu und kreuzen Sie die richtige Aussagekombination an:

Liste 1	*Liste 2*
A Colitis ulcerosa	1. Obstipation
B Rektumtumor	2. Blutig-schleimige Durchfälle
C Kolondivertikulose	3. Bleistiftstuhlgänge

- ❑ A A1, B2, C3
- ❑ B A3, B1, C2
- ❑ C A2, B1, C3
- ❑ D A2, B3, C1
- ❑ E A3, B2, C1

1.110 Das Auftreten eines Ikterus wird beobachtet bei

1. Lebererkrankungen
2. Gallenwegserkrankungen
3. Hämolytischen Erkrankungen
4. Magen-Darm-Erkrankungen

- ❑ A 1 + 2
- ❑ B 2 + 3
- ❑ C 1 + 2 + 3
- ❑ D 2 + 3 + 4
- ❑ E Alle Antworten sind richtig.

1.111 Welches ist das häufigste Symptom eines Ösophaguskarzinoms?

- ❑ A Heiserkeit
- ❑ B Bluterbrechen
- ❑ C Schluckbeschwerden
- ❑ D Luftnot
- ❑ E Saures Aufstoßen

Blut

1.112 Anämie tritt im Zusammenhang mit Nierenerkrankungen auf, weil

- ❑ A Erythrozyten beim Durchfluss durch die kranke Niere geschädigt und daher vermehrt abgebaut werden
- ❑ B Erythrozyten durch die Urämie mikrozytär werden
- ❑ C ein die Erythrozytenbildung stimulierender Faktor nur noch ungenügend gebildet wird
- ❑ D bei Nierenerkrankungen Störungen des Eisenhaushalts im Vordergrund stehen
- ❑ E die erhöhte Harnsäurekonzentration im Blut zur Hämolyse führt

1.113 Ordnen Sie die aufgeführten Begriffe der beiden Listen einander zu und kreuzen Sie die richtige Aussagekombination an:

Liste 1	*Liste 2*
A Eisenmangelanämie	1. hyperchrome Anämie
B perniziöse Anämie	2. hypochrome Anämie
C akute Blutungsanämie	3. normochrome Anämie

- ❑ A A1, B3, C2
- ❑ B A2, B1, C3
- ❑ C A3, B2, C1

1.114 Eine hypochrome Anämie ist gekennzeichnet durch

- ❑ A verminderte Erythrozytenzahl und normalen Hämoglobingehalt des Blutes
- ❑ B erniedrigte bis normale Erythrozytenzahl und verminderten Hämoglobingehalt des Blutes
- ❑ C normale Erythrozytenzahl und verminderte Sauerstoffsättigung des Hämoglobins
- ❑ D verminderte Erythrozytenzahl und erhöhten Hämoglobingehalt des einzelnen Erythrozyten
- ❑ E verminderte Erythrozytenzahl und entsprechend verminderten Hämoglobingehalt

1.115 **Eine mögliche Ursache der hyperchromen Anämie ist**

- ❑ A ein starker Blutverlust
- ❑ B eine Missbildung der Erythrozyten
- ❑ C ein Eisenmangel
- ❑ D Fehlen von Vitamin B_{12}

1.116 **Wodurch entsteht eine perniziöse Anämie?**

1. bei Vitamin-B_{12}-Mangel
2. bei Fehlen von Gallensäuren
3. bei übermäßig großem Stress
4. bei Fehlen des so genannten „Intrinsic-Faktors"

- ❑ A 1 + 2
- ❑ B 2 + 3
- ❑ C 3 + 4
- ❑ D 1 + 4
- ❑ E Alle Antworten sind richtig.

1.117 **Die Eisenmangelanämie**

- ❑ A entsteht meist aus Mangel an Intrinsic-Faktor
- ❑ B zeigt ein normales Hb_E
- ❑ C zeigt ein Blutbild mit vielen hypochromen Erythrozyten
- ❑ D muss mit parenteralen Eisengaben behandelt werden

1.118 **Nennen Sie Ursachen einer Eisenmangelanämie:**

1. falsche Ernährung
2. chronische Blutung
3. Störung der Erythropoese
4. Resorptionsstörung
5. Thalassämie

- ❑ A 1 + 2 + 3
- ❑ B 1 + 2 + 4
- ❑ C 2 + 4
- ❑ D 3 + 4 + 5
- ❑ E 2 + 5

1.119 **Nennen Sie typische Zeichen einer Leukämie:**

1. Knochenschmerzen
2. Leber- und Milzvergrößerung
3. Ikterus
4. Blässe
5. Reizhusten

❑ A 1 + 2
❑ B 1 + 2 + 4
❑ C 2 + 3 + 5
❑ D 2 + 4 + 5
❑ E 3 + 4 + 5

1.120 **Die akute myeloische Leukämie**

❑ A betrifft vorwiegend Kinder
❑ B Es handelt sich um eine reifzellige Leukose.
❑ C Häufig sind Haut- und Schleimhautblutungen vorhanden.
❑ D Typisch sind Knochendefekte am Schädel.

1.121 **Welche Komplikationen können bei einem Patienten im Zusammenhang mit einem „Plasmozytom" auftreten?**

1. Leberzirrhose
2. Magenulkus
3. Knochenfraktur
4. Herzinfarkt
5. Niereninsuffizienz

❑ A 1 + 2
❑ B 2 + 5
❑ C 1 + 4
❑ D 3 + 4
❑ E 3 + 5

1.122 **Welche Aussage zur Therapie des M. Hodgkin trifft zu?**

❑ A Bei primärem Halslymphknotenbefall wird eine Neck dissection durchgeführt.
❑ B In den Stadien III und IV ist eine Bestrahlungstherapie erforderlich.
❑ C Die Stadien III und IV sind die Domäne der Chemotherapie.
❑ D Eine dauerhafte Heilung ist trotz eingreifender Therapie nicht möglich.

1.123 **Bei einem Patienten mit Blutgruppe A, Rhesusfaktor-positiv, soll eine Transfusion durchgeführt werden. Was muss unbedingt vor der Bluttransfusion gemacht werden?**

- ❑ A Kühlung des Blutes
- ❑ B Gabe von Vitamin K
- ❑ C Gabe von Heparin
- ❑ D Kreuzprobe
- ❑ E kräftiges Schütteln des Blutes

1.124 **Welcher Laborparameter korreliert grob mit dem Ausmaß einer hepatischen Enzephalopathie?**

- ❑ A Bilirubin
- ❑ B GOT
- ❑ C GPT
- ❑ D Gamma-GT
- ❑ E Ammoniak

1.125 **Ordnen Sie den Blutgruppen der Liste 1 die Reaktion mit den Testseren Anti-A und Anti B der Liste 2 zu und kreuzen Sie die richtige Aussagekombination an:**

Liste 1	*Liste 2*
A Blutgruppe A	1. Agglutination mit Testserum Anti-A, keine Reaktion mit Testserum Anti-B
B Blutgruppe AB	2. Agglutination mit Testserum Anti-A und mit Testserum Anti-B
C Blutgruppe 0	3. Weder Agglutination mit Testserum Anti-A noch mit Testserum Anti-B

- ❑ A A1, B2, C3
- ❑ B A1, B3, C2
- ❑ C A2, B1, C3
- ❑ D A2, B3, C1
- ❑ E A3, B1, C2

1.126 **Eine symptomatische Anämie kommt vor bei**

1. chronischer Polyarthritis
2. chronischer Niereninsuffizienz
3. Leberzirrhose
4. Lungenemphysem

❑ A 1 + 4
❑ B 1 + 3 + 4
❑ C 2 + 3
❑ D 1 + 2 + 3
❑ E Alle Antworten sind richtig.

1.127 **Der Morbus Hodgkin nimmt seinen Ausgang in der Regel von**

❑ A dem Knochenmark
❑ B der Leber
❑ C der Milz
❑ D den Lymphknoten des Halses oder des Mediastinums

1.128 **Das Plasmozytom geht meist aus von**

❑ A dem Knochenmark
❑ B der Milz
❑ C Halslymphknoten
❑ D dem Thymus
❑ E der Leber

1.129 **Ordnen Sie die aufgeführten Begriffe der beiden Listen einander zu und kreuzen Sie die richtige Aussagekombination an:**

Liste 1	*Liste 2*
A Agranulozytose	1. Krankheit des erythrozytären Systems
B Koagulopathie	2. Krankheit des leukozytären Systems
C Polyzythämie	3. Krankheit des hämostatischen Systems

❑ A A2, B1, C3
❑ B A2, B3, C1
❑ C A1, B3, C2
❑ D A1, B2, C3
❑ E A3, B2, C1

1.130 **Nennen Sie die Zeichen einer chronisch-myeloischen Leukämie:**

1. Priapismus
2. Leber- und Milzvergrößerung
3. Ikterus
4. Blässe
5. Reizhusten

- ❑ A 1 + 2
- ❑ B 1 + 2 + 4
- ❑ C 2 + 3 + 5
- ❑ D 2 + 4 + 5
- ❑ E 3 + 4 + 5

Infektionen

1.131 **Bei Reisen in den Vorderen Orient besteht erhöhte Gefahr der Infektion und Erkrankung an**

1. Influenza
2. Poliomyelitis
3. Hepatitis A
4. Cholera
5. Tetanus

- ❑ A 1 + 2 + 3
- ❑ B 3 + 4 + 5
- ❑ C 2 + 4 + 5
- ❑ D 2 + 3 + 4

1.132 **Ordnen Sie die aufgeführten Begriffe der beiden Listen einander zu und kreuzen Sie die richtige Aussagekombination an:**

Liste 1	*Liste 2*
A Masern	1. juckendes, bläschenförmiges Exanthem
B Röteln	2. großfleckiges, konfluierendes Exanthem
C Windpocken	3. mittelfleckiges, hellrotes Exanthem an Kopf und Stamm

- ❑ A A1, B2, C3
- ❑ B A2, B1, C3
- ❑ C A1, B3, C2
- ❑ D A2, B3, C1

1.133 **Nach welchen Infektionen kann es beim Patienten zur Dauerausscheidung von Erregern kommen?**

1. Röteln
2. Typhus abdominalis
3. Cholera
4. Enteritis (Salmonellen)
5. Ruhr

- ❑ A 1 + 2 + 4
- ❑ B 2 + 3 + 4
- ❑ C 2 + 3 + 5
- ❑ D 2 + 4 + 5

1.134 **Die Tuberkulose**

1. ist eine Infektionskrankheit
2. wird durch Viren hervorgerufen
3. befällt nur die Lunge
4. führt zu verschiedenen histopathologischen Veränderungen
5. wird in verschiedene Stadien eingeteilt

- ❑ A Alle Antworten sind richtig.
- ❑ B 1 + 4 + 5
- ❑ C 2 + 3
- ❑ D 3 + 4 + 5
- ❑ E 1 + 4

1.135 **Welche der folgenden Infektionskrankheiten werden in der Regel vorwiegend auf dem Blutweg oder durch Geschlechtsverkehr übertragen?**

1. Hepatitis A
2. Hepatitis B
3. Salmonellose
4. AIDS

- ❑ A 1 + 2 + 3
- ❑ B 1 + 4
- ❑ C 2 + 3 + 4
- ❑ D 2 + 4
- ❑ E nur 4

1.136 **Ein Toxoid-Impfstoff enthält**

- ❑ A abgetötete Bakterien
- ❑ B Virusbestandteile
- ❑ C lebende Bakterien
- ❑ D abgewandelte Bakteriengifte

1.137 **Die Malaria wird übertragen durch**

- ❑ A Mücken
- ❑ B Trinkwasser
- ❑ C Geschlechtsverkehr
- ❑ D Zecken
- ❑ E Luft

1.138 **Folgende Aussage zum Typhus abdominalis trifft zu:**

- ❑ A Der Erreger gehört zur Gruppe der Shigellen.
- ❑ B Die Inkubationszeit beträgt 2–4 Tage.
- ❑ C Die Erkrankung beginnt akut mit heftigen wässerigen Durchfällen.
- ❑ D Das namengebende Symptom ist die Benommenheit.

1.139 **Der grippale Infekt**

- ❑ A wird verursacht durch Viren
- ❑ B wird verursacht durch Bakterien
- ❑ C wird verursacht durch Pilze
- ❑ D sollte immer mit Antibiotika behandelt werden
- ❑ E bleibt fast immer symptomlos

1.140 **Welche der folgenden Erkrankungen wird durch eine Virusinfektion hervorgerufen?**

- ❑ A Scharlach
- ❑ B Malaria
- ❑ C Tuberkulose
- ❑ D Zoster
- ❑ E Lepra

1.141 **Die Unterscheidung der Virushepatitiden (A, B, C, D, E, G) geschieht zweckmäßigerweise**

- ❑ A durch Virusisolierung
- ❑ B serologisch
- ❑ C anhand der Höhe der Serumtransaminasen
- ❑ D histologisch durch Leberpunktion

1.142 **Der Botulismus**

- ❑ A wird durch Streptococcus botulinus verursacht
- ❑ B kann mit Penicillin wirksam behandelt werden
- ❑ C geht mit Erbrechen und Lähmungserscheinungen einher
- ❑ D hat häufig einen gutartigen Verlauf

1.143 Der Erreger der infektiösen Mononukleose ist

- ❑ A Adenoviren
- ❑ B Mykobakterien
- ❑ C Epstein-Barr-Virus
- ❑ D Gonokokken

1.144 Welche der folgenden Virusarten befällt häufiger das Pankreas?

- ❑ A Influenzavirus A
- ❑ B Mumpsvirus
- ❑ C Varizellenvirus
- ❑ D Masernvirus
- ❑ E ECHO-Viren

1.145 Durch welche Erreger wird „Krätze" verursacht?

- ❑ A Milben
- ❑ B Läuse
- ❑ C Wanzen
- ❑ D Flöhe
- ❑ E Zecken

1.146 Die bakterielle Ruhr wird

- ❑ A durch Amöben verursacht
- ❑ B durch Shigellen ausgelöst
- ❑ C hinterlässt eine lebenslange Immunität
- ❑ D durch Tröpfcheninfektion übertragen
- ❑ E durch Geschlechtsverkehr übertragen

1.147 Das akute rheumatische Fieber beruht auf einer

- ❑ A Lungenstauung
- ❑ B Streptokokkeninfektion
- ❑ C chronischen Lungenerkrankung
- ❑ D Pneumokokkeninfektion
- ❑ E Borrelieninfektion

1.148 **Bei der infektiösen Mononukleose**

- ❑ A handelt es sich um eine Streptokokkeninfektion
- ❑ B muss mit einer Nierenfunktionsstörung gerechnet werden
- ❑ C bestehen heftige Durchfälle
- ❑ D muss der Patient parenteral ernährt werden
- ❑ E ist häufig die Milz vergrößert

1.149 **Für die Virushepatitis A trifft folgende Antwort zu:**

- ❑ A Die Immunität gegen eine erneute Erkrankung an Virushepatitis A besteht in der Regel lebenslang.
- ❑ B Eine chronische Hepatitis mit dem möglichen Endzustand einer Leberzirrhose wird oft beobachtet.
- ❑ C Die Virushepatitis A erzeugt in der Regel Dauerausscheider wegen des fäkal-oralen Infektionsweges.
- ❑ D Nach Infektion erkranken fast alle empfänglichen Patienten mit typischen Symptomen.
- ❑ E Eine aktive Schutzimpfung ist nicht bekannt.

Stoffwechsel und Hormone

1.150 Welche der folgenden Krankheitszeichen sprechen für eine Hypoglykämie?

1. stark ausgetrocknete Haut
2. Azetongeruch
3. feuchte, schweißige Haut
4. tiefe und langsame Atmung
5. schnelles Auftreten der Krankheitszeichen

- ❏ A 1 + 2
- ❏ B 1 + 2 + 4
- ❏ C 2 + 3
- ❏ D 3 + 4
- ❏ E 3 + 5

1.151 Insulin hat folgende Wirkung auf den Stoffwechsel:

1. Senkung des Blutglukosespiegels
2. Steigerung der Ketonkörperbildung
3. Senkung des Serumkaliums
4. Steigerung der Proteinsynthese

- ❏ A 1 + 2 + 3
- ❏ B 2 + 3 + 4
- ❏ C 1 + 4
- ❏ D 1 + 3 + 4
- ❏ E Alle Antworten sind richtig.

1.152 Mögliche Ursachen eines hypoglykämischen Schocks bei Diabetikern sind

1. Überdosierung des Insulins
2. Diätfehler mit erheblicher Überschreitung der verordneten Broteinheiten
3. außergewöhnlich starke körperliche Belastung
4. Unterdosierung des Insulins
5. zu kurzer Abstand der Mahlzeiten

❑ A 1 + 2 + 3
❑ B 1 + 2 + 3 + 5
❑ C 3 + 4 + 5
❑ D 1 + 3
❑ E 2 + 4

1.153 Zur Therapie eines Diabetikers sollten unter anderem gehören:

1. Diät (Anstreben des Idealgewichtes)
2. körperliches Training
3. orale Antidiabetika oder Insulin
4. körperliche Schonung

❑ A 1 + 2 + 3
❑ B 1 + 3
❑ C 2 + 4
❑ D 3 + 4
❑ E Alle Antworten sind richtig.

1.154 Symptom des ketoazidotischen Komas kann sein:

❑ A Kussmaul-Atmung
❑ B Alkalose
❑ C Hypertonie
❑ D Schweißausbruch
❑ E Cheyne-Stokes-Atmung

1.155 **Ordnen Sie den aufgeführten Hormonen des Hypophysenvorderlappens das zugehörige Zielorgan zu und kreuzen Sie die richtige Aussagekombination an:**

Liste 1	*Liste 2*
A TSH	1. Nebenniere
B ACTH	2. Schilddrüse
C FSH + LH	3. Keimdrüsen

❑ A A2, 3B, C1
❑ B A1, B3, C2
❑ C A2, B1, C3
❑ D A3, B1, C2

1.156 **Das Krankheitsbild des Morbus Cushing zeigt folgende Symptome:**

1. Facies lunata
2. Stiernacken
3. Stammfettsucht
4. Hypotonie
5. Striae lividae

❑ A 1 + 2 + 4
❑ B 1 + 4 + 5
❑ C 1 + 2 + 3 + 5
❑ D 3 + 4 + 5

1.157 **Bei welcher Tageszeit liegt der körpereigene maximale Blutspiegel der Glukokortikoide?**

❑ A um Mitternacht
❑ B morgens zwischen 6.00–9.00
❑ C mittags zwischen 11.00–14.00
❑ D abends zwischen 20.00–23.00
❑ E 1 Stunde nach dem Essen

1.158 **Welche Organmanifestation des primären Hyperparathyreoidismus wird am häufigsten beobachtet?**

❑ A gastrointestinale Form
❑ B kardiale Form
❑ C renale Form
❑ D akuter primärer Hyperparathyreoidismus
❑ E rein ossäre Form

1.159 **Eine Hyperthyreose**

- ❑ A ist gleichbedeutend mit einer Struma
- ❑ B kommt endemisch in jodarmen Gebieten vor
- ❑ C zeigt sich an stark erhöhtem TRH-Test
- ❑ D kommt vor bei einer chronischen Thyreoiditis (Hashimoto)
- ❑ E zeigt sich unter anderem an Gewichtsverlust und Tachykardie

1.160 **Welches Vitamin ist für die Synthese von Gerinnungsfaktoren in der Leber erforderlich?**

- ❑ A Vitamin A
- ❑ B Vitamin B_{12}
- ❑ C Vitamin C
- ❑ D Vitamin D
- ❑ E Vitamin K

1.161 **Der Mangel welches Vitamins führt zu einer Störung der Blutbildung mit megaloblastärer Anämie und zu einer Störung des Nervensystems?**

- ❑ A Vitamin A
- ❑ B Vitamin B_{12}
- ❑ C Vitamin C
- ❑ D Vitamin D
- ❑ E Vitamin K

1.162 **An der Regulierung des Säure-Basen-Haushaltes sind beteiligt:**

1. Leber
2. Lunge
3. Niere

- ❑ A Alle Aussagen sind richtig.
- ❑ B 1 + 2
- ❑ C 1 + 3
- ❑ D 2 + 3
- ❑ E Keine Aussage ist richtig.

1.163 **Bei einer Diarrhö drohen**

1. Elektrolytverluste
2. Pneumonie
3. Dehydratation
4. Magenblutung
5. Pankreasinsuffizienz

❑ A 1 + 3
❑ B 1 + 3 + 5
❑ C 2 + 3 + 4
❑ D 1 + 4 + 5

1.164 **Ordnen Sie die aufgeführten Hormone der Liste 1 den Organen, in denen sie produziert werden, der Liste 2 zu und kreuzen Sie die richtige Aussagekombination an:**

Liste 1	*Liste 2*
A Glukagon	1. Hypophyse (Hirnanhangsdrüse)
B Wachstumshormon	2. Nebennierenrinde
C Kortikosteroide	3. Bauchspeicheldrüse

❑ A A1, B2, C3
❑ B A1, B3, C2
❑ C A2, B1, C3
❑ D A2, B3, C1
❑ E A3, B1, C2

1.165 **Hypoglykämische Anfälle sind am ehesten typisch für:**

❑ A das Zollinger-Ellison-Syndrom
❑ B die akute Pankreatitis
❑ C die Mukoviszidose
❑ D das Insulinom
❑ E das Pankreaskopfkarzinom

1.166 **Bei der Hyperthyreose kommt es zu folgendem Symptom:**

❑ A Nervosität
❑ B Appetitabnahme
❑ C Obstipation
❑ D Bradykardie
❑ E Magenkarzinom

1.167 **Symptome der Hyperthyreose sind:**

1. Temperaturerhöhung
2. Verquellen des Unterhautbindegewebes
3. Tachykardie
4. Abmagerung
5. Kretinismus

- ❑ A 2 + 4 + 5
- ❑ B 2 + 5
- ❑ C 1 + 3 + 4
- ❑ D 1 + 2 + 3 + 5
- ❑ E Alle Antworten sind richtig.

1.168 **Die beiden Symptome Polyurie und Polydipsie treten typischerweise gemeinsam auf bei**

- ❑ A entgleistem Diabetes mellitus
- ❑ B hohem Fieber
- ❑ C bestimmten psychischen Störungen
- ❑ D Diabetes insipidus
- ❑ E erhöhtem Serumkalzium

1.169 **Welche Therapie ist beim hyperglykämischen Koma erforderlich?**

- ❑ A Traubenzucker oral
- ❑ B Traubenzucker i.v.
- ❑ C Altinsulin i.v.
- ❑ D Polysaccharide oral
- ❑ E Depotinsulin i.v.

1.170 **Beim Diabetes insipidus**

1. besteht ein Mangel an Antidiuretischem Hormon (ADH)
2. kommt es zu einer vermehrten Wasserausscheidung durch Störung der Rückresorption in den Tubuli
3. besteht Insulinmangel
4. besteht eine Polyurie mit hohem spezifischen Gewicht
5. ist der Urin wasserklar und hat ein niedriges spezifisches Gewicht

- ❑ A 3 + 4 + 5
- ❑ B 1 + 2 + 5
- ❑ C 3 + 4
- ❑ D 1 + 2 + 4
- ❑ E 1 + 2 + 3 + 4

Urogenitaltrakt

1.171 **Mit welcher Organkomplikation ist im Endstadium einer chronischen Niereninsuffizienz zu rechnen?**

1. Lungenödem
2. arterielle Hypertonie
3. Perikarditis
4. Magen-Darm-Blutung
5. Anämie

❏ A 1 + 3 + 4 + 5
❏ B 1 + 2 + 3
❏ C 2 + 3 + 4
❏ D nur Antwort 3
❏ E Alle Antworten sind richtig.

1.172 **Welche Aussagen zur Pyelonephritis treffen zu?**

1. Es handelt sich um ein immunologisch-allergisches Geschehen an den Nephronen, besonders nach extrarenaler Streptokokkeninfektion.
2. Die Pyelonephritis kann hämatogen und aszendierend über die Harnwege entstehen.
3. Sie geht immer mit einer Zystitis einher.
4. Ödeme und Hypertonie sind wichtige Symptome.
5. Sie ist eine bakterielle Entzündung in erster Linie des Niereninterstitiums und des Nierenkelchsystems.

❏ A 3 + 4 + 5
❏ B 2 + 5
❏ C 1 + 4
❏ D 1 + 5
❏ E Alle Antworten sind richtig.

1.173 **Ordnen Sie die aufgeführten Begriffe der beiden Listen einander zu und kreuzen Sie die richtige Aussagekombination an:**

Liste 1	*Liste 2*
A akute Pyelonephritis	1. z.B. Schock
B akute Glomerulonephritis	2. bakteriell
C akutes Nierenversagen	3. immunologisch

- ❑ A A1, B2, C3
- ❑ B A3, B1, C2
- ❑ C A2, B3, C1
- ❑ D A1, B3, C2
- ❑ E A2, B1, C3

1.174 **Das nephrotische Syndrom**

1. ist ein klinischer Symptomkomplex
2. zeigt als Symptom eine große Proteinurie
3. zeigt als Symptom eine Hyperlipidämie
4. zeigt als Symptom eine Dysproteinämie
5. zeigt im Urinsediment so genannte „Malteser-Kreuze", d.h. mit Spezialmikroskopen nachweisbare Fetttröpfchen

- ❑ A 1 + 2 + 3
- ❑ B 1 + 3 + 5
- ❑ C 2 + 4
- ❑ D 1 + 5
- ❑ E Alle Antworten sind richtig.

1.175 **Ursachen für ein nephrotisches Syndrom können sein**

1. Glomerulonephritis
2. Scharlach
3. diabetische Glomerulosklerose
4. Intoxikation
5. rezidivierende Zystitiden

- ❑ A 1 + 3 + 4
- ❑ B 1 + 4 + 5
- ❑ C 2 + 3 + 4
- ❑ D 3 + 4 + 5

1.176 **Welche der genannten Ursachen können zu einem akuten Nierenversagen führen?**

1. eine Peritonitis
2. eine Blasenlähmung
3. eine Sepsis
4. ein hoher Blutverlust

- ❑ A 1 + 2 + 4
- ❑ B 1 + 3 + 4
- ❑ C 2 + 4
- ❑ D 3 + 4
- ❑ E Alle Antworten sind richtig.

1.177 **Eine Rotfärbung des Urins wird beobachtet**

1. nach Genuss bestimmter Nahrungsmittel, z.B. Rote Bete
2. bei Glomerulonephritis
3. bei Herzinsuffizienz
4. bei Niereninsuffizienz
5. bei Hepatitis

- ❑ A 2
- ❑ B 1 + 2
- ❑ C 1 + 2 + 4
- ❑ D 4 + 5
- ❑ E 5

1.178 **Welche Werte sind notwendig, um die Kreatinin-Clearance errechnen zu können?**

1. Kreatinin-Konzentration im Serum
2. Kreatinin-Konzentration im Urin
3. Urinvolumen pro Zeiteinheit (z.B. ml pro 24 Stunden)
4. spezifisches Gewicht des Urins

- ❑ A 1 + 2 + 4
- ❑ B 1 + 3
- ❑ C 2 + 3
- ❑ D 1 + 2 + 3
- ❑ E Alle Antworten sind richtig.

1.179 **Welche Ödemlokalisation ist charakteristisch für die akute Glomerulonephritis?**

- ❑ A An den Unterschenkeln
- ❑ B Auf dem Handrücken
- ❑ C Im lockeren Bindegewebe um die Augen
- ❑ D Über dem Kreuzbein
- ❑ E Im Pleuraspalt

1.180 **Zu den typischen Symptomen einer akuten diffusen Glomerulonephritis gehören:**

1. Mikrohämaturie
2. Hyperlipidämie
3. Hypertonie
4. Leukozyturie
5. Proteinurie

- ❑ A 1 + 2
- ❑ B 2 + 4 + 5
- ❑ C 2 + 3
- ❑ D 1 + 3 + 5
- ❑ E Alle Antworten sind richtig.

1.181 **Bei der akuten Glomerulonephritis**

1. nimmt die tägliche Urinmenge ab
2. wird Eiweiß ausgeschieden
3. treten Ödeme besonders im Gesicht auf
4. kommt es zur massiven Bakteriurie
5. ist der Antistreptolysintiter häufig stark erhöht

- ❑ A 1 + 2 + 3 + 5
- ❑ B Keine Aussage ist richtig.
- ❑ C 4 + 5
- ❑ D 1 + 3 + 4 + 5
- ❑ E Alle Antworten sind richtig.

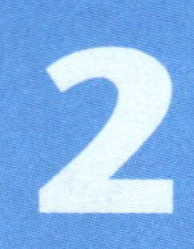

NEUROLOGIE PSYCHIATRIE

Neurologie

2.1 Welches sind die Kennzeichen eines Komas?

- ❏ A Abwehrbewegungen
- ❏ B tiefe Bewusstlosigkeit
- ❏ C Bewusstseinstrübung
- ❏ D delirante Unruhe
- ❏ E ausgeprägter Dämmerzustand

2.2 Ordnen Sie die aufgeführten Begriffe der beiden Listen einander zu und kreuzen Sie die richtige Aussagekombination an:

Liste 1	*Liste 2*
A Somnolenz	1. keine Schmerzreaktion, Erlöschen einzelner oder aller Reflexe
B Sopor	2. desorientiert, Schläfrigkeit, durch äußere Reize weckbar, auf Schmerz gezielte Abwehrreaktionen
C Koma	3. völlig desorientiert, weckbar durch starke Reize, ungezielte Abwehrbewegungen auf Schmerz

- ❏ A A1, B2, C3
- ❏ B A2, B3, C1
- ❏ C A3, B1, C2
- ❏ D A2, B1, C3

2.3 **Der komatöse Patient**

1. ist meist ansprechbar
2. ist oft durch Schmerzreize erweckbar
3. ist durch Schmerzreize nicht erweckbar
4. redet laut vor sich hin und klagt über Schmerzen

❑ A 1 + 2 + 4
❑ B 3
❑ C 1 + 2
❑ D 2 + 4
❑ E Alle Antworten sind richtig.

2.4 **Ordnen Sie die aufgeführten Begriffe der beiden Listen einander zu und kreuzen Sie die richtige Aussagekombination an:**

Liste 1	*Liste 2*
A Morbus Parkinson	1. Hyperkinesen
B Chorea Huntington	2. Rigor
C Multiple Sklerose	3. Augenmuskelparesen

❑ A A2, B3, C1
❑ B A1, B3, C2
❑ C A2, B1, C3
❑ D A3, B1, C2

2.5 **Für den Morbus Parkinson treffen zu:**

1. Er beruht auf einer Slowvirus-Infektion.
2. Das extrapyramidal-motorische System ist betroffen.
3. Durch Nervenschmerzen kommt es zu Akinese.
4. Er geht mit starkem Intentionstremor einher.
5. Er geht oft mit Ruhetremor einher.
6. Auffällig ist ein Salbengesicht.
7. Zur Therapie wird Dopamin eingesetzt.
8. Zur Therapie wird L-Dopa eingesetzt.

❑ A 1 + 2 + 3 + 5
❑ B 2 + 4 + 5 + 7
❑ C 2 + 4 + 6 + 8
❑ D 2 + 5 + 6 + 7
❑ E 2 + 5 + 6 + 8

2.6 **Ordnen Sie die aufgeführten Begriffe der beiden Listen einander zu und kreuzen Sie die richtige Aussagekombination an:**

Liste 1	*Liste 2*
A M. Parkinson	1. Lähmung der Motorik bei erhaltener Sensibilität
B Meningitis	2. Zahnradphänomen
C Poliomyelitis	3. Nackensteifheit, Opisthotonus

- ❑ A A3, B1, C2
- ❑ B A2, B3, C1
- ❑ C A3, B2, C1
- ❑ D A1, B3, C2

2.7 **Ordnen Sie die aufgeführten Begriffe der beiden Listen einander zu und kreuzen Sie die richtige Aussagekombination an:**

Liste 1	*Liste 2*
A Myelographie	1. Ableitung von Muskelaktionsströmen
B Elektromyographie	2. Prüfung der freien Liquorpassage
C Queckenstedt-Versuch	3. Kontrastmitteldarstellung des Spinalkanals

- ❑ A A2, B3, C1
- ❑ B A1, B2, C3
- ❑ C A2, B1, C3
- ❑ D A3, B1, C2

2.8 **Eine Myelographie mit jodhaltigem Kontrastmittel**

1. erfolgt in Lumbalanästhesie
2. dabei wird Kontrastmittel in den Spinalkanal gegeben
3. wird das Kontrastmittel i.v. verabreicht
4. erfordert anschließend für 12 Stunden eine halbsitzende Stellung
5. erfordert anschließend für 24 Stunden eine Flachlagerung des Patienten

- ❑ A 2 + 4
- ❑ B 1 + 2 + 4
- ❑ C 2 + 4 + 5
- ❑ D 1 + 2

2.9 **Ein so genanntes freies Intervall**

- ❑ A ist ein Hinweis auf einen Hirntumor
- ❑ B weist auf ein epidurales Hämatom hin
- ❑ C tritt bei der Meningitis auf
- ❑ D meint die Inkubationszeit der FSME
- ❑ E ist typisch für die Commotio cerebri

2.10 **Das subdurale Hämatom**

- ❑ A entsteht durch eine arterielle Blutung zwischen Dura und Schädelknochen
- ❑ B führt innerhalb kürzester Zeit zu klinischer Symptomatik
- ❑ C kann chronisch verlaufen und erst nach vielen Wochen zu Beschwerden führen
- ❑ D entsteht nur nach offenen Schädel-Hirn-Traumen

2.11 **Bei einem subduralen Hämatom**

1. handelt es sich um eine venöse Blutung
2. ist vielfach das so genannte „freie Intervall" zu beobachten
3. ist die Blutung zwischen Schädelkalotte und Dura mater lokalisiert
4. ist eine Hirndrucksteigerung zu beobachten

- ❑ A 1 + 4
- ❑ B 1 + 2 + 3
- ❑ C 1 + 3
- ❑ D Alle Antworten sind richtig.

2.12 **Welches charakteristische Symptom verursacht das subdurale Hämatom?**

1. Blutung aus den Ohren
2. Schwindel, Erbrechen
3. Druckpuls
4. Miosis auf der Herdseite
5. Mydriasis auf der Herdseite
6. Fadenförmiger, tachykarder Puls

- ❑ A 1 + 2 + 3
- ❑ B 2 + 3 + 5
- ❑ C 2 + 3 + 4
- ❑ D 1 + 4 + 5

2.13 **Ein 29-jähriger Mann bekommt nach Angaben der Ehefrau ohne Vorboten plötzlich heftige im Stirn- und Nackenbereich lokalisierte Kopfschmerzen und erbricht mehrfach. 30 Minuten später findet sich im Krankenhaus bei der neurologischen Untersuchung eine ausgeprägte Nackensteifigkeit bei im Übrigen unauffälligem Befund. In psychologischer Hinsicht besteht eine leichte Bewusstseinstrübung vom Grade der Somnolenz im Wechsel mit einer psychomotorischen Unruhe. An welche Erkrankung denken Sie?**

- ❑ A Akute Enzephalitis
- ❑ B Akuter Myokardinfarkt
- ❑ C Atypischer Grand-mal-Anfall
- ❑ D Subarachnoidalblutung
- ❑ E Migräneanfall

2.14 **Das epidurale Hämatom entsteht**

- ❑ A unter der Geburt, wenn der Kopf der vorangehende Teil ist
- ❑ B durch eine arterielle Blutung zwischen Schädelkalotte und Dura mater infolge Schädeltrauma
- ❑ C durch eine venöse Blutung zwischen Schädelkalotte und Dura mater infolge Schädeltrauma
- ❑ D durch Gefäßruptur bei Hypertonie und Arteriosklerose

2.15 **Unter einer Paraplegie versteht man**

- ❑ A eine Halbseitenlähmung
- ❑ B eine doppelseitige Lähmung (z.B. beide Beine)
- ❑ C eine Lähmung aller vier Gliedmaßen
- ❑ D eine Lähmung einer Extremität oder Gesichtshälfte

2.16 **Die Enzephalomalazie ist**

- ❑ A eine Hirnentzündung
- ❑ B eine Hirnerweichung
- ❑ C ein Hirntumor
- ❑ D eine angeborene Hirnmissbildung
- ❑ E ein allgemeines Nervenleiden

2.17 **Was versteht man unter einem „Durchgangssyndrom"?**

- ❑ A eine Phase im Verlauf einer Schizophrenie
- ❑ B ein Stadium im Verlauf einer Neurose
- ❑ C eine reversible psychische Funktionsminderung
- ❑ D eine Phase depressiver Verstimmung

2.18 **Hinweise auf eine syphilitische Erkrankung des Nervensystems können sein:**

1. eine Meningitis
2. Sekunden bis Minuten dauernde stärkste Schmerzen (tabische Krisen)
3. die so genannte reflektorische Pupillenstarre (Argyll-Robertson-Phänomen)
4. nach Jahren ein geistiger Abbau (Demenz)
5. Parästhesien und Sensibilitätsstörungen (Gehen wie auf Watte, Ataxie)

- ❑ A 1 + 2
- ❑ B 1 + 2 + 3
- ❑ C 2 + 4
- ❑ D 3 + 5
- ❑ E Alle Antworten sind richtig.

2.19 **Ein Symptom der Poliomyelitis ist**

- ❑ A Reflexsteigerung
- ❑ B schlaffe Parese
- ❑ C Tremor
- ❑ D Krampfanfälle

2.20 **Welche klinischen Symptome können bei Meningitis auftreten?**

1. Nackensteifigkeit
2. Fieber
3. Übelkeit und Erbrechen
4. Bewusstseinsstörung

- ❑ A 1 + 2
- ❑ B 1 + 2 + 3
- ❑ C 2 + 4
- ❑ D 3 + 4
- ❑ E Alle Antworten sind richtig.

2.21 **Die Phenylketonurie ist verursacht durch**

- ❑ A frühkindliche Hirnschädigung
- ❑ B eine angeborene Stoffwechselkrankheit
- ❑ C chronischen Alkoholabusus der Mutter
- ❑ D fortgeschrittene Zerebralsklerose
- ❑ E Nikotinabusus der Mutter

2.22 **Ordnen Sie die aufgeführten Begriffe der beiden Listen einander zu und kreuzen Sie die richtige Aussagekombination an:**

Liste 1	*Liste 2*
A Fallhand	1. Ulnarislähmung
B Krallenhand	2. Radialislähmung
C Schwurhand	3. Medianuslähmung

- ❑ A A1, B3, C2
- ❑ B A3, B2, C1
- ❑ C A2, B1, C3
- ❑ D A3, B1, C2
- ❑ E A1, B2, C3

2.23 **In das Krankheitsbild einer Epilepsie gehört/gehören:**

1. generalisierte Anfälle
2. psychomotorische Anfälle
3. Absencen
4. Dämmerzustände

- ❑ A 1 + 2
- ❑ B 1 + 2 + 3
- ❑ C Alle Antworten sind richtig.
- ❑ D Keine der Antworten ist richtig.

2.24 **Welche Aussage über anfallskranke Menschen ist zutreffend?**

- ❑ A Anfallskranke dürfen niemals öffentliche Verkehrsmittel benutzen.
- ❑ B Die Unberechenbarkeit der Anfälle kann bei den Kranken zu starken Einschränkungen führen.
- ❑ C Anfallskranke Menschen können niemals berufstätig sein.
- ❑ D Eine anfallshemmende Diät beeinflusst die Anfallshäufigkeit.

2.25 **Welche der nachfolgenden Symptome können bei einem epileptischen Anfall (Grand mal) beobachtet werden?**

1 Unwillkürlicher Harnabgang
2 Zungenbiss
3 Pupillenverengung bei Lichteinfall
4 Klonische Krämpfe
5 Halluzinationen

- ❑ A 1 + 2 + 3
- ❑ B 2 + 3 + 4
- ❑ C 1 + 2 + 4
- ❑ D 1 + 2 + 4 + 5

2.26 **Welche Komplikationen können nach einem Schädel-Hirn-Trauma auftreten?**

1. Epidurales Hämatom
2. Parkinson-Syndrom
3. Liquorfistel
4. Hirnorganische Anfälle
5. Radialislähmung

- ❑ A 1 + 2
- ❑ B 1 + 3
- ❑ C 1 + 3 + 4
- ❑ D 4 + 5
- ❑ E Alle Antworten sind richtig.

2.27 **Typische Zeichen eines erhöhten Hirndruckes sind:**

1. Kopfschmerzen
2. Übelkeit
3. Stauungspapille
4. Druckpuls

- ❑ A 1 + 2
- ❑ B 3 + 4
- ❑ C 1 + 3 + 4
- ❑ D 1 + 3
- ❑ E Alle Antworten sind richtig.

2.28 **Das Syndrom der peripheren Lähmung ist gekennzeichnet durch**

1. Muskelschwäche
2. Muskelschwund
3. Sensibilitätsstörungen
4. Abschwächung oder Aufhebung der physiologischen Reflexe

- ❑ A 1 + 2
- ❑ B 1 + 3
- ❑ C 2 + 4
- ❑ D 1 + 3 + 4
- ❑ E Alle Antworten sind richtig.

2.29 **Welche Maßnahme ist bei Verdacht auf eine Hirnhautentzündung zur raschen Sicherung der Diagnose notwendig?**

- ❑ A Elektroenzephalographische Untersuchung (EEG)
- ❑ B Lumbale Myelographie
- ❑ C Angiographie
- ❑ D Liquor-Entnahme
- ❑ E Computertomographie des Schädels

2.30 **Die drei Kardinalsymptome des Morbus Parkinson sind:**

1. Spastik
2. Akinese
3. Rigor
4. Parese
5. Tremor
6. Turgor

- ❑ A 1 + 2 + 3
- ❑ B 1 + 3 + 5
- ❑ C 2 + 4 + 6
- ❑ D 2 + 3 + 4
- ❑ E 2 + 3 + 5

2.31 **Der Morbus Alzheimer**

- ❑ A wird auch Hirnarteriosklerose genannt
- ❑ B ist an das höhere Lebensalter gebunden (über 70 Jahre)
- ❑ C verläuft phasenweise
- ❑ D zeigt eine generalisierte Hirnatrophie
- ❑ E ist ein Synonym der senilen Demenz

Psychiatrie

2.32 **Zu den endogenen Psychosen zählt/zählen:**

- ❑ A Zyklothymie
- ❑ B Delirium tremens
- ❑ C Neurosen
- ❑ D somatisch bedingte Psychosen

2.33 **Das depressive Syndrom ist durch drei Grundstimmungen gekennzeichnet. Ordnen Sie die drei Grundstörungen der Depression zu der passenden Ausdrucksform!**

Liste 1	*Liste 2*
A Depressive Grundstimmung	1. Schlafstörungen, Appetitlosigkeit, Gewichtsverlust, Obstipation
B Antriebsstörung	2. tiefe Traurigkeit, innere Leere, innerlich „tot" sein
C Vitalstörung	3. Schwunglosigkeit, Gleichgültigkeit

- ❑ A A3, B2, C1
- ❑ B A1, B3, C2
- ❑ C A2, B3, C1

2.34 **Lithiumpräparate werden angewandt zur Behandlung**

- ❑ A von therapeutisch schwer einstellbaren Epilepsien
- ❑ B von manisch-depressiven Psychosen
- ❑ C von kindlichen Verhaltensstörungen

2.35 **Die neurotische Depression**

- ❑ A ist eine Sonderform der endogenen Depression, die im klinischen Bild durch die Auswirkungen frühkindlicher Schädigungen der Persönlichkeitsentwicklung bestimmt wurde
- ❑ B ist die typische Reaktion schwerblütiger, konstitutionell depressiver Menschen auf durchschnittliche Belastungen des Lebens
- ❑ C tritt vor allem im Zusammenhang mit körperlichen Erschöpfungszuständen auf, z.B. bei chronischen Leiden oder in der Rekonvaleszenz nach schweren Erkrankungen
- ❑ D ist dadurch gekennzeichnet, dass durch äußere Lebensumstände ein bevorstehender neurotischer Konflikt aktualisiert wird, der zumeist aus der frühen Kindheit stammt
- ❑ E ist gekennzeichnet durch demonstrative Züge (Leidseligkeit) und die Tendenz, einen sekundären Krankheitsgewinn zu erhalten

2.36 **Welche Symptome sind für eine Depression zutreffend?**

1. Antriebs-, Denk- und Willenshemmung
2. Seh- und Hörschwäche
3. traurige Verstimmung
4. Depressive sind während des Umschwungs (Beginn und Ende der Phase) suizidgefährdet.
5. aggressives Verhalten gegenüber der Umwelt

- ❑ A 1 + 4 + 5
- ❑ B 2 + 3 + 4
- ❑ C 2 + 4 + 5
- ❑ D 1 + 3 + 4
- ❑ E Alle Antworten sind richtig.

2.37 **Unmotivierte Verstimmung, Hemmung der Entschluss- und Handlungsfähigkeit sowie leibliche Missempfindungen sind typische Symptome einer**

- ❑ A Manie
- ❑ B Neurose
- ❑ C endogenen Depression
- ❑ D psychosomatischen Erkrankung

2.38 **Das Delirium tremens (Alkoholdelir)**

1. unterscheidet sich durch die starke Bewusstseinseintrübung von einer endogenen Psychose
2. ist besonders durch akustische Halluzinationen gekennzeichnet
3. tritt gewöhnlich nach einem plötzlichen Alkoholentzug auf, dem ein langjähriger Alkoholmissbrauch vorangegangen ist
4. ist für das Herz-Keislauf-System eine enorme Belastung
5. ist vor allem durch optische Halluzinationen gekennzeichnet

❑ A 3 + 4 + 5
❑ B 1 + 3 + 4 + 5
❑ C 1 + 2 + 3 + 4
❑ D 1 + 3 + 5
❑ E 2 + 3 + 4

2.39 **Ein Alkoholdelir wird oft in einem Fachkrankenhaus behandelt, da**

❑ A es unbehandelt tödlich verlaufen kann
❑ B es oft ohne Halluzinationen beim Patienten abläuft
❑ C die moderne Medizin die Mortalität des Alkoholdelirs nicht senken kann
❑ D der Patient bei Alkoholdelir immer suizidal ist
❑ E der Patient immer eine Behandlung ablehnt

2.40 **Welche von den folgenden Substanzen wird am häufigsten als Suchtmittel missbraucht?**

❑ A Kokain
❑ B Heroin
❑ C Alkohol
❑ D Beruhigungsmittel

2.41 **Die Zahl der in Deutschland geschätzten Alkoholkranken beläuft sich auf ca.**

❑ A 180.000 Personen
❑ B 1,8 Millionen Personen
❑ C 18 Millionen Personen

2.42 **Welche der folgenden Feststellungen über das so genannte Korsakow-Syndrom sind richtig?**

1. Dem Korsakow-Syndrom geht meist eine einjährige Alkoholabhängigkeit voraus.
2. Das Korsakow-Syndrom zählt zur Gruppe der endogenen Psychosen.
3. Das Korsakow-Syndrom ist ein amnestisches Syndrom mit Desorientiertheit und Merkfähigkeitsstörungen.
4. Das Korsakow-Syndrom zeichnet sich häufig durch das Auftreten so genannter Konfabulationen aus.
5. Das Korsakow-Syndrom klingt in der Regel nach 3–5-tägiger Behandlung folgenlos ab.

❑ A 1 + 3
❑ B 1 + 3 + 4
❑ C 2 + 3
❑ D 3 + 4 + 5
❑ E Alle Aussagen sind richtig.

2.43 **Unter Illusion versteht man**

❑ A Wunschdenken
❑ B Personenverwechslung in der Dämmerung
❑ C unter dem Einfluss eines starken Affekts umgedeutete reale Sinneseindrücke
❑ D optische Halluzinationen
❑ E halluzinatorische Erlebnisse im Fieberzustand

2.44 **Welche Aussage ist richtig?**

❑ A Suizide werden meist vorher angekündigt.
❑ B Patienten, die über Suizid sprechen, meinen es meistens nicht ernst.
❑ C Den meisten Patienten kann man den Suizid ausreden.
❑ D Depressionen führen nur selten zu Suiziden.
❑ E Schizophrenien führen nur selten zu Suiziden.

2.45 **Ordnen Sie die aufgeführten Begriffe der beiden Listen einander zu und kreuzen Sie die richtige Aussagekombination an:**

Liste 1	*Liste 2*
A Organisch-körperlich begründbare Störungen z.B. nach CO-Intoxikation, Perniziosa, Schädel-Hirn-Verletzungen	1. abnorme Persönlichkeit
B Variationen der menschlichen Charaktere mit Besonderheiten, wie z.B. Haltlosigkeit, Geltungssucht, Gemütskälte	2. Neurose
C Erkrankungen bei Vorliegen eines unbewussten seelischen Konfliktes äußern sich in Fehlverhalten, Ängsten, abnormen Erlebnisreaktionen.	3. endogene Psychose
D Störung, die ohne bisher nachweisbare, aber vermutete körperliche Ursache verläuft, z.B. Schizophrenie und Zyklothymie	4. exogene Psychose

❑ A A4, B1, C2, D3
❑ B A1, B3, C2, D4
❑ C A4, B3, C2, D1
❑ D A2, B3, C4, D1

2.46 **Ordnen Sie die aufgeführten Begriffe der beiden Listen einander zu und kreuzen Sie die richtige Aussagekombination an:**

Liste 1	*Liste 2*
A Neurosen	1. körperliche Störungen, die psychisch bedingt sind
B psychosomatische Krankheiten	2. Störungen der frühkindlichen Sozialentwicklung
C Suchtkrankheiten	3. Ausweichen vor Konflikten
D psychische Alterskrankheiten	4. Vereinsamung, Isolierung

❑ A A1, B2, C3, D4
❑ B A2, B1, C3, D4
❑ C A3, B4, C1, D2
❑ D A4, B3, C2, D1

2.47 **Welche Aussagen über schizophrene Psychosen sind richtig?**

1. Schizophrene Psychosen werden zumeist durch ein schweres Hirntrauma ausgelöst.
2. Schizophrene Psychosen verlaufen schubweise und münden in einen Residualzustand.
3. Für die Entwicklung einer Schizophrenie ist ein einzelner Auslöser (seelisches Kindheitstrauma) verantwortlich.
4. Für die Entwicklung einer Schizophrenie ist ein Zusammenwirken mehrerer Faktoren notwendig.
5. Bei schizophrenen Patienten lassen sich regelmäßig im Computertomogramm typische Veränderungen des Gehirns nachweisen.

❑ A 1 + 3
❑ B 2 + 4
❑ C 1 + 5
❑ D 3 + 5

2.48 **Verschiedenen Ausprägungstypen schizophrener Erkrankungen sind bestimmte diagnostische Kriterien zuzuordnen!**

Liste 1	*Liste 2*
A paranoid-halluzinatorische Psychosen = paranoider Typus (DSM III)	1. Verlust an Vitalität, Initiative, soziale Zurückgezogenheit (autistischer Kontaktverlust), abgestumpfter oder inadäquater Affekt, unlogisches Denken, exzentrisches Verhalten
B Katatonie = katatoner Typus (DSM III)	2. akustische Halluzination und Wahnerleben im Vordergrund
C Schizophrenia simplex = residualer Typus (DSM III)	3. psychomotorische Symptomatik – kennzeichnend: Hyperkinesen = Erregung bis zum Erregungssturm oder Hypokinese = Stupor oder rhythmisch ablaufende Stereotypien, bizarre Haltungen, Automatismen

❑ A A1, B1, C2
❑ B A2, B3, C1
❑ C A2, B1, C3
❑ D A3, B2, C1

2.49 **Für die Schizophrenie ist charakteristisch:**

- ❑ A Intelligenzstörung
- ❑ B formale und inhaltliche Denkstörungen
- ❑ C Delirium tremens
- ❑ D epileptische Anfälle

2.50 **Klinische Typen der schizophrenen Erkrankungen sind**

1. die depressive Form
2. die zoenästhetische Form
3. die manische Form
4. die hebephrene Form
5. die katatone Form

- ❑ A 4 + 5
- ❑ B 1 + 3 + 4 + 5
- ❑ C 2 + 3 + 5
- ❑ D Alle Antworten sind richtig.

2.51 **Ordnen Sie die aufgeführten Begriffe der beiden Listen einander zu und kreuzen Sie die richtige Aussagekombination an:**

Liste 1	*Liste 2*
A Neurosen	1. körperliche Störungen, die psychisch bedingt sind
B psychosomatische Krankheiten	2. Störungen der frühkindlichen Sozialentwicklung
C Suchtkrankheiten	3. Ausweichen von Konflikten
D psychische Alterskrankheiten	4. Vereinsamung, Isolierung

- ❑ A A1, B2, C3, D4
- ❑ B A2, B1, C3, D4
- ❑ C A3, B4, C1, D2
- ❑ D A4, B3, C2, D1

2.52 **Zur Theorie der Entstehung und Behandlung von Neurosen leisteten wichtige Beiträge**

1. E. v. Behring
2. A. Adler
3. S. Freud
4. F. Sauerbruch
5. R. Virchow

- ❑ A 1 + 2 + 3
- ❑ B 2 + 3 + 5
- ❑ C 2 + 3
- ❑ D 4 + 5
- ❑ E Alle Antworten sind richtig.

2.53 **Welche Angaben für die Manie sind zutreffend?**

1. Heiterkeit ohne entsprechenden Anlass
2. traurige Verstimmung
3. Während der manischen Phase sind die Patienten suizidgefährdet.
4. Antriebs-, Denk- und Willenshemmung
5. psychomotorische Antriebssteigerung
6. Die prophylaktische Behandlung erfolgt mit Lithiumsalzen.

- ❑ A 2 + 3 + 6
- ❑ B 2 + 3 + 4 + 6
- ❑ C 1 + 5 + 6
- ❑ D 2 + 4 + 6
- ❑ E 4 + 5 + 6
- ❑ F Alle Antworten sind richtig.

2.54 **Ulcus duodeni, Colitis ulcerosa und Asthma bronchiale gehören diagnostisch zu den**

- ❑ A organischen Psychosen
- ❑ B vegetativen Dystonien
- ❑ C somatisch-psychosomatischen Erkrankungen
- ❑ D Konversionsneurosen

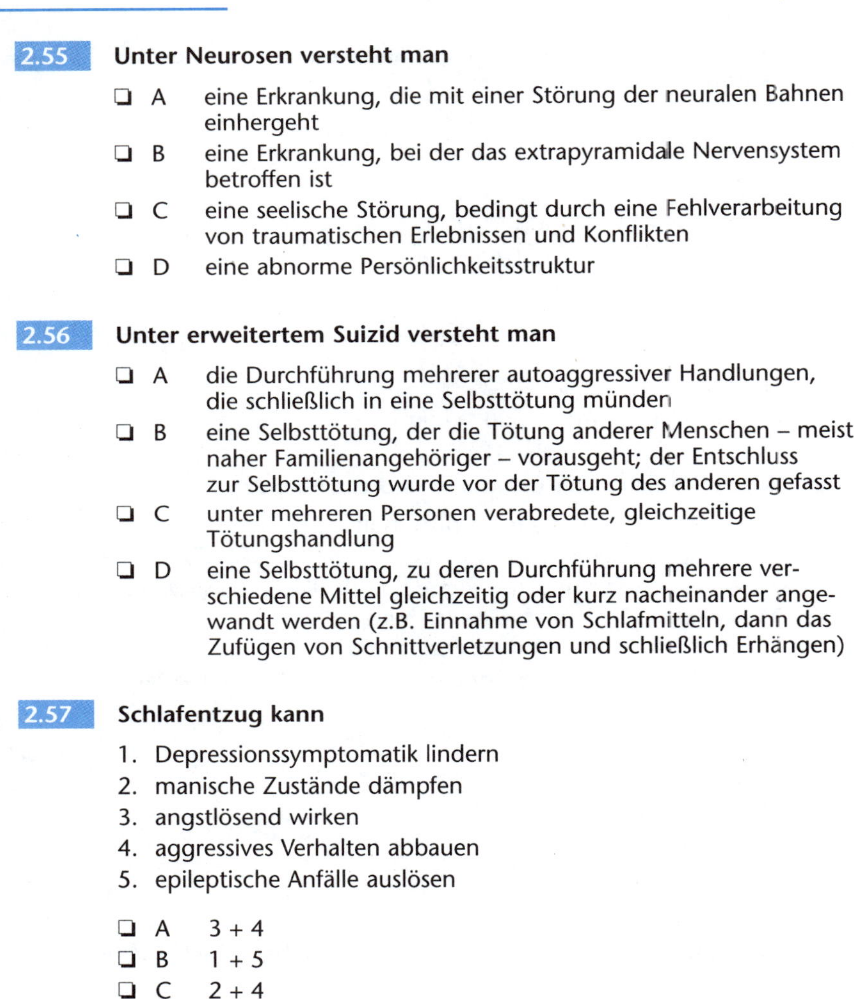

2.55 **Unter Neurosen versteht man**

- ❑ A eine Erkrankung, die mit einer Störung der neuralen Bahnen einhergeht
- ❑ B eine Erkrankung, bei der das extrapyramidale Nervensystem betroffen ist
- ❑ C eine seelische Störung, bedingt durch eine Fehlverarbeitung von traumatischen Erlebnissen und Konflikten
- ❑ D eine abnorme Persönlichkeitsstruktur

2.56 **Unter erweitertem Suizid versteht man**

- ❑ A die Durchführung mehrerer autoaggressiver Handlungen, die schließlich in eine Selbsttötung münden
- ❑ B eine Selbsttötung, der die Tötung anderer Menschen – meist naher Familienangehöriger – vorausgeht; der Entschluss zur Selbsttötung wurde vor der Tötung des anderen gefasst
- ❑ C unter mehreren Personen verabredete, gleichzeitige Tötungshandlung
- ❑ D eine Selbsttötung, zu deren Durchführung mehrere verschiedene Mittel gleichzeitig oder kurz nacheinander angewandt werden (z.B. Einnahme von Schlafmitteln, dann das Zufügen von Schnittverletzungen und schließlich Erhängen)

2.57 **Schlafentzug kann**

1. Depressionssymptomatik lindern
2. manische Zustände dämpfen
3. angstlösend wirken
4. aggressives Verhalten abbauen
5. epileptische Anfälle auslösen

- ❑ A 3 + 4
- ❑ B 1 + 5
- ❑ C 2 + 4
- ❑ D 3 + 5
- ❑ E Alle Antworten sind richtig.

2.58 **Für das tiefenpsychologische Konzept der Neurose gilt als Grundannahme**

- ❑ A in der Lebensgeschichte durch ungünstige Umstände erlerntes Fehlverhalten und falsche Gewohnheiten
- ❑ B ein unbewusster Konflikt, der zur Symptomentstehung führt als Kompromiss unvereinbarer Bestrebungen
- ❑ C eine Überlastung der Person durch schwer wiegende Lebensumstände bei anlagebedingter Disposition zur Ichschwäche
- ❑ D ein ungelöster Konflikt zwischen den Wünschen des Betroffenen und den Erwartungen der Umgebung
- ❑ E ein unbewusster Rückzug auf frühkindliche Verhaltensmuster

2.59 **Halluzinationen**

- ❑ A treten bei Frauen so gut wie nie auf
- ❑ B können bei körperlich unbegründeten Psychosen auftreten
- ❑ C sind Störungen des Affekts
- ❑ D sind inhaltliche Denkstörungen

2.60 **Ein hirnorganisches Psychosyndrom ist**

1. immer irreversibel
2. verursacht durch Veränderungen der Herz-Kreislauf-Situation, Intoxikation, Hirntumoren, -entzündungen, -traumen und degenerative Veränderungen
3. durch ständiges Ermahnen und Schimpfen mit den Betroffenen zu verhindern
4. gekennzeichnet durch Merkschwäche, Desorientiertheit, Unruhe und Affektlabilität

- ❑ A 2
- ❑ B 1 + 4
- ❑ C 2 + 4
- ❑ D 1 + 2 + 4
- ❑ E Alle Antworten sind richtig.

2.61 **Die Beschäftigungs- und Arbeitstherapie wird bei einem an paranoider Schizophrenie Erkrankten eingesetzt. Welche Antwortkombination ist richtig?**

1. zur Ablenkung
2. zum Zeitvertreib
3. zur Resozialisierung
4. zur Selbstfindung
5. zur Verhinderung einer Demenz

❑ A 1 + 5
❑ B 2 + 4
❑ C 1 + 3
❑ D 3 + 5
❑ E 3 + 4

2.62 **Was sind typische Symptome für Autismus?**

1. Vermeidung von Zärtlichkeiten
2. Halluzinationen
3. Zwangshandlungen
4. Stereotypien
5. Euphorie

❑ A 1 + 3
❑ B 1 + 4
❑ C 2 + 3
❑ D 1 + 4 + 5
❑ E 3 + 5

2.63 **Welche psychiatrische Erkrankung verläuft in Phasen?**

1. schizophrene Psychose
2. endogene Depression
3. affektive Psychose
4. psychomotorische Epilepsie
5. symptomatische Depression

❑ A 1 + 4
❑ B 1 + 2 + 3
❑ C 1 + 5
❑ D 1 + 4 + 5
❑ E Alle Antworten sind richtig.

2.64 **Körperlich begründbare Psychosen zeichnen sich aus durch**

1. das Vorliegen körperlicher Befunde
2. eine Bewusstseinstrübung
3. das Fehlen von Halluzinationen
4. eine erblich bedingte Ursache

❑ A 1 + 2
❑ B 1 + 2 + 3
❑ C 2 + 4
❑ D 3 + 4
❑ E 1 + 2 + 4

2.65 **Ordnen Sie die aufgeführten Begriffe der Liste 1 den jeweiligen Intelligenzquotienten der Liste 2 zu!**

Liste 1	*Liste 2*
A Debilität	1. IQ 80–60
B Idiotie	2. IQ 60–30
C Imbezillität	3. IQ unter 30

❑ A A1, B3, C2
❑ B A3, B1, C2
❑ C A1, B2, C3
❑ D A2, B1, C3
❑ E A2, B3, C1

2.66 **Was ist ein Affekt?**

❑ A ein allgemeiner Ausdruck für Gemütsbewegung
❑ B eine krankhafte Gemütsverstimmung
❑ C ein Fremdwort für Eitelkeit
❑ D ein für lustbetonte Gemütsbewegung vorbehaltener Ausdruck

2.67 **Zu den Affektstörungen gehört:**

1. die krankhaft gedrückte Stimmung
2. die krankhaft gehobene Stimmung
3. die krankhafte Reizstimmung
4. die Konfabulation
5. die Apathie

❑ A 1 + 2 + 3
❑ B 1 + 2 + 3 + 5
❑ C 1 + 4 + 5
❑ D 4 + 5

2.68 **Ein Patient berichtet, dass unbekannte Personen ihm Gedanken aufzwingen, dass ihm auch Gedanken weggenommen würden und er wie ein Roboter von außen dirigiert würde. Dieses Phänomen bezeichnet man als**

❑ A schizophrene Störung des Ich-Erlebens
❑ B Zwangsgedanken
❑ C Zerfahrenheit
❑ D Parathymie (Inadäquatheit des Affekts)

2.69 **Ein Patient auf einer psychiatrischen Station erstarrt wie eine Wachsfigur, antwortet nicht auf Fragen, folgt keiner Anweisung, ist von der Umwelt völlig zurückgezogen und muss gefüttert werden. Dabei ist er hellwach, auch wenn seine Augen fest geschlossen sind. Es handelt sich um**

❑ A endogene Depression
❑ B katatoner Stupor
❑ C Neuroleptika-Überdosierung
❑ D Parkinson-Syndrom
❑ E Halluzination

2.70 **Beim Wahn handelt es sich um eine**

❑ A Störung der optischen oder akustischen Wahrnehmung
❑ B Gedächtnisstörung
❑ C Affektstörung
❑ D Verkennung der Umgebung
❑ E inhaltliche Denkstörung

2.71 **Ordnen Sie die aufgeführten Begriffe der beiden Listen einander zu und kreuzen Sie die richtige Aussagekombination an:**

Liste 1	*Liste 2*
A Merkschwäche für neue Inhalte	1. Affekt
B langsamer, schwerfälliger, eingeengter Ablauf der Gedanken	2. Denken
C mürrisch-missmutige Stimmungslage	3. Gedächtnis
D Mangel an Eigeninitiative und Spontaneität	4. Antrieb
E Akzentuierung schon vorhandener charakterlicher Merkmale, z.B. wird Sparsamkeit zum Geiz	5. Persönlichkeit

❑ A A1, B4, C2, D5, E3
❑ B A3, B2, C1, D4, E5
❑ C A3, B2, C5, D4, E1
❑ D A4, B2, C5, D1, E3
❑ E A4, B5, C3, D2, E1

2.72 **Typische Symptome der Schizophrenie sind:**

1. Ambivalenz
2. Zerfahrenheit des Denkens
3. katatoner Stupor
4. Autismus
5. Demenz

❑ A 1 + 2 + 3
❑ B 1 + 4 + 5
❑ C 1 + 3 + 4
❑ D 1 + 2 + 3 + 4
❑ E Alle Antworten sind richtig.

2.73 **Für eine senile Demenz typische Erscheinungen sind:**

1. Merkschwäche
2. Verwirrtheitszustände
3. Schlafstörungen
4. Paresen

❑ A 1 + 2 + 3
❑ B 2 + 3
❑ C 2 + 3 + 4
❑ D Alle Antworten sind richtig.

2.74 **Der soporöse Patient**

1. kann mit Schmerzreizen erweckt werden
2. ist ein müde wirkender Patient
3. hat einen tiefen Schlaf krankhafter Ursache
4. hat einen typischen Geruch

❑ A 1 + 3
❑ B 4
❑ C 2 + 4
❑ D 2 + 3
❑ E Alle Antworten sind richtig.

2.75 **Was betrifft die katatone Form der Schizophrenie?**

1. tritt vorwiegend im jugendlichen Alter auf
2. zeigt ausgeprägte Störungen der Psychomotorik (Stupor, Erregung)
3. zeichnet sich durch kataleptische Starre aus (Fähigkeit, unnatürliche Krampfstellungen lange Zeit beizubehalten)
4. schleichender Verlauf mit Absonderlichkeiten im Verhalten (Unfähigkeit, den Anforderungen der Gesellschaft zu entsprechen)

❑ A 1 + 2
❑ B 2 + 3
❑ C 2 + 4
❑ D 3 + 4

2.76 **Ordnen Sie die aufgeführten Begriffe der beiden Listen einander zu und kreuzen Sie die richtige Aussagekombination an:**

Liste 1	*Liste 2*
A Morphinismus	1. allgemeiner Kräfteverfall
B Delirium tremens	2. hochgradige motorische Unruhe
	3. zeitliche und örtliche Desorientierung
	4. Miosis

❑ A A1, A2, B3, B4
❑ B A1, A3, B2, B4
❑ C A1, A4, B2, B3
❑ D A2, A4, B1, B3

2.77 **Absencen sind charakterisiert durch**

- ❑ A Hin- und Herwerfen des Kopfes
- ❑ B diskrete tonisch-klonische Konvulsionen
- ❑ C kurzfristigen Bewusstseinsverlust
- ❑ D unbewusstes Einnässen und Einkoten
- ❑ E starke Verletzungsgefahr während des Anfalls

2.78 **Welche Aussagen zu den angegebenen neurologischen Untersuchungsmethoden sind richtig?**

1. Das EEG ist besonders geeignet, um Krampfpotentiale des Gehirns nachzuweisen.
2. Die Computertomographie des Kopfes ist bei einem Verdacht auf Hirntumor eine aussagekräftige Untersuchungsmethode.
3. Die Echoenzephalographie ist besonders geeignet zur Diagnose einer Epilepsie.
4. Die Lumbalpunktion dient zur Bestimmung des Blutvolumens des Kopfes.
5. Auch bei der richtig durchgeführten Lumbalpunktion besteht für das Rückenmark immer eine große Verletzungsgefahr durch Stichverletzungen mit der Punktionsnadel.

- ❑ A 1 + 2
- ❑ B 2 + 3
- ❑ C 3 + 4
- ❑ D 4 + 5
- ❑ E 1 + 5

2.79 **Bei einer Projektion handelt es sich um**

1. eine Übertragung von Wahninhalten auf andere Menschen
2. einen Abwehrmechanismus
3. eine Übertragung eines missliebigen Gefühlsimpulses auf einen anderen Menschen
4. eine Wahnbildung
5. eine psychoanalytische Behandlungsmethode

- ❑ A 1 + 2 + 3
- ❑ B 2 + 3
- ❑ C 2 + 3 + 4
- ❑ D 1 + 2
- ❑ E Alle Antworten sind richtig.

2.80 **Welche der folgenden Symptome werden bei Psychosen aus dem schizophrenen Formenkreis beobachtet?**

1. akustische Halluzinationen
2. Augenmuskellähmungen
3. Wahneinfälle und Wahnwahrnehmungen
4. Zerfahrenheit des formalen Gedankenablaufes

❑ A 1 + 3
❑ B 1 + 3 + 4
❑ C 2 + 3
❑ D 3 + 4
❑ E Alle Antworten sind richtig.

2.81 **Was versteht man unter Involutionsdepression?**

❑ A Depression mit starker Zurückgezogenheit
❑ B Depression nach dem 50. Lebensjahr
❑ C Depression im Wochenbett
❑ D Depression mit starken Körpergefühlen
❑ E Depression mit Hirnatrophie

2.82 **Ordnen Sie die aufgeführten Begriffe der beiden Listen einander zu und kreuzen Sie die richtige Aussagekombination an!**

Liste 1	*Liste 2*
A Wahnideen	1. Störungen auf dem Gebiet der Wahrnehmung
B Amnesie	2. inhaltliche Denkstörungen
C Halluzinationen	3. Störungen der Gedächtnisfunktion

❑ A A1, B3, C2
❑ B A2, B1, C3
❑ C A3, B1, C2
❑ D A2, B3, C1
❑ E A1, B2, C3

2.83 **Zu den endogenen Psychosen gehören unter anderem**

❑ A senile Demenz
❑ B Zyklothymie
❑ C progressive Paralyse
❑ D Morbus Alzheimer
❑ E Morbus Pick

2.84 **Ein in der psychiatrischen Behandlung oft angewandtes Neuroleptikum ist**

- ❑ A Acetylsäure
- ❑ B Kodein
- ❑ C Paracetamol (z.B. Ben-u-ron®)
- ❑ D Haloperidol (z.B. Haldol®)
- ❑ E Koffein

2.85 **Das Delir**

1. ist eine körperlich begründbare Psychose
2. geht mit psychomotorischer Unruhe (Nesteln) und vegetativen Symptomen einher
3. weist typischerweise akustische Halluzinationen auf
4. ist gleichbedeutend mit Demenz

- ❑ A 1 + 2
- ❑ B 1 + 2 + 3
- ❑ C 2 + 3 + 4
- ❑ D 1 + 3
- ❑ E Alle Antworten sind richtig.

2.86 **Oligophrenie**

- ❑ A ist ausschließlich eine durch die Umwelt bedingte Erkrankung
- ❑ B ist ein angeborener, anlagebedingter oder nach der Geburt erworbener Intelligenzmangel
- ❑ C ist durch einen altersbedingten Persönlichkeitsabbau gekennzeichnet
- ❑ D tritt als Begleiterscheinung bei Drogenabhängigen auf
- ❑ E ist ein Vorstadium des Morbus Alzheimer

2.87 **Die so genannte Aura mit halluzinatorischen Erlebnissen tritt auf**

- ❑ A vor Beginn eines Veitstanzes
- ❑ B bei Delirium tremens
- ❑ C unmittelbar vor einem großen epileptischen Anfall
- ❑ D als Ausdruck einer Hirnschädigung nach einem epileptischen Anfall
- ❑ E während der kurzen Bewusstseinsunterbrechung beim Petit mal

2.88 **Ursachen der Oligophrenie können sein:**

1. genetisch bedingte Enzymdefekte
2. angeborene Chromosomenanomalie
3. hypoxische Hirnschädigung unter der Geburt
4. Infektionskrankheiten der Mutter während der Schwangerschaft
5. schwerer Jodmangel der Mutter während der Schwangerschaft

❑ A 1 + 2 + 3
❑ B 2 + 3 + 4
❑ C 1 + 2 + 4
❑ D 1 + 2 + 3 + 4
❑ E Alle Antworten sind richtig.

2.89 **Charakteristika der Sucht sind:**

1. Regelmäßige, gleich bleibende Einnahme der Droge
2. Toleranzentwicklung gegenüber der Droge mit Dosiserhöhung
3. Eine meist bestehende Kombination physischer und psychischer Entzugserscheinungen
4. Beschränkung auf psychotrop wirkende Substanzen
5. Entstehung nur bei vorbestehenden neurotischen oder psychopathischen Persönlichkeitsmerkmalen

❑ A 1 + 3 + 4
❑ B 3 + 5
❑ C 2 + 3
❑ D 2 + 3 + 5
❑ E Alle Aussagen sind richtig.

2.90 **Welche Verlaufsform der Schizophrenie beginnt meist im Jugendalter?**

❑ A Paranoide Schizophrenie
❑ B Katatone Schizophrenie
❑ C Hebephrenie
❑ D Schizophrenia simplex
❑ E Latente Schizophrenie

2.91 **Ordnen Sie die aufgeführten Begriffe der beiden Listen einander zu und kreuzen Sie die richtige Aussagekombination an:**

Liste 1	*Liste 2*
A Psychosomatische Störung	1. Schizophrenie
B Endogene Psychose	2. Delirium tremens
C Exogene Psychose	3. Anorexia nervosa

- ❑ A A3, B1, C2
- ❑ B A2, B1, C3
- ❑ C A1, B3, C2
- ❑ D A2, B3, C1
- ❑ E A3, B2, C1

2.92 **Zu den endogenen Psychosen zählt man**

1. senile Demenz
2. Schizophrenie
3. Alkoholdelir
4. Manie
5. endogene Depression

- ❑ A 1 + 2 + 5
- ❑ B 1 + 3 + 4
- ❑ C 2 + 4 + 5
- ❑ D 2 + 4
- ❑ E Alle Aussagen sind richtig.

2.93 **Ordnen Sie die aufgeführten Begriffe der beiden Listen einander zu und kreuzen Sie die richtige Aussagekombination an:**

Liste 1	*Liste 2*
A Amnesie	1. Tiefe Bewusstlosigkeit
B Koma	2. Zeitlich begrenzter Erinnerungsverlust
C Halluzination	3. Trugwahrnehmung

- ❑ A A3, B1, C2
- ❑ B A2, B1, C3
- ❑ C A2, B3, C1
- ❑ D A3, B2, C1

2.94 **Hauptsymptome des frühkindlichen Autismus sind:**

1. Beginn im Alter von vier Jahren
2. grundlegender Mangel an Reaktion auf andere Menschen
3. große Defizite in der Sprachentwicklung
4. Vorhandensein von Wahnphänomenen und Halluzinationen
5. Blickkontakt ist erhalten

- ❑ A 2 + 5
- ❑ B 3 + 4
- ❑ C 1 + 5
- ❑ D 2 + 4
- ❑ E 2 + 3

2.95 **Zwangshandlungen und -antrieb sind typisch für**

- ❑ A Neurosen
- ❑ B Depressionen
- ❑ C Manie
- ❑ D Psychopathien
- ❑ E Schizophrenie

2.96 **Zur Symptomatik bei der „Borderline-Störung" gehören**

1. frei flottierende Angst
2. Halluzinationen
3. Zwangssymptome
4. Verlust der Impulskontrolle
5. Kataleptische Zustände

- ❑ A 1 + 2 + 3
- ❑ B 1 + 3 + 4
- ❑ C 2 + 3 + 4
- ❑ D 3 + 4 + 5
- ❑ E Alle Aussagen sind richtig.

2.97 **Welche Aussage zur Phobie treffen zu?**

1. Der Patient verharrt manchmal in unbequemen Stellungen und Positionen (Katalepsie).
2. Therapeutisch ist die Gabe von Neuroleptika angezeigt.
3. Das therapeutische Mittel der Wahl ist die systematische Desensibilisierung im Rahmen einer Verhaltenstherapie.
4. „Phobie" bezeichnet eine normale Realangst bei lebensbedrohlichen Situationen.
5. Die Symptome der Phobie bestehen u. a. aus Zittern, Herzklopfen, Unruhe, Schweißausbrüchen.

❑ A 1 + 2 + 3
❑ B 1 + 3 + 5
❑ C 2 + 4
❑ D 3 + 5
❑ E Alle Aussagen sind richtig.

2.98 **Schizophrene Erkrankungen**

1. kommen bei 20 % der Bevölkerung vor
2. führen in über 50 % der Fälle in einen Residualzustand
3. beginnen in der Regel zwischen Pubertät und 30. Lebensjahr
4. haben ausschließlich genetische Ursachen
5. haben mehrere unterschiedliche Entstehungsbedingungen
6. sind in ⅓ der Fälle einmalig und ohne Folgen für die Persönlichkeit

❑ A 1 + 2 + 4
❑ B 3 + 5 + 6
❑ C 2 + 4 + 6
❑ D 1 + 3 + 5
❑ E Alle Aussagen sind richtig.

2.99 **Welche Aussage zu den zwanghaften Patienten ist richtig?**

❑ A Zwangshaltungen treten bei völliger körperlicher und seelischer Erschöpfung auf.
❑ B Zwangshandlungen sind immer wiederkehrende Vorgänge, die zur völligen körperlichen und seelischen Erschöpfung führen.
❑ C Zwanghafte Patienten sind selbstsicher, kontaktfreudig und pedantisch.
❑ D Zwanghafte Patienten erleben ihren Zwang als Möglichkeit zur Selbstverwirklichung.
❑ E Die Zwangsneurose lässt sich gut und erfolgreich behandeln.

2.100 **Eine progressive Paralyse ist**

- ❑ A eine Virusinfektion mit Befall der vorderen Rückenmarkwurzeln
- ❑ B eine fortschreitende Hirnatrophie unklaren Ursprungs
- ❑ C eine spätluetische, entzündliche Erkrankung des Gehirns
- ❑ D eine Stoffwechselstörung durch toxische Reaktionen
- ❑ E die Folge einer Hirnembolie

2.101 **Ein übertriebener „Putzfimmel" findet sich als neurotisches Symptom bei**

- ❑ A Angstneurose
- ❑ B Zwangsneurose
- ❑ C Phobie
- ❑ D Anorexia nervosa
- ❑ E Manie

2.102 **Wie heißen die drei Schwachsinnsgrade?**

1. Debilität
2. Mikrozephalie
3. Imbezillität
4. Stupor
5. Kretinismus
6. Idiotie

- ❑ A 1 + 5 + 6
- ❑ B 1 + 3 + 6
- ❑ C 1 + 3 + 5
- ❑ D 2 + 4 + 6
- ❑ E 1 + 4 + 6

2.103 **Welche Aussage trifft zu ?**

- ❑ A Neurosen sind meist hirnorganisch bedingt.
- ❑ B Neurosen gehen charakteristischerweise mit einem Verlust der Anpassung an die Realität einher.
- ❑ C Neurosen liegt meist ein Konflikt zwischen zwei unvereinbaren Strebungen von vitaler Bedeutung zugrunde.
- ❑ D Neurosen entstehen „endogen", ohne dass Ursachen dafür gefunden werden können.
- ❑ E Neurosen sind nur selten psychotherapeutisch behandelbar.

2.104 **In der Kinder- und Jugendpsychiatrie finden im Wesentlichen folgende Medikamentengruppen Anwendung:**

1. Analgetika
2. Neuroleptika
3. Sympathomimetika
4. Antiepileptika
5. Tranquilizer

- ❑ A 1 + 2 + 4
- ❑ B 2 + 3 + 5
- ❑ C 2 + 3 + 4
- ❑ D 2 + 4 + 5
- ❑ E 1 + 4 + 5

2.105 **Welche typischen Symptome kennen Sie bei neurotischen Störungen?**

1. Ängste
2. Phobien
3. Zwänge
4. Konversionssymptome

- ❑ A 1 + 2 + 3
- ❑ B 1 + 3
- ❑ C 2 + 4
- ❑ D 3 + 4
- ❑ E Alle Antworten sind richtig.

2.106 **Wie lange kann ein Patient nach einer Zwangseinweisung ohne erneutes psychiatrisches Gutachten gegen seinen Willen in der psychiatrischen Klinik festgehalten werden?**

- ❑ A 3 Tage
- ❑ B 1 Woche
- ❑ C 48 Stunden
- ❑ D 10 Tage
- ❑ E 12 Stunden

2.107 **Welche der folgenden Aussagen über Neurosen trifft zu?**

❑ A Neurotische Symptome bedürfen in der Regel stationärer psychiatrischer Behandlung.
❑ B Neurosen sind eines der Hauptanwendungsgebiete von Psychopharmaka.
❑ C Bei neurotischen Störungen können Verhaltenstherapie, tiefenpsychologische Psychotherapie, Gruppentherapie und Familientherapie wirksam sein.
❑ D Neurosen gehen häufig mit Halluzinationen einher.
❑ E Zur Prophylaxe neurotischer Phasen werden Lithiumpräparate eingesetzt.

2.108 **Bei der Anorexia nervosa**

1. sind besonders Mädchen in der Pubertät betroffen
2. sind besonders Jungen in der Pubertät betroffen
3. liegt oft eine Identitätskrise vor
4. sind die Patienten meist bewegungsarm
5. beobachtet man oft eine Hyperaktivität

❑ A 2 + 3
❑ B 1 + 3 + 5
❑ C 2 + 3 + 5
❑ D 1 + 3 + 4
❑ E 2 + 5

2.109 **Typische Symptome einer Manie sind:**

1. Euphorische Grundstimmung
2. Vermindertes Selbstwertgefühl
3. Antriebssteigerung
4. Gesteigertes körperliches Wohlbefinden
5. Ideenflucht mit starkem Rededrang
6. Verflachung des Gefühlslebens (Affektivität)

❑ A 1 + 4 + 5 + 6
❑ B 1 + 3 + 4 + 5 + 6
❑ C 3 + 4 + 5 + 6
❑ D 1 + 2 + 3 + 5
❑ E Alle Antworten sind richtig.

2.110 **Welche Aussagen über Neuroleptika sind richtig ?**

1. Neuroleptika sind zur medikamentösen Therapie akuter manischer Syndrome geeignet.
2. Neuroleptika spielen in der medikamentösen Schizophreniebehandlung eine wichtige Rolle.
3. Eine langdauernde Neuroleptikagabe ist die Methode der Wahl zur Manie-Prophylaxe.
4. Eine neuroleptische Langzeitbehandlung ist bei Schizophrenien nicht angezeigt.

❑ A 1 + 2
❑ B 1 + 2 + 3
❑ C 1 + 4
❑ D 2 + 3 + 4
❑ E Alle Antworten sind richtig.

2.111 **Typische Nebenwirkungen bei der Neuroleptika-Therapie sind:**

1. Mundtrockenheit
2. Euphorie
3. vermehrtes Schwitzen
4. Parkinson-ähnliche Symptome
5. Blutdrucksteigerungen
6. Obstipation

❑ A 1 + 4 + 5
❑ B 2 + 5
❑ C 3 + 5 + 6
❑ D 1 + 3 + 4 + 6
❑ E Alle Antworten sind richtig.

2.112 **Kennzeichen des präsuizidalen Syndroms sind:**

1. die ständige Suiziddrohung
2. eine psychische Einengung in allen Lebenslagen
3. eine Aggressionshemmung, wobei Aggressionen gegen die eigene Person gerichtet werden
4. Suizidphantasien und Todeswünsche
5. eine familiäre Belastung mit endogenen Depressionen

❑ A 1 + 2 + 3
❑ B 2 + 3 + 4
❑ C 3 + 4 + 5
❑ D 2 + 3 + 5
❑ E Alle Antworten sind richtig.

2.113 **Was sind Symptome einer Konversionshysterie?**

1. Kritiklosigkeit
2. Angst
3. Anfälle
4. Lähmungen
5. Sprachstörungen

- ❑ A 1 + 2 + 3
- ❑ B 3 + 4 + 5
- ❑ C 1 + 2
- ❑ D 3 + 4
- ❑ E 1 + 5

2.114 **Wer kann eine zwangsweise Unterbringung eines Patienten in eine geschlossene psychiatrische Klinik beschließen?**

- ❑ A Der Amtsarzt
- ❑ B Das Ordnungsamt
- ❑ C Ein Nervenarzt
- ❑ D Der Amtsrichter
- ❑ E Die Polizei

2.115 **Unter einem „pathologischen Rausch" versteht man**

- ❑ A einen Zustand der Erregtheit nach sehr hohen Alkoholdosen
- ❑ B einen deliranten Zustand nach Einnahme von LSD
- ❑ C eine abnorme Reaktion nach suggestiven Erlebnissen
- ❑ D einen Dämmerzustand nach Genuss geringer Alkoholmengen
- ❑ E eine Reaktion auf Alkoholentzug

2.116 **Hebephrenie ist**

- ❑ A eine jugendliche Form der Depression
- ❑ B eine Neurose
- ❑ C ein Synonym (Wort) für Pubertät
- ❑ D eine jugendliche Form der Schizophrenie
- ❑ E keines der Genannten

2.117 **Halluzinationen sind Symptome der**

- ❑ A endogenen Depression
- ❑ B Neurosen
- ❑ C Gehirnerschütterung
- ❑ D Schizophrenie
- ❑ E keines der Genannten

2.118 **Was gehört zu den formalen Denkstörungen?**

- ❑ A Ideenflucht
- ❑ B Illusion
- ❑ C Wahnwahrnehmungen
- ❑ D Gedankeneingebungen
- ❑ E Größenwahn

2.119 **Der Begriff „Neurose“**

- ❑ A gehört in den Formenkreis der Psychosen
- ❑ B kennzeichnet eine spezielle Form der Bewusstseinsstörung
- ❑ C umfasst Störungen der Konfliktverarbeitung
- ❑ D ist eine Erkrankung des Neurons
- ❑ E umfasst Persönlichkeitsstörungen

2.120 **Nennen Sie typische Symptome des Down-Syndroms:**

1. Vierfingerfurche
2. spezifischer Körpergeruch
3. Überstreckbarkeit der Gelenke
4. schräggestellte Lidachsen
5. Neigung zu Krampfanfällen

- ❑ A 1 + 3
- ❑ B 1 + 2 + 4
- ❑ C 1 + 3 + 4
- ❑ D 1 + 3 + 5
- ❑ E Alle Antworten sind richtig.

3

HNO

3.1 **Ordnen Sie die aufgeführten Begriffe der beiden Listen einander zu und kreuzen Sie die richtige Aussagekombination an:**

Liste 1	*Liste 2*
A grauweiße, nicht blutende Beläge der Tonsillen	1. Streptokokkenangina
B näselnde Sprache	2. akute Sinusitis
C Schmerzverstärkung beim Bücken	3. akute Rhinitis
D süßlicher Mundgeruch, evtl. Erbrechen	4. Diphtherie

- ❑ A A2, B1, C3, D4
- ❑ B A1, B3, C2, D4
- ❑ C A1, B4, C2, D3
- ❑ D A3, B2, C1, D4
- ❑ E A4, B3, C2, D1

3.2 **Nasenbluten als Akutsituation erfordert in der Ersten Hilfe**

- ❑ A Schocklagerung
- ❑ B herbeigerufener Arzt legt eine Nasentamponade
- ❑ C Spritzung eines gerinnungsfördernden Medikaments
- ❑ D sitzende Stellung mit Kopfvorbeugung, Zusammenpressen der Nasenflügel und Arztruf

3.3 **Ordnen Sie die aufgeführten Kehlkopferkrankungen der Liste 1 der Erfolg versprechendsten Therapie der Liste 2 zu und kreuzen Sie die richtige Aussagekombination an:**

Liste 1	*Liste 2*
A Stimmbandpolyp	1. logopädische Therapie
B Sängerknötchen	2. medikamentöse Therapie
C Stimmbandödem	3. chirurgische Therapie

- ❑ A A3, B2, C1
- ❑ B A3, B1, C2
- ❑ C A2, B1, C3
- ❑ D A1, B2, C3

3.4 **Eine Laryngoskopie ist**

- ❑ A das Sichtbarmachen der Stimmbandschwingungen
- ❑ B eine Sprachprüfung
- ❑ C eine Kehlkopfspiegelung
- ❑ D eine Geschmacksprüfung
- ❑ E die Darstellung des Kehlkopfes mittels Kontrastmittel

3.5 **Symptome und Komplikationen einer Labyrinthitis (Innenohrentzündung) sind:**

1. Meningitis
2. Ertaubung
3. Sinusthrombose
4. Schwindel und Brechreiz
5. Fazialislähmung

- ❑ A 1 + 2 + 3
- ❑ B 2 + 4 + 5
- ❑ C 1 + 2 + 3 + 4
- ❑ D 2 + 4
- ❑ E Alle Antworten sind richtig.

3.6 **Erreger, die eine Mittelohrentzündung verursachen, gelangen meistens in die Paukenhöhle**

- ❑ A auf dem Blutweg
- ❑ B auf dem Lymphweg
- ❑ C durch die Bogengänge
- ❑ D durch die Entfernung der Gaumenmandeln
- ❑ E durch die Ohrtrompete

3.7 **Das Othämatom ist eine**

❑ A Blutansammlung im äußeren Gehörgang
❑ B Hämatom in der Ohrtrompete
❑ C Erkrankung des Mittelohrs
❑ D Blutansammlung zwischen Knorpel und Knorpelhaut der Ohrmuschel
❑ E ein Fehlen des Riechvermögens

3.8 **Eine Anotie ist**

❑ A eine Halsfistel
❑ B ein völliges Fehlen der Ohrmuschel
❑ C eine Fehlanlage der Ohrmuschel
❑ D eine Fehlanlage des Innenohrs
❑ E ein Fehlen des Riechvermögens

3.9 **Bei Erkrankungen der drei Bogengänge kommt es zu Störungen von**

❑ A Wahrnehmung von Geräuschen
❑ B Koordinierung der Bewegungsabläufe
❑ C Steuerung des Muskeltonus
❑ D Gleichgewichtssinn

3.10 **Ein Audiometer wird genutzt**

❑ A zur Betrachtung des äußeren Gehörganges und des Trommelfells
❑ B zur Untersuchung des Augenhintergrundes
❑ C zur Hörprüfung
❑ D zur Testung der geistigen Entwicklung

3.11 **Ordnen Sie die aufgeführten Begriffe der beiden Listen einander zu und kreuzen Sie die richtige Aussagekombination an:**

Liste 1	*Liste 2*
A Otitis media	1. Innenohr
B Morbus Menière	2. äußerer Gehörgang
C Zerumen	3. Mittelohr

❑ A A3, B1, C2
❑ B A2, B1, C3
❑ C A2, B3, C1
❑ D A1, B3, C2
❑ E A3, B2, C1

3.12 **Die Symptome einer akuten Kieferhöhlenentzündung sind:**

1. eitriger Schnupfen
2. behinderte Nasenatmung
3. Schmerzen
4. Niesanfälle

- ❑ A 1 + 4
- ❑ B 2 + 3 + 4
- ❑ C 1 + 3
- ❑ D 2 + 4
- ❑ E 1 + 2 + 3

3.13 **Parazentese**

- ❑ A ist die Eröffnung der Siebbeinzellen durch die Nase
- ❑ B nennt man den Trommelfelldefekt bei Mittelohrentzündung
- ❑ C ist die Katheterisierung der Ohrtrompete durch den Rachen
- ❑ D ist ein kleiner Einschnitt in das Trommelfell
- ❑ E befällt vorwiegend ältere Menschen

3.14 **Welches ist wegen ihres anatomisch ungünstig gelegenen Abflusses die am häufigsten verbreitete Nasennebenhöhlenentzündung?**

- ❑ A Kieferhöhlen
- ❑ B Stirnhöhlen
- ❑ C Siebbeinzellen
- ❑ D Keilbeinhöhle

3.15 **Folgende Aussagen zur akuten Otitis media sind richtig:**

1. Es besteht eine Schallempfindlichkeit.
2. Es können Trommelfelldefekte auftreten.
3. Sie entsteht meist durch aufsteigende Infekte aus dem Nasen-Rachen-Raum.
4. Ohrgeräusche treten nicht auf.
5. Der Krankheitsverlauf ist normalerweise schmerzlos.

- ❑ A 1 + 2
- ❑ B 2 + 5
- ❑ C 2 + 3 + 4
- ❑ D 2 + 3
- ❑ E 1 + 2 + 3

3.16 **Die Entfernung der Rachenmandeln nennt man**

- ❑ A Adenotomie
- ❑ B Tonsillektomie
- ❑ C Gaumenmandelentfernung
- ❑ D Polypektomie

3.17 **Zu den typischen Symptomen des „Morbus Menière" gehören:**

1. Schallempfindungsstörungen
2. Schwindelanfälle
3. Starke Ohrenschmerzen
4. Nystagmus
5. Einseitiges Ohrgeräusch

- ❑ A 1 + 3 + 5
- ❑ B 2 + 4
- ❑ C 1 + 2 + 4
- ❑ D 1 + 2 + 4 + 5
- ❑ E Alle Antworten sind richtig.

3.18 **Nasenbluten kann folgende Ursachen haben:**

1. Fraktur der Schädelbasis
2. Fremdkörper
3. Masern
4. Arteriosklerose
5. Hypertonie

- ❑ A 1 + 2 + 3 + 4
- ❑ B 2 + 3 + 4 + 5
- ❑ C 1 + 3 + 5
- ❑ D 1 + 2 + 5
- ❑ E Alle Antworten sind richtig.

3.19 **Ordnen Sie den aufgeführten Krankheiten die entsprechenden Symptome zu und kreuzen Sie die richtige Aussagekombination an!**

Liste 1	*Liste 2*
A Kruppanfall	1. Himbeerzunge/Tonsillitis
B Scharlach	2. Laryngitis (Kehlkopfentzündung)
C Herpesinfektion	3. Stomatitis

- ❑ A A1, B2, C3
- ❑ B A2, B1, C3
- ❑ C A2, B3, C1
- ❑ D A1, B3, C2
- ❑ E A3, B1, C2

3.20 **Bei welcher Erkrankung wird eine Stapesplastik durchgeführt?**

- ❑ A Tubenkartarrh
- ❑ B Otosklerose
- ❑ C Otitis externa
- ❑ D Cholesteatom
- ❑ E Menière-Krankheit

3.21 **Die akute Sinusitis wird in der Regel ausgelöst durch:**

- ❑ A eine Liquorfistel
- ❑ B einen entzündeten Weisheitszahn
- ❑ C eine orale Soorinfektion
- ❑ D eine Influenza
- ❑ E eine akute Rhinitis

4

DERMATOLOGIE

4.1 **Kennzeichen eines Basalioms des Lides sind:**

1. schwarzbraune Färbung
2. blumenkohlähnliches Wachstum
3. dunkelrote Gefäßschlingen
4. bedeckt von Blutkrusten
5. kraterförmiger Rand
6. weichlich
7. hart

- ❑ A 4 + 5 + 7
- ❑ B 1 + 2 + 6
- ❑ C 1 + 6
- ❑ D 3 + 5

4.2 **Nässende Dermatosen werden behandelt mit**

- ❑ A Puder
- ❑ B Paste
- ❑ C offenem feuchten Verband
- ❑ D geschlossenem feuchten Verband

4.3 **Typisches Symptom der Psoriasis ist**

- ❑ A der starke Juckreiz
- ❑ B Rötung und Schwellung
- ❑ C die silberweiße Schuppung
- ❑ D die umschriebene Pigmentierung

4.4 **Eine Pustel ist eine/ein**

- ❑ A umschriebene Verdickung der Haut
- ❑ B Gefäßknäuel
- ❑ C Eiterbläschen
- ❑ D Bläschen mit serösem Inhalt

4.5 **Feuermale sind**

1. im Hautniveau liegende Netze erweiterter Blutgefäße der Haut
2. therapeutisch nicht zu beeinflussen
3. nach dem ersten Lebensjahr verschwunden
4. in die Gruppe der malignen Erkrankungen einzuordnen

- ❑ A 1 + 4
- ❑ B 2 + 3
- ❑ C 2 + 4
- ❑ D 1 + 2
- ❑ E 1 + 2 + 3

4.6 **Die Acne vulgaris ist eine Erkrankung**

1. der Talgdrüsen
2. der Schweißdrüsen
3. die ansteckend ist
4. die meist auf Sonnenbehandlung anspricht

- ❑ A 1 + 3
- ❑ B 1 + 4
- ❑ C 2 + 3
- ❑ D 2 + 4
- ❑ E Alle Antworten sind richtig.

4.7 **Die Psoriasis vulgaris**

1. wird z.B. durch Kaffee-/Teegenuss ausgelöst
2. kann sich durch Infekte (z.B. Grippe) verschlechtern
3. heilt nach einiger Zeit folgenlos aus
4. wird durch UV-Bestrahlung positiv beeinflusst
5. hat Pusteln als typische Hautveränderung

- ❑ A 2 + 4
- ❑ B 3 + 4
- ❑ C 1 + 3
- ❑ D 4 + 5
- ❑ E 1 + 2

5

AUGENHEILKUNDE

5.1 **Bei einer starken Kurzsichtigkeit**

- ❑ A ist der Augapfel zu kurz
- ❑ B ist der Augapfel zu lang
- ❑ C ist der Augapfel normal groß, aber die Augenhöhle zu klein
- ❑ D ist der Sehnerv zu lang

5.2 **Flimmerskotom ist eine dem Anfall vorausgehende**

Komplikation von Lichterscheinungen und nachfolgendem Gesichtsfeldausfall bei

- ❑ A Grand-mal-Epilepsie
- ❑ B Hyperventilationsanfall
- ❑ C Trigeminusneuralgie
- ❑ D Migräne
- ❑ E Spannungskopfschmerz

5.3 **Welche Allgemeinkrankheiten können am Auge mitdiagnostiziert werden?**

1. Diabetes mellitus
2. endokrine Ophthalmopathie (z.B. Hyperthyreose)
3. Hirndrucksteigerung
4. Scharlach
5. Masern

- ❑ A 1 + 2 + 3
- ❑ B 1 + 2 + 3 + 4
- ❑ C 1 + 2 + 3 + 5
- ❑ D 1 + 2 + 4 + 5
- ❑ E Alle Antworten sind richtig.

5.4 **Eine Augenhintergrundspiegelung sollte durchgeführt werden bei Verdacht auf**

1. essentielle Hypertonie
2. Anämie
3. Diabetes mellitus
4. Hypovolämie
5. renale Hypertonie

❑ A 1 + 2 + 3
❑ B 2 + 4 + 5
❑ C 1 + 4 + 5
❑ D 1 + 3 + 5
❑ E Alle Antworten sind richtig.

5.5 **Ordnen Sie die aufgeführten Begriffe der beiden Listen einander zu und kreuzen Sie die richtige Aussagekombination an:**

Liste 1	*Liste 2*
A Iritis (Regenbogenhautentzündung)	1. Miotika
B akuter Glaukomanfall	2. Mydriatika
C Exophthalmus	3. Uhrglasverband

❑ A A3, B1, C2
❑ B A1, B3, C2
❑ C A1, B2, C3
❑ D A3, B1, C1
❑ E A2, B1, C3

5.6 **Zu den Folgen einer Hornhautverletzung gehören:**

1. Lichtscheu
2. zellige Einlagerungen im Glaskörper
3. Tränen
4. Fremdkörpergefühl

❑ A 1 + 2
❑ B 1 + 4
❑ C 1 + 3 + 4
❑ D Alle Antworten sind richtig.

5.7 **Die Sehrinde des bewussten Sehens liegt im/in**

- ❏ A Scheitellappen
- ❏ B Hinterhauptslappen
- ❏ C der Insel
- ❏ D Kleinhirn

5.8 **Welcher Substanzgruppe gehören die zur Vorbereitung einer Augenhintergrundspiegelung eingesetzten Medikamente an?**

- ❏ A Analgetika
- ❏ B Antihistaminika
- ❏ C Mydriatika
- ❏ D Antibiotika
- ❏ E Sulfonamide

5.9 **Bei einer Pupillendifferenz**

- ❏ A muss am folgenden Tag ein Augenarzt benachrichtigt werden
- ❏ B handelt es sich in der Regel um einen angeborenen Defekt
- ❏ C kann ein intrakranieller raumfordernder Prozess vorliegen
- ❏ D handelt es sich um eine harmlose Störung, wenn die Sehkraft sich nicht verändert
- ❏ E kann eine Netzhautablösung an einem Auge vorliegen

5.10 **Ein unvollständiger Lidschluss**

1. kann bei bewusstlosen Patienten auftreten
2. ist vollkommen ungefährlich
3. führt zur Austrocknung der Bindehaut und der Kornea
4. wird mit pupillenverengenden Mitteln behandelt
5. kann im Zusammenhang mit einer Fazialisparese auftreten

- ❏ A 1 + 2 + 3
- ❏ B 1 + 3 + 5
- ❏ C 3 + 4 + 5
- ❏ D 1 + 4 + 5
- ❏ E Alle Antworten sind richtig.

5.11 **Wie lautet der Fachausdruck für Schielen?**

- ❏ A Astigmatismus
- ❏ B Strabismus
- ❏ C Myopie
- ❏ D Hyperopie
- ❏ E Presbyopie

5.12 **Welches sind die funktionell bedeutsamsten Stellen der Netzhaut?**

- ❑ A Die Ora serrata und der Ziliarkörper
- ❑ B Der blinde Fleck und der gelbe Fleck
- ❑ C Die Vortexvenen und der Kammerwinkel
- ❑ D Die Chorioidea
- ❑ E Die Lamina cribrosa

5.13 **Bei einem akuten Glaukomanfall**

- ❑ A hat der Patient starke Schmerzen
- ❑ B verspürt der Patient zwar keine Schmerzen, aber eine erhebliche Sehverschlechterung
- ❑ C bleibt das Auge im Gegensatz zur Bindehautentzündung blass
- ❑ D fühlt sich der Augapfel abnorm weich an

5.14 **Zu den möglichen Folgen einer starken Kalkverätzung des Auges gehören:**

1. Störung des Säure-Basen-Gleichgewichts
2. Tränenträufeln
3. Hornhautnarbe
4. Sekundärglaukom
5. Netzhautblutungen
6. Lidverwachsungen

- ❑ A 1 + 2 + 5
- ❑ B 3 + 4 + 6
- ❑ C 2 + 4
- ❑ D 1 + 6
- ❑ E Alle Antworten sind richtig.

Lösungen und Kommentare

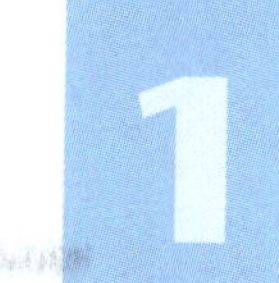

INNERE MEDIZIN

Herz – Kreislauf

1.1 Lösung B

Die Angina pectoris (Stenokardie) ist das Leitsymptom der Koronarinsuffizienz. Es kommt zu einem Missverhältnis zwischen Sauerstoffbedarf und -angebot, verursacht durch eine Minderversorgung des Herzmuskelgewebes mit Sauerstoff. Der Herzmuskel erhält diesen über die Herzkranzgefäße. Bei Verengungen (Stenosen) kann er diese Aufgabe nur noch vermindert bewältigen. Die Ursache der Verengungen ist z.B. Arteriosklerose oder Koronarspasmus. Des Weiteren kann beispielsweise eine Herzhypertrophie die Beschwerden auslösen. Hier ist der Herzmuskel derart groß, dass die normale Gefäßversorgung nicht mehr ausreicht. Die Angina pectoris ist vom Ausmaß der Koronarstenose, des Koronarspasmus bzw. von der Belastung abhängig. Sie tritt daher erst ab einer bestimmten Belastung auf. **Im Ruhe-EKG ist nur in 50% der Fälle eine Veränderung zu beobachten,** im **Belastungs-EKG** dagegen kommt es zu **ST-Senkungen** als Zeichen einer Sauerstoffunterversorgung. Medikament der ersten Wahl ist das Nitroglycerin, unter anderem in Form von **Nitrolingual**®. Die sofortige Erweiterung der Herzkranzgefäße schafft eine Mehrversorgung des Muskels mit mehr Blut und somit auch mehr Sauerstoff.

1.2 Lösung C

Bei einem Herzinfarkt ist die Blutversorgung eines Gewebebezirks mit umschriebener Nekrose vollkommen unterbrochen (bei Angina pectoris nur vermindert). Durch den Verschluss eines Herzkranzgefäßes bricht auch die Sauerstoffversorgung völlig ab, der Herzmuskel stirbt ab und wird nekrotisch. In diesem Bereich fehlen die Herzkontraktion und die mögliche Erregungsleitung, schwere Störungen der Herztätigkeit mit Herzrhythmusstörungen (95% der Fälle) sind die Folge.

Infarktpatienten sind zunächst immer intensivmedizinisch mit EKG-Monitoring zu überwachen.

Der Infarkt tritt plötzlich und mit großer Schmerzintensität, dem sog. Vernichtungsschmerz auf. Die Schmerzausstrahlung hat ihr Maximum hinter dem Brustbein und projiziert sich in den linken Arm.

15–25% der Herzinfarkte gehen ohne Schmerzen einher, man nennt sie stumme Infarkte. Im Gegensatz zur Angina pectoris tritt bei Herzinfarkten keine Besserung nach Gabe von Nitrolingual® ein.

1.3 Lösung A

Herzinfarkt/Vernichtungsschmerz → S. Kommentar zu Frage 1.2.
Lungenödem/Linksherzinsuffizienz → Durch die Linksherzinsuffizienz (Unvermögen des linken Herzens, mit voller Kraft zu pumpen) staut sich das Blut vor dem Herzen, d.h. im linken Vorhof, und dann in der Lunge. Durch diesen Stau erhöht sich der Blutdruck innerhalb der Lungengefäße, somit tritt Flüssigkeit in das Lungengewebe über. Es entsteht das Lungenödem. Übertragen kann man diesen Mechanismus auch auf die Rechtsherzinsuffizienz, hier kommt es zu einem Stau in den peripheren Venen mit Beinödemen. Da die Entstehung schwer zu verstehen ist, möchte ich sie mit Hilfe eines einfachen Beispiels erklären:
Stellen Sie sich vor, durch einen alten, gewebten Gartenschlauch fließt mit normalem Druck Wasser. In diesem Zustand ist der Schlauch dicht. Jetzt verengen Sie das Schlauchende, dann nimmt der Druck im Schlauch bei gleich bleibender Wasserzufuhr zu. Der Schlauch dehnt sein Lumen auf und dabei auch die Gewebefasern. Es bilden sich kleine Zwischenräume, aus denen nun Wasser austritt. So wird auch das Lungenödem bei Abflussbehinderung durch das linke Herz gebildet. Lesen Sie bitte unbedingt die Reihenfolge der Gefäßanschlüsse am Herzen im Lehrbuch nach!
Kammerflimmern/Defibrillation → Kammerflimmern ist definiert als eine Herzfrequenz > 300 Schläge/Minute. Hierbei versiegt die Pumpleistung des Herzens, was zum Kreislaufstillstand führt. Die Defibrillation setzt einen gewaltigen Stromstoß, sodass danach bei Erfolg der Herzrhythmus wieder in den normalen Sinusrhythmus umschlagen kann.
Angina pectoris /Nitroglycerin → S. Kommentar zu Frage 1.1.

1.4 Lösung D

S. Kommentar zu Frage 1.2.

1.5 Lösung D

Die Komplikationen des Infarktes sind schwerwiegend. Aus diesem Grunde ist die Therapie auf der **Intensivstation mit Monitoring** wegen möglicher Herzrhythmusstörungen unerlässlich.
Die **Schmerzbekämpfung** ist eine der ersten Maßnahmen am Ort des Geschehens. Zu diesem Zeitpunkt wird nicht gezögert, auch Morphinpräparate (starkes Schmerzmittel, Analgetikum) einzusetzen. Die Schmerzintensität des Herzinfarktes ist eine der höchsten! Sedativa (Valium®) nehmen dem Patienten seine Todesangst und mindern die Unruhe.

Vollständige Bettruhe in den ersten Tagen ist unbedingt indiziert. Um das verschließende Blutgerinnsel aufzulösen, therapiert man antikoagulatorisch (gerinnungshemmend), zum einen mit **Heparin**, zum anderen und wirkungsvoller mit der **Lysetherapie** durch Strepto- oder Urokinase. Ihre Wirkung ist stärker und schneller. Kontraindikationen sind mögliche andere Blutungsquellen, wie z.B. ein Ulkus. Die Lysetherapie könnte dann zum Verbluten des Patienten führen.
Der ZVD (Zentraler Venendruck) darf nicht zu hoch sein, da die hohe Volumenbelastung das geschwächte Herz belastet, während eine Entlastung des Herzens angestrebt wird.

1.6 Lösung C

S. Kommentar zu Frage 1.5.

1.7 Lösung E

Alle genannten Ursachen reduzieren die Herzkraft und führen folglich zu einer Insuffizienz.
Herzinfarkt: Das Herzmuskelgewebe arbeitet teilweise nicht mehr oder ungenügend.
Herzklappenfehler: Sie führen zur Mehrbelastung des Herzmuskels durch Verengungen oder Undichtigkeiten.
Herzrhythmusstörungen: Der Herzschlag ist unregelmäßig, die Koordination von Systole und Diastole (Auswurf- und Füllungszeit) ist gestört und führt zu einer Fehlbelastung des Herzmuskels.
Panzerherz und **Myokarditis:** Verdickungen oder Entzündungen des Herzmuskels schwächen diesen in seiner Funktion und somit in seiner Effektivität.

1.8 Lösung B

Die Therapie der Herzinsuffizienz besteht darin, zum einen den Herzmuskel zu stärken **(Digitalis)** und zum anderen seinen Arbeitsaufwand zu reduzieren **(Diuretika).**
Digitalis (Digimerk®, Novodigal® u. Ä.) erhöht den Kalziumspiegel innerhalb der Muskelzelle, dies wiederum stärkt den Herzmuskel und wirkt daher der Insuffizienz entgegen.
Diuretika (Lasix®) bewirken eine erhöhte Wasserausscheidung über die Nieren. Neben der Ausschwemmung von Ödemen hat das Herz nicht mehr so viel Blutvolumen zu pumpen oder diesem entgegenzupumpen. Dadurch wird ebenfalls eine Entlastung des Herzens erreicht.

1.9 Lösung A

Jedes Medikament zeigt bei Überdosierung charakteristische Symptome. Gerade bei Digitalis ist es besonders wichtig, diese zu erkennen, da ansonsten lebensbedrohliche Komplikationen die Folge sein können. Die Hemmung der Natrium-Kalium-Pumpe bewirkt im ZNS Störungen, die durch **Gelbsehen** und **Übelkeit** bemerkbar werden. Da die Pumpe auch in den Nieren gehemmt wird, folgt ein hoher Kaliumverlust. Dies wiederum verstärkt die Digitaliswirkung. Entsprechend ist also neben der Gabe von Digitalis-Antidot® eine der wichtigsten therapeutischen Maßnahmen die Infusion von Kalium. Herzrhythmusstörungen werden ggf. mit Atropin oder einem externen Herzschrittmacher behandelt.

1.10 Lösung D

Der Ventrikelseptumdefekt ist mit 25–30% einer der häufigsten angeborenen Herzfehler mit Links-Rechts-Shunt. Links-Rechts-Shunt bedeutet, dass durch die Öffnung in der Herzscheidewand das Blut von der linken in die rechte Kammer fließt („Shunt"). Grund für diese Strömungsrichtung ist der hohe Druck im linken Ventrikel. Bekanntlich fließt eine Flüssigkeit immer vom Ort des höheren zum Ort des geringeren Druckes.
Bei kleinen bis mittleren Ventrikelseptumdefekten (VSD) steht die Volumenbelastung des linken Herzens im Vordergrund. Große VSD führen außerdem zu pulmonaler Hypertonie und Druck-/Volumenbelastung der rechten Kammer. Die zunehmende Blutmenge im rechten Ventrikel passiert folglich auch die Lungengefäße. Diese Mehrbelastung führt zu einer verengenden Veränderung der Lungengefäße (obstruktive Lungengefäßveränderung) und somit zu einer deutlichen Widerstandserhöhung. Wenn der Widerstand der Lungengefäße höher wird als der der peripheren Gefäße, dann sucht sich das Blut folglich den Weg des geringsten Widerstandes, und der Blutfluss ändert seine Richtung. Es kommt folglich zu einer **Shuntumkehr** mit Ausbildung eines **Rechts-Links-Shunts.**
Die klinischen Zeichen sind zentrale Zyanose, Polyglobulie (der Körper versucht, mit mehr Erythrozyten das Sauerstoffdefizit abzufangen), Leistungsverminderung, Trommelschlegelfinger und Uhrglasnägel.

1.11 Lösung A

Nach der Mitralstenose ist die Aortenklappeninsuffizienz der zweithäufigste Klappenfehler, wobei die **Kombination** mit einem **Mitralvitium** (vitium = Fehler, Defekt) häufig ist. In über 65% der Fälle ist die Ursache eine rheumatoide Endokarditis.
Das Leitsymptom ist die große Blutdruckamplitude (Unterschied zwischen systolischem und diastolischem Blutdruck), die besonders in der **Karotisdruckkurve** dokumentiert wird. Die Patienten klagen über pulssynchrones Dröhnen im Kopf und man erkennt ein pulssynchrones Kopfnicken (Musset-Zeichen).
Reihenfolge der Ereignisse:
Der linke Ventrikel pumpt das Blut während der Systole durch die undichte (insuffiziente) Aortenklappe in die Aorta. Während der anschließenden Diastole schließt sich die Aortenklappe und der linke Ventrikel füllt sich mit Blut aus dem linken Vorhof bei geöffneter Mitralklappe. Gleichzeitig, wegen undichter

Aortenklappe, strömt auch Blut aus der Aorta zurück in den linken Ventrikel. Das bedeutet neben einer zunehmenden Volumenbelastung für den linken Ventrikel einen Abfall des diastolischen Blutdrucks. Während der nächsten Systole pumpt nun der linke Ventrikel ein vergrößertes Volumen in die Aorta und bewirkt somit auch eine Erhöhung des systolischen Blutdrucks (Abb.1.11-1). S. auch die Erläuterungen zu Blutdruck und Herzklappen in Band 1.

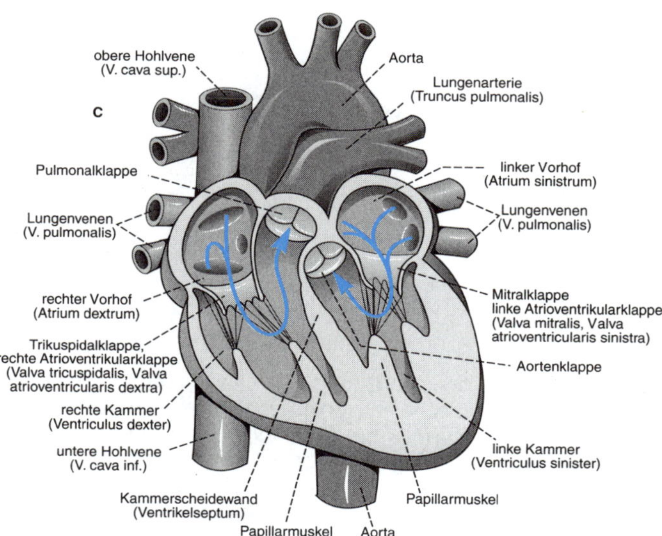

Abb. 1.11-1: Längsschnitt durch das Herz.

1.12 Lösung A

Die meisten **Herzklappenfehler** werden verursacht durch die rheumatoide **Endokarditis,** vorwiegend betroffen sind die Klappen des linken Ventrikels.

1.13 Lösung D

Herzrhythmusstörungen beziehen sich auf Unregelmäßigkeiten oder Geschwindigkeitsänderungen in der Herzfrequenz. **Bradykardie** ist definiert als ein Absinken der Herzfrequenz unter 60 Schläge/Minute. Die Tachykardie beschreibt eine Beschleunigung der Herzfrequenz auf über 100 Schläge/Minute. Hämodynamisch wirksam, d.h. verbunden mit Kreislaufstörungen, sind Herzfrequenzen unter 40 und über 160 Schläge/Minute. Wenn die Pulsschläge nicht mehr regelmäßig, sondern sehr unregelmäßig aufeinander folgen, so ist dies meist in der **absoluten Arrhythmie** begründet. Bedingt beispielsweise durch Vorhofflimmern wird nicht jede Erregung über den AV-Knoten zur Kammer übergeleitet, dies verursacht den unregelmäßigen Herzschlag.

Das **Kammerflimmern** (Herzfrequenz > 300 Schläge/Minute) ist mit dem Leben nicht vereinbar, da das Schlagvolumen von normalerweise 70 ml auf nahe 0 ml reduziert wird, der Kreislauf sozusagen stillsteht. Hier bilden Herzmassage und Defibrillation die Notfallmaßnahmen (s. Kommentar zu Frage 1.3).

1.14 **Lösung A**

1.15 **Lösung D**

1.16 **Lösung A**

1.17 **Lösung D**

1.18 **Lösung F**

1.14–1.18

Hypertonie liegt vor, wenn der Blutdruck mehrmals > 160/95 mmHg ist.
Man unterscheidet die **essentielle Hypertonie** (90% d.F.) ohne bekannte Ursache von der **sekundären Hypertonie** (10% d.F.) mit bekannter Ursache.
Bei der sekundären Hypertonie liegen die Ursachen vorwiegend begründet in Krankheiten anderer Organe oder der generellen Adipositas. Einige Beispiele:

- **Renale Hypertonie:** Störung des Renin-Angiotensin-Systems bei Durchblutungsstörungen (Nierenarterienstenose/Schrumpfniere). Die Nieren messen den Blutdruck im juxtaglomerulären Apparat. Bei Erniedrigung schütten sie das Hormon Renin aus, das in der Blutbahn zu dem blutdruckwirksamen Angiotensin I und II umgebaut wird. Hier greifen übrigens die ACE-Hemmer (Angiotensin-Converting-Enzyme) als Antihypertonika an. Wenn der Blutdruck normal ist, in der Niere wegen einer Nierenarterienstenose aber nur ein niedriger Blutdruck registriert wird, reagiert die Niere mit Reninausschüttung. Hinzu kommt die vermehrte Volumenbelastung auf Grund verminderter Wasserausscheidung (Einsatz der Diuretika). Es entsteht die renale Hypertonie.
- **Endokrine Hypertonie:** Viele hormonell aktive Organe (Schilddrüse, Nebennieren, Hypophyse etc.) bilden bei krankhaften Veränderungen vermehrt ihre blutdrucksteigernden Hormone mit daraus resultierender Hypertonie. Bei der Hyperthyreose sind es T3 und T4, beim Phäochromozytom ist es Adrenalin, beim Cushing-Syndrom ist es Cortisol und beim Hypophysentumor ist es beispielsweise TSH mit stimulierender Wirkung auf die Schilddrüse.
  Der M. Addison ist eine Nebennierenrindeninsuffizienz mit dem Resultat einer Hypotonie, dies ist nicht zu verwechseln!

- **Aortenisthmusstenose:** An der ehemaligen Einmündungsstelle des Ductus Botalli (s. Erläuterungen zum Fetalkreislauf in Band 1) besteht eine Verengung. Das Blut kann nur erschwert in den absteigenden Teil der Aorta fließen. Gemäß dem Weg des geringsten Widerstandes fließt es also zunächst mit erhöhtem Druck durch die Karotiden zum Kopf und durch die Aa. subclaviae zu den Armen. Hier wird der erhöhte Blutdruck gemessen, während in den Beinen der Blutdruck viel niedriger ist.

Die Folgen der Hypertonie können schwerwiegend sein. Arteriosklerose, Sehschwäche wegen Veränderung der Netzhautarterien, Linksherzinsuffizienz, koronare Herzkrankheit u.v.m. sind Folgekrankheiten der Hypertonie. Der Schlaganfall und der Herzinfarkt mit sklerotisch bedingt verschlossenen Gefäßen wie auch ZNS-Blutungen bei druckbedingt geplatzten Gefäßen gehören zu den meist tödlich endenden Komplikationen.
Die Therapie der Hypertonie greift an mehreren regulierenden Stellen im Organismus an und wird teilweise kombiniert. Diuretika (Lasix®, Furosemid®, Arelix®, Esidrix® u.a.), Calciumantagonisten (Adalat®, Bayotensin®, Nifedipin® u.a.), Betablocker (Beloc® u.a.) und andere sind zur Behandlung des Hypertonus geeignet. Doch zuvor sollte immer versucht werden, die Ursache, falls bekannt, zu beheben.

1.19 Lösung B

Die Nachlast des Herzens beschreibt den Füllungszustand und den Druck in den Gefäßen der Aorta bis zu den Arteriolen, also die Gefäße „nach" dem Herzen. Die Vorlast des Herzens beschreibt den gleichen Sachverhalt für Gefäße „vor" dem Herzen (V. cava).
Bei hoher Nachlast muss das Herz gegen einen hohen Widerstand anpumpen, das bedeutet eine enorme Mehrarbeit für den Herzmuskel. Ein insuffizientes Herz (besonders bei Linksherzinsuffizienz) kann diese Arbeit nicht leisten, dementsprechend muss es entlastet werden. Medikamente wie Nifedipin (Adalat®; Calciumantagonist) bewirken eine Erweiterung (Dilatation) der kleinen Arteriolen und somit eine **Senkung der Nachlast.**
Vorlastsenker beispielsweise bei Rechtsherzinsuffizienz sind alle Nitrate.

1.20 Lösung B

Hypertonie/Rötung → Durch die druckbedingt vermehrte Füllung kleiner Gefäße zeigen Hypertoniker leicht gerötete Haut.
Anämie/Blässe → Anämie (Blutarmut) bedeutet eine verminderte Anzahl an roten Blutkörperchen und bewirkt somit eine allgemeine Blässe der Haut.
Unterfunktion der Nebenniere/stärkere Pigmentierung → Die Funktion der Nebenniere unterliegt einem hormonellen Regelkreis. Bei verminderter Leistung der Nebennierenrinde (Morbus Addison) kommt es reflektorisch zu einer erhöhten Aktivität der Hypophyse. Hier werden Hormone wie ACTH gebildet, die die Nebenniere zur Hormonproduktion anregen. Bei Erfolglosigkeit bildet die Hypophyse immer höhere Mengen an stimulierenden Hormonen. Bei Mehrproduktion von ACTH wird auch verstärkt MSH (Melanozytenstimulierendes Hormon) produziert, die Pigmentierung der Haut nimmt also zu. Man unterscheidet in der Klinik den weißen von dem braunen M. Addison. Beim weißen

M. Addison kommt es zu einer Nebennierenunterfunktion durch Hypophyseninsuffizienz. Die Hypophyse produziert zu wenig ACTH und MSH, folglich wird auch zu wenig Melanin gebildet und die Pigmentierung ist vermindert (weiße Haut). Der braune M. Addison ist oben beschrieben.
Hepatitis/Gelbfärbung → Die Hepatitis (Leberentzündung) bewirkt durch eine verminderte Stoffwechselleistung der Leber die Anhäufung von Abfallprodukten, unter anderem auch Bilirubin. Ikterus (Gelbfärbung) ist die Folge der Bilirubinablagerung in den Skleren und der Haut.
Herz-Lungen-Erkrankung/Blauviolette Verfärbung → Hier ist die Lungenfunktion und folglich auch die Sauerstoffanreicherung im Blut gestört, es resultiert eine Zyanose (Blaufärbung).

1.21 Lösung A

1.22 Lösung C

1.21–1.22

Der **Schock** ist definiert als eine kritische Verminderung der Mikrozirkulation mit Hypoxie (Sauerstoffmangel im Gewebe) und metabolischen Störungen. Die Ursachen können kardiogen (Herzinfarkt, Klappenfehler, Herzrhythmusstörungen), hypovolämisch (z.B. bei hohem Blutverlust), anaphylaktisch (allergisch) oder septisch (durch Giftwirkung der Bakterien) sein. In jedem Fall ist der Schock eine lebensbedrohende Situation und somit unbedingt ernst zu nehmen. Auch das Pflegepersonal muss einen Schock erkennen können. Der Schockindex erleichtert das Erkennen dieser Gefahr.

$$\text{Schockindex} = \frac{\text{Puls}}{\text{Blutdruck (systolisch)}}$$

Ist der Schockindex > 1, so droht Schockgefahr, und der Arzt ist unverzüglich zu informieren!

Die klinischen Zeichen sind Blässe, Tachykardie, Tachypnoe, Hypotonie, ggf. auch Übelkeit.
Die Therapien sind unterschiedlich, doch gemeinsam sind die Infusionstherapie zur Aufrechterhaltung der Mikrozirkulation und die Medikamentengabe. Die intensivmedizinische Überwachung geschieht mit Hilfe der ZVD-Überwachung. Hier werden der vasale Füllungsgrad und Druck abgemessen. S. Erläuterungen zur ZVD-Messung in Band 2.

1.23 Lösung C

Bei Herzrhythmusstörungen muss nicht jeder Herzschlag mit einem effektiven Auswurfvolumen einhergehen. Beispielsweise fehlt bei zwei unmittelbar aufeinander folgenden Herzschlägen die Zeit, beim zweiten Herzschlag die Kammer erneut mit Blut zu füllen. Man registriert im EKG zwar einen „Herzschlag" (Kammerkomplex), kann den Puls wegen fehlenden Auswurfvolumens aber nicht messen. Es entsteht eine **Differenz zwischen Herzschlag und Pulsfrequenz,** das sog. Pulsdefizit.

1.24 Lösung A

Zu Komplikationen der Endokarditis **(Herzklappenstenose)** s. Kommentare zu den Fragen 1.11 und 1.12.
Die Thrombenbildung am Endokard mit möglicher **arterieller Embolie** stellt eine zusätzliche Gefahr dar.

1.25 Lösung D

Die AVK ist die chronische arterielle Verschlusskrankheit der unteren Extremitäten. Zu den Risikofaktoren gehört neben Nikotinabusus und Diabetes mellitus besonders die daraus resultierende Arteriosklerose.
Die Gefäße „verkalken", werden unelastisch und verengen sich. Die Größe der Restdurchblutung hängt dann ab vom Stenosegrad, von dem gebildeten Kollateralkreislauf (Umgehungskreislauf) und der Blutviskosität (dünnes Blut fließt besser als dickes).

Nach Fontaine-Ratschow definiert man vier Schweregrade:

- I: Beschwerdefreiheit
- II: Belastungsschmerz (Claudicatio intermittens)/eingeschränkte Gehstrecke
- III: Ruheschmerz
- IV: Nekrose/Gangrän

Neben der blutverdünnenden Therapie (ASS®) sollte man die Risikofaktoren beseitigen. Im akuten Fall ist eine Bypass-OP (Gefäßersatz) angezeigt. Patienten mit AVK leiden übrigens auch häufig an koronarer Herzkrankheit.

1.26 Lösung C

Zu den akuten Erkrankungen zählt nur die Phlebothrombose. Ein Blutgerinnsel verlegt die tiefen Venen vorwiegend der Unterschenkel und führt dann zu den klassischen Thrombosezeichen. Siehe Kommentar zu Frage 1.23 in Band 3. Sämtliche anderen Krankheiten sind chronisch und häufig Folge der venösen Thrombose.

1.27 Lösung C

Parenteral steht für die Umgehung des Verdauungssystems. So sollen Ernährungsstoffe oder Nahrungsstoffe zum einen den Magen-Darm-Trakt, zum anderen aber auch die Leber umgehen. Besonders die Leber mit ihrer Entgiftungsfunktion muss von manchen Medikamenten umgangen werden, da sonst deren Wirkung aufgehoben würde. Suppositorien werden von der Rektumschleimhaut resorbiert und z.T. über den portalen Kreislauf der Leber zugeführt. **Intramuskulär,** intravenös, **subkutan** und durch **Inhalation** gelangen verabreichte Wirkstoffe direkt ins Blut und entfalten unverändert ihre Wirkung!
Patienten, die am Magen-Darm-Trakt operiert wurden, werden vorübergehend parenteral über Infusionen ernährt.

1.28 Lösung C

Die Defibrillation findet in der Akutmedizin Anwendung. Bei schweren Herzrhythmusstörungen (Kammerflattern, Kammerflimmern) wird mittels eines von außen zugeführten elektrischen Impulses versucht, die Herzmuskelerregung wieder zu koordinieren. So können schon mit einem kleinen **Stromstoß** tachykarde Phasen unterbrochen werden, und die normale Reizleitung findet wieder statt.
Eine Schilddrüsenüberfunktionsbehandlung wird „thyreostatische Therapie" genannt.
Die Herzmuskelbeweglichkeit kann mittels Echokardiographie und EKG kenntlich gemacht werden.

1.29 Lösung E

Koronare Herzkrankheit (KHK) steht für „Ischämische Herzerkrankung". Dabei besteht ein Missverhältnis zwischen Sauerstoffangebot und Sauerstoffbedarf. Durch Mehrbelastung des Herzmuskels, z.B. bei körperlicher Anstrengung, ist der Sauerstoffbedarf zusätzlich erhöht. Bei Verengungen der Herzkranzgefäße reicht die Durchblutung und somit die Sauerstoffversorgung nicht aus, es folgt der Angina-pectoris-Anfall mit retrosternalem Thoraxschmerz als erstes und wichtigstes Symptom. Bei Herzmuskelhypertrophie kann die Gefäßversorgung normal sein, allerdings reicht die Durchblutung nicht für den übergroßen Herzmuskel. Auch in diesem Fall kann Angina pectoris auftreten.
Die Schweregrade I–IV der koronaren Herzkrankheit werden entsprechend der Stenosestärke in den Gefäßen eingeteilt. Man unterscheidet zudem die **stabile Angina pectoris,** die regelmäßig bei Belastung ausgelöst wird und gut auf Nitrate anspricht, von der **instabilen Angina pectoris.** Diese ist sehr gefährlich, Nitrate sprechen hier nur bedingt an. Da bei einer ersten Angina pectoris kein Verlauf bekannt ist, geht man grundsätzlich primär von der instabilen Form aus. EKG und Belastungs-EKG, Myokardszintigraphie sowie Koronarangiographie sind heute die Eckpfeiler der apparativen Diagnostik.
Die stabile Angina pectoris wird ambulant behandelt, die instabile Form muss stationär behandelt werden. Die leichten Formen werden medikamentös durch Nitrate (Nitro-Spray®, Nitrolingual®, ISDN®, ISMN®) und Antikoagulanzien (ASS®, Aspisol®, Heparin®) therapiert, die schweren Formen durch PTCA (perkutane transluminale koronare Angioplastie) mittels Ballonkatheterdilatation oder durch Bypass-OP.

1.30 Lösung B

Betäubungsmittel (BTM) sind rezeptpflichtig. Aufgrund der Vergiftungsgefahr mit tödlichen Folgen sowie der möglichen Abhängigkeit dürfen nur **approbierte Ärzte** diese Mittel verschreiben. Eine Erlaubnis für Heilpraktiker gibt es nicht!

1.31 Lösung B

Die Herzinsuffizienz beschreibt das Unvermögen des Herzens, das benötigte Herzzeitvolumen (normal ca. 5 Liter/Min.) auszuwerfen. Die Sauerstoffversorgung wichtiger Organe kann gefährdet sein. Ursache der Herzinsuffizienz sind u. a. ein kranker Herzmuskel oder ein **verändertes Herzklappen- oder Gefäßsystem. Bei erhöhtem Widerstand,** z.B. im großen Kreislauf, muss das Herz dagegen anpumpen; auch dies kann eine Herzinsuffizienz bewirken. Medikamente, die den Herzmuskel stärken (Digitalis-Präparate) sowie Vasodilatanzien (Nitrolingual®) finden hier therapeutische Anwendung. Kann die Herzinsuffizienz z.B. durch Tachykardie und Vasokonstriktion bei erhöhtem Katecholaminspiegel (Adrenalin) selbstständig kompensiert werden, so spricht man von kompensierter, andernfalls von dekompensierter Herzinsuffizienz.
Bei der Herzinsuffizienz unterscheidet man verschiedene Schweregrade:

Schweregrad	Klinik/Symptome
I	Beschwerdefreiheit, normale Belastung möglich, häufig Zufallsbefund
II	Beschwerden bei stärkerer körperlicher Belastung
III	Beschwerden bei leichter körperlicher Belastung
IV	Beschwerden in Ruhe

Man unterscheidet die **Rechtsherzinsuffizienz (RHI)** von der **Linksherzinsuffizienz (LHI).** Gelangt das Blut an eine Pumpstation, die nicht ausreichend kraftvoll arbeitet, so staut sich das Blut „vor" der Pumpstation. Abbildung 1.31-1 zeigt Folgen und Symptome dieser Stauung.

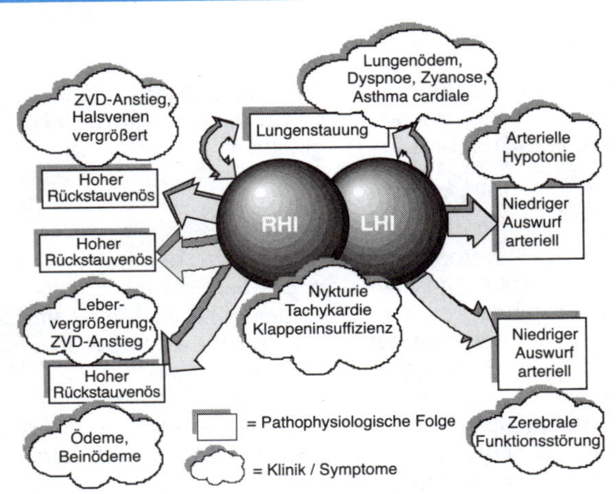

Abb. 1.31-1: Folgen und Symptome bei Rechts- und Linksherzinsuffizienz.

1.32 Lösung B

Amylase ist das Enzym der Ohr- und Bauchspeicheldrüse, Gamma-GT ein Leberwert. Die übrigen Laborparameter **(SGOT, LDH und CK)** sind zu bestimmten Zeiten nach einem Herzinfarkt erhöht, man kann an ihnen die Schwere und den ungefähren zeitlichen Verlauf des Infarktes erkennen.

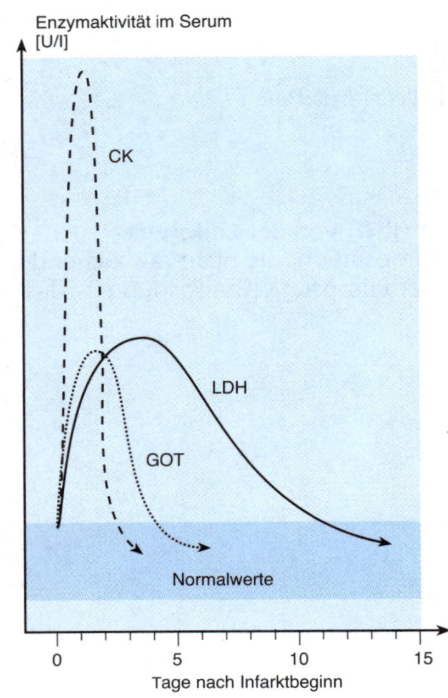

Abb. 1.32-1: Enzymverlauf bei Herzinfarkt.

1.33 Lösung D

Ödeme entstehen entweder durch vermehrte „Wasserausschwitzung" bei Blutstau oder verminderten osmotischen Druck in den Gefäßen.
Thrombosen bewirken einen Blutstau, der Druck in dem präthrombotischen Gefäßteil steigt deutlich an, folglich tritt Wasser in das Gewebe über.
Proteine, insbesondere Albumin, besitzen eine „magnetische" Anziehungskraft auf die Wassermoleküle. Durch Eiweißmangel im Blut verringert sich die osmotische („magnetische") Wirkung, die Wassermoleküle wandern in das umliegende Gewebe ab. In beiden Fällen bilden sich Ödeme. Näheres lesen Sie bitte im Lehrbuch nach.

1.34 Lösung C

Diuretika, insbesondere Schleifendiuretika (Lasix®), sind Präparate, die massiv Kalium mit dem Urin ausschwemmen. Eine Elektrolytstörung mit Erniedrigung der Kaliumwerte kann aber auch durch Diarrhö, Laxanzienabusus oder Nierenerkrankungen ausgelöst werden. Diese Hypokalämie ist sehr gefährlich und unbedingt behandlungsbedürftig! Adynamie, Paresen, **Magen-Darm-Atonien** (auch Obstipation bis zum paralytischen Ileus) und **Herzrhythmusstörungen** sind die Folge.

Kalium hoch = Krampfneigung
Kalzium hoch = Lähmung

Kalium niedrig = Lähmung
Kalzium niedrig = Krampfneigung

1.35 Lösung E

Erläuterungen zum EKG s. Band 1.

1.36 Lösung C

Perikardreiben ist ein Phänomen, welches mit dem Stethoskop als „reibend-kratzend" wahrgenommen wird, so lange kein Erguss vorhanden ist. Reizungen des Perikards oder Myokards z.B. bei einem transmuralen **Herzinfarkt** (alle Wandschichten sind betroffen) oder bei einer Myokarditis (Herzmuskelentzündung) bewirken eine vermehrte Fibrinausschüttung. Fibrin verklebt die beiden Blätter des Perikards und verursacht die reibenden Geräusche.

1.37 Lösung A

Koronare Herzkrankheit und stabile Angina pectoris werden vorwiegend durch **erhöhten Sauerstoffbedarf** und vermindertes Sauerstoffangebot symptomatisch. Lesen Sie den Kommentar zu Frage 1.29.

1.38 Lösung A

Bei der Aortenstenose und der Aortenklappenstenose muss die **linke Herzkammer** gegen einen hohen Widerstand pumpen. Dementsprechend vergrößert sich das Volumen der linken Herzkammer; im chronischen Stadium verdickt sich auch die Muskelschicht. Linksherzinsuffizienz und Linksherzhypertrophie mit Mitralklappenvitien können die Folge sein. Liegt die Aortenstenose z.B. hinter den drei thorakalen Abgängen (A. brachiocephalica, A. carotis communis sinistra, A. subclavia sinistra), dann ist der Blutdruck der oberen Körperhälfte (beide Arme) deutlich erhöht, distal der Stenose dagegen deutlich erniedrigt. Dies ist z.B. bei der sog. Aortenisthmusstenose, einem häufigen angeborenen Herzfehler, der Fall. Manchmal befindet sich die Stenose zwischen 1. und 2. Abgang. Dann messen Sie am rechten Arm einen sehr hohen Blutdruck, während links der Blutdruck kaum messbar sein kann. Aus diesem Grunde sollte zumindest bei der Erst-Blutdruckmessung an beiden Armen gemessen werden.

1.39 Lösung B

Die bakterielle Endokarditis führt unbehandelt zum Tode und wird meist von einem Streuherd am Endokard oder an einer Herzklappe (vorwiegend Mitralklappe) unterhalten. **Streptokokken** und Staphylokokken teilen sich den Erregeranteil zu ca. 45%. Die restlichen 10% werden von Enterokokken und Pilzen gebildet. Fieber, Tachykardie sowie mögliche Herzschmerzen mit Perikardreiben kennzeichnen das klinische Bild. Staphylokokken-Infektionen beginnen in der Regel akut, Streptokokken-Infektionen eher schleichend.
Wegen der Gefährlichkeit der bakteriellen Endokarditis ist auch bei Verdacht ohne Nachweis von Erregern eine Behandlung durchzuführen. Antibiotika stellen die erste Reihe der medizinischen Verteidigungslinie dar. Penicillin oder Cephalosporine sind hierbei die Mittel der ersten Wahl. Die Prognose ist bei frühzeitiger Therapie relativ gut. Schwere Verläufe bewirken häufig Klappendestruktionen und -schrumpfungen. Bei klinischer Symptomatik ist ein Herzklappenersatz zu erwägen.

1.40 Lösung A

Vorhofflimmern ist eine häufige Erkrankung besonders älterer Menschen. Der Vorhof kontrahiert sich nicht mehr, er flimmert. Das Blut „steht" im Vorhof, so dass sich hier schnell ein Thrombus bilden kann. Sollte aus dem **linken Vorhof** ein Thrombus „schießen", so fließt er über die Aorta entweder Richtung Gehirn (Schlaganfall) oder zu den Armarterien (akuter Gefäßverschluss) oder verursacht an anderen Organen (Nieren etc.) einen Infarkt. Die schlimmste Komplikation ist neben dem Schlaganfall der Mesenterialinfarkt. In diesem Fall wird der Darm nicht mehr durchblutet, es resultiert ein akutes Abdomen mit häufig tödlichem Ausgang. Dies liegt an der sehr kurzen Ischämiezeit des Darms (max. Zeit ohne Sauerstoff). Embolien im großen Kreislauf stammen überwiegend vom Herzen, und hier kann es nur das **linke Herz** sein!
Ablösung der Thromben aus Beckenvenen (B), rechtem Vorhof (C) und rechter Herzkammer (E) bewirken eine Lungenembolie.

1.41 **Lösung C**

Brodelndes Atemgeräusch (3) ist typisch für die Linksherzinsuffizienz mit Lungenödem, Näheres entnehmen Sie bitte dem Kommentar zu Frage 1.31.

1.42 **Lösung C**

S. Kommentar zu Frage 1.29.

1.43 **Lösung C**

Asystolie bedeutet Herzstillstand, eine ungesunde Situation für den Patienten. Nach Intubation und **Herzdruckmassage** erfolgt die intravenöse Gabe von **Adrenalin.** Bei fehlendem venösem Zugang kann Adrenalin auch über den Tubus (endotracheal) appliziert werden. Die **periphere Schrittmacherstimulation** soll den fehlenden elektrischen Impuls in bestimmter Frequenz vorgeben. Ursache der Asystolie sind vorwiegend Herzinfarkt, Lungenembolie oder ein Elektrounfall.
Flimmert oder flattert das Herz, so ist zu defibrillieren!

1.44 **Lösung B**

S. Kommentar zu Frage 1.39.

1.45 **Lösung C**

1.46 **Lösung A**

1.45–1.46

Risikofaktoren für Herzinfarkt und KHK:
- Adipositas
- Hypercholesterinämie
- Nikotinabusus
- Stress
- Hypertonie
- Diabetes mellitus

1.47 **Lösung D**

Symptome des Herzinfarktes:
- Tachykardie
- Herzrhythmusstörungen
- Blutdruckabfall
- Vernichtungsschmerz
- Todesangst
- Blässe
- Übelkeit
- Kaltschweißigkeit

1.48 **Lösung B**

Man unterscheidet drei Schweregrade des Atrioventrikulären Blocks, abgekürzt AV-Block. (Die Erregungsleitung des Herzens setze ich als bekannt voraus.) Bei Erkrankungen des AV-Knotens kommt es zu Überleitungsproblemen vom Vorhof zur Herzkammer:

- Der **AV-Block 1. Grades** beschreibt eine regelmäßig verzögerte Überleitung ohne klinische Symptomatik. Die PQ-Zeit verlängert sich.
- Beim **AV-Block 2. Grades** wird die PQ-Zeit mit jedem Herzschlag länger, bis eine Überleitung ausfällt.
- Beim **AV-Block 3. Grades** wird die Überleitung total blockiert. Beim Auftreten dieser Störung kommt es zu einer kurzzeitigen Asystolie, bis das 3. Erregungsbildungszentrum (His-Bündel) seine Arbeit aufnimmt. Jetzt schlägt der Sinusknoten für den Vorhof unabhängig vom His-Bündel für die Kammer. Dieses Phänomen bezeichnet man als **„komplette Dissoziation"**. Die Zeit der Asystolie geht mit Schwindel bis zum Atemstillstand einher, dieser Anfall wird **Morgagni-Adams-Stokes-Anfall** genannt.

Die **Cheyne-Stokes-Atmung** (D) (kein Anfall!) ist eine Form der periodischen Atmung, bei der nach langen Atempausen die Atmung erst in ganz kleinen, dann größer werdenden Atemzügen wieder einsetzt und sich bis zu tiefsten Atemzügen steigert.

Die **Jackson-Anfälle** sind einfache fokale Anfälle, z.B. bei Epilepsie-Patienten; dabei ist die Vigilanz erhalten.

Zum **Petit-mal-Anfall** lesen Sie bitte den Kommentar zu Frage 2.25.
Zu **Absencen** lesen Sie bitte den Kommentar zu Frage 2.77.

1.49 **Lösung B**

Die Myokarditis ist eine entzündliche Herzmuskelerkrankung, die sämtliche Herzmuskelschichten und die Herzkranzgefäße betreffen kann. Man unterscheidet zwischen einer infektiösen und einer nichtinfektiösen Myokarditis. Häufigste Ursache der infektiösen Form sind in 50% der Fälle Viren, besonders Coxsackie-Viren. Aber auch Grippeviren (Influenzaviren), Bakterien (besonders Staphylokokken), Pilze und Parasiten können die lebensgefährliche Krankheit hervorrufen. Da als primäre Erkrankung z.B. eine Grippe vorausgehen kann, bezeichnet man die folgende Myokarditis als „Begleitmyokarditis". Ursache für die nichtinfektiöse Form sind rheumatische Erkrankungen, Bestrahlungen oder toxische Medikamentenreaktionen.

Das Krankheitsbild erscheint asymptomatisch, mit mildem Verlauf (Mehrzahl der Fälle) oder mit fulminantem Verlauf, der häufig tödlich endet.

Müdigkeit, Tachykardie (hohe Herzfrequenz), Herzrhythmusstörungen und Zeichen einer Herzinsuffizienz (Herzmuskelschwäche) prägen das klinische Beschwerdebild. Die Herzinsuffizienz gehört aber nicht zu den führenden Begleiterscheinungen, wie unter Punkt 3 behauptet.

Die Therapie richtet sich nach der Ursache: Penicillinbehandlung bei einer rheumatoiden Myokarditis, körperliche Schonung mit Bettruhe (bis zum Verschwinden der EKG-Veränderungen) sowie Behandlung von Herzrhythmusstörungen. Die Mehrzahl der Virusmyokarditiden heilt vollständig aus. Oft jedoch bleiben Herzrhythmusstörungen oder eine chronische Herzmuskelerkrankung zurück.

1.50 Lösung B

Zum Thema Bradykardie lesen Sie auch den Kommentar zu Frage 1.13. Ein totaler AV-Block zählt zu den Reizleitungsstörungen und führt zu einer Leitungsunterbrechung. Die Impulse des Sinusknotens (primäres Reizbildungszentrum mit 70 Schlägen/Min.) werden über den Vorhof zum AV-Knoten (sekundäres Reizbildungszentrum mit 40–50 Schlägen/Min.) geleitet. Nach einer kurzen Verzögerung erfolgt die Verteilung über das His-Bündel (tertiäres Reizbildungszentrum mit 30–40 Schlägen/Min.) auf die Herzkammermuskulatur. Ist der AV-Knoten blockiert, so erhält die Kammermuskulatur keine elektrischen Impulse als Auslöser einer Kammerkontraktion. Wie ein Notgenerator bei Stromausfall springt nach kurzer Zeit das His-Bündel ein und übernimmt die elektrische Stimulation der Kammermuskulatur. Das His-Bündel mit einer Eigenfrequenz von 30–40 Schlägen/Min. bewirkt jetzt eine Bradykardie. Digitalispräparate erhöhen die Kontraktilität und die Erregbarkeit des Herzens, führen aber auch zu einer Verlangsamung der Herzfrequenz und Leitungsgeschwindigkeit. Überdosierung bewirkt Brechreiz, Farbsehstörungen und Sinusbradykardie. Auch ein AV-Block kann Folge der Überdosierung sein. Die intrakranielle Druckerhöhung, z.B. bei einem Schädel-Hirn-Trauma, führt ebenfalls zu einer Bradykardie.

Lunge

1.51 Lösung C

1.52 Lösung C

1.53 Lösung C

1.51–1.53

Das **Asthma bronchiale** ist definiert als anfallsweise Atemnot durch Atemwegsobstruktion (Verengung) aufgrund eines hyperreaktiven Bronchialsystems, ausgelöst durch exogene (äußere) oder endogene (innere) Reize.
Man unterscheidet das allergische Asthma vom nicht-allergischen. Die Mischung aus beiden Formen macht ca. 80% der Fälle aus. Die entscheidende Rolle spielt hier die Allergiereaktion vom Typ I, vermittelt durch IgE-Antikörper. IgE bewirkt über bestimmte Wege eine Freisetzung von Histamin, Bradykinin u.a. Diese Mediatorstoffe erzeugen dann eine endobronchiale Obstruktion durch Spasmus (Verkrampfung) der Bronchialmuskulatur, ein Schleimhautödem und die Hypersekretion von zähem Schleim.
Das Leitsymptom ist die anfallsweise auftretende Atemnot mit exspiratorischem Stridor (Giemen bei der Ausatmung, die erschwert und verlängert ist). Weitere Symptome sind Hustenreiz, Tachykardie, spärliches und zähes Sputum sowie allgemeine Ateminsuffizienz. Durch die erschwerte Ausatmung können die hohen Luftdruckverhältnisse in der Lunge eine Überblähung der Lunge mit Lungenemphysem (s. Kommentar zu den Fragen 1.55 und 1.56) verursachen.
Bedingt durch die erschwerte Atmung und die erhöhten Druckverhältnisse in den Lungengefäßen muss das rechte Herz (von hier geht die A. pulmonalis zur Lunge) dagegen anpumpen. Bei chronischer Belastung entsteht das Cor pulmonale (Hypertrophie oder Dilatation des rechten Ventrikels auf Grund erschwerter Lungendurchblutung), welches man im EKG und in der Ultraschalluntersuchung nachweisen kann.
Die Therapie schließt primär die allergenen Substanzen aus. Ferner sind Glukokortikoide, Theophyllin und β_2-Sympathomimetika die Mittel der Wahl.
S. auch Erläuterungen zur Pflege bei Lungenkrankheiten in Band 2.

1.54 Lösung A

Diese Frage ist meiner Meinung nach für den Pflegebereich nicht angemessen.
Die primären Pneumonien treten ohne kardiopulmonale Vorerkrankung auf.
Sekundäre Pneumonien dagegen sind die Folge anderer pulmonaler oder kardialer Erkrankungen. In diesem Beispiel kommt es durch die **Aspiration** zu einer Bronchusveränderung mit **nachfolgender Pneumonie.**

1.55 **Lösung D**

1.56 **Lösung C**

1.55–1.56

Das Lungenemphysem ist eine irreversible (nicht rückgängig zu machende) Erweiterung der Lufträume distal der Bronchioli, also besonders der Alveolen, infolge Destruktion (Abbau/Zerstörung) ihrer Wand.
Man unterscheidet das primäre normale Altersemphysem (Altersschwäche der Alveolarwände) vom sekundären infolge von Lungenerkrankungen (Asthma bronchiale mit Obstruktion, Narbengewebe etc.). Die Häufigkeit des sekundären Emphysems überwiegt.
Im Normalfall halten sich Proteasen (Verdauungsenzyme) und deren Hemmer in der Lunge das Gleichgewicht. Raucher z.B. inaktivieren die Hemmer, folglich überwiegen die Proteasen und es kommt zu einer Zerstörung der Lungenwände und somit zum Emphysem. Dieser Mechanismus läuft auch bei anderen Ursachen ab. Durch die Erweiterung in Kombination mit erschwerter Atmung entsteht der so genannte Fassthorax.
Die „Entzündung der Lunge" nennt man Pneumonie.

1.57 **Lösung A**

1.58 **Lösung D**

1.57–1.58

Bronchiektasen sind irreversible sackförmige Ausweitungen der Bronchien meist erworben durch chronische Bronchitis oder andere Lungenerkrankungen. Die klinischen Zeichen sind: maulvoller Auswurf, dreischichtiges Sputum mit süßlich-fadem Geruch. Bei nichtoperativer Beseitigung sollten die konservativen Behandlungen der Bronchialtoilette (Quincke-Lagerung) sowie Inhalationen regelmäßig durchgeführt werden. Nur so können Komplikationen wie Infekte, Abszesse u. Ä. verhindert werden.

1.59 **Lösung C**

Zwar haben Sterblichkeit und Häufigkeit der **Lungentuberkulose** deutlich abgenommen, dennoch ist sie eine noch immer gefürchtete Lungenerkrankung und wegen der hohen Infektionsgefahr unbedingt meldepflichtig!

Erreger der Lungentuberkulose sind Mykobakterien, die durch Tröpfcheninfektion verbreitet werden. Arbeiten Sie also auf jeden Fall mit Mundschutz!

Man unterscheidet drei Stadien:
- **Primärstadium:** Stadium der Erstinfektion. Nach einer Latenz von 5–6 Wochen bildet sich ein Primärherd, der eigentlich klinisch „stumm" verläuft. Später kann man diesen Primärkomplex als Kalkschatten auf dem Röntgenbild erkennen.
- **Subprimäres Stadium:** Streuung über den Blutweg in andere Organe (Niere, ZNS etc.)
- **Postprimäres Stadium:** Reaktivierung alter Organherde, d.h. isolierte Organtuberkulose (90% Lunge)

Findet sich bei den Untersuchungen ein aktiver Erregernachweis, so sind hohe Ansteckungsgefahr und unbedingte Behandlungsbedürftigeit gegeben.
Leitsymptome sind Hämoptoe (massives Aushusten von hellrotem Blut) und Hämoptyse (leichte Blutbeimischung im Auswurf). Ferner fallen noch subfebrile Temperaturen, Nachtschweiß und Gewichtsverlust auf.
Die Therapie der Wahl sind **Medikamente** wie Isoniazid®, Rifampicin® u. Ä. Die Therapie wird für 6–9 Monate durchgeführt, regelmäßige Untersuchungen dienen dem Eigen- und dem Fremdschutz.
Weitere Erklärungen würden den Rahmen dieses Buches sprengen.
Bitte entnehmen Sie daher zusätzliche Informationen Ihrem Lehrbuch.

1.60 Lösung A

Verstärkung des Lungengerüstes durch Neubildung von Bindegewebe/ Lungenfibrose → Bedingt durch chronische Lungenerkrankungen kommt es zu einer Zunahme des Bindegewebes im Lungenzwischengewebe (Interstitium), also zu einer Lungenfibrose. Im fortgeschrittenen Stadium ist die Lungenfunktion stark eingeschränkt.
Zum Asthma bronchiale s. Kommentar zu den Fragen 1.51–1.53, zur primären Pneumonie 1.59, zu Bronchiektasen 1.57 und 1.58.

1.61 Lösung C

1.62 Lösung E

1.61–1.62

Die Lungenembolie ist eine sehr ernste Komplikation und kann tödlich verlaufen. Die Lungenembolie ist der Verschluss einer Lungenarterie durch das Verschleppen von Thromben mit dem Blutstrom. Die Thromben stammen vorwiegend aus den Beinvenen, sie fließen dann durch die untere Hohlvene (V.cava inferior) über das rechte Herz in die A.pulmonalis. Sobald der Thrombus dann größer als das Lungengefäß ist, bleibt er stecken und die Blutversorgung der dahinter liegenden Abschnitte bricht abrupt ab. Dies verspüren die Patienten als einen unklaren, schlagartigen stechenden Thoraxschmerz. Bei einer großen, häufig tödlich verlaufenden Embolie staut sich das Blut dann im und vor dem rechten Herzen, ein Herzversagen kann die Folge sein. Einflussstauungen (z.B. gefüllte Halsvenen) zeigen die erschwerte Herzarbeit an.

Auslösende Faktoren sind, besonders nach längerer Bettlägerigkeit, das morgendliche Aufstehen, Pressen und plötzliche Anstrengung.
Die Symptome der Lungenembolie sind:
Dyspnoe/Tachypnoe (85%), Thoraxschmerzen (85%), Tachykardie (60%), Husten (50%), Angst- und Beklemmungsgefühl (60%) und Schock (15%).
Zyanose (Blaufärbung) ist ein Zeichen der verminderten Sauerstoffanreicherung im Blut. Durch die Blockade in der Lunge erreicht das linke Herz und somit auch die Körperperipherie ein geringeres Blutvolumen. Um aber trotzdem die Sauerstoffversorgung der Organe bei schlechter Sauerstoffsättigung aufrechtzuerhalten und den fallenden Blutdruck abzuwenden, reagiert das Herz mit einer Frequenzerhöhung (Tachykardie).
Therapie ist in jedem Fall neben der Sauerstoffversorgung die intensivmedizinische Überwachung und die antikoagulatorische/thrombolytische Behandlung ähnlich wie beim Herzinfarkt mit Heparin® und Streptokinase®/Urokinase®.

Was ist zu tun, wenn ein Patient eine Lungenembolie hat und Sie allein mit ihm sind?

1. Halbsitzende Lagerung
2. Überprüfen der Vitalfunktion (Blutdruck/Herzfrequenz)
3. Arzt informieren, ggf. auch den Arzt einer anderen Fachrichtung
4. Sauerstoff (4 l/Min.)
5. So lange beim Patienten bleiben, bis seine ärztliche Versorgung sichergestellt ist.

Danach werden, um den Verdacht zu erhärten, eine Röntgenaufnahme des Thorax, eine Blutgasanalyse, die Lungenperfusions- und Inhalationsszintigraphie sowie ggf. eine Phlebographie veranlasst.

1.63 Lösung B

S. Kommentar zu Frage 1.53.

1.64 Lösung D

S. Kommentar zu Frage 1.62.

1.65 Lösung C

Pneumonien stellen die häufigste Todesursache unter den Infektionskrankheiten dar. Es werden viele Formen unterschieden; diese sollten Sie in einem Lehrbuch nachlesen. Ein wichtiges Kriterium der Diagnostik ist das **Röntgenbild der Lunge.** Schon hier können verschiedene Formen der Pneumonie verdachtsweise differenziert werden. Auskultation und Erregernachweis sind sekundäre Untersuchungsmethoden. Nach wie vor ist die Klinik des Patienten entscheidend, fast einheitlich finden sich Symptome wie Fieber, Rasselgeräusche und Husten, z.T. mit eitrigem Auswurf. Die Therapie besteht in Bettruhe, Sekretolytika, Atemgymnastik, Inhalationsbehandlung, ggf. Sauerstoffzufuhr und einer antibiotischen Abschirmung, welche auch bei viralen Pneumonien zur Vorbeugung einer Superinfektion angewandt wird.

1.66 Lösung C

Begriffserläuterung der **pathologischen Blutungen:**

Fachbegriff	Bedeutung
Hämatemesis	Bluterbrechen (z.B. bei Blutung des oberen Gastrointestinaltraktes)
Hämatochezie	Rote Darmblutung
Hämaturie	Blut im Urin
Hämoptoe	Massives Aushusten von hellrotem Blut (z.B. bei Bronchial-Ca oder blutiger Bronchitis)
Hämoptyse	Leichte Blutbeimischung im Auswurf
Melaena	Teerstuhl (z.B. bei Magenblutung)

1.67 Lösung D

S. Kommentar zu Frage 1.53.

1.68 Lösung B

S. Kommentar zu Frage 1.62.

1.69 Lösung E

1.70 Lösung D

1.69–1.70

Das Lungenödem ist definiert als Flüssigkeitsaustritt aus den Lungenkapillaren in den Alveolarraum. Als Ursachen kommen in Frage die Linksherzinsuffizienz (s. Kommentar zu Frage 1.31), Überwässerung, niedriger onkotischer Druck z.B. bei Eiweißmangel (s. Kommentar zu Frage 1.33) oder Schäden an der Alveolarmembran.
Das erste Stadium ist das interstitielle Lungenödem. Hier tritt Wasser in das Lungengewebe. Auskultatorisch klingt die Lunge normal, lediglich das Röntgenbild erbringt den Nachweis. Erst beim alveolären Lungenödem sind neben Röntgennachweis auch Rasselgeräusche zu vernehmen. Die Therapie besteht neben der Behandlung des Grundleidens in sitzender Lagerung, **Sauerstoffzufuhr, Diuretikagabe** und ggf. einer Sedierung. Beim „kardialen Lungenödem" sollte zudem die Vorlast mittels **Nitraten** gesenkt werden. Das allergische oder toxische Lungenödem wird zusätzlich mittels Kortikosteroiden behandelt. Bei gleichzeitiger Hypertonie ist Nifedipin (Adalat®) das Mittel der Wahl. In manchen Fällen ist die Erkrankung so stark ausgeprägt, dass die Patienten beatmet werden müssen.

1.71 Lösung A

S. Kommentar zu Frage 1.65.

1.72 Lösung D

Im Rahmen der pulmonalen Diagnostik unterscheidet man obstruktive von restriktiven Ventilationsstörungen. Bei **obstruktiven Erkrankungen** (ca. 80–90%) liegt die Störung im Bereich der Atemwege, die Ausatmung ist deutlich erschwert mit schwerwiegenden und frühzeitig auftretenden Folgen. Bei den **restriktiven Störungen** (ca.10–20%) ist das maximal mobilisierbare Lungenvolumen durch verminderte Ausdehnungsfähigkeit des Lungen-Thorax-Zwerchfell-Systems verkleinert.

Obstruktive Ventilationsstörung	Restriktive Ventilationsstörung
Asthma bronchiale	Lungenresektion (-entfernung)
Lungenemphysem (auch Folgeerscheinung)	Pleuraschwarte
Trachealstenose	Zwerchfelldefekt/-lähmung
Recurrensparese mit Stimmbandfehlstellung	Lungenfibrose
Kehlkopfödem	Adipositas
Fremdkörper	Störung der Atemmuskulatur

1.73 Lösung B

S. Kommentare zu den Fragen 1.53 und 1.65.

1.74 Lösung A

Das Pleuramesotheliom als Folge von Arbeiten mit Asbest ist mittlerweile als Berufskrankheit (Nr. 4103, 4104, 4105) für spezielle Berufsgruppen anerkannt. Man unterscheidet den lokalisierten von dem diffusen und malignen Typ (Asbest-Typ). Eingeatmete Asbestfasern können ab einer bestimmten Länge nicht mehr ausgeatmet werden und werden durch Phagozytose eliminiert. Nach Abwanderung in die Pleura können Krankheiten wie Asbestose (Form der Lungenfibrose), Pleuraplaques und Karzinome entstehen. Die bösartige (maligne) Entartung hat insgesamt eine schlechte Prognose.
Die Silikose (Berufskrankheit Nr. 4101, 4102) ist eine Krankheit der Bergarbeiter. Inhalierter Quarzstaub wird durch Makrophagen aufgenommen und verarbeitet. Durch bestimmte Verdauungsschritte bilden sich Knötchen. Typisch ist die Schrumpfungstendenz der Silikoseknötchen mit Ausbildung eines Emphysems. Das Zusammenfließen (Konfluenz) der Knötchen führt zur Schwielenbildung und Deformierung des Lungengewebes. Die leichte Silikose ist klinisch symptomlos,

mit zunehmendem Schweregrad bildet sich eine Belastungsdyspnoe mit Abhusten von grauem Sputum aus.
Die chronische Bronchitis zählt zu den häufigsten chronischen Lungenerkrankungen. Rauchen, Luftverschmutzung und rezidivierende Lungeninfekte zählen zu den Hauptursachen. Das Krankheitsbild verläuft in drei Stufen: chronische nichtobstruktive Bronchitis (CB), chronisch- obstruktive Bronchitis (COB) und Spätstadium mit chronischem Emphysem, respiratorischer Insuffizienz und Cor pulmonale. Vermeiden der ursächlichen Noxen (Rauchen etc.), Antibiotika, Sekretolytika und Atemgymnastik sind die regelhaften Therapieschritte. Weiteres lesen Sie bitte in Ihrem Lehrbuch nach.

1.75 **Lösung C**

Primäre Pneumonien (durch Streptokokken u. Ä.) sind Lungenentzündungen ohne kardiopulmonale Vorerkrankungen. Die sekundäre Form entwickelt sich auf dem Boden einer kardiopulmonalen Vorerkrankung wie Herzinsuffizienz, Bronchusveränderungen, Aspiration o. Ä. Pneumonie ist ein wichtiges Kapitel im Examen und im späteren pflegerischen Berufsleben. Bei Unkenntnis sollten Sie in jedem Fall ein Lehrbuch zur Hand nehmen.

Gastrointestinaltrakt

1.76 Lösung C

Typische Symptome bei verschiedenen Krankheiten:

Krankheit	Symptome
Magenkarzinom	Aversion gegen Fleisch, Gewichtsreduktion, Tumoranämie u.a.
Magenpolyp	selten, evtl. Völlegefühl, Stenosebeschwerden u.a.
Refluxösophagitis	**Sodbrennen wegen z.B. insuffizienten Mageneingangs**
Ösophagusdivertikel	Kloßgefühl im Hals, Schluckbeschwerden bei festen Speisen, morgens den Geschmack des Abendessens, Mundgeruch
Magenanazidität	schlechte Verdauung mit Stuhlveränderung wegen fehlender Magensäure

1.77 Lösung D

In der medizinischen Nomenklatur unterscheidet man zwei Begriffe, die Sie wissen sollten:

Erosion: ein auf die Schleimhaut begrenzter umschriebener Defekt, der ohne Narbenbildung abheilt
Ulkus: ein über die Schleimhaut reichender Defekt, der mindestens auch die Muscularis mucosae betrifft und im Regelfall mit einer Narbenbildung einhergeht

Die Ulkuskrankheit ist u.a. verursacht durch Stress oder sonstige Faktoren wie Nikotin, Keime oder Medikamente. Es ist eine häufige Krankheit in unserer Bevölkerung und kann meist medikamentös und durch Weglassen der auslösenden Noxen erfolgreich therapiert werden. Die klinischen Symptome deuten vielfach auf die Lokalisation des Ulkus hin.
Ulcus ventriculi (Magengeschwür) / häufige Schmerzen nach dem Essen → diffuser Sofortschmerz nach Nahrungsaufnahme. Eigentlich logisch, wenn die aufgenommene Nahrung direkt nach Aufnahme das Ulkus im Magen reizt. Da hier bei häufigen Rezidiven die Gefahr der bösartigen Entartung besteht, sollte immer eine gastroskopische Untersuchung mit PE-Entnahme erfolgen, besonders bei medikamentöser Therapieresistenz.
Ulcus duodeni (Zwölffingerdarmgeschwür) /vorwiegend Nüchternschmerz mit Ausstrahlung in den Rücken → Hier erfolgt die lokalisierte Schmerzsymptomatik vor dem Essen (Nüchternschmerz) mit Ausstrahlung in den Rücken. Die im Hungerzustand gebildete Magensäure fließt ins Duodenum und führt somit zu

einer Ulkusreizung. Unmittelbar nach dem Essen verspüren die Patienten zumeist eine Beschwerdebesserung, da die aufgenommene Speise die Magensäure abpuffert (neutralisiert).

Gallenkolik / gürtelförmiger Dauerschmerz oder wellenförmige Schmerzen im rechten Oberbauch mit Ausstrahlung in den Rücken und die rechte Schulter → Die Gallenkolik kann ähnliche Beschwerden verursachen. Besonders nach fettreichen Mahlzeiten klagen die Patienten über teilweise heftigste, wellenartige (kolikartige) Schmerzen im rechten Oberbauch unter dem rechten Rippenbogen. Die Schmerzausstrahlung hier findet sich aber vorwiegend in der rechten Schulter.

Bei unklaren Oberbauchschmerzen sollte man zunächst durch eine Ultraschall- und Blutuntersuchung die Gallenblase als Ursache der Schmerzen ausschließen. Hier lassen sich Entzündungen (verdickte Wand) sowie Gallenblasensteine erkennen. Sind im Blut auch die Leber- und Gallewerte (Bilirubin, alkalische Phosphatase, Gamma-GT etc.) nicht erhöht, kann gastroskopisch oder durch Röntgen des oberen Gastrointestinaltraktes der Ulkusnachweis erbracht werden. Häufige bakterielle Ursache ist der Helicobacter pylori. Wenn dieser Keim in Magen-PEs nachgewiesen wird, so ist die so genannte Eradikation (Vernichten des Keims) mittels mehrerer Medikamente nötig.

Differentialdiagnostisch muss auch an ein Karzinom (s.u.) oder eine Pankreatitis gedacht werden.

Die **konservative Ulkustherapie** umfasst:

Weglassen ulzerogener Medikamente, Stressabbau, Rauchen aufgeben, Antazida (Magensäurepuffer, Rhiopan®), H_2-Blocker (hemmen Säureproduktion im Blut, Pepdul®) Protonenpumpenhemmer (Antra®) etc.

Durch die Operation nach Billroth I oder die Vagotomie (die Denervierung des Parasympathikus hemmt die Impulse zur Magensäurebildung) werden bei medikamentöser Therapieresistenz schlimmere Komplikationen wie Blutung, Perforation (Magendurchbruch), Penetration (Beteiligung eines anderen Organs, wie z.B. Pankreas), narbiger Umbau mit Magenausgangsstenose u.a. vermieden.

Bitte lesen Sie das Kapitel der Ulkuskrankheit unbedingt noch einmal in Ihrem Lehrbuch nach, diese Krankheit ist Bestandteil jeden schriftlichen und mündlichen Examens!

1.78 Lösung A

Magenkarzinom / uncharakteristische Beschwerden, mitunter Abneigung gegen Fleisch, oft erst Spätsymptome wie Erbrechen nach den Mahlzeiten → Das Magenkarzinom steht nach dem Kolonkarzinom immer noch an zweiter Stelle der gastrointestinalen Tumoren. Im Regelfall ist die Prognose schlecht, es sei denn, es findet eine Frühdiagnose statt. Dies allerdings hängt nicht zuletzt von den Patienten selbst ab. Bei unklaren Magenbeschwerden sollte unbedingt nach über einen Zeitraum von sechs Wochen erfolgloser medikamentöser Therapie eine Gastroskopie erfolgen. Viele Patienten jedoch schreiben ihre Beschwerden dem „nervösen Magen" zu und verhindern dadurch eine entsprechend rechtzeitige Diagnosemöglichkeit.

Einige Daten zum Magenkarzinom:
- 50% der Karzinome befinden sich im Antrumbereich
- Häufigkeitsgipfel jenseits des 50. Lebensjahres
- Risikofaktoren: geräucherte Speisen, Rauchen, chronisch-atrophische Gastritis bei Perniziosa

Man unterscheidet das Magenfrühkarzinom, welches nur die Mukosa und Submukosa betrifft, vom fortgeschrittenen Magenkarzinom, welches die Submukosa überschritten hat. In beiden Fällen allerdings kann eine Metastasierung schon stattgefunden haben.

Metastasierungswege:
- hämatogen: Leber (portaler Kreislauf!), Lunge, Knochen, Gehirn
- lymphogen: entlang der Arterien des Truncus coeliacus, entlang der Aorta, des Ductus thoracicus und der Virchow-Lymphknoten (links über dem Schlüsselbein)

Symptome:
Häufig fehlen charakteristische Symptome, die Patienten klagen meist über eine Magenausgangsstenose (Erbrechen nach Nahrungsaufnahme, vorwiegend Verzehr flüssiger Nahrung).
- Gewichtsabnahme
- Aversion gegen Fleisch
- Brechreiz
- Druckgefühl in Magengegend
- Virchow-Lymphknoten
- Magenblutung mit Bluterbrechen (kaffeesatzartiges Erbrechen = Hämatemesis; s. Kommentar zu den Fragen 1.73 und 1.77 sowie 1.56 und 1.57 in Band 3)
- Teerstuhl (s. Kommentar zu Frage 1.80)

Diagnostik:
- Gastroskopie mit Biopsien (s. Kommentar zu Frage 1.83)
- Röntgen mit Kontrastmittel (Abb. 1.78-1)
- Tumormarker im Blut (CEA u. Ä.)

Therapie:
Man unterscheidet die kurative (heilende) von der palliativen (erleichternden, aber nicht heilenden) Therapieform.
- Chirurgische Teil- oder Totalmagenentfernung (Gastrektomie) mit Magenersatzbildung durch Dünndarm
- Palliative Umgehung des Magentumors, indem man eine Dünndarmschlinge oberhalb, aber unter Belassung des Tumors, annäht. Somit kann bei Stau die Speise direkt in den Darm gelangen (palliative Gastroenterostomie).
- Chemotherapie als unterstützende oder palliative Behandlungsmethode

Ulcus duodeni / Nüchternschmerz, Besserung nach Nahrungsaufnahme, selten maligne Entartung → s. Kommentar zu Frage 1.77
Ulcus ventriculi / diffuser Schmerz nach Nahrungsaufnahme, Gefahr der malignen Entartung → s. Kommentar zu Frage 1.77

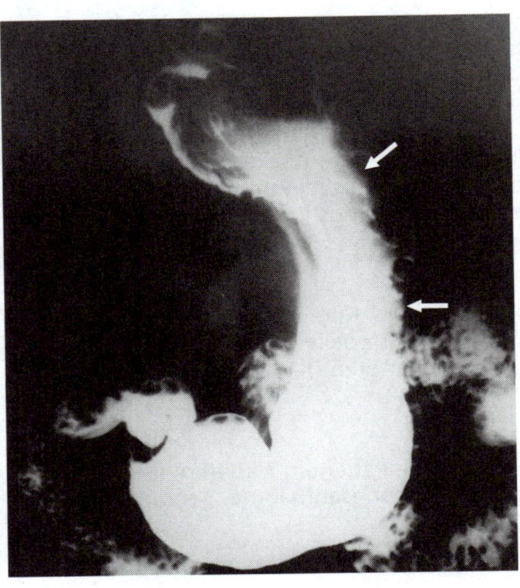

Abb. 1.78-1: Kontrastmitteldarstellung eines Magenkarzinoms im Röntgenbild.

1.79 Lösung A

- **Hämatemesis** (Bluterbrechen) muss unbedingt fachärztlich abgeklärt werden. Ursache kann eine Ösophagusvarizenblutung, ein Magenulkus, aber auch ein Magenkarzinom sein. In jedem Fall sollte eine gastroskopische Untersuchung erfolgen. Das Blut hat häufig das Aussehen von Kaffeesatz, da die Magensäure das Blut entsprechend verändert hat.
- Druckschmerz am McBurney-Punkt: Dies ist ein Punkt im rechten Unterbauch, der im Rahmen einer Appendizitisuntersuchung von Bedeutung ist (s. Kommentar zu Frage 1.27 in Band 3).
- Hämaturie: Blut im Urin deutet auf eine Entzündung oder einen Tumor im Urogenitaltrakt hin.
- Leukozytopenie: Zu wenig weiße Blutkörperchen (< 4000) sind u.a. ein Symptom für eine hämatologische Erkrankung.
- Obstipation: Zu Verstopfung kommt es vorwiegend durch verminderte Flüssigkeitszufuhr. Bei regelmäßigem Wechsel zwischen Obstipation und Diarrhö (paradoxe Diarrhö) besteht Tumorverdacht.

1.80 Lösung D

Teerstuhl (Melaena) bedeutet, dass der Stuhl fast schwarz aussieht. Ursache ist eine Blutung vorwiegend im **oberen Gastrointestinaltrakt.** Die Schwarzfärbung wird durch den bakteriellen Abbau von Blut im Darm verursacht.

Der Verzehr von Eisentabletten kann ebenfalls einen schwarzen Stuhl hervorrufen, auch in diesem Fall ist der Haemoccult®-Test positiv.

Der Haemoccult®-Test färbt sich blau, wenn Eisen (Bestandteil von roten Blutkörperchen) im Stuhl vorhanden ist.
Blutungen im unteren Gastrointestinaltrakt zeigen dunkelrote, geleeartige Blutspuren mit dem Stuhl vermischt, bei Hämorrhoiden liegen Blutkoagel dem Stuhl auf.

1.81 Lösung A

S. Kommentar zu Frage 1.79
Die Baucharterienembolie ist ein lebensgefährlicher Notfall. Hier werden die distalen Arterien nicht mehr durchblutet. Eine sofortige Operation ist angesagt.
Den Verschluss der Aortenbifurkation bezeichnet man als Leriche-Syndrom.
Magensäuremangel: s. Kommentar zu Frage 1.82.

1.82 Lösung C

Hyperazidität – zu viel Magensäure
Hypoazidität – zu wenig Magensäure
Anazidität – keine Magensäure

All diese Störungen können psychische oder physische (organische) Ursachen haben. Die Anazidität beschreibt das Fehlen freier und somit für die Verdauung wirksamer Magensäure. Dies führt neben anderen Symptomen zu einer mangelhaften Verdauung der Speisen und zu einer vermehrten Keimbesiedlung im Darm (keine Abtötung durch Säuren).

1.83 Lösung D

Eine sichere Diagnose für ein Magenkarzinom erhält man nur durch den **histologischen Nachweis** einer **gastroskopisch** gewonnenen **Probeentnahme** (PE). Mittels Gastroskopie erfährt man zudem die Größe und genaue Lage des Tumors, sodass diese Untersuchung vor einer Therapie unumgänglich ist.
Die Ultraschalluntersuchung erweist sich als hilfreich auf der Suche nach eventuell schon vorhandenen Metastasen, erlaubt aber nur eine Verdachtsdiagnose. Dies gilt auch für die Röntgenaufnahme der Magen-Darm-Passage. Zudem lassen sich hier der Verlauf und eventuelle Engstellen im Darmverlauf darstellen.

1.84 Lösung D

Miserere heißt **kotiges Erbrechen.** Dies ist meist Folge eines Ileus (Darmverschluss), der sowohl mechanischer (z.B. durch Tumoreinengung oder Striktur) als auch paralytischer (lähmender) Natur sein kann. Aufgrund des Abflusshindernisses kann der Stuhl nicht orthograd (in die richtige Richtung, also vorwärts), sondern nur retrograd (rückwärts) abfließen. Der Stuhl sammelt sich im Magen, von wo er bei Überfüllung durch den jetzt ausgelösten Brechreiz erbrochen wird. Die primäre Therapie besteht im Legen einer Magensonde zum freien Ablauf. Hierdurch entspannt sich der geblähte Bauch des Patienten, und sein Wohlbefinden wird gesteigert. Anschließend gilt es die Ursache zu finden und zu beseitigen, operativ bei mechanischem und medikamentös bei paralytischem Ileus.

1.85 **Lösung D**

1.86 **Lösung E**

1.87 **Lösung A**

1.88 **Lösung E**

1.85–1.88

Die Bauchspeicheldrüsenentzündung (Pankreatitis) ist eine sehr ernst zu nehmende Krankheit.
Die Bauchspeicheldrüse ist die größte Drüse des Körpers. Sie produziert endokrine (in das Blut abzugebende) Hormone und exokrine (in ein Hohlorgan abzugebende) Enzyme. Täglich werden etwa 1,5 Liter Pankreassekret gebildet. Lipase, Amylase und Trypsin, um nur einige zu nennen, dienen der Fett-, Zucker- und Eiweißverdauung im Darm. Des Weiteren steuern die Hormone Insulin und Glukagon die Zuckerverwertung in Blut und Zellen.
Man unterscheidet die akute von der chronischen Pankreatitis:

- **Akute Pankreatitis:** Als vorrangige Ursache sind Gallenwegserkrankungen (40–50%) in Form von Choledochussteinen oder einer Stenose (Verengung) der Vater-Papille (Einmündung des Bauchspeicheldrüsen- und Gallenganges in das Duodenum) zu nennen. Die Blockade gestattet den Eintritt bakteriell und chemisch veränderter Galle in das Pankreas und führt somit zu einer vorzeitigen Aktivierung der dort produzierten Enzyme. Alkoholabusus zählt mit 30–40% zu den entscheidenden Ursachen der chronischen Pankreatitis. Bauchtraumen, Infektionen (Mumps oder Virushepatitis) etc. gehören mit etwa 5% zu den selteneren Ursachen.
  Es folgt eine Selbstverdauung (Autodigestion) des Pankreas mit ödematöser Anschwellung. Die ödematöse Pankreatitis hat eine relativ gute Prognose, die allerdings mit dem Beginn der akuten nekrotisierenden Pankreatitis deutlich abnimmt. Die Letalität einer akuten nekrotisierenden Pankreatitis mit Totalnekrose beträgt 50–100%!
  Das **Leitsymptom** ist heftiger Oberbauchschmerz (90%) mit gürtelförmigem Charakter, das leicht zu der Verdachtsdiagnose eines Herzinfarktes führen kann. Weiterhin bestehen Übelkeit, Erbrechen, Zeichen eines paralytischen Ileus (s. Kommentare zu den Fragen 1.9–1.17 in Band 3), Fieber, Pleuraergüsse, Ikterus (Gelbfärbung), Blutzuckerentgleisungen bis hin zu Schockzeichen mit Nierenversagen.
  Dem hohen Flüssigkeitsverlust durch Erbrechen (paralytischer Ileus) und der Ödemneigung (hier befindet sich die Flüssigkeit im Zellraum und nicht im Blutgefäß) folgt eine durch den Volumenmangelschock bedingte verminderte renale Ausscheidung mit Nierenversagen. Diese Komplikation kann lebensgefährlich sein! Die Ausbildung einer Pankreaspseudozyste (es besteht keine vollständig umschließende Membran) wird sowohl bei der akuten als auch bei der chronischen Verlaufsform beobachtet.

Die **Diagnostik** beschränkt sich zumeist auf die Klinik, Laboranalysen (Amylase, Lipase, Leberwerte und Elektrolyte mit Kalzium), Röntgen- und Computertomographie sowie Ultraschalluntersuchungen.
Die **Grundregel zur Schweregradeinstufung** lautet: Lipaseerhöhungen zeigen die Pankreatitis an, der Kalziumwert beschreibt die Schwere der Pankreatitis.
Sollten sich schon Nekrosen gebildet haben, ziehen diese Kalzium an. Dementsprechend niedrig ist der Blutkalziumblutspiegel. Diese Kalziumeinlagerungen erkennt man als sog. Kalkspritzer in den Röntgenaufnahmen.
Die konservative Therapie besteht in der engmaschigen Überwachung des Patienten mit ausreichender Flüssigkeitszufuhr, einer rein parenteralen Ernährung und absoluter oraler Nahrungskarenz sowie einer angemessenen Schmerztherapie.

Morphinderivate dürfen bei akuter Pankreatitis wegen der Erzeugung eines Spasmus der Vater-Papille nicht gegeben werden!

Beim Versagen der konservativen Therapie bleibt als letzte Möglichkeit die chirurgische Nekroseausräumung.

– **Chronische Pankreatitis:** Hier ist der chronische Alkoholabusus mit 80% als häufigste Ursache zu nennen. Diese Form der Entzündung geht meistens mit einer chronisch kalkeinlagernden Nekrosebildung einher. Das Leitsymptom ist der rezidivierende, nicht kolikartige, Stunden bis Tage andauernde tiefe Oberbauchschmerz. Die Patienten klagen über Fettstühle, Gewichtsabnahme, Diarrhö und haben zumeist eine diabetische Stoffwechsellage.
  Die **Therapie** beschränkt sich auf die Behandlung der Symptome. Kleine fettarme Mahlzeiten und die Behandlung des Diabetes stehen im Vordergrund. Im akuten Schub gleicht die Therapie der bei akuter Pankreatitis.

1.89 Lösung C

Die Leberzirrhose ist definiert als Zerstörung der Läppchen- und Gefäßstruktur mit entzündlicher Fibrose (bindegeweblicher Umbau).
Alkoholabusus und **Virushepatitis** zählen mit 40–50% zu den häufigsten Ursachen. Funktionelle Folge ist neben einer Leberinsuffizienz die portale Hypertension. Aufgrund des vermehrt bindegewebigen Umbaus der Leber ist die Durchblutung deutlich herabgesetzt, die ankommende Blutmenge aus der V. portae kann die Leber nicht vollständig passieren. Zur Bewältigung des Blutvolumens (1500 ml/Min.) und zur Vermeidung eines Staus umfließt das noch nicht gereinigte Blut die Leber auf Umwegen. Es entsteht also eine direkte Verbindung von der V. portae zur V. cava ohne Leberbeteiligung. Diese Verbindung nennt man porto-cavale Anastomose.

Beispiele:

Porto-cavale-Anastomose	Symptome
1. V. portae ⇒ Magenvenen (Vv. gastricae) ⇒ Speiseröhrenvenengeflecht (Plexus oesophageus) ⇒ obere Hohlvene (V. cava superior)	Ösophagusvarizen
2. V. portae ⇒ Darmvene (V. mesenterica inferior) ⇒ Mastdarmvenengeflecht (Plexus rectalis) ⇒ untere Hohlvene (V. cava inferior)	Hämorrhoiden (aber nicht jeder Patient mit Hämorrhoiden hat eine Leberzirrhose!)
3. V. portae ⇒ Nabelvenen (Vv. umbilicales) ⇒ Schlüsselbeinvenen (V. subclavia) ⇒ obere Hohlvene (V. cava superior)	Spider naevi (Gefäßspinnen auf dem Bauch) oder auch Caput medusae genannt

Im klinischen Befund zeigen sich Abgeschlagenheit, Leistungsminderung, Druck- und Völlegefühl im Oberbauch durch die Lebervergrößerung, Lacklippen und Lackzunge, Spider naevi, Palmarerythem und evtl. ein Ikterus. Die Leistungsminderung der Leberfunktion ist die Ursache für Gerinnungsstörungen (Gerinnungsfaktoren werden nicht mehr vollständig synthetisiert). Der portale Hochdruck äußert sich vor allem durch Aszites.
Die Therapie besteht neben dem Weglassen der auslösenden Noxen (Gifte) in der Behandlung der Symptome.

1.90 Lösung A

S. Kommentar zu Frage 1.89.
Trommelschlegelfinger und Uhrglasnägel sind die klinischen Symptome angeborener Herzfehler mit Rechts-Links-Shunt und zentraler Zyanose (Blaufärbung).
S. Kommentar zu Frage 1.10.
Anasarka ist ein ausgedehntes Hautödem bei verschiedenen Stoffwechselerkrankungen.

1.91 Lösung B

Bilirubin ist als Blutfarbstoff bekannt. Im Rahmen der **Hämolyse** (Blutkörperchenzerfall) wird vermehrt Bilirubin freigesetzt. Dieses ist an Albumin (Trägerprotein) gebunden und nicht harngängig. Der normale Weg verläuft über die Leber. Hier wird durch einen speziellen Stoffwechselvorgang (Glucuronidierung) indirektes in direktes Bilirubin umgewandelt. Die jetzt ausscheidungsfähige Form verlässt den Körper mit dem Urin. Ist im Rahmen der Hämolyse der Anfall von indirektem Bilirubin auf das Dreifache der Norm gesteigert, so ist die Grenze der Leberleistung bei der Bilirubinglucuronidierung überschritten. Es kommt zu einer Hyperbilirubinämie mit sichtbarem Ikterus.

1.92 Lösung D

Cholestase beschreibt den Gallestau, der durch Verengungen oder Verschlüsse der abführenden Gallenwege zustande kommt. Galle wird in der Leber gebildet und fließt über die Gallenwege in die Leber und über den Ductus choledochus in das Duodenum. Somit finden sich Gallenwege sowohl innerhalb der Leber (intrahepatisch) als auch außerhalb (extrahepatisch). Die Sonographie ist eine preiswerte, unkomplizierte, schnelle und nicht schmerzhafte Untersuchungsmethode, die hier zur Diagnosestellung bestens geeignet ist.

1.93 Lösung C

Das Anschwellen der Gallenwege bei einer Entzündung (Cholangitis) führt zu einer Verengung und somit zu einem Stau vor der Stenose. Dies ist die Hauptursache einer intrahepatischen Cholestase.
Ein Verschluss des Ductus cysticus (Abgang der Gallenblase) führt zu einem Stau in der Gallenblase (Gallenblasenhydrops) und zu einer Cholezystitis (Gallenblasenentzündung). Ein Tumor der Vater-Papille und das Pankreaskopfkarzinom bewirken eine extrahepatische Cholestase.

1.94 Lösung B

Kommt es durch den Verschluss eines abführenden Gallengangs von der Leber bis zur Vater-Papille zu einer Cholestase und somit zu einem Ikterus, so bezeichnet man diese Art der Gelbfärbung entsprechend ihrer Ursache als Verschlussikterus. Hier treten alle gallepflichtigen Stoffe in das Blut über. Typisch ist **dunkelbrauner Urin**, da das direkte Bilirubin jetzt vermehrt renal ausgeschieden wird. Der Stuhl ist hell und fettig aufgrund fehlender Gallefarbstoffe und fehlender fettemulgierender Galle.

1.95 Lösung E

1.96 Lösung D

1.97 Lösung B

1.98 Lösung E

1.95–1.98

Die Cholelithiasis ist eine Erkrankung, von der ca. 10% der Bevölkerung in zunehmendem Alter, vorwiegend Frauen (w:m=3:1), betroffen sind. Zwei Drittel der Gallensteinträger sind ohne Beschwerden, sie haben stumme Gallensteine. Durch Verschiebungen der Galleninhaltsstoffe (Calcium, Bilirubin, Cholesterin etc.) fallen bei Übersättigung einige dieser Stoffe in kristalliner Form aus, ein

Gallenstein bildet sich (Cholelithiasis). Eine steinvolle Gallenblase bezeichnet man als Cholezystolithiasis.

Als Risikofaktoren für Gallensteine merken Sie sich die 5 F: female (weiblich), fair (blond), fat (dick), forty (vierzig) und fecund (fruchtbar).

Reine Bilirubin- oder Pigmentsteine sind Folge einer gesteigerten Hämolyse. Symptomatische Gallensteine äußern sich in kolikartigen Beschwerden, rechtsseitigem Oberbauchschmerz mit Ausstrahlung in die rechte Schulter sowie Übelkeit und Erbrechen. Ein Ikterus kann, muss aber nicht vorliegen.
Die Cholezystitis beschreibt lediglich eine Entzündung der Gallenblase. Diese kann als Ursache eine bakterielle Besiedlung (Escherichia coli) oder Gallensteine haben. Häufig liegt bei einer Cholezystitis gleichzeitig eine Cholezystolithiasis vor. Sind zudem Gallengangssteine vorhanden, so spricht man von der Cholezystocholedocholithiasis.
Stumme Gallensteine bedürfen keiner Therapie. Symptomatische Gallenblasensteine können medikamentös behandelt werden. Kommt es häufig zu Beschwerden, eventuell sogar mit einer Gallenblasenentzündung, dann ist die chirurgische Therapie das Mittel der Wahl.
S. auch die Erläuterungen zu Erkrankungen des Gallensystems in Band 3.

1.99 **Lösung D**

Der **Morbus Crohn** ist eine entzündliche Darmerkrankung unklarer Genese mit einem Häufigkeitsgipfel zwischen dem 20. und 40.Lebensjahr. Überwiegend lokalisiert im terminalen Ileum kommt der M. Crohn auch häufig im Kolon vor. Im Gegensatz zur Colitis ulcerosa (s. Frage 1.100) sind hier alle Wandschichten (transmural) betroffen, allerdings nur in einzelnen Segmenten. Die betroffenen Darmabschnitte sind ödematös verdickt und teilweise stenosierend. Die Symptome sind eher unspezifisch wie Abdominalschmerzen und Durchfälle. Da diese Krankheit vielfach mit einer Fistelbildung einhergeht, sollten Patienten mit rezidivierenden Analfisteln unbedingt koloskopisch abgeklärt werden. Die Koloskopie mit PEs (Probeexzisionen) ist übrigens eine wichtige Untersuchungsmethode.
In der röntgenologischen Doppelkontrastdarstellung kann man das typische „Pflastersteinrelief" erkennen.
Die Therapie besteht in möglichst milchfreier (laktosefreier) faserarmer Ernährung. Medikamentös stehen Salofalk®, Azulfidine® und Kortikosteroide zur Verfügung. Antibiotika mit keimtötender (bakterizider) Wirkung auf anaerobe Darmbakterien werden ebenfalls eingesetzt. Bei akuten Komplikationen, z.B. einer Stenose, wird chirurgisch nach dem Grundsatz „so wenig wie möglich resezieren" operiert.
Die chirurgische Resektion des gesamten Dickdarms (totale Kolektomie) wird bei Colitis ulcerosa durchgeführt.

1.100 Lösung A

Auch die Colitis ulcerosa ist eine Krankheit unklarer Genese mit gleichem Häufigkeitsgipfel wie beim M. Crohn. Die Colitis ulcerosa kommt allerdings auch im 6. Lebensjahrzehnt häufig vor. **Vom Rektum ausgehend** können **alle Kolonabschnitte** in **kontinuierlicher und nichtsegmentaler Weise** befallen sein. Betroffen ist lediglich die innerste Schicht, die Mukosa. Massive Blutungen und weitgestellte Darmabschnitte (toxisches Megakolon) sind charakteristisch für das Krankheitsbild. **Ulzerationen** und **Pseudopolypenbildungen** sind häufige Komplikationen. Der Verlauf ist chronisch-rezidivierend und wird konservativ wie der M. Crohn behandelt. Wegen des erhöhten Krebsrisikos und des fulminanteren Verlaufs ist hier im Gegensatz zum M. Crohn eher die subtotale Kolektomie angezeigt.

1.101 Lösung B

S. Kommentar zu Frage 1.84.

1.102 Lösung D

Die **akute Gastritis** gehört zu den häufigsten Magenerkrankungen, da uns die auslösenden Faktoren wie Stress, Alkohol, Nikotin täglich begegnen. Auch Medikamente wie Acetylsalicylsäure (ASS), Antirheumatika, Kortikosteroide und Zytostatika induzieren die Schleimhautreizung. Mittlerweile ist die Rolle des „Campylobacter pylori" bewiesen. Eine durch diesen Keim verursachte Gastritis ist als Präkanzerose anerkannt. Appetitlosigkeit, Magenschmerzen, Übelkeit, Erbrechen sind einige der typischen Symptome. Durch Weglassen der auslösenden Noxen und eine antazide Therapie wird die spontane Abheilung überwiegend erreicht.

Sind nach Therapie einer Gastritis oder eines Ulkusleidens die Beschwerden nach **sechs Wochen** nicht abgeklungen, so muss eine fortführende Diagnostik mittels Gastroskopie erfolgen. Dies dient dem Ausschluss eines bösartigen Magenleidens. Sollte diese Regel nicht befolgt werden, so wird das Versäumnis als „Kunstfehler" deklariert!

1.103 Lösung B

S. Kommentar zu Frage 1.88.

1.104 Lösung A

S. Kommentare zu den Fragen 1.93–1.98. Der Gallenwegsverschluss stoppt den Gallenabfluss in den Dünndarm, es folgt der Verschlussikterus. Der Gallenfarbstoff sammelt sich im Blut und wird über die Nieren ausgeschieden (bierbrauner Urin). Ist die Kapazität der Niere bei einem ungefähren Bilirubinwert von mehr als 34 µmol/l (= 2 mg/dl) überschritten, lagert sich der überschüssige Farbstoff in der Haut und den Skleren ab (**Ikterus** = Gelbfärbung). Falsch ist, dass bei jedem extrahepatischen Gallenwegsverschluss Koliken vorhanden sind. Beim Papillen-Ca (s. Kommentar zu den Fragen 1.93 und 1.94) oder Gallengang-Ca findet man als Leitsymptom den „schmerzlosen Ikterus"! Koliken treten bei Verlegungen des Gallengangs durch Steine auf (Choledocholithiasis).

1.105 Lösung E

Neben den Kommentaren zu der Frage 1.94 und Abbildung 1.105-1 hier eine tabellarische Differenzierung der Krankheiten:

	M. Crohn (Enteritis regionalis)	Colitis ulcerosa
Befall	Segmental	Kontinuierlich
Lokalisation	Dünn- und Dickdarm, besonders terminales Ileum	Dickdarm inkl. Rektum
Blutung	Selten	Häufig
Beginn	Ileum	Rektum
Komplikationen	Fissuren, Abszesse, Stenosen	Megakolon, blutig-schleimige Durchfälle
Röntgen	Segmentaler Befall, Pflastersteinrelief, Stenosen	– Kontinuierlicher Befall – Fahrradschlauchphänomen (typisch sind glatte Ränder wegen fehlender Haustrierung)
Histologie	Gesamte Darmwand betroffen	Nur Mukosa als innerste Schicht betroffen
Entartung	Selten	Häufig

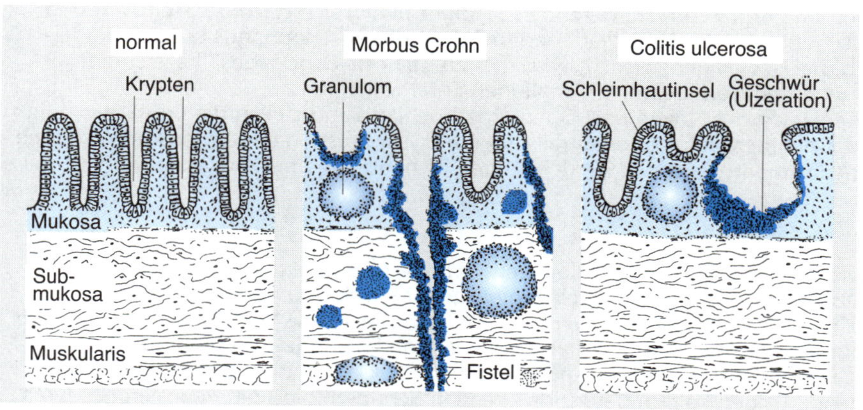

Abb. 1.106-1: Morbus Crohn und Colitis ulcerosa im Vergleich. Während die Ulzerationen bei der Colitis ulcerosa auf Mukosa und Submukosa begrenzt sind, ergreifen sie beim Morbus Crohn alle Wandschichten und führen häufig zur Fistelbildung. Eine Fistel ist ein Verbindungsgang zwischen zwei Organen (z.B. vom Darm zur Blase) oder auch eine direkte Verbindung zur äußeren Haut. Bei beiden Erkrankungen findet man rundliche granulomatöse Entzündungsherde mit Riesenzellen.

1.106 Lösung C

S. Kommentar zu Frage 1.104.

1.107 Lösung B

Die **„familiäre Polyposis coli"**, auch als Adenomatosis coli bezeichnet, ist eine autosomal-dominant vererbte Erkrankung des Kolons, welche mit sehr hoher Anzahl (z.T. > 100) von Polypen einhergeht. Die Wahrscheinlichkeit einer Entartung liegt bei 100%! So liegt die einzig mögliche Therapie in der frühzeitigen totalen Kolektomie. Angesichts der familiären Disposition sind bei Erstdiagnose die Angehörigen, besonders die Geschwister unbedingt zu untersuchen. Auch **Colitis ulcerosa** neigt zur karzinomatösen Entartung.

1.108 Lösung D

Die Ursachen der Ösophagitis sind vielfältig. Infektionen mit Candida albicans, Verätzungen, Reflux von Magensäure, Alkoholabusus wie auch Magensonden können zu der schmerzhaften Erkrankung beitragen. Die Refluxösophagitis nimmt eine Sonderstellung ein. Bei mangelndem Verschluss des oberen Ösophagussphinkters (OÖS) oder Verschluss des unteren Ösophagussphinkters (UÖS) schädigt die Magensäure die Ösophagusschleimhaut. Sodbrennen, Dysphagie, Schmerzen beim Schlucken (Odynophagie) bis hin zu retrosternalen Schmerzen prägen das klinische Beschwerdebild. Häufig wird der Verdacht auf einen Herzinfarkt gestellt, tatsächlich liegt aber ein Ulkusleiden oder eine Ösophagitis

vor. Im chronisch-rezidivierenden Stadium bilden sich **narbige Stenosen** und Ulzerationen. Wird das Plattenepithel des unteren Ösophagus durch Zylinderepithel des Magens ersetzt, wird dies als „Barrett-Ösophagus" bezeichnet. Hier besteht die Gefahr der malignen Entartung!
Weglassen der Noxen und Oberkörperhochlagerung stellen die primären Maßnahmen dar, Säureneutralisation und -suppression (Unterdrückung) können medikamentös erreicht werden. Selten ist heute die operative Versorgung.

1.109 Lösung D

Die Colondivertikulose ist eine weit verbreitete Erkrankung. Vorwiegend durch Obstipation und Bindegewebsschwäche bilden sich so genannte Pseudodivertikel oder auch „falsche Divertikel". Hier sind nicht alle Wandschichten, sondern nur die Schleimhautschicht ausgestülpt. Eine Entzündung der Pseudodivertikel (Divertikulitis) mit den Symptomen einer „Linksappendizitis" kann schwerwiegende Folgen haben. Bei rezidivierenden Schüben folgt die Stenosierung durch narbige Schrumpfung. Da die Divertikel aus der nur sehr dünnen Mukosaschicht bestehen, kommt es nicht selten zur Perforation mit Ausbildung eines akuten Abdomens. In diesem Fall besteht eine absolute Operationsindikation. Das Rektum-Ca verengt den Mastdarm, sodass nur ein dünnes Lumen bleibt. Der Stuhl ist dementsprechend „bleistiftartig" dünn geformt. Colitis ulcerosa geht mit schleimig-blutiger Diarrhö einher. (S. auch Kommentar zur Frage 1.100)

1.110 Lösung C

Lesen Sie bitte die Kommentare zu den Fragen 1.91–1.94 sowie 1.72 in Band 3.

1.111 Lösung C

Das Ösophaguskarzinom (Altersgipfel 55–65 Jahre) findet sich vorwiegend im Bereich der drei physiologischen Engen: Ösophaguseingang-Trachealbifurkation – Zwerchfellenge. Man unterscheidet zwischen dem Plattenepithelkarzinom (85 %) und dem Adenokarzinom (15 %). Rauchen, Alkohol, heiße Getränke und Krankheiten wie das Barrett-Syndrom zählen zu den wesentlichen Verursachern. Die Klinik ist eher uncharakteristisch mit Schluckbeschwerden (Dysphagie), Verzehr eher breiiger Speisen bei beginnender Stenosierung und der allgemeinen Tumorsymptomatik (Gewichtsverlust, Nachtschweiß). Die Prognose ist insbesondere wegen der uncharakteristischen Beschwerden und des resultierenden späten Diagnosezeitpunktes schlecht. Frühe lymphogene und spätere hämatogene Metastasierungen lassen vorwiegend eine palliative (nicht heilende) Strahlen-/Chemotherapie zu. Operativ kann nach Resektion des Tumors ein Magenhochzug oder ein Ösophagusinterponat erfolgen. In jedem Fall sollten die Lymphknoten mit ausgeräumt werden.

Blut

1.112–1.117

Eine Anämie liegt vor, wenn die Hämoglobinkonzentration oder die Erythrozytenzahl unter der Norm liegt. Das Krankheitsbild mit vielen Unterformen ist sehr komplex und kann hier nur in wenigen Auszügen abgehandelt werden. Ziehen Sie deshalb bitte bei Bedarf Ihr Lehrbuch hinzu.

1.112 Lösung C

Die renale Anämie ist eine normochrome und normozytäre Anämie, die sich im Laufe einer chronischen Niereninsuffizienz entwickelt. Ursache ist der **Erythropoetin-Mangel.** Das Hormon ist ein hämatopoetischer Wachstumsfaktor und wird bei niedrigem Sauerstoffgehalt im Blut (Nieren) vermehrt gebildet. Angesichts der Niereninsuffizienz ist dies nur vermindert oder gar nicht möglich, demzufolge entwickelt sich die Anämie.
Eine durch Zerstörung von Erythrozyten verursachte Blutarmut nennt man hämolytische Anämie.

1.113 Lösung B

1.114 Lösung B

1.115 Lösung D

1.113–1.115

Diese Fragen gehören wegen ihres zu hohen Schwierigkeitsgrades eigentlich nicht in ein Krankenpflege-Examen. Ein Kommentar zu diesen Fragen erfolgt deshalb nur stichwortartig.

Anämieform	Definition	Beispiel
Hyperchrome Anämie	Hämoglobingehalt im Erythrozyten über der Norm	Megaloblastäre oder perniziöse Anämie bei Vitamin-B_{12}-Mangel
Normochrome Anämie	Hämoglobingehalt im Erythrozyten normal	Hämolytische Anämie Renale Anämie
Hypochrome Anämie	Hämoglobingehalt im Erythrozyten unter der Norm	Eisenmangelanämie Sideroblastische Anämie Thalassämien Anämien bei Infekten oder Tumoren; Ursache ist eine Verteilungsstörung im Eisenhaushalt

1.116 Lösung D

Vitamin B_{12} ist ein wichtiger Baustoff in der Blutbildung. Es wird durch die Nahrung aufgenommen und im Ileum resorbiert. Diese Resorption ist allerdings nur dann möglich, wenn dem von außen kommenden Vitamin B_{12} (Extrinsic-Faktor) ein passender Stoff aus dem Magen hinzugefügt wird, der **Intrinsic-Faktor.** Nur in Form einer solchen Einheit ist die Aufnahme in den Blutkreislauf möglich. Fehlt einer der beiden Stoffe, beispielsweise durch falsche Ernährung oder fehlende Bildung des Intrinsic-Faktors (z.B. nach Magenentfernung oder Ileumresektion), dann ist die Resorption und somit auch die Blutbildung beeinträchtigt. Es entwickelt sich die perniziöse Anämie. Eine mögliche Form der Therapie ist die intramuskuläre Injektion eines Vitamin-B_{12}-Komplexes.

1.117 Lösung C

S. Kommentar zu den Fragen 1.112–1.115.

1.118 Lösung B

Eisenmangelanämien sind vorwiegend durch eine Störung der Hämoglobinbildung, weniger auch der Erythrozytenproduktion charakterisiert. Verursacht werden sie vor allem durch eine Erniedrigung der Hämsynthese bei Eisenmangel. Die Folge ist eine verminderte Hämoglobinbeladung des einzelnen Erythrozyten. Eisenmangelanämien sind daher hypochrome Anämien.
Ursachen sind ungenügende Eisenzufuhr durch **falsche Ernährung, Eisenresorptionsstörungen,** erhöhter Eisenbedarf und Eisenverluste bei **Blutungen.**

1.119–1.122

Leider kann bei diesem umfangreichen Thema außer einer knappen Vorbemerkung nur auf die Fragen eingegangen werden. Lesen Sie bitte die einzelnen Krankheitsbilder im Bedarfsfall im Lehrbuch nach.
Leukämien (starke Erhöhung der Leukozytenzahl) sind definiert als maligne (bösartige) Krankheiten des blutbildenden Systems. Nach einer Latenzzeit kommt es zur Ausschwemmung eines malignen Zellklons mit generalisierter Ausbreitung. Leukämische Zellen gelangen in das periphere Blut, Organe werden befallen.
Man unterscheidet **akute von chronischen Leukämien.** Die akuten Verlaufsformen weisen vorwiegend unreife Zellpopulationen (Blasten) auf, bei den chronischen Leukämien findet eine Ausreifung statt. Im Unterschied zu den chronischen Leukämien, bei denen ausgeprägte Vergrößerungen von Milz, Leber oder Lymphknoten und eine starke Erhöhung der Leukozytenzahl im Vordergrund stehen, ist die klinische **Symptomatik** der akuten Leukämien durch zunehmende Knochenmarkinsuffizienz bestimmt.
Die **Therapie** allgemein stützt sich auf Chemotherapie und Knochenmarktransplantation.

1.119 Lösung B

Knochen- und Gelenkschmerzen, Leber- und Milzvergrößerung, Lymphknotenschwellungen, **Blässe** und Leistungsabfall, Nachtschweiß und Abwehrschwäche sind einige der allgemeinen Leukämiesymptome. Ikterus und Reizhusten können vorkommen, sind aber nicht typisch.

1.120 Lösung C

Die akute myeloische Leukämie (AML) ist vorwiegend eine Krankheit des Erwachsenen. Im Kindesalter überwiegt die **akute lymphatische Leukämie** (ALL). Reifzellige Leukämien sind chronische Leukämien. Abhängig davon, ob die leukämischen Zellen noch ihr Muttergewebe erkennen lassen, belegt man die akuten Leukämien mit dem Attribut myeloisch (AML), lymphatisch (ALL) oder undifferenziert (AUL).
Bei der klinischen Untersuchung einer AML finden sich häufig Nekrosen und Ulzerationen, sehr häufig aufgrund der Immunschwäche Soorbeläge an den Schleimhäuten sowie **Petechien (punktförmige Einblutungen)** und **Hämatome** ohne Angabe eines Traumas.
Knochendefekte am Schädel, der so genannte „Schrotschussschädel", findet sich beim Plasmozytom.

1.121 Lösung E

Das Plasmozytom ist ein **plasmozytisches Non-Hodgkin-Lymphom** von niedrigem Malignitätsgrad mit einem Häufigkeitsgipfel um das 60. Lebensjahr. Die veränderten Zellen bilden osteoklastenaktivierende (knochenfressende) Faktoren. Dementsprechend sind **Knochenfrakturen** bei diesem Krankheitsbild keine Seltenheit. Die Ausbildung einer Myelomniere, verursacht durch den toxischen Effekt bestimmter Proteinumbauten (Leichtketten), führt in 50% der Fälle zur **Niereninsuffizienz** und ist letztlich die häufigste Todesursache.
Infolge der teilweise zeitlichen Unabhängigkeit der Symptome werden beim Plasmozytom häufig Fehldiagnosen wie Rheumatismus, allgemeines Nierenleiden, traumatische Frakturen oder Altersosteoporose gestellt.

1.122 Lösung D

Der Morbus Hodgkin ist ein malignes Lymphom, dessen histologisches Merkmal die Sternberg-Riesenzelle ist. Im Frühstadium handelt es sich um eine lokalisierte Lymphknotenerkrankung, im fortgeschrittenen Stadium ist es eine Systemerkrankung und befällt somit den ganzen Körper. Die Häufigkeitsgipfel liegen zwischen dem 15. und 30. und jenseits des 50. Lebensjahres. Eine dauerhafte Heilung ist trotz eingreifender Therapie nicht möglich, das heißt aber nicht, dass die Krankheit in jedem Fall wieder ausbricht.

Stadieneinteilung des Morbus Hodgkin:

Stadium	Definition	Therapie
I	Befall einer Lymphknotenregion	Strahlentherapie/evtl. Chemotherapie
II	Zwei oder mehrere Lymphknotenregionen befallen, evtl. mit Organen, aber alles auf einer Seite des Zwerchfells	Kombinierte Strahlen-/Chemotherapie
III	Lymphknotenregionen und Organe beiderseits des Zwerchfells und Milzbefall	Polychemotherapie
IV	Disseminierter Befall eines oder mehrerer Organe	Polychemotherapie

Im klinischen Befund zeigen sich Nachtschweiß, Leistungsminderung und Lymphknotenschwellung zunächst im Kopf-Hals-Bereich und Gewichtsverlust. Im Blutbild ist eine absolute Lymphozytopenie typisch.

1.123 Lösung D

Eine Fangfrage! Grundsätzlich sollte vor jeder Bluttransfusion eine Kreuzprobe durchgeführt werden. Dies ist die letzte Kontrollinstanz zur Prüfung einer Blutgruppenunverträglichkeit bzw. -übereinstimmung zwischen Spender und Empfänger. Gebräuchlich ist der Bedside-Test (Abb. 1.123-1).
S. auch die Erläuterungen zum Thema Blutgruppen in Band 1.

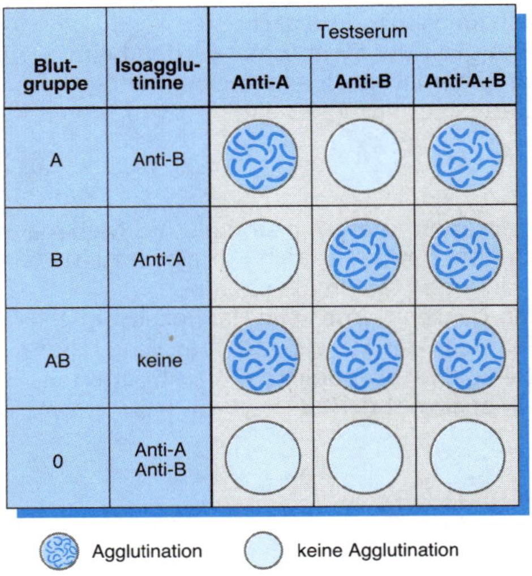

Blut-gruppe	Isoagglu-tinine	Testserum		
		Anti-A	Anti-B	Anti-A+B
A	Anti-B			
B	Anti-A			
AB	keine			
0	Anti-A Anti-B			

 Agglutination  keine Agglutination

Abb. 1.123-1: Bedside-Test.

1.124 Lösung E

Ursache der hepatischen Enzephalopathie (Gehirnkrankheit) ist die durch Leberzirrhose bedingte mangelnde Entgiftung ZNS-toxischer Stoffe. Infolge der Leberinsuffizienz sind die Konzentrationen an Ammoniak, Fettsäuren, Mercaptan etc. deutlich erhöht. Auslösender Faktor ist vielfach die vermehrte Ammoniakbildung im Darm nach Darmblutungen oder eiweißreichen Festessen. Durch den verminderten Leberstoffwechsel diffundieren hohe Mengen an Ammoniak ins Gehirn und verursachen Störungen. Die Stadien I–IV reichen von beginnender Schläfrigkeit bis zum Koma.
Die Therapie besteht zum einen in der Beseitigung auslösender Faktoren, der Darmreinigung, der Unterdrückung der ammoniakbildenden Darmflora bis hin zur Lebertransplantation. Parameter ist also der Ammoniakspiegel im Blut.

1.125 Lösung A

Lesen Sie bitte den Kommentar zu der Frage 1.123.

1.126 Lösung D

Das Thema Anämie ist in den Kommentaren zu den Fragen 1.112–1.118 erörtert.
Die **chronische Polyarthritis,** auch rheumatoide Arthritis genannt, ist die häufigste Systemerkrankung des Bindegewebes. Ursache ist wahrscheinlich eine Autoimmunreaktion des Körpers. Aufgrund der chronischen Entzündung bildet sich eine Infektanämie aus. Hier wird wie bei der Tumoranämie trotz eines ausreichenden Eisenspiegels im Speichersystem kein Eisen für die Blutbildung freigesetzt. Die Patienten haben also eine Eisenmangelanämie trotz genügender Speichereisenvorräte.
Die **chronische Niereninsuffizienz** bewirkt durch den Erythropoetin-Mangel eine renale Anämie (s. Kommentar zu Frage 1.112).

1.127 Lösung D

S. Kommentar zu Frage 1.122.

1.128 Lösung A

S. Kommentar zu Frage 1.123.

1.129 Lösung B

Die **Agranulozytose** ist eine medikamentös induzierte, reversible allergische Granulozytopenie mit weniger als 500 Granulozyten pro µl. Medikamente wie Thyreostatika (Schilddrüsenmedikamente) oder Analgetika (Schmerzmittel) bewirken eine Abwehrreaktion im Körper des Patienten. Die Antigen-Antikörper-Komplexe (AG-AK-Komplexe) lagern sich an die Granulozyten (leukozytäres System) und lösen diese auf. Akut treten Schüttelfrost und Fieber auf, die Patienten fühlen sich sehr geschwächt. Die Therapie besteht in Weglassen der Noxen, antibiotischer Abschirmung und Granulozytentransfusion.

Koagulopathien sind erworbene oder angeborene (z.B. Hämophilie) Gerinnungsstörungen.
Die Polyglobulie/**Polyzythämie** bezieht sich auf das erythrozytäre System. Insgesamt kommt es zu einem Anstieg der Zellzahl, Hämoglobin- und Hämatokritwert steigen. Bei HK-Werten > 55% sollte auf die Blutviskosität („Flüssigkeit") geachtet werden, da ansonsten hohe Thrombosegefahr besteht. Aderlässe oder eine myelosuppressive Behandlung (Hemmung der Blutzellbildung im Knochenmark) sind wichtige Therapieansätze.

1.130 **Lösung B**

Das Krankheitsbild der chronisch-myeloischen Leukämie (CML) sollte unbedingt in einem Lehrbuch nachgelesen werden. Im Gegensatz zur akuten Leukämie sind bei der CML die Granulozyten funktionstüchtig! Typische Symptome sind **Blässe,** Müdigkeit, Nachtschweiß, Fieber, Magersucht und besonders die Splenomegalie. Die **Milz** kann enorme Größe annehmen, sodass ggf. eine operative Entfernung notwendig ist. Warum der **Priapismus** (Dauererektion) als richtiges Symptom genannt wird, ist mir unverständlich, da es nach meinem medizinischen Verständnis selten Frauen mit diesem Symptom geben kann.
Bei Männern bilden sich Gerinnsel in den Schwellkörpern des Penis, die eine Dauererektion bewirken. Dieses Symptom wird bei Männern eher häufig beobachtet.

Infektionen

1.131 **Lösung D**

Influenza-Viren, eher als Grippeviren bekannt, kommen in verschiedenen Typen überall vor. Bei Auftreten einer Epidemie kann dann eine Impfung erfolgen, eine Vorsorge ohne genaue Kenntnisse des Virustyps wäre allerdings zwecklos.
Tetanus ist der Wundstarrkrampf. Der Erreger Clostridium tetani ist ein Sporenbildner (sehr resistente Überlebensform) und somit extrem gefährlich. Sein Vorkommen ist ubiquitär (überall vorkommend), somit bedarf es also keiner länderspezifischen Impfung. Der Tetanusschutz wird in Form aktiver Immunisierung (s. Kommentar zu Frage 1.136) durch drei Impfungen mit Tetanol® (entgiftete Bakterien-Ektotoxine; Abb. 1.131-1) bewirkt und bedarf einer Auffrischimpfung alle fünf Jahre.
Die Krankheit verläuft in drei Phasen. Der Trismus (1. Phase) ist gekennzeichnet durch Zucken der Gesichtsmuskulatur. Die Spastik der Gesichts- und Kaumuskulatur (schmerzhafte Kieferklemme) macht das Öffnen des Mundes fast unmöglich, der Patient scheint grimmig zu lächeln (Risus sardonicus, 2. Phase). Im dritten und letzten Stadium, dem Opisthotonus, bewirken geringste Reize eine Dauererregung der Muskulatur mit „flitzebogenartiger" Überstreckung der Rückenmuskulatur. Hierbei sind Wirbelkörperbrüche keine Seltenheit. Final ersticken die Patienten bei vollem Bewusstsein.
Erhöhte Infektionsgefahr durch mangelnde Hygiene besteht im Vorderen Orient für **Poliomyelitis, Hepatitis A** und **Cholera.**
Poliomyelitis-Viren bewirken die sog. Kinderlähmung. Die Eintrittspforte ist der Verdauungstrakt, von wo aus das Virus hämatogen (Virämie) das Rückenmark und das ZNS angreift. Nach 3–14 Tagen vom Beginn der Ansteckung bis zum Ausbruch der Krankheit treten Symptome wie Durchfall und Kopf- und Gliederschmerzen auf. Innerhalb kurzer Zeit prägen schlaffe, asymmetrische Lähmungen unterschiedlichster Ausprägungen das Krankheitsbild. Sensibilitätsstörungen bestehen nicht.
Das **Hepatitis-A-Virus (HAV)** tritt vor allem endemisch in Ländern mit niedrigem Hygienestatus auf. Die meisten Infektionen verlaufen im Kindesalter asymptomatisch. Nach fäkal-oraler Übertragung können nach einer Inkubationszeit von 14–45 Tagen erste Symptome auftreten. Die Infektiosität entspricht der Dauer der HAV-Ausscheidung im Stuhl. Deshalb folgt eine regelmäßige Ausheilung ohne Entwicklung einer chronischen Hepatitis. Danach besitzt der Patient eine lebenslange Immunität.
Schon der Verdacht einer **Cholera-Infektion** ist meldepflichtig!
Die letzte deutsche Epidemie war in Hamburg 1892, heute besteht kaum noch eine Gefahr. Nach Stunden bis Tagen bewirkt das Gift von Vibrio cholerae eine vermehrte Sekretion und Hypermotilität das Dünndarms. Die daraus resultierenden Reiswasserstühle (30–40-mal pro Tag) führen zur Exsikkose (Austrocknung), Anurie (kein Urin) und zu einer Hypothermie bis 20 °C. Die Therapie beschränkt sich neben antibiotischer Abschirmung auf Flüssigkeitssubstitution und Korrektur des Elektrolythaushaltes.

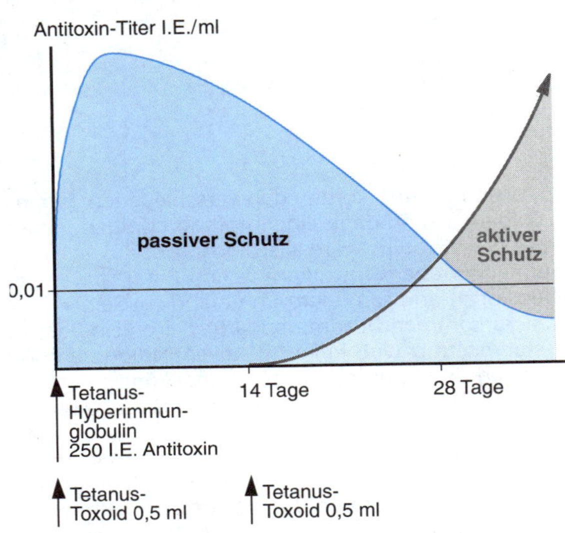

Abb. 1.131-1: Simultanimmunisierung: Durch gleichzeitige Gabe von humanem Tetanus-Hyperimmunglobulin und Tetanus-Adsorbatimpfstoff wird das sog. schutzlose Intervall von ca. vier Wochen bis zur Ausbildung eines aktiven Impfschutzes überbrückt (modifiziert nach Ehrengut).

1.132 Lösung D

Masern (Paramyxovirus) → großfleckiges, konfluierendes Exanthem: Masern sind eine typische Kinderkrankheit. Säuglinge bis zum Alter von neun Monaten erkranken nicht aufgrund des mütterlichen Antikörperschutzes. Nach einer Inkubationszeit von etwa zehn Tagen bildet sich das typische großfleckige, konfluierende (zusammenfließende) Exanthem mit Beginn hinter den Ohren. Ferner bestehen Halslymphknotenschwellungen, und die Leukozyten sind vermindert. Eine passive und aktive Immunisierung ist möglich.
S. Kommentar zu Frage 1.136.
Röteln (Rubellaviren) → mittelfleckiges, hellrotes Exanthem an Kopf und Stamm: Röteln, ebenfalls eine Krankheit des Kindes- und Jugendalters, verbreiten sich durch Tröpfcheninfektion und haben eine Inkubationszeit von zwei bis drei Wochen. Nach leichtem Beginn bilden sich mittelfleckig große, nicht konfluierende Exantheme an Kopf und Stamm. Im Gegensatz zu Masern finden sich Lymphknotenschwellungen generalisiert, besonders hinter dem Ohr. Innerhalb der Schwangerschaft führt eine Infektion der Mutter im ersten Trimenon zur Rötelnembryopathie, hier ist eine Schwangerschaftsunterbrechung aus medizinischen Gründen zu erwägen.
Windpocken (Varicella-Zoster-Virus) → juckendes, bläschenförmiges Exanthem: Windpocken manifestieren sich nach 12–16 Tagen als „Sternenhimmelbild". Das juckende, bläschenförmige Exanthem breitet sich über den gesamten Rumpf aus. Die Bläschen befinden sich in unterschiedlichen

Reifestadien (große und kleine Bläschen wie im Sternenhimmel). Die narbenlose Abheilung wird mittels Antihistaminika (gegen Juckreiz) und Antibiotika unterstützt. S. Kommentar zu Frage 1.140.

1.133 Lösung D

Bei der Dauerausscheidung von Erregern besteht hohe Infektionsgefahr. **Typhus abdominalis** (Salmonella typhi und S. paratyphi B) ist bei Verdacht meldepflichtig. Nach langsamem Beginn (Wochen) mit leicht steigenden Temperaturen folgen septische Fieberschübe mit dem Gefühl der Benommenheit. Nach anfänglicher Obstipation (Verstopfung) quälen den Patienten erbsbreiartige Durchfälle.
Die **Salmonellenenteritis** ist häufige Folge einer Lebensmittelvergiftung. Sechs bis 24 Stunden nach dem Essen infizierter Speisen bewirken Endotoxine (Gifte) starke Brechdurchfälle.
Die **bakterielle Ruhr** (Shigellen) kommt heute nur in Elendsgebieten und ausschließlich in warmen Jahreszeiten vor. Zahlreiche schmerzhafte blutig-schleimige Stuhlabgänge charakterisieren die Krankheit.
Die **Amöbenruhr** (Entamoeba histolytica) ist eine der häufigsten Tropenkrankheiten. Neben den beschriebenen Durchfällen können sich Leberabszesse bilden.
In allen beschriebenen Fällen ist die Prognose unter antibiotischer Abschirmung und Regulation des Flüssigkeitshaushaltes gut. Wichtig ist ein frühzeitiger Beginn der Therapie.

1.134 Lösung B

Die Tuberkulose kann hier aufgrund des komplexen Umfanges nur teilweise besprochen werden. Bitte lesen Sie Weiteres in Ihrem Lehrbuch nach!
Mykobakterien (Mycobacterium tuberculosis und Mycobacterium africanum), von Mensch zu Mensch durch **Tröpfcheninfektion** übertragen, lassen die Krankheit **in drei Formen** verlaufen:

- Die **exsudative Form** ist durch **Nekrosen** (totes Gewebe) gekennzeichnet. Es können sich Kavernen als typisches Beispiel der exsudativen Tuberkulose bilden.
- Tuberkel mit den klassischen Langerhans-Riesenzellen prägen die **produktive Form.**
- Während der **zirrhotischen Form** kapseln sich die Tuberkuloseherde ab. Eine Verminderung der Atemoberfläche kann zu kardiopulmonalen Problemen führen.

Die Tuberkulose kann sich **in vielen Organen** manifestieren. So kennen wir die bekannte Lungen-Tbc, aber auch die Lymphknoten-Tbc, Nieren-Tbc und andere Organtuberkulosen.
Erwähnenswert ist noch, dass die Erstinfektion meist klinisch stumm verläuft. Erst bei Auftreten einer Immunschwäche oder dem Eindringen eines sehr virulenten Erregers entstehen Symptome wie subfebrile Temperaturen, Gewichtsverlust, Nachtschweiß, Husten und Auswurf. Häufig bilden sich im Röntgenbild der Lunge Kavernen als verkalkte Rundherde ab.
Die Therapiemöglichkeit setzt sich aus einer ausgewählten Mehrfachantibiose zusammen, die über Monate läuft. Prophylaktisch besteht die Möglichkeit einer BCG-Impfung.

1.135 Lösung D

S. die Kommentare zu den Fragen 1.131 und 1.133.
Auf dem Blutweg oder durch sonstige Körperflüssigkeiten übertragen wird das **Hepatitis-B-Virus** nach einer Inkubationszeit von 30–180 Tagen. Die Infektiosität bleibt erhalten, solange das HBs-Antigen im Serum positiv ist. In 65% der Fälle folgt ein asymptomatischer Verlauf. Ansonsten besteht die Möglichkeit einer chronisch-aktiven oder chronisch-persistierenden Hepatitis mit speziellen klinischen Verläufen. Diese lesen Sie bitte im Lehrbuch nach.
AIDS (**A**cquired **I**mmune **D**eficiency **S**yndrome) ist eine virale Erkrankung, die wohl allen als Krankheit der Immunschwäche bekannt sein dürfte. Die Betroffenen infizieren sich auf dem Blutweg oder durch sonstige Körperflüssigkeiten. Man unterscheidet HIV-Träger von AIDS-Kranken. HIV-Träger sind mit dem Virus infiziert, müssen aber nicht zwingend eine klinische Symptomatik zeigen. AIDS liegt dann vor, wenn bestimmte Merkmalsausprägungen sichtbar werden.
Zu diesen gehören unter anderem das Kaposi-Sarkom und die Pneumonie durch Pneumozystis carinii. Die Therapie stützt sich auf vier Eckpfeiler:
- gesunde Lebensführung
- antivirale Substanzen
- Therapie und Prophylaxe von Komplikationen
- psychosoziale Hilfe.

1.136 Lösung D

Hier eine kurze Wiederholung der Impfkunde:
Man unterscheidet die aktive von der passiven Immunisierung. Die Attribute beziehen sich immer auf den Patienten. Aktiv bedeutet, der Körper muss eigenständig Antikörper gegen das Antigen (Fremdkörper) bilden. Nach Injektion abgetöteter Erreger oder von Toxoidimpfstoffen **(giftähnliche** wirkungslose **Stoffe)** wird der Organismus zunächst feststellen, dass er dieses Antigen nicht kennt. Um eine Abwehr aufzubauen, produziert er aktiv zum einen Antikörper und zum anderen so genannte Memory-Zellen, die den Code der Antigene speichern. Somit ist dem Patienten ein Langzeitschutz verliehen (Vorteil). Bei erneuter Infektion kann der Organismus dann sofort reagieren und Antikörper ausschütten. Der Nachteil der aktiven Immunisierung ist, dass eine gewisse Latenzzeit (Zeit bis Antikörper gebildet werden) vergeht, bis ein Schutz hergestellt ist.
Durch die passive Immunisierung werden dem Körper direkt fertige Antikörper injiziert. Somit ist hier eine sofortige Abwehrreaktion möglich. Nachteile sind die nur geringe Dauer und der fehlende Memory-Effekt.
Zusammenfassend reicht zur Prophylaxe also eine aktive Immunisierung aus. Sollte allerdings schon der Verdacht auf eine Infektion bestehen, wird eine Simultanimpfung durchgeführt. Die passive Immunisierung verleiht dem Patienten Sofortschutz, die aktive Immunisierung stellt den Dauerschutz nach Abklingen der passiven Wirkung dar.
S. auch die Erläuterungen zum Immunsystem in Band 1.

1.137 Lösung A

Malaria (Wechselfieber) ist mit mehr als 100 Millionen Neuerkrankungen pro Jahr weltweit die häufigste Infektionskrankheit. Durch die weibliche **Anophelesmücke** können vier Plasmodienarten übertragen werden. Die Krankheit geht mit hohen Fieberschüben, Glieder- und Gelenkschmerzen, einer Leber- und Milzvergrößerung und eventuell auch Durchfällen einher. Die Malaria tropica ist die gefährlichste aller Formen und kann innerhalb weniger Tage zum Tod führen. Eine medikamentöse Prophylaxe vor Einreise in ein tropisches Gefahrengebiet sollte unbedingt durchgeführt werden.

1.138 Lösung D

S. Kommentar zu Frage 1.133.

1.139 Lösung A

S. Kommentar zu Frage 1.131.

1.140 Lösung D

Infektionskrankheiten, ihre Erreger und Merkmale:

Infektionskrankheit	Erreger	Merkmale
1 Amöbenruhr	Entamoeba histolytica	Himbeergeleeartige Durchfälle, evtl. Leberabszesse
2 Cholera	Vibrio cholerae	Reiswasserstühle (bis 30 pro Tag)
3 Gürtelrose (Zoster)	Varicella-Zoster-Virus	Heftige neuralgiforme Schmerzen, meist einseitig, Hautbläschen
4 Hepatitis A	Hepatitis-A-Virus	Fäkal-orale Übertragung, regelmäßige Ausheilung
5 Hepatitis B	Hepatitis-B-Virus	Blutübertragung, evtl. akute Hepatitis
6 Hepatitis C	Hepatitis-C-Virus	Blutübertragung, evtl. chronische Hepatitis bes. bei HIV-Infizierten
7 Malaria	Plasmodium-Arten	Intermittierendes hohes Fieber, Glieder-/Gelenkschmerzen
8 Masern	Paramyxovirus	Großfleckiges, konfluierendes Exanthem, hinter dem Ohr beginnend, Hals-, Lymphknotenschwellung, hohes Fieber

(Fortsetzung nächste Seite)

Infektionskrankheit	Erreger	Merkmale
9 Mumps	Myxovirus parotitidis	Subfebrile Temperaturen, schmerzhafte Schwellung der Parotis, mögliche Hoden- oder Hirnhautentzündung, evtl. Pankreasbeteiligung
10 Pfeiffer-Drüsenfieber (infektiöse Mononukleose)	Epstein-Barr-Virus	Generalisierte Lymphknotenschwellung, fieberhafte Tonsillitis, Leukozytose
11 Röteln	Rubellaviren	Mittelfleckiges, nicht konfluierendes Exanthem, generalisierte Lymphknotenschwellung, besonders im Kopf-Hals-Bereich, mäßiges Fieber
12 Salmonellen-Enteritis	Salmonellen	Nach 6–24 Stunden Brechdurchfälle
13 Scharlach	β-hämolysierende Streptokokken der Gruppe A	Plötzlicher Beginn mit Halsschmerzen, Husten, Erbrechen und hohem Fieber, Himbeerzunge, kleinfleckiger Ausschlag von unten nach oben (Mund-Kinn-Dreieck ist frei!)
14 Tetanus	Clostridium tetani	Trismus, Risus sardonicus, Opisthotonus
15 Typhus/ Paratyphus	Salmonella typhi, S. paratyphi B	Langsam steigende Temperaturen, Milzvergrößerung, Roseolen auf der Bauchhaut, anfangs Obstipation, dann erbsbreiartige Durchfälle, Leukopenie
16 Windpocken	Varicella-Zoster-Virus	Juckendes, bläschenförmiges Exanthem am ganzen Rumpf; „Sternenhimmel“

1.141 Lösung B

Die Virushepatitisformen werden serologisch unterschieden. Hinweise für die Einstufung der Hepatitisart und das Stadium der Infektion liefern der serologische Nachweis und die Ermittlung der Konzentration bestimmter Hepatitis-Antikörper. Charakteristisch ist hier zudem die Konzentrationshöhe der einzelnen Immunglobuline.

1.142 Lösung C

Botulismus ist eine gefürchtete Form der bakteriellen Lebensmittelvergiftung durch Clostridium botulinum. Die Symptomatik wird nicht durch eine Infektion, sondern durch die Intoxikation (Vergiftung) mit dem Botulinus-Gift hervorgerufen. Zunächst manifestieren sich gastroenterologische Symptome wie Übelkeit,

Erbrechen und Verstopfung. Der folgende ZNS-Befall äußert sich in Augenflimmern, Doppelsehen und späterer zentraler Lähmung, an der die Patienten nach etwa acht Tagen versterben. Die Letalität ist sehr hoch, es bedarf also einer sofortigen Therapie mit Botulinus-Antitoxin! Antibiotische Chemotherapie ist i.d.R. wirkungslos.

1.143 Lösung C

1.144 Lösung B

S. Kommentar zu Frage 1.140.

1.145 Lösung A

Krätze (lat. Scabies) ist eine leicht übertragbare Hautkrankheit, wobei sich Krätzmilben in die Oberhaut einbohren und Juckreiz wie auch Entzündungen verursachen. Das typische Bild zeigt zum einen winkelig geknickte, bis 1 cm lange Milbengänge, zum anderen ein juckendes, mit Knötchen und Krüstchen versehenes Exanthem.

1.146 Lösung B

S. Kommentar zu Frage 1.133.

1.147 Lösung B

Das rheumatische Fieber beruht auf einer entzündlich-allergischen Systemerkrankung, die durch **Streptokokken** ausgelöst wird. Haut, Gelenke, Herz und Fettgewebe sind betroffen. Etwa 2–3 Wochen nach einer Infektion treten Fieber, Polyarthritis mit Bevorzugung der großen Gelenke, druckschmerzhafte Knoten der Haut (Erythema nodosum) und eine Herzentzündung (Pankarditis) auf. Neurologisch manifestiert sich die so genannte „Chorea minor" mit unkontrollierten Bewegungen der Extremitäten. Zur Diagnosefindung werden Haupt- von Nebenkriterien differenziert; Genaueres entnehmen Sie bitte ihrem Lehrbuch. Therapeutisch sind Penicillin oder Gentamicin die Mittel der Wahl.

1.148 Lösung E

Das Pfeiffer-Drüsenfieber (Infektiöse Mononukleose) ist die so genannte Küsschen-Krankheit. 30–50 Tage nach dem verhängnisvollen Liebesgruß schlägt das Epstein-Barr-Virus (EBV) zu. Die klassische Beschwerdetrias besteht in fieberhafter Angina tonsillaris (Mandelentzündung), einer generalisierten Lymphknotenschwellung und einer Leukozytose mit deutlicher Verteilungsverschiebung. Wegen der viralen Genese kommen hier Antibiotika selten zum Einsatz, die Therapie ist symptombezogen. Milz und Leber können vergrößert sein.

1.149 Lösung A

S. Kommentar zu Frage 1.131.

Stoffwechsel und Hormone

Kurze Darstellung des **Diabetes mellitus:**

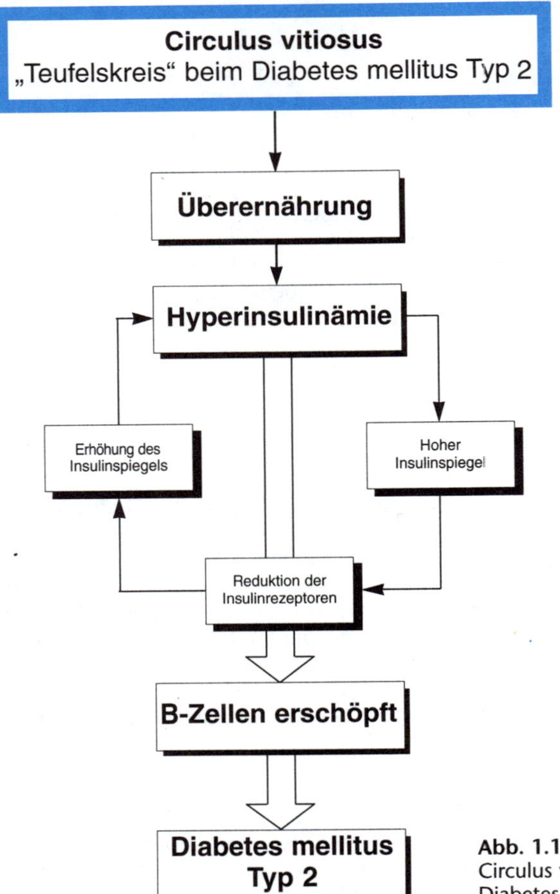

Abb. 1.150-1: Circulus vitiosus bei Diabetes mellitus.

Beim Diabetes mellitus (übersetzt: honigsüßer Durchfluss) unterscheidet man drei Typen:

Typ 1 **insulinabhängiger** Diabetes mellitus (10%)
Typ 2 **nicht insulinabhängiger** Diabetes mellitus (90%)
MODY der Diabetes mellitus wird **vor dem 25. Lebensjahr** manifest und kann **mindestens zwei Jahre ohne Insulin** eingestellt werden

Beim **Diabetes mellitus Typ 1** liegt ein **absoluter Insulinmangel** vor, Insulin muss dem Körper in Form subkutaner Injektionen zugeführt werden.
Ursache können Autoimmunreaktionen gegen Insulin oder gegen die B-Zellen (Produktion von Insulin) im endokrinen Pankreas sein.
Beim **Diabetes mellitus Typ 2**, 90% der Fälle, handelt es sich um einen **erworbenen Defekt** der Insulinrezeptoren sowie um eine gestörte Insulinsekretion. Sehr häufig spielt das Übergewicht eine entscheidende Rolle bei der Entstehung. Übergewicht als Folge einer Überernährung führt zur gesteigerten Insulinausschüttung (Hyperinsulinämie). Dies reduziert die Anzahl der Insulinrezeptoren, wodurch noch höhere Insulinmengen freigesetzt werden, um den gleichen Effekt zu erzielen. Hierdurch erschöpfen sich die B-Zellen der Bauchspeicheldrüse, ein folgendes Insulindefizit bewirkt den Diabetes mellitus Typ 2. Eine Graphik soll dies erläutern (Abb. 1.150-1).
Diabetes mellitus macht sich bemerkbar durch starke Blutzuckerschwankungen und im fortgeschrittenen Stadium durch Organkrankheiten wie Retinopathie mit Sehschwäche, Glomerulosklerose der Nieren, Gangrän als Zeichen einer Minderdurchblutung bei Vasopathie und durch die Polyneuropathie. Hier leiden die Patienten über ständige Nervenschmerzen, bevorzugt an den Extremitäten.
Nach Diagnosestellung kann der Diabetes mellitus Typ 1 mit Insulin, der Diabetes mellitus Typ 2 mit oralen Medikamenten (Euglucon® etc.) therapiert werden.
In jedem Falle sollten eine Diabetesdiät und ein körperliches Training eingehalten werden.
Da Sie mit dieser Erkrankung sehr häufig konfrontiert sein werden, sollten Sie unbedingt das Kapitel „Diabetes mellitus" in Ihrem Lehrbuch nachlesen.

1.150 Lösung E

Von einer symptomatischen Hypoglykämie (niedriger Blutzucker) spricht man bei Blutzuckerwerten < 3,3 mmol/l (60 mg/dl). Ursächlich sind hier Insulinome zu nennen, gutartige insulinproduzierende Tumoren. Des Weiteren ist das Dumping-Spätsyndrom (s. Kommentar zu den Fragen 1.57 und 1.58 in Band 3) als Folge der Magenteilresektion erwähnenswert. Häufig jedoch sind es die Folgen einer Insulinüberdosierung oder einer zu starken körperlichen Belastung bei Diabetikern. Die **Symptome treten** bei Unterschreiten der Schwelle (s.o.) **recht schnell auf.** Denken Sie an Tage, an denen Sie ohne Frühstück zur Arbeit gingen. Heißhunger und Schwäche sind erste Anzeichen. Diesen folgen Unruhe, **feuchte schweißige Haut,** Tachykardie und Tremor. Final reichen die Folgen bis hin zu Somnolenz und Koma.
Die Therapie ist denkbar einfach. Geben Sie Glukose in Form von Traubenzucker oder Infusionen.
Acetongeruch kennen wir vom ketoazidotischen Koma des Diabetes mellitus Typ 1 (s. Kommentar zu Frage 1.151).

1.151 Lösung D

Das Pankreas produziert je nach Bedarf die beiden Gegenspieler (Antagonisten) Insulin in den B-Zellen und Glukagon in den A-Zellen der Langerhans-Inseln. Ihre Aufgabe besteht hauptsächlich darin, den Blutzuckerspiegel konstant zu halten (Normwert nüchtern: 3,0–5,6 mmol/l).
Alle Insulinwirkungen zielen auf Speicherung und Synthese von Glykogen bei reichem Glukoseangebot. So **senkt Insulin den Blutzuckerspiegel,** indem es nach dem Schlüssel-Schloss-Prinzip rezeptorvermittelt sog. Glukosetransporter aktiviert, die Zucker in die Zellen befördern. Zusammenhängend mit der Glukoseaufnahme verteilt sich Kalium intrazellulär, in diesem Falle also **sinkt** auch **der Kaliumspiegel im Blut.** Dieses Phänomen ist übrigens beim Absenken eines zu hohen Blutzuckerspiegels in jedem Fall zu beachten. Wird dem Patienten eine größere Insulinmenge zugeführt, sollte gleichzeitig eine kaliumhaltige Infusion laufen. Insulin **steigert** zudem **die Proteinsyntheserate.**
Demgegenüber bewirkt Glukagon als Antagonist genau das Gegenteil: Im Hungerzustand wird gespeicherte Energie wieder mobilisiert. Die Glukoseaufnahme in die Zellen wird gehemmt, von Leberzellen sogar Glukose ins Blut abgegeben. Da die Zellen aber weiterhin Energie benötigen, verbrauchen sie die zuvor angelegten Glykogenspeicher. Sind diese leer, wird Fettgewebe umgebaut. All diese Abbauwege enden mit Acetyl-CoA, der aktivierten Essigsäure. Dieses gelangt nun zur weiteren Energieproduktion in den Zitronensäurezyklus (Zitratzyklus). Da der Abbau von Fettsäuren aber schneller abläuft als die Umsetzung von Acetyl-CoA im Zitratzyklus, entsteht eine Anhäufung von Acetyl-CoA. Um dies nun zu entsorgen, bedient sich der Körper der Ketonkörperproduktion, einer nierengängigen Form des Acetyl-CoA.
Er bildet Aceton (= 2 × Acetyl-CoA), Acetoacetat (= 3 Acetyl-CoA) und β-Hydroxybutyrat (= 4 Acetyl-CoA). Diese Stoffe erreichen über den Blutweg die Nieren, über die sie dann schließlich ausgeschieden werden.
So kann man sich also vorstellen, dass bei diabetischer Stoffwechsellage (Blutzuckerspiegel im Blut hoch und in den Zellen niedrig) die Zellen viel Fettsäuren abbauen, also viele Ketonkörper entstehen. Diese sind sauer und es entwickelt sich eine Ketoazidose. Zum einen atmet der Patient durch die Kussmaul-Atmung die sauren Valenzen ab (Acetongeruch in der Luft), zum anderen ist der Urin durch die renale Ketonkörperausscheidung sauer und hat einen typischen Geruch (Ketonurie).
Eine Graphik soll Klarheit bringen (Abb. 1.151-1).

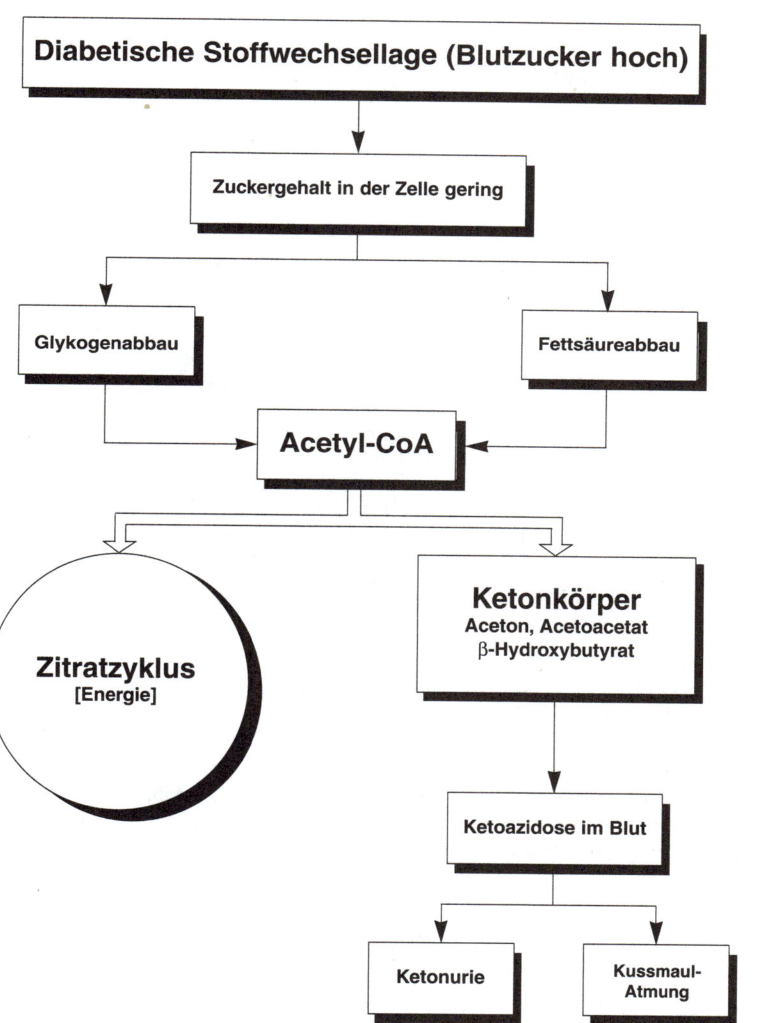

Abb. 1.151-1: Diabetische Stoffwechsellage.

1.152 Lösung D

S. Kommentar zu Frage 1.150.

1.153 Lösung A

S. dazu Abb. 1.150-1.

1.154 Lösung A

S. Kommentar zu Frage 1.151.

1.155 Lösung C

In Band 1 wird die Hormonlehre mit entsprechenden Beispielen ausführlich erklärt.
TSH → Schilddrüse: TSH (Thyreoidea-stimulierendes Hormon) bewirkt die Produktion von T3 und T4 in der Schilddrüse.
ACTH → Nebenniere: ACTH (Adrenocorticotropes Hormon) reguliert unter anderem die Hormonproduktion der Nebennierenrinde.
FSH + LH → Keimdrüsen: FSH (Follikelstimulierendes Hormon) und LH (Luteinisierendes Hormon) sind vorrangig für den weiblichen, aber auch den männlichen Genitalzykus verantwortlich.

1.156 Lösung C

Kurze Zusammenfassung der Funktionen der Glukokortikoide:
- diabetogene Wirkung → Blutzuckerspiegel steigt
- erhöhter Fettabbau → Hyperlipidämie
- Umverteilung des Fettes → Stammfettsucht
- Unterdrückung des Immunsystems → höhere Infektanfälligkeit
- Thromboseneigung durch Erhöhung der Erythrozyten- und Thrombozytenzahl
- entzündungshemmende (antiphlogistische) Wirkung
- verzögerte Wundheilung
- Hemmung der Kalziumresorption im Darm und Förderung der renalen Kalziumausscheidung → Osteoporose, Wadenkrämpfe
- Die Mineralkortikoide (z.B. Aldosteron) wirken blutdrucksteigernd.

Der Morbus Cushing (Hyperkortisolismus) tritt in Erscheinung bei einem zu hohen Glukokortikoidspiegel im Blut. Dies kann exogen durch eine Kortikosteroidtherapie oder endogen durch eine Fehlfunktion des hormonellen Kreislaufs verursacht sein. Beim so genannten zentralen M. Cushing (80%) bewirkt eine vermehrte ACTH-Sekretion des Hypophysenvorderlappens erhöhte Kortisolspiegel. Der adrenerge Morbus Cushing (ACTH-unabhängig) schüttet durch adenomatöse Veränderungen (gutartige drüsige Tumoren) direkt an der Nebenniere seine Hormone aus. Die Klinik ist in allen Fällen gleich: **Vollmondgesicht (Facies lunata), Stiernacken** und **Stammfettsucht** sind äußere Zeichen, die schnell auffallen. Des Weiteren bewirken Kortikosteroide eine diabetogene Stoffwechsellage. Die in der Frage unter (5) aufgeführten

Striae lividae kenne ich nur unter dem Begriff Striae rubrae. Dies sind helle Streifen bei Fettleibigkeit.
S. auch die Erläuterungen zu Glukokortikoiden in Band 1.

1.157 Lösung B

Die Hormonbildung der Nebennierenrinde unterliegt einem zirkadianen (Tag-Nacht-) Rhythmus. Das Produktionsminimum liegt um Mitternacht, das Produktionsmaximum **zwischen 6.00 und 9.00 Uhr.** Etwa 70% der Tagesproduktion werden in den Morgenstunden abgegeben.

1.158 Lösung C

Hyperparathyreoidismus beschreibt eine Überfunktion der Nebenschilddrüsen, von denen sich an jeder Schilddrüsenlappenrückseite je zwei befinden. Das hier gebildete Parathormon erhöht den Kalziumspiegel im Blut. Durch Stimulation wird vermehrt Kalzium aus dem Knochen freigesetzt und die Kalziumaufnahme aus dem Darm gesteigert. Der Hyperparathyreoidismus bewirkt also eine Hyperkalzämie. Parathormon unterliegt einem Regelkreis. Ein Abfall des Kalziumspiegels induziert die Hormonausschüttung, der Anstieg unterdrückt sie. Diesen Mechanismus bezeichnet man als Feedback.
Es werden drei Formen unterschieden:

- Der **primäre Hyperparathyreoidismus** bezieht sich immer auf eine Störung des Produktionsorts, also der Nebenschilddrüsen. Hier produzieren Nebenschilddrüsenadenome unkontrolliert hohe Mengen an Parathormon.
- Sinkt der Kalziumspiegel im Blut durch Störungen anderer Organe, so reagiert die Nebenschilddrüse in zweiter Instanz mit einer Mehrsekretion von Parathormon. Diese Form heißt **sekundärer Hyperparathyreoidismus.**
- Von einem **tertiären Hyperparathyreoidismus** spricht man, wenn die Epithelkörperchen durch die Stimulation bei der sekundären Form so groß geworden sind, dass sie dann zu viel produzieren.

Die Hälfte der Patienten hat keine oder nur unspezifische Beschwerden. Trotzdem resultieren natürlich Störungen anderer Organe durch die Hyperkalzämie. Nach dem Ort der Störungen (Manifestation) wird hier gefragt:

1. **Nierenmanifestation (renal)** in 40–50%: häufige Beschwerden durch Nierensteine.
2. Die Knochenmanifestation (50%) äußert sich in röntgenologisch nachgewiesenen Osteolyseherden. Durch den vermehrten Kalziumabbau wird der Knochen demineralisiert und brüchig.
3. Die gastrointestinale Form (Magen-Darm-Trakt) geht mit den Allgemeinsymptomen Appetitlosigkeit, Übelkeit und Obstipation einher. Seltener werden Magengeschwüre oder eine Bauchspeicheldrüsenentzündung beobachtet.

Klassische Symptomtrias bei **Hyperkalzämie:**
„Stein – Bein – Magenpein".

1.159 Lösung E

Eine Hyperthyreose (Abb. 1.159–1) ist die Überfunktion der Schilddrüse. Die Schilddrüsenhormone T3 und T4 steuern unspezifisch viele Stoffwechselvorgänge im Organismus. Ein Zuviel oder Zuwenig zeigt eine typische klinische Symptomatik: Schwitzen, innere Unruhe, Herzrasen (Tachykardie), erhöhter Blutdruck, Appetitlosigkeit.
Beobachten Sie sich, wenn Sie Examensangst haben. Ihr gesamter Stoffwechsel und somit auch ihr Energieverbrauch ist deutlich erhöht. Das ist der Grund unfreiwilliger **Gewichtsabnahme.**
Die Hypothyreose äußert sich gegenteilig: trockene und spröde Haut, Antriebsarmut, Hungergefühl und Gewichtszunahme.

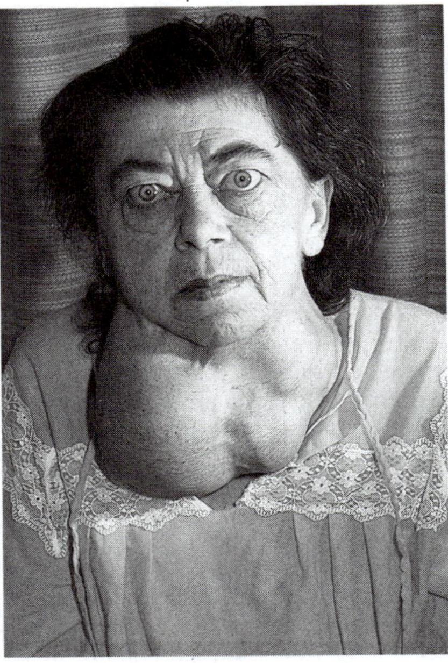

Abb. 1.159-1: Typisches Aussehen einer Struma (hier Basedow-Struma).

1.160 Lösung E

1.161 Lösung B

1.160–1.161

Es werden **fettlösliche von wasserlöslichen Vitaminen** unterschieden. Da unser Körper sie nicht oder nur teilweise synthetisieren kann, müssen sie mit der Nahrung zugeführt werden. Wasserlösliche Vitamine können immer, fettlösliche nur in Verbindung mit fettreicher Mahlzeit im Darm resorbiert werden.

Merken Sie sich einfach das Wort „EDKA" (ausgesprochen: Edeka). Dies sind die vier fettlöslichen Vitamine, alle anderen sind wasserlöslich!

Aus diesem Grund werden Salatsoßen mit Öl angereichert! Vitamine sind für den Zellstoffwechsel von entscheidender Bedeutung. Es folgt eine Liste der Vitamine und der Vitaminmangelsymptome. Die Fachnamen der Vitamine sollten vom Pflegepersonal nicht verlangt werden, sind aber der Vollständigkeit halber mit aufgeführt.

Vitamin	Fachname	Mangelsymptome
A	Retinol	Nachtblindheit
B_1	Thiamin, Aneurin	Herzschwäche, Nervenentzündung
B_2	Lactoflavin, Riboflavin	Wachstumsstörungen, Stoffwechselstörung des Bindegewebes
B_6	Pyridoxin, Adermin	neurologische Übererregung bis zu epileptiformen Anfällen
	Folsäure	Anämie
	Pantothensäure	unbekannt
B_{12}	Cobalamin, Extrinsicfactor	perniziöse Anämie
C	Ascorbinsäure	Skorbut: Blutungen, Zahnausfall, Müdigkeit
D	Calciferol	Rachitis („weiche Knochen")
E	Tocopherol	unbekannt
H	Biotin	Lähmungen und Hauterkrankungen
K	Phyllochinon, Menadion	Blutungsneigung
PP (pellagra preventing factor)	Nikotinsäure (Niacin)	Hautveränderungen

Die Vitamine B_1, B_2, B_6, B_{12}, Folsäure, Pantothensäure, Biotin und Niacin werden als Vitamin-B-Komplex zusammengefasst.

Die **fett**gedruckten Vitamine sind **fett**löslich.

1.162 Lösung D

Das nicht einfache Thema „Säure-Basen-Haushalt" soll im Folgenden knapp dargestellt werden:
Der Säuregrad des Blutes wird als pH-Wert angegeben. Der Organismus muss den Blut-pH-Wert in einem engen Bereich von 7,35–7,45 konstant halten, da die Stoffwechselreaktionen nur in diesem Bereich optimal ablaufen.

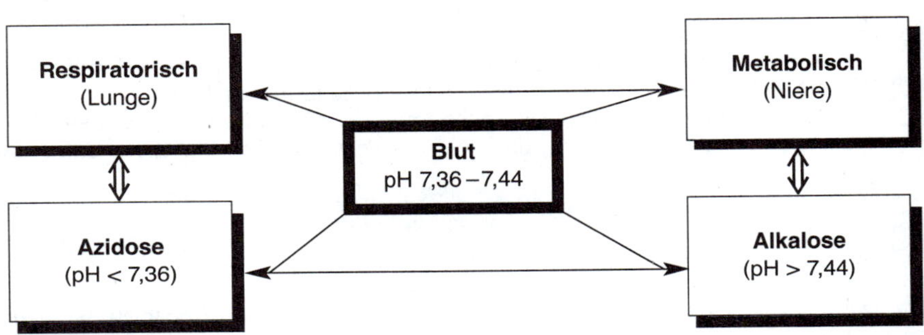

Abb. 1.162-1: Häufige Ursachen von pH-Verschiebungen im Körper.

Um Schwankungen des pH-Wertes auszugleichen, besitzt der Körper mehrere Puffersysteme. Das bedeutendste stellt hierbei der sog. Bicarbonat-Puffer dar. Er reguliert über zwei verschiedene Organsysteme den Säure-Basen-Haushalt (Abb. 1.162-1):

- Zum Einen reguliert die Lunge respiratorisch den pH-Wert, indem saure Valenzen über die Atmung ausgeschieden werden.
- Zum Anderen greifen die Nieren steuernd über Stoffwechselvorgänge in das System ein. Daher nennt man dies auch die metabolische Komponente.

Entgleisungen des Blut-pH-Wertes können ebenfalls in zwei Richtungen stattfinden: Steigt der pH-Wert übermäßig an (d.h. über die Schwelle von 7,44), so spricht man von einer Alkalose, sinkt er zu stark ab (d.h. unter die Schwelle von 7,36), spricht man von einer Azidose. Tritt nun in einem der Organsysteme bzw. Regelkreise eine Störung auf, versucht der Körper die Störung über das andere, noch voll funktionsfähige Organsystem zu beheben. So reagiert der Körper bei einer metabolisch induzierten Azidose beispielsweise mit Hyperventilation, um CO_2 abzuatmen und damit Säuren und Basen im Gleichgewicht zu halten. Solange ihm das gelingt, bezeichnet man die Störung als kompensiert, ist er überfordert, als dekompensiert.

	Pulmonale Störung	Renale oder metabolische Störung
PH < 7,36	Dekompensierte respiratorische Azidose	Dekompensierte metabolische Azidose
PH 7,36–7,44	Kompensierte respiratorische Azidose/Alkalose	Kompensierte metabolische Azidose/Alkalose
PH > 7,44	Dekompensierte respiratorische Alkalose	Dekompensierte metabolische Alkalose

1.163 Lösung A

Diarrhö (Durchfall) ist ein Symptom vieler Krankheiten. Durch den massiven Flüssigkeitsverlust drohen Austrocknung (Dehydratation) und hohe Elektrolytverluste (besonders Kalium, Natrium, Kalzium und Magnesium). In schweren Fällen sind spezielle Infusionsprogramme mit ausreichender Flüssigkeits- und Elektrolytsubstitution unerlässlich.

1.164 Lösung E

S. Kommentare zu den Fragen 1.151, 1.156 und 1.157.

1.165 Lösung D

Insulinome sind insulinproduzierende Tumoren, die von den Langerhans-Inseln des Pankreas ausgehen. Lesen Sie auch den Kommentar zu Frage 1.144.
Das Zollinger-Ellison-Syndrom ist ein Gastrinom, ein meist maligner Tumor vorwiegend der Bauchspeicheldrüse. Durch die vermehrte Gastrinproduktion finden sich rezidivierende Magenulzera und Diarrhöen. Die Tumoren treten multipel mit kleinem Durchmesser auf, so dass deren operative Entfernung äußerst schwierig und nicht Erfolg versprechend erscheint. Die symptomatische Therapie besteht in der medikamentösen Säureblockade.
Die Mukoviszidose ist eine vererbte Krankheit, bei der vermehrt zäher Schleim besonders in den Lungen, dem Darm und dem Pankreas gebildet wird. Die Lebenserwartung der Patienten endet zumeist im frühen Erwachsenenalter.

1.166 Lösung A

1.167 Lösung C

1.166–1.167

S. Kommentar zu Frage 1.159.

1.168 Lösung A (D)

Von Polyurie spricht man ab einer Urinmenge von mehr als 2000 ml/Tag. Wegen des hohen Flüssigkeitsverlustes besteht eine Polydipsie, ein verstärktes Durstgefühl. Der entgleiste **Diabetes mellitus** bewirkt aufgrund der Glukoseverschiebung und osmotischen Dysregulation beides. Bei gut eingestellten Blutzuckerwerten verschwinden gewöhnlich diese Symptome.
Der Diabetes insipidus steht für die verminderte Fähigkeit der Nieren, bei Wassermangel den Harn zu konzentrieren (Asthenurie). Der resultierende Flüssigkeitsverlust von 5–25 l/Tag (Polyurie) ist kombiniert mit Polydipsie. Somit wäre auf jeden Fall Lösung D ebenfalls als richtig anzusehen!

1.169 Lösung C

Beim hyperglykämischen Koma ist der hohe Blutzuckerspiegel mittels **Altinsulin i.v.** langsam zu senken. Beachten Sie, dass im Symport mit Glukose auch Kalium in die Zelle wandert. So ist der Gefahr einer Hypokaliämie durch entsprechende Kaliumsubstitution zu begegnen.
Altinsulin darf i.v. gegeben werden und wirkt relativ schnell.
Verzögerungsinsuline setzen ihre Wirkung dosiert und zeitlich verzögert frei, sie dürfen niemals i.v. gegeben werden!

1.170 Lösung B

Der Diabetes insipidus steht für die verminderte Fähigkeit der Nieren, den Harn zu konzentrieren (Asthenurie).
Bei der zentralen (primären) Form wird zu wenig oder gar kein ADH (Antidiuretisches Hormon) im Hypophysenhinterlappen produziert. Bei der renalen (sekundären) Form sind die ADH-Rezeptoren im distalen Tubulussystem der Niere defekt. Somit kann das Hormon keine Wirkung entfalten.
In jedem Fall resultieren verminderte Harnkonzentrierung (Asthenurie), Polyurie (5–25 Liter/Tag) und Polydipsie (zwanghafter Durst). Die Therapie erfolgt in der Regel medikamentös.

Urogenitaltrakt

1.171 Lösung E

Die chronische Niereninsuffizienz (Abb. 1.171-1) ist gekennzeichnet durch eine progressive Abnahme des Glomerulumfiltrats (Urinproduktion) bei zunehmendem Untergang des Nierengewebes. Ursache sind vor allem Glomerulonephritiden (Entzündungen).
Folgen der Funktionseinschränkung sind:
- Versagen der Urinproduktion
- Störungen im Wasser- und Elektrolythaushalt
- Störungen im Säure-Basen-Haushalt
- Störungen der Hormonproduktion der Nieren (Erythropoetin → renale Anämie)
- Verminderte Ausscheidung harnpflichtiger Substanzen mit Vergiftung des Körpers (Urämie)

In der Klinik äußern sich diese Störungen in folgenden Symptomen:
- Schwäche, Hautverfärbung
- Konzentrationsschwäche bis hin zum urämischen Koma
- **Lungenödem**, Pneumonie, Pleuritis, fluid lung

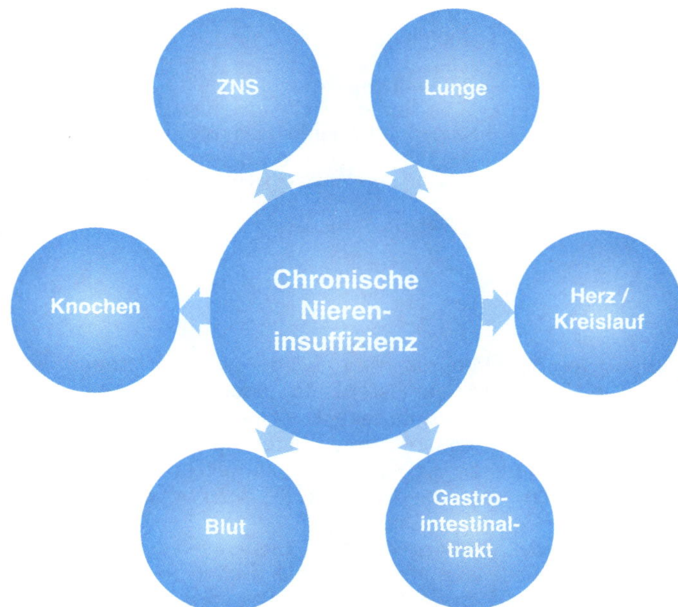

Abb. 1.171-1: Organmanifestationen der chronischen Niereninsuffizienz.

- **Hypertonie, Perikarditis**
- urämische **Gastroenteritis mit Blutungen**
- renale **Anämie**
- renale Osteopathie (Kalziummangel)

Die Therapie hängt von der Schwere der Störung ab, in den meisten Fällen ist aber eine Hämodialyse erforderlich.

1.172 **Lösung B**

1.173 **Lösung C**

1.174 **Lösung E**

1.175 **Lösung A**

1.176 **Lösung B**

Störung	Definition
Polyurie	> 2.000 ml Harn/Tag
Oligurie	< 500 ml Harn/Tag
Anurie	< 200 ml Harn/Tag
Pollakisurie	häufiger Harndrang mit geringen Urinmengen
Algurie	schmerzhaftes Wasserlassen
Dysurie	erschwertes Wasserlassen

1.172–1.176

Eine kurze Wiederholung von Begriffen, die immer wieder gefragt werden:

- **Glomerulonephritis (GN).** Eine seltene Erkrankung, jedoch ist sie die häufigste Ursache einer chronischen Niereninsuffizienz. Die GN ist durch Immunkomplexablagerungen nach Streptokokkeninfektionen oder durch das Vorhandensein von Autoantikörpern gegen die Basalmembran gekennzeichnet. Es werden verschiedene Formen unterschieden, lesen Sie dazu bitte in Ihrem Lehrbuch nach.
- **Pyelonephritis (PN).** Bakteriell, vorwiegend durch Escherichia coli verursacht ist die akute PN eine interstitielle Nephritis mit der klinischen Trias Fieber, Schmerzen im Nierenlager und Dysurie. Die Therapie ist vorrangig antibiotisch.

- **Akutes Nierenversagen (ANV).** Charakteristisch ist eine akut einsetzende Oligurie bis Anurie mit Anstieg der Retentionsparameter (Harnsäure, Harnstoff etc.). Die Ursachen können prärenal (Kreislaufversagen, Schock, Volumenmangel durch Blutverlust), renal (Entzündung, Vergiftung, Sepsis) oder postrenal (Abflussbehinderung) sein. Das akute Nierenversagen ist eine lebensbedrohliche Komplikation und muss intensiv mit hohen Diuretikagaben und über Flüssigkeitsbilanzen therapiert werden. Die Prognose ist gut.
- **Nephrotisches Syndrom.** Es kann unter anderem als Folge von Diabetes mellitus, Glomerulonephritis oder Vergiftung entstehen und bedarf neben einer diuretischen und diätetischen Therapie der Behandlung der Grundkrankheit.

Vier Punkte definieren das nephrotische Syndrom:
Ödeme – Hypercholesterinämie – Hypoproteinämie – Proteinurie.

1.177 Lösung B

Die sichtbare Rotfärbung des Urins bezeichnet man als Makrohämaturie, die unsichtbare durch den Coombs-Test erwiesene als Mikrohämaturie. Ursächlich kommen farbstoffhaltige Speisen (Rote Bete etc.), Nierenentzündung, Blasenentzündung, Nierensteine, Tumoren und vieles mehr in Betracht. In jedem Fall sollte die Ursache medizinisch abgeklärt werden.
Übrigens: Bei Frauen während der Menstruation ist der Coombs-Test häufig falsch-positiv. Bei entsprechenden Beschwerden ist trotzdem eine Abklärung zu empfehlen.

1.178 Lösung D

Kreatinin entsteht im Muskel durch den Abbau von Kreatininphosphat. Kreatinin wird in der gesunden Niere ausschließlich glomerulär filtriert. Die Serumkreatininwerte (Norm: bis 130 µmol/l bzw.1,5 mg/dl) steigen erst dann über die Norm, wenn die glomeruläre Filtrationsrate (GFR) um mehr als 50% reduziert ist.
Die Kreatinin-Clearance steht für das Plasmavolumen, das innerhalb einer Zeiteinheit durch Harnbildung von einer bestimmten Substanz (Kreatinin) gereinigt wird.

Formel der Kreatinin-Clearance: $C\ (\text{ml/min}) = \frac{U \times UV}{S \times t}$
U = Kreatininkonzentration im Urin
S = Kreatininkonzentration im Serum
UV = Urinvolumen in 24 Stunden
t = Sammelzeit in Minuten (24 x 60 = 1440)

1.179 Lösung C

1.180 Lösung D

1.181 **Lösung A**

1.179–1.181

Lesen Sie auch den Kommentar zu Frage 1.176.
Die akute Glomerulonephritis tritt nach einem banalen **Streptokokkeninfekt** (Angina oder Mittelohrentzündung) auf. Erste Symptome nach ca. 14 Tagen sind Mikro- und Makrohämaturie (Blut im Urin), Hypertonie, **Ödeme** und **Proteinurie** (Eiweiß im Urin). Besonders morgens nach dem Aufstehen beobachten die Patienten ausgeprägte Lidödeme. Die Ödeme können aber auch das ZNS mit daraus resultierenden Krampfanfällen oder die gesamte Gesichtsregion befallen. Nach gesicherter Diagnose sollte der Infekt antibiotisch behandelt werden. Bettruhe und eine symptomatische Behandlung der Nebenleiden machen zumeist einen stationären Aufenthalt erforderlich. Die Hälfte der Infekte verläuft asymptomatisch.

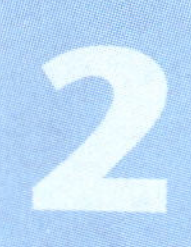

NEUROLOGIE PSYCHIATRIE

Neurologie

2.1 **Lösung B**

2.2 **Lösung B**

2.3 **Lösung B**

2.1–2.3

Zu einer genauen körperlichen Untersuchung gehört auch die Beschreibung der Wachheit eines Patienten. Ist die **Wachheit** gestört, spricht man von einer Bewusstseinsstörung. Diese Störung kann verschiedene Ursachen haben, z.B. Unfälle mit Schädelverletzung, Erkrankungen des Gehirns und seiner Häute, Vergiftungen oder Stoffwechselstörungen.
Mit einfachen Mitteln kann der Grad der Bewusstseinsstörung am Krankenbett oder am Unfallort etc. ermittelt werden. Der Wachheitsgrad wie wie folgt unterteilt:

- **Benommenheit:** Dabei sind die Reaktionen des Patienten verlangsamt, träge und ungenau.
- **Somnolenz:** abnorme Schlafneigung. Der Patient ist so schläfrig, dass er, um wach zu bleiben, immer wieder durch äußere Reize geweckt werden muss (z.B. durch lauteres Ansprechen oder Beklopfen von Körperteilen). Die Orientierung zur Zeit, zum Ort und zur Situation ist eingeschränkt, d.h., der Patient weiß nicht sofort, wo er sich befindet, er kann das Datum und den Wochentag nicht richtig benennen.
- **Sopor:** schlafähnlicher Zustand, aus dem der Patient nur durch starke Schmerzreize (Kneifen in die Haut, Pieksen mit einer Nadel) für kurze Zeit erweckbar ist. Der Patient ist nicht voll reaktionsfähig. Der Patient ist völlig desorientiert, kann keine Angaben zu Zeit, Ort und Situation machen. Auskünfte zur eigenen Person fallen schwer, d.h. der Patient weiß vielleicht noch seinen Namen, nicht aber Alter, Geburtsdatum und Wohnort.

- **Präkoma:** Der Patient ist nicht erweckbar, zeigt aber auf Schmerzreize gezielte Abwehrbewegungen.
- **Koma:** Der Patient ist durch äußere Reize nicht mehr erweckbar und zeigt nur noch geringe ungezielte Abwehrbewegungen oder keinerlei Reaktionen mehr.
- Das **Delir** kann man auch als Verwirrtheitszustand bezeichnen. Die Gründe können sehr verschieden sein, das klinische Bild ist jedoch immer einheitlich. Bewusstseinsstörungen, Auffassungs- und Gedächtnisschwierigkeiten, Störungen im Denken, der Wahrnehmung, des Antriebs und der Affektivität bestehen gleichzeitig. Ursachen können diverse körperliche Erkrankungen, eine Hirnschädigung, eine Demenz oder ein Substanzmissbrauch (z.B. Alkohol) sein. S. Kommentare zu den Fragen 2.38–2.42.
- Der **Dämmerzustand** ist ein Befinden zwischen Wachheit und Traum. Dabei ist das Bewusstsein traumhaft eingeengt. Am besten stellen Sie sich diesen Zustand so vor, als würden Sie aus tiefem Schlaf erwachen ohne genau zu wissen was eigentlich passiert. Der Patient hat das Gefühl, zwischen Traum und Realität zu schweben. Störungen der Auffassung und Konzentrationsfähigkeit sowie das Verkennen von Personen und Orten sind typisch. Planvolles Handeln ist zu diesem Zeitpunkt nicht möglich, wohl aber die Durchführung automatisch ablaufender Handlungen. Das Denken ist nicht gestört. Beispiel: Man träumt und wacht auf, man weiß noch nicht genau, ob man noch träumt oder nicht, geht aber „automatisch" ins Badezimmer und putzt sich wie immer nach dem Aufstehen die Zähne.
  Der Dämmerzustand als Krankheit tritt auf im Rahmen von Epilepsien und von akuten Durchblutungsstörungen des Gehirns. Darüber hinaus kann auch Alkoholgenuss einen Dämmerzustand verursachen, der als pathologischer Rausch bezeichnet wird.

2.4 Lösung C

Chorea Huntington/Hyperkinesen → Chorea Huntington ist eine dominant vererbbare Krankheit. Der Erkrankungsbeginn liegt zwischen dem 35. und 55. Lebensjahr, der Verlauf endet meist nach 12 bis 15 Jahren tödlich. Die Symptomatik ist gekennzeichnet durch Hyperkinesen mit einer auffallenden Bewegungsstörung. Außerdem weisen ausladende, schraubende und schleudernde Bewegungen der Arme und Beine sowie eine ausgeprägte Bewegungsunruhe im Rumpf auf die Krankheit hin. Begleitend treten starke psychische Veränderungen, von Verhaltensauffälligkeiten bis hin zur Demenz auf. Ausgelöst wird diese Symptomatik durch Zerstörung bestimmter Gehirnareale.
Multiple Sklerose/Augenmuskelparesen → Multiple Sklerose ist gleichfalls eine Erkrankung des Gehirns. Aus unklarer Ursache kommt es zur Entmarkung der weißen Substanz, unter anderem entlang der Ventrikel. Die Erkrankung beginnt zwischen dem 20. und 45. Lebensjahr, verläuft in Schüben oder fortschreitend über Jahrzehnte. Die häufigsten Symptome sind Störungen des Gleichgewichts, der Hautsensibilität, Pyramidenbahnzeichen, Augenmuskellähmungen und später auch psychische Veränderungen. Die Diagnose wird über eine Liquoruntersuchung und ein Kernspintomogramm gestellt.
Morbus Parkinson/Rigor → S. Kommentar zu den Fragen 2.5 und 2.6.

2.5 Lösung E

2.6 Lösung B

2.5–2.6

Der **Morbus Parkinson** entsteht durch einen Abbauprozess in den Stammganglien des ZNS (innerhalb der Substantia nigra). Daraus resultiert eine unzureichende Dopaminbildung, die medikamentös, z.B. durch L-Dopa®, wieder korrigiert werden kann. Nur so können die unten aufgeführten Bewegungsabläufe wieder ungestört stattfinden.

Die Erkrankung beginnt meist nach dem 40. Lebensjahr, Männer sind häufiger betroffen als Frauen. Die wichtigsten Symptome sind:

- **Hypokinese, Bewegungsarmut.** Das Gehen wird langsam und kleinschrittig, die Arme schwingen nicht mehr mit, gezielte Bewegungen werden langsam und erschwert ausgeführt, die Mimik wird starrer, in schweren Fällen sind keinerlei Ausdrucksbewegungen mehr zu finden (Maskengesicht).
- **Rigor.** Der Tonus der Muskulatur ist gleichbleibend erhöht, die Arme und Beine lassen sich nicht mehr locker bewegen. Will man den gebeugten Arm im Ellbogengelenk strecken, so lässt der Widerstand ruckweise nach, man spricht vom „Zahnradphänomen".
- **Tremor.** Hände, Füße und Kopf befinden sich in einer andauernden rhythmischen Bewegungsunruhe. Diese tritt in Ruhe auf, nicht aber im Schlaf. Bei besonderer Aufmerksamkeit und bei emotionaler Belastung steigert sich der Tremor. Bedingt durch das Zittern können Bewegungsabläufe, z.B. beim Essen oder Schreiben, extrem gestört sein.

Des Weiteren beobachtet man **vegetative Störungen** wie Blasen- und Darmentleerungsstörungen, vermehrtes Schwitzen und Speichelfluss. Zudem wirkt die Haut durch erhöhte Talgdrüsenabsonderungen fettig (Salbengesicht).

Poliomyelitis (Kinderlähmung) wird durch Viren übertragen. Dank der Schluckimpfung kommt sie nur noch sehr selten vor. Bei der Erkrankung ist die Motorik beeinträchtigt, es kann zu lebensgefährlichen Lähmungen kommen. Die Sensibilität ist nicht betroffen.

Zur **Meningitis** s. Kommentar zu Frage 2.20.

2.7 Lösung D

Liquorpunktionen werden vorwiegend zwischen LWK 3/4 oder 4/5 durchgeführt, da sich im Bereich der Lendenwirbelsäule auf dieser Höhe kein Rückenmark mehr befindet, das bei der Punktion getroffen werden könnte.

Myelographie/Kontrastmitteldarstellung des Spinalkanals → Der Spinalkanal wird nach Punktion zwischen LWK 3 und 4 oder 4 und 5 unter Röntgendurchleuchtung mit jodhaltigem wasserlöslichem Kontrastmittel gefüllt. Diese neuroradiologische Untersuchung dient zur exakten Darstellung des Spinalkanals, um raumfordernde Prozesse wie Tumoren, aber auch Nervenwurzelausrisse am Halsmark nach Unfällen darzustellen.

Elektromyographie (EMG)/Ableitung von Muskelaktionsströmen → Hier wird eine sehr dünne Nadelelektrode in den zu untersuchenden Muskel gestochen oder die Aktivität des Muskels über eine Hautelektrode abgeleitet, um die Muskelaktivität in Ruhe und unter Anspannung zu messen. Die Untersuchungsmethode dient unter anderem der Verlaufskontrolle peripherer Nervenverletzungen, der Feststellung der Ermüdbarkeit der Muskulatur bei Myasthenia gravis oder der Unterscheidung von muskulär oder nerval bedingten Paresen.
Queckenstedt-Versuch/Prüfung der freien Liquorpassage → Diese Untersuchung wird im Rahmen einer Liquorpunktion (s.o.) durchgeführt.
Unter dem Verdacht, dass der Liquorfluss im Wirbelkanal behindert wird, setzt man ein Steigrohr an die Punktionsnadel an. So kann man beobachten, ob der Liquor gleichmäßig abfließt bzw. unter Druck ansteigt.
Die Liquorflüssigkeit selbst wird auf Farbe, Zellzahl, Eiweißgehalt, Zuckergehalt, Laktat und Immunglobuline hin untersucht. Im Normalfall ist sie klar und farblos. Die gemessenen Werte lassen eine Aussage über bestimmte Erkrankungen (z.B. Meningitis oder Multiple Sklerose) zu.

2.8 Lösung B

S. Kommentar zu Frage 2.7.

2.9 Lösung B

Das **epidurale Hämatom** entsteht durch eine traumatische Schädelverletzung oder -erschütterung. Nach Zerreißen einer Hirnarterie (Arteria meningea media) kommt es zu einer Blutung in den Epiduralraum, d.h. in den Raum zwischen Schädelkalotte und harter Hirnhaut (Dura mater).
Das freie Intervall entsteht nach einem leichten Trauma. Nach einer symptomarmen Zeit von Minuten bis Stunden kommt es dann relativ plötzlich zu einer deutlichen Verschlechterung des Allgemeinzustandes mit Bewusstseinsstörungen und Lähmungen. Das ausgetretene Blut drückt dann einen Teil des Gehirns zusammen und schränkt dadurch dessen Funktionsfähigkeit ein. Die Therapie dieses lebensbedrohlichen Hämatoms besteht in einer sehr raschen chirurgischen Operation mit Ausräumen des Hämatoms. Dabei wird die Schädelkalotte eröffnet (Trepanation). S. auch die Tabelle im Kommentar zu den Fragen 2.10–2.12.

2.10 Lösung C

2.11 Lösung A

2.12 Lösung B

2.10–2.12

Das **subdurale Hämatom** zeigt keine akute Symptomatik, Symptome entwickeln sich oft erst nach Tagen oder Wochen, manchmal erst nach Monaten. Je nach Zeitpunkt des Auftretens der Symptome unterscheidet man akute, subakute und

chronische subdurale Hämatome. Die venöse Blutung, meist eine Sickerblutung, erfolgt zwischen die harte und weiche Hirnhaut.
Die **Symptomatik** besteht in leichten Beschwerden wie Schwindel, Erbrechen, Kreislaufregulationsstörungen bis hin zu Lähmungen aufgrund des erhöhten Hirndruckes. Der Hirndruck entsteht durch das Volumen des einsickernden Blutes. Dieser entsteht dadurch, dass durch das einsickernde Blut zu viel Volumen in der Kalotte ist, das Gehirn nur sehr eingeschränkt ausweichen kann und somit ein ständiger Druck seitens der Blutung auf das Gehirn ausgeübt wird.
Die **Mydriasis** (weite Pupillen) resultiert aus dem Druck des Hämatoms auf den Nervus oculomotorius, der die Pupillenweite mitsteuert. Die Mydriasis findet sich nur auf der Seite des Hämatoms. Hier ist ebenfalls in Abhängigkeit vom Allgemeinzustand des Patienten eine rasche Druckentlastung durch Trepanation nötig. In der folgenden Tabelle sind die wichtigsten Unterschiede zwischen Subarachnoidal-, Epidural- und chronischer Subduralblutung zusammengefasst:

Schädelknochen Epiduralraum Dura mater Subduralraum Arachnoidea Subarachnoidalraum Gehirn	Subarachnoidalblutung	Epiduralblutung	Chronische Subduralblutung
Definition	Arterielle Blutung in den Subarachnoidalraum	Arterielle Blutung in den Epiduralraum	Venöse Blutung in den Subduralraum
Risikogruppen	Patienten mit Leukämie, Hirntumor oder Gerinnungsstörungen	Patienten mit Schädelfraktur oder Unfall in der Anamnese	Betagte Patienten, Alkoholkranke
Symptome	Akutes Bild mit plötzlichem stärkstem Kopfschmerz und Bewusstseineintrübung	Direkt nach dem Unfall kurze Bewusstlosigkeit. Nach Wohlbefinden über mehrere Stunden (freies Intervall) erneute Bewusstseinseintrübung. Halbseiten- und Hirndruckzeichen	Langsam zunehmende Persönlichkeitsveränderungen. Bewusstseinstrübungen und Halbseitenzeichen
Therapie	Bei Patienten in gutem Allgemeinzustand Früh-OP, sonst konservative Therapie und Spalt-OP nach 2–3 Wochen	Schnellstmöglich Operation. Symptomatische Hirndruckbehandlung	Je nach Befund Abwarten oder Operation (Hämatomentfernung)

Abb. 2.12-1: Lage von Hirnhäuten, Schädelknochen und Hirngewebe.

2.13 Lösung D

Bei der **Subarachnoidalblutung** (SAB) handelt es sich um eine spontane (ohne Trauma), akut auftretende Hirnblutung. Sie kann schon im jüngeren Lebensalter auftreten. Die Blutung erfolgt in den Subarachnoidalraum, d.h. zwischen das Gehirn und seine Hüllen. Blutungsquelle ist zu 90% ein an der Hirnbasis gelegenes Aneurysma; besonders häufig sind Äste der A. carotis interna betroffen. Ein Aneurysma ist eine zumeist angeborene Gefäßmissbildung in Form einer kleinen sackförmigen Ausbuchtung am Gefäß. Die Blutung erfolgt in der Regel aus völliger Gesundheit heraus ohne Vorbotensymptome (spontan). Die plötzlich eintretenden klinischen Zeichen zeigen heftigsten Kopfschmerz verbunden mit Übelkeit und Erbrechen, Schweißausbrüchen, Blutdruck- und Pulsschwankungen bis hin zu Temperaturregulationsstörungen. Rasch folgt die Nackensteifigkeit (Meningismus). Das Bewusstsein ist beeinträchtigt bis deutlich gestört (Somnolenz bis Koma). Der Patient zeigt eine erhöhte psychomotorische Unruhe. Krampfanfälle und Lähmungen sind möglich.
Zur Diagnostik dient Computertomographie, Angiographie des Kopfes sowie die Liquoruntersuchung. Diese Patienten müssen intensivmedizinisch überwacht werden und sich ggf. einer nicht ungefährlichen Operation unterziehen.
S. auch Tabelle und Abbildung im Kommentar zu 2.10–2.12.

2.14 Lösung B

S. Kommentar zu Frage 2.9.

2.15 Lösung B

Die Wortendungen „-plegie“ und „-parese“ werden oft gleichbedeutend verwendet. Verwendet man die Begriffe exakt, dann meint die Plegie eine motorische Lähmung, die Parese eine motorische Schwäche mit unvollständiger Lähmung. Zur genaueren örtlichen Beschreibung von Lähmungen benutzt man entsprechende Begriffe für die betroffenen Extremitäten.

Lähmung	Betroffenes Areal
Monoplegie	ein einzelner Muskel oder eine Extremität
Hemiplegie	entweder die rechte oder linke Körperseite
Paraplegie	**beide Arme oder beide Beine**
Tetraplegie	beide Arme und Beine

2.16 Lösung B

„Enzephalon" bedeutet Gehirn, „Malazie" Weichheit, der Begriff meint also eine **Gehirnerweichung.** Diese kann nach Gefäßverschlüssen durch Embolien und Thrombosen entstehen. Das Hirngewebe hinter dem Verschluss wird nicht mehr mit Blut versorgt und stirbt ab. Nach einem Um- und Abbauprozess einer solchen Region verbleiben in der Regel Zysten im Gehirn. Als Krankheitsbild manifestiert sich ein Schlaganfall.

2.17 Lösung C

Der Begriff Durchgangssyndrom ist weit verbreitet, er wird meistens für einen psychisch auffälligen, verwirrten Patienten verwendet. Die exakte Definition lautet **reversible akute organische Psychose.** Das Durchgangssyndrom bezeichnet damit eine auf einer körperlichen Ursache beruhende psychische Veränderung, die plötzlich beginnt, wieder abklingt und umkehrbar ist.

2.18 Lösung E

Eine ausführliche Erläuterung ist hier aus Platzmangel nicht möglich. Lesen Sie bei Bedarf in Ihrem Lehrbuch nach.
Die Lues (Syphilis) ist eine meldepflichtige Erkrankung, die durch Geschlechtsverkehr übertragen wird. Der Erreger heißt Treponema pallidum. Vor der Penicillinära war Lues sehr häufig, kam danach nur noch selten vor, zeigt jetzt aber wieder steigende Tendenz. Die Erkrankung verläuft in drei Stadien:
- Primärstadium. Nach einer Inkubationszeit von ca. drei Wochen entwickeln sich an der Eintrittspforte des Erregers (Genitalien oder im Mundbereich) zunächst Papeln (Hautknötchen), später Ulzera (Geschwüre). Weitere drei Wochen später schwellen die regionären Lymphknoten an.
- Sekundärstadium. Etwa acht bis zwölf Wochen nach der Infektion tritt eine Vielzahl von Symptomen und Krankheitsbildern auf. Innerhalb der ungefähr zweijährigen Dauer dieses Stadiums manifestieren sich zunächst grippeähnliche Symptome, gefolgt von Hautveränderungen und neurologischen Krankheitsbildern.
- Tertiärstadium. Rund fünf Jahre nach der Infektion finden sich Knotenbildungen (Gummen) der Haut und Schleimhäute, die inneren Organe und Knochen sind ebenfalls betroffen. Auch in diesem Stadium kann es zu einer Reihe meist entzündlicher Erkrankungen des gesamten Organismus kommen. Dazu können gehören: die **Entzündung der Meningen, Pupillenstörungen, Schmerzen** aufgrund einer Rückenmarkentzündung (Tabes dorsalis) und in den peripheren Nerven mit Ausfällen in der Motorik und Sensibilität sowie **Störungen der Koordination. Nach Jahrzehnten** zeigt sich eine **schwere Demenz.**

Wie bei jeder Infektionskrankheit muss das Pflegepersonal bei der Intim- oder Mundpflege infizierter Patienten Handschuhe tragen.

2.19 **Lösung B**

Die Poliomyelitis (Kinderlähmung) ist eine Erkrankung des Rückenmarks und Gehirns mit einer Inkubationszeit von 3 bis 14 Tagen. Sie befällt Kinder wie auch Erwachsene. Die Überträger sind Poliomyelitisviren (Picornaviren), die über den Verdauungstrakt in den Organismus eindringen.
90 bis 95% der Infektionen verlaufen asymptomatisch, bei den Übrigen kommt es zu einer grippeähnlichen Symptomatik mit Kopfschmerzen, Übelkeit, Fieber und Durchfall über einige Tage. Nur sehr selten entwickelt sich eine **schlaffe Lähmung,** dann allerdings droht zudem die Gefahr einer Atemlähmung. Eine spezifische Behandlung gibt es derzeit nicht, vorsorglich werden Kinder geimpft (früher Schluckimpfung, heute i.m. Impfung von Testimpfstoff).

2.20 **Lösung E**

Die Meningitis ist eine Entzündung der Hirnhäute, die vorwiegend durch Pneumokokken verursacht wird. Diese gelangen über eine offene Schädelverletzung, eine Sepsis oder von einer Mittelohr- bzw. Nasennebenhöhlenentzündung an die weichen Hirnhäute und führen zu einem schweren Krankheitsbild. Symptome sind allgemeines Krankheitsgefühl mit **Fieber, Übelkeit** und **Erbrechen,** heftigste Kopfschmerzen und **Nackensteifigkeit** (Meningismus), **Bewusstseinsstörungen.** Neurologische Ausfälle und epileptische Anfälle zählen zu den schweren Komplikationen. Therapeutisch sind Antibiotika die Mittel der ersten Wahl.

2.21 **Lösung B**

Die medizinische Bezeichnung lautet Phenylketonurie. Hierbei handelt es sich um eine **angeborene Stoffwechselstörung.** In der Leber fehlt ein Enzym zur Umwandlung der Aminosäure Phenylalanin. Abbaustoffe dieser Aminosäure werden mit dem Urin ausgeschieden, der dann einen typischen Geruch nach Stall oder Mäusekot annimmt.
Die Kinder entwickeln sich in den ersten vier Lebensmonaten unauffällig. Dann kommt es jedoch zu einer zunehmenden Entwicklungsstörung mit geistiger Retardierung, die unbehandelt in eine deutliche Intelligenzminderung mündet. Aus diesem Grunde werden alle Neugeborenen einige Tage nach der Geburt auf einen möglichen Enzymmangel hin untersucht, um ggf. sofort diätetisch therapieren zu können. Die phenylalaninarme Diät muss über ca. 15 Jahre eingehalten werden. Danach sinkt der tägliche Bedarf dieser Aminosäure auf unter ein Drittel, sodass dann eine eiweißarme Diät im Regelfall ausreicht. Bei strenger Einhaltung der Diät ist eine normale Entwicklung zu erwarten.

2.22 **Lösung C**

Angesprochen werden drei periphere Nerven, die zusammen den Arm versorgen (Abb. 2.22-1):
Schwurhand/Medianuslähmung → Der Nervus medianus versorgt alle Beuger des Unterarms mit Ausnahme der Fingerbeuger IV und V sowie die Daumenballenmuskulatur außer dem Adduktor. Die Finger I–III werden also durch den

Medianus gebeugt, bei Ausfall bleiben sie gestreckt, der Daumen kann nicht zum kleinen Finger hingezogen werden. Es entsteht die Schwurhand.
Krallenhand/Ulnarislähmung → Der Nervus ulnaris innerviert an der Beugeseite des Unterarms und der Hand alle Muskeln, die nicht vom N. medianus versorgt werden. Deshalb fallen bei Schädigung die Mittelhandmuskeln und die kleinen Muskeln der Finger aus. Die Finger können im Grundgelenk nicht mehr gebeugt, die Mittel- und Endglieder nicht mehr gestreckt werden. Also sind das Grundgelenk überstreckt und die Finger im Mittel- und Endglied gebeugt. Die Patienten haben eine Krallenhand.
Fallhand/Radialislähmung → Der Nervus radialis versorgt die Strecker des Oberarms und die radialen sowie dorsalen Muskeln des Unterarms motorisch. Da der Arm und die Hand bei Funktionsausfall nicht gestreckt werden können, entsteht die Fallhand.

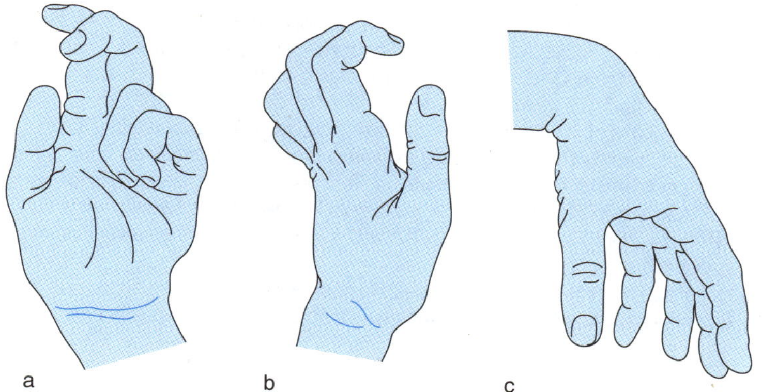

Abb. 2.22-1: a) Schwurhand b) Krallenhand c) Fallhand

2.23 Lösung C

2.24 Lösung B

2.25 Lösung C

2.23–2.25

Der Begriff Epilepsie steht für ein sehr vielschichtiges Erkrankungsbild mit verschiedenen Ursachen und einer ganz unterschiedlichen Symptomatik.
Der **epileptische Anfall** entsteht durch eine vollständige oder teilweise Funktionsstörung des Gehirns. Jedes Gehirn trägt die Möglichkeit in sich, aufgrund einer Störung mit einem epileptischen Anfall zu reagieren. Etwa 5% aller

Menschen erleiden einmal in ihrem Leben einen solchen Anfall. Es werden motorische, sensorische und vegetative Symptome, aber auch psychische Auffälligkeiten beobachtet. Die einzelnen Anfallsarten können nur auf einen bestimmten Altersbereich beschränkt sein oder sich über Jahrzehnte erstrecken.
Die **häufigsten Ursachen** sind frühkindliche Hirnschädigungen, Schädel-Hirn-Verletzungen, Tumoren, Abszesse und Hämatome des Gehirns, Meningitis, Enzephalitis (Entzündung des Gehirns), Stoffwechselerkrankungen und Intoxikationen (Alkohol). Manchmal ist keine Ursache der Epilepsie erkennbar.
Man unterteilt die Anfälle in zwei Gruppen. Unterscheidungsmerkmal ist, ob der Krampfanfall nur auf einen Körperteil begrenzt sichtbar wird (fokale Anfälle) oder den ganzen Körper **(generalisierte Anfälle)** betrifft. Die generalisierten Krampfanfälle werden weiter unterteilt in Grand-mal-Anfälle und Petit-mal-Anfälle:

- Der Grand-mal-Anfall ist ein generalisierter tonisch-klonischer Anfall. Dieser beginnt oft mit einem Ankündigungsstadium mit Symptomen wie Unwohlsein, Gereiztheit, Unruhe und Schwindel. Es schließt sich eine Aura (s. Kommentar zu Frage 2.87) an. Der Patient bekommt anschließend plötzlich für nur wenige Sekunden Blickkrämpfe, Sprachstörungen, lokale Sensibilitätsstörungen wie Kribbeln und Wärmegefühl, dann fällt er plötzlich um. Es kann zu einem Initialschrei kommen. Die Arme und Beine sind steif durchgestreckt (Tonus), der Rumpf ist im Hohlkreuz durchgebogen, das Gesicht blau (Zyanose durch Sauerstoffmangel), die Pupillen sind lichtstarr und weit. Nach etwa einer halben Minute folgen für wenige Sekunden bis zu zwei Minuten rhythmische Zuckungen des gesamten Körpers (Klonus). Die Muskulatur ist erschlafft. Innerhalb eines solchen Anfalls kann es zu Einnässen, Zungenbiss und Speichelfluss kommen.
- Zu den Petit-mal-Anfall zählen z.B. Absencen und psychomotorische Anfälle. Auch Dämmerzustände können auf einen epileptischen Anfall hindeuten.

2.26 Lösung C

Ein Schädel-Hirn-Trauma (SHT) ist definiert als eine Schädelverletzung mit Gehirnbeteiligung. Ursache des SHT ist eine Krafteinwirkung von außen.
Eine **Liquorfistel** entsteht, wenn die den Liquorraum schützenden und begrenzenden Strukturen verletzt werden und somit der Liquor nach außen fließen kann. Bei einem Unfallverletzten werden demzufolge auch Nase und Ohren nach austretender klarer Flüssigkeit untersucht. Eine Liquorfistel in diesem Bereich ist gefährlich, da es zu aufsteigenden Entzündungen des Gehirns und seiner Häute (z.B. Meningitis) kommen kann.
Hirnorganische Anfälle sind z.B. epileptische Krampfanfälle, die an der Stelle ausgelöst werden können, an der das Gehirn verletzt wurde. Zum **epiduralen Hämatom** s. Kommentare zu den Fragen 2.9 und 2.10–2.12.
Das Parkinson-Syndrom ist eine Erkrankung, bei der eine Stoffwechselstörung vorliegt. S. Kommentare zu den Fragen 2.5 und 2.6.
Die Radialislähmung ist Folge einer Verletzung am peripheren Nerven und nicht Folge eines Schädel-Hirn-Traumas. Näheres lesen Sie bitte im Kommentar zu Frage 2.22.

2.27 **Lösung E**

Erhöhter Hirndruck entsteht z.B. bei einem Tumorwachstum im Gehirn oder wenn die den Liquor ableitenden Wege behindert oder verschlossen sind.

2.28 **Lösung E**

Bei einer peripheren Lähmung liegt eine Nervenschädigung außerhalb des ZNS vor. Die wichtigsten Kennzeichen einer peripheren Lähmung sind hier richtig genannt.

2.29 **Lösung D**

Einzig die **Liquoruntersuchung** führt zu einer raschen Diagnosesicherung. Anhand der Zellart und der Zellzahl im Liquor ist leicht feststellbar, ob es sich um eine Meningitis handelt und ob diese bakteriell oder viral verursacht wurde. EEG und CCT sind zu unspezifisch und führen nicht zu einer Diagnose. Das EEG zeigt erst dann einen pathologischen Befund, wenn neben der Meningitis auch eine Meningoenzephalitis vorliegt, also eine Entzündung sowohl der Hirnhäute als auch des Gehirns.
Die Angiographie ist eine Untersuchung zur Gefäßdarstellung und daher für die Diagnosesicherung bei Verdacht auf Meningitis ungeeignet.
Die lumbale Myelographie erlaubt eine Darstellung des Liquorraumes der Lendenwirbelsäule.

2.30 **Lösung E**

S. Kommentare zu den Fragen 2.5 und 2.6.

2.31 **Lösung D**

Der Morbus Alzheimer, von Alois Alzheimer erstmals 1907 beschrieben, ist definiert als präsenile/senile Demenz mit fortschreitender generalisierter Hirnatrophie. Die Patienten leiden unter Gedächtnis- und Wortfindungsstörungen sowie unter zeitlicher und örtlicher Desorientierung. Das EEG ist allgemein verändert, CT und MRT zeigen eine Hirnatrophie. Eine kausale Therapie gibt es zurzeit nicht, bestimmte Medikamente wirken positiv auf die allgemeine Symptomatik. Bei zunehmender Unruhe wird die Gabe von Sedativa erforderlich. Innerhalb von 5–8 Jahren werden die Kranken pflegebedürftig und sterben in der Regel an infektiösen Komplikationen wie Pneumonie.

Psychiatrie

Vorab einige Begriffsklärungen:

- Der Begriff **Psychose** beschreibt krankhafte psychische Veränderungen auf dem Boden einer organischen (= somatischen) oder endogenen Erkrankung. Die **organischen** Psychosen sind z.B. durch Tumoren, Schädelverletzungen, Stoffwechselstörungen oder körperlich begründbar. **Endogene** Psychosen sind nicht körperlich begründbar, sie treten ohne bekannte Ursache auf. **Exogene** Psychosen bezeichnen das Vorhandensein einer körperlichen Ursache, **affektive** Psychosen eine das Gefühlsleben betreffende Psychose (Depression, Manie, Zyklothymie).
  - Die **Depression,** auch Melancholie genannt, ist eine affektive endogene Psychose und verläuft in Phasen. Das Erkrankungsalter reicht von der Pubertät bis ca. in das 7. Lebensjahrzehnt. Die Symptomatik ist gekennzeichnet durch den Verlust von Lebensfreude, Antriebsarmut, psychomotorische Hemmung, körperliche Missempfindungen, Schlafstörungen, Appetitverlust, Libido- und Potenzverlust sowie andere vegetative Zeichen.
  - Die **Manie,** gewissermaßen das Gegenteil der Depression, ist gekennzeichnet durch eine gehobene, heitere, ausgelassene Stimmung, die auf die Umgebung sehr ansteckend wirken kann. Seltener ist die Stimmung gereizt, fordernd, anspruchsvoll oder unzufrieden. Man beobachtet eine deutliche Antriebssteigerung. Das Schlafbedürfnis sinkt stark, der Betroffene fühlt sich fit, belastbar, voller Tatendrang und ist sexuell oft überaktiv. Sein Mitteilungs- und Redebedürfnis ist extrem gesteigert. Der Betroffene ist voller Ideen und Pläne, seine Kritik- und Urteilsfähigkeit eingeschränkt. Nicht selten bringen sich Maniker in ihrer Krankheitsphase um Haus und Hof.
  - Die **Zyklothymie** beschreibt zum einen eine Depression oder Manie, die immer neue Zyklen der Erkrankung zeigt, zum anderen einen Krankheitsverlauf, der sowohl manische als auch depressive Phasen aufweist. Eine **monopolare** Zyklothymie hat nur depressive **oder** manische Phasen, eine **bipolare** Zyklothymie zeigt beide Affekte.
  - Die **Schizophrenie,** eine endogene Psychose, verläuft in Schüben. Schizophrenie bedeutet **gespaltenes Bewusstsein.** Man nimmt die Umwelt und sich selbst verändert wahr. Die wichtigsten Symptome sind formale und inhaltliche Denkstörungen (Wahnerleben), Störungen im Antrieb, Affekt und Kontakt, Wahrnehmungsstörungen (akustische und optische Halluzinationen) wie auch Störungen der Meinhaftigkeit (z.B. Gedanken kommen von außen, werden nicht als von sich selbst kommend erlebt).
- Die **Neurose** beschreibt Konflikte, die durch psychische, soziale und akute Ereignisse ausgelöst, aber nicht angemessen verarbeitet werden und somit psychische Symptome von Krankheitswert erzeugen. Die Konfliktbewältigung ist gestört. Die Ursachen hierfür werden unter psychodynamischem und analytischem Gesichtspunkt in der frühen Kindheit gesucht.
- In der **Psychosomatik** wird eine körperliche Funktionsstörung durch einen unbearbeiteten, verdrängten Dauerkonflikt ausgelöst. Die dabei erlebten Krankheitsbilder können sehr unterschiedlich sein. Typisch ist jedoch, dass oft kein organischer Befund vorliegt, der das Krankheitsbild begründet. Des Weiteren

gibt es Erkrankungen (z.B. Asthma, Colitis ulcerosa, Morbus Crohn), die in ihrem Verlauf eine deutliche Korrelation (Zusammenhang) zur psychischen Befindlichkeit zeigen. Geht es dem Patienten psychisch gut, verläuft auch die Erkrankung meist unauffällig. Andererseits kann Stress jeder Art eine Verschlechterung der Erkrankung bewirken.

- Unter **Suchtkrankheiten** werden Krankheiten zusammengefasst, die den Missbrauch bzw. die Abhängigkeit von Alkohol, Opiaten (z.B. Heroin), Cannabinoiden, Kokain, Sedativa und Hypnotika (z.B. Valium®), Halluzinogenen (z.B. LSD®), Analgetika (Schmerzmittel, z.B. Paracetamol®) oder Tabak verursachen. **Missbrauch** bedeutet die Verwendung dieser Substanzen ohne medizinische Indikation und/oder in übermäßiger Dosierung. **Abhängigkeit** bedeutet körperliche wie psychische Abhängigkeit von der konsumierten Substanz. Die Patienten schaffen es nicht mehr aus eigener Kraft, abstinent zu bleiben.

2.32 Lösung A

Die **Zyklothymie** ist eine endogene Psychose. Die Erkrankung zeigt sowohl Episoden einer Depression als auch einer Manie. Die depressiven bzw. manischen Symptome können getrennt auftreten oder auch zusammen als gemischte Episode vorliegen. S. die obigen Begriffserklärungen zur Psychiatrie.
Zum Delirium tremens s. die Kommentare zu den Fragen 2.38 bis 2.42.

2.33 Lösung C

Depressive Grundstimmung/tiefe Traurigkeit, innere Leere, innerlich „tot“ sein → Die depressive Grundstimmung ist gut beschrieben. Ergänzend beinhaltet sie das Gefühl fehlender Freude, sich selbst als Nichts wahrzunehmen, niemandem nützen zu können und sich immer im Wege zu stehen.
Antriebsstörung/Schwunglosigkeit, Gleichgültigkeit → Zur Antriebsstörung gehören noch Begriffe wie Lustlosigkeit, Verlust an Energie und Interesse, lahm sein.
Vitalstörungen/Schlafstörungen, Appetitlosigkeit, Gewichtsverlust, Obstipation → Vitalstörungen sind Beeinträchtigungen des vegetativen Nervensystems wie in der Antwort vorgegeben.

2.34 Lösung B

Lithiumsalze werden im Körper wie Natrium transportiert. Lithium wird bei affektiven Erkrankungen wie einer manisch-depressiven Psychose präventiv eingesetzt, um das Wiederauftreten einer neuen Episode zu verhindern.

2.35 Lösung D

Die Frage besteht aus zwei Begriffen, wobei die Neurose das Leitwort darstellt. Natürlich kann auch eine Neurose zusätzlich depressive Symptome aufweisen. Die Depression entwickelt sich dabei auf der Grundlage der Neurose, hat also einen bekannten Auslöser und wäre somit eine organisch-somatisch begründbare, also reaktive exogene Depression.
Aussage E ist relativ allgemein und passt zu vielen Erkrankungen. Über Lösung B besser nicht nachdenken. Sie bezieht sich auf die Konstitutionslehre nach Kretschmer und führt im Rahmen der Examensvorbereitung zu weit.

2.36 Lösung D

Seh- und Hörschwäche sowie aggressives Verhalten sind im Gegensatz zu **Antriebs-, Denk- und Willenshemmung** sowie **trauriger Verstimmung** keine spezifischen Symptome einer Depression. Depressive Patienten sind grundsätzlich **suizidgefährdet,** wobei in Phasen der Änderung ihrer psychischen Verfassung das Risiko höher ist. Das hängt damit zusammen, dass den Patienten dann oftmals viel bewusster wird, wie es um ihre Erkrankung steht, sie die Einschränkungen oft als sehr bedrohlich erleben oder auch niemandem zur Last fallen wollen. Einem tief depressiven Patienten fehlt oft der Antrieb, sich selbst zu töten, in der Phase der Bewusstwerdung kann dieser dann jedoch umso größer werden.

2.37 Lösung C

S. Kommentar zu Frage 2.33.

2.38 Lösung B

2.39 Lösung A

2.40 Lösung C

2.41 Lösung B

2.42 Lösung B

2.38–2.42

Zur **Alkoholkrankheit:**
In Deutschland trinken 4 bis 10% der Bevölkerung Alkohol in einer gesundheitsschädigenden Menge. Alkohol ist das am häufigsten missbrauchte Suchtmittel, die verursachten Folgeerkrankungen sind vielschichtig.
Das **Alkoholdelir,** auch **Delirium tremens** genannt, tritt nach lange bestehender Alkoholabhängigkeit auf. Der plötzlichen Reduktion oder dem gänzlichen Verzicht auf Alkohol folgen typische Symptome wie psychomotorische Unruhe, Nesteln mit den Fingern an Kleidung und Bettzeug, starke Stimmungsschwankungen mit Weinen, Albernheit, Aggressivität und Angst. Die Konzentrationsfähigkeit ist eingeschränkt, das Denken oft thematisch stark eingeengt mit Suchtmittelverlangen. Es kann zu Wahrnehmungsstörungen in Form von optischen Halluzinationen („weiße Mäuse sehen") und Bewusstseinsstörungen kommen. Zu den psychischen Symptomen kommen noch vegetative Störungen hinzu. Die Patienten zittern und schwitzen und ihr Blutdruck schwankt erheblich. Im Alkoholentzugsdelir kann es zu toxischen Krampfanfällen kommen, das Delir kann je nach Schwere der Ausprägung auch tödlich verlaufen.
Das **Korsakow-Syndrom,** auch organisch-amnestisches Syndrom genannt, ist eine unheilbare Folgeerkrankung eines langjährigen Alkoholmissbrauchs mit Organschädigungen. Leitsymptome sind stärkste Störungen des Gedächtnisses. Vor allem die Merkfähigkeit und damit das Kurzzeitgedächtnis ist stark beeinträchtigt. Die Konzentration ist nicht wesentlich gestört, d.h. Zahlen- oder Wortfolgen können umgehend wiedergegeben, aber nicht abgespeichert werden. Orientierungsstörungen bezüglich Ort, Zeit und Situation liegen vor, die Orientierung zu Personen allerdings ist gegeben.
Aufgrund des extrem schlechten Gedächtnisses kommt es zu **Konfabulationen.** Dies bedeutet, dass nicht erinnerliche Worte und Begriffe mit Einfällen ausgefüllt werden. Der Patient baut sich eine Geschichte, die in sich schlüssig ist, aber nicht mit dem tatsächlich Erlebten übereinstimmt. Wenn man dies bewusst, also mit Absicht macht, spricht man von **Phantasie,** die hier aber nicht vorliegt.

2.43 **Lösung C**

Unter Illusion versteht man reale Sinneseindrücke, die unter dem Einfluss eines starken Affekts umgedeutetet werden. Ein Beispiel, das diese Definition veranschaulicht: Man läuft nachts durch einen Wald und hat zunehmend Angst (= Affekt). Tatsächlich vorhandene Büsche nimmt man plötzlich als Menschen wahr.

2.44 **Lösung A**

Eine ernste Frage, über die man einige Seiten schreiben könnte. Suizid steht für Selbsttötung. Die Suizidhäufigkeit bei Depressionen beläuft sich auf ca. 10%, bei Schizophrenien auf ca. 5% und im Durchschnitt der Bevölkerung auf ca. 0,0002% (2:10000 Einwohnern). Suizidversuche kommen aber 5- bis 10-mal häufiger vor.

Sichere Merkmale oder Hinweise für Suizidalität gibt es nicht. Aufmerksam sollte man sein bei vorangegangenen Suizidversuchen oder Suiziden in der Familie oder naher Umgebung, besonders dann, wenn starke Minderwertigkeitsgefühle mit Selbstvorwürfen und Schuldzuweisungen vorhanden sind, bei Aussagen über die Sinnlosigkeit, Perspektivlosigkeit des eigenen Lebens, bei großer Einsamkeit, Mangel an Bindungen und bei **konkreten Äußerungen** über die Durchführung einer suizidalen Handlung.

2.45 Lösung A

Eine Hilfestellung kann die Übersetzung der Fachbegriffe sein:
Organisch-körperlich begründbare/exogene Psychose → Exogen bedeutet körperlich begründbar, von außen kommend, also z.B. ein Schädel-Hirn-Trauma.
Störung, ohne bisher nachweisbare, aber vermutete körperliche Ursache / endogene Psychose → endogen, von innen kommend.
Erkrankungen bei Vorliegen eines unbewussten seelischen Konfliktes äußern sich in Fehlverhalten, Ängsten, abnormen Erlebnisreaktionen / Neurose → Bei der Neurose fällt meist der Begriff des unbewussten seelischen Konfliktes.
Variationen der menschlichen Charaktere mit Besonderheiten / abnorme Persönlichkeit → Die abnorme Persönlichkeit ist in der Frage gut definiert. Normale menschliche Verhaltensweisen werden ins Krankhafte übertrieben, sodass sie nicht mehr normal wirken. So regt sich jeder manchmal über etwas auf, die impulsiv-erregbare Persönlichkeit regt sich aber über fast alles auf.

2.46 Lösung B

Neurosen / Störungen der frühkindlichen Sozialentwicklung → s. Begriffserklärung zu Beginn des Kapitels Psychiatrie.
Psychosomatische Krankheiten / körperliche Störungen, die psychisch bedingt sind → Diese Erklärung ist korrekt.
Suchtkrankheiten / Ausweichen vor Konflikten → Für die Entstehung von Suchtkrankheiten nimmt man an, dass die betroffenen Personen keine andere Lösung der Konfliktbewältigung sehen, als sich durch Alkohol oder Drogen abzuschalten und somit dem Konflikt aus dem Weg zu gehen bzw. durch den Rausch die Probleme nicht mehr als solche wahrzunehmen.
Psychische Alterskrankheiten / Vereinsamung, Isolierung → Diese Erklärung ist korrekt.

2.47 Lösung B

2.48 Lösung B

2.49 Lösung B

2.50 Lösung A

2.47–2.50

Der Begriff **Schizophrenie** lässt sich am besten als **eine Krankheit mit gespaltenem Bewusstsein** beschreiben. Eine Spaltung der Persönlichkeit ist nicht gemeint.
Das Bewusstsein ist so verändert, dass der Kranke sich selbst und seine Umwelt nicht mehr einheitlich erlebt. Er nimmt Teile seiner Umwelt anders als seine Mitmenschen wahr. Für ihn hat sich die Realität verändert. Der Kranke bildet sich nichts ein, sondern hat einen **veränderten Bezug zur Realität.**
Die Schizophrenie ist eine schwerwiegende Erkrankung, die jedoch sehr unterschiedlich verlaufen kann:

- Ein Drittel aller Betroffenen erkrankt nur einmal.
- Ein Drittel erlebt mehrmals hintereinander psychotische Episoden und ist zwischen den Episoden relativ symptomfrei.
- Ein Drittel ist auf Dauer durch die Krankheit beeinträchtigt, dies wird als Residualzustand bezeichnet.

Direkte Auslöser für die Erkrankung sind nicht bekannt. Es ist aber festzustellen, dass starke subjektiv empfundene Belastungen, z.B. in der Familie, im Beruf oder in der Partnerschaft, die die eigene Belastungsgrenze überschreiten, zum Ausbruch der Krankheit beitragen können. Auch eine genetische Ursache ist nicht auszuschließen.
Es werden verschiedene Formen der Schizophrenie nach führenden Symptomen unterschieden:

- **Paranoid-halluzinatorische Schizophrenie:** Wahnerlebnisse, Halluzinationen und Ich-Störungen stehen im Vordergrund.
- **Katatonie:** Psychosomatische Symptome wie Erregungszustände, Hyperkinesien, Befehlsautomatismen, Haltungsstereotypien und Stupor sind führend. Beispiel: Der Patient liegt wach im Bett, kann aber nichts sagen und sich nicht bewegen, der Arm bleibt in der Luft hängen, wenn man ihn hochhält, Worte werden so lange wiederholt, bis man den Patienten stoppt. Meistens haben die Patienten große Angst, weil sie ihren Zustand nicht einordnen können. Eine Sonderform ist die perniziöse Katatonie. Das Krankheitsbild mit Katatonie, Rigor und Akinese und Fieber über 40 °C verläuft oft tödlich.
- **Schizophrenia simplex:** Hier verläuft die Krankheit symptomatisch eher unauffällig, jedoch chronisch mit stetiger Zunahme der Minussymptomatik. Das äußert sich in Beschwerden wie Affektverflachung (Gefühle werden nicht mehr richtig erlebt und ausgedrückt), Antriebsminderung (keine Lust mehr zu Aktivitäten und zur Verrichtung der ansonsten normalen Tätigkeiten), Denkstörungen mit Verlangsamung im Denken, zerfahrenem Denken, thematisch eingeengtem Denken und oft auch eigentümlichem, bizarrem Verhalten.
- **Hebephrenie**: Früher Beginn zwischen dem 15. und 25. Lebensjahr. Auch hier zeigen sich Störungen im Affekt, Denken und Antrieb, verbunden mit einem heiter-läppischen Verhalten bzw. einer apathisch-dysthymen (mürrisch, gereizt) Gestimmtheit.

Des Weiteren gibt es noch die undifferenzierte Schizophrenie, die zoenästhetische Schizophrenie mit leiblichen Beeinflussungserlebnissen (der Betroffene glaubt, es fehle eine Gliedmaße oder Tierchen wanderten auf dem Körper, er verspürt ein Stechen und Pieken oder hat das Gefühl angefasst zu werden) und die chronisch-residuale Schizophrenie.

Charakteristisch für die Schizophrenie sind:
- formale und inhaltliche Denkstörungen
- Wahrnehmungsstörungen
- Ich-Störungen
- Störungen in Affekt und Antrieb.

2.51 **Lösung B**

S. Kommentar zu Frage 2.46.

2.52 **Lösung C**

Sigmund Freud (1856–1939) ist der Wegbereiter der Psychoanalyse. Sein Schaffen in wenigen Worten auszudrücken, ist nicht möglich. Freud entwickelte Lehren und Theorien zur Trieblehre, Persönlichkeitstheorie, Entwicklungspsychologie und Neurosenlehre. Innerhalb seiner Psychoanalyse beschäftigte er sich mit Traumdeutung und Assoziation. Er beschrieb Übertragungs- und Gegenübertragungsphänomene. Während seiner langjährigen Tätigkeit hat er seine eigenen Gedanken immer wieder überarbeitet, modifiziert und weiterentwickelt. Viele seiner Schüler sind unabhängig von ihm selbst große Lehrer der Psychotherapie im weitesten Sinne geworden.
Alfred Adler (1870–1937) war ein Schüler von Freud. Seine Theorie zeigt starke sozialpsychologische Züge, er nannte sie Individualpsychologie. Dabei handelte es sich um die Erweiterung der Trieblehre von Freud um soziale Aspekte (Geltungstrieb).

2.53 **Lösung C**

S. die Begriffserklärungen vor Frage 2.32.
Die Manie ist der Gegenpol zur Depression. Die Betroffenen empfinden alles als positiv, sie sind z.B. **fröhlich**, leistungsstark, umtriebig, ideenreich, benötigen nur noch wenig Schlaf.

2.54 **Lösung C**

Hier werden drei Erkrankungen angesprochen, die in ihrem Verlauf eine **starke Abhängigkeit von der psychischen Befindlichkeit** zeigen. So führen Stress, emotionale Belastung und nicht ausgetragene Konflikte zu einem Aufkommen oder einer Verschlimmerung des somatischen Bildes der jeweiligen Erkrankung. Die Symptomatik kann auch bestehen bleiben, wenn dadurch der sekundäre Krankheitsgewinn (z.B. Zuwendung) des Betroffenen so groß ist, dass er glaubt mit der z.B. körperlichen Einschränkung besser leben zu können.

2.55 **Lösung C**

S. die Begriffserklärungen zu Beginn des Kapitels Psychiatrie.

2.56 **Lösung B**

Selbsttötung, der die Tötung anderer Menschen vorausgeht. Beispiel: Ein Vater hat große finanzielle Probleme und befürchtet, seine Familie nicht mehr versorgen zu können und beschließt aus Verzweiflung sich zu töten. Da er seine Frau und Kinder aber nicht mit seinen Schulden und damit noch größeren Problemen zurücklassen möchte, beschließt er, diese zuerst zu töten und dann sich selbst. Die eigene Tötungsabsicht wird also auf die Familie erweitert. Die anderen Familienmitglieder haben der Tötungsabsicht nicht zugestimmt, sonst wäre es ein gemeinsamer Suizid.

2.57 **Lösung B**

Schlafentzug wird im Rahmen der **Depressionsbehandlung** eingesetzt. Man hat festgestellt, dass Schlafentzug über einen kurzen Zeitraum die Stimmung deutlich hebt, der Effekt jedoch längstens bis zum nächsten Schlaf andauert. Man unterscheidet Schlafentzug über die gesamte Nacht von solchem ab 2 Uhr über die zweite Hälfte der Nacht. Entscheidende Unterschiede zwischen den beiden Methoden gibt es nicht. Die Patienten fühlen sich bei Schlafentzug über die halbe Nacht meist nicht so müde. Wiederholter Schlafentzug kann die Episode der depressiven Symptomatik verkürzen und so zu einer schnelleren Gesundung führen. Fast jeder kennt den Effekt nach den ersten Nachtdiensten, wenn man sich über Tag eigentlich sehr fit fühlt, obwohl man nicht geschlafen hat.
Zu den **epileptischen Anfällen** s. Kommentar zu den Fragen 2.23–2.25.

2.58 **Lösung B**

Der Lösungssatz ist etwas hölzern formuliert. Auch hier gilt jedoch wieder die Zuordnung der Neurose zu einem **unbewussten Konflikt.** Dieser Konflikt, der nicht beendet werden kann (weil er nicht bewusst ist), drückt sich über ein Symptom aus (psychische Auffälligkeit). Dieses Symptom ist nun wiederum der (unbewusste) Kompromiss für die nicht wahrgenommene innere Widersprüchlichkeit.
Symptom und Konflikt führen jedoch nicht zum Ziel der eigenen Wünsche und Bestrebungen.

2.59 **Lösung B**

Halluzinationen sind Wahrnehmungsstörungen. Es werden akustische von optischen Halluzinationen unterschieden. Bei den akustischen Halluzinationen hört man real nicht vorhandene Stimmen, Geräusche oder Musik. Bei optischen Halluzinationen sieht man Schatten, Muster an einer Wand, Tiere oder ganze Szenen. **Halluzinationen** treten **bei exogenen und endogenen Psychosen** auf.

2.60 **Lösung C**

Das hirnorganische Psychosyndrom ist durch die **Antworten 2** und **4** gut definiert. Im Gehirn wird durch eine Erkrankung eine psychische Veränderung ausgelöst. Einige Symptome sind beschrieben. Der Affekt (Stimmung) kann unbeherrscht bis gereizt, distanzlos-ungehemmt oder verlangsamt-apathisch bis antriebsarm sein. Ein hirnorganisches Psychosyndrom ist umkehrbar, also reversibel. Ständiges Einreden auf den Patienten, Schimpfen etc. führt meist nur zu einer Verstärkung der Symptomatik. Die Dauer ist in Abhängigkeit von der Grundkrankheit oder anderen Auslösern (Narkose) sehr unterschiedlich und erstreckt sich über wenige Stunden bis zu Tagen.

2.61 **Lösung C**

Ganz auf den Patienten, dessen Krankheitsbild und -stadium abgestimmt, erarbeitet der Ergotherapeut den Behandlungsplan. Angefangen mit Herstellung von Kommunikation, Kontaktaufnahme und -pflege, über Vermitteln von Gruppenzugehörigkeit, Verantwortung für sich und Mitpatienten, Stärkung des eigenen Selbstbildes, über Entwicklung von motorischen Fähigkeiten, Übungen der Gedächtnisleistung, Verbesserung des Antriebs, der Stimmung, des Affektes, Förderung von Phantasie und Kreativität, bietet die Ergotherapie ein breites Arbeitsfeld. Darüber hinaus **lenkt** sie den Patienten **von seiner Krankheit ab.**
Für unterschiedliche Erkrankungen gibt es unterschiedliche Zielsetzungen. Behandelt werden Schizophrenien, affektive Psychosen, organische Psychosen, Neurosen, Persönlichkeitsstörungen und Suchterkrankungen bei jeder Altersgruppe.
Die Arbeitstherapie geht darüber hinaus. In kleinsten Schritten werden Arbeitsprozesse wieder aufgenommen und trainiert (z.B. Eintüten von abgezählten Gegenständen) bis hin zur Berufsfindung mit Vermittlung von Praktika oder der **stufenweisen Eingliederung** in den erlernten Beruf **(Resozialisierung).**

2.62 **Lösung B**

Beim Autismus handelt es sich um eine schwerwiegende Entwicklungsstörung, die gekennzeichnet ist durch ein von der Umwelt abgekapseltes, in das eigene Ich versunkenes Verhalten. Der Kontakt nach außen ist scheinbar abgebrochen und kann nur mit sehr viel Mühe wiederhergestellt werden. Typische Symptome sind unter anderem Stereotypien, gleiche Bewegungen und Verhaltensmuster sowie sich immer wiederholende Aktivitäten. Die ersatzweise Bindung an bestimmte Objekte und Umgebungen, die bei Wegnahme Angst erzeugen, sind regelmäßig zu beobachten. Sprachauffälligkeiten mit einer Reduktion des Sprechens bis hin zur völligen Aufgabe, die Wiederholung von Worten, Satzteilen und Monotonie in der Sprachmelodie prägen das Krankheitsbild.

2.63 Lösung B

Innerhalb des Krankheitsbildes einer Schizophrenie, einer **endogenen Depression** oder anderen endogenen **Psychosen** treten Phasen auf, in denen der Patient an den typischen Symptomen der Erkrankung leidet oder in denen er symptomfrei ist. Die Phase beschreibt einen längeren Zeitraum, z.B. über Tage und Wochen.
Im Gegensatz dazu steht der Anfall bei einer Epilepsie. Die Dauer des Anfalls beträgt meist nur Minuten.
Die symptomatische Depression wird ausgelöst durch ein aktuelles Ereignis körperlicher Beeinträchtigung. So kann z.B. eine Operation eine symptomatische Depression auslösen. Ist das belastende auslösende Ereignis beendet oder verarbeitet, ist auch die Depression behoben.

2.64 Lösung A

Bei einer organischen Psychose ist das **Bewusstsein verändert** und nicht zwangsläufig getrübt. Der Begriff „Trübung" deutet zu sehr auf eine Störung der Wachheit. S. Begriffserklärungen vor Frage 2.26.

2.65 Lösung A

Debilität IQ 80 bis 60
Imbezillität: IQ 60 bis 30
Idiotie: IQ unter 30
Hier geht es um die Einteilung der Intelligenzgrade. Der statistische Durchschnittsmensch erreicht einen IQ-Wert von 100. 68% der Bevölkerung liegen im Bereich von 85 bis 115 IQ-Punkten. Wird nicht die durchschnittliche Intelligenz erreicht, spricht man in der heutigen Nomenklatur von einer Intelligenzminderung mit Angabe des Schweregrades (leicht, mittel, schwer). Begriffe wie Minderbegabung, Debilität, Imbezillität und Idiotie sollten heute nicht mehr verwendet werden.

2.66 Lösung A

2.67 Lösung B

2.66–2.67

Affektivität wird oft mit Stimmung gleichgesetzt, bezeichnet aber auch das Erleben oder den Ausdruck von Gefühlen und Gemütsbewegungen. Exakter definiert ist der Affekt jedoch eine eher kurze und spontane Reaktion auf eine aktuelle Situation, eingebettet in eine Grundstimmung. Die Abgrenzung von Affekt und Stimmung lässt sich anhand eines Vergleichs aus der Meteorologie veranschaulichen: Affekt entspricht dem Wetter, Stimmung dem Klima. Affekt beschreibt Gefühle, z.B. Traurigkeit, Glück, Euphorie, Angst und die Unfähigkeit oder Eingeschränktheit dieser Gefühle. Bei der Beobachtung der Affektivität ach-

tet man darauf, ob eine Gemütsbewegung konstant ist, sich ändern kann, zur Situation passt oder sich ohne erkennbaren Grund ändert und starken Schwankungen unterliegt.
Zu Konfabulationen s. Kommentar zu den Fragen 2.38–2.42.

2.68 Lösung A

Hier wird eine **schizophrene Störung des Ich-Erlebens** beschrieben. Man kann auch von einer Störung der Meinhaftigkeit sprechen. Die Betroffenen erleben bestimmte Vorgänge als von außen gemacht und nicht mehr als eigenbestimmt. Dazu gehören Gedankeneingebungen, Gedankenentzug, Gedankenausbreitung und Fremdbestimmungserlebnisse. Der Kranke hat das Gefühl, sein Denken wird nicht mehr von ihm selbst gesteuert, sondern durch jemand anderen dirigiert.
Zwangsgedanken sind Gedanken, die ein Betroffener immer wieder denken muss, obwohl er dies nicht möchte und die Gedanken oft als unsinnig empfindet.
Die Zerfahrenheit beschreibt eine Störung des formalen Denkens, d.h. der Art und Weise des Denkens oder Sprechens. Zerfahren ist das Denken, wenn der Zuhörer nicht mehr die Logik des Gesagten versteht, die Zusammenhänge nicht mehr passen, der Sinn verloren gegangen ist.
Parathymie wird als eine Inadäquatheit des Affektes definiert. Als Beispiel berichtet der Patient lächelnd vom Tod seiner Mutter, welchen er als grausam empfindet und über den er voller Trauer ist.

2.69 Lösung B

S. Kommentar zu den Fragen 2.47–2.50.

2.70 Lösung E

Der Wahn zählt zu den **inhaltlichen Denkstörungen:** Die Inhalte des Denkens sind gestört (Was wird gedacht?). Davon grenzen sich die formalen Denkstörungen ab, bei denen die Art und Weise des Denkens gestört ist (Wie wird gedacht?).
Ein Wahn liegt vor, wenn ein Mensch absolut von etwas überzeugt ist, das objektiv, also nach realer Überprüfung, nicht so ist. Es gibt verschiedene Wahnthemen wie religiösen Wahn, Schuldwahn, Verarmungswahn, Liebeswahn, hypochondrischen Wahn und Beziehungswahn.
Beim Verarmungswahn z.B. meint der Patient vor dem finanziellen Ruin zu stehen, obwohl nachweislich finanziell alles in Ordnung und evtl. sogar ein Vermögen vorhanden ist. Der Kranke ist trotz aller Beweise nicht davon zu überzeugen. Beim religiösen Wahn glaubt der Patient z.B. durch Gott eine Botschaft erhalten zu haben, die ihm suggeriert, der wiederauferstandene Jesus zu sein.
Optische und akustische Halluzinationen gehören zu den Wahrnehmungsstörungen. Der Betroffene nimmt etwas wahr, sieht oder hört etwas, das objektiv nicht vorhanden ist.
Zum Thema „Affektstörungen" s. Kommentar zu den Fragen 2.66 und 2.67, zum Thema „Verkennung der Umgebung = Illusion" s. Kommentar zu Frage 2.43.

2.71 **Lösung B**

Merkschwäche für neue Inhalte / Gedächtnis
Langsamer, schwerfälliger, eingeengter Ablauf der Gedanken / Denken
Akzentuierung schon vorhandener charakterlicher Merkmale ... / Persönlichkeit
Mürrisch-missmutige Stimmungslage / Affekt → s. Kommentar zu den Fragen 2.66 und 2.67.
Mangel an Eigeninitiative und Spontaneität / Antrieb → s. Kommentar zu Frage 2.33.

2.72 **Lösung D**

Zur **Zerfahrenheit des Denkens** und zum **katatonen Stupor** s. Kommentar zu den Fragen 2.47 – 2.50.
Ambivalenz bedeutet das Hin- und Hergerissensein zwischen zwei nicht miteinander zu vereinbarenden Gefühlen, Wünschen, Vorstellungen und Absichten. Die Ambivalenz wird bewusst erlebt und kann sehr belastend sein.
Autismus in der Schizophrenie meint die völlige Zurückgezogenheit auf die eigene Gedankenwelt, den Verlust des Bezugs zur Realität, den Abbruch jeglicher Kontaktaufnahme zur Außenwelt.

2.73 **Lösung A**

Die Demenz ist ein erworbener Intelligenzmangel. Dabei ist das Denken gestört. Es kommt zum Verlust intellektueller Fähigkeiten. Die Gedächtnisleistungen sind sowohl in der Auffassung als auch in der **Merkfähigkeit gestört**, die Urteilskraft ist eingeschränkt. **Beeinträchtigt** ist die **Orientierung** zu Person, Zeit **(Schlafstörungen)**, Ort und Situation. Zu den Auslösern zählen organische Ursachen wie Arteriosklerose, Hypertonus, Hirninfarkte oder Stoffwechselerkrankungen.

2.74 **Lösung A**

S. Kommentar zu den Fragen 2.1–2.3.

2.75 **Lösung B**

S. Kommentar zu den Fragen 2.47–2.50.

2.76 **Lösung C**

Zum **Delirium tremens** s. Kommentar zu den Fragen 2.38–2.42.
Morphinismus / allgemeiner Kräfteverfall, Miosis → Morphinismus meint den Missbrauch bzw. die Abhängigkeit von Morphinderivaten und Morphinersatzpräparaten, besser bekannt unter Heroin und Methadon. Innerhalb weniger Tage entwickelt sich eine körperliche und psychische Abhängigkeit mit Toleranzentwicklung (Dosis muss erhöht werden). Der andauernde Konsum von Heroin führt zu einem zunehmenden Kräfteverfall, starker Appetitmangel führt zur Gewichtsabnahme. Blutdruck und Puls sinken, es folgt Obstipation im Wechsel

mit Diarrhöen, Libido und Potenz sinken, die Menstruation bleibt aus. Die Pupillen sind bei reinem Heroinkonsum sehr enggestellt, stecknadelkopfgroß (im Fachjargon auch Steckis genannt), der medizinische Fachbegriff heißt Miosis.

2.77 Lösung C

Die Absencen werden zu den kleinen epileptischen Anfällen gezählt. Es kommt hier zu einer nur **Sekunden andauernden Bewusstseinstrübung** mit anschließendem Verlust der Erinnerung (Amnesie). In manchen Fällen verlaufen sie unbemerkt, da Handlungen innerhalb der Absence normal ablaufen können. Der Betroffene wirkt dann wie nicht richtig anwesend.
Die restlichen Antwortmöglichkeiten beschreiben einen großen Krampfanfall (s. Kommentar zu den Fragen 2.23–2.25).

2.78 Lösung A

Das Elektroenzephalogramm (EEG) dient der Ableitung der Hirnströme. Dabei werden die Aktionspotentiale der Hirnzellen gemessen, die Potentialdifferenz wird an der Gehirnoberfläche über die Kopfhaut abgeleitet. Mit dem **EEG** kann man z.B. **Krampfpotentiale** bei einem epileptischen Anfall nachweisen.
Die Computertomographie **(CT)** des Schädels ist ein bildgebendes Verfahren mittels Röntgenstrahlung. Dabei können die einzelnen Strukturen des Gehirns, **Hirntumoren,** Einblutungen, Minderdurchblutungen, Verschiebungen durch Tumoren und Atrophien dargestellt werden.
Die Echoenzephalographie ist ein veraltetes Ultraschallverfahren und wird nur noch selten angewandt.
Die Lumbalpunktion **(LP)** dient zur Gewinnung von Liquorflüssigkeit. Sie wird üblicherweise im Bereich der Lendenwirbelsäule durchgeführt, zwischen Lendenwirbelkörper 3 und 4 bzw. 4 und 5. Das Rückenmark reicht nicht mehr in diesen Bereich, das letzte Ende des Rückenmarks, der Conus medullaris, endet in Höhe des 1. oder 2. Lendenwirbelkörpers. Folglich kann auch kein Rückenmark verletzt werden.

2.79 Lösung B

Die Definitionen in den **Antworten 2 und 3** sind richtig. Eine andere Person wird für das eigene Fehlverhalten, welches selbst nicht wahrgenommen wird, verantwortlich gemacht.
Dazu ein Beispiel: Der Betroffene verspürt ein sexuelles Verlangen zu einer anderen Person, lässt dieses Gefühl aber nicht zu und beschuldigt die andere Person, die sich unauffällig verhält, ihn sexuell zu belästigen.

2.80 **Lösung B**

S. die Kommentare zu den Fragen 2.47–2.50, 2.59 und 2.70.
Augenmuskellähmungen (Blickkrampf: die Augen können nicht mehr bewegt werden) können im Zusammenhang mit der Schizophrenie als Nebenwirkung hochpotenter Neuroleptika (z.B. Haloperidol) vorkommen. Diese Nebenwirkung ist sehr unangenehm und beängstigend. Behandelt wird sie mit Antiparkinsonmitteln (z.B. Akineton®).

2.81 **Lösung B**

Die **Erstmanifestation der endogenen Depression** liegt bei der Involutionsdepression **nach dem 50.Lebensjahr,** d.h. im jüngeren Alter gab es noch keine Anzeichen für eine depressive Erkrankung. Depressionen nach dem 65. Lebensjahr sind Altersdepressionen.

2.82 **Lösung D**

Wahnideen / inhaltliche Denkstörungen → s. Kommentar zu Frage 2.70.
Halluzinationen / Störungen auf dem Gebiet der Wahrnehmung → s. Kommentar zu Frage 2.70.
Amnesie / Störung der Gedächtnisfunktion → bezeichnet eine zeitlich oder inhaltlich begrenzte Gedächtnislücke und besteht überwiegend im Rahmen einer Bewusstseinsstörung, z.B. nach einem Unfall.

2.83 **Lösung B**

S. die Kommentare zu den Fragen 2.32 und 2.73.
Progressive Paralyse, Morbus Alzheimer und Morbus Pick sind somatische Erkrankungen. Die senile Demenz entsteht meist auf der Grundlage einer organischen Erkrankung und ist somit ein Teil von deren Ausprägung.

2.84 **Lösung D**

Haloperidol (Haldol®) gehört zu den hochpotenten Neuroleptika. Mit ihnen kann man vor allem Schizophrenien behandeln, in niedriger Dosierung können jedoch auch Unruhezustände behoben werden.

2.85 **Lösung A**

S. die Kommentare zu den Fragen 2.1–2.3 und 2.38–2.42.

2.86 **Lösung B**

Oligophrenie ist ein angeborener, anlagebedingter oder bis zum 3. Lebensjahr erworbener Intelligenzmangel. Die Definition in Antwort B ist also nicht ganz richtig. Die übrigen Antworten gehen von einer vor der Erkrankung normalen Intelligenz aus, die durch Alter, Krankheit, Umwelt oder Drogen verändert wurde und nicht mehr erreicht wird. Diese hirnorganische Veränderung fällt unter den Begriff Demenz.

2.87 Lösung C

Eine Aura ist das **Anfangsstadium eines epileptischen Anfalls.** Der Betroffene hat meist die gleichen Empfindungen, wenn sich ein Anfall ankündigt. Trotzdem gelingt es oft nur schwer, diese Aura auch zu beschreiben. Häufig sind Gefühle der Wärme oder der Beklemmung in Magen oder Hals. Ungezielte Angst tritt auf, das Zeitgefühl verschwimmt. Weniger häufig sind halluzinatorische Erlebnisse. Dabei nehmen die Betroffenen Gerüche oder einen Geschmack wahr, sie empfinden Geräusche als zu laut oder wie in Watte gehüllt, sie sehen Gegenstände, die sich verzerren oder ihre Farbe ändern.
Zum epileptischen Anfall s. den Kommentar zu den Fragen 2.23–2.25.

2.88 Lösung E

Die Oligophrenie ist eine bei der Hirnreifung erworbene Entwicklungsstörung mit deutlicher Intelligenzminderung. Ein Mangel an Abstraktions- und Kommunikationsfähigkeit ist typisch, häufig werden neurologische Ausfälle und Epilepsie beobachtet. Im Gegensatz dazu steht die Demenz, eine Intelligenzminderung nach Abschluss der Hirnreifung.
Beispiele für die in der Frage genannten peri- oder pränatalen (während oder vor der Geburt) Ursachen der Oligophrenie:

- Ein **genetisch bedingter Enzymdefekt** kann die Phenylketonurie sein. S. Kommentar zu Frage 2.21.
- Eine **angeborene Chromosomenanomalie** ist die Trisomie 21, auch Down-Syndrom oder Mongolismus genannt. S. Kommentar zu Frage 2.120.
- Auch die **Sauerstoffminderversorgung** des Gehirns während der Geburt kann zu einer Intelligenzminderung führen.
- Ein Beispiel für eine **folgenschwere mütterliche Infektionskrankheit während der Schwangerschaft** sind die Röteln. Besonders gefährlich ist die Infektion während der ersten drei Schwangerschaftsmonate für den Embryo, da hier die Organ- und besonders die Gehirnentwicklung noch nicht abgeschlossen ist.
- **Jodmangel der Mutter** kann zu einer Hypothyreose beim Kind führen. Symptome des Jodmangels sind Wachstumsverzögerungen, Antriebsarmut, schlaffe Muskulatur und eine Störung der Intelligenz. Jedes Neugeborene wird deshalb zur frühestmöglichen Diagnostik innerhalb der ersten Lebenstage auf die Funktionsfähigkeit der Schilddrüse hin untersucht. Durch eine hormonelle Substitution können die o.g. Krankheitssymptome vermieden werden. Zur Vermeidung solcher Störungen sollten Schwangere ausreichend Jod zu sich nehmen.

2.89 Lösung C

S. Begriffserklärungen am Beispiel des Opiatkonsums in Kommentar zu Frage 2.76.

2.90 Lösung C

S. Kommentar zu den Fragen 2.47–2.50.

2.91 Lösung A

2.92 Lösung C

2.91–2.92

Der Begriff **endogene Psychose** bezeichnet psychische Krankheiten oder Veränderungen, die „von innen heraus" entstehen. Es gibt oftmals keine sichere Erklärung für das Entstehen der Symptome. Die Schizophrenie zählt zu den endogenen Psychosen.
Dagegen sind **exogene Psychosen** „von außen gemacht" und körperlich begründbar, z.B. der Alkoholrausch oder auch das Durchgangssyndrom nach einem Schädel-Hirn-Trauma.
Die **Anorexia nervosa** bezeichnet die Magersucht. Ursache ist häufig ein psychischer Konflikt, den die Betroffenen durch übermäßiges Schlanksein und z.B. extreme sportliche Betätigung zu bewältigen versuchen. Oft geht es den Betroffenen um Anerkennung, um das Suchen einer eigenen Identität, die sie durch Vorweisen von Leistungen erreichen möchten. Der eigentliche innere Konflikt wird dabei nicht beachtet und somit nicht gelöst, was zur Aufrechterhaltung der Erkrankung führt. Erkrankungsbeginn ist in der Pubertät, überwiegend sind Mädchen betroffen, die Zahl anorektischer Jungen steigt aber an.
Die **senile Demenz** entsteht durch einen beschleunigten Alterungsprozess, ist somit körperlich begründbar.

2.93 Lösung B

Zum Koma siehe Kommentar zu den Fragen 2.1–2.3, zur Halluzination 2.59 und zur Amnesie 2.82.

2.94 Lösung E

S. Kommentar zu Frage 2.62.

2.95 Lösung A

Die Zwangserkrankung gehört in die Gruppe der **Neurosen** (s. Begriffserklärung und Kommentar zu Frage 2.58).
Ungelöste Konflikte führen auch bei psychisch gesunden Menschen zu Empfindungen wie Angst, Unruhe, Nervosität und Unbehagen. Erst das Treffen einer Entscheidung als Problemlösungsstrategie löst den Konflikt und die unangenehmen Empfindungen verschwinden wieder.
Den Patienten mit Zwangserkrankungen sind die bestehenden ungelösten Konflikte nicht bewusst. Die Betroffenen nehmen nur die dadurch ausgelösten unangenehmen Empfindungen wahr und versuchen dann die unbewussten Konflikte mit verschiedenen Zwangshandlungen oder Zwangsgedanken zu bewältigen. Häufige Zwangshandlungen sind Waschen, Kontrollieren, Zählen. Diese Zwangshandlungen führen dazu, dass die Betroffenen sich beruhigen.

Daher wählen die Betroffenen beim Auftreten unangenehmer Empfindungen immer wieder diesen „Lösungsweg" und lernen, dass es ihnen gut geht, wenn sie diese Zwangshandlung des Waschens o. Ä. ausführen. Das eigentliche Problem, der Konflikt, wird dadurch aber nicht gelöst. Bleibt der Patient bei dieser falschen Lösungsstrategie, kommt es relativ schnell zu einer dramatischen Zunahme der Zwangsrituale, die häufig ein „normales" Leben, Berufstätigkeit, Kontakt mit Menschen etc. unmöglich machen und psychisch sehr belastend sind. Die psychische Belastung kann über die Jahre so stark werden, dass sich die Patienten aus Verzweiflung suizidieren.

2.96 Lösung B

Die Borderline-Störung zählt zu den Persönlichkeitsstörungen. Der Begriff Borderline stammt aus dem Englischen und bedeutet Grenzlinie. Er versucht die Grenzen zwischen psychisch „normal" und psychisch „krank" zu beschreiben. Die Symptome können außerordentlich vielfältig sein. **Frei flottierende Angst, Verlust der Impulskontrolle und Zwangssymptome** zählen zu den Symptomen, wobei die Zwangssymptome genau genommen zu einer Zwangserkrankung oder zwanghaften Persönlichkeit gehören.
Halluzinationen und kataleptische Zustände findet man bei der Schizophrenie.

2.97 Lösung D

Eine Phobie gehört in die Krankheitsgruppe der Angsterkrankungen, auch Angstneurosen genannt. Eine Phobie beschreibt spezifische Ängste, z.B. die Angst vor Tieren (Spinnen), Höhe, Menschenansammlungen, Plätzen, Fahrstühlen, aber auch vor „sozialen Situationen" wie Essen in der Öffentlichkeit, Treffen mit dem anderen Geschlecht, Ansprechen eines fremden Menschen.
Die Angst ruft körperliche Symptome hervor, die von den Betroffenen als sehr bedrohlich erlebt werden. Oft glauben sie sogar sterben zu müssen.
Bei der **systematischen Desensibilisierung im Rahmen einer Verhaltenstherapie** setzen sich die Patienten schrittweise mit der angstauslösenden Situation auseinander und üben, sich einem angstauslösenden Objekt zu nähern. So setzt sich ein Patient mit einer Spinnenphobie zunächst mit Bildmaterial der Spinne auseinander, nach einigen Zwischenschritten soll dann das Anfassen einer großen, behaarten, krabbelnden Spinne keine Angst mehr bei ihm auslösen, sondern als unbelastend empfunden werden. Um eine Spinnenphobie verhaltenstherapeutisch zu behandeln sind ca. 10 Therapiesitzungen vorgesehen. Ziel ist immer, dass die Patienten die Angst durchlaufen und erleben, dass das Vorhandensein einer Spinne nicht zu der befürchteten Katastrophe (inklusive Sterben) führt.

2.98 Lösung B

S. Kommentar zu den Fragen 2.47–2.50.

2.99 Lösung B

S. Kommentar zu Frage 2.95.

2.100 **Lösung C**

S. Kommentar zu Frage 2.18.

Bei allen pflegerischen Handlungen – nicht nur bei der Intimpflege – tragen die Pflegenden Handschuhe, ggf. zusätzliche Schutzkleidung.

2.101 **Lösung B**

Ein „Putzfimmel" entsteht bei den Patienten mit **Zwangserkrankungen** meist aufgrund der Befürchtung sich oder die Wohnung mit Bakterien, Viren, Körpersäften (bei Frauen häufig Sperma) zu beschmutzen und sich eine lebensbedrohliche Erkrankung zuzuziehen oder selbst so verschmutzt zu sein, dass andere gefährdet werden. Die Unsinnigkeit dieser Befürchtungen ist den Patienten immer bewusst, dennoch haben sie ohne psychotherapeutische Behandlung meist keine Möglichkeit diese Handlungen zu unterlassen.
S. auch Kommentar zu Frage 2.95.

2.102 **Lösung B**

S. Kommentar zu Frage 2.65.

2.103 **Lösung C**

S. Begriffserklärungen und die Kommentare zu den Fragen 2.58, 2.95 und 2.97.

2.104 **Lösung D**

Neuroleptika werden eingesetzt zur Behandlung von Unruhezuständen, gereizt-gespanntem, unterschwellig aggressivem Verhalten, aber auch bei der Hebephrenie, der jugendlichen Form einer Schizophrenie, sowie bei allen anderen Schizophrenieformen.
Antiepileptika werden bei epileptischen Krampfanfällen zur Langzeitbehandlung eingesetzt. Es gibt unterschiedliche Formen der Epilepsie, einige Formen treten schon in frühester Kindheit auf oder aber nach schweren Schädelverletzungen.
Tranquilizer gibt man bei Unruhe, Angst, Antriebssteigerung und Epilepsien.
Analgetika sind Schmerzmedikamente.
Sympathomimetika setzt man bei bestimmten Herz- und Lungenerkrankungen und in der Geburtshilfe ein.

2.105 **Lösung E**

Man verwendet synonym zu Konversionssymptom den Ausdruck Hysterie.
Konversion bedeutet, dass ein unlösbarer Konflikt und der dadurch ausgelöste „Stimmungszustand", besser als Affekt bezeichnet, in körperliche Symptome umgewandelt werden und somit ein sichtbares symbolisches Verhalten entsteht.
Auftreten können u.a. Gedächtnisverluste, Störungen des Bewusstseins, Bewegungsstörungen, Krampfanfälle, neurologische Ausfälle wie Lähmungen, Sprachstörungen.
S. auch die Kommentare zu den Fragen 2.95 und 2.97.

2.106 Lösung C

Die Zwangseinweisung einer Person erfolgt, wenn auf keinem anderen Weg eine anhaltende Gefahr für Leib und Leben dieser Person oder für andere Personen beseitigt werden kann. Es muss also eine psychische Erkrankung wie eine Psychose, eine Suchterkrankung oder eine andere seelische Störung oder Abartigkeit vorliegen, die so schwerwiegend ist, dass sie das Leben des Betroffenen oder das unbeteiligter Menschen gefährdet. Die Einweisung in ein psychiatrisches Krankenhaus geschieht in diesem Falle zum Schutz sowohl des Kranken als auch der Allgemeinheit.
Die Angaben zu den Fragen 2.106 und 2.114 beziehen sich auf die Gesetzgebung des Landes Niedersachsen. Unglücklicherweise gibt es keine bundesweit einheitliche Regelung für die Unterbringung psychisch Kranker. In Niedersachsen und Nordrhein-Westfalen kann ein Patient **24 Stunden** gegen seinen Willen festgehalten werden, danach muss die geschlossene Unterbringung durch einen Amtsrichter genehmigt werden. Innerhalb dieser 24 Stunden sind die behandelnden Ärzte verpflichtet zu prüfen, ob die Unterbringungskriterien noch erfüllt werden. Sollte dies nicht so sein, kann der Kranke nach Hause gehen oder freiwillig in der Behandlung bleiben. Es reicht nicht aus, „nur" krank zu sein, um gegen den eigenen Willen behandelt und festgehalten zu werden.
Ausschlaggebend ist die Gefahr, die durch die Erkrankung für den Betroffenen oder die Allgemeinheit entsteht.

2.107 Lösung C

Antwort C benennt die wichtigsten Therapieverfahren bei Neurosen.
Die **Verhaltenstherapie** orientiert sich vor allem daran, das als fehlerhaft erlebte Verhalten zu ändern. Der Patient soll lernen, sich in bestimmten Situationen anders („richtiger") zu verhalten.
Dazu ein Beispiel: Ein Patient mit einer Spinnenphobie (s. auch Kommentar zu Frage 2.97) läuft beim Anblick einer Spinne weg, weil er möglicherweise glaubt, gleich sterben zu müssen. Im Rahmen einer Verhaltenstherapie kann er lernen, dass der Anblick einer Spinne nicht bedrohlich ist und er in der Situation mit der Spinne anwesend bleiben kann.
Die **tiefenpsychologische Psychotherapie** versucht, die als störend erlebten Gefühle oder Verhaltensweisen mittels Rückschau in die Vergangenheit und eines Abgleichs in der Gegenwart zu verändern. Im Vordergrund stehen die Fragen, warum eine Person in der Vergangenheit bestimmte Erfahrungen gemacht hat, wie sie gelernt hat, sich in einer bestimmten Weise zu verhalten, warum sie in der Gegenwart unzufrieden damit ist und was sie ändern möchte.
In einer **Gruppentherapie** lernt man mit und in der Gruppe sich selbst in bestimmten Situationen und unter festgelegten Fragestellungen kennen, aber auch die Erfahrungen der anderen Gruppenmitglieder für sich zu nutzen.
Bei der **Familientherapie** werden einzelne oder alle Familienmitglieder in die Therapie einbezogen. Es geht darum zu verstehen, nach welchem Muster Konflikte in einer Familie entstehen und wie diese durch eine Verhaltensänderung der Familienangehörigen bewältigt werden können.

Für die Neurosenbehandlung reicht in der Regel ein ambulantes Setting aus. Psychopharmaka werden nur vereinzelt eingesetzt. Halluzinationen gehören zur Schizophrenie. Die Lithiumprophylaxe wird bei affektiven Psychosen angewendet.

2.108 Lösung B

S. Kommentar zu Frage 2.91.

2.109 Lösung B

S. Begriffserklärung und Kommentar zu Frage 2.53.

2.110 Lösung A

Die **Manie** ist u.a. gekennzeichnet durch eine Antriebssteigerung. Niederpotente Neuroleptika wirken hier sedierend, dämpfend, mindern den Antrieb und die gesteigerte Aktivität, helfen z.B. auch den Schlaf auf „Normalzeit" (6–8 Std.) zu verlängern.
Hochpotente Neuroleptika wirken weniger sedierend, sie lassen vielmehr Wahnsymptome und Halluzinationen „verschwinden". Daher sind sie Mittel der Wahl bei **Schizophrenien,** auch in der Langzeitbehandlung.

2.111 Lösung D

Neuroleptika wirken in der Regel **blutdrucksenkend. Die parkinsonähnlichen Symptome** sind Kleinschrittigkeit, Trippeln auf der Stelle, Einsteifung der Gelenke, nach vorne gebeugte Körperhaltung, Sitzunruhe. Es gibt aber auch sehr beängstigende Symptome wie Blickkrämpfe, bei denen die Augen krampfartig in eine Richtung gedreht sind und die Blickrichtung nicht verändert werden kann. Bei Schlundkrämpfen können die Patienten nicht mehr schlucken. Patienten mit diesen Symptomen werden mit einem Antiparkinsonmittel, z.B. Akineton®, therapiert.

2.112 Lösung B

Bei der Mehrzahl der suizidalen Handlungen gibt es – rückblickend – Vorboten, eindeutige Hinweise, Ankündigungen oder versteckte Andeutungen. Die Meinung, dass eine Person, die einen Suizid ankündige, diesen nicht ausführe, ist eindeutig falsch.
Man beobachtet bei einem präsuizidalen Syndrom regelmäßig, dass sich die Betroffenen in sich selbst zurückziehen, Gefühle der Einsamkeit, Sinnlosigkeit und Ausweglosigkeit haben. Es folgen eine innere ohnmächtige Wut und Aggression mit Vorwürfen gegen Andere, dann die Schuldumkehr **mit Aggressionen gegen die eigene Person,** ein Gefühl der Resignation und die Ankündigung von Suizidabsichten. Daraufhin folgen **Suizidphantasien** mit Ausmalen der eigenen Leiden und denen der Angehörigen.

Ständige Suiziddrohungen sind oftmals als Appell zu verstehen, dass eine große innere Unzufriedenheit, ein Konflikt vorliegt, der nicht benannt werden kann. Durch das ständige Drohen mit Suizid erreicht der Drohende, dass er ständig umsorgt wird und damit die Aufmerksamkeit erhält, die er auf anderem Wege nicht zu bekommen glaubt. Das Druckmittel Suizid wird „gerne" in Partnerschaften angewandt, in denen sich ein Partner trennen möchte, dies aber wegen der angedrohten Folgen („Wenn du gehst, bringe ich mich um") oder aus Angst vor der Verantwortung für den Tod des Partners nicht umsetzen kann.
Eine familiäre Belastung mit endogenen Depressionen ist kein Indikator dafür, dass jemand „schneller oder häufiger" suizidgefährdet ist als jemand aus einer unbelasteten Familie.

2.113 Lösung B

S. Kommentar zu Frage 2.105.

2.114 Lösung D

S. Kommentar zu Frage 2.106.
Stellt ein Arzt bei einem Patienten eine Selbst- oder Fremdgefährdung fest, so kann er den Patienten in eine psychiatrische Klinik auf eine geschlossene Station einweisen lassen. Man spricht von einer Vorläufigen Einweisung (VE). Ein **Amtsrichter** kann dann binnen 24 Stunden (unterschiedliche Regelung in den einzelnen Bundesländern!) nach Ausstellen der VE einen Unterbringungsbeschluss bewirken, der maximal sechs Wochen andauern darf. Sollte eine Verlängerung über sechs Wochen notwendig sein, müssen eine erneute Überprüfung und richterliche Anhörung stattfinden. Umgekehrt kann der Richter den „Sechs-Wochen-Beschluss" auch vorher wieder aufheben, wenn der Gesundheitszustand des Patienten dies nach Auskunft des Arztes zulässt. Der Amtsrichter macht eine Unterbringung rechtskräftig, der Arzt schlägt diese lediglich vor und äußert sich zu den medizinischen Umständen. Der Patient hat die Möglichkeit gegen den Beschluss des Amtsrichters (Richter am Amtsgericht) Widerspruch einzulegen. In diesem Fall findet eine Anhörung des Patienten vor einem Richter des Landgerichtes (der nächsthöheren Instanz) statt. Dieser entscheidet zusammen mit zwei weiteren Richtern über die Unterbringung des Patienten. Diese getroffene Entscheidung ist dann endgültig.

2.115 Lösung D

Der pathologische Rausch kann beim chronisch Alkoholkranken schon nach dem **Genuss geringer Alkoholmengen** eintreten, da in diesem Stadium der Krankheit die Leberfunktionen des Patienten immer insuffizienter werden und sich eine zunehmende Alkoholintoleranz einstellt.

2.116 Lösung D

S. Kommentare zu den Fragen 2.47–2.50.

2.117 **Lösung D**

S. Kommentare zu den Fragen 2.47–2.51 und 2.59.

2.118 **Lösung A**

Formale Denkstörungen sind Störungen des Gedankenganges. Der Patient klagt, er könne nicht mehr klar denken, es falle ihm ständig etwas anderes ein oder er habe „ein Brett vor dem Kopf". **Ideenflucht** äußert sich in einem ständigen Weiterentwickeln neuer Ideen und Gedanken aus dem gerade zuvor Gesagten, bis sich der Sinnzusammenhang verliert. Der Patient schweift ab, spricht Sätze nicht zu Ende, greift jede Ablenkung auf und kommentiert sie mit einem neuen Gedanken.

2.119 **Lösung C**

S. auch die Kommentare zu den Fragen 2.95, 2.97, 2.99, 2.101, 2.103, 2.107.

2.120 **Lösung C**

Das Vollbild des Down-Syndroms (Trisomie 21, veraltet Mongolismus) ist schon beim Neugeborenen zu erkennen. Man sieht einen runden, zu kurzen Kopf, nach außen oben **schräge Lidspalten** mit einer sichelförmigen Hautfalte am inneren Rand des oberen Augenlids, die sich zum unteren Lid zieht, eine kleine Nase, eine verdickte Zunge, die meist aus dem offenen Mund herausgeschoben wird, kleine verformte Ohren, kurze Finger, eine **Vierfingerfurche.** Die Muskulatur ist meist schlaff, die **Gelenke sind überstreckbar.** Über 40% der Patienten haben einen Herzfehler.
Ein spezifischer Körpergeruch und Krampfanfälle werden nicht beobachtet.

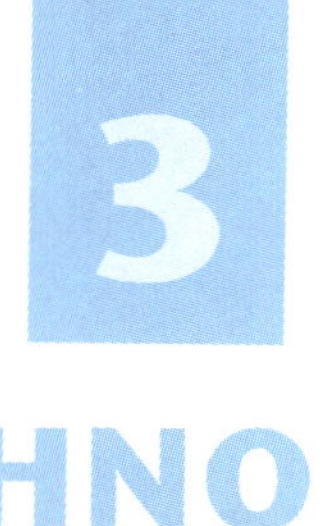

HNO

3.1 Lösung B

Grauweiße, nicht blutende Beläge der Tonsillen/Streptokokkenangina → Die Streptokokkenangina, eine akute Entzündung der Gaumenmandeln, manifestiert sich vor allem bei Kindern und Jugendlichen. Nach anfänglicher Rötung und Schwellung der Tonsillen (Angina catarrhalis) deuten grauweiße, nicht blutende Fibrinbeläge auf ein fortgeschrittenes Stadium hin, die Angina lacunaris. Schluckbeschwerden, Speichelfluss, Fieber und Stiche bis ins Ohr sind nur einige der möglichen Symptome.
Süßlicher Mundgeruch, evtl. Erbrechen/Diphtherie → Bei der Diphtherie treten Schleimhautblutungen und ein süßlicher Mundgeruch auf, beim Pfeiffer-Drüsenfieber (infektiöse Mononukleose) findet sich zudem das charakteristische Blutbild. Breitbandantibiotika sind das Mittel der Wahl. Rezidivierende Tonsillitiden oder eine chronische Tonsillitis bergen Gefahren: Endo-, Myo- und Perikarditis sowie Immunkomplexnephritis sind ernst zu nehmende Folgekomplikationen, weswegen bei chronisch-rezidivierenden Verläufen eine Tonsillektomie unbedingt empfehlenswert ist!
Näselnde Sprache / akute Rhinitis
Schmerzverstärkung beim Bücken / akute Sinusitis → Die akute Sinusitis (Nasennebenhöhlenentzündung) ist Folge einer akuten Rhinitis (Nasenentzündung). Entzündlich angeschwollene Schleimhäute der Nasengänge verlegen die Öffnungen der Sinus maxillaris und behindern so den Schleimabfluss. Druckschmerz mit Zunahme beim Pressen und beim Bücken, Migräne, eitriger Ausfluss und näselnde Sprache durch die Schleimhautschwellung sind einige der Symptome. Sollte nach antibiotischer und schleimhautabschwellender Therapie keine Besserung eintreten, so können die Ostien (Eingänge) der Nasennebenhöhlen instrumentell eröffnet werden. Anschließend soll eine Spülung (unangenehm!) verbliebene Schleimanhäufungen lösen.

3.2 Lösung D

Nasenbluten kann spontan auftreten. Der „Finger in der Nase" ist als traumatische Ursache sicherlich die Nummer eins, aber auch Reizungen durch Infektionen, Hypertonie, Gefäßkrankheiten oder Gerinnungsstörungen bewirken Nasenbluten. Auf jeden Fall sollte rezidivierendes Nasenbluten ohne erkennbare Ursache fachärztlich abgeklärt werden. Folgende Maßnahmen sind in der Ersten Hilfe zu ergreifen: **aufrechtes Sitzen, Vorbeugen des Kopfes** zum Blutabfluss, **Druck auf die Nasenflügel**, um das vordere Septum zu komprimieren und kalte Halsumschläge, um den Blutfluss durch Vasokonstriktion zu vermindern. Im Falle einer Unstillbarkeit stellen Tamponaden oder Ätzungen weitere Therapiemöglichkeiten dar.

3.3 Lösung B

Sängerknötchen/logopädische Therapie → Bei Kindern Schreiknötchen, bei Sängern synonym Sängerknötchen genannt. Sie entstehen bei mechanischer Überlastung der Stimmlippen und führen zu einer heiseren und rauen Stimme. Im Regelfall genügt bereits die Schonung der Stimme, bei größeren Knötchen allerdings kann eine mikrochirurgische Abtragung nötig sein. Die logopädische Behandlung (Sprachschule) zählt zu den unterstützenden Maßnahmen.
Stimmbandpolyp / chirurgische Therapie → Der Stimmbandpolyp ist eine entzündliche Schleimhauthyperplasie von fibromartiger (härterer) Struktur. Gestielt oder breitbasig stört er die Phonation. Hier ist ebenfalls eine mikrochirurgische Abtragung angezeigt.
Stimmbandödeme / medikamentöse Therapie → Stimmbandödeme sind allgemeine Zeichen einer Überbeanspruchung oder Entzündung und lassen sich medikamentös gut behandeln.

3.4 Lösung C

Die Laryngoskopie ist die **Kehlkopfspiegelung.** Ein erwärmter Spiegel (die Wärme vermeidet das sofortige Beschlagen) wird am Zäpfchen vorbeigeleitet und erlaubt Aussagen über makroskopisch sichtbare Veränderungen des Kehlkopfes mit seinen Stimmbändern.

3.5 Lösung E

Das Labyrinth mit seinen Bogengängen ist Bestandteil des Innenohrs. Früher führten Mittelohrentzündungen (Otitis media) gehäuft zur Labyrinthitis, heute unter antibiotischer Therapie ist sie eher selten. **Drehschwindel, Brechreiz** und Spontannystagmus zur der kranken Seite hin sind die vorrangigen Symptome. Fortschreitende Infektionen, besonders bei der eitrigen, also bakteriellen Labyrinthitis, bergen als große Gefahr die **Meningitis** und **Sinusthrombose** (Sinus sind die großen Venen des ZNS). Letztere tritt besonders bei knöcherner Beteiligung (Mastoiditis) auf. Ertaubung ist möglich, aber heute eher selten. Der N. facialis (Nerv für die Gesichtsmuskulatur) verläuft im Ohrbereich und kann somit geschädigt werden. Im Falle seiner Lähmung hängen die Gesichtspartien auf der betroffenen Seite. Kennen werden Sie es vielleicht von Hemiplegiepatienten.

3.6 Lösung E

Die Erreger einer Mittelohrentzündung (Otitis media) gelangen vorwiegend aus dem Nasen-Rachen-Raum über die **Ohrtrompete** (Tuba Eustachii) in die Paukenhöhle. Meist sind es hämolysierende Streptokokken, aber auch Pneumokokken und Haemophilus influenzae lassen die Entzündung entstehen. Die Patienten klagen über stechende und klopfende, vielfach pulssynchrone Schmerzen bei leichter Schwerhörigkeit (Hypakusis). Fieber und Kopfschmerzen reduzieren das Allgemeinbefinden zum Teil deutlich. Dann bilden Bettruhe und Antibiotika die Grundtherapie. Im Falle einer Eiteransammlung ist die Parazentese erforderlich. In Lokalanästhesie inzidiert man hier in einem unteren Trommelfellquadranten das Trommelfell und schafft somit freien Eiterabfluss. Abb. 3.6-1 soll die anatomischen Lageverhältnisse im Ohr nochmals vergegenwärtigen.
S. Kommentar zu Frage 2.13 in Band 1.

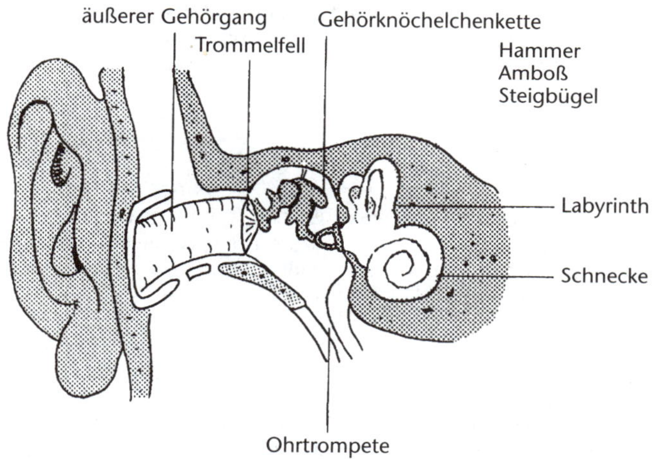

Abb. 3.6-1: Das Ohr.

3.7 Lösung B/D

Laut Prüfungsamt wird zwar Lösung B als richtig angegeben, meiner Meinung nach trifft allerdings Lösung D eher zu.
Das Othämatom kommt durch tangentiale abscherende Gewalteinwirkungen (z.B. beim Boxen) zustande. Ein serös-blutiger Erguss bildet sich zwischen Perichondrium (Knorpelhaut) und Ohrknorpel. Typisch ist eine pralle, fluktuierende (bewegliche) Auftreibung, eine Blutansammlung an der Vorderseite der Ohrmuschel. Unter sterilen Bedingungen führt Punktion oder Inzision mit anschließendem Druckverband zu vollständiger Abheilung. Das Hämatom in der **Ohrtrompete** ist zwar auch möglich, doch Lösung D kommt einer Definition näher.

3.8 Lösung B

Anotie ist das **Fehlen der Ohrmuschel** und zählt zu den Anomalien und Missbildungen des Ohrs. Die Anlage einer kleinen, verunstalteten Ohrmuschel bezeichnet man als Mikrotie, die einer zu großen als Makrotie.
Die Anosmie (Fehlen des Riechvermögens) kann als embryonale Fehlentwicklung mit Störung der Riechnerven (Nn. olfactorii) entstehen oder traumatisch bedingt sein. Bei Schädelbasisbrüchen, Hirntumoren oder Contusio cerebri können die Riechnervenenden (Filia olfactoria) reißen.

3.9 Lösung D

Die drei Bogengänge erlauben uns durch ihren speziellen Bau, das **Gleichgewicht** zu halten. Die Gänge des Vestibularorgans (Gleichgewichtsorgan) sind in allen drei Ebenen angeordnet und verleihen dem Menschen in Zusammenarbeit mit dem Auge und der Oberflächen- und Tiefensensibilität das Bewusstsein der Räumlichkeit. Eine Störung äußert sich unter anderem in Schwindelgefühl und ist durch spezielle Untersuchungsmethoden (Nystagmusprüfung) zu diagnostizieren.

3.10 Lösung C

Die Audiometrie (Hörprüfung) registriert das Hören oder das Nichthören bestimmter Tonfrequenzen. Es wird zwischen der Tonaudiometrie und Tonschwellenaudiometrie unterschieden. So lassen sich Schallleitungsstörungen (Störung im Außen- oder Mittelohr) und Schallempfindungsstörungen (Störung im Innenohr oder Hörnerven) differenzieren.

3.11 Lösung A

Otitis media/Mittelohr → S. Kommentar zu Frage 3.6.
Zerumen / äußerer Gehörgang → Zerumen ist der lat. Begriff für Ohrenschmalz.
Morbus Menière / Störung im Labyrinth, also im Innenohr → Die Vermischung der Perilymphe mit kaliumreicher Endolymphe (Flüssigkeit in den Bogengängen) bewirkt die klassische Symptomatik.

Menière-Trias: Drehschwindel – einseitiges Ohrensausen – einseitige Schwerhörigkeit.

Die Therapie ist leider nur symptomatisch. Bettruhe im Anfall und durchblutungsfördernde Infusionen bringen Linderung.

3.12 Lösung E

S. Kommentar zu Frage 3.1.

3.13 Lösung D

S. Kommentar zu Frage 3.6.

3.14 **Lösung A**

Der Abfluss bei den **Kieferhöhlen** (Sinus maxillaris) liegt oberhalb der Basis der Höhle. Daher läuft das Sekret über der Öffnung erst ab, wenn sich eine gewisse Flüssigkeitsmenge angesammelt hat. Bei einer Sinusitis maxillaris bewirkt ein Anschwellen der Schleimhäute durch den Verschluss des Ausführungsganges zudem eine Verschlimmerung. Druckschmerz und Klopfempfindlichkeit der äußeren Kieferhöhlenwand und Druckschmerz über den Nervenaustrittspunkten des N. infraorbitalis sind kennzeichnend für die Entzündung. Hier können HNO-fachärztliche Maßnahmen wie abschwellende Nasentropfen bis zum Aufbohren der Kieferhöhle (Fensterung) von außen oder transnasal erforderlich sein.

3.15 **Lösung D**

Lesen Sie auch den Kommentar zu Frage 3.6.

3.16 **Lösung A (Lösung B laut Prüfungsamt)**

Die vom Prüfungsamt ausgegebene Lösung B ist eindeutig falsch. Die Adenotomie bezeichnet das Abtragen der vergrößerten Rachenmandeln z.B. mit einem Beckmann-Messer. Die Tonsillektomie ist die Gaumenmandelausschälung. Tonsilla ist die Mandel, die Endung -ektomie steht grundsätzlich für Entfernen. Genau genommen kann unter Tonsillektomie allgemein die Mandelentfernung gesehen werden, womit auch Lösung C richtig sein könnte. In der Medizin hat sich allerdings der Begriff Tonsillektomie als Gaumenmandelausschälung etabliert. Die Polypektomie steht für die Entfernung von Nasen- oder Darmpolypen.

3.17 **Lösung D**

Lesen Sie auch den Kommentar zu Frage 3.11. Der Nystagmus ist das „Augenzittern". Rhythmische, schnell aufeinander folgende Zuckungen der Augäpfel können unter einer Leuchtbrille (Frenzelbrille) beobachtet werden. Nach Drehung des Patienten nimmt die Lymphe im Labyrinth eine Eigengeschwindigkeit auf. Bei plötzlichem Abbremsen des Patienten dreht sich die Lymphe aufgrund ihrer Trägheit weiter. Somit wird dem Gehirn der Eindruck vermittelt, der Patient drehe sich noch. Die zuckende Bewegung der Augäpfel bleibt trotz Stillstand des Patienten bestehen. Nach einer vorgegebenen Zeit sollte der Nystagmus sistieren; Verkürzungen oder Verlängerungen der Nystagmuszeit gelten als pathologisch und können verschiedenen Krankheiten zugeordnet werden. Der Nystagmus entsteht übrigens zentral gesteuert nach Umschaltungen im Gehirn.

3.18 Lösung E

Nasenbluten (Epistaxis) kann örtlich oder symptomatisch bedingt sein. Örtlich kann die Ruptur eines kleinen gestauten Blutgefäßes durch mechanische Einwirkungen, Nasenbeinfraktur, Polypen oder Fremdkörper zu Blutungen führen. Symptomatisch findet sich Nasenbluten bei fieberhaften Infekten (Hyperämie der Nasenschleimhaut), bei Gefäß- und Kreislaufkrankheiten (Hypertonie) oder Gefäßanomalien. Die Therapie beginnt mit Aufrechtsitzen, angehobenem Kopf und kalten Nackenumschlägen und erfordert manchmal den Einsatz einer vorderen oder einer hinteren Nasen-Tamponade (Bellocq-Tamponade).
S. auch Kommentar zu Frage 3.2.

3.19 Lösung B

Krupp (Diphtherie): Durch Absteigen einer Rachendiphtherie, heute eher selten, bildet sich der Krupp. Ursächlich ist eine bakterielle Infektion mit Corynebacterium diphtheriae. Schluckbeschwerden, bellender Husten (typisch), Fieber, schlechter Allgemeinzustand sowie Atemnot und die Symptome einer Laryngitis zählen zu den klassischen Symptomen. Bei der Rachenuntersuchung finden sich weißlich-grünliche membranöse Belege, die beim Lösen schnell bluten. Typisch ist weiterhin der süßliche Mundgeruch. Neben herkömmlicher antibiotischer Therapie kommt ein spezielles Diphtherieserum zum Einsatz.
Zu Scharlach lesen Sie die Tabelle in dem Kommentar zu Frage 1.140.
Die Stomatitis ist ein typisches Symptom bei Infektion mit Herpes-simplex-Virus. Die Patienten klagen über brennende Schmerzen im Mund und fühlen sich durch Fieber sehr abgeschlagen. Anfängliche Bläschen der Mundschleimhaut platzen und führen zu linsengroßen Erosionen mit weißlichem Fibrinbelag. Weiterhin sind die Halslymphknoten schmerzhaft angeschwollen. Virustatika und Mundspülungen bilden die Therapie. Ähnlich verläuft die Herpangina, verursacht durch das Coxsackie-A-Virus.

3.20 Lösung B

In der Paukenhöhle des Ohres befinden sich Hammer (Malleus), Amboss (Incus) und Steigbügel (Stapes). Diese drei Elemente bilden die Gehörknöchelchenkette. Bei der Otosklerose kommt es zu Knochenumbauprozessen der Gehörknöchelchenkette. Herdförmige Resorption des normalen Knochens und überschüssige Bildung eines geflechtartigen spongiösen Knochens führen insbesondere zum Fixieren des Steigbügels. Die Patienten klagen über Ohrensausen und zunehmende Schwerhörigkeit.
Im Rahmen der Stapesplastik (Stapedektomie) wird nach Aufklappen des Trommelfells der gesamte Steigbügel einschließlich der Fußplatte entfernt. Ersatz bildet ein Drahtbügel o. Ä. In nahezu 90% der Fälle kommt es zu einer Hörverbesserung.

3.21 Lösung E

S. Kommentar zu Frage 3.1.

4

DERMATOLOGIE

4.1 Lösung A

Das Basaliom (Abb. 4.1-1) stellt den häufigsten malignen Tumor der Haut dar. Obwohl es ein Karzinom ist, setzt es praktisch nie Metastasen, seine Gefährlichkeit besteht vielmehr – bei längerem Bestand – in lokal destruierendem (zerstörendem) Wachstum. Man spricht deshalb von einem semimalignen Tumor (halb bösartig). Der **harte** Tumor kann knötchenartig, pigmentierend, ulzerierend **(Randwall!)** und **verkrustet** sowie flach und fibrosierend wachsen. Hauptursache ist übermäßige Bestrahlung mit Sonnenlicht. Die Behandlung besteht in Exzision oder Röntgenbestrahlung. Bei frühzeitiger Behandlung ist die Prognose gut.

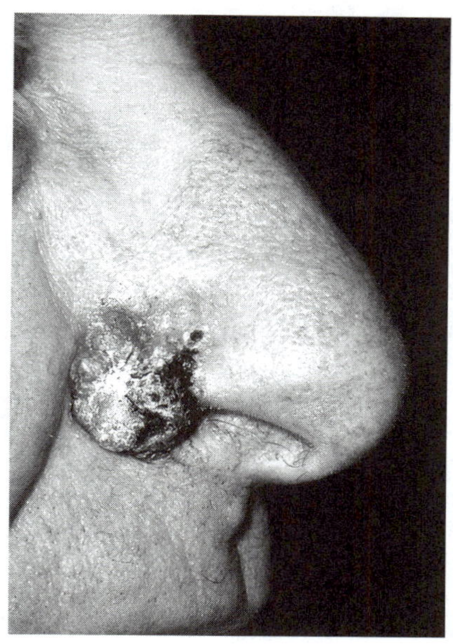

Abb. 4.1-1: Basaliom am rechten Nasenflügel.

4.2 Lösung C

Dermatosen sind Hautrötungen, unter anderem mit Bläschenbildung. Lichtdermatosen entstehen z.B. durch die UV-Strahlen der Sonne, weiterhin können ätherische Öle, Gräser u. Ä. eine Dermatose hervorrufen. Therapeutisch verwendet man Kortikosteroide, bei offenen Formen zusätzlich Antibiotika und offene feuchte Umschläge. Unter geschlossenen Verbänden sammeln sich Keime, die eine Superinfektion auslösen können.

Bei Dermatosen ist Puder kontraindiziert!

4.3 Lösung C

Psoriasis vulgaris kennen Sie wahrscheinlich unter dem Synonym „Schuppenflechte". Sie ist eine gutartige, nicht ansteckende Erkrankung, kommt häufig (1–2% der Bevölkerung in Europa) vor. Die latente Bereitschaft zu ihrem Ausbruch wird autosomal-dominant vererbt. Besonders Haut, Nägel, Gelenke und seltener auch Schleimhäute sind von der phasenweise juckenden Erkrankung betroffen. Die Grundeffloreszenz besteht aus einem scharf und unregelmäßig begrenzten Erythem mit geschichteter, silbrig erscheinender Schuppung (Leitsymptom). Löst man durch vorsichtiges Kratzen die Schuppen, so bleibt ein silbrig-weiß glänzender Fleck zurück (Kerzenfleckphänomen). Sehr typisch für die Psoriasis sind Nagelveränderungen in Form von „Tüpfelnägeln" (Eindellungen) und gelb-bräunlich schimmernden Flecken („Ölflecken").

4.4 Lösung C

Immer gerne gefragt sind die Fachbegriffe der Hautveränderungen (Effloreszenzen). Hier eine tabellarische Zusammenstellung der Effloreszenzen und ihrer Definition:

Effloreszenzen	Definition
Bulla	Blase; großes Bläschen
Erosion	Oberflächendefekt; heilt narbenlos ab
Erythem	Flächenhafte Rötung, zählt zu den Maculae
Erythrodermie	Rötung der gesamten Hautoberfläche, zählt zu den Maculae
Macula	Hautflecken als reine Farbveränderung ohne Konsistenz- oder Niveauänderung
Nodus	Knoten; umschriebene Substanzvermehrung in oder unter der Haut, die größer als eine Papel ist
Papel	Knötchen; umschriebene Verdickung der Haut
Pigmentierung	Färbung der Haut
Pustel	**Bläschen oder Blase, die mit Eiter gefüllt ist**
Quaddel/Urtica/ Nessel	Unscharf begrenzte, über das Hautniveau erhabene Veränderung
Squama	Schuppung
Ulkus	Tiefer Gewebedefekt, der narbig abheilt
Vesiculae	Bläschen; in der Haut gelegene, kleine, mit Flüssigkeit gefüllte Hohlräume

4.5 Lösung D

Ein Feuermal wird fachterminologisch Naevus flammeus genannt. Begriffe wie flaches Hämangiom, Naevus teleangiectaticus sind seltener gebräuchlich. Häufig schon nach der Geburt fallen teils erhabene oder flache, unterschiedlich große rote Hautveränderungen auf. Typisch für das Feuermal, welches aus einem Netz erweiterter Blutgefäße (Kapillaren) besteht, ist die Blutleere bei Druck mit einem Glasspatel. Sicherlich lässt es sich therapeutisch schwer beeinflussen, aber im Zeitalter der Lasertherapie und mit Hilfe der elektrischen Nadel sind Behandlungen möglich. Vielleicht sollte die Prüfungskommission den Punkt 2 in der angeblich richtigen Lösung nochmals überdenken.

4.6 Lösung B

Die Erkrankung Akne ist sicherlich jedem bekannt. Die Dermatologen differenzieren die verschiedene Formen der Akne vulgaris, die wichtigsten Formen sind in der Tabelle erläutert – Wer mehr über das Thema Akne wissen will, sollte ein Lehrbuch zur Hand nehmen.

	Erläuterung
Acne vulgaris	– Häufigste Form der Akne – Besonders in talgdrüsenreichen Regionen – Ab Pubertät bis ca. zum 30. Lebensjahr – Bei Jungen häufiger als bei Mädchen – Narbenbildung möglich – Drei Schweregrade werden unterschieden:
Untergruppen der Acne vulgaris	
Acne comedonica	– Offene und geschlossene Horn- und Talgmassen in den Haarfollikeln – Vorwiegend im Gesicht – Bei Druck Entleerung einer fadenförmigen, weißlich-teigigen Paste
Acne papulo-pustulosa	– Entzündlich veränderte Acne comedonica – Auch an Rücken und Dekollté
Acne conglobata	– Schwerste Form der Akne – Deutlich vermehrte Talgproduktion (Seborrhö) – Papeln, Pusteln, Komedonen – Schmerzhaft – Narbige Abheilung – Psychische Komponente

4.7 Lösung A

Zum Thema Psoriasis lesen Sie bitte auch den Kommentar zu Frage 4.3. Unterformen wie die Psoriasis arthropathica, erythrodermica und pustulosa finden Sie im Lehrbuch.

Am Anfang jeder Behandlung steht die Entfernung der Schuppen. Dies wird mittels spezieller Salben erreicht. Danach können **UV-Bestrahlungen** (PUVA-Therapie) und Sole-Bäder (besonders bei Gelenkbeteiligung) erfolgen. Vielfach werden auch lokale Glukokortikoide oder Vitamin-D-Analoga aufgetragen. Patienten der Psoriasis arthropathica finden oft nur bei Kuraufenthalten mit Klimatherapie Linderung (z.B. am Toten Meer). Die Prognose der Krankheit ist im Allgemeinen bei kontinuierlicher Pflege gut, aber der schubweise Verlauf (psychische Belastung oder durchgemachte Infekte bewirken oft eine Verschlimmerung des Hautbildes) besteht in der Regel lebenslang. Patienten mit schweren Verlaufsformen bedürfen nicht selten einer psychologischen Unterstützung!

5

AUGENHEILKUNDE

5.1 Lösung B

Bei der Myopie (Kurzsichtigkeit; Abb. 5.1-1) ist das **Auge im Verhältnis zu seiner Brechkraft zu lang,** sodass der Brennpunkt parallel einfallender Lichtstrahlen vor der Netzhaut liegt. Die Brillengläser sind konkav, die Dioptrienzahl negativ.
Ist der Augapfel zu kurz, so liegt eine Hyperopie oder Weitsichtigkeit vor. Hier wird ein Konvexglas (also Plusdioptrien) zur Korrektur verwendet.

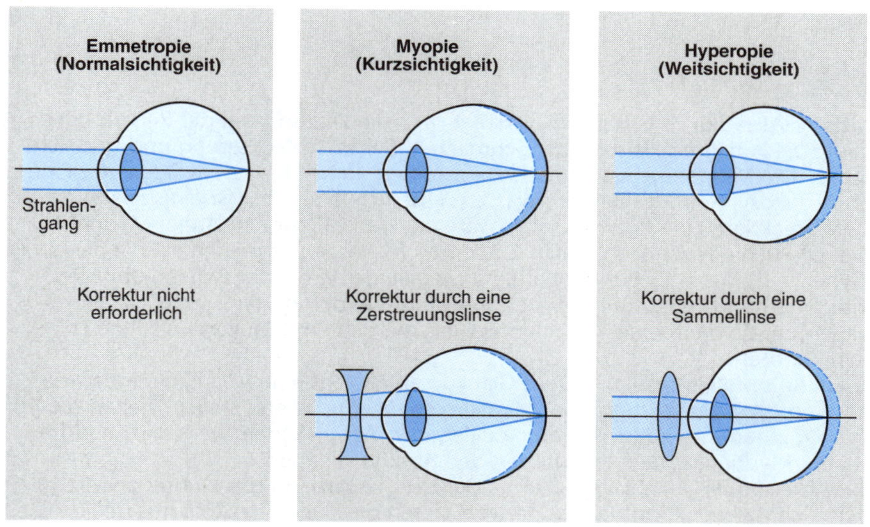

Abb. 5.1-1: Störungen im dioptrischen Apparat des Auges: Kurzsichtigkeit und Weitsichtigkeit.

5.2 **Lösung D**

Das Flimmerskotom kann einen **Migräneanfall** ankündigen.

5.3 **Lösung C**

Diabetes mellitus zeigt klassische Gefäßveränderungen der Netzhaut im arteriosklerotischen Sinne. Der **Fundus hypertonicus** demonstriert die Auswirkungen des Bluthochdrucks an den retinalen Gefäßen. **Hirndrucksteigerungen** manifestieren sich durch Vorwölbung des Augenhintergrundes, hierin besteht ein einfaches und sehr schnell durchführbares diagnostisches Verfahren. **Masern** und andere **Infektionskrankheiten** (Röteln, Herpes) können sich u.a. als Konjunktivitis manifestieren.

5.4 **Lösung D**

Anämie und Hypovolämie erkennt man nicht am Augenhintergrund. Hier stehen, wie in den Kommentaren der Inneren Medizin beschrieben, andere klinische Symptome im Vordergrund. Die **Hypertonie** kann man zwar wie oben beschrieben an Gefäßveränderungen erkennen, allerdings lässt sich am Augenhintergrund keine Differenzierung zwischen essentieller und renaler Hypertonie vornehmen. **Diabetes mellitus** führt zu arteriosklerotischen Gefäßveränderungen, **essentielle Hypertonie** zu Fundus hypertonicus. S. Kommentar zu Frage 5.3.

5.5 **Lösung E**

Iritis/Mydriatika → Unter Iritis versteht man die Entzündung der Regenbogenhaut. Die Patienten klagen über Schmerzen, Sehverschlechterung und sind lichtscheu. Die Minderung der Sehschärfe resultiert aus dem Ausschwitzen von Fibrin und Leukozyten in das Kammerwasser. Äußerlich erkennbar ist eine ziliäre Gefäßinjektion, eine Rötung, so als wäre ein Fremdkörper im Auge. Mydriatika, die die Pupille weitstellen, sollen z.B. durch Fibrin hervorgerufene Verklebungen (Synechien) lösen. Daher haben diese Medikamente bei der Behandlung der Iritis eine hohe Bedeutung. Nicht angewandt werden dürfen sie bei Glaukompatienten, da dann eine Verschlimmerung mit akutem Glaukomanfall die Folge sein könnte!
Glaukomanfall/Miotika → Dem Glaukomanfall liegt eine Abflussbehinderung des Kammerwassers zugrunde. Miotika, die die Pupille eng stellen, ziehen die Iris so weit zusammen, dass die lateral gelegenen Abflusskanäle weitestgehend freiliegen. Mydriatika dagegen würden den Abfluss verlegen.
Exophthalmus/Uhrglasverband → Der Uhrglasverband dient unter anderem dem Schutz bei Exophthalmus. Hierbei treten die Augen sichtbar aus der Augenhöhle hervor.

5.6 **Lösung C**

Hornhautverletzungen durch **Fremdkörper** oder z.B. Verätzungen ziehen Epitheldefekte (Erosionen) nach sich. Hieraus resultiert die so genannte Reiztrias: **Lichtscheu, Tränenträufeln** und **krampfartiger Lidschluss**. Lokalanästhetika zur Schmerzlinderung und Mydriatika zur Verhinderung einer Iritis werden dem Patienten gegeben. Je nach Verletzungsart können bleibende Schäden entstehen. Der Glaskörper ist nicht betroffen, das erklärt sich schon aus der anatomischen Lage.

5.7 **Lösung B**

Die Physiologie des Sehens ist sehr interessant. Im Bereich der Netzhaut werden Lichtstrahlen in elektrische Impulse umgesetzt und diese anschließend über die Sehnerven, die im Chiasma opticum auf die jeweils andere Seite kreuzen, an das Sehzentrum im **Hinterhauptslappen** weitergeleitet. In allen Bereichen dieser Sehbahn kann es zu Störungen kommen. Der Augenarzt und der Neurologe können mit bestimmten Untersuchungen herausfinden, in welchem Bereich genau die Störung liegt. Nähere Informationen entnehmen Sie bitte Ihrem Lehrbuch.

5.8 **Lösung C**

S. Kommentar zu Frage 5.5.

5.9 **Lösung C**

Im Regelfall sind die Pupillen beider Augen gleich groß (Isokorie) und reagieren auch synchron. Wenn Sie ein Auge zuhalten und das andere beleuchten, so reagiert auch die verdeckte Pupille.
Im Falle einer plötzlich auftretenden Anisokorie, d.h. einer Pupillendifferenz, ist sofort ärztliche Hilfe zu suchen. **Intrakranielle raumfordernde Prozesse** wie Hirntumoren, aber auch Blutungen oder andere Ursachen einer Hirndrucksteigerung können diese pathologische Auffälligkeit bewirken. Kommt z.B. ein Notarzt zu einem Patienten mit einem Schädel-Hirn-Trauma, so überprüft er noch am Unfallort die Pupillen. Stellt er eine Pupillendifferenz fest, so ist der Patient möglichst direkt, ggf. sogar mit dem Rettungshubschrauber in eine neurochirurgische Spezialklinik einzuweisen!

5.10 **Lösung B**

Die **periphere Fazialisparese** führt zu einer Lähmung der Gesichtsmuskulatur auf der betroffenen Seite. Fordert man die Patienten auf, die Augen zu schließen, so gelingt dies auf der Seite der Lähmung nicht oder nur unvollständig. Gleichzeitig wandert der Augenbulbus nach oben, so dass ein „weißes Auge" erscheint. In einem solchen Fall spricht man vom „Bell-Phänomen". Bei mangelndem Lidschluss und herabgesetzter Tränensekretion ist zum Schutz des Auges vor **Austrocknung** eine Augensalbe zu verwenden, ggf. sogar eine Augenklappe zu tragen. Bei **bewusstlosen Patienten** gehen sowohl Lidhebe- als auch Lidschließmuskeln in eine entspannte Stellung, bei welcher der Lidschluss beiderseits unvollständig erscheint.

5.11 Lösung B

Strabismus ist die Bezeichnung für Schielen, eine latente Form (vorübergehend) wird von der manifesten Form (dauernd) unterschieden. Ursachen können Verkürzungen oder sonstige pathologische Veränderungen der Augenmuskeln wie auch Veränderung des Augapfels sein. Hierzu tabellarisch einige manifeste Formen des Strabismus, die auch kombiniert auftreten können:

Strabismusform	Erläuterung
St. concomitans	Begleitschielen, wobei das Schielauge das andere in alle Richtungen begleitet
St. convergens	Schielen der Augen nach innen
St. divergens	Schielen der Augen nach außen
St. sursumvergens	Schielen nach oben
St. monocularis	Nur ein Auge verbleibt in Schielstellung; dieses ist meist schwachsichtig
St. alternans	Abwechselndes Schielen, bei dem die Augen abwechselnd fixieren können

5.12 Lösung B

Der **blinde Fleck** befindet sich an dem Punkt, an dem der Nervus opticus („Sehnerv") aus dem Bulbus (Augapfel) austritt. Durch das Fehlen der Sinneszellen in diesem Bereich entsteht eigentlich eine Gesichtsfeldlücke, die aber im Gehirn durch korrespondierende Bildanteile ausgefüllt und so nicht bewusst wahrgenommen wird. Der **gelbe Fleck,** 4 mm seitlich von der Papille (Austrittsstelle des N. opticus) lokalisiert, ist als Ort des schärfsten Sehens funktionell sehr bedeutsam. Die Retina ist hier besonders dünn, wodurch die Zentralgrube entsteht (Fovea centralis) und die Lichtstrahlen ungehindert zu den Zapfen, die scharfes Sehen in hellem Licht ermöglichen, gelangen. Kein scharfes Sehen bei Dunkelheit!

5.13 Lösung A

Glaukom ist der Sammelbegriff für Krankheiten des Auges mit erhöhtem Augeninnendruck. Wenn das Kammerwasser nicht regelrecht abfließen kann, so stellen sich klassische Symptome wie **Kopfschmerzen, Trigeminusschmerzen** mit Ausstrahlung in Schläfe, Oberkiefer und Unterkiefer, Übelkeit und Erbrechen bis hin zu Benommenheit ein. Miotika (pupillenverengende Mittel) ermöglichen einen Abfluss des Kammerwassers, Mydriatika (pupillenerweiternde Substanzen, z.B. Atropin) sind kontraindiziert! Näheres lesen Sie bitte im Kommentar zu Frage 5.5.

5.14 Lösung B

Im Fall einer Augenverätzung ist sofort mit ausreichend Wasser zu spülen und direkt ein Augenarzt aufzusuchen. Die Verätzungen, besonders mit Kalk, können bis zur Erblindung führen. **Hornhautnarben, Lidverwachsungen** und ein **Sekundärglaukom** durch Entzündung und Verätzung bleiben zumeist ein lebenslanges Problem.

Sachverzeichnis